FORMULAIRE RAISONNÉ

DES

MÉDICAMENTS NOUVEAUX

TRAVAUX DU MÊME AUTEUR

Traité de l'Art de formuler, comprenant des notions de pharmacie, la classification par familles naturelles des médicaments simples les plus usités, leur dose, leur mode d'administration, etc.; suivi d'un formulaire magistral avec indication des doses pour adultes et pour enfants, terminé par un abrégé de Toxicologie. Deuxième édition, revue, corrigée et augmentée d'un Précis sur les eaux minérales. Paris, 1859, in-18 jésus, LXXXII, 468 pages. (En collaboration avec M. le professeur Trousseau) 4 fr.

Annuaire pharmaceutique, ou Exposé analytique des travaux de Pharmacie, Physique, Histoire naturelle pharmaceutique, Hygiène, Toxicologie et Pharmacie légale précédé des programmes de l'enseignement en France et du service des hôpitaux civils de l'armée et de la marine, suivi des rapports sur l'Exposition de Londres. *Première année*, 1863. In-18, XX, 396 pages. 1 fr. 50.

Deuxième année, 1864. In-18, sous presse.

Du Lait, Thèse de concours pour l'agrégation. Paris, 1856, in-8° de 140 pages.

Sur l'Empoisonnement par le Phosphore (*Annales d'Hygiène publique et de médecine légale*, 1859, 2e série, tome XII, p. 370 à 384).

Des Cosmétiques, au point de vue de l'hygiène et de la police médicale. Paris, 1862; in-8, 44 pages (*Annales d'Hygiène et de médecine légale*, 1862, 2e série, tome XVIII, p. 306 à 345).

Des Désinfectants et de leurs applications à la thérapeutique. Paris, 1863, in-8.

Flore médicale et usuelle du dix-neuvième siècle, en collaboration avec M. A. Dupuis, 6 volumes, dont 3 atlas iconographiques in-4°, figures coloriées, avec un texte descriptif en regard.

M. Reveil a traité seul, dans cet ouvrage, de tout ce qui tient à la médecine, à la thérapeutique, à la chimie, à l'emploi usuel et industriel des plantes. M. Dupuis a traité de la description et de la culture des végétaux.

Traité de botanique générale, en collaboration avec MM. Hérincq et Fr. Gérard, 4 volumes, dont 2 atlas iconographiques in-4°, de figures coloriées, avec texte descriptif en regard.

M. Reveil a traité, dans cet ouvrage, de tout ce qui concerne la chimie végétale.

PARIS. — IMP. SIMON RAÇON ET COMP., RUE D'ERFURTH, 1.

FORMULAIRE RAISONNÉ

DES

MÉDICAMENTS NOUVEAUX

ET DES

MÉDICATIONS NOUVELLES

SUIVI

DE NOTIONS SUR L'AÉROTHÉRAPIE, L'HYDROTHÉRAPIE, L'ÉLECTROTHÉRAPIE, LA KINÉSITHÉRAPIE ET L'HYDROLOGIE MÉDICALE

PAR

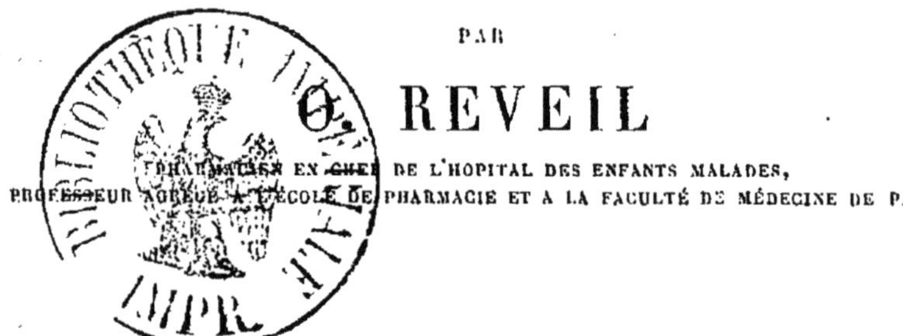

O. REVEIL

PHARMACIEN EN CHEF DE L'HOPITAL DES ENFANTS MALADES,
PROFESSEUR AGRÉGÉ A L'ÉCOLE DE PHARMACIE ET A LA FACULTÉ DE MÉDECINE DE PARIS

AVEC FIGURES DANS LE TEXTE

PARIS

J. B. BAILLIÈRE ET FILS

LIBRAIRES DE L'ACADÉMIE IMPÉRIALE DE MÉDECINE

Rue Hautefeuille, 19

Londres	Madrid	New-York
HIPP. BAILLIÈRE	C. BAILLY-BAILLIÈRE	BAILLIÈRE BROTHERS

LEIPZIG, E. JUNG-TREUTTEL, 10, QUERSTRASSE

1864

PRÉFACE

En 1851 nous avons publié, en collaboration avec notre savant maître et ami, M. le professeur Trousseau, sous le titre de *Traité de l'art de formuler*[1], un livre destiné à venir en aide aux élèves et aux jeunes praticiens lorsque pour la première fois ils veulent construire une formule; indiquer les règles à suivre dans cette circonstance, faire connaître les signes et les abréviations le plus souvent employés, exposer les formes sous lesquelles tel ou tel médicament doit être prescrit, limiter les doses de chacun d'eux, tel était le but de ce livre. Le succès a suffisamment démontré son utilité.

Le livre que nous publions aujourd'hui, utile aux élèves et aux jeunes praticiens, est surtout destiné aux médecins et aux pharmaciens; il a pour but principal de faire connaître les progrès récents de la thérapeutique.

Par *médicaments nouveaux*, nous entendons tous les médicaments qui ont été introduits dans la thérapeutique depuis 1836, époque de la dernière édition du Codex; par *médications nouvelles*, les applications récentes de la physique et de la chimie, de l'électricité, de l'hydrologie, etc., à l'art de guérir; et, de plus, les applications nouvelles qu'ont reçues quelques médicaments anciennement connus, telles que celles du sulfate de quinine et du nitrate de potasse dans le traitement

[1] *Traité de l'Art de formuler*, etc., *Formulaire magistral*, 2e édition, revue, corrigée et augmentée d'un Précis sur les eaux minérales. Paris, 1859, in-12, LXXXII, 408 pages.

du rhumatisme articulaire aigu, celle du nitrate d'argent dans les névroses, et l'ataxie locomotrice, celle de la belladone et des autres solanées vireuses dans les névroses, la scarlatine, etc.

La marche que nous avons suivie est celle qui est adoptée dans la plupart des ouvrages de thérapeutique, notamment dans celui de MM. Trousseau et Pidoux, en intervertissant seulement l'ordre des chapitres; c'est ainsi que nous avons cru devoir rapprocher les *stimulants spéciaux* de tel ou tel organe ou de telle ou telle fonction des *stimulants généraux*, et ceux-ci des toniques et des névrosthéniques.

Pour plus de clarté et pour la commodité des recherches nous avons pensé qu'il serait utile de réunir, dans des chapitres spéciaux, des médicaments qui étaient autrefois disséminés dans d'autres classes et qui seront groupés sous des dénominations qui indiqueront suffisamment leurs usages; c'est ainsi que nous avons fait des chapitres particuliers sur les HÉMOSTATIQUES, les DÉSINFECTANTS, les AGGLUTINATIFS ET LES CONTENTIFS, les PARASITICIDES, etc., etc.

C'est pour nous un devoir d'adresser de vifs remerciements aux savants qui depuis trente ans marchent à la tête de la thérapeutique et l'ont fait avancer dans une voie de progrès, et nous ne serons démenti par personne si nous citons les noms de MM. Aran, Barrallier (de Toulon), Bazin, Bernard (Claude), Berthelot, Blache, Bouchut, Boudet, Bussy, Cap, Chatin, Delioux de Savignac, Devergie, Fonssagrives, Foy, Gobley, Guibourt, Hardy, Hirtz, Lecanu, Longet, Mialhe, Moquin-Tandon, Nélaton, Poggiale, J. Regnauld, E. Soubeiran, Trousseau et Pidoux, Wurtz, etc., en France; Hannon, Van den Corput, en Belgique; Bentley en Angleterre; si nous disons que leurs travaux et leurs œuvres ont donné à la thérapeutique une vive et salutaire impulsion.

Notre livre est terminé par cinq chapitres entièrement nouveaux, dans lesquels nous nous sommes proposé de faire connaître les principes des nouvelles applications de l'air, de l'eau froide, de l'électricité, des mouvements et des eaux minérales à l'art de guérir.

Nous devons à MM. Jourdanet, Bouland et Dally des notes et des documents sur l'Aérothérapie, l'Hydrothérapie et la Kinésithérapie.

Selon nous, le progrès ne consiste pas seulement à ajouter des médicaments nouveaux à ceux déjà connus; il consiste tout aussi bien dans la démonstration de l'inefficacité des remèdes proposés, aussi avons-nous cherché à cet égard à apporter dans nos œuvres un esprit de critique judicieux et éclairé.

Il nous reste maintenant à faire connaître les sources où nous avons puisé les nombreux documents dont nous nous sommes servi. En première ligne nous plaçons les *Annuaires de Thérapeutique* de M. le professeur Bouchardat [1], véritable encyclopédie thérapeutique des vingt dernières années. Nous avons consulté avec fruit les travaux de M. le docteur Guibert de Louvain [2], de M. Bache [3], de M. Horace Green [4] et de M. H. M. Aschenbrenner [5], de M. Ruspini [6].

Parmi les publications périodiques nous signalerons principalement le *Pharmaceutical Journal and Transactions;* le *Journal de Pharmacie et de Chimie;* le *Bulletin de Thérapeutique* de M. le docteur Debout, et surtout le *Bulletin de l'Académie impériale de médecine*, qui permet de suivre les mouvements de la science, et de connaître, presque au moment où elles naissent, les nouvelles conquêtes de la Thérapeutique médicochirurgicale. L'Académie est un juge officiel dans la question des remèdes secrets, et son Bulletin enregistre toutes

[1] Paris, 1841-1863, 23 années.

[2] *Histoire naturelle et médicale des médicaments nouveaux.* Bruxelles.

[3] *The dispensary of the united states.* Philadelphia, 1858.

[4] *Formules favorites des praticiens américains,* traduit par M. le Dr Noirot.

[5] *Die neueren Arzneimittel- und Arzneibereitungsformen.*

[6] *Manuale eclettico de rimedi nuovi.* Napoli, 1860.

les présentations et toutes les décisions. L'Académie est la tribune où viennent toutes les grandes questions qui ont été soulevées depuis trente ans, et son *Bulletin* reproduit dans tous leurs détails ces mémorables discussions ; il nous suffit de rappeler celles qui ont un intérêt spécial pour la médecine : *la réorganisation de la médecine et de la pharmacie ; l'empoisonnement par l'arsenic ; l'éther et le chloroforme ; les remèdes secrets et nouveaux, le perchlorure de fer, l'iode ; la pulvérisation des eaux ; les eaux potables, etc. etc.*

Le Bulletin de cette savante société [1] devait nous être et nous a été une source précieuse de renseignements que nous avons mise souvent à contribution, et dont nous avons souvent invoqué la haute autorité.

Nous avons fait tous nos efforts pour être aussi complet que possible; nous avons voulu avant tout faire un livre utile à nos confrères et à notre profession ; puissions-nous avoir atteint notre but !

Notre *Formulaire* aura un supplément et un complément annuel dans notre *Annuaire pharmaceutique*, dont la première année a déjà reçu un bienveillant accueil dont nous sommes heureux de remercier nos confrères ; la seconde année va paraître. Nous suivons pas à pas dans cette publication les progrès de la pharmacologie et nous apporterons tous nos efforts pour tenir nos lecteurs au courant de tout ce qui se fait de vraiment utile et scientifique de nature à intéresser le médecin et le pharmacien.

Paris, hôpital des Enfants malades, le 1er décembre 1863.

Dr. O. Reveil.

[1] *Bulletin de l'Académie de Médecine,* 1836-1863, 27 années formant 28 volumes.

TABLEAU DES ABRÉVIATIONS ET RÉDUCTIONS DE POIDS.

Le gramme ou unité de poids équivaut à un centimètre cube d'eau distillée à son maximum de densité, c'est-à-dire à + 4°.

Les unités de grammes sont distinguées par la virgule placée à droite des chiffres 1,00, 2,00, 20,00 grammes.

Le décigramme est la dixième partie du gramme, il s'exprime par des chiffres placés à droite de la virgule 0,1 = 1 décig.
0,4 = 4 —
0,6 = 6 —

Le centigramme ou centième partie du gramme, et la dixième du décigramme, s'exprime par des chiffres placés à droite des décigrammes.

0,01 = 1 centig.
0,04 = 4 —
0,08 = 8 —

Le milligramme ou millième partie du gramme, centième du décigramme et le dixième du centigramme; les chiffres qui le représentent sont placés à la droite des centigrammes.

0,005 = 5 millig.
0,009 = 9 —

Les différents chiffres, placés dans l'ordre que nous venons d'indiquer, chacun d'eux conserve sa valeur. Ainsi :

1,252 = 1 gramme, 2 décigrammes, 5 centigrammes et 2 milligrammes. ou bien 1 gramme 252 milligrammes.

Les multiples du gramme sont :

Le décagramme, qui vaut 10 grammes;
L'hectogramme, qui vaut 100 grammes;
Le kilogramme, qui vaut 1,000 grammes;
Le myriagramme, qui vaut 10,000 grammes.

Un changement dans la position de la virgule entraîne des différences très-graves ; le parti le plus sage consiste, pour les formules, à faire disparaître la virgule et à écrire en toutes lettres les mots gramme, décigramme, centigramme, milligramme.

ÉVALUATION DU POIDS DES SUBSTANCES QUE L'ON PRESCRIT PAR GOUTTES, PAR CUILLERÉES, POIGNÉES, PINCÉES.

Les signes employés autrefois dans les formules sont aujourd'hui complétement abandonnés; on ne saurait trop recommander aux médecins d'écrire leurs formules en toutes lettres et lisiblement; les signes mal faits ou les abréviations peuvent être mal interprétés et devenir l'origine de funestes erreurs pour les malades et d'inconvénients sérieux pour les médecins; les abréviations habituellement employées sont connues de tous les médecins et leur signification est indiquée dans tous les formulaires; ce serait donc sortir de notre cadre que de les reproduire ici.

Souvent les médecins évaluent les quantités par des mesures de capacité arbitraires, sur lesquelles il serait bien important que l'on s'entendît; voici quelles sont les évaluations adoptées par le Codex :

Une cuillerée à café d'eau vaut.	5	grammes.
Une cuillerée à soupe ordinaire vaut 4 cuillerées à café, soit.	20	—
Un verre vaut 8 cuillerées ordinaires, soit.	160	—
Une pincée de feuilles ou de fleurs égale.	5	—
La poignée — — —	40	—
Une tasse équivaut à peu près à.	200	—
Le bol à 2 tasses, ou.	400	—

Nous ajouterons qu'une cuillerée à dessert est estimée égaler deux cuillerées à café, soit 10 grammes.

Nous adopterons les termes pharmaceutiques le plus habituellement employés, et nous ferons souvent connaître leurs synonymes. Nous donnerons d'abord la définition de quelques opérations pharmaceutiques et de quelques médicaments composés, en y introduisant les formes nouvelles et les médicaments nouveaux.

COMPTE-GOUTTES SALLERON.

Les médecins ont l'habitude de prescrire certains médicaments par gouttes. malgré la défectuosité de cette méthode, car il est reconnu aujourd'hui qu'une foule de causes peuvent faire varier le volume d'un liquide qui s'échappe goutte à goutte d'un orifice. et conséquemment donner des gouttes d'un poids également variable. On a cru jusqu'à présent que le poids des gouttes était en rapport direct avec la densité des liquides qui les fournissaient. Dans un mémoire présenté à l'Académie de médecine le 22 octobre 1861, nous avons démontré l'inexactitude de cette manière de voir ; aussi croyons-nous utile d'insister sur ce point si important de posologie des liquides médicamenteux.

D'après nos recherches il n'existe aucun rapport entre le poids d'une goutte d'un liquide et la densité de celui-ci.

Les causes qui peuvent faire varier le poids d'une goutte qui tombe d'un goulot sont les suivantes :

1° La section de la colonne liquide qui donne naissance à la goutte.

2° Les différences de cohésion de ce liquide.

Ces variations se produisent toujours, quelle que soit l'habileté de la main qui fait couler ces gouttes.

Aussi avons-nous dit dans notre mémoire que pour obtenir avec un même liquide des gouttes d'un volume constant et d'un poids toujours égal, il faut de toute nécessité :

Que la veine liquide du goulot qui donne naissance à la goutte soit de même section, c'est-à-dire que la partie mouillée par le liquide ait toujours une même surface.

Nous empruntons au Codex le tableau suivant qui démontre que l'idée de rapport entre le poids d'une goutte d'un liquide et sa densité est généralement répandu, plus loin nous démontrerons son inexactitude.

20 gouttes des liquides suivants pèsent :

Ether sulfurique.	0,35	Huile essentielle de moutarde.	0,65
Liqueur d'Hoffmann	0,45	Huile de naphte.	0,70
Alcool à 34 Cartier (86 C.). .	0,45	Eau de Rabel.	0,70
Alcoolat de mélisse.	0,45	Eau distillée.	0,70
Huile animale de Dippel. . .	0,50	Laudanum de Sydenham. . .	0,75
Teinture de benjoin. . . .	0,50	Essence de girofle.	0,80
Teinture de castoréum . . .	0,50	Soude caustique à 36° Baumé.	0,90
Huile d'olive.	0,55	Laudanum de Rousseau. . .	1,10
Huile d'amandes.	0,55	Acide sulfurique à 66°. . . .	1,20
Acide acétique à 10.	0,60	Dissolut. concentrée de gomme.	1,20
Vinaigre distillé.	0,65	Sirop de sucre.	1,50

Or nous verrons plus loin qu'une goutte d'eau distillée s'écoulant d'un même orifice et dans les mêmes conditions que l'acide sulfurique pèse plus qu'une goutte de cet acide. Le Codex indique le contraire. Nous pouvons dire dès à présent que le poids d'une goutte d'un liquide est d'autant plus grand que les molécules ont entre elles plus de cohésion ; c'est donc de la *cohésion*, de la *ténacité*, de la *viscosité* d'un liquide que dépend le poids plus considérable de ses gouttes.

Pour s'en rendre compte il suffit d'étudier la manière dont s'opère la formation des gouttes : considérons, par exemple, une goutte tombant librement du bec d'une pipette ; le liquide qui coule du tube mouille les bords du

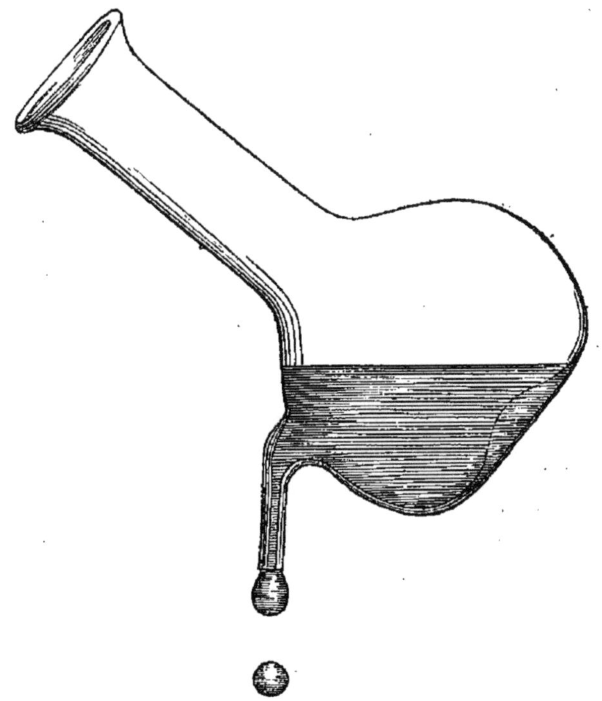

Compte-gouttes de M. Salleron.

bec, s'y élargit en nappe, et, obéissant aux lois de la pesanteur, s'allonge en colonne cylindrique terminée par un hémisphère ; la colonne ainsi suspendue s'allonge jusqu'à ce que son poids soit suffisant pour vaincre la cohésion du liquide : nous voyons en effet qu'à ce moment la colonne se rompt et tombe en goutte arrondie. Si nous substituons à ce liquide une autre liqueur plus fluide, un liquide dont les molécules soient moins fortement agrégées, alors la résistance de la colonne étant moindre, elle se rompt sous une plus faible charge et les gouttes deviennent plus légères.

Mais si, opérant toujours avec le même liquide, nous augmentons le diamètre extérieur du bec d'écoulement, alors la colonne liquide s'écoulant avec une section plus grande, exige un poids plus considérable pour être rompue; aussi les gouttes sont-elles plus pesantes.

Le compte-gouttes de M. Salleron se compose d'un petit ballon portant une tubulure latérale : c'est par cette tubulure que s'opère l'écoulement du liquide quand on veut compter les gouttes; il suffit en effet d'incliner le flacon pour que le liquide s'écoule goutte à goutte et très-régulièrement. Le diamètre du bec qui laisse écouler le liquide goutte à goutte est calculé pour que le poids d'une goutte d'eau distillée soit de 5 centigrammes. Vingt gouttes d'eau, ainsi recueillies, pèsent donc exactement *un gramme*, et cette exactitude est si grande que ces 20 gouttes étant comptées à plusieurs reprises, et pesées à la balance d'analyse, donnent toujours le même poids, si l'on a le soin, à chaque opération, d'essuyer les bords externes du tube par lequel se fait l'écoulement.

La forme et la capacité du flacon compte-gouttes sont variables; mais ce qui ne peut l'être, et qui constitue un véritable instrument de précision, c'est le diamètre extérieur du tube par lequel se fait l'écoulement du liquide. Quant au diamètre intérieur de ce tube, il peut varier sans inconvénient, car il n'influe que sur la rapidité de l'écoulement ; plus le trou est large, plus l'écoulement est rapide, et réciproquement.

Mais, nous l'avons dit plus haut, tous les liquides ne présentent pas la même poids sous un volume égal, et ne possèdent pas la même cohésion; il en résulte que les gouttes des divers liquides pèsent des poids différents.

Dans le tableau suivant nous inscrivons les liquides aqueux et alcooliques pouvant être enlevés par l'eau.

Ce tableau comprend trois colonnes :

La colonne A indique le poids d'une goutte des liquides les plus habituellement employés en médecine.

La colonne B fait connaître le nombre de gouttes du même liquide nécessaire pour faire un gramme.

La colonne C contient les chiffres représentant le poids de 20 gouttes du même liquide, c'est-à-dire que nous comparons le poids de ces 20 gouttes à l'unité de poids, soit 1 gramme.

Noms des liquides. Température + 15°.	A Poids d'une goutte.	B Nombre de gouttes pour 1 gram.	C Poids de 20 gouttes.
Acide azotique.	0.0370	27 [1]	0,740
— chlorhydrique.	0,0500	20	1,000
— cyanhydrique au 8e	0,0402	25	0,804
— sulfurique	0,0350	28	0,710

[1] Nous avons négligé les fractions de gouttes et quelques fractions dans les dernières décimales.

Alcool à 86°.	0,0160	62	0,322
— nitrique.	0,0180	55	0,377
Alcoolature d'aconit.	0,0192	52	0,384
Ammoniaque à 23°.	0,0454	22	0,909
Chloroforme	0,0166	60	0,333
Eau distillée pure.	0,0500	20	1,000
— de Rabel..	0,0181	55	0,364
— sucrée à 10 %.	0,0500	20	1,000
— — à 20 %.	0,0500	20	1,000
— — à 40 %	0,05 0	20	1,000
Ether sulfurique..	0,0111	90	0,222
Laudanum Rousseau	0,0294	34	0,588
— Sydenham	0,0294	34	0,588
Liqueur d'Hoffmann.	0,0116	86	0,232
Sirop à 35° Baumé.	0,0555	18	1,111
Solutions de sulfate de strychnine 1/100.. . . .	0,0500	20	1,000
— — — 1/1000. . . .	0,0500	20	1,000
— d'atropine 1/100.	0,0500	20	1,000
— — 1/1000..	0,0500	20	1,000
— de nitrate d'argent, parties égales. .	0,0500	20	1,000
— — au quart.	0,0500	20	1,000
— — au huitième.	0,0500	20	1,0.0
— de sulfate de zinc 0,30 pour 30 gr.	0,0500	20	1,000
Teinture d'arnica.	0,0192	52	0,384
— de belladone.	0,0192	52	0,384
— de colchique.	0,0192	52	0,384
— de digitale.	0,0192	58	0,344
— de rhubarde..	0,0185	54	0,370
— de scille.	0,0185	54	0,370
— de valériane	0,0192	52	0,384
— éthérée de digitale..	0,0122	82	0,244
Vinaigre blanc à 8 %d'acide réel..	0,0378	26	0,760
— radical..	0,0275	36	0,555

Il suffit de jeter un coup d'œil sur le tableau qui précède pour s'assurer que nous avions raison de dire qu'il n'existe aucun rapport entre le poids des gouttes d'un liquide et sa densité. En effet, si cette relation existait, une goutte d'eau pesant 0,05, une goutte d'acide sulfurique devrait peser 0,09215, la densité de cet acide monohydraté étant égale à 1,843, une goutte de chloroforme devrait peser 0,0740, la densité de ce corps étant égale à 1,480, tandis que l'expérience nous démontre qu'une goutte de chloroforme pèse réellement 0,0166, et une goutte d'acide sulfurique 0,035; ce qui confirme ce qui était déjà connu que les molécules de ces deux liquides ont entre elles moins de cohésion que celles de l'eau distillée.

Les nombres inscrits dans le tableau précédent présentent d'autres particularités remarquables : ainsi le poids des gouttes des teintures éthérées est exactement celui de l'éther pur; les dissolutions salines, l'eau sucrée, etc., donnent des poids fort comparables à celui de l'eau pure. Il semblerait démontré que les corps en dissolution dans les liquides, tant qu'il n'y a que simple solution et non combinaison chimique, ne modifient pas sensiblement la cohésion du dissolvant. Le nouveau compte-gouttes fait soupçonner que tout n'est pas dit touchant la constitution moléculaire des liquides.

On voit d'ailleurs que les résultats que nous avons obtenus avec l'instrument de M. Salleron sont en opposition complète avec tout ce qui avait été admis jusqu'à ce jour, et avec les indications fournies par le Codex.

La posologie des médicaments liquides serait singulièrement simplifiée si les médecins prenaient l'habitude de tout formuler au poids, sauf à laisser au pharmacien le soin d'opérer, à l'aide des tableaux ci-contre ou de tous autres analogues, la transformation des poids en gouttes.

En effet, l'emploi des nombres inscrits aux tableaux facilitera notablement les pesées, puisqu'il permettra de résoudre, par une seule multiplication, les problèmes suivants :

1° *Déterminer le nombre de gouttes d'un liquide correspondant à un poids donné.*

Multipliez le poids donné par le nombre inscrit dans la colonne B : le produit donne le nombre de gouttes cherché.

Exemple : On désire peser 0gr,5 de laudanum de Rousseau, combien de gouttes faut-il compter ?

Multipliez 0,5 par 34, et vous obtenez 17 gouttes.

2° *Déterminer le poids correspondant à un nombre de gouttes donné.*

Multipliez le nombre de gouttes par le chiffre inscrit dans la colonne A, le produit donne le poids cherché.

Exemple : On ordonne 10 gouttes de teinture de digitale ; quel est le poids du liquide qui sera employé ?

Multipliez 10 par 0,0122, et vous aurez 0gr,122.

Plusieurs instruments ont été successivement proposés pour compter les gouttes : la seringue de Pravaz, heureusement modifiée par M. Charrière et par M. Lüer; le compte-gouttes allemand ; le tube de M. Adrian, simplifié par M. Guyot-Dannecy, remplissent le but que l'on se propose d'une manière très-imparfaite; le compte-gouttes de M. Salleron est le seul qui ne laisse rien à désirer, aussi le recommandons-nous aux praticiens comme un véritable instrument de précision dont l'usage sera indispensable pour des substances qui agissent avec une grande énergie sur l'économie animale.

FORMULAIRE RAISONNÉ

DES

MÉDICAMENTS NOUVEAUX

PROLÉGOMÈNES

DES FORMES A DONNER AUX MÉDICAMENTS

AFFUSIONS

L'**affusion** est un mode d'application des médicaments; elle consiste à verser sur différentes parties du corps des liquides froids, tièdes ou chauds; elle ne diffère de la douche qu'en ce qu'elle se fait d'un lieu peu élevé et sans force de projection; à l'article *Pulvérisation des liquides,* nous aurons à nous occuper de ce mode d'application, qui tend aujourd'hui à prendre un rang important en thérapeutique.

Le mot **embrocation** est employé le plus souvent comme synonyme de lotion et de fomentation; cependant elle diffère de la fomentation par le peu de temps qu'elle reste appliquée sur la peau, et en ce qu'en général le liquide qui sert à la pratiquer est plus chargé de principes médicamenteux, et aussi par leur nature, car ce sont le plus souvent les huiles et les substances grasses qui servent à faire des embrocations; presque toujours ce sont les linges, de la flanelle que l'on imbibe de liquides chauds et que l'on applique sur les parties.

Les mots *lotion* et *lavage* ont en pharmacie et en chimie des significations sur lesquelles il est inutile de nous étendre; en thérapeutique, faire une lotion consiste à humecter ou à laver les parties extérieures du corps affectées de maladies.

La **fomentation** se rapproche de l'embrocation, et pour mieux dire elle n'en diffère réellement pas, si ce n'est peut-être par la nature des liquides employés, qui, dans ce cas, sont le plus souvent des liqueurs vineuses, alcooliques, éthérées ou aqueuses. On peut dire que la fomentation reste appliquée plus ou moins de temps sur la partie malade, tandis que la lotion ne sert qu'à laver les parties sans y être appliquée.

FUMIGATIONS

La **fumigation** est encore un mode d'application des gaz ou des vapeurs ; on les dirige tantôt à l'intérieur, tantôt à l'extérieur du corps ; c'est le plus souvent de la vapeur d'eau, d'autres fois de la vapeur chargée de principes aromatiques, quelquefois des corps sublimés ou des gaz comme le chlore, les vapeurs nitreuses, l'acide sulfureux, et enfin des résines, des baumes ou des matières animales brûlées. C'est dans le groupe des fumigations que doivent rentrer les *cônes* et les *clous* fumants, les cigarettes médicamenteuses, etc.

INHALATIONS

La fumigation prend le nom d'*inhalation* lorsque les gaz et les vapeurs sont respirés dans le but de les faire pénétrer dans les voies aériennes ; elle se fait toujours par la bouche, rarement par les autres orifices. Depuis la découverte des anesthésiques, ce mode d'application a pris une grande extension. C'est aussi un mode d'administration des gaz ou des vapeurs qui se dégagent spontanément des eaux minérales naturelles ; nous aurons l'occasion de revenir plus loin sur l'inhalation.

INJECTIONS

Faire une injection, consiste à pousser un liquide par un orifice naturel ou artificiel; on a pour but dans ce cas, soit de laver et de déterger les parties, soit de faire absorber des substances médicamenteuses ; c'est ainsi que l'on fait des injections dans les *oreilles*, le *nez*, la *bouche*, le *rectum*, le *vagin*, *l'utérus*, etc.

L'instrument le plus souvent employé pour faire les injections est la seringue, qui doit être toujours choisie de manière que le métal ne soit pas altéré par les liquides que l'on veut employer; ces instruments sont également employés comme *aspirateurs*, lorsqu'il s'agit de vider l'estomac, certains abcès, etc.; dans ce dernier cas elles sont perfectionnées et à double effet, de manière à pouvoir, sans changer l'instrument de place, aspirer les liquides et les évacuer par des mécanismes fort ingénieux; on s'oppose ainsi à la rentrée de l'air dans les cavités. Cette disposition est surtout utile lorsqu'on veut injecter des liquides dans les diverses cavités closes.

Toutes les fois qu'il s'agira de faire des injections on remplacera avec avantage la seringue par les irrigateurs; le plus employé et le plus commode de ces instruments est celui du docteur Eguisier dont nous donnons ici le dessein.

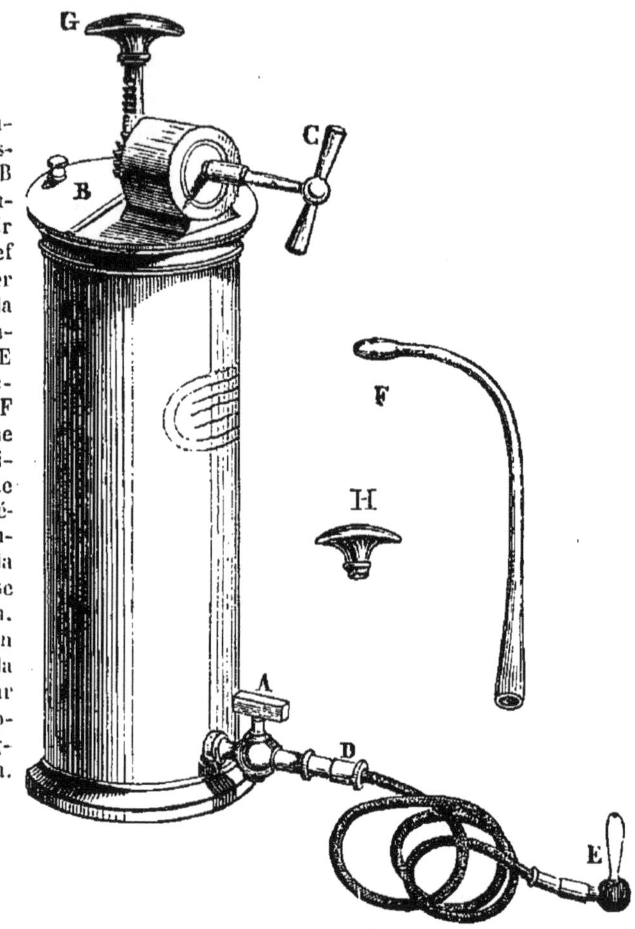

A Robinet que l'on ouvre pour donner passage au liquide. B Couvercle qui s'ouvre pour remplir l'irrigateur. C Clef qu'il faut tourner pour soulever la crémaillère et monter l'irrigateur. E Canule pour injection intestinale. F Canule de femme pour injection vaginale que l'on adapte en E. G Piston à crémaillère, qui se soulève en tournant la clef C et qui s'abaisse pendant l'injection. H Pomme que l'on visse en G sur la crémaillère pour qu'on puisse appuyer dessus et augmenter la pression.

Fig. 1. — Irrigateur Éguisier.

Nous aurons à parler souvent dans le courant de cet ouvrage des *injections sous-cutanées*, qui sont très en vogue aujourd'hui et qui rendent de véritables services toutes les fois qu'il faut agir promptement et doser exactement la substance médicamenteuse employée.

On emploie pour faire les injections sous-cutanées la petite seringue de M. Pravaz (fig. 2), heureusement améliorée par M. Charrière. (Voir figure 3.)

C'est un corps de pompe en verre parfaitement calibré dans lequel se meut un piston à vis, un tour de vis laisse échapper une goutte de liquide,

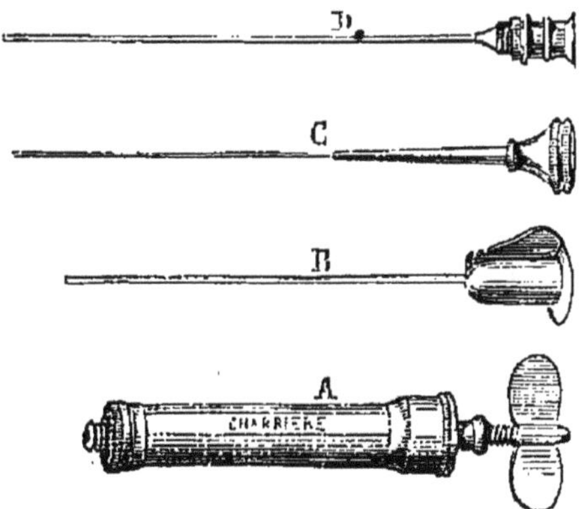

Fig. 2. — Seringue Pravaz.

A. Petite seringue métallique de Pravaz, avec vis. B Canule de trocart. C Trocart de Pravaz. D Canule à double vis servant à déboucher la canule B lorsque le sang s'y coagule et permettant en même temps de pouvoir continuer l'injection.

un demi-tour donnera une demi-goutte et un quart de tour laissera perdre un quart de goutte; il suffit dès lors de placer dans la seringue un médicament parfaitement titré, à un milligramme par goutte, par exemple, pour que l'on soit certain d'administrer la quantité voulue de substance active.

Les médecins ont adopté avec empressement ce mode d'administration des médicaments; c'est surtout M. Béhier qui l'a vulgarisé en France.

La seringue de Pravaz est terminée par un trocart qui sert à ponctionner la peau, on y visse ensuite la seringue, il en résulte que la capacité de la canule du tro-

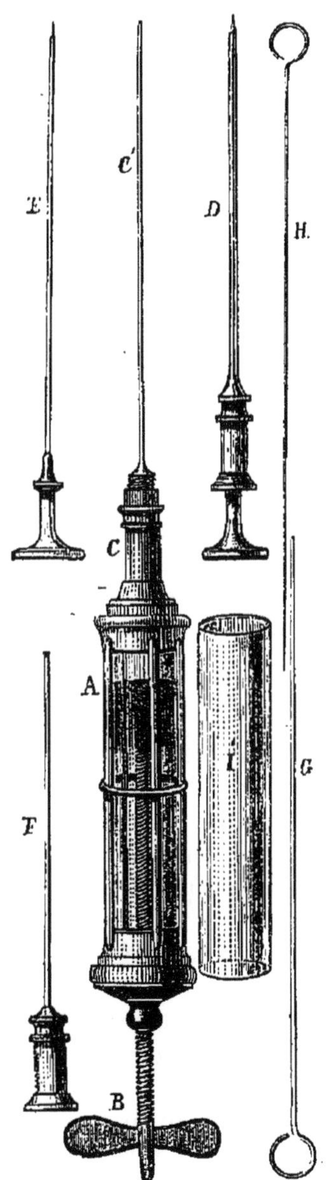

Fig. 3. — Seringue de M. Pravaz, modifiée par Charrière.

A. Tube en cristal avec bourrelettes protectrices. B Vis servant à graduer l'injection par gouttes. C Canule à double vis servant au besoin à déboucher les autres canules F et G, et permettant de pouvoir, quand le sang se coagule dans cette canule, continuer l'injection. D Trocart de Pravaz dans sa canule. E, F Canule et trocart vus séparément. G, H Stylets de deux grosseurs servant à déboucher les canules. I Tube de seringue en cristal de rechange.

cart n'est pas comprise dans la graduation du piston. M. Lüer remplace le trocart par une aiguille effilée et creuse que l'on introduit sous la peau (fig. 4); on y ajuste la seringue par juxtaposition; le piston porte des

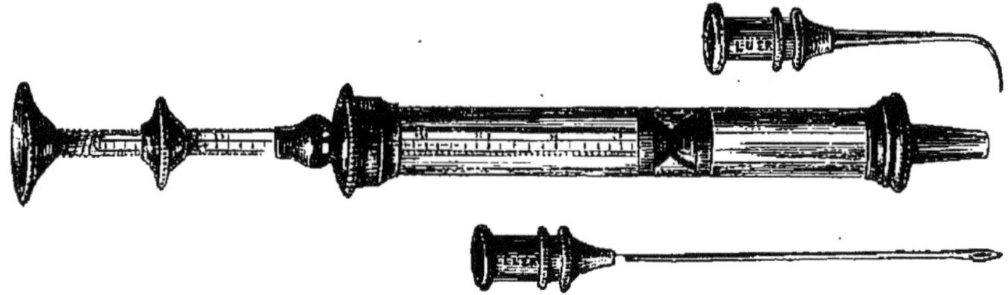

Fig. 4. — Seringue Pravaz, modifiée par Lüer.

degrés, chacun d'eux représente une goutte de liquide, et une virole que l'on peut faire mouvoir sur le piston permet de s'arrêter au chiffre des gouttes que l'on veut injecter, le liquide est ainsi projeté tout d'un coup, tandis que dans la seringue de Pravas il ne l'est que successivement et pour ainsi dire goutte à goutte. Pour les expériences physiologiques nous préférons la seringue de M. Lüer.

POUDRES

On désigne sous le nom de poudres des substances solides réduites en particules très-ténues; elles sont simples lorsqu'elles ne renferment qu'une seule substance, et composées lorsqu'elles en contiennent plusieurs. On les prépare par *contusion, trituration, mouture, frottement, porphyrisation, dilution intermède* et *action chimique ou précipitation.*

Les poudres doivent être très-homogènes; les composées tendent à se séparer, aussi est-il prudent d'en effectuer de nouveau le mélange en les tamisant de temps en temps; elles doivent être conservées à l'abri de l'humidité, quelques-unes comme celles de riz, de seigle et de froment ne doivent être préparées qu'au moment du besoin.

Les poudres sont administrées dans des potions ou dans du pain à chanter, dans de la soupe, etc. On les incorpore à des sirops, des pilules, des électuaires, etc. En Angleterre les sels neutres sont broyés entre deux meules; on obtient aussi des poudres plus blanches.

PULPES

Les pulpes, de consistance molle, sont formées par les parties charnues des végétaux mélangées aux sucs qu'ils contiennent, ou bien par des poudres délayées dans un liquide; il est important que le médecin spécifie si les pulpes doivent être préparées à chaud ou à froid, car par l'action de la chaleur quelques-unes d'entre elles perdent leurs propriétés ou en acquièrent de nouvelles.

On peut classer les pulpes de la manière suivante, d'après leur mode de préparation :

1° Pulpes préparées avec les plantes fraîches, cresson, cochléaria;
2° — par coction dans l'eau, pruneaux, aunée, oignons, etc. ;
3° — — sans eau, pommes, pommes de terre;
4° — — avec la râpe, oignons, pommes de terre crues, carottes, etc.
5° — — avec les poudres et l'eau chaude, guimauve, ciguë ;
6° — — par macération dans le vin, cynorrhodons.

SUCS

Les sucs sont des médicaments magistraux ou officinaux, liquides mous ou liquéfiables par la chaleur, obtenus par expression à chaud ou à froid, des tissus organiques. Les sucs peuvent être divisés ainsi :

1° Sucs aqueux ;
2° — huileux;
3° — résineux ;
4° — laiteux.
5° Les huiles essentielles.

Les **sucs aqueux** sont caractérisés par la nature du liquide. On les divise en *extractifs, sucrés* et *acides*.

Les **sucs extractifs** renferment de l'eau, des sels, de l'albumine et une ou plusieurs matières extractives, lorsqu'ils sont filtrés ou dépurés ; non filtrés ou non dépurés, ils renferment en plus de la chlorophylle. Enfin, ceux qui ont été dépurés à chaud ne contiennent ni chlorophylle ni albumine. La matière extractive est mal définie, elle se ressemble dans tous les végétaux et elle diffère cependant dans chacun : c'est elle qui, par oxydation à l'air, forme l'extractif oxygéné ou *apothème* de Berzélius.

Nous verrons plus loin dans le cours de cet ouvrage que les sucs concentrés et alcoolisés sont très-employés en pharmacie en Angleterre; nous donnerons des formules de quelques-unes de ces préparations.

Les *sucs sucrés* contiennent du sucre de canne, et des sels sans acides libres ou sels acides ; les *sucs acides*, au contraire, renferment du sucre analogue au sucre de fruits avec des acides libres ou des sels acides ; les acides libres sont l'acide citrique (orange, citron), et l'acide tartrique jus de *raisin*, *tamarin* etc., l'acide malique *pommes*, *poires*, *sorbier*, etc., et souvent à la fois, les acides malique et citrique comme dans la *groseille*, la *fraise*, etc. Aucun de ces sucs n'est employé en médecine à l'état de pureté, ils sont la base des sirops de fruits.

Les **sucs huileux** ou corps gras sont désignés, selon leur consistance et leur compositon, sous les noms vulgaires d'*huiles*, *graisses*, *beurres* et *suifs*. Ils sont la base d'un grand nombre de médicaments ; on tend aujourd'hui à les remplacer par la glycérine, qui présente les mêmes avantages et aucun de leurs nombreux inconvénients.

Les **sucs résineux** se rapprochent des corps gras par leur composition. Comme eux, ils sont insolubles dans l'eau, solubles dans l'éther, l'alcool, les huiles, etc., inflammables, fusibles, mais ils en diffèrent en ce qu'ils sont rudes au toucher et insaponifiables.

Les **térébenthines** sont des produits qui découlent spontanément, ou à la suite d'incisions, de certains arbres des conifères et des térébinthacées. Elles peuvent être représentées dans leur composition par des résines dissoutes dans une huile essentielle, telles sont les térébenthines de Bordeaux, de Venise, de Strasbourg, etc., le copahu, etc.

Les substances résineuses, solides, molles ou-liquides, prennent le nom de *baumes*, lorsqu'elles renferment de l'acide *benzoïque* ou de l'acide *cinnamique*, ou les deux à la fois; tels sont le Benjoin, la résine de Gayac, le tolu, etc.

Les médecins et les pharmaciens confondent souvent entre eux les résines, les baumes et les térébenthines, quoique la distinction que l'on doit faire entre les diverses dénominations ne soit pas extrêmement importante ; il vaut mieux connaître exactement la valeur précise de chacun de ces mots.

Les **sucs laiteux** tirent leur nom de leur aspect lactescent qu'ils doivent à des matières cireuses, résineuses ou analogues au caoutchouc, qu'ils tiennent en suspension. Quelques-uns sont colorés, le suc de la chélidoine est jaune, et celui de la sanguinaire du Canada est rouge, etc. Aucun d'eux n'est employé en médecine à l'état liquide, si ce n'est peut-être le suc de chélidoine qu'on emploie vulgairement pour détruire les verrues ; mais le suc du pavot, celui de la scammonée et celui de la laitue constituent, lorsqu'ils sont évaporés, les matières connues sous les noms d'*opium*, de *scammonée* et de *lactucarium*.

Les **huiles essentielles**, ou volatiles, ou essences, sont des principes immédiats de nature variable qui tantôt existent toutes faites dans les végétaux et qui, d'autres fois, sont le résultat de la réaction de deux principes les uns sur les autres, tantôt enfin on les obtient artificiellement.

Presque toutes les essences sont employées à l'état de pureté, mais le plus souvent associées à d'autres médicaments, tels sont le *camphre*, les essences de *citron*, de *menthe*, de *cannelle*, de *girofle*, d'*amandes amères*, de *moutarde*, etc.

Les principes actifs des végétaux sont toujours associés à des substances inactives; l'art du pharmacien a de tout temps consisté à séparer ces principes les uns des autres, et à donner aux parties actives des formes qui permissent leur conservation ou leur administration plus facile. C'est par les dissolvants qu'on arrive à pratiquer ces séparations ; leur nature varie selon la composition et les propriétés des principes que l'on veut séparer. Les opérations employées pour arriver au but proposé peuvent être considérées comme les principes de l'analyse immédiate ; on les désigne sous des noms dont il importe de connaître exactement la signification.

La **macération** consiste à mettre les substances avec un liquide à la température ambiante, pendant un temps plus ou moins long, après lequel on passe à travers un linge, un tamis ou un filtre; le liquide obtenu porte le nom de *maceratum* ou de *macéré*.

L'**infusion** diffère de la précédente en ce que le liquide est versé bouillant sur les matières que l'on veut traiter; on la prolonge plus ou moins longtemps, et toujours le liquide obtenu s'appelle *infusum* ou *infusé*.

La *digestion* se fait en vase clos, lorsqu'on emploie des liquides volatils; elle consiste à maintenir ces liquides pendant un temps plus ou moins long à une température inférieure à leur point d'ébullition ou de décomposition; le produit porte le nom de *digestum* ou *digesté*.

La *décoction* se fait à l'ébullition; on la prolonge plus ou moins longtemps; le liquide obtenu après filtration est appelé *décoctum* ou *décocté*.

Enfin la **lixiviation**, qui se fait à chaud ou à froid, consiste à faire passer un liquide à travers les substances plus ou moins pulvérisées et placées dans un appareil cylindrique; la saturation se fait rapidement ; on peut faire des macérations ou des infusions préalables : et lorsqu'on déplace les liquides les uns par les autres, l'opération porte le nom de méthode de déplacement, que l'on doit à MM. Boullay père et fils.

Lorsqu'on sera bien pénétré de la valeur exacte des expressions dont nous venons de donner la signification, on évitera de formuler des macérations faites *à froid* et des infusions préparées *à chaud*, qui, d'après ce que nous venons de dire, ne pourraient être obtenues autrement.

On appelle **hydrolés** tous les médicaments qui ont l'eau pour véhicule et non obtenus par distillation ; ce sont :

1° Les **tisanes** ou liquides destinés à servir de boisson habituelle aux malades ; elles doivent être peu chargées de principes médicamenteux ; elles prennent le nom de *limonades*, lorsqu'elles renferment des sels acides ou des acides libres, du vin, etc., et, dans ce cas, elles peuvent être plus ou moins riches en principes actifs ;

2° Les **apozèmes** sont des tisanes très-concentrées, et qui sont le plus souvent administrées en deux ou quatre prises ; exemple : le *bouillon d'herbes*, la *décoction blanche* de *Sydenham*, etc.

3° Les **bouillons** sont alimentaires ou médicamenteux; ils ont toujours pour base la chair des animaux; leur bonne préparation exige des connaissances spéciales ;

4° Les **mucilages**; les gommes et les principes mucilagineux de certains végétaux, tels que les graines de lin, de coing, de psillium, la racine de guimauve, etc., traités par de petites quantités d'eau, produisent des liquides visqueux, épais, filants, que l'on nomme *mucilages*.

5° Les **émulsions** sont des liquides aqueux formés par des matières huileuses ou résineuses tenues en suspension dans un liquide au moyen d'une substance gommeuse ou mucilagineuse.

Tous les hydrolés sont des médicaments magistraux.

L'alcool, le vin, le vinaigre, la bière, l'éther, la glycérine, les huiles essentielles, employés comme dissolvants, tantôt par macération, lixiviation ou infusion, tantôt par simple solution, digestion, décoction, constituent les médicaments suivants :

1° **Alcool.**	Teintures alcooliques ou *alcoolés*.
2° **Vin.**	Vins médicinaux ou *œnéolés*.
3° **Vinaigre.**	Vinaigres médicinaux ou *acétolés*.
4° **Bière.**	Bières médicinales ou *brutolés*.
5° **Éther.**	Teintures éthérées ou *éthérolés*.
6° **Glycérine.**	*glycérolés* ou *glycérinés*.
7° **Huiles essentielles.**	*myrolés*.

Quand, au contraire, on fait agir l'alcool ou l'éther sur des plantes fraîches ou sur leurs sucs, on désigne les produits obtenus sous les noms d'*alcoolatures*, et d'*éthérolatures*.

Le codex indique dans quelle proportion ces dissolvants et ces substances doivent être mis en contact : pour les teintures, le rapport est le plus souvent de cinq parties d'alcool pour une de substance; les teintures homœopathiques préparées dans d'autres proportions ne sont pas reconnues par la pharmacopée légale.

DES MÉDICAMENTS OBTENUS PAR DISTILLATION

Les médicaments obtenus par solution renferment les principes fixes et volatils des matières sur lesquelles on a opéré; lorsqu'au contraire on agit par distillation, le liquide volatilisé et condensé ne renferme que les principes volatils et on obtient alors des médicaments ainsi dénommés :

1° **Eau**	Eaux distillées ou *hydrolats*.

2° **Alcool.**	Esprits	ou *alcoolats.*
3° **Éther.**	Esprits éthérés	ou *éthérolats.*
4° **Acide acétique.**	Esprits acétiques	ou *acétolats.*

On n'emploie pas les médicaments que l'on pourrait appeler *myrolats* ; quant aux *glycérolats*, ils ne peuvent être obtenus par distillation, car la glycérine ne se volatilise que dans des circonstances particulières, mais ils pourraient très-bien être obtenus par simple mélange des huiles essentielles avec la glycérine.

D'ailleurs la glycérine est, à notre avis, une substance qui doit prendre incessamment un rang important en thérapeutique et en pharmacie; aussi, à l'article *Émollients*, consacrerons-nous un long chapitre aux formules très-variées qui ont pour véhicule la glycérine, ce que M. Cap a désigné sous le nom de *glycéroliques.*

MÉDICAMENTS OBTENUS PAR ÉVAPORATION

Les dissolvants agissant sur une ou plusieurs substances médicamenteuses se saturent plus ou moins de principes solubles; mais tantôt les liquides obtenus ne se conservent pas (hydrolés), ou bien les dissolvants, trop actifs par eux-mêmes, ne permettent pas l'administration des solutions à dose élevée; tels sont les *alcoolés*, les *éthérolés*; il en résulte que, pour arriver à une parfaite conservation, et à une administration plus facile, on a été conduit à réduire les solutions au plus petit volume possible, ou à les associer à des matières conservatrices, comme le sucre, le miel qui, tout en permettant la conservation de certaines solutions, ont rendu leur administration facile; de là deux groupes de médicaments : les *extraits* et les *saccharolés.*

Tous les traités de pharmacie s'accordent pour dire que par l'évaporation à feu nu les matières extractives s'oxydent au contact de l'air, se résinifient et forment ces matières insolubles dans l'eau, désignées tantôt sous le nom d'apothème, tantôt sous celui d'extractif oxygéné. Or, rien ne démontre que dans les parties solubles des plantes qui ne renferment pas de principes immédiats cristallisables, ce ne soit cet extractif qui agisse; d'ailleurs, pour les extraits très-actifs, comme ceux d'ipécacuanha, de belladone, de jusquiame, etc., il n'est pas prouvé qu'une partie des alcaloïdes n'est pas entraînée par l'apothème insoluble; d'ailleurs, la proportion de celui-ci peut varier selon la température à laquelle a eu lieu la concentration, selon aussi que l'exposition au contact de l'air a été plus ou moins longue, et ceci est tellement vrai que la quantité de ces matières insolubles peut varier de 10 à 50 pour 100.

D'un autre côté, les pharmaciens admettent trois consistances pour les extraits :

1° Les extraits secs : thridace, ratanhia, quinquina sec;

2° La consistance pilulaire : extraits d'opium, de quinquina mou, de digitale, etc., etc.;

3° Les extraits mous : belladone, ciguë, genièvre, etc.

D'un autre côté, quelle que soit la consistance d'un extrait, ces préparations sont toujours très-hygrométriques; aussi seront-ils plus ou moins liquides selon l'ancienneté de leur préparation et l'état de sécheresse ou d'humidité du lieu où on les aura conservés ; de sorte qu'on peut affirmer qu'il y a telle pharmacie où les extraits seront toujours secs, et telle autre où ils seront toujours très-mous.

Consistance variable dans ces médicaments; proportion plus ou moins grande de principes insolubles, en résumé, variation de composition, telle est la cause d'impossibilité de dosage exact des extraits pharmaceutiques.

La fabrication des *extraits secs préparés dans le vide* est le seul remède à apporter à cet état de choses. On obtient à l'aide d'appareils indiqués par M. Grandval et par M. Berjot, des préparations parfaitement sèches, d'une solubilité à peu près absolue. Mais les pharmaciens en général ont toujours résisté et ont refusé d'admettre dans leurs officines des extraits ainsi préparés ; il est vrai qu'ils ne pourraient le faire qu'autant qu'ils tiendraient compte pour les doses de leur plus grand état de sécheresse, de sorte que la posologie serait à refaire pour chaque extrait. C'est là sans contredit un inconvénient très-grave, mais qu'une étude approfondie pourrait faire disparaître.

Une objection contre les extraits secs a été faite par les pharmaciens, c'est la difficulté de leur conservation; mais avec des soins et à l'aide des capsules hygrométriques que M. Berjot nous a fait connaître, il n'y a pas plus de difficulté à conserver les extraits secs qu'on n'en rencontre pour la conservation des chlorures de zinc, d'antimoine, d'or et de sodium, de la potasse, de la soude, du cyanure de potassium, préparations que le pharmacien ne consentirait pas à bannir de son officine, et qu'il parvient à maintenir secs à l'aide de procédés connus de tout le monde.

On a proposé de faire des solutions alcooliques titrées d'extraits et de conserver les alcoolés pour l'usage ; cette pratique est même adoptée dans quelques pays étrangers, mais ce sont là, à notre avis, des préparations différentes des extraits; aussi ne doivent-elles pas être confondues avec eux ; d'ailleurs leur posologie est très-difficile ou, pour mieux dire, elle est impossible d'une manière exacte, à moins qu'on n'adopte la méthode anglaise qui consiste à mesurer les liquides au lieu de les peser.

Arrivons maintenant au second mode de conservation des hydrolés, c'est-à-dire aux saccharolés.

SACCHAROLÉS

Tous les médicaments très-chargés de sucre portent le nom de saccharolés; on les divise selon leur consistance en :

1° **Saccharolés liquides,** les sirops, mellites et oxymellites :

2° **Saccharolés mous,** les conserves, gelées, marmelades, pâtes ;

3° **Saccharolés solides,** les oleo-saccharum, les saccharures, les tablettes et les pastilles.

Les modes de préparation de ces médicaments varient beaucoup ; on trouvera dans les traités spéciaux tous les renseignements que le médecin doit connaître.

MÉDICAMENTS COMPOSÉS ANORMAUX

Certains médicaments officinaux et magistraux de consistance molle sont souvent employés sous les noms, d'*électuaires*, de *confections* d'*opiats*, imaginés dans le but de rendre l'administration des poudres moins pénible aux malades ; on est peu d'accord sur la distinction à faire entre ces trois sortes de médicaments, et le nom d'*opiats*, autrefois réservé aux préparations de ce genre contenant de l'opium, est une distinction qui a cessé depuis longtemps d'être faite.

En général, ce sont des mélanges de poudres, d'extraits, ramenés en consistance molle au moyen des sirops, du miel, des mellites, des térébenthines, etc. Ils sont *simples* quand une seule poudre en forme la base, *composés* quand il y a plusieurs poudres, des extraits, etc.

PILULES ET BOLS

Tout corps de forme sphérique, dont le poids ne dépasse par 40 centigrammes, porte le nom de pilules; passé ce poids on les nomme *bols*; on donne cette forme aux substances d'une administration difficile, dont l'action est énergique sous un petit volume et qui ont un goût ou une odeur désagréables.

Comme nous ne faisons pas un traité de l'art de formuler, nous ne dirons pas quelle est la composition la plus habituelle des pilules et des bols, et les excipients qui servent à les prépare ; il nous suffira de faire connaître en peu de mots les perfectionnements apportés dans cette forme de médicaments, et qui constituent, à notre avis, un véritable progrès.

Les minces pellicules d'or ou d'argent qui recouvraient les pilules étant aujourd'hui reconnues insuffisantes dans certains cas, on a cherché à les préserver de l'action de l'air humide et à faciliter leur déglutition, en les recouvrant d'enduits imperméables à l'air et à l'eau et solubles dans les liquides de l'estomac.

C'est dans ce but que l'on a employé tour à tour la solution de gomme concentrée, sucrée ou non, les solutions de gélatine, le gluten, la gomme, le sucre; les solutions éthérées résineuses, de baume de tolu ou de toute autre résine.

La première condition à observer pour les pilules consiste à les préparer de manière qu'elles soient rapidement dissoutes ou désagrégées dans les liquides de l'estomac; les enduits résineux ne remplissent pas, selon nous, cette condition indispensable; aussi ce mode de préparation, considéré généralement comme un progrès, n'en est pas réellement un, à moins qu'il ne s'agisse de préparations qui ne doivent agir que dans l'intestin; mais pour les pilules d'iodure de fer et autres analogues, nous préférons de beaucoup les enrobages au sucre, à la gomme, à la gélatine, etc.

Capsules. — On est parvenu à préparer sous le nom de *capsules* des espèces de pilules ou de bols renfermant des médicaments liquides; c'est ainsi qu'on en a fait au baume de copahu, avec l'huile de foie de morue, l'éther, le chloroforme, l'essence de térébenthine, etc. Ce sont de petites vésicules minces et solubles en gélatine, en gomme sucrée, etc., que l'on remplit de médicaments liquides et que l'on ferme une fois pleines.

Perles. — Le nom de perles a été réservé aux vésicules plus petites, faites le plus souvent avec de la gomme sucrée et que l'on remplit, comme les capsules, de liquides médicamenteux. Celles qui sont pleines d'éther, de chloroforme présentent de très-grandes facilités pour leur administration. Le commerce fournit des capsules vides de toutes grandeurs, imaginées par M. Lehuby; elles se composent de deux demi-capsules qui s'introduisent l'une dans l'autre; on met dans une demi-capsule le liquide que l'on veut administrer et on recouvre avec l'autre moitié; on fait tremper une seconde dans l'eau et la déglutition se fait parfaitement.

Dragées. — Les pilules un peu grosses ou les bols portent le nom de dragées, lorsqu'elles sont recouvertes d'une enveloppe sucrée; cette forme est généralement adoptée pour la santonine et pour les graines de courges.

Granules. — On dose les granules de manière que chacun contienne tantôt un milligramme, tantôt un ou plusieurs centigrammes de substances actives. La forme de granules, d'abord adoptée pour la digitaline, n'a pas tardé à s'étendre à une infinité d'autres médicaments; il est seulement fâcheux de voir ce perfectionnement échapper à l'industrie pharmaceutique pour tomber dans l'industrie extra-scientifique. La préparation des granules exige des manipulations très-minutieuses dont le résultat n'est réellement satisfaisant que lorsqu'on opère en grand; mais il serait possible de confectionner des instruments qui permettraient la fabrication, même en petit. Nous faisons donc des vœux pour que les granules, qui constituent une forme médicamenteuse élégante et commode, rentrent dans le domaine de la pharmacie pure, d'où ils n'auraient jamais dû sortir.

Granulations. — A côté des granules nous plaçons les médicaments granulés, à peine connus en France et extrêmement employés en Angleterre. Ce sont des préparations effervescentes, ayant l'aspect de la semoule. On en met une certaine quantité dans de l'eau; il se manifeste un dégagement très-abondant d'acide carbonique, et on administre pendant l'effervescence ou lorsqu'elle vient de finir.

En Angleterre on granule ainsi le citrate de magnésie, le citro-tartrate de magnésie et de soude, le citrate de fer, le citrate de quinine et de fer, le citrate de cinchonine, le citrate de lithine, le tartrate de potasse et de fer, le carbonate ferreux, etc., etc. Je ne sais si je me trompe, mais il me semble que cette forme médicamenteuse est appelée à un grand avenir.

Dans le cours de notre ouvrage nous donnerons les formules des divers médicaments granulés effervescents, publiés jusqu'à ce jour: nous indiquerons le procédé opératoire, et nous appellerons l'attention de nos confrères sur cette nouvelle forme pharmaceutique; nous ferons ressortir les avantages de leur emploi. M. Hébrard et M. C. Le Perdriel préparent ces médicaments en grand et avec une perfection égale à celle que l'on trouve dans les préparations anglaises. Nous signalons le mode de dosage et de conservation employé par M. C. Le Perdriel, pharmacien à Paris.

Un pharmacien de Paris, M. Mentel, a imaginé de granuler certaines poudres d'une administration difficile, telles que celles de rhubarbe, de kousso, etc. Il est certain que la granulation permet de faire prendre ces poudres avec moins de répugnance.

POTIONS ET JULEPS

La potion est un liquide très-médicamenteux destiné à être pris par cuillerées; elle diffère du julep en ce que celui-ci ne renferme jamais ni poudres, ni extraits, ni teintures, ni sels : toutefois cette distinction est conventionnelle, et il est souvent difficile de l'établir d'une manière rigoureuse.

LOOCHS

On désigne le plus souvent sous ce nom des émulsions épaissies par de la gomme; on y ajoute quelquefois des substances actives. On a également donné ce nom à des potions très-mucilagineuses additionnées ou non de corps gras.

MIXTURES

Ce nom a été donné à divers mélanges, en général plus médicamenteux que les potions, mais qui, le plus souvent, s'administrent à doses fractionnées et plus petites; ce sont tantôt des poudres ou des extraits délayés dans des sirops; tantôt des teintures, tenant des extraits en dissolution. La définition rigoureuse de ce mot est loin d'être établie.

MÉDICAMENTS GRAS OU RÉSINEUX

Nous nous étendrons fort peu sur ce groupe de médicaments, tous destinés en général à l'usage externe, et qui nous paraissent, pour la plupart, devoir être remplacés par les glycérolés pour les raisons que nous exposerons en parlant de la glycérine au chapitre des Émollients, là où nous donnerons les formules du plus grand nombre des glycérolés adoptés par un grand nombre de médecins.

Les **cérats** sont des mélanges d'huile et de cire avec addition de divers principes médicamenteux.

Les **pommades** ou graisses médicamenteuses sont des mélanges ou des combinaisons de principes gras avec divers médicaments, mais dont la cire ne fait pas nécessairement partie. C'est ce qui les distingue des cérats.

On connaît trois groupes de pommades :

1° *Par simple mélange*, telles sont les pommades au précipité blanc à l'oxyde rouge de mercure, soufrée, etc.

2° *Par solution*, pommades camphrées, phosphorées, etc.

3° *Par combinaison chimique*, pommade citrine.

Les **onguents** diffèrent des pommades en ce qu'ils renferment des matières résineuses, et que jamais il n'y a combinaison chimique.

Les **onguents emplâtres** sont des onguents solides, riches en substances résineuses, pouvant se ramollir par la chaleur et se laissant alors étendre sous le doigt.

Les **emplâtres** proprement dits sont de véritables sels à base d'oxyde de plomb, c'est-à-dire des savons à base de plomb, associés à diverses substances résineuses.

On a fait, dans ces derniers temps, des emplâtres à base d'oxyde de zinc qui ne noircissent pas au contact des émanations sulfureuses, comme le font les mêmes préparations à base de plomb. Les médecins attachés aux sources sulfurées apprécient cette qualité de l'oxyde de zinc de former un sulfure blanc au contact de l'hydrogène sulfuré et des sulfures alcalins.

Le perchlorure et le peroxyde de fer ont été également introduits dans les masses emplastiques. Nous donnerons plus loin les formules de ces préparations, qui d'ailleurs n'ont été employées que sous la forme de sparadrap.

Les **sparadraps**. L'emploi de ces préparations, d'ailleurs fort commodes dans leurs applications, tend à se généraliser : ce sont des toiles sur une des faces desquelles on a étendu des matières emplastiques adhésives. On n'en préparait guère, il y a quelques années, qu'avec l'emplâtre diachylum gommé. Aujourd'hui on en fait avec les emplâtres de Vigo, de poix de Bourgogne, de poix de Bourgogne stibiée, avec l'onguent de la Mère, etc.

Les **taffetas** sont des tissus de soie recouverts, sur une ou sur deux faces, de matières adhésives, adoucissantes ou irritantes. On en prépare qui sont employés pour augmenter la suppuration des vésicatoires. Nous aurons à revenir sur leur préparation.

Les **papiers**. On remplace les divers tissus par du papier recouvert de matières grasses et résineuses.

La **toile de mai** se rapproche des sparadraps, avec cette différence qu'elle est enduite sur ses deux faces.

Les **collodions** sont signalés ici pour mémoire; nous aurons à y revenir au chapitre des Agglutinatifs.

Les **écussons**. On désigne sous ce nom des matières emplastiques étendues sur de la peau blanche, du taffetas d'Angleterre ou du sparadrap de diachylum. Certains de ces écussons, ceux, par exemple, qui sont faits avec l'extrait d'opium, portent le nom de *mouches*.

Vésicatoires. Nous sommes loin de l'époque où l'application d'un vésicatoire et son entretien exigeaient le concours de plusieurs personnes et d'une infinité de pommades, papiers buvards, de feuilles de lierre ou de poirée, des compresses, des bandes, etc. Grâce aux perfectionnements apportés dans la confection de ces préparations par un grand nombre de pharmaciens, parmi lesquels nous citerons MM. Le Perdriel, Albespeyres, Fumouse, Ancelin, etc., etc., l'application d'un vésicatoire et son pansement, si répugnants autrefois, est réduite à un petit nombre d'opérations que le malade peut exécuter seul, sans le concours d'une main étrangère.

Tout le monde sait trop ce que l'on entend par *bougies*, *sondes*, *pessaires*, *suppositoires*, *cataplasmes*, *sinapismes*, pour que nous ayons à insister sur les définitions de ces expressions; nous aurons à faire connaître de nouvelles formules de cataplasmes, et nous signalerons de suite des *pessaires*, *porte-remèdes*, destinés à être introduits dans le col de l'utérus, sur le col ou dans le vagin, et qui renferment divers médicaments qui s'écoulent sur ces parties, lorsque la capsule gélatineuse formant le pessaire vient à être dissoute; ces médicaments que l'on peut aussi introduire dans le rectum sont peut-être appelés à rendre quelques services.

Nous n'insisterons pas davantage sur les *gargarismes*, *collutoires*, *lavements*, *liniments*, *bains*, *douches*, *trochisques*. Nous traiterons, dans un chapitre spécial des *caustiques*; il est donc inutile d'y insister ici; mais nous devons dire quelques mots des collyres, qui ont reçu, dans ces derniers temps, des modifications profondes dans leur mode de préparation.

Tous les médecins savent que les *collyres* sont des médicaments destinés aux maladies des yeux; on les divise en général en collyres *liquides*, *mous* et *solides*; nous avons à faire connaître les modifications profondes qui ont été apportées dans la préparation de ces médicaments, et pour cela nous ne ferons que répéter ce que nous avons dit à ce sujet dans l'*Annuaire pharmaceutique* de l'année 1863.

On a reproché avec raison aux collyres les difficultés qu'ils présentaient dans leur application. En effet, un liquide versé sur le globe oculaire ne fait que glisser, se répand au dehors et n'exerce qu'une action passagère insuffisante dans un grand nombre de cas, et surtout lorsqu'il s'agit de déterminer une absorption de médicaments actifs, comme l'opium, la belladone, l'*atropine*, la *daturine* et leurs sels, etc.

Au mois de janvier 1862, M. le docteur Steadfield, oculiste distingué, avait imaginé d'imprégner du papier sans colle avec des substances actives que l'on appliquait ensuite, soit sur le globe oculaire, soit sur la muqueuse palpébrale; mais les divisions du papier proposées par l'oculiste anglais ne donnaient, selon nous, que des indications insuffisantes de dosage.

Un pharmacien de Paris, auteur d'heureuses modifications dans l'industrie des toiles médicamenteuses, des sparadraps, des exutoires, etc., M. C. Le Perdriel vient d'imaginer un nouveau mode de titrage fort ingénieux des médicaments destinés à être employés à très-petites doses et sous forme de collyres ou par la méthode endermique. C'est ce qu'il désigne sous le nom de *papiers médicamenteux* et de *collyres secs gradués*. M. Le Perdriel a pris un brevet d'invention, non pas pour les collyres, puisque les médicaments ne sont pas brevetables, mais pour les papiers destinés à les confectionner. C'est donc une forme nouvelle que M. Le Perdriel met entre les mains des pharmaciens, se réservant l'exploitation de la matière première ou des timbres qui servent à la préparer. Voici en quoi consiste la nouvelle invention.

Qu'on se figure un carré de papier Berzélius de 10 centimètres de côté, divisé par des filigranes en 100 centimètres carrés. Chacun de ceux-ci est divisé à son tour en deux parties égales par une ligne perpendiculaire, et en cinq autres parties égales encore par quatre lignes transversales. Supposons maintenant que l'on veuille préparer des papiers au sulfate d'atropine ou à la daturine, on prendra 10 centigrammes de ces substances, on les dissoudra dans un liquide approprié, et on imbibera exactement toute la surface du papier avec la solution, soit par simple capillarité, soit à l'aide d'un pinceau; il en résultera que les 10 centigrammes de substance seront également répandus sur les 100 centimètres carrés, conséquemment chacun de ceux-ci contiendra 1 milligramme de substance active.

Si, maintenant, on veut appliquer sur l'œil ou sur une plaie, pour faire absorber par la méthode endermique, une certaine quantité de la substance active, on coupera :

1 centimètre carré pour 1 milligramme,
1/2 — pour 1/2 milligramme,
1/5 — pour 1/5 de milligramme.

En résumé, chaque carré de 10 centimètres de côté représente, lorsqu'il est préparé comme nous venons de le dire, 100 milligrammes ou 200 demi-milligrammes, ou 500 cinquièmes de milligrammes, et comme le papier sans colle est filigrané, la division se fera facilement à l'aide de ciseaux fins, puis le fragment détaché sera imprégné d'eau et appliqué sur la conjonctive, sur la muqueuse palpébrale, sur la peau dénudée, etc., et on aura ainsi des dosages des plus exacts.

Nous voyons dans cette forme médicamenteuse plus d'un avantage : en première ligne il faut citer le dosage exact et un résultat posologique qu'on obtiendrait difficilement à l'aide de la balance des pharmaciens pour le milligramme et ses divisions. L'état solide et la forme du papier ajoutent à la propriété adhésive qu'il acquiert lorsqu'on l'humecte, et permettront d'appliquer les substances actives sur tel ou tel point de l'œil, et de les maintenir en place, soit qu'il s'agisse de traiter les ulcérations par les caustiques, soit que l'on veuille faire disparaître des taies de la cornée à l'aide du calomel, de l'iodure de potassium, etc.

Lorsqu'on verse quelques gouttes d'un liquide actif sur l'œil, on ne peut jamais dire quelle sera la quantité de principe qui sera absorbé, puisque une portion du liquide est répandue au dehors. Cela peut présenter plus d'un inconvénient que les oculistes sauront apprécier. A l'aide des papiers gradués, au contraire, on saura toujours quelle est la quantité de médicament à employer pour produire tel ou tel effet.

Enfin les papiers gradués permettent au pharmacien de faire de très-petites provisions et d'engager un capital moins considérable. Supposons, par exemple, qu'on demande à un pharmacien 0,001 de daturine : il ne pourra pas en demander à son droguiste moins d'un gramme, qui lui sera compté quatre ou cinq francs, tandis qu'il lui suffira de se procurer un carré de papier de 10 centimètres de côté préparé à la daturine pour qu'il ait à sa disposition 100 milligrammes de substance qu'il pourra employer sur prescriptions spéciales du médecin.

On comprendra que les titrages des papiers médicamenteux pourront varier selon les prescriptions du médecin, et que le pharmacien pourra, à l'aide d'un timbre dont nous donnons ici la figure sur 5 centimètres de côté, préparer lui-même les papiers, à l'aide du papier à filtre blanc et pur.

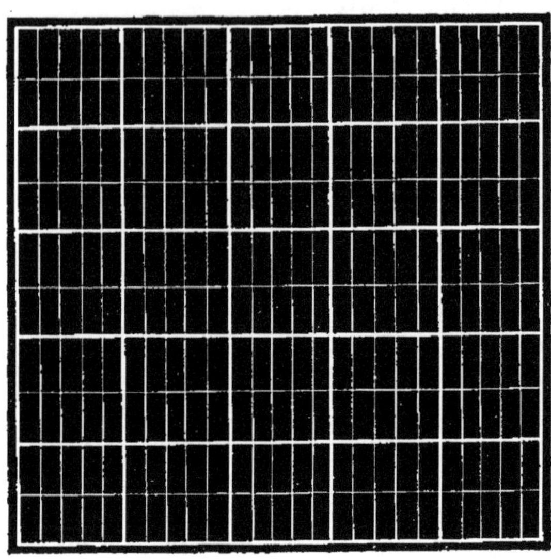

Grav. 5. — Papiers médicamenteux ou Collyres secs gradués.

Sous le nom de portefeuille-trousse de l'oculiste, M. Le Perdriel a réuni les papiers qui sont le plus souvent employés en oculistique. Nous croyons donc que les indications de M. Steatfield, perfectionnées par M. C. Le Perdriel, pourront recevoir d'utiles applications.

Dans le cours de cet ouvrage nous aurons l'occasion de donner quelques formules qui jouissent, en Angleterre, d'une grande vogue : nous donnerons, à ce sujet, quelques explications sur le dosage et l'exécution de ces formules; nous dirons toutefois que les Anglais dosent au volume et jamais au poids les médicaments liquides, et que, par conséquent, ils cherchent à conserver, sous cet état, les substances dont le dosage, à l'état solide ou mou, serait difficile. C'est ainsi que, sous les noms d'*essences concentrées*, de *teintures*, d'*infusions*, de *décoctions*, etc., concentrées, ils emploient des médicaments additionnés d'alcool dans des proportions trop variables pour que nous puissions les généraliser.

CHAPITRE PREMIER

MÉDICATION RECONSTITUANTE OU ANALEPTIQUE

On désigne sous le nom de toniques reconstituants ou analeptiques des médicaments dont le mode d'action caractéristique consiste à rendre immédiatement au sang, soit par intervention directe, soit par action dynamique, les principes organisateurs et réparables qui lui manquent.

Les toniques proprement dits sont généralement divisés en toniques *reconstituants* ou *analeptiques*; toniques *astringents* et toniques *névrosthéniques*.

Nous diviserons les toniques reconstituants en trois groupes :

1° Toniques reconstituants proprement dits.
2° — alimentaires.
3° — nutrimentifs.

Ces deux derniers groupes pourront à leur tour être subdivisés.

---

§ I. — MÉDICATION FERRUGINEUSE

Les préparations ferrugineuses sont, avec raison, regardées comme étant, au plus haut titre, la médication reconstituante. Nous insisterons donc d'une manière spéciale sur les diverses formules qui ont le fer pour base ; mais, avant tout, nous donnerons des notions précises, que l'on doit aux recherches laborieuses de Quévenne, sur la valeur respective de différentes préparations martiales et sur leur concordance au point de vue du fer métallique.

Sans nous arrêter aux discussions qui ont eu lieu sur le rôle du fer administré comme agent modificateur de l'économie, nous dirons que les ferrugineux sont de toutes les préparations pharmaceutiques employées en médecin celles dont les effets sont les plus sûrs et les plus faciles à apprécier.

Les préparations ferrugineuses comprennent :

1° Les différents fers métalliques,
2° Les oxydes de fer,
3° Les protosels de fer,
4° Les persels de fer,
5° Les sels doubles de fer et de potasse de soude ou d'ammoniaque.

Au point de vue thérapeutique, toutes les préparations ferrugineuses peuvent être utilisées, mais elles sont loin d'agir de la même manière.

Quelle est celle qu'il faut préférer? MM. Désormeaux et Blache donnent la préférence au safran de mars apéritif et à l'éthiops martial. MM. Trousseau et Pidoux conseillent d'abord l'emploi du fer métallique, et lorsqu'il est bien supporté, ils donnent les préparations solubles. Selon M. Bouchardat, il faut employer de préférence un sel de protoxyde, à acide organique ou le fer métallique, parce que tous les sels de peroxyde de fer, et tous ceux qui renferment un acide inorganique fort, ne sont utiles que comme astringents et non comme reconstituants ; nous verrons bientôt combien cette proposition est trop absolue. Nous croyons avec M. Mialhe «que toutes les préparations martiales, solubles ou pouvant le devenir sous l'influence des acides du suc gastrique, et précipitables ensuite, soit immédiatement, soit seulement médiatement par les alcalis libres ou combinés à l'acide carbonique peuvent être avantageusement employées dans le traitement des affections qui réclament l'usage du fer, tandis que celles qui ne sont pas précipitables par les alcalis libres ou combinés avec l'acide carbonique, ne peuvent avoir aucune action avantageuse dans le traitement des affections qui réclament l'usage du fer[1]. »

Nous nous occuperons plus spécialement des préparations ferrugineuses nouvellement introduites dans la thérapeutique et des formes nouvelles d'administration.

TABLE DES ÉQUIVALENTS CHIMIQUES

OU QUANTITÉ DE FER CONTENUE DANS DIVERSES PRÉPARATIONS MARTIALES[2].

Pour un gramme de produit.

Fer réduit par l'hydrogène et limaille de fer. . . .	1,00
Oxyde de fer noir (*éthiops martial*)	0,72
Peroxyde de fer calciné (*colcothar*).	0,69
Safran de mars apéritif séché à l'air.	0,51
Carbonate ferreux supposé sec et non peroxydé. . .	0,47
Chlorure ferreux.	0,27
Tartrate ferrico-potassique en écailles.	0,22
Sulfate ferreux cristallisé (couperose verte). . . .	0,21
Lactate ferreux	0,19
Iodure ferreux.	0,18

TABLE DES ÉQUIVALENTS PHYSIOLOGIQUES

OU QUANTITÉS COMPARATIVES DE FER INTRODUITES DANS LE SUC GASTRIQUE PAR DIVERSES PRÉPARATIONS MARTIALES[3].

Pour 0 gram. 50 de chaque produit employé et pour 100 gram. de suc gastrique.

Fer réduit.	0,0512

[1] Mialhe, *Chimie appliquée à la physiologie et à la thérapeutique*, p. 294.
[2] Quévenne, *Archives de physiolog.*, tableau 14.
[3] Quévenne, *Archives de physiolog.*, tableau 15.

Limaille de fer.	0,0359
Oxyde noir de fer (*éthiops martial*)	0,0326
Protosulfate de fer.	0,0284
Persulfate de fer.	0,0234
Protocarbonate de fer	0,0250
Fer imparfaitement réduit.	0,0229
Lactate de fer.	0,0208
Protochlorure de fer.	0,0186
Tartrate de potasse et de fer.	0,0110
Safran de mars.	0,0082

Le fer métallique introduit plus de métal à l'état de dissolution dans le suc gastrique que les autres ferrugineux, ce qui ne s'accorde guère avec l'idée admise. MM. C. G. Mitscherlich, Leras et Mialhe ont démontré qu'une solution d'un sel de fer, le tartrate ferrico-potassique, par exemple, mise au contact des aliments, laisse précipiter la presque totalité du métal. Ce précipité est soluble dans les acides.

TABLEAU REPRÉSENTANT LA QUANTITÉ DE MÉTAL

DISSOUTE CORRESPONDANT A CHAQUE DOSE DE FER RÉDUIT ADMINISTRÉE.

Dose administrée		Degré d'acidité du suc gastrique.	Fer contenu dans 100 gram. de suc gastrique.
Fer réduit.	0,05	3,50	0,0158
	0,10	3,60	0,0168
	0,15	3,30	0,0208
	0,20	2,90	0,0304
	0,30	2,50	0,0346
	0,40	3,00	0,0466
	0,50	2,30	0,0512
	1,00	2,80	0,0722
	2,00	2,50	0,1192

On voit par ce tableau que la quantité de fer dissoute n'est pas proportionnelle à la dose administrée. Avec ces indications le médecin pourra choisir la préparation ferrugineuse qui conviendra le mieux aux malades.

En général, nous conseillons d'employer les ferrugineux à petite dose et au moment du repas.

FER MÉTALLIQUE

Le fer métallique s'emploie en médecine sous les formes suivantes :

1° Limaille de fer,
2° — fer porphyrisé,
3° Fer réduit par l'hydrogène,
4° Fer limé d'Allemagne.

La limaille de fer et la limaille porphyrisée sont à peu près abandonnées aujourd'hui ; on leur préfère le fer réduit par l'hydrogène ; quant au fer limé d'Allemagne, récemment introduit dans le commerce, on ne sait rien sur son mode de fabrication ; il se présente sous forme d'une poudre impalpable d'un gris noirâtre. S'il faut en juger par un échantillon que nous avons eu l'occasion d'examiner, il faudrait en conclure, d'après les quantités notables d'impuretés qu'il contient, et notamment de matières grasses et de charbon, que ce produit est de la fonte et non du fer limé ; nous ne ferons que signaler également le fer réduit par le charbon qu'on a essayé d'introduire récemment dans la thérapeutique, c'est un produit impur qu'on fera bien d'abandonner.

C'est Magnus qui a découvert le fer réduit par l'hydrogène ; mais le produit qu'il obtenait était pyrophorique ; aussi les chimistes l'appelaient-ils *fer pyrophorique de Magnus*. C'est M. Quévenne qui, le premier, a introduit le fer réduit par l'hydrogène dans la thérapeutique. La formule de sa préparation a été adoptée par l'Académie de médecine le 7 novembre 1854 ; elle consiste à faire passer un courant d'hydrogène pur sur du peroxyde de fer pur. Quand le courant est établi, on porte la cornue ou le tube contenant l'oxyde au rouge cerise, et on continue de faire passer du gaz jusqu'à ce que le tube qui donne issue à la vapeur d'eau formée cesse de s'échauffer, et on laisse refroidir avant d'ouvrir l'appareil.

Le procédé de M. Quévenne a été successivement modifié par MM. Thibierge fils, Soubeiran et Dublanc, Morgan[1] et Wœhler[2]. Il a été étudié par MM. Quévenne, Bouchardat et Sandras, et plus récemment par MM. Dussart, Deschamps d'Avallon, et de Luca.

Les fers réduits du commerce sont très-souvent impurs, ils contiennent souvent du soufre, du phosphore, du carbone, du silicium, et, ce qui est plus grave, de l'arsenic. M. de Luca a publié un ingénieux moyen pour l'obtenir chimiquement pur, il le réduit du chlorure; malheureusement le procédé indiqué par ce chimiste n'est pas pratique, et il exige la conservation du produit dans des ampoules de verre que l'on casse au moment d'en faire usage, ce qui expose le malade à avaler des fragments de verre.

D'après M. Deschamps, la limaille de fer bien conservée est blanche, brillante, avec éclat métallique ; la limaille porphyrisée est grise, avec des points brillants, les fers réduits sont gris d'ardoise, tous laissent dégager de l'hydrogène sulfuré, lorsqu'on les traite par l'acide sulfurique étendu; tous contiennent par conséquent du soufre. C'est à la présence de ce corps que l'on doit attribuer les éructations nidoreuses que détermi-

[1] *Journal de pharmacie et de chimie.* 1855, t. XXVII, p. 52.
[2] *Journal de pharmacie et de chimie*, 1855, t. XXVIII, p. 394.

nent les fers réduits, car nous ne pouvons admettre avec M. Mialhe que la production du gaz sulfhydrique puisse avoir pour origine la combinaison de l'hydrogène naissant avec le soufre des substances protéiques!

M. Deschamps essaye les fers du commerce avec une liqueur titrée d'iode et d'iodure de potassium, préparée de manière que 40^{cc} représentent 1 gramme d'iode. On agite 40^{cc} de cette liqueur avec 30 centigrammes de fer, quantité plus forte que la théorie, et on observe le temps qu'il faut pour dissoudre le fer et la proportion de fer dissous.

La limaille de fer, préparée avec le fer de Vierzon, fait au bois, est la plus pure. Il a fallu 30 minutes pour dissoudre le fer.

La limaille de fer ne décolore pas complétement le réactif; il a fallu ajouter 20 centigrammes en plus, avec 30 centigrammes de fer porphyrisé ; la décoloration est incomplète, même en ajoutant 20 centigrammes de fer en plus ; il faut encore en mettre 10 centigrammes.

Tous les fers réduits s'enflamment au contact des corps en ignition; lorsqu'ils sont secs, tous contiennent de l'eau et de la chaux.

Le meilleur mode d'administration du fer réduit consiste à le faire prendre, à la dose de 5 à 10 centigrammes, deux ou trois fois par jour, au moment du repas, dans la première cuillerée de soupe, de chocolat ou de café au lait. On trouve dans le commerce de petits flacons contenant 50 ou 100 grammes de fer réduit, accompagnés d'une petite cuiller en os dont la cavité contient 5 centigrammes de fer; de sorte que le malade peut lui-même faire son dosage. L'expérience nous a appris que toutes les préparations de fer employées à petite dose souvent répétées, agissaient mieux et fatiguaient moins l'estomac.

Nous devons à M. Hébrard, pharmacien à Paris, la communication d'un certain nombre de formules anglaises souvent employées en Angleterre. Voici une de ces formules :

Mixture de fer aromatique.

Pr. : Limaillle de fer. . . . . 15 gram.
Quinquina gris concassé. 30
Racine de colombo concassée 12
Clous de girofle. 8

Faites digérer pendant trois jours en agitant souvent dans :

Eau de menthe poivrée. . . . . 500 gram.

Afin d'obtenir à la colature 360 grammes, et ajoutez :

Teinture de cardamome composée 80
— d'écorce d'oranges. 12

Dose : 2 à 4 cuillerées à soupe deux ou trois fois par jour. Très-usitée en Irlande sous le nom d'*encre de Hellenden*, à cause de sa couleur. Voilà ce que produit le libre exercice de la pharmacie !

FORMULES DONT LE FER RÉDUIT EST LA BASE.

Pastilles de Chocolat.

Pr. : Fer réduit par l'hydrogène . . . . 1 part.
Chocolat fin à la vanille. 19

M. S. A. et faites des pastilles du poids de 1 gramme ; chacune contiendra 5 centigrammes de fer. — De deux à dix et même quinze par jour.

Dragées au fer réduit.

Pr. : Fer réduit. . . . . 2 part.
Sucre blanc. 18

Faire des dragées du poids de 50 centigrammes ; chacune contiendra 5 centigrammes de fer. On les aromatise à volonté et on a le soin d'interposer le fer entre deux couches de sucre ; on les prépare à la manière de tous les granules ; même dose que les pastilles au chocolat.

Chocolat au fer réduit.

Pr. : Fer réduit. 25 gram.
Chocolat fin. 5 kil.

Faire fondre le chocolat sur une pierre chaude et y incorporer le métal ; on moule en tablettes de 40 grammes contenant chacune 20 centigrammes de fer réduit.

Dragées de Chocolat au fer réduit.

Pr. : Fer réduit par l'hydrogène. . . . . 1 kil.
Chocolat fin à la vanille. 19
Sucre et sirop. . . . . Q. S.

On divise le chocolat fondu en 20,000 noyaux, on humecte avec du sirop et on roule dans la poudre de fer, de manière à répartir également la poudre entre tous les noyaux, et on recouvre d'une couche de sucre à la manière des dragées.

Pour les dernières dragées, la répartition exacte du fer nous paraît bien difficile à faire. Toutes ces formules sont de MM. Quévenne et Miquelard.

Pilules de fer réduit à la Pepsine (REVEIL).

Pr. : Pepsine pure. . . . . 2 gram.
Fer réduit. 1
Extrait d'absinthe. 1
Excipient. . . . . Q. S.

Mêlez et divisez en 20 pilules, à prendre, une au moment des repas, et de une à trois, une heure après avoir mangé. Nous reconnaissons que la présence du fer modifie l'action de la pepsine.

D'ailleurs le fer réduit s'emploie de la même manière et aux mêmes doses que la limaille de fer porphyrisée, à laquelle il doit être préféré.

Pilules ferrugineuses composées (BRETONNEAU).

Pr. :	Fer réduit par l'hydrogène	16 gram.
	Sulfate de quinine	1
	Gingembre pulvérisé	1
	Extrait de quinquina jaune	3
	— de rhubarbe comp.	3
	Aloès succotrin	0,50
	Sirop de safran	Q. S

Pour cent pilules, une matin et soir. Chloro-anémie.

Pour les autres formules renfermant du fer métallique, voir notre *Art de formuler* [1].

OXYDES DE FER

Parmi les oxydes de fer employés en médecine, le safran de mars apéritif est très-usité ; cependant nous ferons remarquer que c'est un mélange en proportions très-variables de carbonate de protoxyde de fer, de carbonate basique de peroxyde et de peroxyde de fer hydraté ; la proportion respective de chacun de ces éléments varie, selon que la dessiccation aura été plus ou moins rapide et son exposition à l'air plus ou moins grande ; nous verrions donc avec plaisir disparaître ce produit de la thérapeutique ; toutefois, bien préparé, il constitue un remède précieux, mais les pharmaciens doivent s'astreindre à le faire eux-mêmes.

L'éthiops martial, FeO, Fe^2O^3, est rarement employé ; on a proposé, pour le préparer, de verser une solution d'équivalents égaux et de sulfate de protoxyde de fer et de sulfate de sesquioxyde, dans l'ammoniaque en excès et de bien laver le précipité.

Le peroxyde de fer hydraté, employé comme contre-poison de l'acide arsénieux, s'obtient soit en décomposant le sulfate de sesquioxyde de fer par l'ammoniaque, soit en précipitant le perchlorure de fer par un bicarbonate alcalin ; dans les deux cas on obtient du peroxyde de fer hydraté que l'on est dans l'habitude dans les pharmacies de conserver à l'état gélatineux. Récemment préparé, il est léger, floconneux et facilement soluble dans les acides ; c'est dans cet état que M. Bunzen l'a proposé comme contre-poison de l'acide arsénieux ; mais au bout de quelque temps il devient lourd et ne se combine que très-mal à l'acide arsénieux. M. Lefort a démontré qu'il avait alors perdu de son eau d'hydratation,

[1] *Traité de l'art de formuler*, par MM. Trousseau et Reveil, 2e édition, Paris, 1859, p. 227 et 228.

de $Fe^2O^3,2HO$ il devient $2Fe^2O^33HO$, c'est-à-dire qu'il a perdu un demi-équivalent d'eau, c'est là un point extrêmement important au point de vue pratique, M. Leroy, pharmacien à Bruxelles, a démontré que le temps et la lumière étaient sans influence sur cette déshydratation. On doit l'attribuer uniquement aux variations de température, il doit être conservé à une température qui ne dépasse pas + 15°.

Le peroxyde de fer hydraté est souvent employé pour obtenir certains sels ferriques; dans tous les cas il est extrêmement important de l'obtenir exempt d'arsenic. M. Legrip conseille, avec juste raison, de purifier la solution de protosulfate de fer qui sert à l'obtention du persulfate, par un courant d'hydrogène sulfuré qui ramène le persulfate de fer à l'état de protosulfate, et qui précipite l'arsenic à l'état de sulfure; mais comme celui-ci est soluble dans un excès d'hydrogène sulfuré, il faut avoir le soin de chasser l'excès d'acide sulfhydrique à l'aide d'une douce chaleur.

Voici une formule d'un antidote de l'acide arsénieux, qui a été publiée par ordre du collége de santé du duché de Brunswick et Lunébourg [1].

On fait dissoudre 310 grammes de sulfate de protoxyde de fer dans 310 grammes d'eau préalablement mélangée avec 60 grammes d'acide sulfurique; on ajoute peu à peu 60 grammes d'acide azotique, on chauffe pour chasser l'excès d'acide azotique ; à la liqueur refroidie on ajoute q. s d'eau pour obtenir 620 grammes de liquide qu'on filtre pour conserver. La liqueur doit être limpide, brune, un peu épaisse et acide ; son poids spécifique doit être 1,40 à 1,44.

On en donne 30 grammes délayés dans 250 grammes d'eau et on ajoute 12 grammes de magnésie calcinée ; on administre le mélange trouble ; 30 grammes contiennent 37 centigrammes de peroxyde de fer hydraté, 0,675 de magnésie et 1,75 de sulfate de magnésie. On administre 6 à 12 cuillerées par quart d'heure.

On voit que dans cette formule on a voulu associer le contre-poison proposé par M. Bunzen avec celui qui a été indiqué par M. Bussy ; l'expérience seule pourra prononcer, et faire connaître l'efficacité de ce mélange.

SULFURE DE FER HYDRATÉ

Le sulfure de fer obtenu anhydre par la fusion de 6 parties de limaille de fer avec 4 parties de soufre en poudre sert à peu près exclusivement dans les laboratoires pour préparer l'hydrogène sulfuré. M. Cazenave l'a cependant employé à la dose de 25 à 30 centigrammes, matin et soir, dans un peu de sirop contre la diathèse scrofuleuse.

Nous voulons parler ici plus spécialement du *sulfure de fer hydraté*, que M. Mialhe a proposé comme contre-poison du bichlorure de mercure

[1] *Hager's pharmaceutische Centralhalle*, mars 1862.

et que, pour notre compte, nous regardons comme l'agent le plus précieux du traitement des empoisonnements, presque comme un *contre-poison général des métaux* ; car ce n'est pas seulement les composés mercuriaux qu'il décompose et transforme en sulfure insoluble, mais encore les composés d'arsenic, d'antimoine, de cuivre, de plomb, d'étain, etc. ; aussi, dans un cas douteux, lorsqu'on ne sait pas positivement quelle substance toxique on doit combattre, mais que l'on suppose qu'il s'agit d'un poison métallique, nous préférons à tout le sulfure de fer hydraté.

Pour obtenir le sulfure de fer hydraté, on fait dissoudre dans de l'eau bouillie une quantité indéterminée de sulfate de protoxyde de fer, et on la traite par une dissolution dans de l'eau non aérée de sulfhydrate de soude ; on laisse déposer, on décante et on lave avec de l'eau pure bouillie; on conserve dans un flacon bouché à l'émeri plein d'eau distillée ; on remplit chaque fois le flacon d'eau, car il est indispensable que ce sulfure soit tenu absolument à l'abri du contact de l'air, à cause de la facilité avec laquelle il se transforme en sulfate.

MM. Bouchardat et Sandras préfèrent l'usage d'un persulfure de fer, obtenu en précipitant, un sel de peroxyde par les sulfhydrates de soude ou d'ammoniaque ; mais les recherches de M. Mialhe ont démontré que le produit ainsi obtenu était un mélange de protosulfure de fer et de soufre ; ils ont d'ailleurs constaté l'efficacité de ce contre-poison, comme l'avait fait avant eux MM. Orfila, Duflos, etc., etc.

CHLORURES DE FER

Il existe deux chlorures de fer, le protochlorure, FeCl, et le perchlorure ou sesquichlorure, Fe^2Cl^3. Ces deux sels entraient autrefois dans la composition des teintures de Bestucheff, jaune et incolore, qui eurent une très-grande vogue en 1728, époque à laquelle elles étaient connues sous les noms d'*élixir d'or* et de *gouttes d'or du général Lamotte* ; mais on était loin de prévoir, alors, l'importance que prendrait un jour la solution de perchlorure de fer.

Les deux éditions du codex de 1748 et de 1818 ne parlent pas du perchlorure de fer; celui de 1837 le premier publia le procédé que Trommsdorff avait fait connaître en 1803 ; depuis lors toutes les pharmacopées ont traité de cette intéressante préparation.

Dès 1851 M. Pravaz commença ses expériences sur la coagulation du sang par le perchlorure de fer ; en 1852 il fit fabriquer par M. Charrière la seringue à injections dont nous avons parlé, et plus tard, en présence de Lallemand, de MM. Pétrequin et Lecoq, il constata que quelques gouttes de solution concentrée de perchlorure de fer injectées dans la carotide d'un animal déterminaient en quatre minutes la formation d'un caillot pouvant résister à l'impulsion de la colonne sanguine poussée par le cœur. Il proposa ces injections à la cure des anévrismes chez l'homme. M. Raoul-Deslongchamps fit peu de temps après la première application thérapeutique de la solution du perchlorure de fer dans un cas d'anévrisme susorbitaire ; plus tard, M. Niepce et M. Serre d'Alais publièrent des observations de guérison d'anévrismes par la méthode de Pravaz ; mais il faut ajouter que quelquefois ces injections ont été suivies d'accidents graves et même mortels. Malgré cela, les injections au perchlorure de fer, dans le traitement des anévrismes ont définitivement pris rang dans la science.

La solution de perchlorure de fer a été étendue plus tard au traitement des varices et des différentes tumeurs vasculaires; on la prescrit en potions et en lavements contre la diarrhée chronique, la dysentérie, les écoulements chroniques, des muqueuses, le purpura simplex et le purpura hæmorrhagica, etc.

MM. Giraldès et Goubaux, qui ont expérimenté le perchlorure de fer à l'École vétérinaire d'Alfort, ont été conduits par leurs études aux conclusions suivantes :

1° Le perchlorure de fer à 45° et 49° (Baumé) ne doit pas être employé soit dans le traitement des anévrismes, soit dans le traitement des tumeurs érectiles, son usage pouvant être suivi d'accidents graves.

2° Le perchlorure de fer, à 30° ou mieux à 20°, peut être employé dans le traitement des anévrismes et des tumeurs érectiles veineuses et artérielles.

3° Le perchlorure de fer, à 30°, peut être employé dans les kystes hématodes.

4° Le perchlorure de fer, à 30° et à 45°, peut être employé comme modificateur des plaies en suppuration.

5° Enfin le perchlorure de fer, à 45° et à 49°, peut être employé avec avantage pour arrêter les hémorrhagies en nappe après les opérations ou les hémorrhagies secondaires après les amputations.

Pravaz conseille, lorsqu'on veut traiter les anévrismes par le perchlorure de fer, d'arrêter la circulation par la compression de l'artère entre la tumeur et les capillaires, puis de pratiquer l'injection goutte à goutte à l'aide de la seringue qu'il a fait connaître.

Injections au Perchlorure de fer (KIWISCH).

Pr. : Perchlorure de fer anhydre. . . . . 8 gram.
Eau distillée. 180

En injections, dans les cas d'ulcères cancéreux fétides de l'utérus, l'injection doit être faite avec une seringue en verre, à laquelle on adapte une longue canule en caoutchouc, de manière à porter le liquide sur les ulcérations.

M. Marjolin a employé une injection plus faible (2 gram. de perchlorure pour un litre d'eau) dans des cas d'hémorrhagies graves et de métrorrhagie : M. Guersant a obtenu les mêmes résultats.

Pommade au Perchlorure de fer (Yvonneau).

Pr. : Axonge.	30 gram.
Perchlorure de fer à 30°.	10

Contre les tumeurs fongueuses, végétantes.

M. Leclercq, médecin à Rouillac, et M. Alph. Thierry ont proposé les applications de la solution de perchlorure de fer à 25° ou à 30° contre les tumeurs érectiles; ils préfèrent ce moyen à l'injection. M. Thierry déterminait préalablement la vésication.

La solution de perchlorure de fer, à 20°, a été employée avec succès par MM. Gosselin, Follin, Nélaton, à la dose de une à deux gouttes instillées entre les paupières dans le traitement du pannus et des kératites vasculaires.

A l'intérieur, le perchlorure de fer a été préconisé à faible dose par M. C. Bell dans le traitement de l'érysipèle, surtout chez les nouveau-nés : les résultats, qu'il a annoncés comme très-satisfaisants, ont été confirmés par M. Balfour. M. Deleau le préconise dans le traitement des bronchites chroniques, et M. Pize de Montélimart contre le purpura hæmorrhagica [1].

Le perchlorure de fer a été étudié d'une manière très-complète par M. Burin du Buisson, pharmacien à Lyon [2]. On trouvera dans cet ouvrage le résumé d'observations faites à l'armée d'Orient et à l'armée d'Italie, par MM. Bourat et Salleron, sur l'emploi du perchlorure de fer contre la pourriture d'hôpital; on l'a également employé pour combattre l'infection purulente.

M. Rodet de Lyon a expérimenté le perchlorure de fer, comme prophylactique des virus et des venins; il l'a surtout préconisé comme prophylactique de la syphilis. Nos expériences confirment les opinions du chirurgien de l'Antiquaille. M. Rodet a également proposé la solution chloroferrique pour détruire le virus rabique; il applique la solution concentrée sur les morsures après les avoir fait saigner et lavées.

Plusieurs procédés ont été proposés pour obtenir la solution de perchlorure de fer; nous bannissons tous ceux dans lesquels les acides sont employés, et nous conseillons de se servir exclusivement de perchlorure

[1] *Bulletin de l'Académie impériale de Médecine*, t. XXV.

[2] *Traité de l'action thérapeutique du Perchlorure de fer*, grand in-8°, 592 pages.

de fer anhydre obtenu par l'action du chlore sur le fer pur ; ou bien la solution préparée par la méthode de M. Adrian, que nous allons indiquer.

Bien des formules ont été proposées pour administrer le perchlorure de fer. M. Deleau, surtout, l'administre sous forme de pilules, de sirops, de pommade, de sparadrap ; nous sommes convaincu que la solution à 30° doit suffire à tous les besoins. Cependant nous croyons devoir indiquer les principales formules publiées.

Voici le procédé de Adrian pour obtenir la solution officinale du perchlorure de fer.

Pr. : Pointes de Paris.	Q. V.
Acide chlorhydrique pur.	Q. S.

Pour dissoudre : faites concentrer pour obtenir une solution marquant, froide, 25° à l'aréomètre de Baumé ; la mettre dans plusieurs flacons de Woulf et faire passer un courant de chlore lavé pendant cinq à six heures jusqu'à ce que le liquide ne précipite plus par le ferri-cyanure de potassium; la solution est alors chauffée au plus à 50°. On y fait passer un courant d'air pour chasser l'excès de chlore, on ramène la liqueur à 30° Baumé.

Elle contient, eau.	74
Perchlorure de fer anhydre.	26

M. Lebaigue préfère obtenir la solution directe du perchlorure de fer anhydre dans l'eau ; dans les proportions suivantes ; eau distillée, 160 ; perchlorure fer sublimé, 60.

Cela revient au même ; mais, par le premier procédé, on évite la préparation toujours assez difficile du perchlorure de fer anhydre; ces deux solutions devraient être les seules employées en médecine ; les autres procédés donnent des sels renfermant des acides en excès, ce qui est très-mauvais : quelques médecins prescrivent les solutions à 26° ou à 40° ou à 45° ; la solution à 30° est plus généralement adoptée.

Voici les formules proposées par M. Burin du Buisson :

Potion de Perchlorure de fer.

Pr. : Sirop de sucre.	30 gram.
Eau distillée.	100
Perchlorure de fer liquide à 30°.	20 à 30 gout.

A prendre par cuillerées d'heure en heure, contre toutes les hémorrhagies internes et dans le croup.

Limonade ferrique.

Pr. : Eau pure.	1 litre
Acide citrique.	4 gram.
Sucre blanc.	70
Perchlorure de fer à 30°.	50 à 80 gout.

Contre l'érysipèle, les inflammations des capillaires externes, dans l'angine couenneuse et le rhumatisme articulaire, à prendre par tasses à café, d'heure en heure.

Dans l'angine et le croup, on porte sur les fausses membranes la solution à 30°, à l'aide d'un pinceau; en même temps M. Aubrun donne à l'intérieur 20 à 30 gouttes de solution à 30° dans un verre d'eau sucrée.

Collutoire ferrique.

Pr.: Suc de citron.	4 gram.
Perchlorure de fer à 30°.	4
Eau.	10

Contre les gengivites, les stomatites ulcéreuses, etc.

Solution pour Lotions (RODET).

Eau pure.	24 gram.
Perchlorure de fer à 30°.	12
Acide citrique.	4

Dans le traitement abortif du chancre, on badigeonne la plaie plusieurs fois par jour avec cette solution, à l'aide d'un pinceau.

Topique contre le Chancre (RODET).

Pr.: Acide chlorhydrique.	ãã 4 gram.
Acide citrique.	
Perchlorure de fer à 30°.	
Eau distillée.	30

Barbouiller les chancres avec ce mélange, et pour le pansement des bubons virulents.

M. Deleau prétend que le perchlorure de fer guérit la syphilis, sans justifier cette prétention.

Potion antihémorrhagique (PIORRY).

Pr.: Perchlorure de fer à 30°.	1 gram.
Eau.	150
Sirop de grande consoude.	50

Par cuillerées à bouche, toutes les dix minutes. En même temps que l'on place des ligatures aux membres au-dessus des coudes et au-dessus des mollets, et que l'on fait exécuter au malade des respirations profondes et accélérées.

Pommade au Perchlorure de fer (DEVERGIE).

Pr.: Axonge.	30 gram.
Perchlorure de fer à 30°, de.	0,50 à 1 gram.

Comme résolutif dans les maladies de la peau sécrétantes dans leur période chronique, contre les affections squameuses, le psoriasis surtout, contre les affections lichénoïdes. Pour toucher les parties malades, M. Devergie se sert d'une solution de perchlorure de fer à 30°, 1 à 2 parties pour 5 d'eau.

Glycérolé astringent (Reveil).

Pr.: Glycérine . . . . 40 gram.
Perchlorure de fer à 30°. 4

Mêlez pour hâter la cicatrisation des plaies, et contre les engelures ulcérées.

Les proportions de ces diverses préparations peuvent varier à l'infini : malgré l'infidélité de sa composition et sa prompte altérabilité, nous donnons la formule du sirop de perchlorure de fer de M. Deleau.

Sirop de Perchlorure de fer (Deleau).

Pr.: Solution de perchlorure de fer à 30°. . . . . 10 gram.
Sirop de sucre. 490

Mêlez. — Dose : une à quatre cuillerées.

Tous les sirops de perchlorure de fer, quoi qu'en dise M. Deleau, s'altèrent, se décolorent et se transforment en sirop ferreux, en même temps le sucre de canne est interverti ; c'est ce qui résulte des observations de MM. Buignet, Duroy et Comar.

Teinture de Sesquichlorure de fer.

FORMULE ANGLAISE.

Pr.: Sesquioxyde de fer. . . . . 180 gram.
Acide chlorhydrique. 700

Faites digérer dans un flacon pendant trois jours, en ayant soin d'agiter de temps en temps; ajoutez-y :

Alcool rectifié. . . . . 4,320 gr.

Filtrez et conservez pour l'usage. Cette préparation est celle qui est le plus souvent employée en Angleterre; on la prescrit à la dose de 10, 30 et même 60 gouttes, une ou deux fois par jour, dans de l'eau ou tout autre véhicule convenable.

(F ℥ j). Une once fluide doit donner, en traitant par la *liqueur de potasse*, à peu près deux grammes de sesquioxyde de fer. Nous ajouterons que nous donnons toutes ces formules anglaises avec tous les termes employés et leur originalité ; seulement nous avons transformé les poids anglais en grammes.

Collodion ferrugineux.

Pr.: Collodion ordinaire. . . . . } āā parties égales.
Teinture de Bestucheff. . . . . }

Ce collodion ne s'écaille pas, il est très-résistant; il est employé comme astringent et siccatif.

D'après le conseil de M. Aran, il vaudrait mieux employer le collodion élastique.

Teinture d'Ammonio-Chlorure de fer.

FORMULE ANGLAISE.

Pr. : Ammonio-chlorure de fer	120	gram.
Alcool	137	
Eau distillée	414	

Dissolvez et filtrez dose f. ʒ j à f. ʒ ij dans de l'eau. Chaque f. ʒ j contient environ grains 5,80 d'oxyde. Cette préparation est à peu près un cinquième de la force de la teinture de sesquichlorure de fer.

IODURE DE FER (FeI).

Quoique l'iodure de fer soit plutôt une préparation iodée qu'un ferrugineux, nous le plaçons ici, parce que nous sommes convaincu qu'il agit surtout comme reconstituant.

C'est à M. Dupasquier que l'on doit la vogue de ce médicament; elle est justement méritée. Il doit être préparé avec le plus grand soin, car il est très-instable.

Liqueur normale d'Iodure de fer (Dupasquier, Boudet).

Pr. : Iode	8	gram.
Limaille de fer	4	
Eau distillée	40	
Sucre	55	
Poudre de gomme arabique	8	

On met l'iode, la limaille de fer et 30 grammes d'eau distillée dans une fiole; on chauffe et on filtre; lorsque la liqueur est décolorée, on lave avec les 10 grammes d'eau restants; on y ajoute le sucre et la gomme. Cette solution contient 1 dixième de son poids d'iodure de fer. La totalité de la solution doit peser 100 grammes.

Pilules d'Iodure de fer (Calloud).

Pr. : Iodure de potassium	,54	centigram.
Sulfate de fer cristallisé	45	
Mie de pain	60	
Poudre de guimauve	Q. S.	

Pour 10 pilules que l'on roule dans du fer réduit et que l'on recouvre d'un enduit.

Pilules d'Iodure de fer (Perrens).

Pr. : Iode	1	gram.
Limaille de fer	1	

Sirop de sucre. . .	1 gram.	
Poudre de réglisse.	1	

Mêlez pour 25 pilules.

Nous préférons à ces pilules celles qui sont préparées avec le proto-iodure de fer pur.

Pilules d'Iodure de fer (Blancard).

Pr.: Iode.	4 gram.	10 centigram.
Limaille de fer.	2	
Eau.	8	
Miel.	5	
Poudre absorbante environ.	7	5

On fait l'iodure de fer à la manière ordinaire, on lave le filtre avec 8 autres grammes d'eau, on réunit les liqueurs et on ajoute le miel; on chauffe doucement pour réduire à 10 grammes; on ajoute alors les poudres de guimauve et de réglisse à parties égales; on roule la masse dans du fer réduit et on divise en 100 pilules contenant chacune 1 centigramme de fer réduit et 5 centigrammes d'iodure; on fait sécher les pilules et on les met dans une capsule contenant une solution de 1 partie de baume de tolu dans 3 parties d'éther; on imprime un mouvement de rotation, et lorsque les pilules commencent à se coller, on les sépare et on les fait sécher sur des moules de fer-blanc enduits de mercure.

On peut employer toute autre matière résineuse que le tolu, mais ces enduits sont difficilement attaquables dans le canal digestif; nous préférons les enrobages solubles au sucre ou à la gélatine. M. Joseau a proposé la caséine, qu'il dissout dans l'ammoniaque, et à laquelle il ajoute du sucre.

Sirop d'Iodure de fer.

Pr.: Solution normale.	1
Sirop de gomme.	11
— de fleurs d'oranger.	3

Mêlez. 30 grammes de ce sirop contiennent 20 centigrammes d'iodure de fer.

On trouvera dans notre *Art de formuler* et dans le *Traité de pharmacie* de Soubeiran d'autres formules pour l'administration de l'iodure de fer.

Injection d'Iodure de fer (Ricord).

Pr.: Iodure de fer.	2 gram.
Eau distillée.	200

Faites dissoudre. En injections contre la blennorrhagie nous préférons la formule suivante, que nous avons employée avec succès depuis dix ans.

Pr. : Iode	2	gram.
Limaille de fer	1	
Eau	200	

Faites l'iodure de fer à la manière ordinaire ; lavez le filtre avec de l'eau mise en réserve, et ajoutez :

Sirop de sucre	50	gram.

Lorsque l'inflammation est très-vive, on peut ajouter sans inconvénient à cette injection quelques gouttes de laudanum de Sydenham.

Sirop d'Iodure de fer.

FORMULE ANGLAISE.

Pr. : Iode	32	gram.
Fil de fer coupé	12	
Eau distillée	240	
Sucre	300	

F. S. A. Pour obtenir (f. ℥ XV) 15 onces fluides de sirop chaque (f. ʒ j) 1 gros fluide contient environ 0gr,30 d'iodure de fer, dose : 30 à 60 gouttes dans l'eau.

Nota.-En Angleterre, on mesure avec des vases gradués *ad hoc* tous les médicaments liquides ; la lettre *f* signifie *fluide*, c'est-à-dire qui doit être mesuré ; ainsi (f. ℥ j) signifie une once fluide et (f. ʒ j) veut dire un gros fluide.

Solution d'Iodure de fer glycérinée (d'après DUPASQUIER).

Iode	35
Fer porphyrisé	30
Glycérine	400

Filtrez au moment du besoin.

Sirop d'Iodure de fer glycériné (VÉZU).

Solution précédente	4	parties.
Sirop de gomme	200	
Eau de fleurs d'oranger	30	

Mêlez. — Nous préférons à cette préparation le sirop d'iodure de fer. Le meilleur mode d'administration du sirop d'iodure de fer consiste à le faire prendre par cuillerées. Les Américains emploient souvent la potion suivante :

Potion ferrugineuse.

Pr. : Sirop d'iodure de fer	30	gram.
Teinture d'*actea racemosa*	15	
Teinture de racine d'aconit	9	

Mêlez. — 20 gouttes trois fois par jour, contre les engorgements utérins.

PROTOCARBONATE DE FER ($FeO.CO^2$).

Le protocarbonate de fer ne s'emploie qu'à l'état d'hydrate ; il est la base des pilules de Blaud et de Vallet, dont on trouve la formule dans tous les traités de pharmacie[1].

Les pilules de Blaud ne sont qu'une imitation des pilules de Griffith, qui ont la myrrhe pour excipient, de celles de Simonin de Nancy et d'Adorne de Tcharner. Malgré un rapport favorable fait par M. H. Gaultier de Claubry, le 15 juin 1852, devant l'Académie de médecine[2], cette Compagnie, sur les observations de MM. Soubeiran, Guibourt, Chevallier, Bussy, Caventou, refusa d'appliquer à cette formule les dispositions du décret du 3 mai 1850. La formule primitive a été fort heureusement modifiée par M. Boudet.

Quant aux pilules de Vallet, l'Académie, sur le rapport de M. Soubeiran, reconnut, dans sa séance du 8 mai 1838, que l'observation chimico-pharmaceutique était favorable à cette nouvelle préparation, et elle vota des remercîments à M. Vallet.

Nous nous bornerons à faire connaître quelques nouvelles formules qui ont le protocarbonate de fer pour base.

Carbonate de fer sucré.

Le carbonate de fer sucré que l'on emploie en Angleterre s'obtient en précipitant du sulfate de protoxyde de fer par du carbonate de soude, lavant le précipité et ajoutant du sucre ; voici les proportions :

Pr. : Sulfate de protoxyde de fer pur. . . . . 120 gram.
Eau 1,200

Faire dissoudre d'autre part :

Carbonate de soude. . . . . 135 gram
Eau. 1,200

Mêlez. Lavez le précipité et ajoutez :

Sucre. . . . . 60 gram.
Eau. 60

Évaporez et à siccité bain-marie; dose : de 50 centigrammes à 2 grammes.

Nous avons dit ailleurs qu'on employait beaucoup en Angleterre les *médicaments granulés effervescents*. Voici la formule préférée par M. Skinner, pour le carbonate de fer effervescent.

[1] Jourdan, *Pharmacopée universelle*. Paris, 1840, tome II, page 632.
[2] *Bulletin de l'Académie de médecine*, 1852, tome XVII, page 686.

Carbonate de fer effervescent.

Pr. : Acide tartrique	96	gram.
Bicarbonate de soude	160	
Sulfate de protoxyde de fer	40	
Sucre	44	
Acide citrique	8	

Mêlez le sulfate de fer pulvérisé avec le sucre et une partie de l'acide tartrique en poudre, mêlez le reste de l'acide tartrique avec l'acide citrique et le bicarbonate de soude, tous pulvérisés, incorporez le tout au mortier et au tamis; desséchez au bain-marie, en agitant vivement, jusqu'à ce que les granules soient formés ; aromatisez à l essence de citron à volonté, 4 à 6 grammes dans un verre d'eau, on prend pendant l'effervescence ou lorsqu'elle vient de cesser. Ce produit se vend dans des flacons portant pour fermeture un bouchon-mesure ; cette mesure contient 3 grammes de sels, renfermant 10 centigrammes de fer métallique, soit 20 centigrammes de protocarbonate de fer.

Le carbonate de fer effervescent anglais se peroxyde facilement, les granules jaunissent à l'air. Ceux que nous avons vus, qui étaient préparés par M. Le Perdriel, conservent leur blancheur. Nous savons que ce pharmacien substitue au sulfate de fer, le sulfate de fer sucré, cristallisé, de M. Latour, et qu'il roule les granules dans un peu de bicarbonate de soude pulvérisé.

Quoique le protocarbonate de fer soit insoluble, les granules effervescents sont entièrement solubles dans l'eau, ce qui doit être attribué, sans doute, à l'excès du carbonate de soude qu'ils contiennent, ou à l'acide carbonique dégagé pendant l'effervescence, qui transforme le protocarbonate en bicarbonate. En effet, Soubeiran a vu que lorsqu'on mélangeait deux solutions, l'une de sulfate ferreux et l'autre d'un bicarbonate alcalin, on obtient un précipité semblable à celui que formerait un carbonate simple, mais il est moins abondant, et la liqueur surnageante est tout à fait changée : elle contient en abondance du fer protoxydé, sans doute à l'état de carbonate de protoxyde double.

Sirop de Carbonate de protoxyde de fer (Dannecy).

Pr. : Sulfate de protoxyde de fer purifié	60	gram.
Eau distillée	500	
Sucre blanc	60	

Dissolvez à l'ébullition et filtrez ; d'autre part, prenez :

Carbonate de soude cristallisé	80
Eau distillée	500
Sucre blanc	60

Mêlez les deux solutions froides dans un vase en verre, agitez un instant, laissez déposer 24 heures le précipité gris verdâtre qui s'est formé, décantez et prenez une solution de sucre dans les proportions suivantes :

Sucre blanc.	80 gram.
Eau distillée.	500

Lavez ce précipité avec cette eau sucrée, renouvelez deux fois ce lavage et rapidement, enfin dissolvez dans une nouvelle dose d'eau sucrée et ajoutez :

Sucre blanc.	1,200 gram.
Eau distillée.	600

Ajoutez la solution sucrée ferrugineuse, et faites cuire à 30° bouillant, aromatisez avec l'alcoolat de citron ou d'orange.

SULFATE DE PROTOXYDE DE FER ($FeO,SO^3 7Aq$).

Le seul protosulfate que l'on doive employer en médecine doit être préparé par le procédé de Bonsdorff ; mais comme il s'altère facilement, on fera bien de lui substituer le sulfate de fer et de sucre préparé par M. Latour ; voici comment on l'obtient :

On fait dissoudre 200 grammes de protosulfate de fer pur dans 100 grammes d'eau distillée bouillante ; d'autre part, 50 grammes de sucre candi dans 30 grammes d'eau distillée aussi bouillante ; on mélange les deux liqueurs, on filtre rapidement et on fait cristalliser à 35 ou 40°. Les cristaux recueillis sont séchés dans du papier et renfermés dans un flacon bien sec. On obtient des prismes rhomboïdaux, contenant :

Sulfate de protoxyde de fer.	54,57
Eau.	32,50
Sucre.	12,93
	100,00

D'après notre calcul, cette composition correspond à la formule : $10FeO, SO^5, 5HO, C^{12}H^{12}H^{12}$.

4 grammes 964 de ce sel correspondent à un gramme de fer métallique (Reveil).

Pommade contre l'Érysipèle (VELPEAU).

Pr. : Protosulfate de fer en poudre fine	20 gram.
Axonge très-récente et mieux *benzinée*.	90

Mêlez. Employez en onctions. M. Velpeau emploie également une solution de 60 grammes de protosulfate de fer dans un litre d'eau bouillie, dans les mêmes cas, et M. Devergie a préconisé contre la mentagre, quand l'inflammation a cessé, une solution de protosulfate de fer à 1/4 ou à 1/8.

Pommade au protosulfate de fer (DEVERGIE).

CONTRE LES MALADIES DE LA PEAU.

Pr : Axonge	30 gram.	
Protosulfate de fer cristallisé et pulvérisé	1 à 8	

Dissolvez ce sel dans un peu d'eau et ajoutez l'axonge. Conserver à l'abri du contact de l'air.

En Angleterre, on fait un fréquent usage de la solution suivante :

Pr. : Myrrhe pulvérisée	8 gram.	
Alcoolat de muscades	25	
Sous-carbonate de potasse	4	

Triturez et ajoutez :

Eau de roses	540	
Sulfate de fer pulvérisé	3	25

Mêlez. Doses, 2 à 4 cuillerées à bouche, deux ou trois fois par jour.

Glycérolé de sulfate de fer (REVEIL).

Pr. : Sulfate de protoxyde de fer pulvérisé	10 gram.
Glycérine	100

Faites dissoudre, employez comme astringent et siccatif contre l'érysipèle.

Potion ferrugineuse (DELFRAYSSE).

Pr. : Sulfate ferreux pur	10 gram.
Acide sulfurique	5 gouttes.
Eau	Q. S.

Pour obtenir 200 grammes de soluté, conservez dans un flacon, d'autre part :

Pr. : Bicarbonade de soude	20 gram.
Eau distillée	380

Dissolvez et conservez. On commencera par prendre 30 grammes de soluté ferreux et 6 grammes de soluté alcalin, dans un demi-verre d'eau sucrée.

Mixture ferrugineuse pour usage externe (TROUSSEAU).

Pr. : Sulfate ferreux	10 gram.
Tannin	2
Eau	60

Pour les ulcères phagédéniques.

SULFATE DE FER ET DE QUININE

Ce sel, qui a été préconisé récemment comme tonique et fébrifuge, s'obtient en faisant dissoudre 30 parties de protosulfate de fer dans 180 parties d'eau ; on y ajoute la solution de 30 parties de sulfate de quinine additionné de quelques gouttes d'acide sulfurique ; on filtre, et on fait évaporer à pellicule, par refroidissement. On obtient un sel double cristallisé en prismes, ils sont blancs, très-solubles dans l'eau et dans l'alcool ; ils rougissent le tournesol ; leur saveur est styptique et amère.

SULFATE DE PEROXYDE DE FER ($F^2O^3,3SO^3$).

Le persulfate de fer est à peu près inusité ; nous nous contenterons de donner la formule du sirop suivant :

Sirop ferrugineux (LASSAIGNE).

Pr. : Blanc d'œufs. . . . . } ãã. . . 110
Eau. . . . . }

Battez fortement, filtrez et ajoutez :

Solution de persulfate de fer à 5°. 55

Mêlez-y la solution alcaline suivante :

Potasse à l'alcool. 5
Eau distillée. 55

Dans les liqueurs qui en résulte, on fait fondre à froid :

Sucre blanc. 667

Filtrez. — L'albumine forme avec le sulfate de peroxyde de fer un précipité que la liqueur alcaline redissout en donnant un liquide d'un jaune brun orange. M. Lassaigne croit qu'il y a dans ce sirop une combinaison triple d'albumine, de fer et de potasse. 10 grammes de ce sirop contiennent un centigramme de fer à l'état de peroxyde. Le fer nous paraît être là sous un état propre à faciliter son absorption, nous dirons presque son assimilation.

M. A. J. Cooley a proposé de préparer un albuminate de fer, en dissolvant un précipité récent d'oxyde de fer, dans une solution filtrée d'albumine.

M. Monsel, pharmacien aide-major à l'hôpital militaire de Bordeaux, qui le premier a proposé les persels de fer comme hémostatiques, a indiqué le procédé suivant pour obtenir ce persulfate.

Pr. : Eau distillée . . . . 100 gram.
Acide sulfurique à 66°. 10

Portez à l'ébullition dans une capsule en porcelaine de demi-litre, et ajoutez :

Protosulfate de fer pur. . . . . 50 gram.

Après dissolution complète, versez peu à peu dans le liquide bouillant :

Acide azotique à 35°. . . . . 16 gram.

Lorsque les vapeurs rutilantes ont cessé de se former, on ajoute par portion :

Protosufate de fer pulvérisé. . . . . 50 gram.

Il se dégage de nouveau des vapeurs rutilantes. On ajoute q. s. d'eau distillée pour obtenir 100 grammes de liquide ; on laisse refroidir et on filtre ; la solution marque 45° au pèse-sel. Additionnée d'eau, elle se dédouble en sulfate acide soluble et en sous-sulfate qui se précipite. C'est cette solution que M. Moncel propose comme hémostatique ; elle doit contenir, à notre avis, de l'acide azotique ; aussi préférerions-nous une solution de persulfate de fer cristallisé ayant la même densité.

Sulfate de fer et de potasse.

ALUN DE FER.

Pr. :	Peroxyde de fer.	9 parties.
	Acide sulfurique.	13
	Sulfate de potasse.	10
	Eau.	Q. S.

On dissout l'oxyde de fer dans l'acide, on étend d'eau et on ajoute le sulfate de potasse ; on évapore à pellicule pour faire cristalliser. Ce sel est représenté par $KO\,SO^3, F^2O^3, 3SO^3, 24HO$. C'est un styptique puissant trop peu employé.

LACTATE DE FER ($FeO,C^6H^5O^5,3Aq$).

Ce sel, autrefois très-employé, l'est beaucoup moins aujourd'hui ; cependant son introduction dans la thérapeutique à l'état de pureté ne date que de 1840. Quoiqu'il ne fût pas connu des anciens, il était cependant administré par eux ; en effet, il figure dans l'*apparatus medicaminum* de Gmelin, sous le nom de *serum lactis chalybeatum*; ce sont MM. Gelis et Conté qui ont remis ce sel en vogue. Il a aujourd'hui beaucoup perdu de sa réputation ; MM. Barreswill et Bernard ayant constaté que le suc gastrique contenait le plus souvent de l'acide lactique libre, on avait pensé qu'il valait mieux donner tout fait le lactate de fer, qui devait nécessairement se former dans l'estomac toutes les fois qu'on administrait une préparation de fer insoluble.

Le lactate de fer est un sel d'un blanc légèrement verdâtre ; il se présente le plus souvent en plaques ou en masses amorphes ; on l'obtient soit en traitant l'acide lactique étendu par la limaille de fer, soit en décomposant le lactate de chaux par le sulfate de protoxyde de fer, filtrant pour séparer le sulfate de chaux, et faisant évaporer le liquide à siccité. M. Béral conseille de décomposer le lactate de chaux en dissolution par l'acide oxalique, de séparer l'oxalate de chaux formé, et de faire bouillir l'acide lactique obtenu avec de la limaille de fer pendant 6 à 8 heures. On sépare l'excès de fer et on laisse refroidir ; on obtient du lactate de fer en poudre blanche cristalline qu'on lave avec de l'alcool et qu'on fait sécher.

Le 4 février 1840, M. le professeur Bouillaud fit à l'Académie de médecine un rapport favorable sur les pastilles de lactate de fer de MM. Gelis et Conté [1]. La dose indiquée était de 6 à 12 par jour, contenant chacune 5 centigrammes de lactate de fer. Le 28 avril 1840, sur le rapport de M. Adelon, l'Académie refusa l'avis favorable sollicité pour obtenir un brevet d'invention pour le procédé de préparation de ces pastilles.

Dans la séance du 13 avril 1841, l'Académie entendit un rapport défavorable de M. Gueneau de Mussy, sur les pains ferrugineux de M. Derouet-Boissière [2]. Ces pains contenaient du lactate, de l'acétate, et du protocarbonate de fer.

Tablettes de Lactate de fer (Cap.).

Pr. :	Lactate de fer	30 gram.
	Sucre	360
	Mucilage de gomme arabique	Q. S.

F. S. A. des tablettes de 65 centigrammes.

Sirop de Lactate de fer (Cap.).

Pr. :	Lactate de fer	4 gram.
	Eau distillée bouillante	200
	Sucre	400

Pilules de Lactate de fer (Cap.).

Pr. :	Lactate de fer	1 gram.
	Poudre de guimauve	1
	Sucre blanc	Q. S.

F. S. A. 20 pilules argentées ou recouvertes de gélatine.

[1] *Bulletin de l'Académie de médecine*, tome IV, page 536.
[2] *Bulletin de l'Académie de médecine*, tome VI.

MALATE DE FER IMPUR

Ce sel est peu employé; il jouit d'ailleurs des mêmes propriétés que les autres ferrugineux; on l'obtient en faisant digérer 10 p. de limaille de fer porphyrisée avec 80 p. de suc de pommes aigres à une température de 25°. On fait évaporer à moitié, on passe à travers un linge et on fait dessécher à une douce température; dose, 20 centigrammes à 2 grammes.

On en fait une teinture que M. Naumann, de Bonn, recommande contre la tuberculose pulmonaire. Les médecins allemands en font un fréquent usage. En France, on préfère avec raison des composés mieux définis.

TANNATE DE FER

C'est ce corps qui colore les selles en noir, lorsqu'on administre les ferrugineux; son emploi répond à quelques indications spéciales; on l'obtient en précipitant la solution de 100 parties d'acétate de fer liquide à 10° par 65 p. de tannin dissous; on lave le précipité et on le fait sécher sur des assiettes à l'étuve; il fatigue moins que les autres préparations ferrugineuses insolubles; doses, 50 centigrammes à un gramme.

Sirop atramentaire ou astringent (Trousseau).

Pr.:	Sirop simple.	375 gram.
	— de vinaigre framboisé.	125
	Citrate d'oxyde de fer magnétique.	10
	Extrait aqueux de noix de galle.	4

F. S. A. Mêlez. A prendre par cuillerées à bouche trois fois par jour.

ACÉTATE DE FER ($F^2O^3,3C^4H^3O^3$).

L'acétate de peroxyde de fer cristallise difficilement; on l'obtient en saturant à une douce chaleur l'acide acétique à 10° par l'hydrate ferrique bien lavé; on obtient un liquide qui doit marquer 30° à l'aréomètre de Baumé. M. Duflos le préfère au sesquioxyde de fer hydraté pour combattre l'empoisonnement par l'acide arsénieux, et M. J. Ruspini l'a proposé pour remplacer le perchlorure de fer dans le traitement des anévrismes. M. J. Pavesi a solidifié avec seize gouttes de la solution d'acétate de fer un anévrisme de l'artère temporale.

VALÉRIANATE DE FER ($F.O.C^{10}H^9O^3$).

Le fer se dissout dans l'acide valérianique avec dégagement d'hydrogène et forme un valérianate soluble qu'on a souvent employé en Angleterre contre les névroses; mais le fer convient peu dans ces affections, aussi a-t-on à peu près abandonné le valérianate de fer, lorsqu'on a vu qu'il agissait comme tous les autres ferrugineux et nullement comme antispasmodique.

Lorsqu'on traite un sel ferrique par du valérianate de soude, on obtient un précipité rouge brique auquel l'eau bouillante enlève tout l'acide valérianique.

Le *journal de pharmacie*, juin 1849, et le *journal de pharmacie* d'Anvers, 1849, t. V, p. 292, ont signalé des falsifications du valérianate de peroxyde de fer, auquel on a souvent substitué le citrate et le tartrate, arrosés d'acide valérianique ou d'essence de valériane. Le valérianate de peroxyde de fer est peu soluble dans l'eau et se dissout dans l'alcool, tandis que le valérianate factice est soluble dans l'eau.

M. Ruspini a donné une formule pour préparer le valérianate de protoxyde de fer[1]. Il conseille les pilules suivantes :

Pilules de Valérianate de fer (RUSPINI).

Pr. :	Valérianate de fer.	1 gram.
	Miel et poudre de guimauve.	Q. S.

Pour faire 20 pilules de 20 centigrammes, contenant chacune 5 centigrammes de sel de fer. On les administre dans les accidents hystériques compliqués de chlorose.

ARSÉNIATES ET ARSÉNITES DE FER

S'il est un principe admis en thérapeutique, c'est que les composés n'ont pas toujours les mêmes propriétés médicatrices que les composants. Les composés arsénico-ferrés nous en offrent un exemple; l'efficacité des arsénicaux contre la scrofule des parties molles est parfaitement constatée; on avait dû penser que, lorsqu'il y avait complication de chlorose, comme cela arrive à peu près toujours, la combinaison du fer avec l'arsenic devait produire de bons résultats; mais comme les arséniates de protoxyde et de sesquioxyde de fer, et les arsénites des mêmes bases qui peuvent être obtenues par double décomposition, sont tous insolubles ou peu solubles, il en résulte que les effets de ces sels sont très-douteux; aussi les a-t-on à peu près abandonnés aujourd'hui : on les administre en pilules à la dose de 1 à 5 centigrammes.

Disons, en passant, que les dépôts ocreux qui se forment dans les eaux ferrugineuses, et que l'on vend sous forme de prises, pilules, pastilles, etc., peuvent présenter quelque danger dans leur emploi. M. Bouquet a trouvé en effet, dans certains dépôts de Vichy, jusqu'à 10 pour 100 d'arséniate de fer.

[1] *Annuaire Bouchardat*, 1847, p. 54.

PHOSPHATE DE FER ACIDE ($PhO^5,FeO,2HO$).

On obtient ce sel en faisant dissoudre dans de l'acide phosphorique du phosphate de fer neutre, autant qu'il peut en prendre à l'ébullition ; on obtient ainsi un produit verdâtre, transparent, incristallisable, auquel on peut donner la consistance d'un extrait, et disposer en pilules à l'aide d'une poudre inerte. M. le docteur Routh de Londres, qui l'a proposé en 1851, sous le nom de *superphosphate de fer*, a signalé ce fait curieux. Ce sel est soluble en toute proportion dans l'eau, et il n'a aucune saveur.

Sirop de Phosphate acide de fer (T. Greenish).

Pr.:	Sirop de sucre	468 gram.
	Phosphate de fer acide sirupeux	32
	Eau	Q. S.

Mêlez. — A prendre par cuillerées à bouche trois fois par jour.

PHOSPHATE DE FER NEUTRE $3(FeO),PhO^5$).

On obtient ce sel par double décomposition du sulfate de protoxyde de fer et du phosphate de soude ; c'est une poudre blanche insoluble employée comme antirachitique. Le phosphate de peroxyde de fer s'obtient également par double décomposition, et est employé aux mêmes doses que le précédent.

Quant au phosphate de fer neutre naturel ou *bleu de Prusse natif*, autrefois employé à l'intérieur contre le cancer ulcéré et contre la carie dentaire, il est tout à fait abandonné aujourd'hui.

PYROPHOSPHATES DOUBLES DE FER

Les pyrophosphates doubles ont été l'objet de travaux extrêmement intéressants que l'on doit à MM. Persoz, Greenish, Leras, E. Robiquet, etc. Comme il y a dans cette question un fait de priorité à résoudre, nous préférons laisser parler M. Boudet, qui, dans un rapport fait à l'Académie de médecine[1], a parfaitement élucidé la question controversée et établi les droits de chacun. En raison de l'importance du sujet, nous entrerons dans les plus grands détails.

INFLUENCE DES FERRUGINEUX SUR LA DIGESTION

Lorsqu'on introduit dans un flacon 4 grammes de fibrine et 10 grammes de suc lactique frais, retiré de l'estomac d'un chien, et que l'on

[1] *Bulletin de l'Académie de médecine*, tome XXIV, 1858, page 27.

maintient le mélange à la température de 40° C. pendant 6 heures, la fibrine se dissout et se transforme en albuminose, et le résultat de l'opération est un liquide dans lequel on n'aperçoit plus aucune trace de fibrine. Mais vient-on à introduire dans le flacon une substance capable de paralyser en totalité ou en partie l'action du suc gastrique sur la fibrine, on observe que celle-ci n'est plus digérée ou qu'elle ne l'est pas d'une manière complète.

Pour reconnaître si la digestion est complète, ou plus ou moins incomplète, MM. Bouchardat et L. Corvisart soumettent le produit de chaque expérience à trois épreuves successives : 1° celle de l'ébullition, 2° celle de la liqueur de Barreswill, 3° celle de la liqueur de Barreswill additionnée de glycose.

La digestion est-elle complète, le produit obtenu ne se coagule pas à la température de 100°, se colore en violet foncé lorsqu'on le fait bouillir avec le réactif bleu, et empêche cette même liqueur d'être réduite par la glycose[1].

Si la digestion est nulle, le produit obtenu n'est pas coloré en violet par le réactif Barreswill et ne paralyse en aucune manière l'action de la glycose sur cette liqueur.

Enfin, lorsque la digestion est incomplète, le produit obtenu est plus ou moins coagulé par la chaleur, plus ou moins coloré en violet par le réactif bleu, et paralyse plus ou moins l'action réductrice de la glycose sur cette liqueur (Longet), suivant que l'action a été plus ou moins prononcée.

Cet ordre d'épreuves, appliqué à différents composés ferrugineux, en prenant de chacun une quantité représentant 5 centigrammes de fer métallique, a donné les résultats suivants :

Lactate de fer. Digestion complète, la présence du sel ne modifie en rien l'action du suc gastrique sur la fibrine.

Tartrate ferrico-potassique. Digestion nulle.

Citrate de fer. Idem.

Pyrophosphate de fer citro-ammoniacal. Digestion nulle.

Fer réduit par hydrogène. Avec 1 centigr., digestion complète; avec 2 centigrammes, digestion incomplète; avec 5 centigrammes, digestion nulle.

L'essai du pyrophosphate de fer et de soude présente une difficulté.

[1] Nous verrons plus loin, en parlant de la pepsine, que la dissolution de la fibrine par la pepsine est d'autant plus précipitée par l'acide azotique, que la digestion est moins complète.

Ce sel ne pouvant exister qu'à l'état de dissolution étendue, pour en faire intervenir dans l'expérience une proportion qui représente 5 centigr. de fer, il aurait fallu employer une proportion de liquide telle, qu'elle aurait annulé les propriétés du suc gastrique. On a dû se borner à l'emploi d'un gramme de chacune des solutions suivantes :

1° La solution de pyrophosphate ferrico-sodique conforme à la formule de M. Persoz : 1 gramme représente 0 gram. 0035 de fer ; il y a eu demi-digestion.

2° Solution de pyrophosphate ferrico-sodique, formule anglaise : 1 gramme représentant à peu près 0 gram. 006 de fer; digestion incomplète.

3° Solution de pyrophosphate ferrico-sodique de Leras, donnant 1,10 de résidu sec pour 100 grammes et devant représenter 0 gr. 001 de fer; digestion incomplète.

On voit, d'après ce qui précède, que les sels dont l'efficacité est incontestable, tels que le fer réduit, le citrate de fer et le tartrate ferrico-potassique, jouissent de la propriété de paralyser l'action digestive, tandis que le lactate de fer ne l'enraye nullement.

La solution de pyrophosphate ferrico-sodique de M. Leras semble au premier abord avoir le même privilége ; mais, si l'on considère que la quantité de 1 gramme, qui est mise en expérience, représente 1 milligr. de fer, tandis que la solution de M. Persoz en contient 3 milligr. 1/2, et la solution anglaise 6 millig., et qu'avec elles la digestion est réduite à moitié, on s'aperçoit que la liqueur Leras ne diffère des autres que par sa plus grande dilution.

De tous ces faits, M. Boudet conclut :

Que l'innocuité du lactate de fer à l'égard des propriétés digestives du suc gastrique doit être une circonstance favorable à l'emploi de ce sel, mais qu'il ne faut pas cependant attacher une grande importance à l'action que les autres sels de fer exercent sur le suc gastrique, puisque le tartrate ferrico-potassique lui-même paralyse les propriétés digestives, bien qu'il soit placé avec raison parmi les meilleurs ferrugineux.

Le pyrophosphate ferrico-sodique ou ferrico-potassique ne présente, au point de vue de la digestion, aucune supériorité sur le pyrophosphate de fer citro-ammoniacal, ni sur les autres sels de fer plus usités en médecine.

L'efficacité du pyrophosphate de fer citro-ammoniacal a été constatée par les membres de la commission de l'Académie de médecine et par M. Vigla : mais aucune expérience ne permet d'affirmer qu'il est supérieur aux autres préparations ferrugineuses, et notamment au pyrophosphate ferrico-sodique. Toutefois, les malades prennent sans répugnance le pyrophosphate de fer citro-ammoniacal, l'estomac le supporte facilement, et il peut être obtenu à l'état solide. Il est d'une application plus commode et se prête mieux aux diverses formes médicamenteuses que le pyrophosphate de fer et de soude, qui ne peut être employé qu'en solution aqueuse et en sirop.

Quant à la question de priorité, elle nous paraît parfaitement jugée par les passages suivants du remarquable rapport de M. Boudet :

« 1° Le mérite d'avoir découvert dans le pyrophosphate de soude un dissolvant du pyrophosphate de fer, et d'avoir le premier signalé à l'attention des médecins le pyrophosphate de fer et de soude appartient à M. Persoz.

« 2° M. E. Robiquet, en montrant que le citrate d'ammoniaque peut être substitué au pyrophosphate solide comme dissolvant du pyrophosphate de fer, a signalé le premier, avant M. Spiller, un exemple de la propriété remarquable que possèdent les citrates alcalins de former, avec les sels métalliques insolubles, des sels doubles solubles dans lesquels les propriétés caractéristiques des bases sont plus ou moins dissimulées, et qu'en même temps il a ajouté à la classe des médicaments ferrugineux un nouveau composé dont il est impossible aujourd'hui de fixer exactement la valeur thérapeutique, mais qui pourra répondre à certaines indications spéciales.

M. Leras (*Comptes rendus de l'Académie des sciences*, 17 novembre 1849) dit que le pyrophosphate de fer et de soude et le tartrate de potasse et de fer sont les seuls sels de fer qui puissent être immédiatement absorbés sans que leur présence dans l'estomac enlève la moindre quantité de suc gastrique aux fonctions qu'il est destiné à remplir.

En 1851, M. Greenish, pharmacien anglais, fit dissoudre le pyrophosphate de fer neutre dans l'acide métaphosphorique bouillant, et en faisant évaporer la dissolution il obtint un extrait qui, à l'aide de la poudre de réglisse pouvait être transformé en pilules. Ce produit a eu une certaine vogue en Angleterre et nullement en France.

M. E. Robiquet a proposé de faire dissoudre à chaud, dans une dissolution de citrate d'ammoniaque, une proportion déterminée de pyrophosphate de fer gélatineux. Lorsque la liqueur s'est éclaircie, il l'a maintenue pendant quelques minutes à l'ébullition; il a ensuite filtré et évaporé à une douce chaleur en consistance sirupeuse; puis on l'étend sur des assiettes avec un pinceau, et on fait sécher à l'étuve. On obtient ainsi des écailles jaunâtres, transparentes, ou bien, si l'évaporation a lieu dans une capsule, le sel se présente en masses vertes, transparentes.

Voici quelle serait, d'après E. Robiquet, sa composition :

Pyrophosphate de fer anhydre	64.738
Citrate d'ammoniaque	28.967
Eau de combinaison	6.315

Le reste est formé d'eau interposée. Enfin, d'après M. E. Robiquet, les deux sels seraient mélangés et non combinés, et les propriétés chimiques du fer y sont dissimulées.

Ces préparations ferriques phosphatées sont aujourd'hui très-peu employées : le pyrophosphate de fer et de soude est entré trop spécialement dans le domaine de la spécialité pour que nous y insistions. Aucune observation clinique sérieuse n'est venue démontrer l'efficacité de ces préparations, et *a priori* nous devons dire que nous nous défions singulièrement des propriétés thérapeutiques attribuées aux sels dans lesquels les réactions chimiques sont masquées; il est rare alors que les effets physiologiques et thérapeutiques ne le soient pas également. C'est ainsi que les cyanures doubles de potassium et de fer n'agissent sur l'économie, ni comme composés cyanures, ni comme ferrugineux.

Sirop de Pyrophosphate de fer (SOUBEIRAN).

Pr. : Sulfate ferrique	3 gram.	60
Eau	60	00

Faites dissoudre à une douce chaleur ; d'autre part, prenez :

Pyrophosphate de soude cristallisé	30 gram.
Eau pure	220
Eau de menthe	100

Faire dissoudre, y mélanger la solution de sulfate ferrique, et agiter; il se fait d'abord un précipité qui bientôt se dissout; on filtre, et on ajoute

Sucre blanc	590 gram.

On fait dissoudre à 45 ou 50° C. ; à une plus forte chaleur le sirop prendrait une couleur lie de vin. 20 grammes de ce sirop contiennent 2 centigrammes de fer à l'état de sel double.

D'après MM. Thiriaux et J. B. Francqui, on obtient le pyrophosphate de fer citro-ammoniacal de la manière suivante : on calcine le phosphate de soude du commerce $^2NO, HO, PhO^5 + 25$ aq. Il perd 62,7 pour 100 d'eau. Il faut en employer 2,681 grammes pour obtenir 1,000 grammes de pyrophosphate de soude $= {}^2NaO, PhO^5$.

D'autre part, on prépare le sulfate ferrique en dissolvant du sulfate ferreux dans de l'eau de pluie, ajoutant de l'acide sulfurique et de l'acide azotique. On fait évaporer et on calcine légèrement le résidu.

On mélange alors deux dissolutions contenant parties égales de sulfate ferrique et de pyrophosphate de soude. On agite, on recueille le précipité et on lave jusqu'à ce qu'il n'y ait plus de précipité par l'eau de baryte,

$$3(^2NaO, PhO^5) + 2(Fe^2O^3, 3SO^3) = 6(NaOSO^3) + (2F^2O^3PhO^5).$$

D'autre part, on sature 125 grammes d'acide citrique dissous par de l'ammoniaque. On laisse la liqueur légèrement acide, on filtre et on chauffe au bain-marie à 800; on y ajoute peu à peu le pyrophosphate ferrique humide, en agitant jusqu'à refus; on évapore en consistance de sirop épais, et on fait sécher à l'étuve sur des plaques de verre.

Sirop de Pyrophosphate de fer citro-ammoniacal (E. Robiquet).

Pr.:	Pyrophosphate de fer citro-ammoniacal.	10 gram.
	Sirop simple.	900
	— de fleurs d'oranger.	100

Un gramme contient un centigramme de sel ferrique, et une cuillerée à bouche 20 centigrammes environ; une à quatre cuillerées par jour. On peut colorer ce sirop avec quantité suffisante de cochenille ou d'orcanette.

Trochisques (E. Robiquet).

Prenez 50 grammes de pyrophosphate de fer citro-ammoniacal; divisez en 500 trochisques contenant chacun 1 centigramme de sel de fer.

Vin (E. Robiquet).

Pr.:	Pyrophosphate de fer citro-ammoniacal.	100 gram.
	Extrait de quinquina gris.	5
	Vin blanc.	1000

Dissolvez à froid dans le vin et filtrez. Une cuillerée à soupe contient 20 centigrammes de pyrophosphate et 10 centigrammes d'extrait de quinquina. Une à quatre cuillerées par jour.

On a reproché aux préparations ferrugineuses de déterminer une constipation opiniâtre; c'est peut-être pour obvier à cet inconvénient qu'on a imaginé de préparer un phosphate citro-magnésien. Voici comment M. Daenen le formule :

Formule de Phosphate acide citro-magnésien (Daenen).

	PILULES.		SIROP.
Pr.:	Phosphate acide citro-magnésien.	10 gram.	5 gram.
	Poudre de racine de guimauve.	Q. S.	
	Eau distillée.	Q. S.	Sirop de sucre 295

Pour 100 pilules qu'on enrobe de tolu.

Ce sel paraît être un phosphate ferreux dissous dans l'acide citrique, et du phosphate ferrique combiné à du citrate de magnésie.

Pour le préparer, on dissout, dans de l'eau bouillie froide, 100 parties de sulfate de protoxyde de fer pur et cristallisé ; d'un autre côté, on introduit dans une bouteille une solution de 170 parties de phosphate de soude, on y ajoute le sulfate et on remplit d'eau ; on lave le précipité et on décante plusieurs fois, jusqu'à ce que les eaux de lavage ne précipitent plus l'eau de baryte ; sur ce précipité, on verse 100 parties d'acide citrique dissous, puis on y ajoute 12 parties de carbonate de magnésie ; on filtre et on évapore en consistance de sirop qu'on étend, à l'aide d'un pinceau, sur des plaques, et on chauffe.

Rien ne justifie l'utilité d'une pareille préparation qui, d'ailleurs, nous paraît donner un sel mal défini.

Nitrate de fer ($Fe^2O^3(AzO^5)$ 3HO).

D'après M. S. Haussmann, ce sel ne contiendrait que deux équivalents d'eau. Il a été introduit dans la thérapeutique par M. Williams Kerr. Voici comment la pharmacopée de Dublin décrit sa préparation :

Pr. : Fil de fer non oxydé. 30
Acide nitrique pur. 90
Eau distillée. . . . . Q. S.

On étend l'acide nitrique d'eau et on y fait dissoudre le fil de fer, puis on étend d'eau de manière que la liqueur ait une densité égale à 1,107. Les pharmacopées de Dublin et des États-Unis désignent ce liquide sous le nom de *liquor ferri nitratis*.

M. Kerr préfère le nitrate de fer aux autres sels de la même base comme astringent et tonique ; il l'emploie pour combattre la diarrhée muqueuse, non accompagnée d'ulcérations intestinales. M. R. J. Graves, de Dublin, l'a recommandé dans la diarrhée chronique, surtout chez les femmes nerveuses et délicates, lorsqu'il n'y a pas de signes d'inflammation. M. Adams l'a administré à la dose de 10 gouttes deux ou trois fois par jour contre la ménorrhagie et la leucorrhée, chez les sujets pâles, faibles et exsangues. MM. Procter, D. Livermore et Thomas Lancastre ont proposé différentes formules pour la préparation d'un sirop au pernitrate de fer.

En France, le nitrate de fer est tout à fait inusité ; on lui préfère avec juste raison le perchlorure.

Citrate ferreux ($(FeO)^2$, HO, $C^{12}H^5O^{11}$, HO).

Ce sel est blanc et amorphe ; on l'obtient en attaquant le fer par une solution d'acide citrique, et on précipite par l'alcool. La lumière l'altère, et il se peroxyde facilement; il s'emploie en pilules à la dose de 5 à 15 centigrammes par jour.

Citrate ferrique ($Fe^2O^3,C^{12}H^5O^{11}$).

Ce sel se présente sous la forme de masses amorphes ou de paillettes brillantes; on l'obtient en saturant une solution d'acide citrique par du peroxyde de fer hydraté. C'est une des meilleures préparations ferrugineuses que l'on connaisse; mais, comme il se dissout mal dans l'eau, M. Mialhe a proposé d'ajouter à la liqueur citro-ferrique un peu de soude ou d'ammoniaque, qui lui enlève un peu de sa sapidité.

Le citrate de fer s'administre en pastilles, pilules, sirops, à la dose de 20 à 25 centigrammes par jour. M. C. Le Perdriel en prépare des granules effervescents. Chaque dose (trois grammes) contient 10 centigrammes de citrate de fer correspondant à 2 centigrammes et demi de fer pur.

Pilules au citrate de fer (BÉRAL).

Pr. :	Sucre en poudre. .	12 gr.
	Citrate ferrique. .	4
	Mucil. gom. arab .	Q. S.

Faites des pilules de 20 centigrammes.

Sirop de citrate de fer (BÉRAL).

Pr. :	Sirop de sucre. . .	470 gram
	Citrate ferrique. .	30
	Eau.	Q S.

F. S. A. Aromatisez avec 8 gouttes d'alcoolat de citron.

En traitant l'oxyde de fer magnétique par une solution d'acide citrique, on obtient un citrate ferroso-ferrique peu employé en médecine à cause de sa saveur atramentaire.

CITRATE DE FER ET DE QUININE

Le citrate de fer et de quinine, et le citrate de fer et de cinchonine, sont extrêmement employés en Angleterre et avec le plus grand succès, non-seulement contre les fièvres intermittentes, mais surtout pendant les convalescences de ces fièvres, pour combattre la cachexie palustre, contre les névralgies chroniques, chez les chlorotiques dont l'estomac est débilité, chez les individus à digestion lente et pénible; le citrate de fer et de cinchonine a été même employé à petites doses, avec succès, dans les pays marécageux où les fièvres intermittentes sont endémiques, comme prophylactique de ces fièvres. C'est sous la forme de granules effervescents qu'on en fait le plus fréquent usage en Angleterre; chaque dose de 3 grammes contient 5 centigrammes de citrate de quinine ou de cinchonine, et 10 centigrammes de citrate de fer correspondant à 2 centig. 1/2 de fer métallique. On prend une à trois doses par jour, comme tonique et prophylactique; et jusqu'à vingt doses, comme fébrifuge.

M. Béral a indiqué le procédé suivant pour préparer ces sels :

Pr. : Acide citrique cristallisé.	6
Quinine ou cinchonine récemment précipitées. . . .	1
Limaille de fer.	8
Eau	Q. S.

On dissout l'acide dans l'eau, on y ajoute le fer à une douce chaleur, puis l'alcaloïde ; on fait concentrer doucement en consistance de sirop épais et on fait sécher sur des plaques.

On emploie aussi ces sels en pilules ou dans du vin de Madère ; dose, 5 à 30 centigrammes, au moment du repas.

CITRATE DE FER ET D'AMMONIAQUE

C'est ce sel que l'on vend sous le nom de citrate de fer ; ce sont MM. Béral et Haidler qui l'ont proposé. On l'obtient en versant un peu d'ammoniaque dans une solution de citrate ferrique ; il est très-soluble, inaltérable, il a été surtout préconisé contre la dyspepsie des phthisiques.

Sirop de citrate de fer ammoniacal (Béral).

Pr. : Citrate de fer ammoniacal.	15 gram.
Sirop simple.	4 85

F. S. A.

Saccharure (Béral).

Pr. : Sucre pulvérisé	22
Citr. de fer amm.	1
Saccharure de girofle et de vanille.	2

Mêlez.

Pastilles (Béral).

Pr. : Sucre en poudre.	16
Cit. de fer ammoniacal.	1
Sacch. de girofle et de vanille.	1
Mucilage de gomme adrag.	Q. S.

Faites des tablettes de 1 gramme.

Pilules (Béral).

Pr. : Sucre en poudre.	12 gram.
Cit. de fer ammoniacal.	4
Miel.	Q. S.

Mêlez et faites des pilules de 5 centigrammes.

Le 31 décembre 1839, sur le rapport de M. Dizé[1], l'Académie de

[1] *Bulletin de l'Académie de médecine*, tome IV, page 438.

médecine refusa à M. Moussu, pharmacien, l'autorisation de vendre un sirop de citrate de fer ainsi préparé :

Pr. : Solution aqueuse de citrate de fer.	15 gram.
Sirop de sucre très-cuit.	1000

Mêlez. On peut se demander quelle était la composition de cette solution de citrate de fer.

Le 25 août 1840, M. Adelon fit à l'Académie de médecine un rapport au nom d'une commission composée de MM. Soubeiran, Lisancourt, Guibourt, Patissier et Adelon [1], dans lequel, on concluait que l'autorisation demandée par M. Béral, pour obtenir un brevet d'invention pour la préparation de sirops, saccharures, pastilles et pilules de citrate de fer ammoniacal, devait être refusée, parce que la vente de ces préparations faite sous les garanties de la loi, et avec l'extension illimitée que comporte un brevet d'invention, pouvait avoir des inconvénients.

Sirop de citrate de fer ammoniacal (Trousseau).

Pr. : Citrate de fer.	25 gram.
Ammoniaque liquide.	20
Eau.	50

On chauffe jusqu'à ce qu'il ne se dégage plus de vapeurs ammoniacales. Ajoutez :

Sirop de sucre.	950 gram.

Mêlez. Une à quatre cuillerées par jour.

CITRATE DE FER ET DE MAGNÉSIE

Ce sel, proposé par M. Van den Corput, est en écailles brillantes, soluble dans l'eau et insoluble dans l'alcool ; il a l'avantage de ne pas déterminer la constipation. On l'obtient en dissolvant deux équivalents d'oxyde ferrique hydraté dans trois équivalents d'acide citrique ; on sature par du carbonate de magnésie, on filtre, on évapore en consistance de sirop épais, et on fait sécher sur des plaques.

Sirop de citrate de fer et de magnésie.

Pr. : Citrate de fer et de magnésie.	8 gram.
Eau de fleurs d'oranger.	16
Sirop de sucre.	180

Dose, une à trois cuillerées par jour.

[1] *Bulletin de l'Académie de médecine*, tome V, page 189

Saccharure de citrate de fer et de magnésie.

Pr. :	Citrate de fer et de magnésie.	4 gram.
	Sucre en poudre.	30
	Poudre de cannelle.	4

Mêlez et divisez en doses de 75 centigrammes.

Tablettes de citrate de fer et de magnésie.

Pr. :	Citrate de fer et de magnésie.	3 gram. 40 centig.
	Sucre en poudre.	34
	Saccharure de vanille.	2
	Mucilage de gomme adragante.	Q S.

Pour faire des tablettes de 75 centigrammes.

TARTRATE DE POTASSE ET DE FER ($Fe^2O^3,KO,C^8H^4O^{10}$).

Ce sel desséché à 100° peut être considéré chimiquement comme un véritable émétique.

Le tartrate de potasse et de fer bien préparé est pour nous la meilleure des préparations ferrugineuses solubles. C'est avec un succès constant que nous l'avons vu employer, pendant quatre ans, à l'hôpital de Lourcine, comme reconstituant et comme le meilleur moyen de réparer les forces dans la cachexie syphilitique.

On a certainemont beaucoup exagéré les difficultés de préparation du tartrate de potasse de fer ; il suffit de se conformer aux prescriptions indiquées dans l'excellent *Traité de pharmacie* de M. Soubeiran, pour obtenir un produit très-beau et toujours identique; il est vrai toutefois que si l'on fait bouillir la solution de ce sel, si même on la chauffe au-dessus de 80°, il se forme un dépôt verdâtre insoluble, formé par du tartrate ferreux, et que certains fabricants, peu consciencieux, redissolvent le précipité dans de la potasse ou un peu d'ammoniaque, de sorte qu'à côté d'un beau tartrate de potasse et de fer en écailles rouges grenat, transparentes et solubles, on trouve souvent, dans le commerce, un sel imparfaitement soluble, contenant plus ou moins de tartrate ferreux, et d'autres qui tantôt renferment de l'ammoniaque, tantôt un excès de potasse.

M. Roger, pharmacien-major, obtient le tartrate de potasse et de fer en saturant une solution d'acide tartrique par de l'hydrate de peroxyde de fer à la température de 40° à 50° ; par le refroidissement, il se forme une gelée sur laquelle on verse une solution concentrée et titrée de carbonate de potasse, car il faut que la quantité employée soit équivalente à l'acide tartrique ; lorsque la liqueur est devenue légèrement alcaline, on fait évaporer au bain-marie, après 24 heures de repos et en ne dépassant pas 70°. Lorsque la liqueur est sirupeuse, on l'étend sur des plaques avec un pinceau et on fait sécher à l'étuve ; on obtient ainsi de belles paillettes rouge grenat.

Nous nous contenterons de faire connaître les formules d'administration du tartrate de potasse de fer, qui nous paraissent préférables à toutes les autres : elles sont dues à M. Mialhe.

Pilules.

Pr. :	Tartrate de potasse et de fer.	25 gram.
	Sirop de gomme.	Q. S.

Pour 100 pilules argentées, pesant chacune 30 centigrammes environ et renfermant 25 centigrammes de tartrate de potasse et de fer, c'est-à-dire plus de 2 fois autant de principe actif que les pilules de Blaud et de Vallet.

Tablettes.

Pr. :	Sucre pulvérisé..	1000 gram.
	Tartrate ferrico-potassique.	50
	Gomme adragante pulvérisée.	10
	Sucre vanillé au huitième..	30
	Eau.	100

F. S. A. une pâte qu'on divise en 1,000 tablettes ; chacune contiendra 5 centigrammes de sel de fer.

Sirop.

Pr. :	Sirop de sucre blanc.	500 gram.
	Tartrate de potasse et de fer. / Eau de cannelle. . . . . . } ãã.	16

F. S. A. Ce sirop contient 1 gramme de sel ferrique par 30 grammes.

Eau ferrée gazeuse.

Pr. :	Eau, une bouteille.	650 gram.
	Bicarbonate de soude..	5
	Tartrate ferrico-potassique..	1
	Acide citrique pur.	4

Faites dissoudre dans une bouteille, ajoutez l'acide entier à la fin et ficelez.

Sirop iodo-ferré.

Pr. :	Sirop de sucre..	500 gram.
	Tartrate ferrico-potassique..	8
	Iodure de potassium	8
	Eau distillée de cannelle..	8

F. S. A. Ce sirop contient 50 centigram. de chaque sel par 30 gram.

Il s'emploie avec succès toutes les fois qu'une affection organique réclame à la fois l'usage du fer et de l'iode, comme, par exemple, dans les accidents tertiaires de la syphilis.

PRÉPARATIONS HYDRARGYRO-FERRÉES

M. le Dr E. Lepetit, de Poitiers, a le premier appelé l'attention des médecins sur la propriété que possèdent les ferrugineux d'empêcher les accidents hydrargyriques ; on a depuis préparé des dragées hydrargyro-ferrées. M. Chamouin, pharmacien à Sézanne, a proposé les formules suivantes :

Sirop d'iodhydrargyrate d'iodure de fer (Chamouin).

Pr. : Bi-iodure de mercure. . . . . 1 gram.
Sirop de proto-iodure de fer. 5000

30 grammes de ce sirop représentent, outre le proto-iodure de fer, 1 centigramme de bi-iodure de mercure combiné avec un poids équivalent d'iodure de fer.

Pilules d'iodhydrargyrate d'iodure de fer (Chamouin).

Pr. : Soluté officinal de proto-iodure de fer au 1/3. . . . 30 gram.
Bi-iodure de mercure. 1

Faites réduire à moitié, ajoutez : miel 10 grammes et poudre de guimauve q. s. pour faire 100 pilules, que l'on gélatinise ou dragéifie à volonté. Chaque pilule contiendra 10 centigr. de proto-iodure de fer et 1 centigramme de bi-iodure de mercure. Ces pilules sont trop volumineuses.

Ces formules nous paraissent bien entendues, seulement la dénomination d'iodhydrargyrate d'iodure de fer n'est pas exacte, puisque le sel renferme un excès d'iodure de fer.

MANGANÈSE

La présence du manganèse dans l'économie animale a été signalée par un grand nombre de chimistes. Fourcroy, Vauquelin, Burdach, Millon, Marchessaux, l'ont trouvé dans les os ; Gmelin en découvrit des traces dans le suc gastrique, et Berzelius dans le lait. C'est en 1830 que M. Wurzer le signala dans le sang. En 1847, M. E. Millon annonçait à l'Institut que le sang de l'homme contient constamment du manganèse, mais M. Melsens, en opérant sur 7 kilogrammes de sang provenant de 21 individus, ne put trouver ni le cuivre, ni le plomb, ni le manganèse que M. Millon avait annoncé y exister ; en 1849, M. Wurzer confirma son travail de 1830 ; son observation fut appuyée par MM. Marchessaux, Hannon et Burin-Dubuisson.

En 1854, M. Glénard, de Lyon, analysa le sang de quarante individus différents; il trouva du manganèse une seule fois; antérieurement, en 1849, M. H. Bonnewyn, pharmacien des hospices de Tirlemont, n'avait pas trouvé de manganèse sur cinq analyses de sang qu'il avait faites.

M. Hannon, professeur de l'Université à Bruxelles, est le premier qui ait attiré l'attention des médecins sur les états morbides qui auraient pour origine le manque de manganèse dans le sang : pour lui, il y aurait trois formes principales de chlorose : celle dans laquelle le manganèse manque seul, une autre dans laquelle le fer fait défaut, et dans la troisième les deux métaux manqueraient à la fois.

Les idées de M. Hannon ont été discutées avec beaucoup d'autorité par M. Pétrequin, qui soutient, d'après les expériences de MM. Lecanu et Lhéritier, que les oxydes de fer et de manganèse sont en proportion constante dans l'hématosine; et que celle-ci diminue avec le nombre des globules, en même temps que les deux oxydes.

Nous ne pouvons ici entrer dans les discussions qui ont eu lieu au sujet de la question qui nous occupe; nous renverrons les lecteurs aux différents travaux publiés à ce sujet [1].

Formules pour le manque de manganèse.

POTION.

Pr.: Sulfate manganeux. . . . . 4 gram.
Sirop de sucre. 30
Eau aromatisée au goût du malade. 30

Pilules (Hannon).

Pr. : Sulfate ou chlorure manganeux. . . . . 4 gram.
Extrait de chiendent. 30

M. F. S. A. pour 120 pilules à prendre : deux au moment du repas, en augmentant la dose tous les quatre jours.

Formules pour le manque de fer et de manganèse.

POTION

Pr. : Sulfate de fer anhyd. 4 gram.
— manganeux. . 4
Sirop de sucre. . . 60
Eau aromatisée. . . 60

Mêlez.

PILULES

Pr. : Sulfate ferreux anhy. 4 gram.
— manganeux. . 4
Extrait de chiendent. q. s.

M. S. A. et faites 120 pilules.

[1] *Études sur le manganèse et ses applications thérapeutiques*, par J. D. Hannon. In-8, Bruxelles, 1849. — *Gazette médicale de Paris*, 1849, n. 24. — Pétrequin, *Bulletin général de thérapeutique*, t. XLII, p. 198. — Putegnat, *Journ. des scienc. méd. et nat.* Bruxelles, 1855. — Millon. *Journal de pharmacie* t. XIII, p. 86, et *Annuaire de chimie*, 1848, p. 459; 1849, p. 561. — Hannon, *Presse médicale belge*, 1850. — *Journal de pharmacie*, 1854.

Poudre pour eau gazeuse
(PÉTREQUIN).

Pr. : Bicarb. de soude en poudre gross. . . 20 gram.
Acide tartrique. . . 25
Sucre pulvér. . . 53
Sulf. ferreux en poudre fine. 1,50
Sulfate manganeux. 0,75

Mêlez et conservez au sec ; une cueillerée à café de poudre pour chaque verre d'eau et de vin, à boire pendant le repas.

Pilules de carb. ferro-manganèse
(PÉTREQUIN).

Pr.: Sulf. ferr. crist. pur.. 75 gram.
—mang. crist. pur.. 25
Carbon. de soude crist. 120
Miel fin. 60
Eau. . . . . Q. S.

On procède comme pour les pilules de Vallet, et on fait des pilules de 20 centigrammes, qu'on argente. Deux à quatre par jour.

On prépare également un chocolat ferro-manganeux.

D'après C. G. Gmelin, le sulfate de manganèse augmente la sécrétion biliaire ; d'après Thomas Thomson, de Glasgow, il agit comme purgatif, à la dose de 4 à 8 grammes, et comme altérant, de 25 centigrammes à 1 gramme. Enfin, d'après MM. Polli et Galamini, le bioxyde de manganèse, à la dose de 1 gramme par jour sous forme d'électuaire avec du miel, dissoudrait les calculs biliaires. M. Polli explique cette action dissolvante par le dégagement d'oxygène : nous doutons beaucoup de la réalité de cette théorie et de l'efficacité de ce moyen.

IODURE MANGANEUX (Mn I).

L'iodure manganeux s'emploie comme l'iodure ferreux ; on l'obtient de la même manière ; il est très-peu employé.

Pilules d'iodure de manganèse.

Pr. : Iodure de potassium. . . . . 20 gram.
Sulfate manganeux. 20

Dessécher les sels, les mélanger exactement par trituration, y ajouter q. s. de miel et diviser la masse en pilules contenant 20 centigrammes d'iodure.

Une à six par jour : nous préférerions à cette formule une autre qui renfermerait de l'iodure manganeux pur.

LACTATE DE PROTOXYDE DE MANGANÈSE ($MnO,C^4H^5O^5$).

Le lactate de manganèse s'obtient en traitant une solution de sulfate manganeux par du lactate de soude ; il se forme un précipité de lactate de manganèse ; en évaporant jusqu'à pellicule on en obtient une nouvelle quantité.

LACTATE DE PROTOXYDE DE FER ET DE MANGANÈSE

Ce sel peut être obtenu directement ou par simple mélange des deux sels.

Sirop de lactate de fer et de manganèse.

Pr. : Lactate ferr. mang. 4 gram.
Sucre pulvér.. . . 16
Triturez et ajoutez :
Eau distillée. . . . 200
Dissolvez, versez les liqueurs dans un matras au bain-marie et ajoutez :
Sucre cassé. 384
Une à deux cuillerées par jour.

Pastilles de lactate de fer et de manganèse.

Pr. : Lact. ferro-mang.. 200 gram.
Sucre fin.. . . . 400
Eau.. . . . . . . Q. S.
Faites des pastilles à la goutte de 5 centigrammes. Six à huit par jour.

Nous ne ferons que signaler le phosphate de manganèse qu'on obtient par double décomposition du phosphate de soude et du sulfate manganeux, le citrate de manganèse et de fer, le tartrate et le malate de manganèse qui s'obtiennent comme les sels correspondants de fer et qui s'emploient de la même manière.

M. Roussin, pharmacien-major et agrégé à l'école du Val-de-Grâce, a fait des expériences desquelles il semblerait résulter que l'arséniate de chaux et le carbonate de magnésie qui sont chimiquement isomorphes, du phosphate de chaux et du carbonate de chaux, étaient également isomorphes au point de vue physiologique et qu'ils pouvaient se remplacer dans l'économie animale pour y remplir les mêmes fonctions; de sorte qu'en administrant de l'arséniate de chaux longtemps et à petite dose à des lapins, on pourrait arriver à obtenir des animaux dont le squelette serait formé d'arséniate au lieu de phosphate de chaux, de même qu'en faisant prendre à des pondeuses du carbonate de magnésie on obtiendrait des œufs à coquilles magnésiennes ; il est très-probable que ce sont là de simples additions et non des remplacements, molécule à molécule ; dans tous les cas, ce fait ne saurait être généralisé; nous avons pu en effet faire prendre pendant longtemps du manganèse à des cochons d'Inde, sans que nous ayons constaté la présence de ce métal dans les globules sanguins en proportions notables ; et quoique les chlorures de potassium et de sodium soient isomorphes, ils ne sauraient se remplacer dans l'économie. On peut, en effet, injecter le chlorure de sodium dans les veines, tandis que le sel correspondant de potassium dans les mêmes circonstances, et à faible dose, détermine une mort presque foudroyante.

ALLOXANE ($C^8H^4Az^2O^{10}$).

Décrite en 1817 par Brugnatelli, sous le nom d'*acide érythrique*. l'alloxane a été obtenue par MM. Woehler et J. Liebig, dans les produits de l'oxydation de l'acide urique par l'acide azotique, ou par un mélange de chlorate de potasse et d'acide chlorhydrique : on obtient des cristaux octaédriques, à base de rhombe, incolores, transparents, qui ont un grand éclat et qui sont très-gros. Ils sont efflorescents et se déshydratent à une douce chaleur, et on les obtient anhydres en les faisant cristalliser à chaud; elle est alors sous forme de prismes rhomboïdaux.

Elle rougit légèrement le tournesol et colore la peau en rouge; sa saveur est salée et astringente; elle se combine avec les bases et forme de véritables sels : elle a été peu étudiée au point de vue thérapeutique. Le docteur Scherer l'a employée contre les troubles digestifs accompagnés d'ictère et d'inflammation du foie; on l'administre à très-faible dose.

---

§ II. — RECONSTITUANTS. — CORROBORANTS

On ne sait pas d'une manière positive si les ferrugineux agissent sur l'organisme en fournissant au sang le fer qui lui manque, et alors ils pourraient à la rigueur être considérés comme de véritables aliments : ou bien si, comme le pensent un petit nombre de chimistes et de physiologistes, ces préparations n'exerceraient pas une action dynamique générale, en vertu de laquelle l'organisme se trouverait reconstitué et rétabli dans toutes ses fonctions. A l'appui de cette dernière opinion, on a fait valoir deux faits : le premier, qui aurait besoin d'être étayé par un plus grand nombre d'expériences, consisterait à regarder la quantité de fer comme invariable dans le sang, les globules seuls diminueraient dans la chlorose, l'anémie, etc. (Favre, Reveil) ; le second fait est assez curieux et il mérite d'être signalé; d'après MM. Hannon, Petrequin, Burin-Dubuisson, etc., les préparations de manganèse agiraient dans les cas de chlorose et d'anémie, aussi bien que les ferrugineux, sans que pour cela on trouvât dans les globules des traces notables de manganèse.

Quoi qu'il en soit, nous croyons devoir placer dans le chapitre des reconstituants un certain nombre de substances très-importantes non-seulement à cause des services qu'elles ont rendus à la thérapeutique, mais encore parce que leur introduction dans la pratique médicale a été un des premiers et des plus remarquables exemples de l'application de la physiologie à la thérapeutique. Dans ce chapitre non-seulement nous exposerons brièvement ce qui a été fait, mais nous indiquerons ce que l'on pourrait tenter dans cette voie si heureusement ouverte par les beaux travaux de M. L. Corvisart.

Pour mettre un peu d'ordre et de clarté dans ce chapitre, nous établirons un essai de classification des substances qu'il comprend.

Voici les divisions que nous proposons, nous ferons ensuite l'étude de chaque substance en particulier.

1° RECONSTITUANTS DE LA DIGESTION

I. Substances **alimentaires.**

Aliments proprement dits.

Aliments auxquels on attribue à tort ou à raison des qualités plus ou moins assimilables : gélatine, osmazome, protéine, bouillon de Liebig, sirop et extrait de viande.

II. Condiments **alimentaires, aliments salins.**

Les sels solubles ou insolubles, entrant dans la composition du sang ou servant à celle des os, peuvent être classés dans ce groupe. C'est là par conséquent que nous parlerons des modes d'administration du chlorure de sodium, du chlorure de potassium, du phosphate de chaux, etc.

III. Substances **nutrimentaires,** *absorbables, élaborées et assimilables :* A, dextrine, glycose, acide lactique; B, peptones gastriques, peptones pancréatiques (Corvisart, 1854).

IV. Agents **digestifs** ou plutôt **nutrimentifs,** *qui réalisent la digestion, amènent la formation de nutriments, c'est-à-dire de substances* 1° *absorbables*; 2° *élaborées*; 3° *assimilables*.

A. **Agents buccaux** : diastase salivaire et diastase végétale.

B. **Agents gastriques** : pepsine, gastérase ou chymosine, diastase versée dans l'estomac.

C. **Agents duodénaux** : suc pancréatique, bile, produit de sécrétion des glandes de Brunner.

D. **Agents de l'intestin grêle** : sucs intestinaux.

Tous ces agents ne sont pas également utiles à la nutrition et ils ont des auxiliaires que nous devons indiquer; aussi les diviserons-nous :

1° En **agents principaux** : diastase, pepsine, pancréatine.
2° **Agents auxiliaires.** A : acides du suc gastrique, *lactique*, chlorhy-

drique, etc., qui gonflent et peuvent opérer la dissolution simple de certains aliments, mais qui ne les transforment pas en peptones, ne les digèrent pas, ce qu'ils ne peuvent faire qu'à l'aide de la pepsine.

Nous plaçons dans ce groupe les acides biliaires et leurs sels, *cholates* et *choléates*, qui dissolvent les graisses.

B. Alcalis : ceux de la salive, du suc pancréatique, les alcalis faibles qui émulsionnent les corps gras.

C. Graisses émulsionnées par les alcalis (Bouchardat, 1846; Jeannel, 1861).

I. — SUBSTANCES ALIMENTAIRES.

ALIMENTS PROPREMENT DITS

Bien que nous n'ayons pas à nous occuper ici des aliments, nous croyons devoir signaler certaines préparations alimentaires qui ont été préconisées dans ces dernières années dans certains cas spéciaux.

A. *Substances alimentaires azotées.*

On doit à M. Weiss, à Saint-Pétersbourg, un mode de traitement de la diarrhée chez les enfants en sevrage, qui a donné les meilleurs résultats; il consiste à administrer plusieurs fois par jour de la viande crue; voici la formule que nous avons suivie et qui nous a parfaitement réussi.

Marmelade de viande (Reveil).

Pr. : Filet de bœuf cru. . . . . 100 gram.

Enlevez avec soin les aponévroses et toute la matière grasse ; hachez menu ; pilez dans un mortier en bois, et ajoutez :

Sucre pulvérisé.	20 gram.
Chlorure de sodium.	1,50
— de potassium.	0,50
Poivre noir pulvérisé..	0,20

On peut d'ailleurs remplacer le filet de bœuf par les muscles de poisson, par ceux du poulet ou du veau :

A prendre par cuillerées à café dans la journée.

Gelée de viande (Reveil).

Pr. : Muscles de bœuf dégraissés et hachés.	500 gram.
Eau.	1000
Sel marin.	,5
Chlorure de potassium..	1
Carottes, navets, poireaux, de chaque.	50

Faites bouillir à petit feu, en ayant le soin d'écumer jusqu'à réduction à moitié; laissez refroidir et filtrez; — faites dissoudre alors, à l'aide d'une très-douce chaleur :

Gélatine pure. . . . . 50 gram.

Quand la solution est faite, coulez dans un moule et faites refroidir.

A prendre par cuillerées à café dans la journée; excellent pour réparer les forces dans les convalescences.

Dans la préface à la *Physiologie des aliments*, M. Moleschott dit : « Je suis moi-même de ceux qui, malgré leur confiance dans quelques-uns de nos médicaments les plus usités sans lesquels je ne voudrais pas être médecin, attendent plus de la diète que de la médecine, et j'ose prétendre hardiment qu'un médecin judicieux peut se passer plus facilement de médecine, surtout dans les maladies chroniques, que d'une sage ordonnance d'alimentation. »

On emploie beaucoup, en Allemagne, des extraits et des sirops de viande ; là, comme cela arrive malheureusement trop souvent en France, la spécialité s'est emparée de cette médication, et sous le nom de sirop d'extrait de viande, *sirupus extractus carnis*, MM. Meyer-Berck et, Ph. Ripps de Francfort-sur-Mein, annoncent une préparation dont la composition est inconnue et à laquelle on peut parfaitement suppléer par une des formules suivantes :

Sirop de Musculine (Reveil).

Pr. : Muscles de veau lavés, dégraissés et hachés menu. . 100 gram.
Eau. 500
Acide chlorhydrique pur. . . . . 0,50 cent.
Chlorure de potassium. 0,50
— de sodium. 0,50

Mêlez et agitez de temps en temps; — après douze heures de macération, — passez ; filtrez et faites dissoudre à la température de 35° à 40°, après avoir ajouté q. s. d'eau pour obtenir 500 grammes de liquide.

Sucre blanc. 1,000

Ces préparations diffèrent essentiellement des tablettes de bouillon de Cadet, dont la formule est connue depuis longtemps. Pendant l'ébullition des viandes dans l'eau, l'albumine est coagulée, la créatine et la créatinine sont en grande partie détruites ; il vaut donc mieux faire de simples macérations, surtout si l'on ajoute de l'acide chlorhydrique, qui désagrége, gonfle et dissout la musculine, de sorte qu'il n'y a plus qu'à mettre en contact avec la pepsine pour avoir l'albuminose ou peptone.

Nous signalerons encore, comme pouvant entrer dans ce groupe de médicaments, les gelées de table à la colle de poisson et à la gélatine; la gelée de corne de cerf, le blanc manger, le lait de poule, le sirop de gélatine, le sirop de mou de veau. (Voyez *Traité de pharmacie*, de Soubeiran, tome II, page 117, 4e édition.)

Consommé (LIEBIG).

Pr. : Chair musculaire de bœuf hachée.	16,000	gram.
Eau froide.	16,000	

Portez lentement à l'ébullition; — assaisonnez avec du sel, du poivre, oignons brûlés, carottes, navets, poireaux, etc.; maintenez à l'ébullition lente. — Passez et faites concentrer; on obtient ainsi 500 grammes d'un extrait qui renferme 80 p. 100 de parties solubles dans l'alcool.

Bouillon de Liebig.

Pr. : Viande de bœuf, de veau ou de poulet hachée menu.	250	gram.
Eau.	250	
Acide chlorhydrique.	1 à 4	goutt.
Sel marin.	1	gram.

Faites macérer une heure et passez à travers un tamis de crin.

Ajoutez sur le résidu 250 grammes d'eau et passez de nouveau sans expression, après une heure. Il faut opérer à froid, et pour empêcher l'altération de la viande, on prend de l'eau glacée.

Thé de bœuf (BENEKE).

Pr. : Viande de bœuf dégraissée et hachée.	500	gram.
Eau froide.	500	

Chauffez lentement et portez à l'ébullition; après deux minutes, passez à travers une serviette avec expression; quelquefois on y met du caramel ou de l'oignon brûlé pour colorer.

M. Beneke conseille l'emploi de ce bouillon pour les scrofuleux et les phthisiques dont les fonctions digestives sont dérangées soit par une dyspepsie, soit par une lésion organique; dans tous les cas où une bonne alimentation est nécessaire.

Nous préférons de beaucoup le bouillon de Liebig au thé de viande de M. Beneke. MM. Gielt et Pieufer de Munich l'ont employé avec succès dans des altérations graves du tube digestif.

Nous donnerons encore ici la formule d'un bouillon végétal, qui a été souvent employé avec succès dans les convalescences des grandes maladies.

Le nom de bouillon ne devrait être donné qu'aux décoctions de la chair des animaux: les bouillons médicamenteux ont souvent une très-grande importance, leur préparation est plus spécialement du ressort de l'art culinaire, mais rien n'empêche que le médecin et le pharmacien n'y appliquent leurs connaissances physiologiques ; ainsi M. Liebig, ayant trouvé du chlorure de potassium dans les muscles au lieu de chlorure de sodium, conseille, dans les longues convalescences, de faire prendre des bouillons salés avec le chlorure de potassium, afin de rendre aux tissus leur force et leur tonicité.

Pour préparer un bon bouillon alimentaire ou médicinal, il est des règles qu'il faut suivre; on les trouvera décrites dans les ouvrages spéciaux, et nous recommandons particulièrement à nos lecteurs la formule d'un bouillon réconfortant que l'on trouvera dans la *Physiologie du goût* par Brillat-Savarin.

Les tisanes très-concentrées qui ont pour base les végétaux sont nommées apozèmes; le bouillon aux herbes des ménages est dans ce cas ; cependant nous confondons ici toutes ces préparations sous le nom de bouillon.

Bouillon végétal (PETROZ).

Pr. :	Carottes	750 gram.
	Persil	60
	Feuilles de céleri	60
	Panais	250
	Navets	250
	Oignons frais	60
	— brûlés	120
	Clous de girofle	N° 6

On incise ces substances, on les place sur un bain-marie; on verse tout au plus la quantité d'eau nécessaire pour les baigner ; on couvre le vase et l'on maintient bouillante l'eau entourant le bain-marie jusqu'à ce que les légumes soient très-cuits; on passe alors avec expression, on sature alors le liquide avec un mélange de sels composés de une partie de chlorure de potassium et de deux parties de sel marin et l'on réserve pour l'usage; il peut se conserver pendant plusieurs années. Avec cet extrait on prépare instantanément une tasse de bouillon au moment du besoin; il suffit de mettre dans une solution de gomme chaude du produit ci-dessus en q. s. pour lui donner un arome agréable et en outre un peu de mélange salin, si le jus des légumes n'en y a pas mis assez.

PROTÉINE ($C^{40}H^{31}Az^{5}O^{12}$).

C'est à G. J. Mulder, physiologiste et chimiste hollandais, que l'on doit l'ingénieuse théorie de la protéine, d'après laquelle toutes les substances albuminoïdes dériveraient d'un même principe immédiat nommé *pro-*

téine, d'où le nom de *matières protéiques*, souvent employé comme synonyme de matières albumineuses.

D'après M. Mulder, l'albumine ou la caséine, traitées successivement par l'eau, l'alcool, l'éther et l'acide chlorhydrique étendu, puis dissoutes dans la potasse, donneraient de la protéine lorsqu'on traite cette solution par l'acide acétique; mais M. Liebig a démontré que le corps ainsi obtenu n'était pas homogène, et qu'il contenait toujours un peu de soufre.

C'est M. Taylor qui a cherché à introduire la protéine dans la thérapeutique : obtenue par le procédé de Müller, c'est une substance jaunâtre dure, friable, insipide, insoluble dans l'eau, dans l'alcool et dans l'éther.

La protéine, pas plus que les matières alimentaires albuminoïdes d'où on l'extrait, ne peut être assimilée qu'autant qu'elle aura été transformée en albuminose par la pepsine ou la pancréatine. On a proposé son emploi dans les cas de débilité générale, dans la scrofule; M. Taylor dit l'avoir employée avec succès d'après M. Tusson, elle exciterait le tube digestif. On l'a préconisée contre le rachitisme et l'ostéomalacie; on l'a associée au fer et au phosphate de chaux, dont elle facilitait, disait-on, l'assimilation; mais ces préparations sont justement abandonnées aujourd'hui, malgré le trop grand bruit qu'on en a fait; on en a fait une semoule unie au phosphate calcaire qui n'était autre chose qu'une ingénieuse étiquette donnée à une spécialité.

GLUTEN

Lorsqu'on fait une pâte avec la farine de blé et l'eau et qu'on la soumet à un courant d'eau, l'amidon est entraîné, un peu d'albumine et de sucre sont dissous, et il reste un résidu mou, élastique, nommé *gluten*; celui-ci, traité par l'alcool, lui cède trois substances albuminoïdes qu'on a nommées *mucine*, *caséine végétale* et *glutine*; le résidu est regardé depuis le beau travail de MM. Dumas et Cahour, comme identique avec la *fibrine animale*.

Le gluten est un aliment essentiellement plastique, il domine dans les pâtes dites d'Italie telles que *vermicelle*, *macaroni*, *étoiles*, *nouilles*, etc. A Poitiers on fait un gluten granulé, excellent pour préparer les potages des convalescents.

M. Bouchardat a proposé le pain de gluten pour l'alimentation des diabétiques : ce pain est lourd, élastique, la digestion en est difficile, malgré les ingénieux perfectionnements apportés dans sa fabrication par M. Martin de Vervins et Durand de Toulouse; tantôt ce pain est coupé par tranches et soumises à une légère torréfaction, comme le sont les *biscottes de Bruxelles*, ou bien on réduit le gluten en poudre.

Poudre antidotaire (TADDÉI).

POUDRE ÉMULSIVE DE GLUTEN.

Pr. : Gluten frais	300	gram.
Savon médicinal	60	
Eau	625	

Faites dissoudre, desséchez la liqueur sur des assiettes et pulvérisez le résidu ; 26 grammes suffisent pour neutraliser un gramme de sublimé; on administre la poudre dans un véhicule aqueux quelconque. Nous préférons à cette poudre l'eau albumineuse.

Le gluten forme en effet, avec le sublimé corrosif, une combinaison mal définie dans laquelle les propriétés toxiques du sel mercuriel sont profondément modifiées. C'est sur cette propriété du gluten qu'est basée la préparation des *biscuits dépuratifs d'Olivier*, que l'Académie de médecine a eu le grand tort d'approuver, et qui sont aussi variables dans leur composition qu'infidèles dans leur action.

ALBUMINE

L'albumine de l'œuf est la seule employée en médecine; l'*eau albumineuse*, qui se prépare en délayant un certain nombre de blancs d'œufs dans l'eau, est employée comme un excellent contre-poison des sels métalliques en général, et en particulier de ceux de mercure et de cuivre; on l'a proposée aussi en boisson habituelle dans l'albuminurie et dans les phlegmasies intestinales, chroniques et contre la diarrhée.

L'huile d'œufs, extraite par expression ou par l'éther du jaune d'œuf, a été précenisée comme siccative contre les gerçures du mamelon, et dans le traitement des plaies.

Sirop d'œufs (PAYEN).

Pr. : Œufs	n° 10	
Sucre en poudre	100	gram.
Sel marin	2	
Eau de fleur d'oranger	5	

On bat les œufs, jaunes et blancs, avec 6 parties d'eau, passez à travers une étamine claire; ajoutez le sucre, le sel et l'eau de fleur d'oranger, laissez fondre à la température ordinaire et passez.

Ce sirop est un excellent analeptique, qui est facilement digéré par les sujets affaiblis par de longues maladies.

Lait de Poule expectorant.

Pr. : Jaunes d'œufs	n° 2	
Eau de laurier-cerise	8	gram.
— ordinaire, tiède	200	

Sirop de tolu.	50 gram.
Rhum, une cuillerée à café.	8

Délayez peu à peu le jaune d'œuf dans l'eau, ajoutez le sirop et le rhum; à prendre le soir en se couchant, lorsqu'on veut nourrir les phthisiques et leur donner des forces.

LAIT

Tout le monde connaît la composition et les usages de cet excellent aliment; nous n'aurions donc pas à en parler ici, si on n'avait proposé, depuis quelques années, de faire passer dans le lait les médicaments destinés à être administrés à certains malades, et plus particulièrement aux enfants. Cette méthode, préconisée par M. Lebreton, a été surtout étudiée et étendue par M. Labourdette et par M. Dumesnil.

Il est des substances qui entrent dans la constitution physiologique du lait qui peuvent apporter des modifications notables dans la composition de ce produit de sécrétion; tel est, par exemple, le chlorure de sodium; et nous comprenons qu'il y ait avantage à faire prendre du sel marin aux mères d'animaux; c'est ainsi qu'on a donné ce sel aux chèvres et aux ânesses dont le lait était destiné à l'alimentation des phthisiques; mais nous ne savons pas s'il ne vaudrait pas autant mettre de l'iodure de potassium, du sublimé corrosif, etc., directement dans le lait, au lieu de faire prendre ces sels aux animaux, car, dans ce dernier cas, on ne sait pas quelle est la dose de substance active administrée, puisqu'on sait qu'une foule de causes peuvent influer sur les conditions d'absorption.

La crème de lait pure ou additionnée de rhum, de sel, de sucre et de vanille, a été indiquée comme pouvant remplacer l'huile de foie de morue. On remplirait mieux, nous le croyons, le but proposé en y ajoutant les sels chloro-bromo-iodurés alcalins, dont nous donnerons plus loin la composition.

SANG

Nous n'avons pas à nous occuper ici de la transfusion du sang qui a été pratiquée quelquefois avec succès; nous voulons nous occuper seulement du sang considéré comme aliment ou comme médicament.

En 1852, M. Mauthner de Vienne proposa l'extrait de sang de bœuf contre l'anémie chronique des enfants, surtout lorsque les préparations ferrugineuses ne produisent aucun effet; on sépare la fibrine par le battage au sortir de la veine, et on évapore à siccité ou 50° à 60° le sang défibriné.

M. le docteur Hœring (d'Heilbronn) atteste les bons effets de l'extrait de sang de bœuf; M. Van den Corput n'a trouvé aucun avantage dans cette médication.

D'après M. Rimaud, il faut préférer le sang de veau bu chaud. Plusieurs hordes de Tartares boivent le sang de leurs animaux domestiques : nous doutons qu'une pareille médication puisse s'accorder avec nos usages et nos habitudes.

CAPSULES HÉMATIQUES (Foy).

M. Foy, qui a indiqué les formules de ces capsules, en fait faire trois espèces qui sont faites avec le sang artériel du veau, du bœuf et du mouton; on évapore le sang dans le vide et on y ajoute une certaine quantité de phosphate de soude pour aider à la solubilité gastro-intestinale de la fibrine.

Capsules n° 1. Extrait de sang artériel de mouton. 500 gram.
Phosphate de soude. 50

Mêlez exactement et faites des capsules de 25 à 50 centigrammes.

Capsules n° 2. Extrait de sang artériel de bœuf. .
Capsules n° 3. — — de veau. .

Opérez de même et ajoutez-y la même quantité de phosphate de soude. Dose, 10 à 20 par jour.

Employées comme corroborantes. — Nous ne partageons pas l'opinion de l'auteur sur le prétendu rôle dissolvant du phosphate de soude pour la fibrine.

B. *Substances alimentaires grasses.*

HUILES DE FOIE DE POISSON ET LEURS SUCCÉDANÉS

Nous n'hésitons pas à placer les huiles de foie de poisson parmi les reconstituants, que ces huiles agissent par leur nature grasse, par les principes iodés ou phosphorés qu'elles renferment, par les éléments de la bile qu'on y a constatés, ou par les corps volatils qu'elles contiennent ; peu nous importe ; contentons-nous de dire que leur efficacité est incontestable; c'est là un fait reconnu par tous les médecins. Quant au choix de ces huiles et à leur mode d'administration, il faut les laisser à l'expérience des médecins et aux caprices des malades; la spéculation s'est emparée de ces sortes de médicaments, et, comme toujours, le charlatanisme a pris là tout son empire. Contentons-nous de faire connaître quelques formules publiées, tout en persistant à croire que l'administration des huiles pures est encore ce qui convient le mieux.

Autrefois, sous le nom d'huile de poisson on employait pour la chamoiserie les huiles de *baleine*, de *lotte*, de *thon*, de *congre*, de *raie*, de *pastenaque*, de *requin*, etc. Aujourd'hui l'huile de foie de morue est d'un si grand usage en médecine, qu'elle est livrée pure, seulement elle est formée par plusieurs poissons du genre Gadus, parmi lesquels nous signalerons les *G. æglefinus*, L.; *G. cellarias*, L.; *G. carbo parvus*, L.; *G. merlucius*, L.; *G. molus*, L.; *G. lota*, etc.; nous renverrons pour leur étude à l'*Histoire naturelle des drogues simples*, de M. Guibourt, où la question est parfaitement traitée.

On a aussi substitué à l'huile de morue celle du foie du squale produite par les *squalus acanthia, sq. catulus, sq. centrina, sq. mustelus, sq. squatina, sq. vulpes*, etc.; celle du *sq. canicula* est réputée vomitive et dangereuse.

L'huile de foie de raie, *raja clavata* et autres, paraît jouir des mêmes propriétés.

Nous empruntons à un rapport de M. Devergie l'analyse comparée de ces diverses huiles, faite par M. le docteur Delattre.

	MORUE.	RAIE.	SQUALE.
Oléine.	978.676	982.731	979.904
Margarine.	18.066	14.017	17.121
Chlore..	1.122	1.125	1.118
Iode..	0.327	0.185	0.345
Brôme..	0.043	0.039	0,044
Phosphore.	0.204	0.183	0.280
Soufre.	0.200	0.200	0.160
Acide phosphorique.	0.708	0.714	0.390
— sulfurique. .	0.639	0.610	0.406
Perte.	0.016	0.241	0.232

M. le docteur Fleury a signalé une différence de rendement des huiles de poissons, à diverses époques; MM. Delattre et Girardin ont constaté qu'au printemps l'huile de foie de morue ne contenait pas d'iode; M. Delattre attribue au phosphore la plus grande activité de l'huile de foie de raie; les huiles extraites de diverses espèces de raie présentent des couleurs différentes.

Voici d'après MM. Girardin et Delattre quelle est la composition des différentes espèces d'huiles de morue.

	VIERGE.	AMBRÉE.	BLONDE.	BRUNE.	NOIRE.
Oléine. . .	988.700	988.675	988.695	987.799	988.957
Margarine. .	8.060	8.066	8.089	9.264	8.528
Chlore. . .	1.122	1.122	1.116	1.018	1.005
Iode. . . .	0.327	1.327	0.322	0.310	0.201
Brôme. . .	0.043	0.043	0.038	0.031	0.016
Soufre. . .	0.201	0.200	0.196	0.156	0.142
Phosphore. .	0.203	0.204	0.200	0.196	0.076
Acides.. . .	0.000	0.439	0.847	0.924	0.858
Perte. . . .	1.344	0.924	0.449	0,102	0,838

A partir de l'huile la plus pure on a observé jusqu'à l'huile noire une progression décroissante dans les quantités de principes organiques.

FORMULES DIVERSES POUR LES GELÉES D'HUILE DE FOIE DE MORUE

Gelée de M. Stan. Martin modifiée (MOUCHON).

Pr. :	Huile de foie de morue.	60 gram.
	Blanc de baleine récent.	10
	Sirop simple ou autre.	25
	Rhum de la Jamaïque.	25

On bat ensemble à chaud l'huile additionnée de spermaceti, le sirop et le rhum, et l'on coule dans un flacon à large goulot.

Gelée avec la Gélatine (MOUCHON).

Pr. :	Gélatine pure..	16 gram.
	Eau commune.	125
	Sirop simple.	125
	Huile de foie de morue.	250
	Essence pour aromatiser.	Q. S.

Pour 500 grammes de gelée, — faites dissoudre la gélatine dans l'eau bouillante ; ajoutez successivement le sirop, l'huile et l'aromate; placez dans un bain d'eau froide le vase contenant le tout ; battez la gelée pendant cinq minutes au plus et versez-la ensuite encore coulante dans un flacon à large ouverture muni d'un bouchon de liége et d'une capsule d'étain.

Gelée au Fucus crispus (MOUCHON).

Pr. :	Fucus crispus.	16 gram.
	Eau de fontaine.	575
	Sirop simple.	125
	Huile de foie de morue.	250
	Aromate agréable.	Q. S.

Pour 500 grammes de gelée, — faites une décoction du fucus ; passez; concentrez à 125 grammes; ajoutez le sirop et l'huile et l'aromate; battez vivement le mélange placé dans un bain-marie froid et coulez encore chaud un flacon à large ouverture : le sirop peut être remplacé par de l'élixir de Garus ou toute autre liqueur.

Savon d'Huile de foie de Morue (DESCHAMPS).

Pr. :	Huile de foie de morue.	600 gram.
	Soude caustique.	80
	Eau.	20

Dissolvez la soude dans l'eau et saponifiez à une douce chaleur; — ce savon, non alcalin, est préférable à l'huile de morue. — Doses en pilules :

de 0,20, — 40 — à 60 par jour, — avec parties égales d'alcool; ce savon forme un liniment semblable à l'opodeldoch, auquel on peut ajouter de l'iodure de potassium.

Gelée d'Huile de foie de Morue au Lichen (SAUVAN).

Pr. : Gelée de lichen d'Islande. . . . . 125 gram.
Gelatine. 5
Huile de foie de morue.. 125
Essence d'anis. . . . . 2 gouttes.

La répugnance qu'éprouvent certains malades à prendre les huiles de foie de poisson leur a fait chercher des succédanés; on a préparé des huiles iodées et iodophosphorées qui sont bien loin d'avoir la même efficacité et qui se conservent difficilement, sous le nom de *phospholéine*, on a beaucoup préconisé la moelle allongée du bœuf fraîche, lavée à l'eau alcoolisée au dixième, 3 parties; sucre, 1 partie. On fait dessécher à 35° et on pulvérise. Rien ne justifie l'emploi de cette préparation.

EXTRAIT D'EAU DE FOIE DE MORUE

MM. Despinoy et Garreau, de Lille, ont préparé un extrait avec l'eau qui a servi à faire l'huile de morue: cette eau, marquant 1,05, est prise à l'époque de la formation de l'huile brune. M. Devergie, qui a fait un rapport à l'Académie de médecine sur cet extrait[1], assure en avoir retiré de bons effets : d'après MM. Despinoy et Garreau, cet extrait contiendrait : *ichthyoglycine*, 50; *acides acétique, lactique, butyrique*, 6,00; *phosphorique*, 2,090; *sulfurique*, 6,200; *chlore*, 1,525; *iode*, 0,054; *brôme*, traces ; *soude*, 1,170 ; *potasse*, 0,24 ; *magnésie*, 0,366 ; *chaux*, 0,510 ; *propylamine*, 2,545 ; *ammoniaque*, 2,862 ; *matière indéterminée* ou *gaduine*, 10,620; *eau*, 21,847. Il est fâcheux que les auteurs de cet intéressant travail n'en aient pas fait connaître tous les détails; aussi nous ne pouvons regarder comme exacts les faits suivants, qu'ils admettent :

1° L'eau de foie de morue donne 15 pour 100 d'extrait;

2° Celui-ci contient 80 pour 100 de matières actives médicamenteuses;

3° Les huiles ne donnent que trois millièmes de ces mêmes matières;

4° Cent pilules représentent cinq litres d'huile ;

5° Une pilule serait l'équivalent de 45 grammes d'huile.

Répétons ce que nous avons dit dans notre *Annuaire pharmaceutique* de 1863; nous pensons que l'huile de morue n'agit pas par le chlore, le

[1] *Bulletin de l'Académie impériale de Médecine*, Paris, 1862, t. XXVIII, pages 55 et suivantes.

brôme, l'iode qu'elle renferme, et que l'extrait ne pourrait la remplacer.

Huile iodo-ferrée (Devergie).

Pr. : Huile de foie de morue.	500 gram.
Limaille de fer.	0,40
Iode.	1,70

Combinez l'iode et le fer à l'aide d'un peu d'eau ; filtrez et évaporez.

Huile de foie de Morue ferrée (Jeannel).

Pr. : Huile brune de morue.	250 gram.
Eau distillée.	250
Carbonate de soude crist. pulvérisé.	14
Carbonate de fer pulvérisé.	15

Mettre le tout dans un flacon ; filtrer après huit jours, et séparer l'huile ; elle contient 1 pour 100 de sesquioxyde de fer.

On trouvera dans notre *Traité de l'art de formuler* des formules pour l'huile iodée et l'huile phosphorée.

Huile iodée (Berthé).

Pr. : Huile d'amandes douces.	1,000 gram.
Iode.	5

Chauffez au bain-marie jusqu'à décoloration.

Huile iodo-ferrée (Gilles).

Pr. : Iode pur.	2,25 gram.
Limaille de fer.	15,00
Huile d'amandes.	800,00

Triturez dans un mortier de fer l'iode et le fer ; ajoutez l'huile en agitant pendant une heure, et filtrez : elle contient 10 centigrammes de protoiodure de fer pour 30 grammes d'huile.

Solution d'iodure de fer glycériné (Vezu).

Pr. : Iode.	35 gram.
Fer porphyrisé.	30
Glycérine.	800

Triturez et filtrez au moment du besoin.

Huile iodo-ferrée (Schaeuffèle).

Pr. : Iode.	2,25 gram.
Limaille de fer.	30,00
Huile d'amandes douces.	400
Éther sulfurique à 66°.	8,00

Triturez rapidement l'iode et la limaille de fer, introduisez dans un flacon et humectez avec de l'éther. Lorsque la solution est incolore, versez le protoiodure et l'excès de fer dans une capsule de porcelaine contenant la totalité de l'huile d'amandes douces et chauffez au bain-marie jusqu'à dissipation de l'éther. Filtrez le produit obtenu pour séparer le fer métallique.

Une à trois cuillerées par jour contre les scrofules et la chlorose.

Répétons que toutes les substances indiquées dans ce chapitre sont de purs aliments qui ne sauraient restaurer ou agir s'ils n'étaient digérés dans l'économie.

II. — SUBSTANCES ALIMENTAIRES SALINES.

Les sels qui entrent dans la composition de nos humeurs et de nos tissus ne sont pas moins indispensables à la nutrition que les aliments des autres groupes, c'est-à-dire que les substances terniaires, féculentes et sucrées; les albumines et matières grasses, etc. ; ainsi l'économie ne saurait se passer de fer, de chlorure de potassium et de sodium; de phosphate de soude et de chaux, de carbonate de chaux, de fluorure de calcium, etc. ; c'est dans les plantes que les animaux prennent ces sels; mais lorsque, pour des causes inconnues, l'un d'eux vient à manquer dans l'économie il faut le donner sous forme de médicaments ou mêlé aux aliments.

M. Liebig a trouvé que la chair musculaire contenait du chlorure de potassium au lieu de chlorure de sodium, qui existe dans le sang; après les longues maladies, la proportion du premier de ces sels diminue singulièrement dans tout le système musculaire : aussi le savant chimiste de Munich a-t-il proposé avec raison de l'ajouter aux aliments, au bouillon, par exemple, dans le but de rétablir plus rapidement les forces épuisées.

Le chlorure de sodium a pour fonction dans le sang de conserver les globules dans toute leur intégrité ; si la quantité vient à diminuer, les globules sanguins se déforment, deviennent diffluents et se dissolvent; alors les hémorrhagies sont imminentes. Pendant les guerres de l'indépendance en Amérique, on a vu une garnison, pourvue de vivres, obligée de se rendre, faute de sel marin, dont le manque absolu déterminait des accidents les plus graves.

La médication par le sel marin dans la phthisie a été défendue avec autant de conviction que de talent par M. Amédée Latour ; elle est souvent employée avec succès, surtout au début de la tuberculisation.

Les recherches de M. Em. Fernet lui ont démontré que tandis que les chlorures alcalins dominent dans le sérum artériel, le phosphate et le carbonate de soude, au contraire, dominent dans le sérum veineux; ils ont pour usage de déterminer dans le système veineux la fixation d'une plus grande quantité d'acide carbonique; dans des cas particuliers; on pourrait donc employer ces sels à petites doses avec avantage.

Le phosphate, le carbonate de chaux, le saccharate et le lait de chaux, sont souvent administrés dans l'ostéomalacie, le rachitisme et contre la diarrhée des enfants; on peut les employer à doses très-diverses, et toujours avec succès, surtout dans le dernier cas.

Sirop de chlorure de Sodium (Mialhe et Grassi).

Pr. : Eau distillée.	200	gram.
Chlorure de sodium.	125	
Sucre.	400	
Eau de laurier-cerise.	30	

F. S. A. 20 grammes de ce sirop représentent 2 grammes de chlorure de sodium. Conseillé pour stimuler l'appétit et faciliter la digestion.

Sel pour remplacer l'huile de Morue (Trousseau).

Pr. : Chlorure de sodium.	99	gram.
Iodure de potassium.	1	

Mêlez exactement. A prendre une pincée sur une tartine de beurre ou dans de la crème de lait.

Sel reconstituant (Reveil).

Pr. : Chlorure de sodium.	80	gram.
Iodure de potassium } ãã.	1	
— de fer }		
Bromure de potassium.	0,50	
Phosphate de chaux précipité, sec.	2,50	
Sucre blanc pulvérisé.	15,00	

Mêlez. A employer comme le précédent contre la scrofule avec chlorose.

Beurre chloro-bromo-ioduré (Trousseau).

Pr. : Beurre frais.	125	gram.
Iodure de potassium.	5	centigr.
Bromure de potassium.	20	
Chlorure de sodium.	2	gram.

A prendre dans la journée sur des tartines.

Le chlorure de sodium est souvent employé dans les maladies des yeux; voici des formules dues à M. Tavignot.

Collyres au chlorure de Sodium.

	N° 1, FAIBLE.	N° 2, FORT.	N° 3, TRÈS-FORT.
Eau commune.	125 gram.	125 gram.	125 gram.
Sel marin.	15	30	45

Mode d'administration du phosphate de Chaux (KUCHENMEISTER).

Pr. : Carbonate de chaux. . . . . 8 gram.
Phosphate de chaux. 4
Sucre de lait. 12

Mêlez et divisez en 12 paquets, à prendre un par jour.

La décoction blanche est un des meilleurs moyens d'employer le phosphate de chaux. On peut lui substituer la poudre suivante :

Poudre pour décoction blanche (TIZI).

Pr. : Corne de cerf calcinée. . . . . 8 gram.
Gomme. 8
Mie de pain. 24
Sucre. 30

On délaye dans 300 grammes d'eau, après avoir maintenu au bain-marie pendant une demi-heure ; on ajoute 30 grammes de sucre pulvérisé. On étend sur des assiettes et on porte à l'étuve. Lorsque le produit est sec, on pulvérise, on tamise, et on divise en deux parties ; chacune d'elles, délayée dans un verre d'eau aromatisée à l'eau de cannelle ou à l'eau de fleur d'oranger, produira une excellente décoction blanche.

Nous préférons l'emploi du phosphate de chaux précipité à la corne de cerf calcinée.

On a imaginé d'employer le phosphate de chaux associé à la semoule et même au fer, il vaut tout autant employer une des poudres suivantes.

Poudres phosphatées reconstituantes (REVEIL).

Pr. : Phosphate de chaux précipité. . . . . 20 gram.
Sucre en poudre. 20
Fer réduit par l'hydrogène. 5

Mêlez. Divisez en 20 paquets, à prendre en mangeant un paquet à chaque repas.

Poudres absorbantes (REVEIL).

Pr. : Craie précipitée et lavée.	10 gram.	10 gram.
Phosphate de chaux.	10	10
Poudre de cannelle.	»	2
— de rhubarbe.	»	1

Mêlez et divisez en 10 paquets, à prendre un à chaque repas.

Contre les acidités avec atonie de l'estomac.

Les yeux d'écrevisse, autrefois employés, sont composés de carbonate de chaux; aujourd'hui on emploie exclusivement la craie précipitée et lavée. Toutefois, les Anglais préfèrent pour l'usage interne la craie naturelle pulvérisée, qui est riche en matières organiques, puisque d'après M. Ehrenberg elle serait formée, en grande partie, par la dépouille fossile de petits êtres organisés appartenant à deux familles distinctes, les *Polythalamies* et les *Nautilites*.

Poudre antidiarrhéique (Reveil).

		ADULTES.	ENFANTS.
Pr. : Craie préparée.	} ãã	5,00 gram.	2 gram.
Sous-nitrate de bismuth.	}		
Opium brut pulvérisé..	. . . .	0,10	0

Mêlez et divisez en 10 paquets. A prendre un à trois par jour.

Eau de Chaux contre la diarrhée.

L'eau de chaux est employée avec succès dans des potions ou dans du lait, à la dose de 10 gouttes à 2 grammes, contre la diarrhée qui accompagne la dentition des enfants. C'est un moyen qui a été vulgarisé par M. Trousseau, et qui manque rarement son effet. Nous le recommandons aux praticiens.

SACCHARATE DE CHAUX

C'est M. Béral qui a, le premier, fixé l'attention des médecins sur le mode d'administration de la chaux sous la forme de saccharate. On sait, en effet, que cette terre alcaline est très-soluble dans l'eau sucrée.

Il est important que ce sel ait toujours la même composition. Voici la formule que nous proposons :

Eau distillée.	225 gram.
Sucre candi.	25

Faites dissoudre et broyez dans un mortier avec

Chaux éteinte.	20

Laissez en contact quelques instants, filtrez et conservez à l'abri du contact de l'air : le saccharate et mieux le *sucrate* de chaux s'emploie comme l'eau de chaux et aux mêmes doses.

OXYGÈNE ET EAU OXYGÉNÉE

L'oxygène libre ou naissant est sans contredit un agent de médication trop négligé, ce qui tient sans doute aux difficultés de son emploi; on a fait jouer dans ces derniers temps un très-grand rôle à l'*ozone*, qui, pour quelques-uns, est de l'oxygène électrisé, et pour d'autres un état allotropique de l'oxygène; mais jusqu'à présent, et malgré les travaux importants qui ont été faits sur cette question, l'ozone nous paraît être un fruit sec de la météréologie, et la thérapeutique n'a à en retirer aucun profit. Ajoutons que l'on a annoncé sous le nom de *liquides ozonisés*, des solutions oxydantes qui n'ont aucun rapport avec l'ozone.

Nous avons vu employer sans succès, dans les cas de tubercules pulmonaires, des tubes de verre que l'on remplissait de bioxyde de baryum, et que l'on faisait traverser par un courant d'air que le malade aspirait.

Nous aurons à parler plus loin du rôle de l'oxygène comme désinfectant. M. le professeur Laugier, à la suite d'observations sur la gangrène faites par M. le docteur Maurice Raynaud, a eu l'idée d'enfermer les plaies gangréneuses dans une atmosphère d'oxygène; il a constaté non-seulement une amélioration très-grande dans la marche du mal, mais il a fait connaître deux cas de guérison : il a, de plus, constaté qu'il y avait élévation de température et production d'acide carbonique, ce qui confirme l'opinion de M. Raynaud, qui attribue la gangrène à un défaut de combustion.

Nous avons conseillé à M. Laugier d'employer l'eau oxygénée étendue; nous recommandons cet essai aux praticiens.

M. Richardson assure que l'eau oxygénée est très-utile dans le rhumatisme chronique ou subaigu, dans les dyspnées qui accompagnent les affections vasculaires du cœur accompagnées de congestions pulmonaires; il l'a employée avec succès dans le carreau, la scrofule, dans l'ictère, etc. Elle agit surtout en relevant les fonctions digestives.

L'eau oxygénée est sans contredit un médicament énergique trop négligé des médecins; d'après M. Richardson, l'eau chargée de 10 volumes d'oxygène suffit; on l'emploie à la dose de 15 grammes dans une quantité indéterminée d'eau pure sans autre addition.

Pour être conséquent, nous aurions dû étudier, au commencement de ce chapitre, les aliments amyloïdes et sucrés; mais administrés à titre de médicaments, c'est comme émollients qu'on en fait usage : c'est donc à ce chapitre que nous en parlerons.

III. — SUBSTANCES NUTRIMENTAIRES.

On sait que les aliments féculents, gras et azotés seraient inutilisés par l'économie *et ne nourriraient point*, si les sécrétions digestives ne leur imprimaient des modifications particulières.

Avant Prout, qui établit suivant leur nature la classification des aliments organiques en trois ordres, on confondait sous le nom de *chyme* ou *chyle* le résultat *complexe* de l'action digestive sur tous les aliments, mais ces noms sont devenus surannés depuis les progrès que la physiologie de la digestion a accomplis depuis Spallanzani jusqu'à nos jours.

Aujourd'hui le nom générique de NUTRIMENTS désigne les produits élaborés, aptes à l'assimilation, qui résultent de l'action des fluides digestifs sur les aliments bruts.

Ces produits sont les mêmes soit qu'on les examine dans les organes digestifs vivants, soit qu'on les examine quand la digestion a été faite, hors du corps par les sucs digestifs naturels, à la manière de Spallanzani, soit hors du corps à l'aide des ferments spéciaux (pepsine, diastase, pancréatine) que ces sucs renferment.

Or il faut reconnaître que depuis les travaux de notre ancien collègue et ami le Dr Lucien Corvisart (1852), une sorte de mouvement, qui se dessine chaque jour, entraîne dans la voie qu'il a indiquée et tend à faire administrer les aliments tout digérés, c'est-à-dire les *nutriments* des trois classes, dans un certain nombre d'états morbides.

A. **Nutriments des féculents.** On sait que la digestion a pour but de transformer les fécules, aliments bruts, en dextrine et en sucre ; est-ce que depuis Hippocrate, l'administration des tisanes sucrées, ne consiste pas à administrer un nutriment, le sucre ! et précisément du temps des anciens le sucre de fruit ou glycose.

La pratique avait ainsi devancé la science, mais c'est qu'ici, par le fait, le but de la digestion avait pu être atteint sans la digestion, car comme celle-ci, la nature ou l'art font facilement de la glycose ; l'instrument thérapeutique était sous la main.

B. **Nutriments azotés.** Aussi, suivant nous, la hardiesse de M. Corvisart quand il a proposé l'administration des nutriments azotés ou peptones, pour des cas spéciaux, a moins consisté à les proposer qu'à les faire. Les peptones ne se trouvent point toutes faites et en abondance comme le sucre, et leur production n'a pu être réalisée que par l'intervention d'agents physiologiques élevés, la pepsine, la pancréatine. De sorte que de cette nécessité découle l'importance plus grande encore de l'administration des peptones toutes faites, quand l'économie malade ne les fait plus; puisque l'économie, sans cette administration, en serait totalement privée.

L'administration des nutriments azotés (peptones) proposée par M. Corvisart en 1852-1854, a été préconisée par M. le professeur Ballard, de Londres, et le professeur Meissner [1], avec une grande conviction.

C. **Nutriments gras.** La préparation que la digestion fait subir aux aliments gras consiste en un émulsionnement. Nous verrons plus loin

[1] *Zeitsch. f. rat. Medic.* (dr., R. bd. VII, 1859, et *Verb. d. natur. gessel. in Friburg*, jully 1859, p. 15 et 16.

comment M. Jeannel a réalisé l'administration des nutriments de cet ordre.

On conçoit combien l'administration des nutriments féculents, gras ou azotés, mélangés (car une seule espèce de nutriment ne saurait pas plus nourrir qu'une seule espèce d'aliment) pourra rendre des services : 1° dans les dyspepsies très-rebelles, surtout si on les administre par le rectum ; 2° dans tous les cas où l'introduction par la bouche des aliments en quantité suffisante est impossible, nous n'avons qu'à citer le cas des aliénés, des rétrécissements de l'œsophage, des cancers, etc.

IV. — AGENTS DIGESTIFS OU NUTRIMENTIFS.

L'idée d'administrer tout faits les produits de la digestion, dans le cas d'impuissance ou d'affaiblissement des organes digestifs, — étant plus avancée que celle qui consiste à faire effectuer la digestion des malades *dans l'estomac et l'intestin même, à l'aide des ferments naturels pris aux animaux,* — il est tout naturel que ce dernier ordre de faits thérapeutiques ait été le premier qui se soit développé.

Rappelons donc que les recherches de physiologie expérimentale ont démontré que pour être rendues absorbables et assimilables, c'est-à-dire nutrimentaires, les substances alimentaires devaient subir des changements par le contact de certains ferments (agents digestifs principaux) associés à de l'eau, des acides ou des alcalis (agents digestifs auxiliaires), de sorte que chaque groupe d'aliments a ses agents modificateurs particuliers, ainsi :

Les substances *protéiques* ont pour ferment ou pour agent modificateur — la pepsine, plus un acide dilué, — et la pancréatine, qui agit même à l'état neutre.

Les substances ternaires *féculentes* ont pour modificateur la diastase salivaire ; l'action commence dans la bouche, se continue dans l'estomac par le contact de la salive qui y est versée, et se continue dans l'intestin au contact du suc pancréatique et des sucs intestinaux.

Les substances ternaires : dextrine, *sucres*, sont directement solubles et absorbables, mais non pas toutes également assimilables.

Les substances ternaires, *graisses*, sont émulsionnées dans l'intestin par les sucs pancréatique, biliaire et intestinal, et les alcalis qui les accompagnent ; mais, tandis que ces sucs peuvent se suppléer les uns aux autres dans cette action, rien ne peut remplacer la pepsine et la pancréatine dans leur action sur les substances azotées.

Les substances *salines solubles*, telles que les chlorures de sodium et de potassium, sont directement absorbables, et assimilables.

Les substances *salines insolubles* peuvent devenir solubles dans les acides de l'estomac ou dans les chlorures alcalins, et servent à l'assimilation sans transformation nouvelle.

2° AGENTS PRINCIPAUX

PEPSINE

La pepsine a été introduite dans la thérapeutique par le Dr Lucien Corvisart.

Les médecins d'une génération qui n'a pas été suffisamment imbue des études physiologiques ne lui ont pas accordé d'abord, et cela se comprend, l'importance qu'elle mérite; il semble qu'il leur ait répugné d'employer une substance extraite de l'organisme animal. Tandis que tout le monde reconnaît qu'il faut employer la digitale, lorsqu'il s'agit de calmer la rapidité de la circulation; la belladone, lorsqu'on veut dilater les sphincters, etc., on oubliait que ce qu'il y a de mieux à faire dans le défaut de digestion, c'est d'introduire dans l'estomac le ferment digestif. Comme si toutes ces applications n'avaient pas le même point de départ.

L'importance, chaque année plus grande, prise par ce nouveau médicament, depuis treize ans, nous engage à donner l'historique rapide : 1° de son extraction; 2° de son emploi; 3° de sa préparation pharmaceutique; après quoi nous donnerons les principales formules usitées.

1° Historique de l'extraction de la pepsine.

Cette substance, qui est le principe actif du suc gastrique, se trouve contenue dans les glandules dites peptiques de l'estomac des animaux vertébrés.

A. Certains pharmaciens, dans ces derniers temps, n'ont trouvé rien de plus profitable et économique que de prendre tout simplement la membrane muqueuse des animaux (porcs, etc.) de la faire dessécher, et de la débiter sous le nom de pepsine.

Rien n'est plus simple, mais aussi plus primitif et plus fâcheux sous tous les rapports.

Le nom du produit d'abord est trompeur, car la pepsine est ici *aussi impure que possible*. Aucun des détritus de la membrane gastrique morte, dès lors aucun des ferments putrides qu'ils contiennent n'a été éloigné.

Aussi, si l'on met cette poudre, telle qu'elle est, dans de l'eau maintenue à + 40° th. c. pendant vingt-quatre heures, elle entre en décomposition et exhale une odeur d'une fétidité insupportable.

(Nous ne saurions assez énergiquement réprouver ces préparations dignes d'un autre âge.)

En Angleterre, elles sont désignées sous le nom de *pepsine de porc*, en Allemagne sous celui de *pepsine de Lamatch*. Elles sont facilement reconnaissables au microscope. On n'y trouve que des débris organiques et épithéliaux.

B. D'autres, au moins, ont éliminé les parties putréfiables de la membrane gastrique qui sont solides. M. Heindenhain donne la macération d'estomac de *grenouilles!* mais la partie liquide seule est desséchée.

Pour dissimuler, autant qu'on peut, ces matières putrides, d'autres, à l'exemple du Dr Aschenbrenner, ont ajouté à ces préparations, avant de les faire dessécher, 2 à 5 pour 100 de sel marin.

La préparation qui se trouve à Berlin sous le nom de *pepsine de Simon* contient aussi du sel marin ; cette dernière préparation est d'ailleurs facilement reconnaissable, car exposée à l'air elle devient visqueuse, gluante et attire extrêmement l'humidité, inconvénient nouveau qui fait varier le poids de cette pepsine suivant la fermeture des vases et les changements de l'atmosphère.

Ces préparations rappellent simplement la présure liquide ou solide dans laquelle au bout de quelques jours se perd la propriété digestive.

Aucune des préparations précédemment indiquées ne peut prendre le nom de pepsine ; celle de M. Aschenbrenner a été dénommée *chymosum muriaticum dilutum*.

Toutes ces prétendues pepsines doivent être soigneusement proscrites, ce sont des préparations infidèles.

Occupons-nous de la pepsine isolée de toutes ces matières étrangères, c'est-à-dire aussi pure que possible.

Le premier qui ait pressenti, dénommé, extrait la pepsine à l'état de pureté du suc gastrique est Schwan (1834); il se servit à cet effet du sublimé qui précipite la pepsine. Il redissolvait dans un peu d'acide chlorhydrique, puis faisait passer un courant d'acide sulfhydrique qui fixait le mercure et libérait la pepsine à l'état de dissolution. Wassman employa l'acétate de plomb. Ces faits étaient peu connus en France quand la même substance fut retirée par Deschamps de la présure par l'ammoniaque ; par Payen du suc gastrique par l'alcool. On doit d'autres procédés d'extraction à MM. George Wood et Franklin Bache, auteur du dispensaire des États-Unis, Brucke (?), etc., etc.

Après avoir été convenablement *extraite*, la pepsine, fraîchement préparée et dissoute dans une eau acidulée, est précipitable de ses dissolutions par le protosulfate de fer, l'acétate de plomb, le sulfate de cuivre, le bichlorure de mercure, l'acide tannique, l'alcool, etc. Elle se combine avec certains acides, et c'est en cet état qu'elle existe dans le suc gastrique, mais nous ne croyons pas qu'elle puisse former avec eux des sels définis ; aussi a-t-on eu tort, à notre avis, de donner à quelques-uns d'entre eux les noms d'*acétate* et d'*hydrochlorate* de pepsine.

Sans trace d'acide et neutre au tournesol, elle est peu ou point du tout soluble.

Les expériences les plus nombreuses et les plus rigoureuses ont fixé le rôle de la pepsine en physiologie, et démontré que c'est à elle que le suc gastrique doit ses fonctions digestives, car la pepsine reproduit toutes les opérations du suc gastrique acide.

2° Historique de l'emploi de la Pepsine.

Les anciens, qui avaient attribué des propriétés curatives à toutes les substances de la nature, avaient employé la présure (πύθια, *coagulum*) dans les phthisies, les flux cœliaques, les coliques, mais d'une manière empirique; dès lors elle avait dû être habituellement impuissante, et son emploi, malgré la polypharmacie la plus effrénée, était tombé complétement en discrédit au dix-septième siècle. Les Anglais et les Américains l'employèrent les derniers dans les tumeurs, la diabète et quelques autres maladies.

C'était à titre de diaphorétique et de fondant (fondant résolutif dans le sens de l'ancien onguent *digestif*) que les anciens l'employaient! et non à titre de transformateur des aliments; comment auraient-ils pu le faire, lorsqu'on sait qu'ils laissèrent à Senac et au grand Spallanzani l'honneur de découvrir les sucs gastriques et leur rôle dans la digestion? Loin que la présure émanât pour eux de l'estomac, ils pensaient quelle n'était que la substance du lait, et ne l'attribuaient qu'aux animaux à quatre estomacs et qui tettent, excepté le lièvre qui en avait, *parce qu'il* se nourrit d'une herbe laiteuse (voy. *Pepsin and Galen, the Lancet*, 24 juillet 1858). On sait que les anciens attribuaient au *feu animal* la digestion ou coction.

Après les beaux travaux de Spallanzani, son émule Sennebier s'était écrié: « Et pourquoi ne pas donner les sucs gastriques des animaux? » Mongiardini avait cru réussir une fois, mais avec le suc gastrique d'une corneille! Cependant Landerer avait vu un de ses élèves, dyspeptique, avaler les sucs gastriques du chacal, et dire qu'il s'en trouvait bien, aussi fit-on si peu attention au parti que l'on pourrait tirer du suc gastrique que ce qui avait le plus frappé Carminati, l'élève de Spallanzani, c'est que le suc gastrique était lithontriptique et antiseptique; et ce fut sur les ulcères qu'il l'appliqua!

D'ailleurs on était loin de s'entendre, à cette époque, sur ce que l'on devait entendre par suc gastrique; tout ce qui était dans l'estomac à jeun ou digérant était appelé, jusqu'à Wright, les *sucs gastriques*.

Mais eût-on même scientifiquement réfléchi, comment eût-on pu réussir?

Il fallait un médicament acceptable pour le goût, qui ne fût point altérable comme le suc gastrique, qui se trouvât facilement, enfin dont l'énergie digestive, variable de sa nature, fût ramenée à un type uniforme, invariable, constant, et enfin que la détermination par la clinique de la dose à laquelle il convient de l'administrer eût été faite.

M. Corvisart s'est posé ces problèmes difficiles, les a résolus, et, alliant sagement les observations chimiques, physiologiques et cliniques, a doté la thérapeutique d'une arme puissante et d'un ordre nouveau de médicaments; pour nous c'est l'un des plus beaux exemples de l'application de la physiologie à la thérapeutique.

C'est en 1851, dans le service du regrettable M. Legroux, dont ce médecin était alors l'interne à l'hôpital Beaujon, que les premiers essais cliniques heureux furent observés.

Vers la fin de 1852, M. Corvisart communiqua à l'Académie des sciences ses idées sur la nouvelle branche de thérapeutique que pratiquement et scientifiquement il regardait comme fondée.

De fait, cette méthode, qui venait vivifier cliniquement les données de la physiologie inaugurée par Spallanzani, parut audacieuse. On avait admis que la transfusion du sang de l'homme à l'homme pour le fortifier n'était pas irrationnelle ni même inutile; mais prétendre faire digérer l'homme par l'agent digestif des animaux, admettre que cet agent, une fois extrait, avait conservé toutes les propriétés qu'il possède dans le suc gastrique encore renfermé dans l'estomac, certains esprits s'y refusèrent; mais des médecins mieux préparés par la science moderne virent là, au contraire, un véritable médicament, une doctrine, un changement radical dans une branche entière de la thérapeutique; ils discernèrent, dans l'ensemble des données que M. L. Corvisart affirmait pour les avoir constatées scientifiquement et cliniquement, un corps qui avait pour lui la raison et la vie.

C'est dans l'ouvrage publié deux ans plus tard : *Sur la dyspepsie et la consomption, et sur l'usage de la pepsine*, que M. L. Corvisart fixa la forme, le mode d'emploi, les doses et les circonstances qui réclament l'emploi des nouveaux médicaments physiologiques. Dans cet ouvrage, les observations particulières et détaillées d'un grand nombre de médecins, tous très-éloignés les uns des autres, mais tous également estimés, déposèrent uniformément de la certitude des résultats annoncés, observés pendant deux ans par M. L. Corvisart; trente-deux observations étaient rapportées, et dans le tiers des cas on avait fait au milieu du succès la contre-épreuve recommandée par l'auteur comme criterium : *aussitôt* qu'à l'un des repas on supprimait la pepsine, *aussitôt* reparaissait l'indigestion; peu de médicaments s'étaient présentés appuyés sur des bases aussi solides.

En 1854, M. Rilliet, de Genève, dans un travail publié dans la *Revue de thérapeutique, de médecine et de chirurgie* de M. Martin Lauzer, intitulé : *Remarques sur l'apepsie et la dyspepsie*, constata les bons effets de la pepsine, et il concluait qu'elle « pouvait et devait » être essayée dans tous les cas où l'estomac fonctionne mal.

En 1855, M. L. Fleury, dans sa *Clinique hydrothérapique*, rapportait plusieurs cas heureux de l'emploi de la pepsine. M. Desmartis, de Bordeaux, recommandait son usage dans la chlorose. M. Dechambre (*Gazette hebd.*, t. II, p. 546) publia des cas de guérisons heureuses qu'il avait obtenues à l'aide de la pepsine, et M. Debout (*Bullet. de thérap.*, t. XLIX, p. 513) la conseillait pour combattre la diarrhée des enfants en bas âge.

En 1856, M. L. Corvisart reçut une récompense de l'Institut — pour avoir prouvé, par des expériences physiologiques et cliniques, l'utilité de la pepsine. — Bientôt MM. Carlo Tosi, Strambio, constataient les excellents effets de la pepsine et la conseillaient dans tous les cas où la digestion était troublée dans sa fonction.

En 1857, M. Ed. Ballard, médecin de l'hôpital Saint-Georges, après avoir employé la pepsine, publiait ses résultats et disait « qu'il croyait de son devoir de porter les résultats qu'il avait obtenus à la connaissance de la profession, en Angleterre, car ils promettaient à l'avenir de diminuer largement la mortalité dans un grand nombre de maladies. »

A la même époque, un autre médecin anglais, Nelson, constata les bons effets de la pepsine liquide (*liquor pepticus*), et rapporta vingt-trois observations où ce médicament avait prouvé son utilité (*British med. journ.*, 14-28 février, 14 mars 1857), enfin MM. T. K. Chambers, Dr Tood, Dr Protheroe Smidt, James Roos, d'Édimbourg, Williams Moore, de Dublin, dans des publications distinctes insérées dans divers journaux anglais, confirmaient les faits avancés par M. Corvisart.

En 1858, M. L. Gros obtint d'excellents effets de l'usage de la pepsine dans le traitement des vomissements même opiniâtres de la grossesse, ainsi que M. Corvisart en avait rapporté des exemples qui l'avaient conduit à poser les règles à suivre en pareil cas.

M. Barthez, chez des enfants atteints de lienterie (apepsie), dont les aliments, passant à travers l'estomac et l'intestin, se présentaient indigérés dans les selles, avait donné de la pepsine. Dès le lendemain on ne pouvait plus retrouver ainsi ces aliments, leur digestion avait été complète, et bientôt ces malades, sans autre médicament, avaient guéri d'une affection longue et rebelle.

M. Fricaud, de Nemours, chez une malade qui avait, trois heures après le repas, des vomissements où les aliments étaient indigérés, reconnaissables, avait donné la pepsine, et fait vomir trois heures après; les aliments furent vomis, mais ils étaient digérés.

En 1862, M. Nonat, dans son *Traité des dyspepsies*, M. Bayard, dans le *Traité pratique des maladies de l'estomac*, et M. Fonssagrives[1], faisaient le plus grand éloge de la pepsine, et ce dernier confrère disait, nous le croyons, avec juste raison, « qu'il n'est pas aujourd'hui de médecin qui ne lui ait dû des succès. »

Sous l'influence de quelques jours de traitement par la pepsine, des dyspepsies rebelles avaient disparu, les sécrétions s'étaient rétablies, loin que cet agent digestif fût un expédient passager, comme quelques-uns l'avaient présumé (Roubaud).

Bientôt elle fut demandée par un grand nombre de médecins des hôpitaux, dont la conviction s'était faite dans la pratique civile, et admise pour les établissements de l'assistance publique.

Aujourd'hui la pepsine, reconnue dans l'enseignement des hôpitaux pour avoir une haute valeur, devient dans la pratique l'un des médicaments les plus usuels dans les dyspepsies.

Il faut se rapporter, pour l'emploi de la pepsine, à l'ouvrage de M. Corvisart sur la dyspepsie. Elle est indiquée dans les cas où, l'estomac étant altéré dans sa sécrétion, les digestions sont laborieuses, imparfaites ou impossibles, c'est-à-dire dans la dyspepsie, la gastralgie, dans les convalescences ou les maladies débilitantes, fièvre typhoïde, etc., lorsqu'on n'ose pas alimenter les malades, ou lorsque les aliments provoquent les vomissements, la diarrhée, etc., comme dans toute maladie longue, où l'alimentation n'étant pas à l'état normal, amène l'amaigrissement, la débilité, la consommation de la substance même du corps par une sorte d'autophagie épuisante.

Les médecins, sous peine d'avoir des mécomptes complets, doivent apporter la plus grande sévérité à proscrire les pepsines de mauvaise qualité, les fausses pepsines, telles que celles que nous avons signalées plus haut.

Enfin il importe de donner la pepsine seule, à l'exclusion de tout autre médicament (la codéine, la morphine, la strychine et le sous-nitrate de bismuth exceptés, suivant M. Corvisart), dans les trois premières heures qui suivent et les deux qui précèdent le repas auquel elle est administrée. Il est facile, et sans plus aucun inconvénient, de donner les autres médicaments qui seraient indiqués *à d'autres heures*.

Nous ajouterons que la rapidité d'action de la pepsine, dans les cas appropriés, est si grande, qu'elle fournit un excellent moyen de diagnostic. Employée dans une de ces sortes d'affections au hasard, — en trois ou quatre jours, si elle réussit, du même coup elle commence à guérir, et montre que le suc gastrique faisait défaut; si elle échoue, ce court espace de temps, chose précieuse, a été suffisant, le médecin

[1] *Hygiène alimentaire des malades, des convalescents*. Paris, 1861, p. 266.

doit chercher ailleurs que dans la sécrétion gastrique la cause et la cure de la dyspepsie, avantage considérable qui, dès le début, épargne bien des tâtonnements, et avait vivement frappé M. Rilliet (de Genève), dans sa pratique.

Toutes les fois que la thérapeutique s'appuiera autant sur l'observation clinique que sur l'expérimentation physiologique, on est certain d'arriver à des applications les plus satisfaisantes. On nous pardonnera si nous avons insisté un peu longuement sur l'histoire de l'emploi de cette précieuse substance. Il nous suffira de dire que nous éprouvons pour elle la reconnaissance du malade et du médecin. Après avoir souffert pendant plusieurs années d'une gastralgie très-douloureuse, c'est à la pepsine que nous devons le rétablissement *durable* de notre santé et de nos fonctions digestives; depuis cinq ans nous l'avons souvent prescrite et toujours avec le même succès. La pepsine est donc pour nous une des substances les plus héroïques de la matière médicale et qui doit être placée par son importance sur le même rang que l'opium, le fer et le quinquina.

3° Préparation pharmaceutique.

Nous avons vu les dangers et les inconvénients des *fausses pepsines* qui consistent en membranes desséchées et pulvérisées ou en macérations simplement séchées de ces membranes.

C'EST LA PEPSINE EXTRAITE A L'ÉTAT PUR qui seule est susceptible d'être employée thérapeutiquement.

A. La pepsine pure aussitôt qu'elle a été extraite et desséchée (à + 40° th. c.) se présente sous la forme de lames ou écailles de couleur citrine, et d'un aspect qui a beaucoup d'analogie avec le blanc d'œuf sec; lentement desséchée, elle a une saveur légèrement styptique et presque toujours une légère odeur de fromage quand on la frotte. C'est une matière extrêmement délicate, car une température un peu supérieure à + 45° th. c. détruit toute sa propriété digestive, quoiqu'elle ne la modifie pas chimiquement.

Mais l'on ne peut employer la pepsine telle qu'elle est ainsi, à l'état d'extrait, pour des raisons multiples.

En premier lieu, l'on a remarqué que la pepsine, — ferment plutôt que simple corps chimique, — varie extrêmement d'énergie, suivant chaque espèce animale, et chez un même animal suivant qu'il est à jeun ou qu'il a mangé, suivant qu'il est jeune ou vieux, suivant les saisons, à tel point que deux préparations de pepsine ne se ressemblent point.

Ici il faudra 20 centigrammes de pepsine pour avoir un effet digestif donné, L'EFFET TYPE, tantôt 70 centigrammes.

Or, comme il importe au médecin d'avoir toujours à administrer *une force égale* sous un poids constant, on a été conduit à ajouter à cette pepsine variable, un poids variable, également d'une substance inerte, afin que sous un poids constant (*un gramme*) la force digestive fournie par la pepsine fût toujours égale.

B. La pepsine ne pouvait être employée en extrait, pour une autre raison aussi décisive.

En effet, desséchée seule elle ne peut conserver son état. Elle est hygrométrique au plus haut degré ; aussitôt à l'air elle en absorbe l'humidité, devient visqueuse et collante (telle est la pepsine connue à Berlin sous le nom de pepsine de Simon qui de poudre ténue qu'elle peut être dans les flacons, devient matière visqueuse aussitôt qu'on la laisse quelques minutes à l'air); après être devenue humide elle peut se liquéfier et par conséquent rentrer dans la catégorie des substances azotées qui, dès qu'elles se trouvent en présence de l'eau et d'une température peu élevée, entrent fatalement en décomposition putride; or, en cet état, la pepsine a perdu toute propriété digestive.

En outre, la pepsine, déjà variable par elle-même, varie encore par cet accroissement de poids dû à l'eau, et la force du médicament diminuerait avec cet accroissement.

Le médecin, avec ces conditions, ne pourrait plus compter sur des effets constants et égaux, puisqu'on lui donnerait un médicament variable.

Mais comment détruire cette hygrométricité? C'est encore la même poudre inerte précédemment indiquée qui a résolu le problème, car une fois intimement incorporée à la pepsine qui la pénètre, celle-ci *cesse absolument* d'attirer l'humidité de l'air, conserve son grenu et sa forme pulvérulente. Cette substance inerte qui a l'avantage de laisser à la seule pepsine toute action thérapeutique, ce qui est très-précieux pour l'observation, est l'amidon. La plupart des autres poudres végétales par le tannin qu'elles contiennent ou peut-être par quelque force catalytique dépendante de leur porosité, loin de conserver la pepsine, la détruiraient.

On conçoit que la pepsine en extrait, ne pouvant être employée à cause des inconvénients précédemment cités (hygrométricité, putrescibilité, variation de force), la pepsine, même pure, mais à l'état de simple dissolution aqueuse ne pourrait non plus être présentée sous cette dernière forme, puisque ces inconvénients y arriveraient à leur apogée.

Ajoutons enfin que l'amidon donne à la pepsine la forme pharmaceutique qui paraît le mieux lui convenir. En effet, il ne fallait pas oublier les conditions ordinaires dans lesquelles le suc gastrique même est appelé à agir, et c'est ici qu'on voit comme M. Corvisart a scrupuleusement pesé toutes les conditions que doit présenter la pepsine pour la pratique; en effet :

1° La dissémination du ferment au milieu des aliments est la loi du suc gastrique et de son action; la poudre de pepsine, en portant cette dissémination par les innombrables grains de la pepsine amylacée, imite l'état naturel; on concoit comment les granules, les pilules de pepsine vont, au contraire, contre cet effet, et peuvent d'ailleurs échapper à l'estomac comme toutes les pilules, et passer telles quelles dans l'intestin, sans avoir agi.

2° La sécrétion gastrique ne passe point par la bouche et se fait dans l'estomac; la pepsine en poudre, prise enveloppée dans du pain azyme, arrive directement dans l'estomac pour agir et remplit le but physiologique, tandis que les dragées, les bonbons, les pastilles de pepsine, se fondant dans la bouche, sont peu rationnels.

3° Le suc gastrique se sécrète goutte à goutte, successivement et lentement, non point en masse; chaque grain d'amidon de la poudre de pepsine laissant échapper par dissolution le ferment qu'il contient, chacun à son tour et peu à peu, imite cette lenteur et cette succession de la sécrétion, ce que ne fait pas la pepsine administrée en solution; la forme de liqueur s'éloigne par conséquent de cette dernière indication physiologique; enfin, la pepsine étant administrée à des malades dont l'estomac est souvent irritable, les *sirops* et les *vins* de pepsine sont parfois mal supportés.

Ainsi, présenter l'agent digestif — seul, — pur, — toujours avec un même degré de force digestive — désormais inaltérable; — imiter l'arrivée du suc gastrique dans l'estomac avant tout, — son apparition goutte à goutte, — sa dissémination lente et successive au milieu du bol alimentaire, — c'est ce qu'a réalisé la pepsine française amylacée, ou *de Boudault*.

C'est elle que nous préférons exclusivement, comme présentant tous ces avantages et de plus se prêtant à prendre toutes les formes prescrites par les médecins; nous indiquerons la formule entière de la pepsine amylacée, puis les principales autres, dont le Dr Corvisart d'ailleurs a lui-même indiqué quelques-unes.

Pepsine amylacée (Corvisart, 1854).

Cette formule s'exécute ainsi.

On prend un certain nombre de caillettes de veau ou de mouton au moment même où ces animaux sont abattus; on les vide et on les lave rapidement par un filet d'eau, on racle la membrane muqueuse qui contient les glandules peptiques, on la fait macérer douze heures dans l'eau à + 10, à + 15° th. c., on précipite par l'acétate de plomb; après repos on jette le liquide surnageant, on fait passer dans la masse demi-solide un courant d'hydrogène sulfuré en excès, le sulfure de plomb se précipite et la pepsine seule se trouve libérée et dissoute à la faveur du peu d'acide acétique subsistant ; on filtre, on fait évaporer à la température précise et constante de + 45° th. c., jusqu'à dessiccation.

Alors on procède à l'essai et au dosage de la pepsine, qui sont deux points décisifs (voir plus loin le mode d'essai).

La quantité de force digestive renfermée dans la masse pour un poids donné est impossible à connaître d'avance, il s'agit de la déterminer. On prend au sein de cette masse trois fragments : l'un de 25 centigrammes, le second de 50, l'autre de 75 centigrammes; on ajoute à chacun, 1° eau 20 grammes; 2° acide (lactique ou autre) q. s. pour saturer 10 centigrammes de carbonate de soude; 3° fibrine de sang de veau lavée blanche et très-fortement exprimée dans un linge; on porte les trois essais comparatifs à l'étuve exactement maintenue pendant douze heures précises à + 45° th. c.

Celui où les 6 grammes de fibrine ont été dissous et transformés en peptone pure (albuminose) est la dose normale et thérapeutique de pepsine. Comme le poids de pepsine nécessaire pour obtenir cette force régulière fixe varie sans cesse; est tantôt de 25, tantôt de 50 75 centigrammes, — quel qu'il soit — à chaque opération on ajoute q. s. d'amidon sec pour faire un gramme ; chaque gramme contient ainsi désormais *une forme digestive uniforme et constante*, l'amidon seul varie.

Pour certains cas spéciaux, on ajoute à la poudre amylacée acide 1 centigramme par dose de chlorhydrate de morphine ou de codéine; elle est employée lorsqu'il y a douleurs vives de l'estomac, que la pepsine seule ne parvient pas à vaincre. Ou bien elle est additionnée de 3 milligrammes de strychnine ; on l'emploie lorsqu'au vice de sécrétion se joint une hyperesthésie ou une atonie musculaire de l'estomac.

Toutes ces poudres se prennent à la dose de 1 gramme en mangeant; on les enveloppe dans du pain à chanter.

La pepsine amylacée doit porter une étiquette de *garantie* indiquant qu'elle est réellement pourvue de la force digestive normale et fixe.

Essai de la Pepsine.

Dans plus d'une circonstance, le pharmacien peut avoir à examiner des pepsines. Il n'est point inutile d'indiquer comment on doit procéder.

Ce qu'il faut surtout savoir, c'est qu'aucun caractère physique, aucun caractère chimique ne peut faire distinguer la pepsine active de celle dont le pouvoir digestif est absent, ni même faire distinguer la pepsine d'autres substances azotées plus ou moins voisines mais inertes.

La seule chose importante étant la propriété digestive, l'essai digestif préalable peut seul décider ; pour le pharmacien toute pepsine présentée qui n'a pas le pouvoir digestif est une tromperie. Le caractère digestif consiste en ce que la pepsine acide transforme en 12 heures la fibrine après l'avoir dissoute.

Le produit de la transformation est la peptone qui ne précipite de ses solutions ni par la chaleur, ni par les alcalis, *ni par les acides.*

Parfois les acides dilués (chlorhydrique, etc.) peuvent dissoudre de la fibrine; mais après les douze heures d'action, il n'y a pas en production de peptone; car la liqueur *précipite par l'acide nitrique.* Ce caractère est distinctif.

Voici, d'ailleurs, un tableau qui résume complétement les conditions, la marche et le résultat de l'essai suivant le cas.

Nota. — Tout doit être suivi très-exactement sous tous les rapports, proportion d'eau, d'acide, de fibrine, température, durée, etc. On prend 6 grammes de fibrine de veau, fraîche, lavée, blanche, très-fortement exprimée pour éliminer toute l'eau d'interposition. On les met dans un bocal contenant eau distillée, 25 grammes.

Dans ce bocal la dose entière de pepsine ou de toute autre substance à examiner est introduite.

Le bocal est porté dans une étuve constamment chauffée à + 40 ou 45° th. c. agité toutes les 2 heures, et maintenu 12 heures à l'étuve.

Voici, comme résultat, l'action comparative sur les 6 grammes de fibrine : 1° de 25 grammes d'eau seulement acidulée; 2° d'une pepsine bonne et normalement active.

Action de l'acide au millième réel ou en quantité à peu près égale que dans le suc gastrique et la pepsine.	Action de 1 gramme de pepsine amylacée acide (n° 1), ou de toute autre préparation de bonne pepsine.
1° Gonflement immédiat et énorme de la pepsine. A la troisième heure, absorption entière ou presque entière de l'eau. On peut renverser le bocal sans répandre la fibrine.	1° Gonflement faible ou nul de la fibrine, pas d'absorption de l'eau. A la troisième heure, la dissolution de la fibrine commence, le contenu du bocal est diffluent; il s'écoule lorsqu'on renverse le vase.
2° A la douzième heure, la fibrine est encore reconnaissable, gonflée, toujours transparente; pas de résidu pulvérulent au fond du vase.	2° A la douzième heure, et déjà bien avant, la fibrine a disparu par dissolution; il reste un résidu pulvérulent au fond du vase (parapeptone, digestible dans l'intestin).
3° Pris au même moment le liquide, s'il en reste, filtre très-lentement, et *précipite abondamment, en masse, par l'acide nitrique.*	3° Pris au même moment (12° heure) le liquide filtre tout entier très-rapidement, et *ne précipite pas par l'acide nitrique.*
CONCLUSION : Pas de digestion.	CONCLUSION : dissolution et *transformation en peptone* de la fibrine. Bonne digestion. Bonne pepsine.

Entre ces deux extrêmes, il est des intermédiaires : si la fibrine s'est bien dissoute et que la liqueur filtrée ne donne point un précipité par l'acide nitrique, mais un simple louche, *cela prouve que la pepsine, quoique présente, n'est pas assez riche.* Ce louche indique que la transformation d'une partie de la fibrine s'est arrêtée à l'état d'albumine caséiforme sans aller jusqu'à la production de peptone parfaite. Le gramme de pepsine amylacée acide peut dissoudre 10, 12 et même 15 grammes de fibrine, mais alors les réactions sont moins claires pour l'observateur, parce que la formation d'albumine caséiforme prédomine.

Voici, parmi les différentes autres formes sous lesquelles la pepsine est employée, les plus usuelles.

Élixir de Pepsine (L. Corvisart — 1856).

Pr. : Élixir de Garus. . . . . 150 gram.
Pepsine amylacée. 10

Broyez dans un mortier en porcelaine avec l'élixir ; laissez en contact une demi-heure en vase couvert, et filtrez à travers le papier préalablement lavé.

Sirop de Pepsine (L. Corvisart — 1856).

Pr. : Sirop de cerises aigres. . . . . 10 gram.
Pepsine amylacée. 150

Chauffez le sirop à 20° ou 25° ; mêlez dans un mortier ; laissez en contact une demi-heure et filtrez à travers un papier préalablement lavé.

Élixir de Pepsine composé (L. Corvisart — 1856).

Pr. : Élixir de Garus. . . . . 150 gram.
Sirop de cerises aigres. 300
Pepsine amylacée. 30

Mêlez comme ci-dessus.

Autre (1858).

Pr. : Élixir de Garus. . . . . 50 gram.
Sirop de cerises aigres. 50
Eau distillée. 50
Pepsine amylacée. 10

Opérez comme ci-dessus ; seulement délayez la pepsine dans l'eau, filtrez et mêlez au sirop et à l'élixir.

Toutes ces préparations sont très-agréables, tout le goût de la pepsine est entièrement masqué ; elles s'administrent par cuillerées à bouche

(15 grammes), immédiatement après ou pendant le repas; chaque cuillerée représente la force digestive normale d'un gramme de pepsine.

Élixir de Pepsine (MIALHE — 1858).

Pr. :	Pepsine amylacée.	6 gram.
	Eau distillée.	24
	Vin blanc de Lunel.	54
	Sucre blanc.	30
	Esprit-de-vin à 33 degrés.	12

On met ces matières en contact jusqu'à parfaite dissolution du sucre, et on filtre. Cet élixir est d'un goût très-agréable; les femmes et les enfants le prennent sans aucune répugnance et même avec plaisir; on l'administre immédiatement après chaque repas, à la dose d'une cuillerée à bouche, contenant juste la quantité de pepsine nécessaire à la digestion, c'est-à-dire 1 gramme.

Vin de Pepsine (DUFILHO).

Pr. :	Pepsine amylacée.	10 gram.
	Vin de Lunel.	200

Faites macérer et filtrez : 20 grammes représentent 1 gramme de pepsine.

Toutes ces formules peuvent être employées chez les dyspeptiques qui supportent bien les sirops, les vins et les liqueurs. Elles doivent être proscrites dans les cas contraires, pour lesquels M. Corvisart a exclusivement recours à la pepsine amylacée, prise enveloppée dans le pain à chanter.

Pastilles de Pepsine (BERTHÉ).

Ajoutez à une pâte ferme de gomme adragante et de sucre pulvérisé, 25 centigrammes de pepsine amylacée; faites une pastille et séchez à + 40°. — Dose, 4 pastilles.

Nouveau moyen d'administrer la Pepsine (STAN. MARTIN).

Pr. :	Sucre blanc granulé.	125 gram.
	Pepsine.	4 gram.
	Huile volatile de fleur d'oranger.	2 gout.
	Eau.	Q. S.

On met le sucre dans un petit poêlon en cuivre et on y ajoute de l'eau en quantité suffisante pour en faire une pâte molle; on chauffe en agitant le mélange avec une spatule de bois; lorsqu'il est bouillant, on y verse un blanc d'œuf, la pepsine et l'huile essentielle, qu'on a préalablement battus ensemble, de manière à former neige; on agite encore quelques secondes, puis on divise la masse en quatre doses égales qu'on met dans des capsules en papier.

Nous ferons remarquer que pour être administrées ces sortes de pastilles doivent être mâchées dans la bouche, et que la pepsine n'a jamais été physiologiquement faite pour séjourner dans cette cavité : d'un autre côté, cette formule n'est pas suffisamment détaillée et on ne sait vraiment pas quelle est la nature et la forme du médicament que l'on doit obtenir ; dans tous les cas, la pepsine ne peut manquer d'avoir été détruite dans du sucre fondu *bouillant ;* c'est donc, à notre avis, une mauvaise préparation.

Pilules de Pepsine (Hogg).

Pr. :	Pepsine amylacée.	10 gram.
	Sous-nitrate de bismuth.	5
	Acide lactique.	2,50

Mêlez et divisez en 100 pilules à l'aide d'un excipient inerte.

Ces pilules sont enrobées de sucre et recouvertes d'une légère couche de baume de tolu, à l'aide du procédé que nous avons indiqué en parlant des pilules à l'iodure de fer. (Voyez page 35.)

A prendre de 4 à 12, une heure après le repas.

Pilules à l'iodure de fer et à la Pepsine (Hogg).

Pr. :	Pepsine amylacée.	10 gram.
	Iodure de fer cristallisé.	5
	Sirop simple.	Q. S.

Mêlez et divisez en 100 pilules, que l'on roule dans :

Fer réduit ou porphyrisé.	10 gram.

On enrobe ces pilules de sucre et on les recouvre d'une couche de baume de tolu.

A prendre comme les précédentes.

Pilules de Pepsine et de fer réduit (Hogg).

Pr. :	Pepsine amylacée.	10 gram.
	Poudre de gentiane.	5
	Sirop simple.	Q. S.

Mêlez et divisez en 100 pilules et roulez dans :

Fer porphyrisé.	25 gram.

On enrobe avec une couche de sucre et d'amidon, ou on recouvre d'une pellicule de baume de tolu.

On les administre comme les précédentes.

Nous avons déjà dit et nous insistons sur l'importance qu'il y a à n'employer que la pepsine pure ou amylacée; il est évident que le fer et l'iodure de fer absorbent une portion des acides de l'estomac sans lesquels la pepsine ne transforme pas les albuminoïdes en peptone ou albuminose; d'ailleurs on peut, sans aucune espèce d'inconvénient, faire prendre tous les médicaments trois heures après l'ingestion de la pepsine.

Capsules de Copahu et de Pepsine (RICORD — FAVROT).

Pr. :	Baume de copahu.	270 gram.
	Pepsine neutre..	60
	Sous-azotate de bismuth.	12
	Magnésie calcinée.	18

Pour 600 capsules recouvertes de gélatine. 15 à 18 par jour.

On peut se demander au premier abord dans quel but on a associé la pepsine au copahu; si c'est afin de le mieux faire absorber. On sait, d'après ce que nous avons dit, que les graisses et les résines sont rendues absorbables par les alcalis et par les sucs biliaire et pancréatique, et nullement par la pepsine; d'un autre côté, celle-ci n'agit qu'en présence des acides, et elle est ici associée à une terre alcaline qui ne peut que nuire à son action. Toutefois cette formule de MM. Ricord et Favrot nous paraît imitée de celles du docteur Sigmünd, qui a vu que le sublimé corrosif, le copahu et le cubèbe étaient mieux supportés lorsqu'on leur associait la pepsine. (Canstatt's *Jahresberich*, 1859, *Thierheilk.*, VI, p. 17.)

M. le professeur Boyer, de Montpellier, se basant sur la propriété que possède le suc gastrique d'attaquer les os, l'a proposée pour dissoudre les séquestres (*Bull. général de thérapeut.* 1846); mais, selon nous, c'est compromettre la réputation des meilleurs médicaments que de les détourner de la sorte de leurs indications.

On a encore proposé d'administrer la pepsine sous d'autres formes solides et compactes. Avec M. Corvisart, et pour les raisons que nous avons indiquées, nous croyons que ces formes solides, se mélangeant mal avec le bol alimentaire, sont peu convenables, et, en insistant sur elles, nous craindrions d'entrer dans le domaine des formules extra-scientifiques. La pepsine amylacée, les sirops et les élixirs nous paraissent largement remplir toutes les exigences.

Enfin, à part l'adjonction de la codéine, du sous-nitrate de bismuth et de la strychnine, qui sont sans action nuisible sur la pepsine, on a proposé des formules qui réunissent celle-ci à un grand nombre de médicaments; il faut les repousser. Ces derniers doivent être donnés trois heures avant ou trois heures après le repas.

Ainsi, nous ne pouvons nous empêcher de dire qu'à notre avis l'association de la pepsine avec les alcalis ou les lactates alcalins est antiphysiologique : les alcalis peuvent très-certainement produire de bons effets dans certaines dyspepsies, mais ils ont un mode d'action particulier et bien différent de celui de la pepsine; nous pensons même que les sels alcalins et le ferment gastrique peuvent se nuire mutuellement lorsqu'ils sont en présence, précisément quand l'économie ne renouvelle pas suffisamment le suc gastrique; car il ne faut pas oublier que l'acidité du suc gastrique est nécessaire. Il faut employer séparément la pepsine et les lactates alcalins.

DIASTASE SALIVAIRE — DIASTASE VÉGÉTALE — MALT

Berzelius a désigné sous le nom de *ptyaline* le ferment de la salive que M. Mialhe a isolé et nommé *diastase salivaire* ou *animale*; il a reconnu sa parfaite identité de propriétés chimiques et physiologiques avec la diastase végétale extraite par MM. Payen et Persoz des céréales en germination, et plus particulièrement de l'orge : ces deux substances jouissent de la propriété de transformer, au contact de l'eau et à une température convenable, l'amidon en dextrine d'abord, en glycose ensuite; une partie de diastase peut ainsi saccharifier 2,000 parties d'amidon.

La diastase est blanche, amorphe, soluble dans l'eau, insoluble dans l'alcool, non précipitable par le sous-azotate de plomb; c'est elle qui, dans la fabrication de la bière, transforme l'amidon en glycose.

La diastase existe dans un grand nombre de bourgeons, notamment dans ceux de l'ailanthe glanduleux, *Ailanthus glandulosus*, improprement appelé *vernis du Japon* ; dans les pousses de pommes de terre; mais on l'extrait en traitant l orge germée par de l'eau à 25° ou 30°, la diastase est dissoute ainsi qu une matière azotée ; on porte la liqueur à 75° pour coaguler la matière albumineuse; on précipite par l'alcool, on redissout le précipité dans l'eau et on précipite de nouveau par l'alcool.

M. le docteur Roux a proposé d'administrer la diastase dans les cas où la pepsine échouait; ce qui était dû, disait-il, à l'ingestibilité des fécules; il serait tout aussi simple dès lors de supprimer celles-ci dans l'alimentation et de les remplacer par des analogues solubles, telles que les sucres, la dextrine, etc., d'ailleurs un grand nombre d'agents, tels que la torréfaction, les acides, les matières animales transforment l'amidon en glycose, ce qui rend l'administration de la diastase inutile; d'après M. Corvisart, le défaut de digestion des fécules tiendrait quelquefois au manque de pepsine, parce que les grains d'amidon ont pour enveloppe une matière azotée, qui, n'ayant pas été dissoute, empêcherait la pénétration des agents transformateurs des substances amyloïdes.

Au cas où la diastase serait employée, le meilleur mode d'emploi consisterait à l'administrer en poudre mêlée à une poudre inerte pendant le repas; mais comme son prix est très-élevé, on lui a préféré en général les préparations de malt qui n'agissent que par la diastase qu'elles contiennent.

On a beaucoup parlé depuis quelques années des préparations de malt, beaucoup trop peut-être; on a vanté la poudre de malt, la tisane, plusieurs sirops, une bière, etc., etc.; on leur a attribué des propriétés trop merveilleuses, comme celle, par exemple, de guérir les tubercules pulmonaires; cependant un médecin distingué des hôpitaux de Paris, M. le Dr Frémy, a publié dans le *Moniteur des Sciences médicales et pharmaceutiques* une série d'articles dans lesquels il se loue beaucoup de la bière de malt et du malt légèrement houblonné dans les cas de catarrhes et de bronchites chroniques compliqués surtout de dyspepsie; aujourd'hui plusieurs pharmaciens ou brasseurs exploitent les préparations de malt. Nous serons donc très-réservés sur cette matière, parce que nous ne voudrions pas donner des armes aux spécialistes et à certains brasseurs qui ont cru trouver dans la bière de malt une panacée universelle. Nous n'en sommes pas moins convaincus que la diastase ou le malt qui en contient, administrés seuls ou associés à la pepsine n'aient une grande valeur thérapeutique.

Le malt se trouve tout fait chez les brasseurs, mais on peut le préparer en plongeant l'orge dans l'eau; on sépare les grains avariés qui surnagent, et on laisse en contact jusqu'à ce que les grains s'écrasent entre les doigts; on fait égoutter l'eau et on répand en couche mince sur le sol carrelé, d'une pièce nommée *germoir*, placée de manière qu'elle éprouve de légères variations de température; la radicule se développe et forme les *pattes d'araignée :* ce signe indique le moment où la germination doit être arrêtée; poussée plus loin, la gemmule percerait l'épicarpe et la diastase serait détruite. On remue l'orge pour abaisser la température et on arrête la germination en la soumettant à une température élevée, dans un appareil nommé *touraille*. On ne doit pas dépasser 30° à 40°, lorsqu'on veut faire la bière blanche, et 80°, pour la bière jaune ou ambrée. Le malt est alors criblé pour séparer les germes; il doit se dissoudre en entier dans l'eau à 70°, à l'exception de la pellicule. On désigne sous le nom de *drèche* le résidu du malt épuisé par l'eau. — On a fait une spécialité des pastilles de diastase qui peuvent parfaitement être remplacées par les formules que nous allons indiquer.

Sirop de Malt.

Pr. : Malt desséché à 40 degrés et broyé. . . . . 250 gram.
Eau chaude à 75 degrés. 1000

Broyez ensemble et filtrez ; ajoutez q. s. d'eau pour faire un kilogramme. Ajoutez :

Sucre blanc. 1000 gram.

Faites fondre à une très-douce température.

Nous avons vu employer avec succès les capsules suivantes dans la dyspepsie.

Capsules digestives.

Pr. :	Farine de malt, très-fine et tamisée.	50 gram.
	Pepsine amylacée acide, n. 1.	30
	Chlorure de sodium.	10
	Sirop de fleur d'oranger.	Q. S.

Pour faire une pâte molle, on met un gramme de ce mélange par capsule : à prendre deux pendant, et deux autres, une demi-heure après le repas.

On pourrait simplement mélanger la farine de malt, la pepsine et le chlorure de sodium, et administrer enveloppé dans un pain à chanter, en deux fois.

Liqueur antiscorbutique (Skoda).

Pr. :	Décoction de malt, avec bourgeons de sapin.	275 gram.
	Levûre de bière.	25
	Sirop d'écorces d'oranges.	25

Mêlez. Laissez fermenter et filtrez. A prendre 2 ou 3 verres par jour.

LEVURE DE BIÈRE

La levûre de bière se présente sous la forme d'une bouillie grisâtre, écumeuse, mêlée de grumeaux noirâtres ; elle exhale une odeur aigre caractéristique, et est composée de globules microscopiques que M. Desmazières a décrits sous le nom de *mycoderma cerevisiæ* et qu'on a nommés aussi *torula cerevisiæ ;* ils présentent un diamètre de $\frac{1}{100}$ à $\frac{1}{400}$ de millimètre. Sous l'influence d'une solution sucrée, la levûre donne naissance à un végétal connu sous le nom de *Penicilium glaucum*, en même temps qu'il se forme de l'alcool, de l'acide carbonique, de l'acide succinique, de la glycérine (Pasteur.)

M. Birdherepoth a conseillé d'administrer la levûre de bière contre la glycosurie. En janvier 1853, ayant traité par la levûre un diabétique dont l'urine avait une densité de 1,044, après dix jours de traitement, l'urine ne pesait plus que 1,020; après six semaines, le sucre avait complétement disparu et le malade était guéri.

La levûre de bière était employée fraîche à la dose de deux ou trois cuillerées à bouche par jour dans du lait; malheureusement les expériences qui ont été faites n'ont pas confirmé les résultats annoncés; il faudrait rechercher d'abord si le suc gastrique ne détruit pas les globules de ferment. Ajoutons qu'au contact des substances protéiques, et à l'obscurité comme cela a lieu dans l'estomac, la levûre transforme le sucre en acide lactique, en acide acétique et peut-être aussi en alcool et en acide carbonique; mais dans le diabète sucré, le sucre ne se trouve pas dans l'estomac, et d'ailleurs sa destruction ne constitue pas un traitement rationnel de la maladie, puisque lui-même n'est qu'un produit et non la maladie elle-même.

SUC PANCRÉATIQUE — PANCRÉATINE

Nous dirons peu de chose du suc pancréatique et de la pancréatine; on a beacoup exagéré l'étendue et la nécessité de leur influence sur la digestion des matières grasses; mais le liquide pancréatique exerce une action marquée sur les matières féculentes, comme l'a démontré Valentin, en vertu de laquelle l'amidon est transformé en glycose, et M. L. Corvisart a établi que les aliments albuminoïdes, par l'action du fluide pancréatique, seraient non-seulement dissous, mais digérés et transformés comme ils le sont par le suc gastrique lui-même en quantité considérable, suivant lui (ses recherches ont été confirmées par MM. Meissner, Schiff, etc.,) le pancréas et l'estomac digéreraient presque autant d'aliments azotés l'un que l'autre.

Mais M. L. Corvisart a établi que la pepsine et la pancréatine réunies se détruisaient; il est donc une condition indispensable à la formation des digestions gastrique et intestinale, c'est que la pepsine et la pancréatine soient séparées; elles le sont en effet par le pylore et par l'action neutralisante que la bile exerce sur le suc gastrique qui passe dans l'intestin. Il semble résulter de ce qui précède que la pancréatine ou le suc pancréatique ne pourront jamais recevoir d'applications thérapeutiques, puisque arrivé dans l'estomac, ce ferment est détruit. M. L. Corvisart a en effet administré la pancréatine sans aucun résultat, mais il ajoute qu'il ne faut pas désespérer du succès dès qu'un artifice permettra de préserver la pancréatine de toute action gastrique, et de la faire arriver pure dans le duodenum; alors peut-être la thérapeutique aura acquis un moyen puissant de traitement des maladies fonctionnelles de la seconde digestion.

La pancréatine comme la pepsine est détruite par une ébullition prolongée dans l'eau; c'est donc à tort que Chomel donnait à manger à ses malades des pancréas bouillis dans le but de leur faire digérer les graisses: il faut éviter de détruire tous ces ferments avant de les appeler à agir.

---

§ III. — AGENTS AUXILIAIRES DE LA DIGESTION

Nous avons déjà dit que nous placions dans ce groupe les acides du suc gastrique, la bile et les savons qu'elle contient, les alcalis faibles qui émulsionnent les corps gras.

ACIDE LACTIQUE ($C^6H^5O^5$, HO)

Cet acide a été découvert par Schéele dans le lait aigri. MM. Bernard et Barreswill ont constaté sa présence dans le suc gastrique ; c'est un produit intermédiaire de la combustion des substances ternaires du groupe des fécules et du sucre; son rôle, important dans les phénomènes de digestion, l'ont fait employer par M. Hanfield Jones, dans certains cas de dyspepsie qu'il appelle irritative, c'est-à-dire dans lesquels les digestions sont douloureuses et imparfaites.

L'acide lactique est liquide, incr stallisable ; sa densité est de 1,210; sa saveur est franchement acide et agréable. On l'emploie à la dose de 10 centigrammes à 2 grammes dans des potions ; on l'a aussi employé, mais sans succès, pour dissoudre les tumeurs osseuses.

Potion lactique (HANFIELD).

Pr. : Acide lactique. . . . . 10 à 20 gouttes.
Eau. . . . . 100 grammes.

A prendre au repas contre les digestions difficiles et imparfaites.

Le nom de solution ou de limonade conviendrait mieux que celui de potion ; l'addition d'un sirop serait indispensable pour que ce médicament pût porter le nom de potion.

Limonade lactique (HOPITAL DES ENFANTS-MALADES).

Pr. : Eau. . . . . 1,000 gram.
Sirop de sucre.. 60
Acide lactique. . . . . 4 à 8

A prendre par verres dans la journée contre les exostoses.

ACIDE CHLORHYDRIQUE

L'acide chlorhydrique pourrait trouver place dans plusieurs chapitres de cet ouvrage, nous le plaçons de préférence dans les adjuvants de la digestion : nous ferons connaître, malgré cela, des formules dans lesquelles il a été employé pour d'autres usages.

C'est surtout aux travaux de MM. Bouchardat et Sandras que l'on doit la connaissance du rôle important que peut jouer l'acide chlorhydrique dans la digestion. M. Trousseau traite les dyspepsies et les gastralgies avec le plus grand succès par l'acide chlorhydrique, il nous a assuré bien des fois qu'il le préférait dans ces cas à l'acide lactique.

Potion antidyspeptique (TROUSSEAU).

Pr. : Potion gommeuse du Codex. . . . . 125 gram.
Acide chlorhydrique. . . . . 5 à 10 gouttes.

A prendre une à quatre cuillerées après chaque repas.

M. le docteur Caron a également employé l'acide chlorhydrique avec succès dans les cas de troubles digestifs.

M. Bouchardat a constaté que lorsqu'on l'administrait dans du vin par la méthode de Dionis, il augmentait l'action péristaltique de l'estomac.

Vin de Colombo composé (BOUCHARDAT).

Pr. : Racine de colombo.	16 gram.
— de gentiane.	16
— de bistorte.	16
Écorce de quinquina.	16
— d'orange.	16
Baies de genièvre.	32
Alcool à 86° centésimaux.	40
Eau filtrée.	1,000
Acide chlorhydrique.	15

Laisser macérer 15 jours, filtrer et conserver pour l'usage.

Une cuillerée à bouche après chaque repas dans les gastralgies chroniques, accompagnées de chlorose, dans les entéralgies chroniques, avec constipation chez les scrofuleux, etc.

Gargarisme chlorhydrique.

Pr. : Sirop de mûres.	60 gram.
Décoction d'orge ou de feuilles de ronce.	200
Acide chlorhydrique.	4

Mêlez. Contre les aphthes et les amygdalites chroniques, les stomatites mercurielles et autres.

Collutoire chlorhydrique.

Pr. : Miel rosat. . . . . }
Acide chlorhydrique. . . . . } āā parties égales

Mêlez : en collutoire pour toucher les aphthes, les ulcérations de la bouche.

Pour les stomatites on a souvent fait usage de l'acide chlorhydrique pur, mais il a l'inconvénient d'attaquer les dents; on peut l'associer au miel ou à la glycérine.

BILE

Au point de vue chimique, la bile peut être considérée comme un savon à base de soude, mêlé de matières colorantes et de substances amères; autrefois employée en médecine sous la forme d'*extrait de fiel de bœuf*, elle était tombée dans l'oubli, lorsque les médecins allemands ont cherché récemment à la préconiser dans les cas de troubles des fonctions digestives intestinales.

Que la bile ou son extrait soient employés comme un excellent tonique amer, nous le voulons bien; mais que l'on cherche à introduire par l'estomac une substance dont les principes actifs sont décomposés dans l'estomac, dans le but de lui faire exercer postérieurement une action physiologique dans l'intestin, voilà ce que nous ne pouvons admettre; ajoutons enfin qu'une très-petite quantité de bile anéantit tout pouvoir digestif du suc gastrique en agissant sur la pepsine, et que, pour soigner la digestion intestinale, il ne faut pas détruire la digestion gastrique. Aussi les préparations dont la bile est la base sont-elles aujourd'hui abandonnées.

Liniment de fiel de bœuf contre l'hypertrophie glandulaire (BONOROEN).

Pr. :	Fiel de bœuf épaissi.	95 gram.
	Extrait de ciguë.	4
	Savon médicinal.	8
	Huile d'olives.	30

Mêlez en triturant ; — frictionnez quatre fois par jour la partie malade avec ce mélange.

ALCALIS COMME AUXILIAIRES DE LA DIGESTION DES CORPS GRAS

M. Bouchardat avait proposé depuis longtemps l'usage des alcalis pour faciliter la digestion des matières grasses, et M. Mialhe conseillait leur emploi pour faciliter l'action des substances résineuses purgatives : M. le docteur Jeannel, pharmacien principal de l'hôpital militaire de Bordeaux, a publié récemment un travail extrêmement intéressant sur cette question; nous nous contenterons de transcrire ici les formules qu'il a proposées. Ce sont en réalité les nutriments gras, c'est-à-dire tels que les prépare la digestion, qui sont présentés par ce moyen directement à l'absorption.

HUILES ÉMULSIONNÉES (Jeannel et Monsel).

Potion huileuse.

Pr. : Huile d'amandes douces. . . . . 20 gram.
Eau distillée. 40
— de menthe. 10
Carbonate de soude. 0, 10

Mêlez. — L'addition du sucre augmente la viscosité.

Potion d'huile de foie de Morue.

Pr. : Huile de foie de morue . . . . 10 gram.
Eau distillée. 20
— de menthe. 5
Carbonate de soude pulvérisé. 0,10

Dissolvez et ajoutez l'huile.

Injection vaginale purgative.

Pr. : Huile de ricin.. . . . . 30 gram.
Eau. 200
Carbonate de soude. 1

Mêlez. — On émulsionne de même le copahu.

Injection uréthrale de Copahu.

Pr. : Baume de copahu. . . . . 2 gram.
Eau. 100
Carbonate de soude. 0,05
Laudanum de Sydenham. . . . . 10 gouttes.

Très-vantée contre la blennorrhagie.

Nous avons préféré grouper les formules de corps gras émulsionnés plutôt que de les placer à leur chapitre respectif des purgatifs et des balsamiques.

Bain Émulsif (Jeannel).

Pr : Carbonate de soude brut. . . . . 350 gram.
Eau tiède. . . . . 200 litres.

Faites dissoudre et ajoutez le mélange suivant :

Carbonate de soude. . . . . 350 gram.
Eau tiède. 500

Dissolvez dans un flacon et ajoutez :

Huile d'amandes douces ou de foie de morue. . . . 250 gram.

Agitez et mêlez à l'eau du bain.

Nous croyons que ce bain agit comme émollient et adoucissant, c'est-à-dire topiquement.

FORMULE CONTRE LA DYSPEPSIE CARDIALGIQUE

Élixir tonique (Gendrin).

Pr. :	Eau distillée de menthe	230 gram.
	Extrait de cascarille.	5
	— d'absinthe.	5
	— de gentiane.	5
	— de myrrhe.	5
	Feuilles sèches de camomille.	6
	Écorces d'oranges amères.	10
	Sous-carbonate de potasse.	15

Triturez ensemble; faites macérer pendant deux jours; passez et filtrez. — Prendre une cuillerée à café dans un demi-verre d'eau, un quart d'heure avant le repas.

Nous nous occuperons plus loin d'une autre classe de médicaments plus anciennement connus et employés, les excitants qui comprennent les épices, etc.

Les corroborants et les excitants digestifs forment deux classes bien différentes.

Les corroborants digestifs, qui comprennent les agens fonctionnels, pepsine, diastase, etc., et les substances alibiles ou nutriments, ont pour but et pour résultat de reconstituer les fonctions digestives et nutritives avant de demander le travail que les organes fatigués refusent.

Les excitants, au contraire, qui agissent directement, non sur la nutrition, mais sur les nerfs, cherchent à imposer aux organes épuisés par une stimulation plus énergique, le travail fonctionnel qu'ils refusent.

Dans les maladies graves et longues, il y a lieu de se demander leur utilité réelle et leur efficacité finale. Dans les maladies courtes, où est leur supériorité?

Car la première classe agit par reconstitution sans danger ; la seconde peut, en réussissant en apparence, finir par surmener et épuiser plus encore.

CHAPITRE II

TONIQUES ASTRINGENTS

Les toniques astringents sont ceux dont le mode d'action consiste à donner ou à rendre aux tissus le ton, l'orgasme, la densité nécessaires à l'accomplissement des fonctions. Déposés sur la peau dénudée ou sur une muqueuse, ils produisent une astriction fibrillaire, un resserrement qui détermine une diminution des interstices organiques et des vaisseaux, ils arrêtent ou ralentissent les exhalations, et produisent du refroidissement, de la pâleur et une sensation de froncement et de condensation.

---

§ I. — ASTRINGENTS FOURNIS PAR LE RÈGNE VÉGÉTAL

Les astringents, appartenant au règne végétal, contiennent tous du tannin en quantité plus ou moins grande. Au point de vue thérapeutique, tous les tannins paraissent se ressembler et posséder les mêmes propriétés. Au point de vue chimique, on a cherché à les distinguer en plusieurs groupes, d'après l'action qu'ils exercent sur les persels de fer; c'est ainsi que Berzelius distinguait : 1° le tannin qui colore les persels de fer en bleu, tel est celui du chêne ou acide *quercitannique;* 2° le tannin qui colore les sels ferriques en vert, comme celui des quinquina ou *acide cinchotannique;* 3° celui du cachou ou *mimotannique;* 4° le tannin du kino ou acide *kinotannique.*

MM. Pelouze et Fremy divisent les tannins en trois classes :

1° Tannin que colorent les sels ferriques en bleu noir. Noix de galle, chêne;

2° Tannin que colorent les sels ferriques en vert. Quinquina, cachou, café, rhubarbe, kino, saule, orme, fougère, légumineuses, fleurs des labiées, etc.;

3° Tannin que colorent les sels ferriques en gris verdâtre. Ratanhia, absinthe, arnica, véronique, verveine, ortie.

Quelques-uns de ces tannins ont même reçu des dénominations spéciales : ainsi on a appelé *acide gallotannique* le tannin de la noix de galle; *acide quercitannique* celui du chêne rouvre; *acide cafetannique* ou tannin du café; *acide cachoutannique* le tannin du cachou;

acide morintannique le tannin du bois jaune, et *acide quinotannique* le tannin des quinquinas.

Quoiqu'il n'y ait pas identité complète d'action entre les différentes sortes de tannins, ou quoique du moins ils ne possèdent pas à poids égal le même degré d'activité, nous pensons qu'au point de vue thérapeutique ces distinctions sont peu importantes.

A propos d'une note de M. Guyot Dannecy, pharmacien à Bordeaux, qui proposait la racine d'arbousier pour remplacer celle de ratanhia, Soubeiran a classé les principales substances astringentes d'après leur sapidité, et l'action qu'elles exercent sur les tissus ; il a vu que les chiffres suivants s'équivalaient ou à peu près : c'est-à-dire que pour produire les mêmes effets il fallait : 8 parties de cachou de Pégu, 10 de kino de la Jamaïque, 12 de kino d'amboine, 14 de cachou de l'Inde, 15 d'extrait de monésia, 15 d'extrait de ratanhia, 35 d'extrait de tormentille, 50 d'extrait de bistorte, 55 d'extrait d'écorce de chêne, 160 d'extrait de racine d'arbousier.

L'observation clinique est tout à fait d'accord avec les expériences chimiques. Le médecin pourra donc, à l'aide de ces données, graduer les effets des astringents et les mettre en rapport avec le degré de tonicité qu'il désire obtenir.

ARBOUSIER

L'arbousier (*arbutus unedo* L.) est un petit arbre extrêmement commun sur les bords du bassin d'Arcachon et dans les landes des environs de Bordeaux ; nous avons vu que sa puissance astringente était bien inférieure à celle des autres substances jouissant des mêmes propriétés, et qu'elle était même au-dessous de certaines racines vulgaires, telles que le fraisier, la tormentille, etc.

Cependant, M. Venot a préconisé l'extrait d'arbousier sous diverses formes contre la blennorrhagie. Voici les formules employées à l'hôpital Saint-Jean, de Bordeaux :

1° *Injections*. Extrait aqueux d'arbousier, 30 grammes. Eau distillée 500 grammes.

2° *Sirop*. Extrait aqueux d'arbousier, 25 grammes. Eau distillée, 135. Dissolvez, filtrez et mêlez avec sirop simple réduit au quart et bouillant, 500 grammes.

3° *Potion*. Sirop d'arbousier, de tolu, de chacun 30 grammes. Eau distillée et vin, 100. Mêlez pour prendre par cuillerées.

4° *En pilules*. Extrait d'arbousier, de ratanhia, ãã, 5 grammes. Faites des pilules de 20 centigrammes, à prendre deux, matin et soir. D'après M. Venot, l'extrait d'arbousier supplée la ratanhia, et c'est un bon auxiliaire du cubèbe et du copahu contre les blennorrhées irritatives.

RATANHIA

La racine de ratanhia est connue de tous les médecins, et ses propriétés astringentes sont incontestables. Celle qui a été employée en médecine jusqu'en ces derniers temps nous venait du Pérou ; elle présentait une écorce rougeâtre et donnait un extrait parfaitement soluble dans l'eau, avec belle coloration rouge; mais depuis quelques années, le ratanhia du commerce n'est plus rouge : il est gris rougeâtre, il fournit une plus grande quantité d'extrait ; mais celui-ci est moins astringent, plus difficilement soluble dans l'eau ; cette nouvelle sorte de ratanhia dont il faut bien se contenter puisque l'ancienne devient de plus en plus rare, est désignée sous le nom de *ratanhia gris* ou de *savanille :* elle doit être administrée à dose plus élevée, et on doit, autant que possible, prendre l'extrait entièrement soluble dans l'eau ; il n'y a guère que celui qui est évaporé dans le vide qui présente cette propriété; d'ailleurs, les deux sortes de ratanhia renferment de l'*acide kramérique*, principe essentiellement astringent : on doit toujours préférer les petites racines, qui sont les plus riches.

Mixture contre les fissures du mamelon (Blache).

Pr. : Extrait de ratanhia. . . . . 5 gram.
Teinture de ratanhia. 10
Eau. 100

Pour laver le mamelon chaque fois que l'enfant vient de teter. Dans l'intervalle, on met sur les fissures une pâte molle faite avec du blanc d'œuf et de l'extrait de ratanhia.

Mixture de Ratanhia (Trousseau)

CONTRE LES FISSURES A L'ANUS.

Pr. : Alcool. 1
Extrait de ratanhia. 1

On administre d'abord un lavement émollient, puis un lavement avec 4 grammes à 10 grammes d'extrait de ratanhia et teinture de ratanhia 4 grammes. On enduit ensuite des mèches de charpie avec la mixture et on panse les fissures. M. Trousseau a proposé cette mixture en 1840. (*Bull. gén. de thérap.*, tome XIX, p. 182, 1840.) Plus tard, il a remplacé l'alcool par la teinture de ratanhia ; il vaut mieux délayer l'extrait dans l'eau, pour éviter les douleurs horribles produites par l'alcool.

Pommade au Ratanhia.

Pr. : Extrait de ratanhia. . . . . 10 gram.
Glycérine. 20
Axonge. 70

On dissout l'extrait dans la glycérine et on incorpore à l'axonge.

INULA DYSENTERICA

Cette plante, qui appartient à la famille des Synanthérées, est connue sous le nom d'herbe de Saint-Roch; elle croît dans les lieux aquatiques. Ses propriétés antidysentériques sont depuis longtemps connues ; c'est le *conyza media* de quelques formulaires. M. Desmartis a employé la racine de cette plante en solution concentrée, en tisane et en lavements, pour combattre efficacement la diarrhée prodromique du choléra, les diarrhées épidémiques, la dysentérie, etc. La tisane se fait par décoction, 100 gr. pour un litre d'eau ; les lavements à dose double.

AIRELLE MYRTILLE

L'airelle myrtille, *vaccinum myrtillus* L. (Éricacées), est un petit arbrisseau qui croît spontanément dans les bois en France, en Angleterre et en Allemagne. On emploie les feuilles, qui sont ovées, dentées, glabres; on emploie également les baies, qui sont d'un bleu noirâtre ; elles sont acidules et rafraîchissantes. On en fait un sirop, des confitures, et on s'en sert pour donner de la coloration aux vins.

M. Reiss a préconisé les feuilles d'airelle contre la diarrhée; on l'a encore employée contre la dysentérie, l'hémoptysie, le scorbut, les affections catarrhales. Les feuilles ne s'emploient qu'en tisane, qui se prépare par infusion à la dose de 20 à 30 grammes pour un litre d'eau bouillante.

Teinture de Myrtille.

Pr. : Baies récentes de myrtille. . . . . 100 gram.
Eau-de-vie. 1,000

Faites macérer quinze jours. Dose : un petit verre à liqueur.

Extrait de Myrtille.

Pr. : Suc d'airelles myrtilles.. . . . . Q. S.

Faites évaporer en consistance d'extrait et administrez en pilules de 0,20; on en administre de 4 à 6 par jour.

Sirop d'Airelle Myrtille.

Pr. : Extrait d'airelle myrtille. . . . . 5 gram.

Faites dissoudre dans très-peu d'eau et ajoutez :

Sirop bouillant. . . . . 1,000 gram.

Chaque cuillerée de ce sirop contient environ 1 décigramme d'extrait; on en prescrit de 2 à 6 cuillerées par jour.

La busserole ou raisins d'ours, *arbutus uva ursi* (Éricacées), est aussi employée comme astringent; ce sont les feuilles dont on fait usage en tisane à la dose de 30 grammes pour un litre d'eau bouillante; on leur substitue sans inconvénient les feuilles d'airelle ponctuées, *vaccinum vitis idea* L., qui sont d'un vert brunâtre, moins épaisses que celles de busserole, quelquefois légèrement dentées, elles sont parsemées de petits points noirs d'où elle tire son nom.

CANCHALAGUA ET CHIRAYITA

Le Canchalagua a été décrit pour la première fois par le P. Feuillée, sous le nom de *centaurium minus, purpureum patulum, vulgo cachen*; Molina lui donna le nom de *gentiana cachanlaguen*; Persoon l'a appelé *erythrea Chilensis*; Lamarck, *gentiana Peruviana*, et Wildenow l'a appelée *chironia Chilensis*; ce dernier nom a prévalu; il est originaire du Chili, et abondant sur les côtes du Pérou; Ruis a décrit ses propriétés et le mode d'administration; on l'emploie pour relever les forces, combattre les fièvres intermittentes.

M. Lebœuf emploie cette plante à la dose de 4 à 12 grammes comme astringente, lorsqu'elle est fraîche; mais sèche, on doit se borner à en faire prendre 2 à 4 grammes en infusion.

Dans la même famille des Gentianées, on trouve la *chirayita* ou chiretta, employée depuis longtemps au Bengale par les naturels, et qu'on a proposée récemment comme astringent. On l'a associée au *guilandina Bonducela* L. On la trouve dans le commerce. C'est M. Leschenault qui l'a faite connaître; M. Guibourt croit que c'est le *calamus aromaticus* des anciens; mais celui-ci est indiqué comme étant très-odorant, tandis que le G. chirayita est inodore.

Les tiges du *gentiana chirayita* Roxb. sont fréquemment employées dans l'Inde contre les cachexies, la dyspepsie, les fièvres intermittentes, la phthisie, les scrofules, la dysentérie, etc. On l'emploie à la dose de 2 à 4 grammes en macération dans un litre d'eau. On l'administre par verrées avant le repas. L'extrait est donné en pilules, à la dose de 20 à 40 centigrammes, trois fois par jour.

MIMOSA COCHLEOCARPA

Les feuilles et les fleurs du *mimosa cochleocarpa*, mais surtout l'écorce, sont très-préconisées au Brésil contre la leucorrhée, les hémorrhagies; on administre la poudre à la dose de 20 centigrammes à 1 gramme 50 centigrammes, trois ou quatre fois par jour; ou en décoction pour injections, etc.

OLIVIER

(Olea Europea) (Jasminées).

Les préparations de l'olivier ont été proposées comme astringentes et comme fébrifuges. M. Faucher a beaucoup vanté l'extrait hydro-alcoolique de feuilles à la dose de 1 à 2 grammes.

M. Spinelli emploie surtout l'extrait des écorces et celui des feuilles, ainsi que la poudre d'écorce aux mêmes doses, contre l'embarras gastrique, la diarrhée, la dysentérie. Quant aux fièvres, c'est tout au plus si on guérit par ce médicament les fièvres dites de saison.

ÉCORCE DU MONNINIA POLYSTACHIA OU YALLHOY.

Le Monninia polystachia est une très-jolie plante de la famille des Polygalées de la diadelphie octandrie, qui croît sur les revers des montagnes dans les terrains bas et ombragés de l'Amérique du Sud; les naturels du pays la nomment *yallhoy*.

C'est l'écorce de la racine dont on fait usage.

La racine est simple, fusiforme, longue de 60 centimètres environ. L'écorce est jaune-paille, parsemée de points grisâtres, à cassure fibreuse, d'une odeur nauséeuse très-faible, sa saveur est douceâtre et mucilagineuse, puis après âcre et amère; elle excite la salivation et la sécrétion du mucus nasal, en même temps qu'elle détermine un éternument opiniâtre, soit qu'on la pile avec précaution, soit qu'on la mette en contact avec la membrane pituitaire; elle mousse dans l'eau comme le ferait le savon.

Les médecins l'emploient comme astringent et expectorant : voici les formules les plus usitées :

Infusion antidysentérique de Yallhoy.

Pr. : Écorce de yallhoy. . . . . 6 gram.
Eau bouillante. 500

Coupez l'écorce, infusez pendant une heure dans un vase fermé, agitez de temps en temps; passez. A prendre en deux fois.

Poudre de Yallhoy.

Pr. : Poudre d'écorce d'yallhoy. . . . . 1,50 gram.
Sucre ordinaire.. 4,00

Pour une dose.

Pilules de Yallhoy.

Pr. : Poudre d'écorce de monninia en poudre. . . . . 1,50 gram
Mucilage de gomme adragante. . . . . Q. S.

F. S. A. une masse pilulaire que vous diviserez en pilules de 0,20 pour une seule dose.

Pilules d'extrait.

Pr. : Extrait aqueux d'écorce de yallhoy. 0,60

F. S. A. des pilules de 0,10 à 0,20, qui doivent être prises en une seule fois. — On peut administrer cette dose jusqu'à deux ou trois fois par jour.

Lavement au Yallhoy.

Pr. : Écorce de yallhoy coupée menu. . . . . 16 gram.
Eau ordinaire. 1,000

Les gens du pays réduisent en pâte l'écorce fraîche de monninia, et on la vend en pains orbiculaires chez les épiciers.

Elle contient : une matière résineuse extraite par l'éther; une résine extraite par l'alcool; une résine *sui generis* nommée *moninine;* une gomme de nature aromatique.

La moninine est une substance d'une saveur amère, âcre, à peu près comme l'euphorbe; soluble en toute proportion dans l'eau, l'alcool, les acides, les liqueurs alcalines, qu'elle colore en jaune très-intense. Ces divers solutés sont tous transparents, insolubles dans l'éther, les huiles fixes et volatiles; elle rougit la teinture d'iode, teint en vert la teinture de tournesol, et n'a pas d'action sur le sirop de violettes.

Elle fond par la chaleur et laisse un charbon poreux; elle fait mousser l'eau.

BITTERA

Le bittera, *bitter asch*, frêne amer, ou bois de Saint-Martin, est un grand arbre de la Martinique, le *bittera febrifuga*, qui a été proposé par M. Amic, médecin en chef de la marine, à la Martinique, comme fébrifuge.

Ce bois a tout à fait l'aspect et les propriétés du bois de Surinam ou *quassia amara*: on peut les substituer l'un à l'autre sans inconvénient.

M. Girardias, pharmacien de la marine, y a trouvé un principe cristallisé neutre, qu'il a nommé *bitterin*, et un principe amer résinoïde auxquels il attribue la propriété du bittera. On emploie le bois dans les mêmes formes que le quassia; sa posologie est la même que celle du quinquina.

CAMPÊCHE

Le bois de Campêche (*hæmatoxylum Campechianum*), Légumineuses, si employé dans la teinture, n'avait reçu aucune application en médecine. Depuis quelque temps on en fait usage, de son extrait surtout, comme désinfectant et cicatrisant (Desmartis).

Extrait de bois de Campêche.

Pr. : Bois de Campêche râpé. . . . . 375 gram.
Eau. 3,785

Faites bouillir jusqu'à réduction de 1,500 grammes, filtrez bouillant et faites evaporer en consistance d'extrait ; 1 à 3 grammes contre la diarrhée et le choléra des enfants.

ÉCORCE D'INGA

Sous les noms d'écorce d'*inga*, de *barbatimão du Brésil*, l'on emploie au Brésil plusieurs écorces produites par diverses espèces des genres *acacia*, *inga* ou *mimosa*, décrites par tous les auteurs de matière médicale, et indiquées par Pison sous le nom d'écorce de *jeunesse* et de *virginité*, à cause des usages qu'on en fait au Brésil ; les écorces d'inga ont été étudiées de nouveau par MM. Grimault et Hervé, qui les caractérisent ainsi : « écorces très-compactes, pesantes, épaisses de 1 à 2 centimètres, longues de 20 à 60, larges de 5 à 12 ; leur cassure nette présente, lorsqu'elle est récente, des couches alternatives blanches et rougeâtres ; les cassures anciennes présentent une teinte plus uniformément rougeâtre. »

D'après MM. Grimault et Hervé, l'écorce d'inga contient 80 pour 100 d'une matière tannante rouge ; elle est comparable au ratanhia. Au Brésil on en fait un fréquent usage pour réduire les hernies.

L'*extrait hydro-alcoolique d'inga* s'obtient en épuisant la poudre dans un appareil à déplacement par l'alcool à 56° et faisant évaporer en consistance d'extrait.

Voici les formules qu'on a proposées :

Sirop d'Inga.

Pr. : Extrait alcoolique d'inga. 20
Sirop simple. 9,80

Faites dissoudre l'extrait dans de l'eau tiède, environ 50 à 60 grammes et ajoutez au sirop bouillant.

Injection uréthrale.

Pr : Extrait d'inga.. . 8
Alcool.. 20
Eau distillée. . . 200

Injection vaginale.

Pr. : Extrait d'inga. . 50
Alcool.. 100
Eau distillée. . . 900

Pour employer pure.

ORME PYRAMIDAL

C'est l'écorce intérieure de l'*ulmus campestris*, que l'on trouve dans le commerce et qui a été vantée comme astringente et antisyphilitique.

Tisane astringente.

Pr. : Écorce d'orme pyramidal.	30 gram.
Eau.	1,250

Faites bouillir et réduisez à 1,000 grammes. Vantée comme antisyphilitique.

En Amérique, on emploie l'écorce de l'orme fauve, *ulmus fulva* Mx.

LENTISQUE

Le lentisque, *pistacia lentiscus* L., vient spontanément en Algérie. On retire des graines une huile propre à l'éclairage ; les fruits sont très-aromatiques et agréables à mâcher ; on les a préconisés comme balsamiques et expectorants ; nous serions disposé à leur attribuer des propriétés dont on pourrait tirer parti. Dans l'Orient et surtout dans l'île de Chio ou de Scio, on cultive surtout le lentisque pour en extraire, par des incisions souvent répétées, pendant l'été, la résine connue sous le nom de mastic, qui est en petites larmes à surface mate, comme farineuse, à cassure vitreuse, à odeur douce et agréable, à saveur aromatique ; elle est employée en Orient comme masticatoire et comme tonique et astringente ; on l'a beaucoup vantée contre les catarrhes pulmonaires et ceux de la vessie.

En Algérie, on fait un fréquent usage, et avec le plus grand succès, des pilules suivantes contre la diarrhée :

Pilules algériennes.

Pr. : Extrait de lentisque.	1,00
— thébaïque..	0,06
Poudre d'ipécacuanha.	0,25
Myrrhe.	0,50

M. S. A. et divisez en 10 pilules. — Contre la diarrhée; à prendre 5 par jour. — Très-employées à Alger et dans toute l'Afrique avec succès.

PRUNIER DE VIRGINIE

Le prunier de Virginie, *prunus Virginianus* L. ; *padus oblonga* Mœnch, est originaire des États-Unis. On le cultive dans les jardins ; il se rapproche beaucoup par le port et par ses propriétés du laurier-cerise; son écorce a été vantée contre la dysentérie; elle est amère, styptique, chaude et aromatique ; on l'a conseillée contre les fièvres intermittentes.

On a également employé comme astringente l'écorce du tulipier de Virginie : *liriodendron tulipifera* (Magnoliacées).

Infusion de prunier de Virginie.

Pr. : Écorce de prunier de Virginie concassée.	15	gram.
Eau bouillante.	500	

Faites infuser 24 heures. Passez. — Par verrées, dans la journée, contre la dysentérie.

MARRONNIER D'INDE — ESCULINE

Le marronnier d'Inde, *æsculus hippocastanum*, depuis longtemps acclimaté en France, est originaire de l'Asie temperée, possède une écorce qui, à diverses époques, a été préconisée comme fébrifuge ; c'est du moins un bon astringent, qui vaut au moins l'écorce de chêne; elle renferme de l'*esculine*, substance cristallisable, incolore, amère, peu soluble dans l'eau et dans l'alcool froids, plus soluble dans ces liquides bouillants, insoluble dans l'éther, sa dissolution aqueuse est incolore par transmission et bleue par réflexion. Ce dichroïsme augmente par les alcalis (Trommsdorff) ; le chlore la colore en rouge; chauffée à 160° ou bouillie avec de l'acide chlohydrique chaud, elle donne de l'esculentine qui est également dichroïque.

Les fruits du marronnier ont été étudiés au point de vue économique par M. Lepage, de Gisors, M. Flandrin, et par MM. Remilly et Thibierge. Ils contiennent de la saponine et une substance âcre et amère dont on peut les priver par les lavages et par les alcalis ; on obtient une fécule qui peut servir alors à l'alimentation et à diverses applications industrielles.

Teinture d'écorce de Marronnier (Jobert de Lamballe).

Pr. : Écorce de marronnier.	125	gram.
Alcool 55° C.	500	

Faites macérer quinze jours. Filtrez. — A prendre une cuillerée à bouche dans un quart de tasse de décoction de chiendent ; on peut porter la dose à deux cuillerées, contre les névroses gastriques.

OXALIS CRASSICAULIS

Cette plante, originaire du Pérou, où elle est cultivée pour les tubercules, et ses feuilles que l'on mange, donne par expression un suc qui été proposé par M. Montain comme un excellent astringent, qui agit bien contre les métrorrhagies passives et chroniques et la plupart des flux hémorrhagiques ne coïncidant pas avec une lésion organique, et a même réussi dans des cas de blennorrhagies chroniques qui avaient résisté à l'emploi du baume de copahu et du poivre cubèbe. On l'emploie sous forme de limonade à la dose de 100 grammes pour un litre de limonade.

RENOUÉE

La renouée des oiseaux, *polygonum aviculare* (Polygonées), est abondante le long des chemins dans les campagnes; elle est connue sous le nom de traînasse. MM. Levrat, Cazin et Desmartis, de Bordeaux, l'ont employée comme léger astringent contre les diarrhées rebelles, l'hématurie, etc. On fait une décoction avec 20 grammes de feuilles sèches et un litre d'eau.

SALICAIRE

La salicaire, *lithrum salicaria* (Salicariées), a été expérimentée dans la diarrhée, surtout chez les enfants; on la donne en poudre (1 à 10 grammes), en infusion et décoction (50 à 100 grammes et plus), on fait prendre des bains et des lavements avec ces décoctions; on en prépare un extrait (0,20 à 0,50 centigrammes). Ce sont les sommités fleuries que l'on emploie.

D'après M. Marchand de Sainte-Foy, la salicaire agit très-bien contre la diarrhée et les hémoptysies; on l'emploie en poudre à la dose de 1 à 2 grammes et en infusion 15 à 20 grammes pour 500 grammes d'eau; c'est, d'ailleurs, un remède populaire en Hollande, en Suède et en Irlande.

THLASPI

Le *thlaspi bursa pastoris*, si commun dans nos prés et nos moissons, a été employé avec avantage par M. Hannon, contre les hémorrhagies passives et les métrorrhagies trop abondantes.

On emploie le suc préparé à froid à la dose de 100 à 200 grammes; on en fait une eau distillée après macération préalable et on l'emploie sous la forme suivante :

Pr.: Suc de thlaspi. . . . . 125 gram.
Eau distillée de thlaspi. 125

Tisane.

Pr.: Thlaspi frais. . . . . 100 gram.
Eau bouillante. 1,000

Faites infuser deux heures en vase clos.

Alcoolat de Thlaspi.

Pr. : Thlaspi frais contus. . . . . 5,000 gram.
 Alcool à 61° C. 2,000

Distiller au bain-marie pour obtenir 3 litres d'alcoolat.

Teinture de Thlaspi.

Pr. : Alcoolat de thlaspi. . . . . 1 litre.
 Thlaspi frais. . . . . » . . . . 500 gram.

Mêlez et laissez macérer huit jours. — C'est cette préparation que M. Hannon considère comme la plus efficace.

Vin de Thlaspi.

Pr. : Thlaspi frais contus.. . . . . 60 gram.
 Vin de Bordeaux. . . . . 1 litre

Faites macérer et ajoutez alcoolat de thlaspi.
Une cuillérée à bouche plusieurs fois par jour.

M. Hannon a encore donné des formules pour préparer une conserve, une bière, un sirop et un extrait de thlaspi préparés avec le suc. Comme le principe actif du thlaspi est volatil, il en résulte que l'extrait est une mauvaise préparation.

PLANTAIN

Le plantain est une plante très-commune; on emploie indistinctement les *plantago arenaria, lanceolata, major* et *media;* le major est le plus usité, c'est un remède vulgaire ; son suc est employé contre les hémorrhagies et les feuilles contusées sont appliquées sur les coups, les contusions. M. Rust, en signalant le suc des feuilles, employé comme topique contre les suppurations de mauvaise nature et pour la cautérisation des ulcères, ne fait que rappeler la pratique des paysans du sud-ouest de la France.

NOYER

L'emploi des feuilles de *juglans regia* (Juglandées) contre les scrofules est trop connu des praticiens pour que nous y insistions, mais nous devons signaler ici un usage assez singulier qui a été fait par M. Ebrard, de Bourg, de l'écorce de noyer contre les fièvres intermittentes.

On fait macérer pendant huit jours l'écorce de noyer dans du vinaigre ; trois ou quatre heures avant l'accès on applique cette écorce autour des poignets et on l'y maintient, on l'enlève lorsque le malade accuse de vives douleurs ; on applique ensuite les feuilles fraîches enduites d'un corps gras. Avons-nous besoin d'ajouter que nous ne croyons pas à l'efficacité de cette méthode?

M. Poymarols a préconisé les feuilles fraîches de noyer employées topiquement contre la pustule maligne. M. Nélaton a communiqué en 1857 à l'Académie de médecine[1] quelques nouveaux faits recueillis par M. Raphaël, médecin à Provins, et M. Vivier a publié une observation qui confirmerait l'efficacité des feuilles de noyer. Devant ces résultats on peut-se demander si dans les faits cités il s'agissait bien de *pustules malignes;* mais n'aurait-on eu à traiter que des œdèmes charbonneux, les résultats n'en seraient pas moins intéressants; cette médication si simple mérite donc d'être examinée; tout en réservant, bien entendu, la cautérisation au fer rouge, pour les cas où elle pourrait être pratiquée.

Nous ajouterons que les feuilles de noyer très-jeunes sont beaucoup plus odorantes et paraissent être plus actives que celles qui sont plus développées.

Collyre pour le traitement des ophthalmies scrofuleuses (NÉGRIER).

Pr.: Décoction de feuilles de noyer . . . . 190 grammes.
Extrait de belladone } āā. 1
Laudanum de Rousseau }

ARTICHAUT

L'artichaut, *cynara scolymus* (Synanthérées-Cynarées), a été autrefois employé en médecine; cette plante possède des propriétés astringentes incontestables, et elle mériterait d'être étudiée avec soin.

M. Guitteau, préparateur à la faculté des sciences de Poitiers, a présenté à l'Académie de médecine[2], un travail sur l'extrait de feuilles d'artichaut, sur lequel a été fait un rapport par M. Chatin; on obtient cet extrait par ébullition des feuilles et évaporation en consistances d'extrait; on reprend par l'alcool à 33° et on évapore de nouveau; cet extrait présente l'aspect de l'aloès, son goût, sa cassure vitreuse; traité par l'acide azotique, on obtient un acide analogue à l'acide chrysammique de M. Schank. La majeure partie de cet extrait est formée par une matière analogue à l'*aloétine*, que l'auteur appelle *cynarine*.

D'après M. Cazenave le suc exprimé des feuilles et des tiges d'artichaut amené en consistance d'extrait a été employé par un médecin anglais, M. le Dr Capemas, de Norwich, contre le rhumatisme; cet extrait administré à la dose de 0,15 centigrammes en trois ou quatre fois dans les vingt-quatre heures jouit d'une certaine efficacité.

[1] *Bulletin de l'Académie impériale de médecine*. Paris, 1857, tome XXII, page 1258.

[2] *Bulletin de l'Académie impériale de médecine.*

Les fleurs et les racines d'artichaut et de cardon sont très-employées en Allemagne contre les hydropisies, le scorbut, les névralgies, les fièvres intermittentes, les rhumatismes, la goutte et la jaunisse; on en fait des décoctions à la dose de 2 à 4 grammes dans un litre d'eau.

GALEOPSIS GRANDIFLORA

Le galeopsis grandiflora de Roth appartient à la famille des Labiées; il est faiblement aromatique, presque insipide et légèrement nauséeux à la mastication; en Allemagne on l'a souvent employé contre la consomption.

Les fleurs et les feuilles de cette plante entrent dans la composition de deux thés connus en Allemagne sous le nom de thé de Lieber et de Blankenheim; on l'emploie à la dose de 15 à 30 grammes. En infusion ou en décoction dans 1,500 grammes d'eau, contre la phthisie, et surtout pour combattre les sueurs nocturnes.

ROSES ROUGES

Les roses rouges, *rosa Gallica* (Rosacées), connues aussi sous les noms de roses de Provins, ou de Province, font la base de la conserve de roses, du miel et de l'onguent rosat : nous n'en parlons ici que pour citer deux préparations très-employées en Angleterre.

En Angleterre on fait un fréquent usage des infusions concentrées; on les obtient en mettant pour une pinte (20 onces fluides) d'eau distillée bouillante, huit fois la dose ordinaire des substances, soit roses, gentiane, colombo et filtrant l'infusion de manière à obtenir 18 onces fluides et ajoutant 2 onces fluides d'alcool à 36° Cart.

Infusion concentrée de Roses rouges (Pharm. anglaise).

Pr. : Roses rouges. . . . . 100 gram.
Eau distillée bouillante. 400
Acide sulfur. dilué de la Pharmacopée de Londres. . 15

Laissez infuser pendant 2 ou 3 heures, passez avec expression et ajoutez sur le résidu :

Eau distillée bouillante. 250

Laissez infuser deux heures, passez et ajoutez à la colature :

Sucre blanc. 180

Remuez les deux infusions et ajoutez :

Alcool à 36° C. 60

Laissez déposer un jour et filtrez au papier.

N. B. Chaque gros fluide représente une once d'infusion officinale.

Infusion de Roses vineuse.

Pr. : Roses rouges.	100	gram.
Vin rouge bouillant.	1,000	

Faites infuser en vase clos. — Cette infusion a été longtemps employée en injections dans les cavités closes, pour déterminer l'inflammation adhésive; on préfère aujourd'hui, depuis les observations de M. Velpeau et les beaux travaux de M. Boinet, les injections iodées qui agissent mieux et sont moins douloureuses.

Infusion de Roses composée (Pharm. de Londres).

Pr. : Roses rouges.	12	gram.
Acide sulfurique dilué.	6	
Sucre.	24	
Eau bouillante.	500	

D'après un travail récent de M. le professeur Filhol, les roses rouges devraient leurs propriétés astringentes non pas au tannin, comme on le croit généralement, mais bien au *quercitrin* qu'elles renferment en abondance, tandis qu'elles ne contiennent que des traces de vrai tannin.

Les roses rouges contiennent environs 20 pour 100 de sucre interverti, une matière grasse composée de deux substances solides dont l'une se dissout assez bien dans l'alcool bouillant à 85°, tandis que l'autre refuse de se dissoudre ; on trouve encore dans les roses de la cyanine et des traces d'acide gallique.

DIOSPYROS VIRGINIANA

STYRACÉES — ÉBÉNACÉES

Ce sont les baies non mûres de cet arbre dont on fait un assez fréquent usage en Allemagne comme astringent; on l'emploie pour combattre les diarrhées des cholériques, la dysentérie, la diarrhée chronique, les métrorrhagies : on les administre en infusion à la dose de 15 à 30 grammes pour 260 grammes d'eau; on fait prendre une cuillerée toutes les deux heures.

On fait un sirop par infusion.

Le vin est préparé avec 500 grammes de roses fraîches et 5 litres de vin.

Le diospyros est cultivé dans les jardins; on prépare une confiture avec les fruits.

CITRONS

A l'hôpital des Enfants malades, on emploie avec succès les pansements faits avec les tranches de citrons, contre les plaies scrofuleuses et gangréneuses ; les premières applications sont douloureuses ; mais les malades ne tardent pas à s'y habituer.

Potion contre l'angine couenneuse.

Pr :	Suc de citron.	30 gram.
	Bulbes d'ail.	20
	Eau distillée d'hysope.	150
	Sirop de gomme.	30 gram.

Triturez l'ail avec le jus de citron ; ajoutez peu à peu l'eau d'hysope ; passez et ajoutez le sirop de gomme. — Une cuillerée à bouche de 2 en 2 heures. Nous transcrivons cette formule, quoiqu'elle ne nous inspire aucune confiance, on ne saurait d'ailleurs trop essayer contre cette terrible maladie.

Mixture contre la migraine.

Pr. :	Jus de citron.	100
	Eau.	60
	Sucre.	40

Mêlez. A prendre en une seule fois. — Nous avons vu souvent cette mixture réussir.

GLANDS DE CHÊNE

Les glands des différentes espèces de chênes ont été proposés comme toniques astringents ; on les fait torréfier et on les administre sous une des formes suivantes :

Ajoutons que ce que l'on vend dans le commerce, sous le nom de café de glands doux d'Espagne, est un mélange de plusieurs choses, dans lequel l'orge et l'avoine torréfiées dominent.

Extrait de Glands de chêne (GUICHARD).

Pr. : Poudre grossière de glands de chêne. 100

Humectez avec de l'eau, tassez modérément dans un appareil à déplacement ; épuisez avec de l'eau distillée et évaporez au bain-marie.

1,000 grammes de glands donnent 100 grammes d'extrait en consistance pilulaire ; par l'alcool à 56° on n'obtient que 95 grammes.

Sirop de Glands de chêne.

Pr :	Extrait aqueux de glands.	1 partie.
	Eau distillée.	8
	Sirop simple.	30

Dissolvez l'extrait dans l'eau, ajoutez au sirop bouillant et faites cuire à 30°. Chaud ; — contre la diarrhée et les scrofules.

Poudre antidysentérique (BERTHERAND).

Pr. :	Poudre d'écorce de chêne vert.	3 gram.
	Partie spongieuse de l'églantier.	1
	Scille en poudre..	0,10
	Vanille pulvérisée.	0,05
	Amidon..	0,07

Administrez dans un peu de café le soir au coucher.

Le chêne vert est le *quercus ilex*. — La partie spongieuse de l'églantier est probablement l'intérieur du calice développé, c'est-à-dire les stigmates et les fruits.

NOIX DE CYPRÈS

Les fruits du cyprès, *cupressus sempervirens* (Conifères), sont des cônes; on les désigne sous le nom très-impropre de noix; ils possèdent des propriétés astringentes assez prononcées; on a proposé d'en faire un sirop d'après la formule suivante :

Sirop antidysentérique de Noix de cyprès (SILVA).

Pr. :	Noix de cyprès fraîches, concassées.	250 gram.
	Eau bouillante.	750
	Sirop simple.	1,000
	Alcool.	60

Faire infuser les noix dans l'eau pendant 24 heures ; — passer et filtrer l'infusion. Ajouter l'alcool et mêler le tout au sirop réduit.

On a aussi proposé les pois chiches torréfiés *cicer, arietinum* (Légumineuses), contre les diarrhées, les dysentéries, etc. M. Henrotay les a employés en injections contre la blennorrhagie et la blennorrhée.

CACHOU

Les cachous et les kinos sont les meilleurs astringents que l'on connaisse ; leur histoire est faite dans tous les traités de matière médicale : nous ne faisons que donner ici quelques formules nouvelles.

Cachou aromatique dit de Bologne.

Pr. :	Extrait de réglisse par infusion.	100 gram.
	Eau.	100

Faire fondre au bain-marie et ajouter :

Cachou pulvérisé	30 gram.
Gomme pulvérisée.	30

Faire évaporer en consistance d'extrait et incorporer les substances suivantes réduites en poudre très-fine.

Mastic	2 gram.
Cascarille	2
Charbon	2
Iris	2

Rapprochez la masse, retirez du feu et ajoutez :

Essence de menthe anglaise	2 gram.
Teinture de musc / — d'ambre } ãã	5 gouttes.

Coulez sur un marbre huilé, et étendez à l'aide d'un rouleau en plaques de l'épaisseur d'une pièce de 50 centimes ; lorsque la masse sera refroidie, frottez avec du papier sans colle afin d'enlever complétement l'huile des deux surfaces, puis humectez celles-ci très-légèrement et appliquez-y des feuilles d'argent ; laissez sécher et coupez en petites lanières très-étroites, puis en petits carrés ou losanges.

Infusion de Cachou composée.

Pr. : Cachou en poudre	15 gram.
Cannelle concassée	4
Eau bouillante	500

Faites infuser une heure en vase clos et filtrez.

30 à 60 grammes dans de l'eau sucrée ou en lavements ; — contre la diarrhée et la dysentérie.

Potion contre la diarrhée.

Pr. : Sirop de coings	30 gram.
Teinture de cachou	10
Eau de cannelle	50
Eau	90
Eau de Rabel	2
Laudanum de Rousseau	10 gouttes.

F. S. A. A prendre en 2 ou 3 fois dans la journée ; — on force la dose dans la diarrhée cholérique ; — très-efficace.

PAULLINIA — GUARANA

On nomme guarana au Brésil, et on vend en France et ailleurs, sous le nom de paullinia, une pâte faite avec les semences du *paullinia sorbilis* (Sapindacées) ; le nom de guarana, est celui de la peuplade indienne qui fait usage de cette substance, comme médicament et comme comestible.

Signalé, en 1817, par Cadet-Gassicourt, le guarana fut indiqué de nouveau, en 1822, par Mérat; en 1840, le Dr Gavrelle, ancien médecin de dom Pedro, publia un travail sur cette substance. Dans la même année, M. Dechastelus décrivit le paullinia et fit connaître les préparations pharmaceutiques que nous indiquerons plus loin. Au Brésil, on l'emploie à la dose de 4 à 8 grammes dans les cas de dévoiement.

Le genre paullinia a été dédié à Simon Pauli; Martius en a décrit plusieurs espèces. Voici quelles sont celles dont on fait usage :

Le *paullinia africana* (R. Brown), employé d'après Bodwich, en décoction en Sénégambie contre les hémorrhagies.

Le P. *asiatica* L. usité comme fébrifuge à Bourbon; son écorce est amère, poivrée et aromatique.

Le P. *pinnata* dont les semences sont stupéfiantes; elles servent au Brésil et aux Antilles à enivrer les poissons.

Le P. *sorbilis* Martius, c'est celui qui sert à préparer le guarana en broyant les semences et y ajoutant un peu de cacao et de fécule de manioc; on fait avec cette pâte des cylindres que l'on enveloppe de feuilles de cocotier; on les fait sécher au feu de cheminée.

Le paullinia ou guarana présente une couleur analogue à celle du chocolat, et présente à l'intérieur de petites cavités dues au retrait de la matière, et quelquefois des graines entières enveloppées de leur épisperme brillant; on les y jette au moment où on les roule en cylindre; il présente une odeur *sui generis*, une saveur amère astringente, il est difficile à pulvériser, il se ramollit et se gonfle dans l'eau.

En 1826, M. Théodore Martius retira du guarana une matière cristallisable, qu'il nomma *guaranine* et à laquelle il attribua des propriétés thérapeutiques. En 1840, MM. Barthemot et Dechastelus reconnurent que les cristaux étaient du *tannate de caféine*; on découvrit en outre, dans le guarana, de la gomme, de l'amidon, une matière résineuse, une huile grasse et du tannin. D'après des analyses plus récentes, la caféine y existerait en assez grande quantité.

Le guarana, dont le nom a été changé en celui de paullinia, par l'habitude, a été administré dans les diarrhées aiguës et chroniques, dans la dysentérie aiguë et subaiguë; on en donne 1 à 2 grammes par jour en poudre à dose fractionnée.

On a beaucoup vanté également le paullinia contre la migraine; nous l'avons souvent vu réussir, mais bientôt son action s'use et il devient comme tant d'autres substances, tout à fait inefficace; il n'en est pas moins vrai que, dans les affections nerveuses, le paullinia est un médicament vraiment utile; il agit par son *tannate de caféine*; il est fâcheux que les médecins ne le prescrivent pas, et que les pharmaciens n'en aient pas dans leurs officines, de pur et en fragments d'origine, au lieu des préparations spéciales vendues par quelques pharmaciens de Paris.

Les formules suivantes ont été données par M. Dechastelus.

Extrait hydroalcoolique.

On obtient cet extrait en épuisant le guarana pulvérisé par l'alcool à 22° bouillant ; on distille pour obtenir l'alcool et on fait évaporer en consistance d'extrait.

Pastilles de Guarana ou de Paullinia.

Pr.: Extrait hydro-alcoolique de guarana. . . . . . . 21,50 gram.
Sucre aromatisé à la vanille. 500,00

Mêlez et faites des tablettes de 0,60 contenant chacune à 0,025 d'extrait par pastille, 16 à 20 par jour.

Sirop de Guarana.

Pr : Extrait hydro-alcoolique. . . . . 10 gram.
Sirop de sucre. 1,000

Faites dissoudre l'extrait dans quantité suffisante d'eau bouillante, ajoutez au sirop et ramenez à consistance. 45 à 60 grammes par jour.

Pilules de Guarana.

Pr. : Extrait hydro-alcoolique. . . . . Q. S.

Faites des pilules de 0,10 ; dose 4 à 12 par jour.

Teinture de Guarana.

Pr. : Extrait hydroalcoolique. . . . . 32 gram.
Alcool à 56°.. 500

Pommade de Guarana.

Pr. : Extrait hydroalcoolique. . . . . 8 gram.
Eau bouillante. 8
Axonge. 64

Poudre composée.

Pr. : Poudre de guarana. . . . . 4 gram.
Sucre aromatisé. 16

Mêlez et divisez en 16 paquets ; un ou 2 paquets par jour.

Chocolat au Guarana.

Pr. : Chocolat. 500 gram.
Poudre de guarana 32

Mêlez.

MONÉSIA

La monésia nous vient également du Brésil, d'après M. Guibourt, elle y serait connue sous les noms de Guaranhem ou Buanhem ; M. Virey dit que ce produit est extrait de l'écorce du *chrysophyllum glycyphlæum*, de la famille des Sapotacées ; d'autres auteurs attribuent la monésia au *mohica* des Brésiliens, d'autres au palétuvier *rhyzophora gymnorhiza*, d'autres à l'*acacia cochleocarpa* (Marti), à l'*acacia virginalis* et au *cainito chrysophyllum*.

M. Bernard Derosne a fait connaître, en 1839, les préparations de monésia ; elle fut à cette époque essayée par un grand nombre de praticiens et adoptée avec un certain enthousiasme. Aujourd'hui elle a été reconnue comme bien inférieure au kino et à l'extrait de ratanhia, aussi est-elle à peu près abandonnée.

La monésia a été analysée par MM. Heydenreich, pharmacien à Strasbourg, Bernard Derosne, O. Henry et Payen ; on y a trouvé une matière grasse, cristalline (stéarine), de la chlorophylle, de la cire, de la glycyrrhizine, du tannin, du ligneux, une matière âcre, analogue à la saponine, que l'on a nommée *monésine*, une matière colorante, rouge, des acides malique, pectique, des sels de potasse, de magnésie, de chaux, de manganèse, de fer, etc.

La monésia est un astringent qui possède une saveur sucrée, due à la glycyrrhizine qu'elle contient ; elle est, dit-on, moins irritante pour cette raison ; elle a été employée contre les flux sanguins, les faiblesses d'estomac, la bronchite. M. Maher, de Rochefort, assure l'avoir donnée avec succès contre la chlorose.

A l'extérieur, c'est surtout comme siccatif que l'extrait de monésia a trouvé des applications. MM. Payen et Manec l'ont substitué à l'extrait de ratanhia dans les fissures à l'anus, on l'a employé avec succès contre les engelures ulcérées, mais il n'exerce pas, comme on le prétend, une action spéciale dans la scrofule.

On emploie aussi quelquefois la poudre d'écorce de monésia pour saupoudrer les plaies, comme désinfectant et siccatif.

En résumé, la monésia n'a aucune vertu spécifique. C'est un bon astringent agissant comme tout autre, mais dont l'action astrictive est profondément modifiée par la présence d'une certaine quantité de matière mucilagineuse particulière.

M. Latour a signalé la falsification de l'extrait de monésia par l'extrait de campêche ; celui de monésia donne à la salive un aspect spumeux intense et persistant, dû au principe que MM. O. Henry et Payen ont nommé *monésine ;* la saveur sucrée du campêche se rapproche du monésia, mais il ne mousse pas dans la bouche et il colore la salive en violet.

Les préparations pharmaceutiques faites avec la monésia sont : 1° un extrait aqueux ; 2° un sirop contenant un centigramme d'extrait par gramme ; 3° une teinture contenant 1 gramme 50 d'extrait par 30 grammes ; 4° un chocolat renfermant 30 centigrammes d'extrait par tablette ; 5° une pommade au huitième d'extrait. Le plus souvent c'est l'extrait qui est employé soit sous forme de pilules soit en solution dans l'eau. La dose d'extrait est de 0,50 centigrammes à 2 grammes. La glycérine facilite l'incorporation de l'extrait de monésia dans l'anonge.

Préparations de Monésia.

PILULES.		SOLUTION POUR INJECTIONS.		SIROP.
Pr. : Ext. de monésia.	4 gram.		4 gram.	5 gram.
Excipient.	Q. S.	Eau distillée.	200 —	Q. S.
Sirop simple.				500 gram.

Mêlez. — Pour 40 pilules, à prendre 3 à 10 par jour.

Sirop composé.

Pr. : Sirop de monésia.	1,000 gr.
Extr. de pav. blancs.	1,60
Eau de fl. d'orang.	30 gr.

Pommade.

Pr. : Extr. de monésia.	10 gram.
Glycérine.	10
Axonge.	40

Mêlez.

HUILE DE CHÈNEVIS

Nous aurons l'occasion de parler plus loin du chanvre, dont les graines, connues sous le nom de *chènevis*, renferment une huile qui est souvent employée en frictions sur les seins, contre la galactorrhée et les engorgements mammaires. C'est, d'après M. Coutenot, un moyen simple et certain de remédier aux engorgements laiteux et de prévenir les accidents inflammatoires ; l'huile doit être récente et obtenue par expression, on la fait chauffer et on l'emploie en embrocations répétées toutes les deux ou trois heures ; l'effet sur la sécrétion lactée est quelquefois très-rapide ; il faut associer son emploi à celui d'un révulsif intestinal et même à un sudorifique.

TANNIN, ACIDE TANNIQUE ($C^{18}H^{5}O^{9},3HO$)

Le seul tannin employé en médecine à l'état de liberté est le tannin de Pelouze, extrait de la noix de galle par le procédé de M. Pelouze, modifié par M. Leconet et par M. Dominé. C'est un corps solide, blanc, inodore, d'une saveur fortement astringente, incristallisable, soluble dans l'eau, l'alcool et l'éther du commerce, mais se dissolvant très-mal dans l'éther pur; il est inaltérable à l'air, sa solution aqueuse, au contraire, absorbe facilement l'oxygène et se transforme en *acide gallique*.

L'acide tannique dissous dans l'eau précipite tous les alcalis organiques et la plupart des sels métalliques. Aussi l'a-t-on proposé comme un contre-poison presque général, mais dont l'efficacité dans ces cas est très-contestable.

Les modes d'administration ou d'application du tannin sont très-nombreux : nous signalerons les principaux.

Lotions au Tannin.

Pr.: Tannin.	0,60	gram.
Teinture de ratanhia.	15,00	
Eau de roses.	45,00	

Employé en injections et lotions contre les hémorrhagies.

Pommade au Tannin.

Pr.: Tannin.	2,50	gram.
Sucre blanc.	2,00	
Essence de lavande.	5	gouttes.
Axonge récente.	30,00	gram.

Autre.

Pr.: Tannin.	2,00	gram.
Soufre sublimé.	0,60	
Blanc de baleine.	5,00	
Axonge récente.	60,00	
Essence de lavande.	5	gouttes.

Faites fondre l'axonge et le blanc de baleine et incorporez les poudres aromatiques à froid. — Comme astringent-siccatif pour hâter la cicatrisation des plaies.

Poudre dentifrice au Tannin (MIALHE).

Pr.: Sucre de lait.	1,000	gram.
Laque carminée.	10	
Tannin.	15	
Essence de menthe.	20	gouttes.
— d'anis.	20	
— de fleur d'oranger.	10	

Mêlez intimement. — Pour nettoyer les dents pendant l'administration des ferrugineux.

Glycérole pour les Vaginites (Demarquay).

Pr. : Glycérine. . . . . 80 gram.
Tannin. 20

Imbibez des tampons de charpie que l'on maintient dans le vagin.

Pilules antileucorrhéiques (Foucher).

Pr. : Extrait de rhubarbe . . }
Quinium. . . . . } āā. . . . . 2 gram.
Fer réduit par l'hydrogène }

Excipient Q. S. pour 40 pillules. — On administre en même temps, le soir, 2 centigrammes de poudre de belladone pour combattre la constipation.

Glycérole antiherpétique (Fabre).

Pr. : Glycérine purifiée. . . . . 15 gram.
Extrait de *chelidonium majus*. 2
Tannin. 2

Mêlez et aromatisez avec l'essence d'amandes amères ou autres. On étend le mélange avec un petit pinceau.

Nous trouvons dans le *Bulletin de thérapeutique* les formules suivantes pour administrer le tannin.

Potion au Tannin.

Pr. : Tannin. . . . . 1 gram.
Eau distillée d'absinthe. 100
— de menthe. 8
Sirop de guimauve. 50

A prendre par cuillerées, toutes les trois heures.

Poudre astringente au Tannin.

Pr. : Tannin.. . . . . 1,20 gram.
Poudre d'opium. 0,60
Ergot de seigle.. 0,75
Sucre blanc pulvérisé. 15,00

Divisez en 10 paquets, un toutes les quatre heures.

Chez les enfants de 2 à 5 ans, la dose de tannin est de moitié moindre et le seigle ergoté est remplacé par la poudre de craie composée à la dose de deux grammes. — En principe, nous n'admettons pas l'association des alcaloïdes, ou des corps qui en contiennent, avec le tannin.

Pilules de Tannin.

Pr. : Tannin. 1,25 gram.
Poudre d'opium. 0,50
Extrait de ciguë. 0,40
Poudre d'ipécacuanha. 0,50

Mêlez et divisez en 10 pilules à prendre 3 à 4 par jour.

Pilules au Tannin.

Pr. : Tannin. 1,25 gram.
Opium. 0,25

Mêlez pour 5 pilules, à prendre une toutes les heures, jusqu'à cessation des hémorrhagies.

Crayons cylindriques au Tannin (A. BECQUEREL).

Pr. : Tannin. 4 parties.
Gomme adragante. 1

Mie de pain frais Q. S. — Pour donner de la souplesse au mélange, roulez en crayons de 5 millimètres de diamètre et de 3 centimètres de longueur. A l'aide du spéculum, on met à découvert le col ultérin, un crayon de tannin, porté sur des pinces, est introduit dans le museau de tanche, porté dans la cavité utérine et maintenu à l'aide d'un tampon de charpie imbibé d'une solution concentrée de tannin ; au bout de douze heures, on retire le tampon de charpie à l'aide d'un bout de fil qui y est attaché, on recommence tous les trois ou quatre jours ; au bout d'un mois le traitement amène la guérison. Contre les catarrhes utérins, les ulcérations du col, etc.

Sachet astringent et calmant.

Dans les mêmes circonstances, nous avons souvent vu employer avec succès la méthode suivante :

Pr. : Extrait d'opium. . . . . 50 centigr.
— de belladone. 50
Poudre de belladone. 50

Mêlez et divisez en 20 pilules : mettez dans un petit linge.

Tannin pulvérisé. . . . . 50 centigr.

Mettez une des pilules précédentes dans le tannin. — Faites un petit sachet attaché avec un long fil pendant en dehors de la vulve ; portez le sachet dans le museau de tanche et laissez douze heures. Renouvelez le pansement deux fois par jour. La femme peut le faire elle-même.

Pommade contre l'Acné (Rodet).

Pr. : Axonge	30 gram.
Soufre sublimé	4
Tannin	4
Eau de laurier-cerise	5

Dissolvez le tannin dans l'eau, ajoutez le soufre et incorporez l'axonge.

On préfère en général le tannin à la noix de galle. Voici cependant une formule qui a été proposée comme un excellent astringent.

Saccharure de Noix de galle.

Pr. : Extrait de noix de galle	1 partie.
Sucre	15

Mêlez 8 à 30 grammes dans un litre d'eau.

ACIDE GALLIQUE ($C^7HO^3,^3HO$).

La transformation du tannin en acide gallique se fait par oxydation du premier de ces corps au contact de l'air, en effet :

$$\underbrace{C^{18}H^8O^{12}+O^8}_{\text{TANNIN HYDRATÉ.}} = \underbrace{2(C^7HO^3,^3HO)}_{\text{ACIDE GALLIQUE.}} + \underbrace{4CO^2}_{\text{ACIDE CARBONIQUE.}}$$

Mais comme cette oxydation du tannin est lente, on peut obtenir l'acide gallique par d'autres procédés.

L'acide gallique est blanc ; il cristallise en aiguilles soyeuses ou en prismes obliques à base rhomboïdale ; sa saveur est fortement astringente ; il est soluble dans l'eau et l'alcool, moins soluble dans l'éther. Il se distingue essentiellement de l'acide tannique en ce qu'il ne précipite ni les sels à base d'alcalis végétaux, ni la solution de gélatine, il ne trouble pas les sels de fer au minimum.

L'acide gallique, peu employé en France, l'est beaucoup en Angleterre. M. Neale le préconise, comme hémostatique, contre l'hydropisie scarlatineuse, à la dose de 25 centigrammes, trois fois par jour, dans l'hématémèse, l'albuminurie, les hémorrhoïdes, l'érysipèle de la face. En lotions, contre les hémorrhagies utérines, etc.

Tous les faits avancés par M. Neale ont été confirmés par M. W. Bages qui les a étendus, et M. Gardner dit en avoir retiré de grands avantages dans l'albuminurie et l'hémoptysie.

Dans les cas de polypes utérins, déterminant des hémorrhagies, on emploie la solution d'acide gallique à l'intérieur et à l'extérieur.

Potion à l'Acide gallique (*The Lancet*).

Pr. : Acide gallique cristallisé. . . . . 2 gram.
Teinture d'opium. . . . . 4 gouttes
Eau distillée. . . . . 15 gram.

Contre les hémorrhagies internes, le purpura hémorrhagica. A prendre par cuillerées, dans l'espace d'une demi-heure, puis renouveler de demi-heure en demi-heure, de manière que le malade prenne 20 à 30 grammes d'acide gallique dans les vingt-quatre heures.

Pilules d'Acide gallique (Grantham).

Pr. : Acide gallique. . . . . 3 gram.
Mucilage. Q. S.

F. S. A. 20 pilules. — Une toutes les trois heures.

Liniment contre les Engelures non ulcérées.

Pr. : Glycérine. 30 gram.
Jaune d'œuf. . . . . n° 1.
Acide gallique. 4
Borate de soude pulvérisé. 4

On enduit les parties malades, deux fois par jour, avec ce liniment : le gonflement et les douleurs disparaissent ordinairement après trois ou quatre frictions.

Topique contre les Engelures ulcérées.

Pr. : Huile d'œufs. . . . . 60 gram.
Beurre de cacao. 5
Laudanum de Rousseau. 4
Glycérine. 10

On fait fondre le beurre dans l'huile, on ajoute le laudanum et la glycérine, préalablement mélangés. — On enduit des plumasseaux de charpie avec le mélange et on en recouvre les engelures le soir. — Nous remplaçons avec avantage le laudanum de Rousseau, qui détermine des cuissons, par une solution de 50 centigrammes d'extrait d'opium.

Topique contre les Engelures (Margotin).

Pr. : Eau. . . . . 192 gram.
Acide sulfurique. 5
Teinture de safran. 15

Imbiber des compresses de ce mélange et recouvrir les parties enflées. Ce mélange a été présenté à l'Académie de médecine comme infaillible?

CRÉOSOTE ($C^{28}H^{10}O^4$)

La créosote, découverte par Reichenbach, dans les goudrons de bois, est un liquide oléagineux, incolore, et d'une saveur brûlante et caustique; sa densité est de 1,037; elle bout à 200°, ne se dissout pas dans l'eau, mais elle se dissout dans l'alcool, dans l'éther et dans l'acide acétique. Elle est combustible et elle dissout le soufre, le phosphore, la plupart des acides organiques, les corps gras, les résines, certains sels organiques, etc. Elle réduit les sels d'or, d'argent, de mercure et colore en bleu les persels de fer. (Deville.) Convenablement diluée, c'est un puissant astringent. Concentrée elle est caustique.

Potion créosotée (VERBEECK).

Pr. : Décoction de racine de guimauve, ou de lichen, ou de carraghéen	500 gram.
Créosote	2 gouttes.
Sirop de pavots blancs	24 gram.

A prendre une cuillerée et demie toutes les deux heures, contre la phthisie.

Pommade astringente (DEVERGIE).

Pr. : Axonge	30 gram.
Créosote	10
Sous-acétate de plomb	10
Extrait d'opium	0,10

Mêlez.

Lotion contre les Brûlures (RIGHINI).

Pr. : Créosote	1 gram.
Alcool à 36°	30
Eau commune	180
Extrait de saturne	30

En compresses sur les surfaces brûlées. — Si des phlyctènes s'étaient déjà développées avant qu'il eût été possible de recourir à l'application de la mixture, on ferait le pansement avec la pommade suivante :

Pr. : Beurre	125 gram.

Faites liquéfier à une douce chaleur et ajoutez :

Sous-carbonate de plomb	60

Agitez et ajoutez : vinaigre, une cuillerée à bouche.
Remuez le tout jusqu'à refroidissement complet.

Nous ne cachons pas notre répulsion pour les formules empiriques qui peuvent donner des médicaments dont la composition varie selon une foule de causes; c'est ainsi que, dans ce dernier cas, il doit se former une quantité variable d'acétade de plomb, selon le degré d'acidité du vinaigre : Pourquoi, dès lors, ne pas mettre le sel tout fait dans la pommade?

Pilules de Créosote contre les Vomissements des femmes enceintes

(Dr Petslaft).

Pr. : Créosote. . . . . 15 centigr.
Poudre de jusquiame et eau distillée. . . . . Q. S.

F. S. A. 9 pilules argentées, pesant chacune 0,10. Une le matin, une à midi, une le soir.

Cette formule est incorrecte en ce sens que la quantité de poudre de jusquiame aurait dû y être exactement précisée.

Eau créosotée (Coster).

Pr. : Créosote. . . . . 12 gouttes.
Eau distillée. . . . . 60 gram.

Contre l'inflammation chronique des bords libres des paupières accompagnée en plusieurs points de petits ulcères suppurants.

Contre la carie dentaire avec douleurs violentes et contre les caries de l'articulation coxo-fémorale.

PYROTHONIDE OU HUILE DE PAPIER

Lemery avait décrit sous le nom d'huile de papier une sorte de goudron que M. le docteur Ranque a désigné sur le nom de *Pyrothonide* que l'on obtient en brûlant du papier, du chanvre, etc., et en condensant les vapeurs qui s'en dégagent : on a employé cette huile dans les mêmes cas que le goudron et aux mêmes doses que la créosote.

M. Johnson a constaté une singulière propriété de cette substance. Lorsqu'on en met quelques gouttes sur la langue, on n'éprouve aucun effet appréciable, mais le goût est complétement aboli ; on peut alors avaler les substances les plus sapides sans éprouver aucune sensation.

Les préparations qui ont pour base la suie pourraient aussi être placées dans les astringents, nous donnerons quelques formules au chapitre des anthelmintiques.

ACIDE PHÉNIQUE ($C^{12}H^{5}O,HO$)

L'acide phénique, connu encore sous les noms d'*alcool phénique*, d'*hydrade de phényle*, de *phénol*, d'acide carbolique, a été découvert par Runge dans les goudrons de houille ; il est blanc, cristallise et fond à 35°, peu soluble dans l'eau, soluble en toutes proportions dans l'alcool et dans l'éther, il bout à 185°, il brûle avec une flamme fuligineuse.

L'acide phénique est un astringent des plus énergiques, beaucoup plus actif que la créosote. On l'a employé, tantôt libre, tantôt à l'état de phénates alcalins ; mais comme c'est surtout comme désinfectant qu'il a été préconisé, nous y reviendrons plus loin.

Nous renvoyons également l'étude de l'acide picrique et des picrates, au chapitre des fébrifuges, parce que c'est surtout comme tels qu'ils ont été employés ; nous nous contenterons de signaler ici leurs propriétés astringentes très-énergiques.

---

§ II. — ASTRINGENTS FOURNIS PAR LE RÈGNE MINÉRAL

Tous les acides dilués jouissent de propriétés astringentes et coagulantes plus ou moins prononcées ; on réserve leur emploi pour l'usage interne sous forme de limonades ou de potions. Nous avons déjà parlé ailleurs de l'emploi des acides chlorhydrique et lactique contre la dyspepsie, mais ces mêmes solutions pourraient être employées contre les hémorrhagies internes : c'est toujours à très-faible dose qu'on les emploie, et leur dose doit être plus spécialement déterminée par le goût du malade, aussi doit-on les formuler ainsi :

Pr. : Eau.	1 litre.
Sucre.	60 gram.
Acide sulfurique ou eau de Rabel.	Q. S.

jusqu'à acidité convenable.

Nous signalerons seulement ici deux formules proposées pour des cas spéciaux.

Potion contre le Typhus (Magnus Huss).

Pr. : Solution d'acide phosphorique.	70 gram.
Décoction de guimauve.	160
Sirop de guimauve.	120

A prendre dix à quinze gouttes, de deux heures en deux heures.

La solution d'acide phosphorique contient 25 pour 100 d'acide phosphorique à trois équivalents d'eau.

Potion contre l'enrouement (Dupay).

Pr. : Eau sucrée.	125 gram.
Acide azotique.	5 à 10 gttes.

Mêlez. — A prendre par cuillerées, contre l'enrouement des chanteurs.

PLOMB MÉTALLIQUE.

M. Reveillé-Parise a proposé de recouvrir les plaies avec de minces feuilles de plomb qui agiront à la fois en préservant du contact de l'air et comme astringentes en produisant probablement des sels de plomb au contact des liquides qui suintent des plaies ; mais quelques cas d'absorption ayant été signalés et des accidents saturnins en ayant été la suite, on a eu peu recours à cette pratique.

SULFATE D'ALUMINE ($3SO^3,Al^2O^3$).

Le sulfate neutre d'alumine a été proposé pour injecter les cadavres ; M. Blockley a employé des solutions de ce sel en topique, sur les surfaces ulcérées, comme un antiseptique et détergent. M. le docteur Pennypacker a constaté l'efficacité de ce sel, et M. G. Johnson a obtenu d'excellents effets de la solution suivante en injections vaginales dans les cas d'écoulements fétides.

Injection de sulfate d'Alumine.

Pr. : Sulfate neutre d'alumine	12	gram.
Eau	200	

La solution de sulfate d'alumine peut dissoudre deux équivalents d'alumine gélatineuse de manière à obtenir les sels suivants : $(Al^2O^3)^2.3SO^3$ et $(Al^2O^3)^3,3SO^3$. Cette solution ainsi saturée d'alumine et imprégnée de benjoin, a été préparée comme hémostatique par M. Mentel, sous le nom de *solution benzinée d'alumine;* elle ressemble au liquide styptique de Pagliari. On obtient la solution de M. Mentel de la manière suivante :

Solution benzinée d'Alumine (Mentel).

Pr. : Sulfate d'alumine	250	gram.
Eau	2,000	
Alumine gélatineuse	Q. S.	
jusqu'à saturation.		
Benjoin pulvérisé	20	

Chauffez doucement pendant six heures en remuant. Le liquide froid doit avoir une densité de 1,26. Exposé au froid, il laisse déposer un peu de sulfate d'alumine basique et de l'alumine tenue en suspension : le liquide obtenu a été employé avec succès, à la dose de 10 à 20 grammes par litre d'eau, contre la leucorrhée, dans les ulcérations du col accompagnées d'écoulements fétides.

M. Homolle assure que les autres sels d'alumine ne sont qu'astringents comme l'acétate et le tartrate, tandis que le sulfate simple, le nitrate et le chlorure d'aluminium possèdent une action topique spéciale.

Solution astringente (Homolle).

Pr.: Sulfate d'alumine. . . . . 300 gram.
Eau. 200

Faites dissoudre. Cette liqueur doit marquer 1305° au densimètre; on l'applique à l'aide d'un pinceau à lavis; le simple contact suffit, et au moyen de lotions d'eau on rend le contact aussi court qu'on le désire: on peut le prolonger autant qu'on veut au moyen de charpie imprégnée de solution.

SULFATE D'ALUMINE ET DE ZINC (Al^2O^3,SO^3,SO^3ZnO).

Ce sel doit se rapprocher par sa constitution de celle des aluns; toutefois, en suivant pour le préparer le procédé décrit par M. Homolle, on obtient un sulfate basique dont la composition n'a pas été déterminée : voici comment on opère.

La solution de sulfate d'alumine précédente filtrée, pèse 1305; elle représente environ par kilogramme 600 grammes de sulfate d'alumine, on y ajoute peu à peu, en remuant, 60 grammes d'oxyde de blanc de zinc, quand l'oxyde est dissous, on filtre et on abandonne à la cristallisation spontanée pour obtenir des cristaux en mamelons rayonnés non déliquescents. Contrairement à l'opinion de M. Homolle, il pourrait bien se faire que ce fût un mélange de deux sels et non une combinaison. Quoi qu'il en soit, cette solution est employée de la même manière que la précédente; elle a une action plus énergique sur les tissus hétéromorphes; on doit la préférer dans tous les cas où l'on désire modifier profondément une surface muqueuse altérée, ou détruire un tissu accidentel.

Voici des formules proposées par M. Homolle.

Glycérolé astringent.

Pr.: Solution saturée de sulfate d'alumine et de zinc. . . 100 gram.
Glycérine.. 100

Mêlez. — Pour applications et pansements, ce liquide n'offre pas l'inconvénient de se dessécher à la surface des tissus.

Cérat astringent.

Pr.: Solution saturée de sulfate d'alumine et de zinc. . . 5 gram.
Huile d'amandes douces. 10
Cérat blanc. 90

Faites fondre à une douce chaleur la cire dans l'huile, laissez refroidir en agitant et incorporez la solution.

M. Homolle a obtenu de bons effets de l'emploi de ce puissant modificateur de la vitalité des tissus, dans les angines tonsillaires et pharyngiennes, l'hypertrophie des amygdales, le polype muqueux des fosses nasales, l'ongle incarné, les ulcères scrofuleux, les nævus et les végétations vasculaires, les affections inflammatoires du col de l'utérus, les déplacements de cet organe, les cancroïdes et les cancers-ulcères.

SULFATE D'ALUMINE ET DE POTASSE ($Al^2O^3,^3SO^3,KOSO^3,24HO$).

L'alun du commerce est tantôt à base de potasse, tantôt à base d'ammoniaque ; celui-ci est le plus commun dans le commerce ; on peut les employer indistinctement.

Voici quelques formules récemment proposées.

Glycérolé astringent.

Pr. : Glycérine	200	gram.
Alun pulvérisé	2	

Faites dissoudre. — A employer contre la leucorrhée, en applications locales en même temps qu'on fait des injections aqueuses dans les mêmes proportions.

Cette formule est conforme aux idées de M. Mialhe, qui assure que l'alun à petite dose est un *plastifiant* énergique, tandis qu'à dose plus élevée, il est *fluidifiant*, de sorte qu'au lieu de diminuer les écoulements morbides, il les augmente.

Liniment contre l'Erysipèle (ANCIAUX).

Pr. : Alun pulvérisé	50	gram.
Précipité blanc	1	

Triturez ensemble jusqu'à mélange parfait et ajoutez :

Glycérine	90	

Agitez chaque fois jusqu'à ce que le mélange prenne la consistance d'un liquide crémeux. — Employé aussi dans quelques affections cutanées.

Lotion astringente.

Pr. : Alun calciné pulvérisé	15	centigr.
Sulfate de zinc	10	
Acétate de plomb neutre	10	
Eau	50	gram.

On fait des lotions tièdes plusieurs fois par jour, comme traitement abortif des panaris.

Poudre d'Alun et de Sabine.

Pr. : Poudre de sabine } āā parties égales.
— d'alun }

Pour saupoudrer les végétations.

SULFATE D'ALUMINE ET DE FER

Sir James Murray, de Dublin, a proposé ce sel comme styptique, astringent et vermifuge. On l'obtient en traitant par acide sulfurique le protocarbonate de fer et l'alumine tous deux récemment précipités, et en évaporant la solution. L'emploi de ce sel est recommandé dans les flueurs blanches, la dysentérie, la diarrhée, etc., à l'extérieur. En gargarismes dans les relâchements des tonsilles et de la luette, en injections dans certaines hémorrhagies, en lotions sur les ulcères, etc. C'est très-probablement un mélange et non une combinaison.

SULFATE DE ZINC ($ZnSO^3,7HO$).

Ce sel est un des astringents les plus souvent employés ; nous donnons seulement ici quelques nouvelles formules.

M. Piorry emploie le sulfate de zinc :

Contre les maladies inflammatoires de l'œil :

Pr. : Sulfate de zinc	50	centigr.
Eau distillée	100	gram.
Eau de roses	50	
	150	gr. 50 c.

Quelques gouttes dans l'œil plusieurs fois par jour.

Contre les flueurs blanches faire de grandes irrigations avec l'eau d'abord, et puis avec une petite seringue en verre, injections avec le liquide suivant.

Pr. : Sulfate de zinc	1	gram.
Eau	200	
	201	gram.

Formule de l'eau de Saint-Jean.

C'est une ancienne préparation destinée aux applications locales, dans les cas de lésions traumatiques avec ou sans division des tissus, MM. Carbet et Rouget, après avoir expérimenté ce médicament dans un grand nombre de maladies, ont constaté sa supériorité sur les autres liquides prescrits dans les mêmes circonstances, tels que le vin aromatique, l'eau de Goulard, l'eau-de-vie camphrée, etc.

Pr. : Sulfate de zinc	3	gram.
— de cuivre	1	

Faites dissoudre dans un litre d'eau et ajoutez :

Safran.	25 centigr.
Camphre dissous dans Q. S. d'alcool.	50

Faites macérer 48 heures en vase clos. — Employée en lotions, irrigations, fomentations, pure ou coupée avec de l'eau, dans les entorses, les luxations, les fractures, elle diminue la suppuration et masque la fétidité.

Lotion astringente.

Pr. : Sulfate de zinc.	15 gram.
Camphre.	8
Eau bouillante.	750

En injections et lotions — contre les flueurs et comme désinfectant.

Gargarisme au sulfate de Zinc (Piorry).

Pr. : Sulfate de zinc.	1 gram.
Eau.	100
Sirop de mûres.	50

Mêlez ; se gargariser plusieurs fois par jour.

Les oxydes de zinc plus ou moins purs entrent également dans la classe des astringents. Il en est de même de l'acétate de zinc et des autres sels de la même base, à part le chlorure dont nous réservons l'histoire pour le chapitre des caustiques.

Pommade à l'oxyde de Zinc (Martin Solon).

Pr. : Axonge très-récente.	30 gram.
Oxyde blanc de zinc.	1 à 3

Mêlez et porphyrisez. En onctions matin et soir sur les parties malades dans le traitement de l'eczema, de l'impetigo et de l'ecthyma.

Pommade antiophthalmique.

Pr. : Cérat sans eau.	30 gram.
Oxyde blanc de zinc tamisé fin.	4
Eau de roses.	8

Mêlez intimement et porphyrisez. — Nous avons vu employer cette pommade avec le plus grand succès contre les conjonctivites et les blépharites.

Mélange pulvérulent (Cazenave).

Pr. : Oxyde blanc de zinc.	8 gram.
Poudre d'amidon.	125

Mêlez exactement. — Employé contre les maladies de la peau.

Autre.

Pr. : Oxyde blanc de zinc	8	gram.
Camphre pulvérisé	2	
Poudre d'amidon	125	

Mêlez.

Cérat calaminé (TURNER).

Pr. : Calamine préparée	125	gram.
Cire jaune	125	
Axonge	370	

Faites fondre l'axonge et la cire, incorporez la calamine, agitez jusqu'à refroidissement. — Contre les brûlures, etc.

Injection astringente et calmante.

Pr. : Eau de pin gemmé	150	gram.
Acétate de zinc	1	
Chlorhydrate de morphine	20	centigr.

Mêlez et faites dissoudre. — L'eau de pin gemmé est le liquide aqueux que l'on trouve dans les cavités faites au pied du pin maritime où dans les vases qu'on y attache. C'est une eau térébenthineuse, à laquelle on a voulu attribuer des propriétés merveilleuses.

SULFATE DE POTASSE ET DE FER ($Fe^2O^3,{}^3SO^3,KOSO^3,24HO$).

Alun de Fer.

L'alun de fer s'obtient par combinaison directe du sulfate de potasse avec le sulfate de sesquioxyde de fer; il cristallise comme les autres aluns en cubes ou en octaèdres ; c'est un des astringents les plus puissants que l'on connaisse ; on peut l'employer aux mêmes doses et de la même manière que l'alun ordinaire, et celui à base de manganèse pourrait lui être substitué ; il est représenté par $Mn^2O^3,{}^3SO^3,KOSO^3,24HO$.

Dans l'alun de fer comme dans celui qui est à base d'alumine, on peut remplacer la potasse, par son équivalent d'ammoniaque et obtenir des sels qui jouissent de propriétés tout à fait semblables.

Tous ces composés sont très-employés en Angleterre sous le nom de *Iron aluns*. C'est M. Lindsey-Blyth qui les a présentés en 1853 à la Société de pharmacie de Londres : on prétend qu'ils sont plus astringents que l'alun, et qu'ils n'ont pas les propriétés excitantes des autres ferrugineux.

SULFATE DE CADMIUM ($Cd\,O,SO^3,4HO$).

Ce sel cristallise en prismes rectangulaires, incolores, déliquescents très-solubles dans l'eau : on l'obtient en traitant le carbonate de cadmium par l'acide sulfurique étendu, ou bien par l'action de l'acide sur le métal; il est astringent et même irritant, il agit comme le sulfate de zinc, mais il est beaucoup plus actif que lui. (Dix fois plus.)

D'après M. Schubarth, de Berlin, le sulfate de cadmium possède des propriétés vomitives ; d'après M. Grimaud, il jouit d'une certaine efficacité dans le traitement de la syphilis, du rhumatisme et de la goutte.

Les Allemands ont beaucoup employé ce sel pour combattre les inflammations de l'œil qui reconnaissent une cause dyscrasique (Graefe, Giordano). MM. Tott, Kopp, Ansiaux, Himly, Guillié et Rosenbauer l'ont vanté dans le traitement des taches et des opacités de la cornée ; M. Linke l'emploite en injections dans l'otorrhée et la blennorrhée.

Collyre (FRONMULLER).

Pr. : Sulfate de cadmium. 20 centig.
Eau dist. de roses. . 45 gram.
Laudan. de Sydenh. . 2 à 6.

A instiller dans l'œil par gouttes dans les ulcères de la cornée.

Collyre (ROBENBAUER).

Pr. : Sulf. de cadm. 10 à 40 centig.
Eau distillée. . . . 50 gram.

Pour instiller dans l'œil contre les taches de la cornée.

En France le sulfate de cadmium est très-peu employé.

SULFATE DE NICKEL ($NiO,SO^3 7HO$).

Ce sel cristallise, en prismes rectangulaires, a quatre pans d'un beau vert émeraude, contenant 7 équivalents d'eau entre 15° et 20°; il affecte la forme d'octaèdres à base carrée, renfermant 6 équivalents d'eau de cristallisation ; les premiers de ces cristaux exposés à l'action d'une douce chaleur perdent leur transparence et se changent en un amas d'octaèdres à base carrée. (Mitscherlich.)

On obtient ce sel en attaquant le nickel par l'acide sulfurique étendu, ou en dissolvant l'oxyde ou le carbonate dans le même acide ; le sel obtenu est soluble dans l'eau, il a une saveur douceâtre et astringente : le professeur Simpson lui a reconnu des propriétés toniques, il en a obtenu de bons résultats ; dans les cas de migraine périodique, la dose est de 2 à 5 centigrammes trois fois par jour. En pilules, ou en solution à plus forte dose, il détermine des nausées et des vomissements.

CRAIE

Nous avons déjà parlé ailleurs de la craie préparée ; nous voulons ajouter quelques mots à l'histoire de la craie naturelle que les Anglais emploient de préférence ; ils réservent la craie précipitée et lavée pour la préparation des dentifrices dont ils font un si fréquent usage.

Les observations microscopiques de M. Ehrenberg nous ont appris que la craie était formée par la dépouille fossile de très-petits êtres organisés appartenant aux familles des *Polythalamies* et des *Nautilites*; on a calculé qu'il y avait plus *d'un million* d'individus par chaque pouce carré; il ne faut donc pas considérer au point de vue chimique pas plus que sous le rapport thérapeutique la craie comme du carbonate de chaux pur.

Craie composée (Pharmacopée anglaise).

Pr. : Craie préparée.	450	gram.
Poudre de cannelle.	112	
— de tormentille.	84	
— de gomme.	84	
— de poivre long.	14	

Mêlez parfaitement. Très-employée comme astringente et antiacide.

BORATE DE SOUDE ($NaO, 2BO^3, 10HO$).

Le borax ou biborate de soude est un sel à réaction alcaline, très-anciennement employé; nous signalerons ici quelques nouvelles formules.

Collutoires Boratés.

	(Trousseau.)	(Blache.)
Pr. : Borax pulvérisé.	20 gram.	20 gram.
Miel blanc.	20	»
Glycérine.		20

Ces deux collutoires sont spéciaux pour le traitement des aphtes, et surtout du muguet; nous y faisons ajouter quelquefois deux grammes de teinture de safran, celui qui est préparé à la glycérine est généralement mieux supporté.

On prépare de même les collutoires alunés qui s'emploient plus spécialement contre les stomatites simples ou ulcéreuses.

Collyre boraté à la Glycérine (Dubois).

Pr. : Borax.	1	gram.
Glycérine blanche.	10	
Eau de laurier-cerise.	5	
Eau distillée.	84	

C'est M. Fouché qui a le premier employé la glycérine pour les collyres; on remarquera que dans cette formule ce liquide n'est pas l'excipient; ce serait plutôt un correctif à la manière des mucilages qu'on employait autrefois.

Traitement du pityriasis du cuir chevelu (Mialhe).

Pr.: Borax	10	gram.
Eau de roses	125	
Alcool	125	

Pour lotions. — Puis toucher à l'aide d'un tampon avec le liquide suivant :

Pr.: Glycérine pure	50	gram
Eau de roses	120	
Chlorhydrate d'ammoniaque	0,02	

Séparer les cheveux et appliquer la pommade suivante :

Pr.: Axonge	60	gram.
Protoiodure de mercure	1,50	
Bisulfure de mercure	0,25	
Essence de roses	5	gouttes.

Frictionner le cuir chevelu.

Mixture contre les Engelures (Reveil).

Nous avons souvent employé avec succès la préparation suivante contre les engelures non ulcérées :

Pr.: Borate de soude pulvérisé	10	gram.
Eau de roses	20	gram

Faites dissoudre et ajoutez :

Glycérine	60
Teinture de benjoin	10

Oindre plusieurs fois par jour les parties enflées.

TANNATE DE PLOMB ($C^{18}H^{5}O^{9}$,PbO,2HO).

Si l'on précipite incomplétement une dissolution de tannin par l'acétate de plomb, il se produit un sel blanc et amorphe ; si au contraire on verse une petite quantité d'acide tannique dans une dissolution bouillante d'acétate de plomb, il se forme un tannate jaune pulvérulent.

Celui qui est employé en médecine est un tannate acide que l'on obtient en traitant une infusion concentrée de noix de galle par l'acétate de plomb versé goutte à goutte.

Tannate de Plomb (Dorvault).

Pr.: Eau distillée	500	gram.
Tannin	50	

Acétate de plomb cristallisé. . . . . 20 gram.
Dissous dans eau distillée. 500

Mêlez les deux solutions, recueillez et lavez le précipité et séchez.

M. Yott a préconisé ce sel dans le traitement des ulcères gangréneux[1]; M. Fontanetti l'a employé avec avantage dans deux cas de tumeurs blanches des genoux; Autenrieth l'a conseillé pour panser les plaies provenant d'un décubitus prolongé[2], chez les phthisiques et les typhisés; d'après M. Ricken[3], il hâte la cicatrisation et calme les douleurs.

Pommade au Tannate de plomb (YOTT).

Pr. : Tannate de plomb. . . . . 10 gram.
Axonge benzinée. 50

Mêlez. Pour combattre les eschares gangréneuses, et les excoriations.

M. Leclerc, de Lyon, obtient par le procédé suivant : un tannate de plomb impur qu'il dit avoir employé avec succès comme astringent et siccatif :

Pr. : Écorce de chêne concassée. . . . . 32 gram.
Eau de fontaine. 250

Faites bouillir jusqu'à réduction à 125 grammes; filtrez et ajoutez :

Extrait de saturne. . . . . Q. S.

jusqu'à cessation du précipité.

Cérat contre les gerçures des mamelons (JOSÉ LEIN).

Pr. : Tannate de plomb. . . . . 4 gram.
Cérat simple. 30
Essence de roses. . . . . 2 gouttes.

Mêlez. — Appliquer sur les gerçures et couvrir le sein avec une compresse de linge doux.

TANNATE DE ZINC ($C^{18}H^{8}O^{9},3ZnO$).

Ce sel est blanc et pulvérulent : on l'obtient en précipitant un sel de zinc par un tannate alcalin; il a été très-vanté, sous le nom de *sel de Barnit*, comme infaillible dans le traitement de la gonorrhée : ce sel étant insoluble, il est à peu près inactif. Toutefois M. H. Bonnewyn a employé le tannate de zinc dans les affections catarrhales des yeux.

[1] *Gazette des hôpitaux*, t. XI, n. 145.
[2] *Dispens. of the Un. States*. Philadelphie, 1858, page 149.
[3] *Journ. de la Soc. des sciences méd. et nat. de Bruxelles*, sept. 1859.

Collyre au Tannate de Zinc (H. Bonnewyn).

Pr. : Tannate de zinc.	10	centigr.
Eau distillée.	180	gram.
Mucilage de gomme arabique.	15	

Mêlez pour un collyre [1].

M. Barnit a proposé d'obtenir ce sel en précipitant une solution de chlorure de zinc à 45° par une solution de tannin.

TANNATE D'ALUMINE

Le tannate d'alumine est à peu près insoluble dans l'eau. C'est d'ailleurs un sel mal défini; il est donc très-difficile de dire ce que M. Rogers Harrison, de Londres, a employé sous le nom de tannate d'alumine et qu'il présente sous forme liquide. Il est très-probable que c'est un mélange d'alun ou de sulfate d'alumine et de tannin, quoi qu'on l'ait décrit comme un sel jaune sale et soluble dans l'eau bouillante [2].

M. Procter a essayé de faire un tannate soluble d'alumine, sans y réussir [3].

TANNATE DE BISMUTH ($C^{18}H^{5}O^{9},Bs^{2}O^{3}$).

M. Cap a été conduit à proposer le tannate de bismuth par l'analogie des propriétés des deux composants de ce sel, qui agissent sur les tissus vivants, comme styptiques et astringents. Quoique le produit qui résultera de leur combinaison soit insoluble, il pense que sous l'influence de forces physiologiques, il se décompose en ses éléments. Il ajoute cependant qu'un sel ne tient pas nécessairement des propriétés de ses facteurs et que son action thérapeutique n'est nullement le résultat de la décomposition du sel en ses éléments.

Pour préparer le tannate de bismuth, on prend 44 grammes d'azotate de bismuth cristallisé; on les fait dissoudre dans de l'eau acidulée et on décompose par la lessive des savonniers; on lave le précipité et on triture l'hydrate par 20 grammes de tannin pur; on jette sur une toile, on lave et on sèche.

Ce sel est insoluble, peu sapide, jaunâtre; il est composé de :

Pr. : Oxyde de bismuth. . .	53	ou bien.	20,50
Tannin.	47	. . . . . .	26,60

[1] *Journ. de la Soc. des sciences méd. et nat. de Bruxelles*, 1853, t. XVI, p. 373.

[2] *Lond. med. gaz.*, XII, 853.

[3] *Amer. Journ. of Pharm.* Janvier 1853, p. 25.

On peut encore l'obtenir en décomposant la solution de nitrate de bismuth par le tannin ; mais il est probable que, dans ce cas, on obtiendrait un sel formé d'un équivalent d'oxyde de bismuth et d'un équivalent de tannin, car l'oxyde de bismuth et le tannin sont tribasiques.

Les essais qui ont été faits avec le tannate de bismuth n'ont pas répondu à ce qu'on avait espéré. Il n'a pas paru agir mieux que le tannin ou le sous-nitrate de bismuth : aussi est-il à peu près abandonné aujourd'hui.

Le prix du bismuth ayant été très-élevé dans ces derniers temps, MM. Paul Blondeau, Boutmy et Baraton ont proposé de remplacer ses préparations par celles d'étain ; mais elles sont toxiques et elles déterminent la diarrhée et les vomissements; aussi a-t-on dû y renoncer. Cependant M. le docteur Calvo, qui a employé les sels insolubles d'étain à l'extérieur, en a obtenu de bons effets sous la forme d'injections uréthrales. Il propose les formules suivantes :

Injections.

Pr. : Eau de roses. . . .	100	100	100 gram.
Oxychlorure d'étain.	8	»	
Phosphate d'étain. .	»	6	
Tannate d'étain. . .	»	»	6

Pour plusieurs injections dans la journée.

LACTATE DE BISMUTH

Le lactate de bismuth, très-employé en Allemagne contre la diarrhée, s'obtient en décomposant le nitrate de bismuth par une solution concentrée de lactate de soude; on dissout le magma obtenu dans le moins d'eau possible, et par le repos le sel cristallise. Il est très-peu soluble dans l'eau froide. On administre 0,05 à 0,10 centigrammes par jour.

Tous les sels de plomb sont astringents ; nous nous contentons de transcrire ici une formule qui nous paraît originale.

Pommade contre les Ulcères scrofuleux.

Pr. : Huile de foie de morue.	25 gram.
Jaune d'œuf.	N° 1.

Émulsionnez et ajoutez :

Sous-acétate de plomb liquide.	25

F. S. A., et pansez avec de la charpie.

HYPOSULFITE DE SOUDE ET D'ARGENT ($NaO,S^2O^2)^2(AgO,S^2O^2),2HO$).

On peut obtenir ce sel, en dissolvant à froid le chlorure d'argent dans l'hyposulfite de soude et en mêlant la dissolution avec de l'alcool, qui précipite l'hyposulfite double (M. Herschel), ou bien en dissolvant l'oxyde d'argent récemment précipité, dans une solution d'hyposulfite de soude. Il cristallise en petits cristaux très-solubles dans l'eau, insolubles dans l'alcool et possédant une saveur très-douce; pur, il n'est pas altéré à la lumière et il ne colore ni la peau ni le linge.

C'est M. Delioux qui a proposé ce sel à la place du nitrate d'argent, dont il n'aurait pas les propriétés irritantes, tout en restant astringent.

Solution d'hydrosulfate de Soude et d'Argent (DELIOUX).

Pr. : Hyposulfite de soude et d'argent. . . . . 2 gram.
Eau distillée. 200

A prendre à l'intérieur, contre l'épilepsie, à la dose de 5 à 50 grammes; en lavements, contre les flux intestinaux; en collyre, contre les conjonctivites chroniques; en injections, dans l'uréthrite aiguë et chronique.

CHAPITRE III

MÉDICATION TONIQUE NÉVROSTHÉNIQUE FÉBRIFUGE

Les toniques névrosthéniques, disent MM. Trousseau et Pidoux, sont les agents médicamenteux qui impriment immédiatement à l'économie une certaine résistance vitale et rétablissent les synergies. Nous avons ajouté aux médicaments qui composent ce groupe la qualification de fébrifuges, parce que, en effet, un grand nombre d'entre eux possèdent la propriété de s'opposer au retour des fièvres d'accès. Nous y avons joint toutes les substances auxquelles, à tort ou à raison, on a attribué les mêmes propriétés. Nous avons dû faire un choix dans les formules, et être très-brefs, afin de ne pas dépasser les bornes que nous nous sommes imposées.

Toutes les plantes riches en tannin et en principes amers ont été regardées comme toniques névrosthéniques; toutes jouissent de propriétés fébrifuges plus ou moins prononcées, on les administre avec avantage toutes les fois qu'il s'agit de combattre la cachexie paludéenne et même de faire disparaître les fièvres d'accès, de saison, qui, il est vrai, guérissent le plus souvent par l'expectation seule.

Dans le chapitre précédent, nous avons parlé des écorces d'inga et de marronnier, du byttera, du tulipier de Virginie, du thlaspi, de la renouée, de l'olivier et de la salicaire. Nous n'y reviendrons pas. Nous aurons à reparler du marronnier à propos de l'esculine; et de certaines préparations d'olivier plus spécialement employées comme fébrifuges.

---

§ I. — NÉVROSTHÉNIQUES ET FÉBRIFUGES FOURNIS PAR LES VÉGÉTAUX

QUINQUINAS

Les quinquinas sont la base de la médication tonique névrosthénique. Nous ne pouvons pas insister ici sur les espèces commerciales de ces écorces; nous ferons remarquer seulement que la division habituelle en trois sortes, et l'action thérapeutique qu'on leur attribue, ne sont plus regardées aujourd'hui comme parfaitement exactes ; c'est ainsi que l'on dit :

Les *quinquinas jaunes* sont essentiellement fébrifuges et riches en quinine (2 à 4 pour 100).

Les *quinquinas gris* sont surtout toniques et riches en cinchonin (1 à 5 pour 100), ils contiennent aussi un peu de quinine ;

Les *quinquinas rouges*, à la fois fébrifuges et antiseptiques, contiennent beaucoup de tannin, de quinine et de cinchonine (2 à 5 pour 100 de chacune de ces dernières).

Tout le monde est à peu près d'accord aujourd'hui pour reconnaître que le Codex de 1837 a eu tort d'indiquer le quinquina gris comme l'espèce officinale. Il est probable que la nouvelle commission adoptera le quinquina jaune. Quant à la dénomination de calysaya ou autres, et l'attribution que l'on a faite aux sortes dénommées de chiffres déterminés d'alcaloïde, on ne saurait non plus les regarder comme exactes ; l'expérience nous a montré que le *même pied de quinquina* pouvait fournir des écorces dans lesquelles la proportion d'alcaloïde pouvait varier comme 1 : 2 ; de là une nécessité du dosage précis de ces écorces; d'autant plus que les recherches de M. Pasteur nous ont appris que, sous l'influence de la lumière, les alcaloïdes des quinquinas éprouvaient des transformations isomériques dans lesquelles les propriétés physiologiques et thérapeutiques de ces principes actifs étaient profondément modifiées.

MM. Guillermond fils et Glénard ont fait connaître un procédé quinimétrique très-ingénieux dont l'exactitude laisse, à notre avis, beaucoup à désirer. En effet, dans ce procédé il n'est pas tenu suffisamment compte de la *quinidine*, très-abondante aujourd'hui dans les quinquinas de la Nouvelle-Grenade, qui vient troubler les résultats et augmenter le chiffre de la quinine. Au point de vue industriel, comme au point de vue pharmaceutique, il ne faut considérer comme quinine que ce que l'on obtient à l'état de *sulfate cristallisé parfaitement caractérisé*; et, selon nous, le meilleur procédé d'essai des quinquinas consiste à extraire d'une petite quantité d'écorce la quinine à l'état de sulfate. Toutefois, on pourra employer un procédé proposé par M. Orrillard, que nous avons fait connaître dans notre *Annuaire pharmaceutique pour* 1863.

M. Orrillard [1] nous a appris une chose bien autrement importante au point de vue pratique : il semblerait résulter des expériences de notre confrère, que la décoction aqueuse *détruit une portion des alca-*

[1] Thèse sur les préparations pharmaceutiques du quinquina. École de pharmacie de Paris, 1862.

loïdes des quinquinas. C'est un fait qu'il s'agit de vérifier et dont il faudra tenir grand compte.

On comprendra que nous ne pouvons faire connaître ici tous les modes d'administration du quinquina, et toutes les formules dans lesquelles entre cette précieuse écorce : nous nous bornerons à indiquer les faits les plus importants et les formules le plus souvent employées.

Nous avons eu l'occasion d'employer souvent le vin de quinquina au cacao, que nous préparions nous-même d'après la formule suivante :

Vin de Quinquina au Cacao (Reveil).

Pr. : Quinquina gris huanuco concassé	40	gram.
— jaune concassé	50	
Cacao concassé	50	
Eau-de-vie de bonne qualité à 56° C.	100	

Laissez en contact, pendant vingt-quatre heures, dans un lieu chaud, en ayant le soin d'agiter de temps en temps, et ajoutez :

Vin de Bordeaux	1000	gram.

Filtrez après huit jours. — On peut remplacer le vin de Bordeaux par du vin de Malaga, mais alors il faut réduire la proportion d'alcool à moitié.

Dans les pays à fièvre on fait souvent usage, avec le plus grand succès, d'un des opiats suivants :

Opiats fébrifuges.

Pr. : Poudre de quinquina jaune, très-fine	30	gram.
Carbonate de potasse sec et pulvérisé	4	
Ou chlorhydrate d'ammoniaque pulvérisé	1	
Miel blanc	20	

Mêlez. — A prendre, une cuillerée à café toutes les heures, le plus loin possible de l'accès à venir; continuez l'usage après que la fièvre a cessé, en réduisant la dose à moitié pendant les quatre premiers jours et au quart pendant les quatre jours suivants.

Vin toni-nutritif ou de Quinquina et de Cacao (Bugeaud).

Pr. : Cacao caraque récemment torréfié et pulvérisé	21,000	gram.
Quinquina calisaya	500	
— gris de Loxa	500	
Vin de Malaga	20,000	
Esprit-de-vin à 80° C.	4,000	

Faites une bouillie claire avec le cacao et l'esprit-de-vin, chauffez au bain-marie jusqu'à fusion du cacao, bouchez hermétiquement, agitez et laissez macérer pendant huit jours ; versez alors le mélange dans le vin de quinquina préalablement préparé, et après un mois de macération retirez par distillation dans le vide la quantité d'esprit-de-vin employée pour le traitement du cacao.

Ce vin possède un goût agréable et il se conserve bien; mais la formule que nous transcrivons telle qu'elle a été publiée est très-inutilement compliquée et d'une exécution difficile ; elle exigerait de plus l'emploi d'un appareil spécial. D'ailleurs, pourquoi mettre une aussi grande proportion d'alcool pour l'enlever ensuite? Nous conseillons à nos confrères la formule plus simple que nous avons indiquée et qui donne un excellent produit.

SIROP DE QUINQUINA (BOUDET).

L'exécution de la formule du sirop de quinquina du Codex a pour résultat un produit trouble qui se conserve difficilement; les pharmaciens suivent généralement pour préparer ce sirop une formule qui a été indiquée par M. Boudet, qui donne un excellent produit et que la commission du Codex a adoptée en principe. Voici ce procédé :

On place le quinquina grossièrement pulvérisé dans un appareil à déplacement et on l'épuise par trois fois et demie son poids d'alcool à 55° C. On étend cette teinture de deux parties d'eau et on distille au bain-marie pour retirer l'alcool, la liqueur restée dans le bain-marie est filtrée après le refroidissement, additionnée de sucre, et transformée en sirop par simple solution. Les proportions de quinquina et de sucre sont celles du Codex. Le sirop obtenu possède et conserve une limpidité parfaite.

Liqueur de Quinquina pour remplacer le Vin.

Pr.: Alcool à 82° C.	162	gram.
Eau	837	
Acide sulfurique à 66°	1	
Quinquina jaune concassé	100	
Écorces d'oranges amères	5	

Laissez macérer le tout pendant dix jours, passez et ajoutez à une partie du macéré une demi-partie de sucre; laissez dissoudre et filtrez.— A prendre une à six cuillerées à bouche dans la journée.

Potion fébrifuge (LAIRE).

Pr.: Décoction de quinquina	125	gram.
Éther sulfurique	25	gout.
Laudanum de Sydenham	15	

Sulfate de quinine. . . . . 1 gram.
Sirop d'écorces d'oranges. 30

Mêlez. — A prendre en deux fois quatre heures, avant l'accès présumé.

Décoction fébrifuge (REVEIL).

Pr. : Quinquina jaune concassé. . . . . 100 gram.
Eau. 650

Faites bouillir jusqu'à réduction à 500 grammes ; passez et ajoutez :

Écorces d'oranges amères. . . . . 35 gram.
Sulfate de soude. 30

Mêlez. Laissez macérer 48 heures et filtrez. — A prendre par demi-verrées toutes les deux heures, en commençant le plus loin possible de l'accès prochain.

Liqueur tonique fébrifuge (REVEIL).

Pr. : Quinquina jaune concassé. . . . . 60 gram.
— gris huanaco. 30
Écorces d'oranges amères.. 2
— de cannelle de Ceylan concassée. . . . 1
Muscades. }
Girofles. } . . . . ãã 0,25 centigr.
Alcool à 75°.. . . . . 500 gram.

Faites macérer huit jours en agitant de temps en temps ; filtrez et ajoutez :

Sirop de sucre. . . . . 200 gram.
Alcoolat d'absinthe.. 200

Mêlez et filtrez. — A prendre un verre à bordeaux tous les matins, comme tonique, dans la cachexie palustre, dans l'anémie, etc. Très-agréable à prendre.

Remède hollandais contre la fièvre.

Pr. : Poudre de quinquina jaune.. . . . . 30 gram.
— de crème de tartre. 30
— de girofle. 2

Mêlez et administrez 6 grammes toutes les trois heures.

Pilules contre la fièvre uréthrale (PÉTREQUIN).

Pr. : Extrait aqueux d'opium. . . . . 0,05 centigram.
— de quinquina. 0.20
— de valériane. 0,20

Sulfate de quinine.	0,15
Camphre.	0,25

F. S. A. 6 pilules, à prendre une tous les quarts d'heure.

Prises contre les fièvres intermittentes ou rémittentes vernales.

Pr. : Sel de Seignette.	16	gram.
Quinquina jaune pulvérisé.	16	

Dans un verre d'eau chaude tous les matins, trois jours de suite.

Vin antilymphatique (Boutigny).

Pr. : Suc de grande capucine.	25	gram.
Alcool à 86° C.	25	
Quinquina gris concassé.	25	

Le phosphate de chaux provenant de la décomposition d'un gramme de chlorure de calcium dissous dans l'eau et versé goutte à goutte dans une dissolution de 1,50 de phosphate neutre de soude.

Écorces d'oranges amères.	2	gram.
Vin blanc de Bordeaux.	1	litre.

Faites macérer huit jours en agitant de temps en temps, et filtrez.

QUINIUM

OU EXTRAIT ALCOOLIQUE DE QUINQUINA A LA CHAUX.

On emploie depuis fort longtemps en médecine, sous le nom de *quinine brute*, un produit que l'on obtient en précipitant une décoction de quinquina par un lait de chaux, épuisant le précipité desséché et pulvérisé par l'alcool, et faisant évaporer celui-ci : le résidu obtenu est un mélange en proportions variables de quinine, de cinchonine, de matières grasses, extractives et colorantes.

C'est cette quinine brute dosée, et pour ainsi dire titrée qui a reçu le nom de quinium, et que l'Académie a adoptée sous la dénomination plus convenable d'extrait alcoolique de quinquina à la chaux.

D'après la note annexée à l'arrêté ministériel du 17 juin 1857, voici comment s'obtient le quinium :

Prenez des écorces de quinquina dont la composition vous sera connue ; mêlez ces écorces en quantité telle que la quinine s'y trouve, relativement à la cinchonine, dans la proportion de deux parties de quinine pour une de cinchonine.

Broyez ces écorces, mêlez la poudre avec la moitié de son poids de chaux éteint par l'eau ;

Traitez le mélange par l'alcool bouillant jusqu'à épuisement; recueillez par distillation la meilleure partie de l'alcool. Achevez l'évaporation.

Le résidu est l'extrait alcoolique de quinquina à la chaux.

4 grammes 50 centigrammes de cet extrait doivent donner, par les procédés connus :

Sulfate de quinine.	2 gram.	22
— de cinchonine.	1	11
Extractif, résine, etc.	0	67
	4	00

La tolérance pour ces proportions sera du dixième.

Les principes qui ont guidé M. Labarraque dans la préparation du quinium sont les suivants :

1° Conserver tous les produits utiles des quinquinas, en éliminant seulement les matières inertes, qui fatiguent l'appareil digestif et s'opposent à la facile absorption des principes actifs.

2° Obtenir par un dosage facile et rigoureux un produit d'une composition toujours identique aux alcaloïdes fébrifuges.

3° Utiliser dans la thérapeutique tous les quinquinas qui contiennent de la quinine et de la cinchonine en notable proportion : l'association de ces deux alcaloïdes présentant dans bien des cas de sérieux avantages, ainsi que le fait remarquer Soubeiran dans son *Cours de pharmacologie.*

4° Fixer un rapport en quinine et en cinchonine comparable à celui qui existe dans le quinquina rouge vif, que l'expérience de tous les temps a montré être le plus efficace.

Quoique M. Labarraque prévienne qu'il n'a jamais voulu induire en erreur en laissant croire à l'existence d'un radical de la quinine, lorsqu'il a nommé son produit *quinium*, nous ne saurions approuver cette dénomination, pas plus que celle de *lactucarium* qu'on a donnée à l'extrait de laitue, produit de l'évaporation du suc obtenu par incision.

Le quinium est amorphe, d'une couleur brun fauve, insoluble dans l'eau, presque soluble en entier dans l'alcool; il est cassant et friable.

D'après M. Bouchardat, le quinium convient plus particulièrement dans les fièvres intermittentes anciennes, contre les fièvres récidivées d'hiver devenues rebelles au sulfate de quinine ; tandis que dans les fièvres intermittentes récentes, M. Laveran n'a pas obtenu de bons effets du quinium.

M. Wahu a vu que le vin de quinium produisait d'excellent effets dans la cachexie paludéenne.

On administre le quinium en pilules de 15 centigrammes et au dessus; on en fait prendre de deux à dix dans les vingt-quatre heures. Il représente le tiers de son poids d'alcaloïdes. A la dose d'un gramme, d'après M. Laveran il ne produit pas d'effet appréciable. De 2 à 4 grammes, il cause souvent des douleurs d'estomac et fatigue les malades, il produit souvent des vomissements.

A côté de la question d'effets il y a la question de prix dont il faut bien aussi tenir compte lorsqu'il s'agit de populations pauvres : or il résulte d'essais que nous avons fait faire dans le département des Landes, que les effets du quinium étaient moins certains que ceux d'une quantité correspondante de bon quinquina jaune et que le traitement des fièvres par la poudre de quinquina coûtait moitié moins cher que celui suivi par le quinium et par le sulfate de quinine : surtout en administrant cette poudre sous les formes et avec la méthode que nous avons indiquée[1].

Vin de Quinium.

Pr. : Quinium. . . . . 4 gram. 50

Faites dissoudre dans 55 grammes d'alcool à 86° C. mélangez :

Vin de Malaga. 1 litre.

Filtrez ; ce vin renferme par litre environ un gramme de quinine et 50 centigrammes de cinchonine, la dose est 50 à 100 grammes comme tonique, dose double pour prévenir le retour des fièvres intermittentes.

BENOITE

La racine de benoite, *geum urbanum*, de la famille des Rosacées, est souvent employée dans les campagnes comme fébrifuge sous forme de tisane à la dose de 20 grammes pour un litre d'eau ; cette racine est astringente, riche en tannin, elle se distingue par l'odeur très-forte de girofle qu'elle dégage lorsqu'on la frotte.

BOABAB

L'écorce de boabab, *Adansonia digitata*, de la famille des Malvacées, qui croît au Sénégal, et traverse l'Afrique jusqu'en Abyssinie, donne une eau très-mucilagineuse à laquelle on a attribué des propriétés fébrifuges. Adanson s'est très-bien trouvé de l'usage habituel de cette tisane comme tonique ; mais nous croyons peu aux propriétés antifébriles d'une écorce mucilagineuse : d'ailleurs elle n'existe pas dans le commerce.

Décoction d'écorce de Boabab.

Pr. : Écorce de boabab concassée. . . . . 30 gram.
Eau. 1000

[1] *Traité de l'Art de formuler*, 2e édit., 1859, p. 232. Trousseau et Reveil.

Faites bouillir jusqu'à réduction d'un tiers. — Laissez refroidir et sucrez, très-agréable à prendre, elle est très-altérable, en y ajoutant un peu d'alcool elle se conserve mieux.

CAÏL-CÉDRA

L'écorce de caïl-cédra, *kaya* ou *swietenia Senegalensis*, est connue sous le nom de *quinquina du Sénégal*, les noirs de la Gambie l'emploient comme fébrifuge ainsi que celle de plusieurs *swietenia*, étudiée depuis longtemps au point de vue thérapeutique par plusieurs chirurgiens de marine, parmi lesquels nous citerons MM. Rulland et Duvau ; elle a été examinée au point de vue chimique par M. Eugène Caventou fils, d'abord dans sa thèse soutenue à l'École de pharmacie en 1849 et plus tard dans un travail adressé à Son Excellence M. le ministre de la marine.

Il résulte des travaux de ce chimiste distingué, que l'écorce de caïl-cédra contient : 1° du caïl-cédrin (matière amère active) ; 2° de la matière grasse verte ; 3° de la matière colorante rouge ; 4° de la matière colorante jaune ; 5° du sulfate de chaux ; 6° du chlorure de potassium ; 7° du phosphate de chaux ; 8° de la gomme ; 9° de l'amidon ; 10° de la matière cireuse ; 11° du ligneux.

M. Moutard-Martin, médecin de l'hôpital Beaujon, a administré à un fébricitant 1 gram. 25 cent. de caïl-cédrin, avec un plein succès ; mais ce principe existe en faible quantité dans l'écorce (80 centigram. par kilogramme), aussi M. Caventou propose-t-il de le remplacer par l'extrait aqueux de l'écorce. Les recherches exécutées avec cet extrait par MM. Rulland et Duvau à l'hôpital de Gorée ont constaté les propriétés antifébriles de ce médicament qu'ils regardent d'ailleurs comme inférieur au quinquina. Voici les formules d'administration du caïl-cédra, proposées par M. Caventou.

Teinture de Caïl-Cédra.

Pr. : Alcool à 22°.	1 kilog.
Écorces de caïl-cédra concassées.	250 gram.

S. J. F.

Vin de Caïl-Cédra.

Pr. : Vin de Bordeaux rouge.	1 litre.
Teinture de caïl-cédra.	120 gram.

Sirop de Caïl-Cédra.

Pr : Écorce de caïl-cédra.	200 gram.
Sucre blanc.	1 kilog.
Eau.	Q. S.

Par décoction. — Sans clarification.

Parmi les écorces employées dans les campagnes comme fébrifuges, nous citerons celle du hêtre, *fagus sylvatica* (Amentacées), du saule, *salix alba, helix* etc. (Salicinées), du pommier, *malus communis* (Rosacées), etc.

FRÊNE

Les feuilles de frêne, *fraxinus ornus, rotondifolia excelsior* et autres, ont été souvent employées dans les campagnes contre les fièvres intermittentes, mais c'est surtout contre la goutte et le rhumatisme qu'elles ont été préconisées : la dose est de 4 à 20 grammes de feuilles en infusion dans un litre d'eau, on fait prendre une tasse matin et soir, on commence par une faible dose que l'on élève progressivement. Cette infusion possède une action diurétique assez prononcée.

On a encore proposé comme fébrifuge l'écorce du tulipier de Virginie, *liriodendrum tulipifera* (Magnoliacées), et celle du houx, *ilex aqui folium* (Aquifoliacées). M. Rousseau a proposé les feuilles de houx.

MARRUBE

M. Thorel prétend que l'extrait alcoolique du marrube blanc, *marrubium album* (Labiées) possède d'actives propriétés fébrifuges et qu'on peut le prescrire aux mêmes doses que le sulfate de quinine ; il ajoute qu'il extrait de cette plante un principe qu'il nomme *marrubine* et qui jouit de propriétés basiques. Tous ces faits ont besoin d'être vérifiés.

VERBENA OFFICINALIS

On attribuait autrefois à cette plante la propriété d'attirer le sang au dehors, et on l'appliquait en cataplasmes dans ce but ; cette croyance était basée sur la propriété que possède le suc de verveine de colorer la peau en rouge.

En Allemagne on en prépare un extrait qui est très-souvent employé à la dose de 20 centigrammes à 1 gramme contre la jaunisse, les hydropisies et les fièvres intermittentes, comme adjuvant de la quinine.

Les propriétés fébrifuges que l'on a attribuées aux feuilles de la fumeterre et aux tubercules du corydalis bulbosa sont bien douteuses; quant à l'alkékenge, au millefeuille, au bébéeru, au kava et au marronnier d'Inde, nous y reviendrons, en parlant des principes immédiats qu'on a extraits de ces plantes, c'est-à-dire la *physaline*, l'*achilléine*, la *bebéerine*, la kavaïne ou méthysticin et l'esculine.

OLIVIER

Les différentes parties de l'olivier *olea Europea* (Jasminées) ont été préconisées plusieurs fois comme fébrifuges, on en a fait des extraits aqueux, des extraits hydro-alcooliques : on a proposé l'emploi de l'*olivile*, de l'*olivine*, de l'*acide olivique*, etc., tous produits assez mal définis dans leur composition comme dans leurs effets, sur la nature et sur les propriétés desquels le médecin doit être fixé : nous y ajouterons quelques renseignements sur l'*oleasterium*, produit préparé avec l'oleaster ou olivier sauvage.

L'*olivile* a été extraite par Pelletier de la résine d'olivier sauvage ; elle présente une grande analogie avec les résines, elle est blanche, inodore, d'une saveur amère, elle cristallise en petits prismes groupés en étoiles, peu solubles dans l'eau et dans l'éther, solubles dans l'alcool et dans les alcalis ; elle fond à 120° ; sa solution aqueuse réduit les sels d'or et d'argent ; cristallisée dans l'eau, elle a pour formule $C^{28}H^{18}O^{10}$, 2HO ; dans le vide, elle perd un équivalent d'eau, et à 108° elle en perd un second et devient $C^{28}H^{18}O^{10}$.

L'*olivine* proprement dite est le résultat de l'action de l'acide sulfurique à chaud sur la salicine ; c'est une résine vert olive (Mulder) ; elle n'a donc aucun rapport avec l'olivier.

L'*acide olivique* est un produit de l'olivier très-mal défini et dont l'action thérapeutique est à peu près nulle. C'est un extrait préparé avec les fruits de l'olivier.

L'*oleasterium* est un extrait acide obtenu en traitant l'écorce, les feuilles et les fruits de l'olivier sauvage par l'eau acidulée, par l'acide sulfurique et faisant évaporer à siccité. Les mauvais exemples sont contagieux ; on avait fait du *lactucarium* et du *quinium*. M. Lhoste a voulu faire de l'oleasterium. Voici les formules proposées par ce médecin :

Pilules fébrifuges toniques d'Oleasterium (LHOSTE).

Pr. : Oleasterium en consistance pilulaire. . . . . 6 gram.
Extrait de pavot (alcoolique). . . . . 5 décigram.

F. S. A. 60 pilules argentées. — Dose, 5 à 10 dans l'apyrexie des fièvres intermittentes, de 1 à 5 dans les névralgies, les migraines qui se reproduisent périodiquement.

Vin fébrifuge tonique d'Oleasterium.

Pr. : Vin blanc généreux. . . . . 1 litre.
Oleasterium
Écorces d'oranges amères concassées } ãã. . . . . 10 gram.

Mêlez et laissez macérer 5 à 6 jours. — Dose, deux ou trois petits verres par jour dans les convalescences, les cachexies. Même dose comme *préservatif* lorsque les fièvres règnent à l'état épidémique.

Aran a expérimenté l'extrait hydro-alcoolique de feuilles d'olivier, qui avait été autrefois essayé avec succès dans la guerre d'Espagne par les médecins français qui manquaient de quinquina : prôné par Pallas, qui en a fait usage en Espagne, employé en France par MM. Cazale (d'Agde), Coynat et Gardaron. L'extrait d'olivier peut rendre de grands services pour s'opposer au retour des fièvres et pour combattre les fièvres d'accès et les fièvres de saison.

Pilules d'extrait d'Olivier (FAUCHER).

Pr. : Extrait hydro-alcoolique de feuilles d'olivier. . . . . 2 gram.

Pour 24 pilules. — 4 à 8 par jour. Quelquefois on y associe par pilule un centigramme d'aloès des Barbades.

Sirop d'Olivier (FAUCHER).

Pr. : Alcoolature de feuilles d'olivier. . . . . 20 gram.
Sirop simple. 250

Dose. — Une à deux cuillerées à bouche pour les enfants, 3 à 4 pour les adultes.

Vin fébrifuge (ED. LOUIS).

Pr. : Feuilles fraîches d'olivier. . . . . 60 gram.
Vin blanc. . . . . 1 litre.

Incisez les feuilles, faites macérer huit jours, passez avec expression et filtrez. Un demi-verre le matin à jeun et autant le soir avant ou après l'accès ; continuer pendant quinze jours : ce vin a produit de bons effets dans plusieurs cas de fièvres intermittentes.

PERSIL. — APIOL

Le persil, *apium petroselinum*, de la famille des Ombellifères, jouit d'une grande vogue dans la pratique populaire ; la racine administrée en décoction est considérée comme diurétique, les fruits sont stimulants et carminatifs, les feuilles fraîches contusées sont souvent employées comme résolutives, mais c'est surtout comme tonique et fébrifuge que nous devons ici considérer le persil.

Peyrilhe et Haller avaient cité l'ache comme antipyrétique ; M. Pereyre, de Bordeaux, avait préconisé plusieurs préparations de persil dans les fièvres d'accès ; M. Braconnot avait obtenu par la décoction du persil frais un liquide qui se prenait en masse gélatineuse par le refroidissement, ce chimiste avait appelé *apiine* ce principe de la nature de la pectine.

Ce sont MM. Joret et Homolle qui ont attiré l'attention des praticiens sur les fruits du persil comme doués d'une vertu antipériodique bien supérieure à celle des autres parties de la plante. Après avoir donné pendant plusieurs années les fruits du persil en décoction à la dose de 100 à 125 grammes pour un litre d'eau, contre les fièvres intermittentes, MM. Joret et Homolle ont extrait du persil un principe immédiat qu'ils considèrent comme la partie active et qu'ils ont désigné sous le nom d'*apiol*.

L'apiol est un liquide jaunâtre, oléagineux, tachant le papier; il est soluble dans l'alcool, l'éther et le chloroforme, et insoluble dans l'eau.

A faible dose, il détermine une surexcitation générale très-grande; à 2 ou 4 grammes il produit des symptômes qui caractérisent l'ivresse; analogues à ceux de l'ivresse quinique.

Quoique des expériences nombreuses aient démontré les effets antifébriles de l'apiol, il est aujourd'hui peu employé; d'ailleurs le traitement d'une fièvre intermittente par le principe actif du persil serait plus dispendieux que celui qui aurait été fait par le sulfate de quinine et surtout par le quinquina; la thérapeutique n'a donc réellement pas gagné grand'chose à connaître tous ces prétendus succédanés du quinquina. Voici d'ailleurs les conclusions du mémoire de MM. Joret et Homolle: *L'apiol, qui ne saurait être employé avec le même avantage que le sulfate de quinine pour combattre les fièvres intermittentes des pays chauds, peut très-bien lui être substitué dans les fièvres intermittentes de nos contrées.* Les nombreux échecs éprouvés par les médecins qui ont employé l'apiol dans les pays où les fièvres intermittentes sont endémiques démontrent combien cette proposition est trop absolue.

D'après MM. Joret et Homolle, les fruits de persil (improprement appelés semences dans le commerce et même par les médecins) renferment, outre l'apiol, une huile essentielle, une matière grasse cristallisable nommée *beurre de persil;* de la pectine susceptible de former de l'acide pectique, c'est probablement l'*apiine* de M. Braconnot, de la chlorophylle, du tannin, une matière colorante jaune, des sels, etc., etc.

L'apiol, administré sous forme de potion ou de tisane, à la dose de 5 à 10 gouttes, laisse dans l'arrière-bouche et dans l'œsophage, une saveur âcre, piquante, avec une impression de vive chaleur à la gorge. On l'administre de préférence en capsules contenant chacune 25 centigrammes de principe actif : pour les fièvres intermittentes quotidiennes, on fait prendre chaque jour, cinq ou six heures avant l'accès, une capsule aux petits enfants, une à trois aux adolescents, quatre capsules aux adultes; dans les fièvres tierces, les mêmes doses le jour apyrétique, dans les fièvres quartes, on double les doses que l'on administre deux jours de suite : les capsules agissent mieux quand on les prend coup sur coup, quel qu'en soit le nombre, que lorsqu'on les administre à des intervalles éloignés.

Les petits enfants avalent difficilement les capsules ; on leur donne le sirop suivant :

Sirop d'Apiol.

Pr. : Apiol. . . . . 5 gram.
Sucre blanc. 1,000

Faites un oléo-saccharum que l'on fait fondre à feux doux dans :

Eau de fontaine. . . . . 500 gram.

Filtrez et conservez. — 15 grammes de ce sirop contiennent 5 centigrammes d'apiol.

D'après MM. Joret et Homolle, l'apiol serait un puissant emménagogue, à la dose de 25 centigrammes à 1 gramme.

CÉDRON

Les noix de cédron, *simaba cedron*, Simaroubées (Planchon), viennent de la Nouvelle-Grenade, dans les Terras Calientes. Cette graine, extrêmement amère, jouit d'une réputation considérable comme antivenimeuse, contre la morsure des serpents, à la dose de 25 centigrammes sous la forme de poudre délayée dans l'eau-de-vie. M. Michel Levy en a extrait un principe neutre qu'il a nommé *cédrine*. M. Rayer a constaté qu'à la dose de 0,50 à 1 gramme, la poudre de cédron coupait les fièvre d'accès ; mais quelquefois il a fallu porter la dose de poudre jusqu'à 8 et 10 grammes, elle détermine alors un malaise passager à l'épigastre, avec nausées et vomissements.

EXTRAIT DE BOURGEONS DE VIGNE

D'après M. Van den Corput, l'extrait de bourgeons de vigne est souvent employé en Prusse contre les fièvres intermittentes, les hémorrhagies actives, les diarrhées. La dose est de 1 à 5 grammes en pilules ; à dose double comme fébrifuge. Voici comment on obtient cet extrait :

Pr. : Bourgeons de ceps de vigne (*vitis vinifera*). . . . 5,000 gram.

Contusez, exprimez et lavez le résidu avec 750 grammes d'eau commune, pilez et exprimez, réunissez les liquides, passez à travers un linge et faites évaporer à 50° ou 60° C., jusqu'à réduction à 1 kilogramme, ajoutez alors :

Alcool rectifié. 1,000

Agitez, abandonnez pendant vingt-quatre heures en agitant de temps en temps, passez en pressant le résidu et lavez-le avec 125 grammes d'alcool, remuez les liquides, filtrez et évaporez à la vapeur vers 60° jusqu'à consistance d'extrait mou.

TOILES D'ARAIGNÉES

Les toiles d'araignées sont un remède populaire contre les coupures et contre les fièvres intermittentes ; on les a proposées récemment dans ces derniers cas à la dose de 1 à 4 grammes, sous la forme de pilules, que l'on administre pendant l'apyréxie.

COLOPHANE NITRÉE

Dans le concours ouvert devant la Société de pharmacie de Paris depuis plus de dix ans, sur les succédanés du sulfate de quinine et du quinquina, il a été produit, en 1852, sous le numéro 5, un mémoire sur la colophane modifiée par l'acide nitrique. Ce travail laissait beaucoup à désirer au point de vue chimique ; mais il était accompagné de cinquante-cinq observations prises par des praticiens distingués, qui témoignaient des bons effets de cette préparation contre les fièvres intermittentes. Toutefois nous verrons plus loin, en parlant du ferrocyanur de sodium et de salicine, que les expériences faites dans les hôpitaux militaires avec la colophane nitrée ont eu des résultats négatifs.

HASCHISCH CONTRE LES FIÈVRES INTERMITTENTES

Parmi les substances qui exercent sur l'économie animale une action remarquable par la nature et l'intensité des symptômes qu'elles déterminent, il n'y en a pas qui ait été accueillie avec plus d'indifférence par le public médical que le haschisch ; nous aurons l'occasion de revenir sur cette préparation au chapitre des stupéfiants. Nous avons voulu constater ici qu'il n'y a certainement pas dans toute la matière médicale une substance qui méritât plus l'attention des médecins que le chanvre indien.

En Russie, on a employé contre les fièvres intermittentes, non pas le haschisch oriental, mais bien un extrait obtenu avec le chanvre sauvage de la Crimée, qui, à la dose de 1 gr. 50 cent., détermine une narcotisation très-intense ; il a été employé dans des cas de fièvres intermittentes invétérées, qui avaient résisté à l'action du sulfate de quinine ; cet extrait fut administré dans de l'esprit-de-vin très-étendu, les frissons disparurent instantanément, les périodes de chaleur et de sueur devinrent beaucoup moins longues, il survint une somnolence invincible et la fièvre disparut pour ne plus revenir. Ces essais mériteraient d'être répétés avec notre chanvre cultivé, qui est identique avec le chanvre indien.

BILE ET CHOLÉATE DE SOUDE

Nous avons dit ailleurs qu'il était peu rationnel d'employer la bile pour régulariser les fonctions digestives, puisque ce produit de sécrétion était décomposé dans l'estomac; quoique nous n'ayons pas meilleure opinion de son emploi dans la glycosurie et dans les fièvres intermittentes, nous la signalons ici à titre de renseignement : on l'administre sous la forme d'extrait, à la dose de 0,10 à 0,75 centigrammes, on l'a même donnée à l'état liquide sous la forme de capsules. Voici une formule de M. Bouchardat.

Pilules de Bile de bœuf.

Pr. : Extrait de fiel de bœuf. . . . . 10 gram.
Poudre de rhubarbe. . . . . Q. S

Faites des pilules de 40 centigrammes à prendre de 2 à 10 par jour, pour obtenir deux selles dans les vingt-quatre heures.

M. Wuckerer préfère l'emploi du choléate de soude, il l'obtient en faisant évaporer la bile de bœuf à siccité, reprenant le résidu par l'alcool, traitant le liquide par le charbon animal, filtrant, faisant évaporer de nouveau en consistance sirupeuse et reprenant par l'éther jusqu'à ce qu'il ne dissolve plus de matière grasse; on décante l'éther et on fait évaporer le résidu à sec : il reste une matière résineuse, gluante, que l'on fait dessécher à l'étuve; cette préparation est considérée par M. Wuckerer comme propre à augmenter et à régulariser l'activité sécrétoire du foie. (Voyez *diurétiques*.)

---

§ II. — PRINCIPES IMMÉDIATS.

ACHILLÉINE

L'achilléine a été extraite par M. Zanoni des feuilles de la millefeuille, *achillea millefolium*, L. Synanthérées; c'est un extrait hydro-alcoolique d'une composition complexe. On l'obtient par un procédé semblable à celui que l'on suit pour préparer la quinine brute. On l'administre à la dose de 25 centigrnmmes à 4 grammes contre les fièvres intermittentes. Aux environs de Bellune, la décoction de millefeuille est un remède populaire contre les fièvres. M. Teissier de Lyon emploie le suc et l'infusion avec succès contre les flux hémorrhoïdaires trop abondants.

ARNICINE

L'arnicine est un produit mal défini, extrait des fleurs d'arnica par

M. Bastick, elle est cristallisable, sa réaction est alcaline et forme des sels avec les acides, elle est peu soluble dans l'eau, dans l'alcool et dans l'éther.

En Allemagne, les fleurs d'arnica sont souvent employées dans l'amaurose, les paralysies, les affections rhumatismales, c'est un excitant du système nerveux assez énergique. Stoll l'appelait le *quinquina des pauvres*. L'arnicine, très-vantée contre les fièvres intermittentes, est peu employée.

BERBÉERINE

La berbéerine a été d'abord extraite de la racine d'épine-vinette, *berberis vulgaris*, Berbéridées; mais elle existe aussi dans l'écorce des autres Berbéridées exotiques, telles que les *mahonias*, avec une autre base organique dont nous parlerons plus loin, l'*oxyacanthine*. M. Boecker a signalé la présence de la berbéerine dans la racine de colombo.

La berbéerine se présente sous la forme de petits cristaux soyeux, d'un jaune d'or, inodores, très-amers. M. Buchner la considère comme tonique à la dose de 25 à 50 centigrammes à un gramme; elle est purgative, M. Koch la conseille dans les convalescences du typhus et du choléra.

Potion de Berbéerine.

Pr.: Sulfate de berbéerine	2	gram.
Acide sulfurique	Q. S.	
Sirop d'oranges	30	gram.
Eau	100	

A prendre en une fois contre les fièvres d'accès.

Écorce de Bébéeru et Bébéerine.

Cette écorce est produite par le *Nectandra Rodiei*, elle est très-employée en Allemagne, à faible dose, contre les fièvres intermittentes, les névroses. Cet arbre est commun à la Guyane; M. Rodie en a extrait la bébéerine $= C^{35}H^{20}AzO^{6}$; elle est soluble dans l'éther, elle renferme une autre base insoluble dans ce véhicule, la *sépéerine* (M. Maclagan).

La bébéerine est amorphe, de couleur jaune-citron. Elle est très-alcaline.

Potion au sulfate de Bébéerine (BECQUEREL).

Pr.: Sulfate de bébéerine	2	gram.
Acide sulfurique étendu	25	gout.
Sirop de sucre	30	gram.
Teinture d'écorces d'oranges	32	
Eau	125	

Mêlez. — Une cuillerée à bouche trois fois par jour.

Autre contre la Diarrhée (Dr Clérence Mattheus).

Pr. : Sulfate de bébéerine. . . . . 0,60 centigram.
Acide sulfurique et éther rectifié, āā. . . . . . . 12 gouttes.
Eau distillée de cannelle. . . . . 100 gram.

A prendre trente grammes toutes les quatre heures.

L'arbre bébéeru est très-connu en Angleterre sous le nom de *Green-heart* (cœur vert), il est originaire de la Guyane et très-employé dans l'industrie.

L'efficacité du bébéeru comme antipériodique a été constatée par M. Rodie et par MM. Maclagan, William, Pepper de Philadelphie, E. D. Dailey, William Llewellyn et E. Becquerel.

La bébéerine est en masses amorphes ou en cristaux aiguillés; elle est incolore, inodore, soluble, surtout à chaud, dans l'alcool et l'éther, à peu près insoluble dans l'eau, elle est très-amère et présente dans sa composition ce fait singulier, sa composition est la même que celle de la morphine telle qu'elle a été déterminée par M. Regnault.

BUIS ET BUXINE

L'écorce de buis, *buxus sempervirens,* de la famille des Euphorbiacées, a été souvent employée contre les fièvres intermittentes de saison. Dans l'arthrite chronique, M. Cazin a employé avec succès la préparation suivante :

Pr. : Racine de buis râpée. . . . . 30 gram.
Eau 1,000

Faites bouillir jusqu'à réduction à moitié. — A prendre trois verres dans les vingt-quatre heures.

CÉTRARIN

Le cétrarin est le principe amer du lichen d'Islande, son procédé d'extraction a été décrit en 1836, par M. Herberger, pharmacien à Kaiserslautern. Il a été étudié depuis par MM. Knop et Schnedermann, qui l'ont considéré comme un acide qu'ils ont nommé *cétrarique.*

Le cétrarin ou acide cétrarique se présente sous la forme d'une poudre amorphe ou en aiguilles très-ténues; dissous dans l'alcool, sa saveur est amère, il est peu soluble dans l'eau, l'alcool et l'éther. D'après M. Müller, le cétrarin serait un puissant fébrifuge qui agirait plus lentement mais aussi sûrement que le quinquina : il a l'avantage de ne pas irriter l'estomac.

CYNISIN — CNISIN — CNICIN

Ce principe a été extrait par M. Nativelle, du chardon, bénit *cnicus benedictus*, Gaertn. *centaurea benedicta* L. — M. F. Scribe l'a retrouvé dans la chausse-trappe, *centaurea calcitrapa*.

Le cynisin est un corps neutre qui cristallise en aiguilles blanches et transparentes, inodores, très-amères, peu solubles dans l'eau froide, un peu solubles dans l'eau bouillante, très-solubles dans l'eau légèrement alcaline ; à la dose de 20 à 25 centigrammes il produit des nausées et des vomissements. M. Bouchardat place le cynisin au-dessus de la salicine dans le traitement des fièvres intermittentes.

COLOMBINE.

La colombine est le principe amer actif de la racine de colombo, *Menispermum cocculus*, ménispermées. M. Lebourdais, pour obtenir ce principe, épuise la poudre par de l'eau froide dans un appareil à déplacement ; le macératum est filtré sur du charbon animal ; il perd sa saveur et sa couleur. On fait sécher le charbon et on le traite par l'alcool qui enlève le principe amer : par évaporation spontanée on obtient des cristaux qui présentent la couleur et la saveur du colombo. On peut d'ailleurs séparer le principe amer du principe colorant.

La colombine a été employée comme fébrifuge.

Pilules de Colombine.

Pr. :	Colombine	2 gram.
	Sirop de gomme	Q. S.

F. S. A. 40 pilules. — A prendre 4 à 5 par jour dans les dyspepsies.

GENTIANINE OU GENTIANIN

La gentianine est un principe amer extractiforme obtenu de la racine de gentiane. M. le professeur Dulk de Kœnisberg a donné un procédé pour l'obtenir [1]. C'est une substance incristallisable, d'un brun jaunâtre, ayant une saveur fortement amère, insoluble dans l'alcool absolu, mais soluble dans l'alcool étendu ainsi que dans l'eau.

M. Küchenmeister assure que la gentianine agit aussi efficacement et aussi rapidement sur la rate que la quinine ; la dose est de 1 à 2 grammes deux fois par jour ; c'est, à l'avis de ce médecin, un excellent succédané du quinquina. Malheureusement, ces conclusions qui ont besoin d'être confirmées, ne l'ont pas été jusqu'à présent.

[1] *Journal de pharmacie*, t. XXIV, p. 638.

FRAXININE

C'est M. Mandet, pharmacien à Tarare, qui a extrait cette matière de l'écorce du frêne *fraxinus excelsior* (Jasminées) ; il ne faut pas confondre cette fraxinine avec le principe extrait par M. Keller, du F. *rotundifolia* et du F. *ornus*, qui, d'après MM. Rochleder et Schwartz, ne serait que de la mannite.

La fraxinine de M. Mandet a été employée comme fébrifuge à la dose de 1 à 2 grammes; elle ne produit ni céphalalgies, ni étourdissements, ni aucun trouble dans les fonctions digestives.

ESCULINE

L'esculine a été extraite par M. Canzonieri, des fruits et de l'écorce du marronnier d'Inde, *æsculus hippocastanum* (Hippocastanées); elle est cristallisable, incolore, inodore, amère, peu soluble dans l'eau et dans l'alcool froids ; plus soluble dans ces liquides bouillants, elle donne des solutions incolores par transmission et bleues par réflexion ; ce dichroïsme augmente au contact des alcalis (Trommsdorff) ; le chlore la colore en rouge ; elle forme avec l'acide sulfurique un sel qui cristallise en aiguilles soyeuses et qui a été longtemps préconisé comme fébrifuge sous le nom de *sulfate indigène*.

C'est M. Mouchon qui a fait connaître les propriétés fébrifuges de ce nouveau produit et M. Mouvenoux le prescrit avec avantage dans les névralgies périodiques, à la dose de 20 à 80 centigrammes.

Sirop d'Esculine (MOUCHON).

Pr. : Esculine en poudre.	125	gram.
Alcool à 56° C.	2,500	
Sirop de gomme.	8,000	

Faites dissoudre l'esculine dans l'alcool, filtrez et ajoutez au sirop, distillez l'alcool dans le bain-marie d'un alambic. Ce sirop reste opalin.

KAWAÏNE OU MÉTHYSTICIN — PIPÉRINE

La kawaïne ou méthysticin est le principe cristallisable du *piper methysticum* de la famille des Pipéracées ; il a été découvert en 1844 par M. Morson et étudié chimiquement par MM. Cuzent, Gobley et O'Rorke ; ses propriétés sont tout à fait analogues à celles de la *pipérine* ou *pipérin*, découverte par Oerstedt en 1819 dans le *piper nigrum* et retrouvée depuis dans les différentes espèces de poivres. Celle-ci a été étudiée chimiquement par Pelletier, Christison, Wertheim, Will et Warrentrapp, et physiologiquement par le docteur Meli.

La pipérine cristallise en prismes incolores ou d'un blanc jaunâtre ; elle est insoluble dans l'eau froide et peu soluble dans l'eau bouillante ; soluble dans l'alcool, surtout à chaud ; moins soluble dans l'éther. Elle est inodore, peu sapide, elle forme avec les acides des combinaisons qui sont décomposables par l'eau ; le chlorhydrate est cependant très-stable.

Celse et Dioscoride mentionnent le poivre comme excellent pour combattre les fièvres intermittentes ; les Orientaux en font un fréquent usage. L. Franck, à leur imitation, s'en est souvent servi et le docteur Méli a employé avec succès, à l'hôpital de Ravenne, la pipérine contre les fièvres intermittentes.

Pilules de Pipérine.

Pr. : Pipérine	1	gram.
Poudre de guimauve	2	
Sirop de gomme	Q. S.	

F. S. A. — 18 pilules à prendre deux toutes les heures contre les fièvres intermittentes.

HOUX — ILICINE

L'ilicine ou principe cristallisable de l'écorce de houx n'a pas été isolée à l'état de pureté ; les propriétés fébrifuges de l'écorce de houx ont été constatées par M. Rousseau : voici les formules proposées pour son administration.

Décoction de Houx.

Pr. : Feuilles de houx . . . . 20 gram.

Faites bouillir dans :

Eau 400

Jusqu'à réduction de 250 grammes à prendre en trois verres.

Julep fébrifuge (Magendie).

Pr. : Feuilles de houx	20	gram.
Eau	200	

Faites bouillir jusqu'à réduction d'un sixième, passez et ajoutez :

Sirop de sucre 50

En deux fois dans la journée, contre les fièvres intermittentes.

Vin de Houx (Rousseau).

Pr. : Feuilles de houx en poudre	10	gram.
Vin blanc	200	

Filtrez. — A prendre en une seule fois.

Lavement de Houx.

Pr. : Feuilles de houx	20	gram.
Eau bouillante	400	

Faites bouillir pendant dix minutes et passez.

OXYACANTHINE

M. Polex a découvert dans l'épine-vinette une base organique différente de la berbérine, qu'il a nommée *oxyacanthine*; c'est une poudre blanche ou jaunâtre, amorphe, mais pouvant cristalliser de sa solution alcoolique en petits cristaux-aiguilles très-fins; elle est insoluble dans l'eau froide, plus soluble dans l'eau chaude, soluble dans l'alcool et dans l'éther; ses solutions ont une réaction alcaline; l'acide gallique la précipite en blanc, avec les acides elle forme des sels incristallisables; elle a été peu employée.

La *lupuline* ou *lupulin* a été quelquefois employée contre les fièvres intermittentes; nous verrons son histoire au chapitre des *diurétiques*.

ÉCORCE DE PAO-PEREIRA ET PEREYRINE

Cette écorce, appelée en indien *pao-pent de pingnacîba de Carmido amargoro*, est produite par un grand arbre des forêts du Brésil. Martius l'attribue au *picramnia citiata* de la famille des Cassuviées; Ruiz et Pavon la désignent sous le nom de *valleria*, de la Pentandrie monogynie et de la famille des Apocynées.

Perreti, professeur de chimie à Rome, et Behreng, pharmacien de Hambourg, en ont extrait un alcaloïde qu'ils ont nommé *pereirine*.

L'écorce, d'une couleur jaune, présente un épiderme friable marqué de profondes crevasses longitudinales quelquefois recouvertes de byssus. On emploie surtout la teinture suivante :

Pr. : Écorce de pao-pereira en poudre	500	gram.
Alcool à 80°	2,000	

Faites macérer quinze jours et filtrez. — Cette préparation est inconnue en France. Nous ne pouvons rien dire sur les propriétés fébrifuges qu'on lui a attribuées.

PHYLLIREA LATIFOLIA L. — PHYLLIRINE

Cet arbrisseau qui croît en Provence, en Espagne, appartient à la famille des Jasminées, sous le nom de *sulfate de phyllirine* ou *phylliri-num sulfuricum*; on emploie beaucoup en Allemagne le produit obtenu de la manière suivante :

On prend 6 kilogrammes de feuilles de phyllirea ; on les fait bouillir avec 30 litres d'eau et 250 grammes d'acide sulfurique ; on filtre, on fait concentrer la liqueur et on la traite jusqu'à saturation par un lait de chaux; le précipité desséché est mis à digérer avec de l'alcool à 86° C.; on filtre et on distille la solution alcoolique; on neutralise le résidu par l'acide sulfurique étendu, on purifie au charbon animal et l'on fait cristalliser.

D'après Jachetti de Ferrare, ce fébrifuge agit comme le sulfate de cinchonine ; on l'administre à la dose de 75 centigrammes à un gramme et demi en dehors des accès et en solution acide.

EXTRAIT DE LYCIUM

On prépare en Allemagne, avec le *berberis lycium* de Chine, un extrait qu'on emploie à la dose de 1 à 2 grammes deux ou trois fois par jour dans les fièvres intermittentes et dans les inflammations chroniques des yeux.

ALKÉKENGE — PHYSALINE

Les propriétés fébrifuges de l'alkékenge ont été constatées par M. Gendron de Château-du-Loir, et vérifiées par M. Fatou et par M. Gendron, à l'hôpital de Vendôme ; la poudre des calices ou des baies, celles des tiges et des feuilles ont été employées avec un succès égal. On administre ces poudres dans de l'eau ou dans du vin à la dose de 4 à 20 grammes à la fois, au début même du frisson, ou bien on la donne par doses de 4 gr. quatre fois par jour.

MM. Dessaignes et Chautard ont extrait de l'alkékenge un principe qu'ils ont nommé *physaline*; c'est une poudre légère, blanche, faiblement amère, peu soluble dans l'eau froide, plus soluble dans l'eau bouillante, soluble dans l'eau acidulée; elle ne se combine pas avec les acides et paraît ne pas être azotée.

SALICINE ($C^{26}H^{18}O^{14}$).

La salicine est un principe immédiat neutre, appartenant au groupe des glycosides, qui existe dans l'écorce de toutes les plantes des genres *salix* et *populus*, entrevue par Pelletier et Caventou, par Bartholdi; elle fut isolée en 1828 par Fontana, pharmacien à Laziza et obtenue pure en 1828 par M. Leroux, pharmacien à Vitry-le-François. Elle a été étudiée au point de vue chimique par M. Piria et sous le rapport thérapeutique par MM. Giacomini, Miquel, Girardin, Andral, Magendie, etc. ; tandis que quelques-uns vantaient outre mesure les propriétés fébrifuges de la salicine, d'autres les réduisaient à presque rien, et c'est cette dernière opinion qui a prévalu.

La salicine cristallise en belles aiguilles blanches, ressemblant au sulfate de quinine, inodore, très-amère, soluble dans l'eau froide, plus soluble dans l'eau bouillante, soluble dans l'alcool, mais elle ne se dissout pas dans l'éther. L'acide sulfurique la dissout avec coloration rouge de sang, ce caractère, qui lui est commun avec la *phloridzine*, permet de constater leur présence dans le sulfate de quinine avec lequel on les mélange dans un but frauduleux.

Voici les formules proposées pour l'administration de la salicine :

Pr. : Salicine. . . . . 1 gram.
Sucre pulvérisé. 5

Mêlez et divisez en trois prises, à prendre à une demi-heure d'intervalle comme fébrifuge.

Pilules.

Pr. : Salicine. . . . . 1 gram.
Extrait d'absinthe. . . . . Q. S.

F. S. A. 6 pilules à prendre en trois fois à une demi-heure d'intervalle.

Sirop.

Pr. : Salicine. . . . . 5 gram.
Eau bouillante. 50
Sucre. 100

A prendre par cuillerées.

L'écorce de saule a été employée dans les mêmes cas que le quinquina.

PHLORIDZINE ($C^{14}H^{16}O^{11}$).

MM. de Koniak et Stas ont découvert la phloridzine dans l'écorce de la racine fraîche du pommier, du poirier, du cerisier et du prunier : elle a été étudiée chimiquement par M. Stas : M. de Koniak la considère comme le meilleur succédané du sulfate de quinine ; M. Van Mons a constaté ses propriétés fébrifuges. Aujourd'hui on est d'accord pour la placer sur le même rang que la salicine, c'est-à-dire parmi les fébrifuges très-médiocres. Elle n'est pas employée.

ACIDE PICRIQUE ($C^{12}H^{2}Az^{3}O^{13},HO = C^{12}H^{2}(AzO^{4})^{3},O,HO$)

Cet acide, nommé encore *carbazotique, trinitrophénique, nitrophénisique, phénique trinitrique, nitropicrique, amer de Welter*, se forme par l'action de l'acide azotique sur la soie, la salicine, l'indigo et un grand nombre de produits pyrogénés : c'est un des agents les plus précieux pour la teinture : il cristallise en lamelles rectangulaires allongées, d'un jaune citron, brillantes, peu solubles dans l'eau, la solution est très-colorée, elle teint la peau en jaune ; l'éther et l'alcool dissolvent l'acide picrique.

Sur les indications de M. Calvert, l'acide picrique a été employé contre les fièvres intermittentes par M. Bell de Manchester, par M. T. Maffat. On en a retiré de bons effets, mais les malades qui en prennent à l'intérieur ont leur peau teinte en jaune. On a surtout employé le picrate de potasse, qui est insoluble et moins irritant, le picrate d'ammoniaque, celui de fer contre les névroses ; on a constaté en outre que les picrates de quinine et de cinchonine ne possédaient aucune action fébrifuge.

Emploi de la Conine ou Cicutine et du Leukol, contre les fièvres intermittentes (VERTHEIM).

La *conine* est l'alcaloïde de la ciguë ; elle contient $C^{16}H^{16}Az$; elle a été découverte par Géeseke et étudiée par MM. Geiger et Ortigosa ; elle est assez souvent employée en Allemagne.

Le *leukol* ($C^{18}H^{7}Az$) n'est autre chose que la *quinoleine* (Gerhardt). Runge l'a isolé du goudron de houille, et Gerhardt l'a obtenu par l'action de la potasse en fusion sur la quinine ou sur tout autre alcali organique oxygéné.

En Allemagne, pendant longtemps, ces deux alcaloïdes ont été regardés comme les meilleurs succédanés du sulfate de quinine.

La conine y est administrée sous forme de solution aqueuse, alcoolique, ou éthérée ; on l'unit aussi aux acides étendus. M. Wertheim s'est toujours servi de la solution aqueuse de conine pure.

Pr : Eau distillée. . . . . 180 gram.
Conine pure. . . . . grains, 1/64, 1/32, 1/16, etc.

A prendre deux cuillerées à bouche toutes les deux heures. Le *leukol* ou *leukolein* s'emploie de la manière suivante :

Pr. : Eau distillée. . . . . 180 gram.
Sulfate de leukolein. . . . . 1/2 grain à 1 grain 1/2.

Toutes les trois heures deux cuillerées à bouche pour l'usage externe.

Pr. : Leukol	. . . .	0,10 à 0,15 centigr.
Alcool	. . . .	Q. S.
Eau	. . . .	60 gram.

Mélangez à un litre d'eau pour lotions.

Ces deux substances exercent sur l'économie une action sédative ; elles dépriment le pouls, la conine agit surtout lorsque le pouls est plein et lorsque la fièvre offre un caractère inflammatoire, le leukol exerce son action lorsque le pouls est faible et accéléré : lorsque la fièvre prend un caractère asthénique ; elles ont produit l'une et l'autre de bons effets contre les fièvres intermittentes.

QUININE ($C^{20}H^{12}AzO^2$).

La quinine pure n'est pas employée en médecine ; on l'obtient en précipitant par l'ammoniaque une solution de sulfate acide de quinine; on n'emploie la quinine qu'à l'état de sel.

Alcool de Quinine (Piorry).

Pr. : Quinine brute	. . . .	30 gram.
Alcool à 85° C.	. . . .	350
Eau	. . . .	350

Faites macérer et filtrez. — La proportion d'eau ne doit pas varier, car il y aurait précipitation de la quinine, deux cuillerées à bouche correspondent à un gramme de quinine brute.

Cette préparation est excellente ; M. Piorry l'a préconisée dans le but d'épargner la muqueuse gastrique.

QUINOIDINE — QUINIDINE ($C^{20}H^{12}AzO^2,2HO$).

On a pendant longtemps considéré comme un alcali organique particulier la *quinoïdine*, que l'on extrait des eaux mères du sulfate de quinine ; d'après M. Pasteur, cette quinoïdine est un mélange de résines de matières colorantes avec une base nouvelle, la *quinidine ;* elle serait le résultat de l'action de la lumière sur les quinquinas ; il y aurait même des quinquinas qui ne contiennent que de la quinidine ; celle-ci forme avec les acides des sels qui ont l'aspect des sels de quinine et qui jouissent des mêmes propriétés thérapeutiques, d'après les médecins qui les ont expérimentés.

SULFATE DE QUININE ($(C^{20}H^{12}AzO^2,)^2,SO^3,8HO$).

Le sulfate de quinine du commerce est bibasique ; il est à peine soluble dans l'eau, le sulfate neutre $= C^{20}H^{12}AzO^2,SO^3$, 8HO est très-soluble et beaucoup plus actif. D'après M. Piorry, il agit à plus faible dose et plus rapidement. Nous avons insisté dans notre *Art de formuler* sur la méthode la plus rationnelle à suivre pour administrer le sulfate de quinine; seulement au lieu de 6 grammes pour les adultes et 5 grammes pour les enfants, qui sont portés sur la formule, c'est 60 centigrammes et 30 centigrammes qu'il faut lire.

Le sulfate de quinine contre les fièvres intermittentes, s'administre surtout en pilules de 5 centigrammes chacune, les excipients employés pour les préparer sont les conserves de roses ou de cynorrhodon, les extraits d'absinthe ou de gentiane; lorsqu'on l'administre en potion, on transforme ce sel en sulfate neutre ou acide.

Potion incisive au sulfate de Quinine.

Pr.: Sulfate de quinine. . . . . 1 gram.
Tannin. 0,25
Eau de Rabel. . . . . 6 gouttes.
Infusion de thé ou de tilleul. . . . . 100 gram.
Sirop de coings. 40

Mêlez. A prendre par cuillerées d'heure en heure avant l'accès.

Pommade au stéarate de Quinine et de Soude (THIBAULT DE SAINT-ÉTIENNE).

Pr.: Stéarate de quinine. . . . . 4 gram.
Savon animal. 4
Glycérine pure. 32

Faites fondre au bain-marie, versez ensuite dans un mortier de marbre légèrement chauffé et agitez vivement pendant quelques minutes. Aromatisez avec quelques gouttes d'essence d'amandes amères.

Poudre aérophore fébrifuge (Dr MEIHIEN DE SAINT-GILLES).

Pr.: Acide tartrique. . . . . 9 gram.
Sulfate de quinine. . . . . 0,10 centigr.

Mêlez et ajoutez :

Bicarbonate de soude. 1,20
Sucre. . . . . 25 gram.

Eau gazeuse fébrifuge.

Pr.: Sulfate de quinine. . . . . 0.60 centigr.
Acide tartrique. . . . . 4 gram.
Bicarbonate de soude. 5
Sucre. 30
Eau. 1 litre.

Potion au Café fébrifuge (*Hôpital des Enfants malades*).

Pr. : Café torréfié et moulu. . . . . 15 gram.
Eau bouillante. 110

Traitez par déplacement ; passez et ajoutez après les avoir bien triturés ensemble dans un mortier de porcelaine :

Sulfate de quinine. . . . . 50 centigr. à 1 gram.
Sucre. 15

C'est M. des Vouves qui le premier a fait connaître la propriété que possédait le café de détruire l'amertume du sulfate de quinine : l'infusion de thé produit les mêmes effets, mais à un degré moins prononcé.

Teinture fébrifuge (*Hôpital de Vienne*).

Pr. : Aloès. . . . . 45 gram.
Camphre. 6
Écorces d'oranges amères. 250
Racine d'aunée. 250
Alcool rectifié à 0,830 de densité. 7,500

Faites digérer pendant huit jours et ajoutez à la liqueur exprimée :

Sulfate de quinine. . . . . 125 gram.
Acide sulfurique. 250
Laudanum de Sydenham. 45

Mêlez et filtrez. Le malade prend 8 grammes de cette teinture avant l'accès.

Teinture fébrifuge (Wasbury).

Pr. : Aloès hépatique. . . . . 4 gram.
Racine de zedoaire. 4
Racine d'angélique. . . . . 0,10 centigram.
Camphre. 0,10
Safran. 0,15
Alcool rectifié. . . . . 100 gram.

Faites macérer et ajoutez à la colature pour 100 grammes :

Sulfate de quinine. . . . . 2 gram.

à prendre à la dose de 20 grammes par jour.

Sulfate de Quinine dans le choléra.

M. le docteur Serres, de Dax, a proposé d'administrer le sulfate de quinine de la manière suivante dans le choléra :

Dans la première période. — 15 pilules de sulfate de quinine de 5 centigrammes chacune; 5 par heure. Pour boisson, du thé sucré additionné d'une cuillerée à café de rhum.

Dans la deuxième période. — La potion suivante :

Pr. :	Sulfate de quinine.	2 gram.
	Acide sulfurique étendu.	Q. S.
	Eau.	100 gram.
	Sirop simple.	30
	Eau de menthe.	30

Une cuillerée à bouche toutes les demi-heures, et pour boisson, toutes les deux heures, du punch froid et du vin sucré.

Dans la troisième période. — Le lavement suivant :

Pr. :	Sulfate de quinine.	2 gram.
	Quinquina rouge pulvérisé.	30
	Blanc d'œuf.	N° 2.
	Eau.	1,000

Un lavement de 200 grammes toutes les trois heures.

Dans le rhumatisme articulaire aigu, on a souvent employé le sulfate de quinine associé à l'aloès; voici quelques formules proposées.

Pilules d'Aloès et de sulfate de Quinine (Homolle).

Pr. :	Aloès succotrin.	0,80	centigram.
	Sulfate de quinine.	2,00	gram.
	Extrait de scille.	4,00	

Mêlez et divisez en 40 pilules argentées; 2 à 6 par jour en faisant suivre chaque dose d'une tasse d'infusion d'ulmaire ou de feuilles de frêne.

Pilules aloétiques au sulfate de Quinine (Bouchardat).

Pr. :	Sulfate de quinine.	2 gram.
	Aloès des Barbades	2
	Chaux vive.	1
	Mucilage.	Q. S.

F. S. A. 40 pilules. — 1 à 4 par jour, pour ramener les fonctions digestives dans la glycosurie.

Pilules fébrifuges (Perrin).

Pr. :	Sulfate de quinine.	2	gram.
	Extrait de belladone.	0,20	centigram.

F. S. A. 20 pilules contre les fièvres intermittentes.

Glycérolé de sulfate de Quinine (Garot).

Pr.: Sulfate de quinine. . . . . 1 gram.
Glycérine. 4

Lavement glycériné au sulfate de Quinine.

Pr.: Glycérolé de sulfate de quinine. . . . . 8 gram.
Eau ou décoction quelconque. 500

Pour obtenir un demi-litre de liquide qui contiendra 20 centigrammes de sulfate de quinine.

Glycérolé solide de sulfate de Quinine.

Pr.: Sulfate de quinine. . . . . 5 gram.
Glycérine. 45

Faites dissoudre à chaud, remuez jusqu'à refroidissement; on obtient 50 grammes d'une sorte de pommade douce au toucher, onctueuse, qui se maintiendra, et qui renfermera un dixième de sulfate de quinine.

SULFATE DE CINCHONINE ($C^{20}H^{12}AzO,SO^3,5HO$).

D'après les expériences faites par M. Pepper à l'hôpital de Pensylvanie avec le sulfate de cinchonine dans les fièvres intermittentes, il agit aussi sûrement mais avec moins de promptitude que le sulfate de quinine. MM. Bouchardat, Delondre et Giraud ont aussi constaté les bons effets du sulfate de cinchonine; ils assurent qu'il peut marcher de pair avec le sulfate de quinine dans le traitement des fièvres intermittentes simples; la dose est de 50 centigrammes en une seule fois; en Algérie elle peut être portée à 1 gramme. M. Moutard-Martin, qui a fait une étude clinique très-approfondie du sulfate de cinchonine [1], a constaté qu'il était plus toxique que le sulfate de quinine, qu'il supprimait moins rapidement l'accès, mais qu'il ne déterminait ni troubles digestifs ni bourdonnements d'oreilles; il s'administre aux mêmes doses et de la même manière que le sulfate de quinine.

CHLORHYDRATE DE QUININE ($C^{20}H^{12}AzO^2,HCl$).

Ce sel est très-employé en Angleterre; il est inscrit dans la pharmacopée du collége de Dublin; on l'obtient par double décomposition du sulfate de quinine et du chlorure de baryum; il cristallise en belles ai-

[1] *Mémoires de l'Académie impériale de médecine.* Paris, 1860, t. XXIV, p. 447 et suiv.

guilles ; il est aussi actif que le sulfate de quinine, il s'emploie aux mêmes doses, il est beaucoup plus soluble, il sert à préparer le valérianate de quinine.

IODHYDRATE DE QUININE ($C^{20}H^{12}AzO^{2},HI$).

Ce sel a été vanté contre les fièvres intermittentes, mais son action est moins grande que celle du sulfate de quinine ; M. Deschamps-Davallon qui l'a étudié a reconnu qu'il pouvait exister sous trois états différents selon le procédé employé pour le préparer.

On peut l'obtenir en traitant par l'alcool un mélange à équivalents égaux de sulfate de quinine et d'iodure de potassium; il se forme du sulfate de potasse, et l'iodhydrate de quinine reste en dissolution dans l'alcool ; on peut encore décomposer l'iodure de baryum par le sulfate de quinine, ou bien saturer l'acide iodhydrique par de la quinine. Ce sel présente un aspect gommeux; il est d'ailleurs peu employé.

IODURE D'IODHYDRATE DE QUININE ($C^{20}H^{12}AzO^{2},HI,I$).

Ce sel a été proposé par M. Bouchardat comme fébrifuge contre les fièvres intermittentes rebelles; ses propriétés participent à la fois de celles de l'iode et de la quinine. On l'obtient en versant dans une dissolution acide de quinine, une solution d'iodure de fer contenant un léger excès d'iode. Il se forme un précipité marron que l'on traite par l'alcool bouillant; on filtre, et par refroidissement de l'alcool on obtient l'iodure d'iodhydrate de quinine; il se présente sous la forme d'écailles verdâtres avec reflet éclatant, il est insoluble dans l'eau, soluble dans l'alcool. Dose, 20 à 40 centigrammes par jour.

Pilules (BOUCHARDAT).

Pr. : Iodure d'iodhydrate de quinine. . . . . 1 gram.
Conserve de roses. . . . . Q. S.

F. S. A. 9 pilules à prendre, 3 par jour à demi-heure d'intervalle.

Pommade (RIGHINI).

Pr. : Iodure d'iodhydrate de quinine. . . . . 2 gram.
Blanc de baleine. 20
Huile d'amandes douces. 40

Faites fondre et mêlez. — En frictions sur l'abdomen, contre l'intumescence de la rate dans les fièvres intermittentes rebelles.

PHOSPHATE NEUTRE DE QUININE $3(C^{20}H^{12}AzO^{2}),PhO^{5}$).

Ce sel s'obtient par saturation directe de l'acide phosphorique par le quinine ; il cristallise très-bien, il a été très-vanté en Italie; expérimenté en France, il n'a produit aucun effet remarquable.

ANTIMONIATE DE QUININE

Ce sel correspond au phosphate par sa composition, il a été recommandé par le docteur La Camera de Naples comme un fébrifuge plus spécialement applicable dans le cas de périodicité douteuse. Il possède tout à la fois les propriétés évacuantes de l'antimoine, et antipériodiques de la quinine.

La dose est de 0,10 à 0,25 centigrammes répétés trois ou quatre fois dans les vingt-quatre heures.

On obtient ce sel en traitant une solution d'antimoniate de potasse par une solution chaude de sulfate de quinine; l'antimoniate de quinine se dépose, on le recueille, on le lave et on le fait sécher.

ARSÉNIATE DE QUININE $3(C^{20}H^{12}AzO^2),AsO^5$).

Ce sel est blanc, léger, soluble dans l'eau et dans l'alcool faible; il ne se dissout pas dans l'éther et dans l'alcool concentré. On l'obtient par la saturation directe de l'acide arsénique par la quinine; on l'administre en solution, à la dose de 2 décigrammes pour un litre d'eau distillée. Il est peu employé.

ARSÉNITE DE QUININE ($C^{20}H^{12}AzO^2,{}^2AsO^3$).

Ce sel est un bi-arsénite, il a été préconisé en 1847 par M. Kingdom dans le traitement des affections chroniques cutanées, des fièvres intermittentes et des névralgies. On obtient ce sel en faisant dissoudre 100 parties de sulfate de quinine dans de l'eau acidulée, en précipitant par l'ammoniaque; on lave le précipité, et on le fait dissoudre dans 600 parties d'alcool à 85°, et on ajoute à la solution 14 et demi d'acide arsénieux en poudre fine; on laisse digérer jusqu'à dissolution; par le refroidissement on obtient des cristaux fins aiguillés de bi-arsénite de quinine.

ACÉTATE DE QUININE ($C^{20}H^{12}AzO^2,C^4H^3O^3$).

Pour obtenir ce sel, on délaye la quinine pure dans de l'eau distillée, et on sature peu à peu par l'acide acétique; on filtre et on fait cristalliser. On obtient de belles aiguilles soyeuses et nacrées, groupées en mamelons ou en étoiles.

VALÉRIANATE DE QUININE ($C^{20}H^{12}AzO^2,C^{10}H^9O^3$).

Ce sel a été découvert par le prince Louis-Lucien-Bonaparte qui l'a expérimenté au point de vue clinique : d'après M. Devay (de Lyon), ce serait un antipériodique supérieur au sulfate de quinine par ses propriétés névrosthéniques, et il agirait à plus faible dose, il jouirait à la fois des propriétés des fébrifuges et des nervins ou antispasmodiques. Par ses propriétés spécifiques, il peut rendre les plus grands services dans les fièvres de mauvais caractère. D'après le docteur Castiglioni, il améliore notablement le sort des épileptiques.

La dose est de 20 à 50 centigrammes par jour contre les fièvres intermittentes, et à dose double contre les névroses intermittentes dans les accidents nerveux qui suivent la débilité générale; on le donne à petite dose, on l'associe souvent au quinquina dans l'hémicranie.

Le valérianate de quinine peut s'obtenir par saturation directe, ou par double décomposition du chlorhydrate de quinine et du valérianate de soude. Le valérianate de quinine se prend en masse formée de cristaux aiguillés ; on les fait sécher dans du papier sans colle. Ce sel possède une forte odeur d'acide valérianique, il est très-soluble dans l'eau, plus à chaud qu'à froid; dans l'eau chaude il perd de l'acide valérianique. On fait frauduleusement du valérianate de quinine en arrosant du bisulfate avec de l'acide valérianique.

Potion (Devay).

Pr. : Valérianate de quinine. . 50 centigram.
Potion gomm. 100 gram.

A prendre en trois fois :

Pilules (Devay).

Pr. : Valérianate de quinine. . . . . 2 gram.
Extr. de genièvre. . Q. S.

F. S. A. 20 pilules de 2 à 10 suivant les cas.

Lavement (Devay).

Pr. : Valérianate de quinine. . . 5 décigram.
Eau. . . . . 200 gram.

F. S. A.

Liniment (Devay).

Pr. : Valér. de quinine. 1 gram.
Huile d'olives. . . 60

Mêlez et employez en frictions et en embrocations sur la région splénique.

LACTATE DE QUININE ($C^{20}H^{12}AzO^2,C^6H^5O^5$).

Le lactate de quinine, introduit dans la thérapeutique par le prince Louis-Lucien Bonaparte, ne présente rien de particulier, et n'a aucun avantage sur le sulfate, quoiqu'on l'ait regardé comme plus énergique et qu'on ait dit qu'il était mieux supporté par l'estomac en raison du rôle que joue l'acide lactique pendant la digestion ; il cristallise plus difficilement que le sulfate et le valérianate, mais il est plus soluble. On l'obtient par saturation directe.

Sirop de lactate de Quinine.

Pr. : Lactate de quinine. . . . . 10 gram.

Faites dissoudre dans :

Eau. 330

Ajoutez :

Sucre. 660

Faites dissoudre à une douce chaleur ; à prendre par cuillerées à café.

Pilules.

Pr. : Lact. de quinine. . 2 gram.
Extr. de genièvre. Q. S.

F. S. A. 20 pilules, 2 à 6 par jour.

Contre les fièvres intermittentes.

Potion

Pr. : Lact. de quinine. . . 5 décigram.
Eau distillée de menthe. 20 gram.
Eau. 100
Sir. d'œillets. 30

M. S. A. A prendre en trois fois.

CITRATE DE QUININE $(C^{20}H^{12}AzO^2)^3,C^{12}H^5O^{11},3Aq$.

Ce sel est très-employé en Italie, il est mieux supporté que le sulfate, il agit moins sur le système nerveux et sur les fonctions digestives. C'est M. Beraudi qui le premier l'a expérimenté, il a été imité par MM. Galvani, Cantamella, Luigi Gazzone, Lorenzo Borgencini, Andrea Rota, etc. Tous se louent des bons effets de ce sel contre les fièvres intermittentes. On le prescrit à la dose de 20 centigrammes sous forme de pilules ou sous celle de granules effervescentes, comme nous l'avons dit en parlant du citrate de quinine et de fer. Son emploi peut être continué pendant longtemps sans que l'on ait à craindre les effets fâcheux que l'on reproche au sulfate : on obtient le citrate de quinine par saturation directe. Il est cristallisable et plus soluble que le sulfate.

TANNATE DE QUININE $(C^{20}H^{12}AzO^2,{}^2(C^{18}H^5O^9,HO)$.

M. Bouvier, dans un rapport fait à l'Académie de médecine le 17 février 1852 [1], a constaté les bons effets du tannate de quinine, proposé par M. Barreswill contre les fièvres intermittentes ; c'est une poudre blanc jaunâtre, amorphe, peu soluble dans l'eau, peu amère. On l'obtient en précipitant, par le tannin, une solution d'acétate de quinine.

On l'administre en poudre dans du pain azyme, en pastilles ou en

[1] *Bulletin de l'Académie*, 1852, t. XVII, p. 415.

pilules. Les doses sont de 3 grammes dans une fièvre tierce ou quarte, 2 grammes par doses de 25 centigrammes dans les fièvres continues, et 20 centigrammes par jour comme tonique. M. Bouvier a sagement fait des réserves sur la question de savoir si ce sel pouvait remplacer le sulfate de quinine.

Berzelius est le premier qui ait appelé l'attention des médecins sur ce sel, en faisant remarquer qu'il se rapprochait du sulfate par la fixité de sa composition, et du quinquina par la nature de ses principes constituants. En 1831, M. Renander, de Stockholm, recommanda le tannate de quinine contre les fièvres intermittentes ; il fut surtout employé en Grèce, et il devint l'objet d'un travail important de M. Landerer, pharmacien à Athènes.

D'après M. Barreswill, le tannate de quinine présente l'avantage, à poids égal d'alcaloïde, d'être plus actif que les autres sels de quinine, le sulfate excepté; sa faible amertume rend son administration plus facile, surtout chez les enfants. Il n'irrite pas le canal digestif, comme le fait le sulfate; on a bien fait valoir aussi son prix moins élevé, mais on n'a pas assez songé qu'il n'y a pas aujourd'hui de médication moins coûteuse que celle qui est faite par le sulfate de quinine, et surtout par le quinquina.

Le tannate de quinine a été employé contre le choléra asiatique; M. le docteur Bourgogne dit s'en être bien trouvé, ainsi que dans la grippe endémique; on a encore employé ce sel avec succès comme tonique dans les fièvres graves adynamiques, et dans la cachexie paludéenne. On administre le tannate de quinine en pilules de 5 à 10 centigrammes, et on en fait prendre 4 à 5 par jour comme tonique, et à dose double ou triple comme fébrifuge.

QUINATE DE QUININE ($(C^{20}H^{12}AzO^2)^2,C^7H^4O^4$).

L'acide quinique est bibasique; il existe dans les quinquinas combiné à la quinine, à la cinchonine et à la chaux. C'est Hofmann de Leer qui l'a isolé en 1790. Il a été étudié par Vauquelin, et par MM. Henry fils, Plisson, Baup, Liebig et Woskresensky. On a essayé d'employer en médecine les quinates d'ammoniaque, de zinc, de fer, de mercure et d'argent ; ils sont tout à fait inusités aujourd'hui.

On ne sait pas quelle est la composition du quinate de quinine tel qu'il existe dans les quinquinas, parce que ce sel n'a jamais été isolé; l'acide quinique étant bibasique, il faudra deux équivalents de quinine pour saturer un équivalent d'acide ; on prépare ce sel par combinaison directe, ou par double décomposition du sulfate de quinine et du quinate de chaux. Le sel obtenu est très-soluble dans l'eau, il cristallise en choux-fleurs; il est très-amer.

Le quinate de cinchonine est amer et astringent ; il cristallise difficilement, il est très-soluble dans l'eau et dans l'alcool.

Ces deux sels sont peu employés.

STÉARATE DE QUININE $(C^{20}H^{12}AzO^{2})^{2},C^{00}H^{00}O^{5})$

L'acide stéarique est bibasique ; il exige par conséquent deux équivalents de base pour être saturé. Le stéarate de quinine a été préparé par MM. Jeannel et Monsel ; c'est un sel presque insipide, il fond à 45°, il est soluble dans les corps gras ; il est peu irritant.

Le stéarate de quinine paraît agir comme le sulfate, à dose plus élevée du quart environ, bien qu'il contienne quatre fois moins de quinine que le sulfate. D'après MM. Jeannel et Monsel, ce sel aurait l'avantage de traverser l'estomac sans être attaqué, c'est dans l'intestin seulement qu'il agirait, mais c'est là une théorie que l'expérience n'a pas encore vérifiée. Ce sel peut s'obtenir par combinaison directe. (DANNECY.)

URATE DE QUININE $(C^{20}H^{12}AzO^{2})^{2},C^{10}H^{2}Az^{4}O^{4})$.

L'acide urique est bibasique ; il peut former par conséquent un urate neutre et un urate acide ; tous deux peuvent être obtenus par combinaison directe. L'urate acide cristallise ; c'est lui que l'on a employé comme fébrifuge.

L'urate de quinine a été proposé pour remplacer le sulfate ; il agit, dit-on, mieux, et à plus faible dose ; il produit moins de bourdonnement d'oreilles et de surdité ; la dose est de 20 à 25 centigrammes par vingt-quatre heures.

M. le docteur Perayve, de Bordeaux, propose les formules suivantes :

Potion d'urate de Quinine.

Pr. :	Eau légèrement gommée.	100 gram.
	Urate de quinine.	0,30 centigram.
	Sirop d'orgeat.	30 gram.

Alcoolé.

Pr. :	Alcool.	4 gram.
	Urate de quinine.	0,60 centigram.
	Essence d'anis.	4 gouttes.

Vin.

Pr. :	Vin de Grave.	125 gram.
	Urate de quinine..	1

FERROCYANATE DE QUININE $(C^2AzF,^2(C^2Az)C^{20}H^{12}AzO^2)2HO)$.

HYDROFERROCYANATE DE QUININE. PRUSSIATE DE QUININE.

On obtient ce sel en faisant bouillir, dans une petite quantité d'eau, quatre parties de sulfate de quinine et une partie de ferrocyanure de potassium. Après quelques instants d'ébullition, on laisse refroidir; il se sépare une matière d'apparence résineuse, qui devient sèche en se refroidissant: c'est le ferrocyanate de quinine. Par la concentration des liqueurs, on en obtient de nouvelles quantités : ce procédé est dû au professeur Bertozzi, de Crémone.

Pour avoir ce sel cristallisé, on dissout la matière verdâtre résineuse dans l'alcool, et on fait cristalliser spontanément; on obtient du ferrocyanate de quinine cristallisé et une masse résineuse; celle-ci, reprise par l'alcool bouillant, se dédouble de nouveau en matière cristallisée et en matière amorphe; et en continuant ainsi, on obtient le tout cristallisé.

M. Pelouze obtient ce sel en traitant à l'ébullition la quinine pure par le bleu de Prusse[1].

Voici son procédé :

Pr. :	Bleu de Prusse.	2 parties.
	Quinine pure.	1

Réduisez le bleu de Prusse en poudre impalpable, triturez-le longtemps dans un mortier avec la quinine ; délayez dans :

Eau distillée.	100 parties.

Filtrez et faites cristalliser à l'étuve.

Ce sel est jaune verdâtre, il cristallise en aiguilles brillantes, d'une saveur aromatique amère; soluble dans l'alcool, peu soluble dans l'eau, et donnant un précipité bleu par les acides.

On administre ce sel en pilules, quelquefois en potion; pour cela on fait dissoudre ce sel dans le moins d'alcool possible; on mêle cette solution au sirop, on agite et on ajoute les eaux distillées prescrites; ainsi préparée, la potion est laiteuse, d'un blanc grisâtre, laissant déposer une partie du sel employé; il faut donc agiter avant de faire prendre.

D'après M. Pelouze, ce produit serait un simple mélange, et non une combinaison; il est efflorescent, à peine soluble dans l'eau, et se dissout très-bien dans l'alcool. C'est le docteur Brutti qui a proposé l'hydrocyanate de quinine dans les fièvres intermittentes suivies d'in-

[1] *Arch. gén. de méd.*, 3e série, XV, 256.

flammation du canal digestif. A cause de la grande altérabilité de ce sel, on lui a substitué l'hydroferrocyanate de quinine. D'après Zaccherelli et Cerioli, il produit de bons effets à la dose de 10 à 20 centigrammes, et même 40 centigrammes; d'après Giacomini, il est moins actif que le sulfate de quinine.

ÉTHER QUINIQUE ($C^{14}H^{11}O^{11},C^4H^5O$).

Les préparations de quinquina étant quelquefois mal supportées par l'estomac, M. Manetti a préparé un *éther quinique*, qui a été introduit dans la thérapeutique par M. Pignacco, de Milan. Cet éther s'emploie en inhalations, à la dose de 2 à 3 grammes, versés sur une compresse; d'après M. Eissen, l'accès a toujours disparu, ou a été diminué. MM. Wurziau et Groh ont constaté ses bons effets, et ils se sont assurés que la tuméfaction de la rate disparaissait rapidement sous l'influence de ces inhalations. (*Gazette médicale*, 1849, page 437.)

On obtient l'éther quinique en distillant l'alcool avec le quinate de chaux et l'acide sulfurique.

Cet éther présente la consistance d'un sirop épais; il est limpide, incolore, d'une odeur agréable, soluble dans l'eau et l'alcool, plus difficilement soluble dans l'éther. L'eau le décompose.

Il distille partiellement entre 240 et 250° dans un courant d'acide carbonique; mais un peu au-dessous de 100°, il éprouve une décomposition partielle.

M. Berthé a publié le procédé suivant de préparation, dans lequel les substances employées doivent être parfaitement pures, et l'éther iodhydrique doit être récemment fait.

On prend une solution de nitrate d'argent, on la précipite par une solution de carbonate de soude, on filtre et on lave à l'eau distillée, jusqu'à ce que l'excès d'alcali ait disparu; on met à égoutter à l'abri de la lumière.

Lorsque le carbonate d'argent a perdu la plus grande partie de son eau, on le met dans une capsule de porcelaine avec un peu d'eau distillée, et on y ajoute de l'acide quinique cristallisé jusqu'à dissolution complète du précipité, et on filtre; on précipite la solution par un grand excès d'alcool absolu, et on obtient un sel parfaitement pur, blanc, en masse; c'est le quinate d'argent. On le met en contact rapidement avec de l'éther iodhydrique dans un ballon de verre de Bohême très-fort (forme de ballon d'essayeur), puis on étire à la lampe le col du ballon, on introduit le ballon dans l'eau, que l'on porte rapidement à 100°, et on chauffe pendant une heure. La réaction est alors complète; on retire le ballon de l'eau et on casse l'extrémité effilée du col; on laisse écouler le liquide, puis on introduit dans le ballon, qui contient collé à ses parois tout l'iodure d'argent pur et l'éther quinique, une certaine quantité d'alcool; on lave parfaitement le vase, on mélange tous les liquides, on les filtre, puis on les introduit dans une capsule par une chaleur de 80°. Tout l'éther iodhydrique non décomposé et l'alcool ajouté se volatilisent, et on obtient comme résultat l'éther quinique. Voici la réaction :

$$C^4H^5I + C^{14}H^{11}O^{11}AgO = AgI + C^{14}H^{11}O^{11},C^4H^5O$$

Nous empruntons à Soubeiran le tableau suivant :

Tableau comparatif de la Quinine et de ses sels.

Une partie de quinine cristallisée équivaut à :		Une partie de sulfate de quinine cristallisée équivaut à :	
Sulfate cristallisé	1.15	Quinine cristallisée	0.87
Acétate	1.01	Acétate	0.85
Citrate	1.01	Citrate	0.99
Tartrate	1.05	Tartrate	0.91
Chlorhydrate	0.95	Chlorhydrate	0.82
Ferro-cyanate	1.01	Ferro-cyanate	0.82
Tannate	2.00	Tannate	0.56

FERRO-CYANURE DE POTASSE ET D'URÉE.

M. Baud avait pompeusement annoncé les bons effets de ce sel dans le traitement des fièvres intermittentes; l'expérience n'a pas confirmé les résultats promis, aussi ce sel est-il tout à fait abandonné aujourd'hui, et cela avec d'autant plus de raison que, d'après les analyses de MM. Rabourdin et Hurault, ce prétendu sel, dont la préparation est tenue secrète, serait un simple mélange de cyanure jaune de potassium et de fer avec l'urée, et la proportion de celle-ci varierait, d'après M. Hurault, de 4 à 16 p. 100. On comprend dès lors combien une pareille substance doit varier dans ses effets, qui d'ailleurs sont nuls ou à peu près.

FERRO-CYANURE DE SOUDE ET DE SALICINE.

La potasse et l'urée n'ayant pas eu de succès combinés ou mélangés au ferro-cyanogène, il fallait essayer la soude et la salicine, et voir si ce nouveau mélange n'aurait pas plus de prise sur la crédulité publique; d'ailleurs le raisonnement était des plus simples : Qu'est-ce que le sulfate de quinine qui guérit la fièvre? Réponse : C'est une substance amère et azotée. Mais alors il n'y a qu'à combiner un cyanure qui est azoté avec la salicine qui est amère, pour guérir la fièvre, et le ferro-cyanure de sodium et de salicine fut fait. Nous disons sodium, parce que potassium était trop connu; c'est un sel qui court les rues, et avec cela on a guéri des fièvres... comme on les guérit par la *salicine* seule, ou par l'expectation.

Depuis plus de douze ans, un concours est ouvert à la Société de Pharmacie de Paris sur les nouveaux fébrifuges proposés comme succédanés du sulfate de quinine. Le prix de 8,000 fr. n'a pas été donné. Voici quels sont les principaux médicaments proposés jusqu'à ce jour :

Concours de 1852 : Mémoire n° 1. De la torréfaction des substances végétales comme moyen de leur communiquer la propriété fébrifuge.

Le Mémoire n° 2 propose l'emploi des sulfates de strychnine et de brucine;

Le Mémoire n° 3 préconise l'emploi de l'écorce secondaire de chêne, et signale une matière extractive non spécifiée;

Le Mémoire n° 5 est relatif à la *colophane modifiée*, dont nous avons parlé;

Le Mémoire n° 6 a pour sujet le persil et l'apiol;

Le Mémoire n° 7 est relatif à l'emploi du fruit de l'olivier, ou de son extrait;

Les Mémoires 8 et 9 signalent des fébrifuges nouveaux, sans donner le détail d'aucune observation constatant leurs propriétés; le premier parle d'une matière féculente indéterminée, infaillible contre la fièvre, sans rapporter aucun cas où elle ait réussi.

Dans le second, il est question d'une matière particulière, désignée sous le nom de *tannin vrai*; on ajoute qu'avec ce tannin pur, ou avec l'extrait qui l'accompagne, on peut combattre avec succès toutes les fièvres.

L'apiol et la colophane modifiée ont été essayés dans les hôpitaux militaires à Ajaccio, à Perpignan et à Rome; sur 21 malades fébricitants qui ont pris l'apiol, 9 ont guéri; sur ces 9 guérisons il y a eu 4 rechutes dans les quinze jours; à Rochefort, sur 15 fiévreux, 6 ont été guéris; il y a eu 2 rechutes.

Avec la colophane modifiée, il y a eu une guérison sur 6 à Ajaccio; 0 sur 5 à Perpignan; 1 sur 7 avec rechute à Rome, 1 sur 8 à Rochefort.

Tous les succédanés de sulfate de quinine proposés depuis cette époque n'ont pas donné de meilleurs résultats.

Le 27 janvier 1852, M. Piorry a lu un rapport sur deux mémoires de M. Scelle Montdezert, médecin à Carentan, relatifs à l'emploi du sel marin dans les fièvres d'accès [1]. La dose est de 10 à 30 grammes dans 100 à 150 grammes de véhicule, café, bouillon à l'oseille; M. Piorry

[1] *Bulletin de l'Académie impériale de médecine*, Paris, 1852, t. XVII, page 315.

a constaté que le chlorure de sodium diminuait généralement la rate d'une façon très-rapide, et que dans un grand nombre de cas il prévenait le retour des accès fébriles : le rapporteur ajoute qu'il agit avec la même rapidité que le sulfate de quinine. Malgré ces assertions, la médication par le sel marin est peu employée.

Le sel marin, d'après M. Michel Lévy, a été employé contre les fièvres intermittentes dans un grand nombre d'hôpitaux militaires [1] ; les nombreux insuccès obtenus ont obligé à renoncer à son emploi. M. Grisolles a appuyé les observations de M. Michel Lévy, et M. Ancelon croit que l'action du sel marin sur le sang est analogue à celle de l'effluve des marais ; l'un et l'autre produisent l'hydro-hémie. Le sel marin ne guérirait les fièvres des marais que dans les cas exceptionnels où tout autre moyen réussirait.

Le sulfate de quinine et le quinquina restent donc jusqu'à ce jour les seuls moyens à opposer aux fièvres des marais. Parmi les succédanés, l'acide arsénieux est celui qui compte le plus de succès.

ACIDE ARSÉNIEUX (AsO^3).

En 1811 Harles publia une monographie de l'arsenic [2]. Après avoir fait connaître ce que Dioscoride, Pline, Rhazès, Mesué, Sérapion, James de Damas disent de l'arsenic, il indique les cas dans lesquels il a été employé en thérapeutique ; il cherche à réhabiliter l'arsenic dans l'opinion des médecins ; il rappelle les travaux de Van Helmont, de Wepfer, de Fowler, etc. Il cite les faits remarquables cités par Stokes, par Tschudi, Gohl, Hadrien Slevogt, Melchior, Frick, Robert Willan, Richard Pearson, etc., etc.

Il y a déjà bien longtemps que Paracelse avait dit : « Si l'arsenic guérit, c'est précisément parce qu'il est un poison, et Willan, le promoteur de la méthode de Fowler, disait : « Je ne connais aucun remède plus sûr, plus efficace, plus commode à prendre que cette solution arsénicale dans le traitement des fièvres intermittentes. »

C'est à M. J. Ch. Boudin, que revient l'honneur d'avoir réglé les principes d'administration de l'acide arsénieux dans les fièvres intermittentes [3]. Le nombre des malades traités par cette médication s'élève à plus de *quatre mille*, et ce savant confrère affirme n'avoir pas eu à recourir une seule fois au sulfate de quinine, tandis que Fowler, sur deux cent quarante fièvres intermittentes traitées par sa liqueur, ne

[1] *Bulletin de l'Académie*, 1852, t. XVII, p. 425.
[2] *De Arsenici usu in medicina*. Norimbergæ, 1811.
[3] *Traité des fièvres intermittentes*. Paris, 1842.

réussissait que cent soixante et onze fois ; mais il est des règles à suivre que M. Boudin a fait connaître et que nous allons résumer.

Il faut d'abord ouvrir le traitement par un vomitif lorsque la fièvre est accompagnée d'embarras gastrique, ou de suppression de l'appétit, revenir au vomitif après la fièvre coupée ; il faut donner l'arsenic à doses fractionnées, de manière que la dernière dose soit administrée deux heures avant le moment présumé de l'accès ; proportionner les doses au genre spécial des fièvres qui varie selon les lieux, les saisons, les individus ; profiter de la tolérance dès le début en donnant tous les quarts d'heure 1 gramme ou 1 demi-gramme de la solution, si la tolérance baisse ; diminuer les doses, et insister sur le fractionnement, et, s'il y a lieu, administrer le médicament par le rectum ; il arrive souvent alors que le rectum supporte souvent 5 et 10 centigrammes lorsque l'estomac a cessé de tolérer 1 centigramme.

Prolonger le traitement d'autant plus longtemps que la fièvre est plus ancienne et plus rebelle, prendre le médicament les jours d'apyrexie aussi bien qu'aux jours d'accès.

Alimenter substantiellement les malades, donner des viandes rôties, du vin généreux, s'abstenir de boissons aqueuses, telles sont les règles prescrites par M. Boudin pour le traitement des fièvres intermittentes ; il a même proposé avec juste raison l'administration de la liqueur arsénicale comme prophylactique des fièvres intermittentes.

Les préparations d'acide arsénieux libre ou combiné agissent à l'intensité près comme celles des autres préparations arsénicales. On les a employées contre les névralgies, le rhumatisme chronique, et notamment le rhumatisme nerveux, les affections nerveuses diverses, la congestion cérébrale et l'apoplexie, la chorée, l'angine de poitrine, l'asthme, etc., etc.

Solution arsénicale (Boudin).

Pr. :	Acide arsénieux.	1 gram.
	Eau distillée.	1 litre.

Faire bouillir et ajouter de l'eau pour compléter un litre. 50 grammes de cette solution représentent 5 centigrammes d'acide arsénieux. On l'administre à doses *très-fractionnées* dans un liquide quelconque, mais il vaut mieux, selon nous, l'administrer pure ou dans de l'eau sucrée.

Injection intestinale (Boudin).

Pr. :	Solution ci-dessus.	50 gram.
	Eau distillée.	100

On peut porter la dose de solution normale jusqu'à 200 grammes progressivement, on vide préalablement l'intestin avec un lavement d'eau.

Poudre arsénicale (Boudin).

Pr. : Acide arsénieux. . . . . 5 centigram.
Sucre blanc. 10 gram.

Mêlez exactement et divisez en dix paquets égaux : un ou deux paquets dans les vingt-quatre heures ; elle est mieux tolérée que la solution, mais elle agit moins bien tant que la fièvre n'est pas coupée.

Bain arsénical (N. Guéneau de Mussy).

Pr. : Carbonate de soude. . . . . 100 gram.
Arséniate de soude. . . . . 1 à 2
Eau. 500

Pour un bain, contre le rhumatisme chronique et surtout le rhumatisme noueux.

Certaines eaux minérales renferment de l'arsenic en proportions notables. On se demande si ce n'est pas à la présence de cet élément que l'on doit rapporter la propriété qu'on leur attribue de guérir les fièvres intermittentes ; nous signalerons particulièrement les eaux d'Encausse, de Champagne, du mont Dore de la Bourboule, Vichy, etc. Dans la plupart des cas, l'arsenic n'a pas été dosé ; à la Bourboule, la source de Bagnassou contient, d'après M. Thenard, 20 milligrammes d'arséniate de soude, et 14 milligrammes d'après M. Lefort; M. Bouquet a trouvé 3 milligrammes par litre du même sel dans la source Lardy, à Vichy ; M. Lefort a trouvé 9 dix-milligrammes au mont Dore et 2 dix-milligrammes à Plombières [1].

Quoiqu'on ait constaté dans certaines de ces eaux des effets physiologiques se rapprochant de ceux produits par l'arsenic, on ne peut pas attribuer plutôt à cet élément qu'à tout autre les effets antipériodiques qu'une longue pratique a constatés.

On s'était même demandé si, en raison de cette espèce de tolérance de l'arsenic dans les eaux minérales, la dose relativement élevée à laquelle l'arsenic pouvait être pris dans les eaux minérales ne tenait pas à un état particulier de combinaison avec une matière organique qui aurait masqué les effets toxiques de ce poison. On sait, en effet, que l'oxyde de cacodyle (C^4H^6AsO) et le bioxyde de cacodyle ($C^4H^6AsO^2$) sont des poisons terribles, tandis que l'acide cacodylique ($C^4H^6AsO^3$) est

[1] *Dictionnaire des eaux minérales* de MM. Durand-Fardel, Lebret et Lefort. Paris, 1860.

à peu près inactif; mais il est bien démontré aujourd'hui que l'arsenic se trouve dans les eaux minérales avec toute son action effective, que seulement on avait exagéré les doses d'eau ingérée, et qu'à un certain moment les phénomènes d'intoxication se manifestent.

L'innocuité de l'acide cacodylique devrait engager les praticiens à expérimenter son action physiologique et ses effets thérapeutiques; mais peut-être est-ce parce qu'il n'est pas toxique qu'il n'agirait pas contre les fièvres intermittentes.

CHAPITRE IV

MÉDICATION EXCITANTE OU STIMULANTE

On désigne sous le nom d'excitants ou stimulants, ou *pyrétogénétiques*, tout agent thérapeutique capable de déterminer une sorte de fièvre caractérisée par une impulsion donnée à toutes les fonctions, et d'augmenter les forces agissantes de l'économie.

Les agents thérapeutiques pris dans les trois règnes de la nature, mais plus spécialement dans le règne végétal, comprennent en général toutes les plantes à odeur forte et aromatique, et à saveur chaude ; on les divise généralement en *stimulants généraux* ou *stimulants spéciaux*, et en *stimulants révulsifs*, *dérivatifs* et *irritants ;* on y trouve des familles de plantes entières, telles que les Labiées, les Ombellifères, les Laurinées, les Amomées, les Synanthérées, etc.

Quelques-uns des stimulants généraux ont reçu des noms particuliers; c'est ainsi qu'on a appelé *carminatifs* ceux auxquels on attribue la propriété d'expulser les vents intestinaux; tels sont les fruits d'Ombellifères ; *maturatifs*, les topiques qui ont la propriété de hâter la formation du pus dans les abcès ; *digestifs*, ceux qui surexcitent les parties et déterminent la formation du pus ; *cordiaux* et *stomachiques*, toutes les substances employées dans le but de relever la sapidité des mets et de tonifier l'estomac ; *échauffants*, ceux qui diminuent la quantité des sécrétions habituelles. On attribue même à quelques-uns de ces médicaments des propriétés spéciales ; c'est ainsi qu'on a donné le nom d'*antiscorbutiques* aux plantes appartenant presque toutes à la famille des Crucifères, et qui sont employées contre le scorbut. Nous adopterons ces expressions, quoique mal définies, parce qu'elles sont très-employées dans le langage médical ; mais nous ne ferons pas des classes distinctes de chacun de ces groupes, parce que leur délimitation est impossible. Nous les ferons rentrer, les uns dans les stimulants spéciaux, les autres dans les stimulants généraux. Les derniers sont surtout caractérisés par leur action prompte, immédiate, qui s'irradie dans toute l'économie, qui active toutes les fonctions, sans porter plus spécialement leurs effets sur tel ou tel organe, ou sur un système d'organes.

Nous parlerons dans ce chapitre des boissons excitantes, alcooliques et autres, et des épices ; nous ferons connaître en peu de mots leur rôle et leur influence dans l'alimentation ou dans le régime. Il semble, au premier abord, que ces agents auraient dû être compris dans le chapitre des aliments, mais on sera convaincu qu'ils sont ici à leur véritable place, si l'on réfléchit que ce ne sont pas des agents indispensables de l'alimentation, mais seulement des auxiliaires utiles dans certains cas, mais dont l'économie pourrait parfaitement se passer, ce qu'elle ne saurait faire des aliments proprement dits.

---

§ I. — STIMULANTS FOURNIS PAR LES VÉGÉTAUX.

ARUM A TROIS FEUILLES

La racine d'arum à trois feuilles, *arum triphyllum* (Willd, *Sp. pl.*, *ariseesnaa triphyllum* Schott.), est commune et très-employée dans l'Amérique du Sud; elle croît dans les bois et les lieux ombragés comme toutes les plantes de cette famille; elle est âcre lorsqu'elle est fraîche; elle est connue depuis fort longtemps, mais il y a peu d'années qu'elle a été surtout préconisée comme une sorte de spécifique de la phthisie pulmonaire. Nous n'avons pas besoin de dire qu'ici comme dans beaucoup d'autres cas, ç'a été une désillusion ajoutée à tant d'autres.

La racine d'arum à trois feuilles a été analysée par M. D. S. Jones [1]. Il y a trouvé un principe âcre, irritant, très-volatil, qui se dissipe par la dessiccation, qui est insoluble dans l'eau, l'alcool, l'éther, les huiles ; à l'état frais, cette racine jouit d'un pouvoir irritant très-fort; elle augmente singulièrement les sécrétions, surtout celle de la peau et des bronches. On préfère employer la racine arrachée du sol depuis quelque temps. Fraîche, elle est beaucoup trop âcre et trop irritante ; elle est ronde, d'une grosseur variable, mais ne dépassant pas celle d'un œuf de poule; elle est recouverte d'un épiderme brunâtre, elle est blanche et solide à l'intérieur ; lorsqu'on la mâche, elle détermine un sentiment de brûlure et de picotement fort désagréable.

Ce sont deux médecins américains, MM. Barton et Bigelow, qui ont les premiers recommandé cette racine contre le catarrhe chronique, l'asthme humide, la coqueluche, etc. Le docteur Meare recommande la décoction de racine dans du lait contre la phthisie ; mais c'est surtout le docteur Poitevin qui l'a employée contre cette dernière maladie aux États-Unis; il l'administre à la dose de 45 grammes en macération dans

[1] *Americ. journ. of pharm.*, XV, 83.

500 grammes de genièvre; le principe âcre ne se dissout pas, et la saveur de la teinture est presque nulle; on prend tous les matins une cuillerée à bouche dans un peu d'eau sucrée; le traitement dure un mois et plus[1]. On peut remplacer le genièvre par l'alcool à 55° C.; on l'emploie aussi en poudre à la dose de 50 centigrammes; mêlée à la gomme arabique, au sucre et à l'eau, on peut aller jusqu'à 6 grammes[2].

CALADIUM SEGUINUM

Sous le nom de *caladium seguinum*, c'est le suc du rhizome de l'*arum seguinum* des Antilles (*Dieffenbachia seguina* Schott.) qui a été proposé dans ces derniers temps, à la dose de 15 à 20 gouttes dans de l'eau, en lotions contre le prurit de la vulve. Cette plante porte une fleur d'une odeur cadavérique repoussante; son suc est âcre et corrosif, mais a teinture n'est pas âcre. On a prétendu, en effet, que l'âcreté des *arum* et des *caladium* devait être attribuée à de petits cristaux qui s'implantent dans la langue. Quant à la propriété qu'on attribue au rhizome de l'*arum seguinum* de guérir le prurit de la vulve, il serait bien à désirer qu'elle fût confirmée, car c'est une affection difficile à guérir; les lotions avec de l'eau très-chaude, ou avec des solutions également chaudes et très-faibles de sublimé corrosif, de sulfate de cuivre, sont à peu près les seuls moyens qui aient réussi jusqu'à ce jour.

KAWA-KAWA

Nous avons déjà parlé ailleurs des propriétés fébrifuges des poivriers et de celles des principes immédiats qu'on en a extrait; nous avons à nous occuper ici des poivres comme médicaments et comme épices; nous placerons dans le même groupe toutes les substances qui se rapprochent d'eux par leurs effets.

Le kawa est la racine du *piper methysticum;* elle est employée par les Taïtiens et les habitants de la Polynésie pour préparer une liqueur très-enivrante nommée *kawa-kawa* ou *ava*.

Le *piper bétel* ou bétel est employé par les Indiens pour préparer un masticatoire avec de la chaux et des noix d'arec (*areca catechu* palmiers).

Le poivre noir est peu employé en médecine. Voici une formule de cataplasme rubéfiant souvent employé par M. Trousseau.

[1] *Bull. génér. de thérap.*, juin 1850.
Dispens. of the United States, 1858, 128.

Cataplasme rubéfiant.

Pr. : Orge ou avoine légèrement torréfiée et pulvérisée.	120 gram.
Vinaigre blanc.	30
Blancs d'œufs.	N° 3.
Eau.	Q. S.

Mêlez ; faites une pâte ; étendez sur un linge et saupoudrez avec :

Poivre pulvérisé.	30 gram.

Le poivre blanc que l'on sert sur nos tables n'est autre chose que le poivre noir privé de son épicarpe. Cette opération se fait souvent en France avec le poivre noir du commerce, que l'on fait macérer dans l'eau ; on blanchit ensuite les grains avec l'hypochlorite de chaux.

Le poivre long (*piper longum*) est peu employé.

Le poivre *cubèbe* ou poivre à queue (*piper cubeba*) est très-employé contre la gonorrhée ; l'extrait oléo-résineux de cubèbes, proposé par M. Dublanc, est une excellente préparation.

En Angleterre, le poivre noir est souvent employé. Voici une formule dont on fait souvent usage :

Confection de Poivre.

Pr. : Poivre noir pulvérisé.	500 gram.
Aunée pulvérisée.	500
Fenouil pulvérisé.	1,500
Sucre pulvérisé.	1,000
Miel.	1,000

F. S. A. — Dose de 4 à 8 grammes deux ou trois fois par jour. Agit comme stimulant doux.

MATICO

Le matico, *Arthante elongata* Miq., *piper angustifolium* Ruis et Pavon, *piper elongatum* Vahl, *Stephensia elongata* Kunt, appartient à la famille des Pipéracées ; il est originaire de la Bolivie et du Pérou. Les feuilles sont en masses agglomérées dans le commerce ; elles sont longues de 8 à 16 centimètres, larges de 3 centimètres ; elles sont lancéolées, acuminées, crénelées ; brun foncé à la face supérieure, vert pâle à la face inférieure ; leur odeur est analogue à celle de la menthe ; elles sont comprimées sous forme de bottes presque sphériques.

Soumises à l'analyse, les feuilles de matico ont fourni une huile volatile d'un vert clair, cristallisable, de la chlorophylle, et une résine brune et active.

Dans l'Amérique du Sud, les feuilles de matico sont connues sous le nom d'*herbe du soldat;* elles jouissent de propriétés hémostatiques qui ont été peut-être un peu exagérées, mais qui n'en sont pas moins réelles; elles sont styptiques et astringentes, et employées comme telles en poudre dans le traitement des plaies.

De 1822 à 1852, les feuilles de matico ont été employées non-seulement comme astringentes, mais encore contre le catarrhe pulmonaire et la phthisie. En Allemagne, elles sont considérées comme aphrodisiaques et emménagogues. On les a employées contre l'eczéma, la phthisie et les fissures à l'anus; on se sert surtout de la poudre, à la dose de 2 grammes toutes les deux heures, sous forme d'électuaire, avec du sirop diacode.

Pour l'usage externe, on applique les feuilles humectées; on prépare une teinture au cinquième : dose 10 à 30 gouttes.

En 1850, l'Académie de médecine reçut le matico envoyé de Bolivie comme propre à la guérison des plaies, à la dose de 6 grammes en poudre, ou appliquées entières à leur surface [1].

En Angleterre, les feuilles de matico sont regardées comme une panacée universelle des écoulements chroniques, et surtout contre la goutte militaire. On a associé l'extrait, aux ferrugineux contre la chlorose; ces préparations ont été employées avec succès dans les hémorrhagies, les pertes rebelles, les hémoptysies, les crachements de sang; la poudre possède une action coagulante très-marquée. M. le docteur Cazentre, de Bordeaux, a cité plusieurs cas de métrorrhagies, d'hémoptysies, d'uréthrorrhagies traitées avec succès par le matico à l'intérieur; M. le docteur Lesaulnier et MM. Trousseau et Pidoux se sont bien trouvés de l'emploi du sirop dans les mêmes cas.

En 1850, MM. Mérat et Velpeau firent à l'Académie de médecine un rapport dans lequel les propriétés astringentes du matico étaient parfaitement constatées [2]; elles l'avaient été antérieurement par M. Sommé en 1835 et par M. Lane en 1843.

En 1852, M. Dorvault rapporta le matico d'Angleterre et publia sur cette drogue un très-bon article, dans lequel il indiqua les formes pharmaceutiques de cette substance; depuis cette époque, MM. Grimault et Favrot ont fait connaître de nouvelles préparations qui ont pour base le matico.

L'eau de matico se prépare par infusion ou par macération, à la dose de 15 à 30 grammes pour 200 grammes d'eau.

[1] *Bulletin de l'Académie impériale de médecine.* Paris, 1850, tome XV, page 490.

[2] *Bulletin de l'Académie de médecine,* tome XV, pages 800 et suiv.

Sirop de Matico (Dorvault).

Pr. : Matico incisé	100	gram.
Eau	1,000	

Distillez pour obtenir 100 de produit, passez le résidu de la cucurbite et ajoutez-y 100 de sucre ; faites cuire à 35° bouillant et ajoutez les 100 grammes d'eau distillée. Filtrez par la méthode Desmarest. Ce sirop est brunâtre, limpide ; sa saveur est aromatique ; il représente le dixième de son poids de matico. La dose est de 20 à 60 grammes. Le sirop est la forme pharmaceutique préférée par M. Lesaulnier.

Injection de Matico.

Sous le nom d'injection végétale au matico contre les écoulements, on vend une solution qui passe pour être un produit distillé de *piper angustifolium.* Bjorlund y a trouvé 0g,025 de sulfate de cuivre par 500 grammes[1].

Bols au Matico.

Pr. : Baume de copahu	100	gram.
Essence de matico	5	
Magnésie calcinée	95	

Pour 100 bols recouverts de gluten d'après le procédé Raquin.

Électuaire de Copahu, de Cubèbe et de Matico (Debout).

Pr. : Baume de copahu	30	gram.
Poudre de poivre cubèbe	45	
Essence de matico	2	
Sucre en poudre	Q. S.	

A prendre en trois jours dans du pain azyme.

On prépare encore une teinture, une eau distillée et un extrait hydro-alcoolique de matico. On trouvera des formules dans l'*Officine* de Dorvault.

CAPSICUM ANNUUM

Le piment, *poivre long, poivre de Cayenne*, est produit par le *capsicum annuum*, de la famille des Solanées ; dans la même famille, on trouve le *petit piment* ou *poivre enragé*, qui est produit par le *capsicum Brasiliense*. Ce sont les fruits que l'on emploie.

Le piment n'était guère employé que comme condiment, lorsque

[1] *Pharm. Zeitschrift für Russland.*

M. Alègre le proposa comme jouissant d'une très-grande efficacité contre les tumeurs hémorrhoïdales enflammées et douloureuses. Il résulte d'un rapport fait à l'Académie de médecine, par la commission des remèdes secrets, qu'en effet ce médicament a une action plus ou moins marquée, suivant qu'on l'emploie contre les tumeurs hémorrhoïdales plus ou moins volumineuses, suivant qu'elles sont anciennes ou constitutionnelles; dans ce dernier cas, l'action est lente et incomplète. Lorsque les tumeurs sont récentes, les bons effets se font sentir immédiatement. On a constaté, de plus, que les céphalagies, qui sont si fréquentes chez les hémorrhoïdaires, deviennent de plus en plus rares sous l'influence de la médication par le piment.

Cette action élective du piment sur les tumeurs hémorrhoïdales est parfaitement constatée, quoiqu'elle paraisse assez singulière. Disons cependant que la médication ne met pas à l'abri des récidives ; elle ne guérit donc pas radicalement les hémorrhoïdes, comme on l'a prétendu à tort.

On administre le piment sous forme de poudre et d'extrait aqueux en pilules ; la poudre se donne à la dose de 25 centigrammes à 1 gramme, et l'extrait de 30 à 60 centigrammes, à prendre en deux fois, moitié le matin, moitié le soir.

Pilules de Capsicum (ALÈGRE).

Pr. : Extrait aqueux de *capsicum annuum*. . . . . . . 80 centigram.

F. S. A. quatre pilules, deux matin et soir.

Bière antiscorbutique.

Pr. : Racine fraîche de raifort sauvage.	2,000 gram.
— d'acore odorant	500
— de gingembre.	30
Baies de genièvre.	1,500
Bourgeons de sapin secs.	500

Coupez les racines de raifort ; coupez et contusez les autres substances. Mettez le tout en macération pendant quelques jours à une température convenable avec :

Bière faible.	60,000 gram.
Mélasse.	3,000

jusqu'à ce que la fermentation soit établie. On passe et on fait dissoudre

Bitartrate de potasse.	250 gram.

et on ajoute :

Alcoolat de moutarde. . . . . 1,500 gram.

L'alcoolat de moutarde est fait avec 10 gouttes d'essence pour 500 grammes d'alcool à 90° C.

ÉPICES

Les épices, tous *échauffants*, appartiennent surtout à la famille des Amomées; les plus employées sont le gingembre (*amomum zinziber*), le galanga (*alpinia galanga*), la zédoaire (*amomum zedoaria*), le curcuma (*curcuma longa*), la maniguette (*amomum grana paradisi*), les cardamomes (*amomum cardamomum*), dans les Laurinées, les cannelles (*cinnamomum Zeylandicum*) et *laurus cassia*, dans les Myrtacées, le girofle (*caryophyllum aromaticum*), et le piment de la Jamaïque (*Eugenia pimenta*), dans les Myristicées, la muscade et le *macis* (*myristica moschata.*)

ACTION PHYSIOLOGIQUE DES ÉPICES

Outre les substances que nous venons de nommer, on range encore au nombre des épices : la moutarde, le cumin, et autres fruits d'Ombellifères, la vanille, le safran, le cari, etc., etc. Toutes ces matières agissent par les huiles volatiles qu'elles renferment ou qui s'y développent (moutarde), ou par des résines âcres ; ces épices, ingérées à petite dose, échauffent l'estomac, activent la circulation, élèvent la température du corps; elles irritent les glandes salivaires, gastriques et intestinales, augmentent leur sécrétion et facilitent ainsi la dissolution et la transformation des aliments; en même temps elles ajoutent au sang une huile essentielle excitante, qui active toutes les fonctions, surtout les fonctions cérébrales.

Les épices, ne fournissant au sang aucun élément utile, ne peuvent être regardées comme des agents directs de réparation; mais elles agissent indirectement en excitant les fonctions : aussi l'excès dans leur emploi peut-il déterminer une surexcitation plus funeste que l'excès d'aliments; aussi le vinaigre et les alcooliques ne peuvent être considérés comme des épices, précisément à cause de l'utilisation de leurs éléments dans l'économie. Les habitants des tropiques, qui font un abus continuel des épices, sont sujets aux surexcitations frénétiques et aux passions violentes.

ÉCORCE DE MALAMBO OU MATIAS BARK

A la Nouvelle-Grenade, on fait un fréquent usage de l'écorce d'une plante inconnue, qui est rapportée par quelques auteurs à un *drymi-*

et suivant d'autres à un *croton*. Le docteur A. Ure l'a employée comme un succédané du quinquina [1]. La matias Bark a été décrite par Bonpland; elle vient des provinces de Choco, de Popayan et d'Antioquia dans la Colombie. Le célèbre botaniste l'a attribuée à une plante voisine des *cusparia*, tandis que Zéa croit qu'elle est due à un drymis. M. Guibourt [2] trouve qu'elle a plus de rapport avec la cannelle blanche, et surtout avec l'écorce de *paratudo*, qu'avec l'écorce de *winter*, extrêmement rare dans le commerce, à laquelle plusieurs auteurs la rapportent.

L'écorce de matias Bark, décrite par le docteur A. Ure, présente les caractères de l'écorce de *malambo* : elle est épaisse, cassante, fibreuse, recouverte d'un épiderme cendré ; elle possède une odeur aromatique, sa saveur est franchement amère. M. Cadet-Gassicourt, qui l'a analysée, y a trouvé une huile volatile, une résine amère et une matière extractive. Elle se rapproche, par ses propriétés, de l'écorce de winter et de la cannelle blanche.

ABSINTHE.

C'est l'*artemisia absinthium* L., *absinthium officinale* ou *aluyne* que l'on emploie le plus souvent en médecine. Ce n'est que sur indication spéciale que l'*artemisia pontica* L., et l'*artemisia maritima* L., désignées sous les noms d'*absinthe pontique* ou *petite absinthe* et d'*absinthe marine*, devront être employées : la grande absinthe est plus aromatique et plus active. On a proposé son infusion contre les pollutions nocturnes.

Infusion d'Absinthe (ROUSSE).

Pr. : Absinthe. . . . . 4 gram.
Eau bouillante. 150

Faites infuser, passez avec expression. — A prendre en une seule fois, au moment de se coucher. Son usage doit être continué pendant longtemps, bien que ses bons effets ne tardent pas à se manifester.

AIL.

Ce sont les petites bulles de l'*allium sativum* que l'on emploie; on le considère avec raison comme un rubéfiant énergique. Nous en parlons ici parce qu'on l'a beaucoup préconisé dans ces derniers temps contre le choléra et la rage. On rapporte qu'un hydrophobe furieux, qu'on avait renfermé dans une chambre dans laquelle il y avait plusieurs

[1] *The dispensatory*, p. 1445.
[2] Guibourt, *Hist. des drogues simples*. Paris, 1850, t. III. p. 567.

paquets d'ail, les mangea crus et fut guéri; nous n'avons pas besoin d'ajouter que ce fait mérite examen.

L'ail est regardé vulgairement comme un fébrigène; les soldats, les matelots, les prisonniers qui veulent entrer à l'infirmerie se donnent la fièvre en introduisant de l'ail dans le rectum. M. Lange, parlant de ce fait, propose l'ail contre le choléra pour produire à temps la réaction et favoriser la guérison. De plus, l'opinion vulgaire est favorable à l'idée qu'émet encore M. Lange: on croit que l'ail guérit la fièvre en neutralisant les miasmes, en chassant le mauvais air, comme on le dit vulgairement, ou en produisant une fièvre accidentelle; mais cette dernière opinion est peu probable. M. Lange a eu l'occasion d'employer fréquemment l'ail, en 1849; son administration fut suivie de bons effets; la réaction produite avait été sensible au bout de douze heures. Voici la formule d'un sirop souvent employé aux États-Unis.

Sirop d'Ail (Pharmacopée des États-Unis).

Pr.:	Bulbes d'ail frais bien nettoyées et écrasées.	180 gram.
	Acide acétique dilué	500
	Sucre en poudre grossière.	750

Faites macérer l'ail dans 250 grammes d'acide acétique dilué, pendant quatre jours, dans un vase de verre, et exprimez; versez le reste de l'acide sur le marc, exprimez de nouveau, jusqu'à ce que les liqueurs réunies aient fourni un demi-litre de liquide. Filtrez et jetez le liquide sur le sucre renfermé dans une bouteille d'un litre, et agitez jusqu'à dissolution. — Dose 20 à 30 grammes.

L'huile d'ail obtenue par digestion des bulbes écrasées dans l'huile d'olive a été souvent employée contre les douleurs, et les pulpes d'ail comme rubéfiant.

L'alliaire (*erysimum alliaria*), de la famille des Crucifères, a été employée comme un succédané de l'ail.

ALISMA PLANTAGO

Les rhizomes de l'*alisma plantago* ou plantain d'eau, de la famille des Alismacées, ont été souvent employés contre la chorée et l'épilepsie. Frais, ils exhalent une odeur de *chlore* des plus prononcées. On les administre en poudre, à la dose de 50 centigrammes à 4 grammes, et même 12 et 15 grammes par jour. Ce médicament provoque souvent des nausées, on maintient alors la dose. Son emploi peut être poursuivi pendant longtemps sans exercer d'action nuisible sur l'économie; on peut même en faire usage pendant la période cataméniale. C'est le docteur Hochstetter qui a proposé cette médication.

CAMOMILLE ROMAINE

D'après M. Timbal-Lagrave, les fleurs de camomille du commerce sont fournies par : 1° *Anthemis nobilis* L., à fleurs monstrueuses; 2° *Chrysanthemum parthenium* Pers., à fleurs semi-doubles ; 3° la *Matricaria parthenioides* Desf.

Les caractères distinctifs de la vraie camomille sont : l'odeur caractéristique, la grosseur et la forme des calathides. La forme des tubes a cinq dents, les fleurons du centre de la fleur sont petits, peu nombreux, à peine visibles dans les *anthemis* ; grands, très-nombreux et très-longs dans les autres.

CAFÉ

Le café, ou semences du *coffea Arabica*, n'est employé que torréfié, en infusion. L'expérience vulgaire a démontré son utilité dans les céphalalgies, surtout celles qui surviennent après le repas chez les personnes nerveuses ou pléthoriques. Il est parfaitement constaté qu'il éveille le cerveau et les sens, chasse le sommeil, active les fonctions cérébrales relatives à la manifestation de la pensée, combat la stupeur, le narcotisme spontané ou ceux produits par l'opium et les Solanées vireuses, mais alors il agit à la fois par son principe excitant et par le tannin qu'il contient, lequel précipite les alcaloïdes à l'état de tannate insoluble.

Nous avons déjà signalé précédemment la propriété que possède le café de détruire l'amertume du quinquina et du sulfate de quinine ; à l'hôpital des Enfants malades, l'extrait de quinquina n'est administré que dans du café à la dose de 1 à 12 grammes pour 125 grammes d'infusion sucrée. Les enfants acceptent ce mélange avec plaisir. Nous aurons le soin de donner au chapitre des *Purgatifs* des formules de potions purgatives au séné et au café. M. Trousseau l'associe souvent à la décoction de suie contre les vers.

Les grains de café crus ont été fréquemment employés depuis peu d'années contre la coqueluche. Voici la formule généralement suivie :

Macération de Café.

Pr. : Café non torréfié. . . . . 25 gram.
Eau. 500

Faites macérer douze heures et passez. A prendre par verrées dans la journée contre la coqueluche. Sucrez à volonté :

Café contre les fièvres d'accès (Dauvin).

Pr. : Café non torréfié pulvérisé. . . . . 40 gram.
Eau. 500

Faites bouillir jusqu'à réduction de 150 grammes. Filtrez. — A prendre en trois doses égales pendant l'apyrexie; si les accès persistent, augmenter la dose de café.

Le café est employé depuis longtemps, en Russie, contre les fièvres d'accès. Nous avons vu, dans les campagnes des Landes de Gascogne, les paysans l'employer; ils y ajoutent du jus de citron.

Sirop de Café composé (Courbassier).

Pr.: Café moka ou martinique pur, torréfié et pulvérisé.. 250 gram.

Traitez par déplacement au moyen de l'eau bouillante, de manière à obtenir :

Infusé. . . . . 500 gram.

Faites dissoudre :

Extrait alcoolique de belladone. . . . . 5 gram.
— d'ipécacuanha. 5
— de quinquina. 2

Ajoutez :

Sucre. 500

Traitez au bain-marie, faites cuire et filtrez. — 15 grammes trois fois par jour pour les enfants de trois à cinq ans.

Cette formule, extraite du *Bulletin de thérapeutique*, nous paraît défectueuse en plusieurs points : d'abord par la coction prolongée nécessaire pour faire un sirop avec parties égales de liquide et de sucre; le principe aromatique doit être en grande partie dissipé; on obtiendra ainsi 750 grammes de sirop, c'est-à-dire 50 doses de 15 grammes. Chacune d'elles contiendra un peu plus de *dix centigrammes* d'extrait alcoolique de belladone, c'est-à-dire *vingt centigrammes* par 30 grammes. Nous savons bien que l'association des extraits d'ipécacuanha et de quinquina a pour but de mitiger les effets de l'extrait narcotique; nous n'en regardons pas moins cette formule *comme* très-dangereuse, et nous sommes d'avis qu'elle doit être repoussée.

Dans la période algide du choléra, nous avons souvent employé avec succès le sirop suivant, soit pur, soit dans un peu d'eau tiède; nous recommandons également cette préparation contre la stupeur et le narcotisme spontané ou produit par des poisons absorbés.

Sirop de Café au Rhum (Reveil).

Pr.: Café torréfié fraîchement moulu. . . . . 250 gram.
Eau bouillante. 800

Traitez dans l'appareil à déplacement de manière à obtenir 800 grammes de liquide ; ajoutez :

Sucre blanc. 2,000 gram.

Faites fondre à une douce température et ajoutez, après refroidissement :

Rhum vieux. 500

Filtrez au papier lavé à l'eau bouillante. — A prendre deux cuillerées à bouche toutes les demi-heures d'abord, toutes les heures ensuite, dans un peu d'eau très-chaude.

On attribue des propriétés excitantes, analogues à celles du café, au thé, *Thea bohea* et *Sinensis*, au thé du *Paraguay* ou *Maté ; ilex Paraguensis*, au *guarana*, *paullinia sorbilis* ; Sapindacées, et à la coca *erythroxylon coca*, Érythroxyllées.

CAFÉINE THÉINE ($C^8H^5Az^2O^2=C^{16}H^{10}Az^4O^4$).

On a désigné pendant longtemps sous le nom de *caféine* et de *théine* les principes cristallisables extraits du café et du thé ; on a reconnu depuis que ces deux corps étaient identiques (Jobst et Mulder). On a trouvé la caféine dans le maté ou thé du Paraguay (*ilex Paraguensis*) et MM. Martins, Jobst, Berthemot et Dechastelus ont constaté sa présence dans le guarana, pâte que les Brésiliens préparent avec les semences du *paullinia sorbilis*, de la famille des Sapindacées ; de sorte que la *caféine*, la *théine* et la *guaranine* ne sont qu'une seule et même substance.

Entrevue en 1819 par Runge, la caféine a été décrite par MM. Pelletier et Robiquet en 1821. Elle existe dans le café avec un acide que M. Pfaff a nommé *acide caféique*, que M. Rochelder a appelé acide *café tannique*, et M. Payen, acide *chlorogénique*, pour rappeler la coloration verte qu'il produit avec l'ammoniaque.

On extrait la caféine par plusieurs procédés : le plus simple consiste à traiter le café par la benzine, à distiller pour séparer le dissolvant et à reprendre le résidu par l'eau bouillante, qui dissout la caféine, que l'on fait cristalliser par concentration de la liqueur ; on obtient ainsi des prismes blancs, soyeux, longs, ténus, inodores, d'une saveur amère, solubles dans 98 parties d'eau, 97 d'alcool et 194 d'éther, très-solubles dans l'eau bouillante. Elle fond à 178° et se sublime sans altération vers 384°. Le tannin précipite ses solutions en blanc, le chlorure de platine les précipite en jaune ; c'est une base faible formant des sels mal définis, sauf avec les acides sulfurique et chlorhydrique.

A faible dose, la caféine produit un léger assoupissement, suivi bientôt d'une excitation générale, plus spécialement du système nerveux sensitif; d'après M. C. Lehmann, elle active la combustion, augmente la proportion d'urée dans l'urine; elle augmente aussi la sécrétion biliaire; à dose plus élevée, elle provoque les vomissements. On assure qu'elle n'est pas vénéneuse, mais les expériences ne nous paraissent pas suffisamment nombreuses pour qu'on puisse se prononcer à cet égard.

Citrate de Caféine.

On obtient ce sel par saturation directe, il cristallise en longues aiguilles blanches, satinées, très-solubles dans l'eau. Ce sel contient un équiv. de caféine 2 équiv. d'eau et 3 équiv. d'acide citrique.

Poudre de Citrate de Caféine (Van den Corput).

Pr.: Citrate de caféine. . . . . 8 centigram.
Sucre. . . . . 30 gram.

Mêlez et divisez en 40 prises. — Contre la migraine.

En combinant une partie de citrate de caféine avec quatre parties de citrate de fer, on obtient le *citrate de fer et de caféine* qui est employé aux mêmes doses et dans les mêmes cas; on prépare aussi d'après M. Van den Corput un *lactate* et un *malate de caféine:* celui-ci est employé dans le sirop suivant.

Sirop de Malate de Caféine.

Pr.: Malate de caféine. . . . . 4 gram.
Eau de fleurs d'oranger. 30
Sirop simple. 250

A prendre par cuillerées à bouche contre la migraine.

M. Hannon propose les formules suivantes pour l'administration du citrate de caféine.

Pilules au Citrate de Caféine.

Pr.: Citrate de caféine. . . . 50 centigram.
Extr. de chiendent. 1 gram.

Mêlez. — Faites des pilules de 15 centigrammes, à prendre une toutes les deux heures la veille de l'accès de la migraine, ou toutes les heures, à partir des premières douleurs.

Sirop au Citrate de Caféine.

Pr.: Citrate de caféine. 5 gram.
Sirop de sucre. . 120

Dissolvez et faites un sirop. — A prendre deux cuillerées dans une potion, ou pur de deux en deux heures, la veille de l'accès.

Lavement au Citrate de Caféine.

Pr. : Citr. de caféine. 25 centigram.
Eau. . . . . . 400 gram.

A prendre la moitié la veille, et la seconde moitié le jour de l'accès.

Potion contre la Migraine.

Pr. : Sirop au citrate de caféine. . . . . 30 gram.
Infusion de thé. . 150

A prendre comme il a été dit.

M. Hannon a encore donné des formules de pastilles et de la pommade au citrate de caféine.

COCA.

Le coca *Erythroxylon coca* Lam. Rhamnées Lam. Malpighacées A. L. de Jussieu, Érythroxyllées D.C., est un arbrisseau originaire du Pérou que l'on retrouve dans les Indes orientales, à l'île de France, à Madagascar. Au Brésil, on emploie fréquemment la racine de l'*Erythroxylon campestre* et celle de l'*E. anguifugum*, la première est un purgatif vulgaire, la seconde passe pour alexipharmaque.

Quoique les feuilles de la coca soient assez rares dans le commerce, on les y trouve cependant quelquefois ; leur nom paraît dériver de l'*aymara* « kkoka » qui signifie arbre ou plante. Monardès en 1569, Clusius en 1605, Lamarck, M. Weddell 1850, et plus récemment M. Gosse, ont étudié cette plante intéressante [1].

Les feuilles de coca ont une odeur très-suave de thé ; leur saveur est amère, un peu astringente, suivie d'un peu d'âcreté et d'ardeur de la gorge. La sécrétion salivaire, d'abord augmentée, paraît plus tard se tarir.

Les feuilles de la coca jouissent de la réputation d'apaiser la faim : on assure que les Péruviens et les Brésiliens peuvent rester deux ou trois jours sans manger, lorsqu'ils gardent dans leur bouche des feuilles de la coca ; mais ces propriétés alibiles ont été singulièrement exagérées ; il est certain toutefois que la coca, comme le café et le thé du Paraguay, permet de supporter plus longtemps l'abstinence et la fatigue, mais elle est insuffisante pour réparer les forces et nourrir.

C'est comme masticatoire que les Indiens emploient la coca ; ils la mélangent le plus souvent avec un composé alcalin obtenu par l'incinération des feuilles et des tiges de certaines plantes : ils font une pâte avec ces cendres, de l'eau salée et de l'urine ; cette pâte porte le nom de *llipta* ; on remplace les cendres quelquefois par de la chaux vive.

On a extrait plusieurs alcaloïdes des feuilles de coca ; le plus important est la *cocaïne*, étudiée par M. Neimann, qui peut être représentée par $C^{32}H^{40}Az^{2}O^{8}$; elle est peu soluble dans l'eau, soluble dans l'alcool, surtout bouillant et dans l'éther ; elle a une réaction alcaline, elle fond

[1] Demarle, *Essai sur la coca*, thèse de Paris, 1862, n° 106.

à 98°; chauffée plus fort elle se décomposera en partie, tandis que l'autre portion se volatilisera sans décomposition ; elle n'agit pas sur la pupille, tandis que l'extrait de la coca la dilate ; l'acide chlorhydrique la dédouble en acide benzoïque et en une base nouvelle, l'*ecgonine* (Lossen) ; par l'alcool amylique on extrait de la coca une nouvelle base liquide, volatile l'*hygrine*, qui n'est pas vénéneuse et qui se dégage lorsqu'on traite la coca par les alcalis.

La coca a été préconisée comme le conservateur par excellence des dents, pour prévenir, calmer et dissiper les douleurs, pour combattre les gengivites et la stomatite aphtheuse, l'engorgement scorbutique, etc. ; on l'a employée contre les rhumatismes, les fièvres intermittentes ; c'est surtout le *sulfate de cocaïne* qui a été utilisé dans ce dernier cas ; on a administré l'infusion, le sirop ou l'extrait dans les indigestions, les embarras gastriques, l'atonie générale, l'anorexie, etc. Enfin, les résultats obtenus de l'usage de la coca dans les paralysies, les pollutions nocturnes, les pertes séminales, l'incontinence d'urine, etc., sont peu encourageants.

Il reste d'ailleurs beaucoup à faire pour l'étude physiologique et clinique de la coca ; on sait qu'elle agit à la dose de 4 à 16 grammes, sur le système nerveux, musculaire et sensitif. Cette substance est peut-être appelée à prendre un jour un rang important en thérapeutique, c'est ce qui nous a engagé à y insister.

Rôle du Thé et du Café dans l'alimentation.

Le thé, le café et le chocolat sont regardés généralement comme étant la base de boissons qui peuvent se remplacer mutuellement. Au point de vue chimique, ces substances se rapprochent en ce que chacune d'elles contient un alcali organique azoté ; mais celui du cacao, la *théobromine*, est plus riche en azote ; de plus, le cacao contient une quantité considérable de matière grasse et un peu de fécule, ou un corps analogue qui en font un aliment plus parfait, tandis que le café renferme l'*acide chloroginique*, qui développe l'arome par la torréfaction.

Dans le café, on trouve de la légumine, de la cellulose, de la dextrine, du sucre, de l'acide citrique, des acides gras, des huiles volatiles, plus la caféine.

Dans le thé, la caféine est accompagnée d'albumine, de cellulose, de cire, de dextrine, de chlorophylle, une huile volatile, dont la saveur diffère essentiellement de celle du café, et qui, dans les thés *schoulanés*, lui est donnée par une fleur de la famille des Oléacées, l'*olea fragrans*, qu'on y mélange.

Dans le cacao, outre la théobromine, on y trouve l'albumine, de la stéarine, de l'oléine, de la cellulose, de la dextrine, de l'amidon et une matière colorante rouge ; mais le cacao est ingéré en nature, tandis que pour le thé et le café on n'introduit dans l'estomac que les matières solubles dans l'eau bouillante, qui, il faut le reconnaître, sont les plus alibiles.

Une des conditions de la bonne préparation du thé et du café, c'est l'emploi de l'eau bouillante, qui a pour double but de dissoudre mieux les tannates de théine et le chlorogïnate de caféine, et de coaguler l'albumine ; avec le thé et l'eau froide et tiède on n'obtient qu'une eau gommeuse, épaisse, peu sapide ; dans les préparations que l'on fait subir aux feuilles de thé, l'albumine est mieux coagulée dans le thé noir que dans le thé vert, le thé noir a plus d'arome. Dans le café, la légumine ne se dissout pas, à cause de la chaux avec laquelle elle est unie.

La théine ou caféine ne doit pas être regardée comme alimentaire, car elle passe sans transformation dans l'urine avec une très-grande rapidité, c'est à ce passage que l'on attribue les propriétés diurétiques du thé et du café.

Le tannin du thé et du café précipitent les matières albumineuses des aliments et forment avec elles des composés insolubles ; mêlés au lait, ils sont bien moins dirigés que purs ; dans cette dernière condition, le café surtout, ils augmentent la sécrétion des sucs dissolvants, ils facilitent conséquemment la digestion : on pense que l'huile volatile du café et les huiles empyreumatiques accélèrent la circulation, tandis que l'huile de thé, au contraire, la calme ; mais il y a lieu de tenir compte dans ces cas de l'habitude et des idiosyncrasies ; tous les deux excitent évidemment l'activité du cerveau ; pris en excès, ils amènent l'insomnie ou un sommeil lourd, pénible, des cauchemars, suivis d'oppression précordiale ; le thé vert est plus actif que le thé noir.

Le café a tous les avantages des liqueurs alcooliques, sans en avoir les inconvénients ; il surexcite tous les systèmes, calme et modère les fonctions génésiaques ; pris en excès, il peut produire la crise, suivie d'accidents graves.

SEMENCES OU FRUITS DE CHIA

Les semences de chia, très-employées par les homœopathes, ressemblent beaucoup aux graines de psyllium ; d'après M. Guibourt, elles sont fournies par le *salvia Hispanica*.

GUACO — EUPATOIRES

Dans les deux Amériques et aux Indes occidentales, on donne le nom de guaco et huaco à une cinquantaine de plantes auxquelles on attribue la propriété de guérir les morsures des serpents venimeux. Mutis, qui habitait Santa-Fé de Bogota, est le premier qui ait écrit sur ces plantes.

mais c'est surtout à de Humboldt et Bonpland [1] que l'on doit les renseignements les plus précieux sur le véritable guaco, qui est fourni par le *mikania guaco* ou *eupatorium satureifolium* L. qui est voisine des eupatoires, et qui croît en Amérique, en Colombie, etc.

Dans le commerce, on trouve souvent les fleurs seules du *mikania guaco;* par l'aspect, elles ressemblent à cette dernière; elles sont moins jaunes; d'autres fois c'est un mélange de fleurs, de tiges et de feuilles.

Les plantes du genre *eupatorium* jouissent de propriétés analogues à celles des guaco, l'*eupatorium cannabinum* ou *eupatoire d'Avicenne, origan des marais, herbe de sainte Cunégonde,* est très-commune dans nos marais, dans les lieux humides; elle fleurit en août et septembre; elle est décrite dans tous les ouvrages et d'ailleurs peu employée.

L'*auya-pana,* ou eupatorium ayapana, vient du Brésil ou de l'île de France; on la trouve dans le commerce de la droguerie; on l'emploie en guise de thé dans beaucoup de localités; elle a une odeur aromatique qui se rapproche de celle de la fève tonka.

L'*eupatorium perfoliatum* est très-employée aux États-Unis; elle est commune dans l'Amérique du Nord. Elle fleurit en été et à la fin d'octobre; elle est considérée comme tonique et diaphorétique; on l'emploie contre les fièvres intermittentes; à dose élevée elle est vomitive: on l'a employée contre les catarrhes et surtout contre la grippe. D'après M. Peebles, elle est connue sous le nom de *boneset* (qui calme les os), à cause de la rapidité avec laquelle elle calme les douleurs des membres.

On emploie encore aux États-Unis l'*eupatorium purpureum,* l'*eupatorium teucrium,* Wild, E. *pilosum,* Walt., E. *verbenæfolium* Mich. L'E. *dalea* L., *critonium dalea* DC. qui croît à la Jamaïque, et qui présente une odeur de vanille très-prononcée. D'après M. Guibourt, l'E. *aromaticum* DC. de l'île Cuba sert à aromatiser les cigares de la Havane.

Les propriétés vraiment merveilleuses du *mikania guaco* sont décrites par Humboldt et de Bonpland. On trouvera des observations curieuses dans la *Toxicologie* de M. Orfila; on l'a employé contre le choléra, il détermine une prompte réaction; mais malgré les expériences faites en France par MM. Bouchet et Péreire, et au Mexique par M. Chabert, on n'est pas fixé sur la valeur du guaco dans le traitement du choléra; ce médecin le recommande encore comme prophylactique du choléra et des maladies contagieuses, ou épidémiques; tous ces faits sont excessivement importants, et ils auraient besoin d'être sérieusement examinés; malheureusement le guaco est assez rare dans le commerce.

Le *huaco* est la racine du *mil-homen* ou *aristolochia grandiflora ;*

[1] *Plantes équinoctiales,* Paris, 1805.

elle n'est pas employée ; il paraît certain que plusieurs plantes du genre *eupatorium* portent en Amérique le nom de guaco. On donne également ce nom à un *eryngium*.

M. Andrieux a expérimenté l'extrait alcoolique de *mikania guaco* contre la morsure de la vipère ; il a fait des lotions avec la teinture, et il a très-bien réussi.

M. Bouchet n'a qu'à se louer de l'emploi de la teinture dans le traitement des plaies non spécifiques ; elle agit très-bien dans l'ophthalmie purulente et blennorrhagique ; elle modifie très-utilement les plaies et ulcères même spécifiques, et M. Melchior Robert [1] ajoute que l'alcool de guaco a dans ces divers cas une action qu'aucun autre agent ne possède. M. Humbert a cité cinq cas d'ulcères chroniques des jambes chez des vieillards qui ont été guéris, lorsque les méthodes habituelles de traitement avaient échoué. M. Ad. Richard a employé la teinture à l'Ourcine contre la vaginite rebelle, et il s'en est bien trouvé.

HERACLEUM SPONDYLIUM

Le genre heracleum appartient à la famille des Ombellifères, et nous fournit déjà la gomme ammoniaque. M. le professeur Sigmund de Vienne propose les fruits de l'H. *spondylium*, plante indigène pour remplacer le copahu et la térébenthine contre la gonorrhée ; c'est un médicament actif peu employé, et comme la plante est commune elle mérite toute l'attention des praticiens.

HYDROCOTYLE ASIATICA

L'*hydrocotyle* est le *pes equinus* de Rumphius ; il appartient à la famille des Ombellifères. Cette plante habite les lieux humides de presque toutes les contrées chaudes de l'hémisphère austral, telles que les îles Malaises, l'Inde, Ceylan, le Cap. C'est un médecin de l'île Maurice, M. Boileau, qui l'a fait connaître sous le nom de *bevilacqua*. Rhéede l'a désignée sous celui de *codagen*, et Rumphius l'appelle *pancaga*. Elle a été décrite et étudiée par M. Lépine, pharmacien de la marine à Pondichéry ; elle était employée dans l'Inde comme diurétique d'après M. Horsfield, et dans le traitement des maladies intestinales et des fièvres d'après Ainslie.

L'*écuelle d'eau d'Asie* croît sur les cours d'eau sur le bord des étangs ; ses feuilles ressemblent à celles de la violette, ou plutôt à

[1] *Nouveau traité des maladies vénériennes d'après les documents puisés dans la Clinique de M. Ricord.* Paris, 1851. — N. Pascal, *Du Guaco et de ses effets prophylactiques.* Paris, 1860.

celles de l'écuelle d'eau vulgaire ; les pétioles sont plus longs, la racine est longue, charnue, grisâtre, portant au collet des jets très-longs, portant de distance en distance des nœuds, d'où partent des racines adventives ; on emploie les feuilles surtout, mais il est probable que, comme toutes les ombellifères, elles perdent beaucoup de leurs propriétés par la dessiccation ; les racines rarement employées sont très-hygrométriques, et elles moisissent facilement; on en prépare un extrait hydro-alcoolique mou vert foncé, qui possède une odeur vireuse très-prononcée.

On emploie l'*hydrocotyle gummifera* contre l'hypocondrie, les affections du foie et des reins ; elle est originaire du Brésil et des Antilles.

M. Lépine, qui a analysé l'hydrocotyle asiatica, a nommé *vellarine* du nom tamoul *vallarai*, une substance assez mal définie qu'il croit être le principe actif; c'est un corps huileux, épais, jaune pâle, d'une saveur amère, piquante et persistante, d'une odeur forte et vireuse ; elle se volatilise en partie à 100°; elle s'altère sous l'influence de l'air, de la chaleur et de l'humidité.

Par ses effets physiologiques, l'hydrocotyle asiatica appartient aussi bien au groupe des stimulants généraux qu'à celui des narcotiques ou stupéfiants ; elle produit des étourdissements, avec céphalalgie et tendance au sommeil ; on doit l'administrer avec prudence.

On a vanté surtout l'hydrocotyle contre les maladies de la peau, principalement contre la lèpre et l'eczéma chronique; on l'a conseillé contre le rhumatisme, les scrofules et les syphilides ; les faits publiés par MM. Boileau, Leroux, Poupeau, Houbert confirment les bons effets de cette plante, et le docteur Poupeau a cité un fait de guérison de l'éléphantiasis des Grecs qui devrait lui être attribué. Dans un cas d'éléphantiasis des Arabes, M. Cazenave a obtenu à Paris une amélioration notable; il s'est bien trouvé de son emploi dans les cas d'éruptions vésiculaires avec hypersthénie douloureuse avec ou sans papules.

M. Devergie a étudié d'une manière toute particulière les préparations d'hydrocotyle; il en a obtenu de bons effets contre l'eczéma chronique; il donne des pilules au nombre d'une à six par jour, elles contiennent chacune 2 centigrammes et demi d'extrait hydro-alcoolique ; les feuilles en infusion à la dose de 8 grammes par litre d'eau; on prend un à trois verrres par jour de cette infusion.

D'après M. Lépine, c'est la racine qui contient le plus de vellarine, celle-ci est soluble dans l'alcool, la solution doit être évaporée dans le vide; lorsqu'on veut faire l'extrait dans l'Inde on prépare avec la plante fraiche une pommade très-employée contre les rhumatismes et les maladies de la peau. M. Devergie a constaté des phénomènes d'intoxication, lorsqu'on dépassait la dose de 10 à 15 centigrammes par jour, M. Cazenave déclare avoir pu la porter jusqu'à 60 et 80 centigrammes. Nous avons nous-mêmes vérifié le fait en opérant avec un extrait qu'on nous a dit être préparé par M. Lépine; ajoutons que nous n'avons obtenu aucun résultat satisfaisant dans des cas d'eczéma chronique chez les enfants.

Sirop d'hydrocotyle asiatica (J. Lépine).

Pr. : Extrait hydro-alcoolique d'hydrocotyle asiatica préparé dans le vide	2 gram.
Sucre candi	670
Eau distillée	330

Triturez l'extrait avec le sucre candi, ajoutez l'eau peu à peu et faites un sirop qui contiendra 5 centigrammes d'extrait par cuillerée à bouche.

Granules d'hydrocotyle asiatica (J. Lépine).

Pr. : Extrait hydro-alcoolique d'hydroc. asiatica préparé dans le vide	5 gram.
Poudre de guimauve	2
— d'amidon	2

Mêlez et faites 100 pilules qu'on enrobera de sucre.

Nous venons de dire que nous avions employé, sans résultats satisfaisants, l'extrait hydro-alcoolique d'hydrocotyle asiatica. M. Lecocq[1] assure qu'il n'existe aucun fait de lèpre vulgaire guéri par l'hydrocotyle, et il ajoute que cette plante est tout aussi impuissante contre les autres maladies de la peau ; il est donc nécessaire d'en appeler encore à l'expérience, nous recommandons d'ailleurs que l'on s'assure du bon état des préparations employées, parce qu'elles sont très-altérables.

LOBÉLIE

Les lobélies sont de jolies plantes d'ornement très-estimées des horticulteurs. Aux États-Unis, on emploie surtout le *lobelia inflata*. On la trouve assez difficilement dans le commerce. Elle est comprimée sous forme de carrés longs du poids de 200 à 500 grammes. Elle est jaunâtre, d'une odeur fort nauséeuse, d'un goût acre.

On emploie en Amérique, comme antisyphilitique, la racine de *lobelia syphilitica*. C'est la plante connue sous le nom de cardinale bleue ; cette racine ressemble au gin-seng, mais elle est molle, s'écrase sous le doigt, ce que ne fait pas le gin-seng, puis elle est moins rugueuse ; elle est de la grosseur et de la forme du petit doigt, d'un gris cendré et striée dans tous les sens : elle est extrêmement rare.

[1] *Bulletin de thérapeutique.*

Potion avec la Lobelie (BARALLIER).

Pr. : Eau distillée de tilleul.	80	gram.
Teinture de *lobelia inflata*. . . . . 1 à	2	
Sirop de sucre.	30	

A prendre par cuillerées toutes les demi-heures ou toutes les heures, suivant l'intensité de la maladie. — On ne doit pas dépasser la dose indiquée ; au delà, elle produirait des nausées et même des vomissements. — Très-utile dans la dyspnée avec oppression, elle modère et abrége les accès dans l'asthme, contre les spasmes respiratoires des hystériques et des chloro-anémiques, pour combattre l'oppression dans certaines pneumonies, dans la bronchite capillaire, dans la phthisie pulmonaire.

M. Reinsch a extrait de la lobélie enflée ou *iodian tabacco* des Anglais, un alcaloïde liquide, jaune, visqueux, très-alcalin, plus léger que l'eau, très-odorant, qu'il a nommé *lobéline*. Il y a trouvé en outre une huile volatile. M. Procter, qui a aussi isolé la lobéline, y a trouvé un acide déjà obtenu par M. Pereira, qu'il appelle *acide lobélique*. Les semences contiennent beaucoup de lobéline ; celle-ci a été étudiée au point de vue physiologique et thérapeutique, par MM. Reinsch, Procter et William Bastick.

La lobéline est très-altérable lorsqu'on la chauffe, elle est volatile, soluble dans l'eau, très soluble dans l'alcool et dans l'éther, elle forme des sels cristallisables avec certains acides, elle est très-active, elle exerce sur l'économie une action d'abord stimulante et plus tard stupéfiante ; aussi l'a-t-on placée, ainsi que la lobélie ellemême, tantôt dans les stimulants ou dans les narcotiques, tantôt dans les antispasmodiques. Les Anglais et les Américains en font un très-grand usage ; elle jouit de propriétés vomitives, catarthiques et à petite dose, expectorante et diaphorétique ; on l'administre contre l'asthme, la coqueluche, les catarrhes pulmonaires, etc.

Potion de Lobélie (LECLERC).

Pr. : Lobélie enflée.	8	gram.
Eau.	190	
Sirop de sucre.	30	

F. S. A. une potion à prendre par cuillerées, contre l'asthme.

La teinture de lobélie enflée se prépare au sixième, une partie de lobélie pour cinq d'alcool à 85° ; on l'emploie contre l'asthme à la dose de 20 à 40 gouttes, dans une tasse d'infusion de camomille. (Toot.)

M. Michea donne 20 à 30 gouttes de teinture dans 5 grammes d'eau, à prendre deux ou trois fois par jour.

M. Green prescrit un mélange à parties égales de teinture de *lobelia inflata* et de sirop de scille; il fait prendre 20 à 23 gouttes de ce mélange, deux ou trois fois par jour, contre la coqueluche.

D'après la pharmacopée des États-Unis, la teinture de lobélie s'obtient avec : feuilles de lobelia, 120 ; alcool à 26°, 900. Laissez macérer 15 jours et exprimez.

AMBROISIA TRIFIDA

Cette plante, qui appartient à la famille des Urticées, est connue sous les noms vulgaires, en Amérique, de *menthe sauvage* (herbe au cheval), les fermiers s'en servent avec succès contre la salivation du cheval. M. Robertson, médecin de Harrods-Burgh, dit que depuis quarante ans il n'a pas employé autre chose que les feuilles vertes de cette plante, en frictions et en tisane, contre la salivation mercurielle.

THUYA ARTICULATA

Le *thuya articulata* fournit la sandaraque qui n'est pas employée en médecine. M. Brecher assure avoir employé avec succès la teinture de Léo contre les excroissances vénériennes rebelles.

Teinture de Léo.

Pr. : Feuilles de thuya articulata	300	gram.
Alcool à 86°	900	

Faites macérer et filtrez. — En applications sur les végétations, à l'aide d'un pinceau : après quelques jours, les excroissances sont flétries et disparaissent. La poudre de sabine, seule ou associée avec poids égal de calomel, a été également employée avec succès dans le même cas.

MASTIC

Le mastic est produit par le *pistacia lentiscus* de la famille des Térébinthacées ; c'est une résine très-anciennement employée en médecine, qui a été très-usitée depuis quelques années en Allemagne comme expectorant contre la phthisie pulmonaire : il vient de l'Afrique septentrionale et de quelques îles de l'Archipel grec, surtout de l'île de Chio, que les Turcs appellent *Sakis Adanines* ou île de mastic ; les villages où on le récolte sont appelés *Masticho chôva :* on fait sur l'arbre des incisions en juin et on récolte les résines en août, les plus belles larmes sont destinées au sérail du sultan ; le nom de mastic vient du verbe grec *masso a mai*, la qualité la plus choisie est appelée *fiskens* ; elle coûte environ quatre fois plus que les autres.

Le *mastico nesson* est une eau de mastic employée contre le choléra. On fait des confitures au mastic ; on en prépare des cataplasmes avec du vin rouge et du pain.

MOUTARDE BLANCHE

Nous n'avons à nous occuper ici que de la moutarde blanche, puisque la moutarde noire appartient à la classe des rubéfiants ; disons toutefois que celle-ci, à petites doses, telle qu'on la trouve sur nos tables, est un des excitants les plus énergiques de la digestion ; elle agit comme les épices, en stimulant les organes sécréteurs des sucs digestifs et en augmentant leur sécrétion ; mais c'est surtout ici que l'excès peut être pernicieux.

L'essence de moutarde elle-même a été quelquefois employée comme un stimulant général. Voici une formule que nous donnons comme exemple :

Émulsion d'essence de Moutarde (Wolf).

Pr. : Essence de moutarde.	10	centigram.
Gomme arabique.	15	gram.
Sucre..	8	
Eau et fenouil..	180	

Mêlez. — A prendre une cuillerée à soupe toutes les heures, contre l'anorexie produite par un embarras gastrique.

Cullen administrait la graine de moutarde blanche comme laxative. En Angleterre, en Amérique et en France, elle est d'un usage populaire ; c'est un laxatif qui convient dans certains cas ; on pourra se la procurer chez tous les pharmaciens.

Nous n'avons pas à nous demander ici si la moutarde blanche agit en augmentant les sécrétions intestinales ou en déterminant une dérivation sur le tube digestif ; nous voulons seulement constater que l'irritation permanente des muqueuses intestinales peut quelquefois n'être pas sans danger, et qu'il est toujours imprudent de la provoquer et de l'entretenir sans l'avis du médecin.

On a cru pendant longtemps que les moutardes de table anglaises étaient préparées avec la farine de moutarde blanche ; mais il est bien démontré aujourd'hui que c'est *la fleur* de moutarde noire que l'on emploie ; la blanche sert à préparer des moutardes douces qui conviennent aux vieillards dont les digestions laborieuses ont pour cause des gastralgies chroniques.

La moutarde blanche est donc un bon stimulant du tube digestif.

Sur un rapport de M. Guéneau de Mussy, l'Académie a refusé, le 22 octobre 1839, l'autorisation de vendre des graines de moutarde dragéifiées [1].

ORTIE

L'ortie employée en médecine est l'*urtica dioica* et l'*urtica urens*. Les graines ont été vantées comme diurétiques; le suc a été préconisé à la dose de 30 à 100 grammes contre les maladies de la peau, et M. Lubhornski assure qu'on guérit rapidement les brûlures en appliquant sur les parties douloureuses un linge imbibé de teinture alcoolique d'ortie, préparée avec la plante fraîche. Quoiqu'on recommande de diluer la teinture dans deux fois son volume d'eau, nous croyons que de pareilles applications doivent déterminer de vives douleurs, car il suffit de liqueurs alcooliques à 12 pour 100 pour provoquer les souffrances les plus vives.

On a encore beaucoup vanté l'extrait suivant contre l'eczéma, l'herpès, l'acné, les éphélides, etc.

Extrait d'Ortie (Beirad).

Pr. : Extrait de suc d'ortie } ãã . . . . 3 gram.
Fleurs de soufre. }

Pour faire 20 pilules à prendre 6 par jour; donner en même temps des bains avec la décoction d'ortie.

STACHYS ANATOLICA — TEUCRIUM POLIUM

M. Fauvel a présenté le *stachys Anatolica* comme propre à guérir le choléra asiatique. D'après M. Mérat, cette plante est le *Teucrium polium* ou *polion*, qu'il ne faut pas confondre avec le *pouliot, mentha pulegium*. Ce prétendu stachys devrait donc être nommé *Teucrium polium*, variété *Anatolicum*.

PHELLANDRIUM AQUATICUM — PHELLANDRINE

Sous le nom de Phellandrie, on emploie beaucoup les fruits du *phellandrium aquaticum*; on les a vantés surtout contre la phthisie au début (Sandras); contre les affections des organes respiratoires (Michea).

Les formules le plus souvent employées sont les suivantes.

Nous ferons remarquer que ce que l'on désigne sous le nom de *semences*, dans la phellandrie, ce sont les fruits; en effet, cette plante appartient à la famille des Ombellifères, et les fruits sont des *diakènes* recouverts par le calice persistant.

[1] *Bulletin de l'Académie de médecine*. Paris, t. IV, p. 209.

Sirop de Phellandrium aquaticum (Mialhe).

Pr.: Fruits de phellandrium	100	gram.
Eau bouillante	300	

Faites infuser, filtrez et ajoutez : sirop de sucre blanc 1,000 grammes réduits par concentration à 700 grammes ; 30 grammes de ce sirop correspondent à 3,33 de phellandrie.

Voici un autre procédé dû à M. Monchon de Lyon.

Pr.: Fruits (impr. semences) de *phellandrium aquatic.*	125	gram.
Eau bouillante	Q. S.	
Sirop de sucre	4,000	

On fait successivement deux infusions pour obtenir à peu près 1,500 grammes d'infusé; on ajoute au sirop concentré et on fait bouillir jusqu'à réduction de 4,000 grammes. Nous croyons avec M. Mouchon que deux infusions sont utiles pour bien épuiser la phellandrie ; de plus, ce sirop est moins chargé que celui de M. Mialhe, ce que nous croyons bien préférable.

Vin de Phellandrium.

Pr.: Fruits de phellandrie	100
Vin blanc généreux	1,000

Laissez macérer huit jours. — A prendre 50 à 150 grammes en trois doses contre la cachexie paludéenne.

M. Hutet a isolé le principe actif de la phellandrie; il la nomme *phellandrine*; c'est une substance toxique très-active. Ce principe est liquide, neutre, à peu près incolore, ou légèrement ambré, d'une apparence huileuse, plus léger que l'eau, très-odorant, peu soluble dans l'eau, plus soluble dans l'alcool et dans l'éther. Rien ne démontre que ce principe soit pur, et encore moins que ce soit un alcaloïde.

Pommade de Phellandrine (Devay).

Pr.: Axonge récente et lavée	15	gram.
Phellandrine	1	

Mêlez. — Employée comme calmante et sédative.

PEGANUM HARMALA

Nous ne ferons que citer cette plante, qui mériterait très-certainement une étude clinique très-approfondie. Elle appartient à la famille des Rutacées et donne des graines très-vantées dans certains pays comme stimulantes énergiques. MM. Fritzche et Gœbel en ont extrait deux alcaloïdes, l'*harmaline* ($C^{27}H^{14}Az^2O^2$), et l'*harmine* ($C^{27}H^{12}Az^2O^2$), dont nous avons signalé les propriétés dans notre thèse inaugurale *sur les opiophages et les fumeurs d'opium.*

SANICLE DU MARYLAND

La sanicle du Maryland, *sanicula Marylandica,* de la famille des Ombellifères, est employée par les Indiens de l'Amérique du Nord contre les maladies des poumons et la syphilis. C'est la racine que l'on emploie. M. Labriski la recommande contre la chorée, à la dose de 6 grammes en poudre, divisés en trois doses à prendre dans la journée.

THLASPI

Le genre Thlaspi appartient à la famille des Crucifères, il renferme des plantes âcres, considérées comme stimulantes et antiscorbutiques. Le *Thlaspi bursa pastoris* L., ou *bourse à pasteur,* a été préconisé comme dépuratif et stimulant contre les scrofules, le scorbut et les fièvres intermittentes. M. Hannon, de Bruxelles, a proposé les préparations suivantes. On peut lui substituer le *T. alliacea* L. et le *T. arvense* L.

PRÉPARATIONS DU THLASPI (HANNON, de Bruxelles).

Suc.

Suc par contusion et expression.
Filtrez à froid. — Dose : de 90 à 160 grammes.

Eau distillée de Thlaspi bursa pastoris.

Pr. : Plante fraîche. . . . . 1 partie.
Eau. 5

Laissez en contact vingt-quatre heures, et distillez pour obtenir deux parties.

Tisane de Thlaspi.

Pr. : Herbe fraîche de thlaspi. . . . . 100 gram.
Eau bouillante. 1,000

Faites infusez deux heures en vase clos.

Alcoolat de Thlaspi.

Pr. : Thlaspi frais. . . . . 5,000 gram.
Alcool à 61° C.. 1,000

Distillez pour obtenir 1,500 grains. — Dans le scorbut.

Teinture de Thlaspi.

Pr.: Alcoolat de thlaspi	1	litre.
Thlaspi frais incisé	500	gram.

Faites macérer huit jours. Filtrez, — Dans les hémorrhagies : de 60 à 125 grammes par jour.

Vin au Thlaspi.

Pr.: Thlaspi frais	180	gram.
Vin de Bordeaux	1,000	
Alcoolat de thlaspi	60	

Faites macérer huit jours et filtrez.— Une cuillerée d'heure en heure.

Bière au Thlaspi.

Pr.: Thlaspi frais	500	gram.
Bière	2	litres

Faites macérer six jours. Filtrez.

Conserve de Thlaspi.

Pr.: Feuilles radicales de thlaspi	1	partie.
Sucre	3	

Pilez et passez au tamis de crin. — Employée chez les femmes dont le palais ne peut supporter des substances médicamenteuses peu semblables à leurs mets favoris (*sic*).

Sirop.

Pr.: Suc dépuré de thlaspi	1	partie.
Sucre	2	

Chauffez et filtrez.

Extrait.

On prend le sucre épuré et on l'évapore en consistance d'extrait.

Potion.

Pr.: Suc dépuré de thlaspi	125	gram.
Alcoolat de thlaspi	10	
Sirop de thlaspi	60	

Une cuillerée à bouche d'heure en heure.

Parmi les antiscorbutiques, nous signalons comme une excellente préparation le sirop suivant :

Sirop antiscorbutique préparé à froid (DORVAULT).

On prend les mêmes substances que pour le sirop ordinaire, savoir :

Cochléaria récent	500	gram.
Ménianthe —	500	
Cresson —	500	
Racine de raifort sauvage récente	500	
Oranges amères —	500	
Cannelle de Ceylan	15	
Vin blanc	500	
Sucre blanc	2,000	

On pile les plantes fraîches, sauf le raifort, dans un mortier de bois; on exprime et on filtre en vase clos. Le tourteau est repris, on le pile de nouveau en y ajoutant peu à peu le vin dans lequel on a fait préalablement macérer la cannelle; on exprime à la presse et on filtre en vase clos.

D'autre part, on pile la racine de raifort dans un mortier couvert avec deux fois son poids de sucre, le suc aqueux et l'œnéolé filtré; on les pèse et on les verse mélangés sur la saccharure de raifort placée dans un matras; on ajoute du sucre pour parfaire le double du poids de suc et de vin; on fait fondre au bain-marie et on passe à couvert.

VANILLE

Le fruit du vanillier, connu sous le nom de vanille, est un des aromates le plus fréquemment employés. Il est produit par le *vanilla aromatica* ou *epidendrum vanilla*, Orchidées. La vanille a été l'objet de travaux récents intéressants dont nous donnons un résumé.

D'après M. Gobley, il existe dans la vanille un corps cristallisable, d'une nature particulière, qu'on ne doit pas considérer comme un acide, auquel cette substance doit son odeur, et qu'il a proposé de désigner sous le nom de *vanilline*. La substance qui cristallise à la surface de la vanille, et qui est connue sous le nom de *givre*, n'est pas, comme l'ont pensé Bucholz et Vogel père, de l'acide benzoïque ; elle est identique à la vanilline. Dans la teinture de vanille, il se dépose quelquefois des cristaux qui sont formés par la même substance.

M. A. Vée a vu que le givre fondait à 78° ; qu'il était soluble dans l'eau bouillante et que la solution rougissait le tournesol, tandis que la *coumarine*, matière cristallisable odorante de la fève tonka, du mélilot, de l'aspérule odorante, de l'orchis fusca, du faam (*angrecum fragrans*, Orchidées), etc., etc., fond à 68° et non à 50° comme le disent les auteurs ; elle fond dans l'eau bouillante sans se dissoudre ; l'acide benzoïque fond à 120° et l'acide cinnamique à 129°.

Voici une formule souvent employée en parfumerie pour obtenir une liqueur aromatique très-agréable.

HUILE ÉTHÉRÉE DE CALAMUS AROMATICUS

On emploie beaucoup sous ce nom, en Allemagne, contre les gastriques chroniques, les hémorrhoïdes abondantes, les hydropisies, le rachitisme, les fièvres intermittentes et typhoïdes, la goutte chronique, etc., une teinture éthérée de *calamus aromaticus*.

Dose de 4 à 12 gouttes mêlées avec de l'éther acétique dans du vin. On l'emploie aussi en frictions.

PODOPHYLLUM PELTATUM

Le *podophyllum peltatum* est une plante voisine des renoncules, qui croît abondamment aux États-Unis, sur les bords des ruisseaux ; elle est stimulante et purgative ; elle a été introduite d'Amérique en Angleterre par M. Robert Bentley. Éberle compare son action à celle du jalap. Le docteur Burgon la préfère dans les inflammations intestinales avec ténesme et tranchées. On l'associe au calomel, à la dose de 50 à 60 centigrammes.

MM. Hogdon et Lewis en ont extrait une résine, qu'ils nomment *podophyllin* ; elle purge à la dose de 10 à 15 centigrammes ; elle détermine une éruption pustuleuse sur les ailes du nez et sur les paupières.

SARRACENIA PURPUREA

Les *sarracenia*, type de la petite famille des Sarracéniées, voisine des Nymphéacées, sont des plantes du Canada, dont les feuilles présentent un godet analogue à celui des *nepenthes*.

Le docteur Williams a présenté récemment à la Société épidémologique de Londres, au nom de M. Herbert Chalmers Miles, chirurgien militaire à Halifax (Nouvelle-Écosse), les racines et les feuilles du *sarracenia purpurea*, comme un prophylactique et un curatif de la variole. La racine présente l'aspect extérieur de celle du fraisier, elle est plus petite; on l'emploie, ainsi que les feuilles, sous forme d'infusion, à la dose de 12 à 15 grammes pour un litre d'eau, à prendre par tasses, toutes les six heures. On en prépare une teinture au 5° qui est administrée dans des potions, à la dose de 4 à 5 grammes.

Les essais faits en France avec cette substance n'ont produit, jusqu'à présent, aucun résultat satisfaisant.

HUILES ESSENTIELLES

Toutes les huiles essentielles non vénéneuses jouissent de propriétés stimulantes et diffusibles à un haut degré, en dehors des propriétés spéciales que quelques-unes d'entre elles peuvent exercer sur l'économie animale; on les emploie très-rarement et toujours à petites doses.

L'essence de térébenthine est un stimulant énergique très-vanté contre la sciatique et d'autres névralgies; on l'a préconisée pour dissoudre les calculs biliaires, pour chasser les vers ; on l'a aussi employée pour combattre le tétanos, la péritonite puerpérale, la salivation mercurielle, les fièvres intermittentes : on a prétendu aussi que l'essence de térébenthine ozonisée était beaucoup plus active.

On emploie le plus souvent l'essence de térébenthine à la dose de 10 à 40 gouttes, soit dans de l'eau sucrée, soit dans des capsules vides dont nous avons parlé. On fait usage des pilules de térébenthine cuite et des pilules à la magnésie, de l'eau térébenthinée, du sirop de térébenthine, etc. Voici quelques formules souvent employées.

Miel térébenthiné (Martinet).

Pr. :	Essence de térébenthine.	10 gram.
	Miel rosat.	150

On augmente progressivement la dose d'essence; 3 cuillerées par jour dans le lumbago, les névralgies et surtout la sciatique.

Looch térébenthiné (Martinet).

Pr. :	Essence de térébenthine.	10 gram.
	Jaunes d'œufs.	N° 2

Mêlez et ajoutez peu à peu :

Sirop de menthe.	60
— de fleurs d'oranger.	30
— d'éther.	30
Teinture de cannelle.	2

Contre la sciatique; — Trois cuillerées par jour, une le matin, une à midi et une le soir.

Le *remède de Durande*, contre les calculs biliaires, est un mélange de 10 grammes d'essence de térébenthine dans 15 grammes d'éther, que l'on remplace souvent par du chloroforme. La dose est de 2 à 4 grammes par jour, dans du bouillon; le quadruple, en lavement.

Mixture térébenthiné-opiacée (Rayer).

Pr.: Emulsion d'amandes douces. . . . . 64 gram.
Essence de térébenthine. . . . . 36 gouttes.
Sirop diacode. 24

A prendre le soir en se couchant, en une seule dose, dans la sciatique. On augmente progressivement la dose d'essence jusqu'à 4 grammes.

Potion contre la Sciatique et la Coxalgie invétérées (Schneider).

Pr.: Essence de térébenthine. . . . . 8 gram.
Gomme arabique pulvérisée. 8
Eau de menthe crépue. 15
Sirop de menthe poivrée. 30
Sucre blanc. 15

M. S. A. — Deux cuillerées à soupe trois fois par jour. Il faut pratiquer trois fois par jour des frictions sur les parties endolories, au moyen du liniment suivant :

Pr.: Essence de térébenthine. . . . . 30 gram.
Liniment volatil camphré. 60

Mêlez.

ESSENCE DES MELALEUCA VIRIDIFLORA ET LATIFOLIA.

Les *melaleuca viridiflora* et *latifolia* appartiennent à la famille des Myrtacées, si riches en plantes aromatiques; elles sont voisines du *M. Lecadendron*, les feuilles et les écorces sont employées pour remplacer le girofle dans les préparations culinaires. Par distillation, on en obtient une huile essentielle plus légère que l'eau, d'un jaune clair, d'une odeur vive, pénétrante et aromatique, d'une saveur âcre, piquante, chaude; elle est un peu soluble dans l'eau, très-soluble dans l'alcool et dans l'éther; elle est analogue à l'huile de cajéput; on s'en sert à Sidney en frictions contre les rhumatismes; on peut en faire usage dans la période algide du choléra; on en fait un hydrolat et un alcoolat que l'on pourrait employer comme stimulant énergique.

DES ALCOOLIQUES

Si les viandes de haut goût et le gibier de venaison ont été justement considérés comme excitants, c'est avec plus de raison que les boissons alcooliques doivent être regardées comme telles ; leur action stimulante et diffusible est si prononcée que, toutes les fois que l'on voudra produire sûrement et rapidement une surexcitation du système nerveux, c'est à elles qu'il faudra avoir recours.

L'alcool de vin est la base de toutes les liqueurs alcooliques fermentées : toutes les substances sucrées, placées dans des conditions convenables, peuvent le produire ; mais il a des analogues en chimie qui jouissent de propriétés physiologiques identiques, mais dont le médecin ne fait aucun usage.

Le vin de palmier a été connu très-anciennement des Babyloniens; on faisait des liqueurs alcooliques avec le raisin, le lait, les céréales, les pommes de terre, etc.; aujourd'hui, la chimie rend parfaitement compte des transformations qui s'opèrent pendant la fermentation.

Les proportions d'alcool renfermé dans les boissons alcooliques varient de 1 à 27 pour 100, et au double pour les eaux-de-vie ; leurs propriétes enivrantes sont presque toujours en rapport avec les quantités d'alcool qu'elles contiennent ; mais il existe dans ces boissons des principes analogues aux huiles essentielles, qui échappent souvent à l'analyse chimique et qui exercent sur le système nerveux une action plus marquée et plus puissante que l'alcool lui-même : c'est ainsi que les vins des grands crus de Bordeaux sont toujours mieux supportés que ceux de Bourgogne ; les premiers conviennent aux personnes irritables, aux femmes principalement ; les seconds sont préférés par les lymphatiques, chez lesquels une excitation excessive est nécessaire : mais d'ailleurs, en modérant les doses, toutes les constitutions, tous les malades peuvent s'accommoder des uns et des autres. Les vins blancs de la Loire, quoique peu riches en alcool (8 à 10 pour 100), sont beaucoup plus capiteux que le grave et le sauterne, qui en renferment jusqu'à 14 pour 100 ; les vins du Rhin, et entre autres le célèbre johannisberg, sont extrêmement capiteux, et, chose remarquable parfaitement constatée, dont la cause est inconnue, il y a des vins qui agissent plus spécialement sur le système nerveux sensitif, tels sont les bourgognes ; d'autres qui affectent plus spécialement le système nerveux moteur, comme les vins d'Arbois et des coteaux de Saumur ; et d'autres enfin, les vins du Rhin par exemple, et la bière, qui portent leur action sur les deux systèmes à la fois : c'est ce que l'on exprime vulgairement en disant que les premiers *cassent la tête*, que les seconds *cassent les jambes*, et que les troisièmes *cassent la tête et les jambes*.

Les vins sucrés, dits de liqueur, sont précieux pour les malades convalescents dont on veut rétablir les forces ; mais ici encore le choix n'est pas indifférent : nous regardons comme trop excitants les vins sucrés aromatisés, tels que le porto, le grenache, le rancio, le frontignan, le lunel, tous excellents vins de dessert, mais qui excitent trop le cerveau. Pour nous, les vins qui doivent être donnés exclusivement aux malades sont le malaga et le constance, mais où trouver du bon constance, du vin naturel[1] ! Pour les personnes peu aisées, nous pouvons signaler les vins de Bagnols et de Collioure, qui sont alcooliques et toniques.

Au point de vue de l'hygiène des malades et des convalescents, rien de plus pernicieux que les mélanges de vin. Dans cette opération, il peut se produire de nouvelles fermentations pendant lesquelles nous regardons le vin comme insalubre; que l'on mélange, par exemple, par parties égales, du vin de Suresnes ou d'Argenteuil à 8 pour 100 d'alcool, avec du narbonne à 16 pour 100 : la moyenne sera d'abord 12 pour 100 d'alcool; mais bientôt après il se produira une seconde fermentation, par suite de l'action du ferment contenu dans le vin d'Argenteuil sur l'excès de sucre du narbonne, et on aura bientôt du vin marquant 14 et 16 pour 100 d'alcool; voilà des faits observés tous les jours par les marchands de vin; nous venons de les expliquer par l'ancienne théorie des fermentations, nous croyons qu'ils le seraient difficilement par les beaux travaux de M. Pasteur, pas plus qu'on ne pourrait dire pourquoi les vins gazeux en bouteilles *travaillent*, c'est-à-dire fermentent plus fortement tous les ans à l'époque de la floraison de la vigne.

Le *plâtrage* et le *vinage* des vins sont des opérations détestables au point de vue de la salubrité; il est bien démontré que les vins alcoolisés laissent surnager l'alcool par le repos, et on ne sait pas si dans l'estomac il ne pourrait pas, par des phénomènes d'endosmose s'opérer une pareille séparation. Cette idée, émise, nous le croyons, par M. Champouillon, mériterait d'être examinée; la physiologie et l'hygiène en tireraient d'utiles conséquences.

Donner aux malades et aux convalescents des vins purs et de bonne qualité est donc, à notre avis, une chose qui contribuera le plus, au prompt rétablissement de leurs forces.

La bière est rarement donnée aux malades. Elle est considérée avec juste raison comme plus alibile que le vin : en effet, outre l'alcool, elle renferme de l'albumine, du sucre, de la dextrine, des acides malique, acétique et lactique, du principe extractif de houblon, de la lupuline et de l'essence de houblon, plus des sels [2].

Le vin contient plus d'alcool et moins d'eau que la bière, du sucre, de la dextrine, des substances colorantes, des acides et des sels. Dans les

[1] Nous pouvons recommander la marque J. P. Cloete, de la maison Sabathier et comp.

[2] Voyez Mulder, *De la Bière, sa composition chimique, sa fabrication*. Traduit du hollandais. Paris, 1861.

vins du Rhin on trouve une matière cireuse particulière; dans les vins rouges, la quantité de sel est plus grande que dans les vins blancs. Outre l'éther ou les éthers œnanthiques, les vins contiennent des parfums nommés *bouquet*, peu connus dans leur nature, mais que l'on suppose formés par les acides butyrique, valérianique, acétique, propionique. Dans l'eau-de-vie de grain, ou wisky, on trouve, outre l'essence de pommes de terre et l'éther œnanthique, de l'éther margarique.

Dans le cognac, on trouve des éthers œnanthique et acétique; dans le rhum, l'arome est composé d'éther butyrique; le kirsch renferme de l'essence d'amandes amères, et des traces d'acide cyanhydrique.

La bonne bière est aussi nourrissante que le fruit, le vin l'est à peine autant que l'eau sucrée, et l'eau-de-vie encore moins (Moleschott). L'eau-de-vie ne mérite pas le nom de principe alimentaire, mais l'alcool passe dans le sang, et comme il est très-combustible, il protége d'autres substances du sang contre la combustion ; de plus, il contient un excès d'hydrogène par rapport à l'oxygène, et il concourt utilement à entretenir la chaleur animale par sa combustion; l'alcool peut donc jusqu'à un certain point suppléer les aliments, quoique n'étant pas un aliment lui-même, puisqu'il ne fournit rien au sang.

Nous devons faire remarquer d'ailleurs que, prises modérément, les liqueurs alcooliques augmentent les sécrétions intestinales et favorisent indirectement la dissolution des aliments; d'un autre côté, elles accélèrent la circulation et excitent toutes les fonctions, mais à la condition que l'on ne perturbera aucune d'elles par un excès.

Le vin, parmi les liqueurs alcooliques, est à peu près le seul qui soit employé en médecine ; l'alcool ou les alcoolats composés sont souvent employés en frictions contre les douleurs. M. Bouvier conseille les frictions avec la lie de vin, comme rubéfiant, dans les cas de déviation de la colonne vertébrale, de rachitisme, etc. [1]

Voici les principales formules qui ont les liqueurs alcooliques pour base :

Mixture contre le Choléra algide (Lacoste).

Pr. :	Vieille eau-de-vie de Cognac.	100 gram.
	Poivre de Cayenne.	2

Faites macérer et filtrez. — Une cuillerée à soupe après les vomissements. Continuer de dix en dix minutes.

[1] Bouvier, *Leçons cliniques sur les maladies de l'appareil locomoteur.* Paris, 1858.

Sirop de Punch (Reveil).

Pr. : Thé noir	15	gram.
— vert hyswen	25	
Capillaire du Canada	5	
Eau bouillante	500	

Faites infuser, décantez et ajoutez :

Sucre blanc	1,000

Faites fondre, laissez refroidir et ajoutez :

Bonne eau-de-vie de Cognac à 60° ou rhum de la Jamaïque	1,000
Citrons coupés par tranches	N° 4.

Après vingt-quatre heures de contact, filtrez au filtre Desmarets.

Le sirop ainsi obtenu, délayé dans Q. S. d'eau chaude, constitue un punch très-agréable, que l'on emploie contre le choléra dans la période algide, dans l'angine de poitrine, etc., etc.

Ce sirop se conserve indéfiniment, et se bonifie en vieillissant.

Mixture alcoolique.

Pr. : Eau-de-vie	96	gram.
Eau de cannelle	96	
Jaunes d'œufs	N° 2.	
Sucre	15	
Teinture de cannelle	0,80	centigram.

Dose : 10 à 50 grammes, comme léger excitant,

On peut rendre les boissons alcooliques gazeuses par la compression de l'acide carbonique, ou dans un appareil Briet. On obtient aussi des punchs ou des grogs mousseux. Pour le punch mousseux on emploie, par litre, 250 à 300 grammes du sirop suivant :

Pr. : Sucre en pain	1,500	gram.
Eau	800	
Thé de bonne qualité	75	
Acide citrique ou tartrique	10	
Citrons	N° 10	
Rhum ou bonne eau-de-vie	16	litres.

On fait un sirop avec le sucre et l'eau ; on ajoute au sirop bouillant les citrons, coupés par tranches, et le thé ; on fait bouillir un quart d'heure, on ajoute l'acide citrique et on laisse refroidir dans un vase de grès ; on ajoute l'eau-de-vie ou le rhum, et on passe à travers un blanchet.

Élixir de Garus par macération (Dorvault).

Pr. : Safran
Cannelle de Ceylan } āā . . . . 5 gram.
Muscades. 3
Girofle
Vanille
Badiane } āā. 2 gram.

On concasse grossièrement ces six substances et on les fait macérer pendant quatre jours, en agitant de temps en temps dans

Alcool à 60° C. . . . . 4,000 gram.

On prend d'autre part :

Capillaire du Canada et thé vert, āā. 4
Thé noir à pointes blanches. 1

sur lesquels on verse

Eau bouillante. 2,000

On fait infuser douze heures, on passe et on filtre sur un vase contenant

Sucre blanc cassé. 2,200

Après quatre jours de contact on ajoute la liqueur alcoolique filtrée, et en outre

Eau de fleurs d'oranger 250

On filtre la liqueur au papier en pâte parfaitement lavé. (Méthode Desmarets.)

Liqueur contre les Vomissements.

Pr. : Alcool à 85°. . . . . 90 gram.
Eau distillée de laurier-cerise. 8
Eau pure. 120
Sucre. 60

Faites dissoudre et filtrez — A prendre par demi et par petits verres à liqueur ; on trempe un biscuit ou un peu de pain dans la liqueur, qui d'ailleurs est très-agréable à prendre.

Cataplasme vineux (PAYAN).

Pr. : Mie de pain. Q. S.
Vin rouge ordinaire. . . . . Q. S.

pour humecter le pain : chauffez dans un poêlon, en agitant pour faire une pâte. — Contre la pourriture d'hôpital, les ulcères sanieux.

FUSEL-OIL OU ESSENCE DE POMMES DE TERRE

L'*huile essentielle de pommes de terre, alcool amylique, huile de grain, oxyde d'amyle hydraté*, a été très-préconisée dans ces derniers temps sous le nom de *fusel-oil*. D'après M. Wyman, elle excite la nutrition; les malades qui en prennent engraissent comme s'ils prenaient de l'huile de foie de morue. L'auteur que nous venons de citer ajoute qu'elle modère la toux et diminue l'abondance des crachats; elle peut déterminer des nausées et même la fièvre. Le fusel-oil agit surtout très-bien chez les enfants misérables, scrofuleux, débiles. On le prescrit à la dose d'une demi-goutte à une goutte pour les enfants de cinq à six mois, et à celle de cinq à six gouttes pour un adulte; pour les enfants on l'administre dans du sirop; pour les adultes, dans de l'eau ou du wisky.

Cette médication, si commode pour les enfants, mérite toute l'attention des praticiens.

GUANO

Le guano, ou *bird-manure* des Anglais, est un engrais que MM. de Humboldt et Bonpland ont rapporté du Pérou, et que l'on trouve par couches considérables de 15 à 20 mètres d'épaisseur sur les côtes du Pérou, aux îles Ilo, Iza, Arica, Chincho, Backer, etc., et tout le long de la côte occidentale de l'Amérique du Sud. On attribue ces dépôts à l'accumulation des excréments d'innombrables oiseaux aquatiques qui habitent ces parages.

Comme engrais, le guano a rendu de grands services et est très-certainement appelé à en rendre encore. On l'a employé soit à l'intérieur, soit à l'extérieur, contre certaines maladies cutanées. C'est un excitant de la peau assez énergique. Les bains avec le guano ont été conseillés comme stimulants de la peau; mais son odeur infecte, qui rappelle un peu celle de l'acide butyrique, rendra son emploi bien difficile.

Le guano est riche en acide urique et en urates; il renferme du phosphate de chaux et du phosphate ammoniaco-magnésien, des sels ammoniacaux, de potasse, de soude, de chaux, de magnésie, des matières grasses, etc.

La proportion d'azote renfermée dans le guano est très-variable; sa richesse comme engrais est basée sur la proportion d'azote et sur celle du phosphate de chaux.

M. Unger a retiré du guano une substance qu'il a nommée *guanine*, et dont la composition peut être représentée par $C^{10}H^5Az^5O^2$; elle a été étudiée par MM. Einbrot, Will, Neubauer et Kerner; elle forme, avec les acides, des sels peu stables; elle n'a reçu aucune application.

Le guano est gris, rougeâtre ou jaunâtre; il est pulvérulent ou en petites masses; il a une saveur salée, âcre; humecté, il répand une odeur ammoniacale et butyrique; l'eau chaude en dissout le tiers environ; il laisse 35 pour 100 de cendres.

Le guano est souvent falsifié. S'il est important de s'assurer de sa composition pour les usages agricoles, cela est encore bien plus important pour les applications médicales.

Le guano a été employé contre les affections de la peau, telles que les différentes sortes de lèpres, dans les engorgements articulaires, sous forme de cataplasmes. M. Récamier en mettait 500 grammes dans un bain contre l'eczéma, l'ecthyma, etc. M. Desmartis, de Bordeaux l'a employé contre les teignes, et M. Escolar a donné des bains de guano contre les douleurs rhumatismales vénériennes, l'arthrite chronique, etc.

Quoique nous soyons peu partisan de l'emploi en médecine des préparations pharmaceutiques du guano, nous donnons les formules qui ont été proposées :

Cataplasme de Guano (Horner).

Pr. : Guano et terre à potier, ãã. . . . . Q. S.

F. S. A. un cataplasme que l'on appliquera sur les tumeurs indolentes des articulations.

Pommade de Guano (Desmartis).

Pr. : Guano pulvérisé et tamisé. . . . . 2 à 10 gram.
Axonge. 30

Mêlez. — Contre la teigne.

Extrait de Guano (Girardin).

Pr. : Guano pulvérisé et tamisé. . . . . 500 gram.

Traitez par deux déplacements, par de l'alcool dilué (alcool 1/3, eau 2/3); filtrez, faites évaporer jusqu'à ce que le résidu se prenne en masse; faites dessécher à l'étuve. C'est ce que l'auteur appelle le guano purifié.

Pommade de Guano contre l'Herpès.

Pr. : Guano purifié. . . . . 8 gram.
Axonge. 24

Cette pommade est assez irritante. On conseille d'enduire les parties d'un peu d'huile d'amandes douces avant son application.

Sirop de Guano.

Pr. : Guano purifié. . . . . 8 gram.
Eau. 250
Sucre. 500

F. S. A. un sirop que l'on aromatise avec

Teinture de vanille.. . . . . 8 gram.

Composition des divers Guanos.

	CHILI. — GIRARDON.	ILES CHINCHA. — BOUSSINGAULT.	PÉROU. — BOUSSINGAULT.	ILES JAVIS. — BARRAL.
Phosphate de chaux. . .	»	27,4	24,6	82,3
Azote.	5,7	8,6	8,1	0,3
Sable et argile.	»	12	2 »	0,2

§ II. — STIMULANTS GÉNÉRAUX FOURNIS PAR LE RÈGNE MINÉRAL.

PHOSPHORE

Le phosphore est un poison violent; il doit être administré avec prudence et à très-faible dose. On le donne surtout dans les fièvres adynamiques avec prostration extrême des forces; on le conseille dans le rhumatisme, les affections qui revêtent un caractère adynamique; on le prescrit dans certaines paralysies; il exerce, à la dose de 1 à 2 milligrammes, une action purgative marquée; enfin on a cru qu'il pouvait être utile dans les scrofules et la phthisie. Il faut préférer les préparations dans lesquelles il est dissous à celles où il n'est que simplement divisé. Il est soluble dans l'alcool, plus soluble dans l'éther et dans les corps gras. Il agit rapidement et avec une grande énergie; il ranime les forces vives de l'économie animale défaillante.

Potion phosphorée (SOUBEIRAN).

Pr. : Éther phosphoré (phosphore, 4; éther, 200). . . . . 4 gram.
Eau de menthe. 64
Sirop de gomme. 64

F. S. A. — Une cuillerée toutes les heures.

Autre potion (Soubeiran).

Pr. : Huile phosphorée (phosphore 1, huile d'olives 30) . . 8 gram.
Gomme arabique pulvérisée. 8
Eau de menthe. 96
Sirop de sucre. 64

F. S. A. — Une cuillerée toutes les heures.

Chloroforme phosphoré (Glower).

Pr. : Chloroforme pur. . . . . 4 parties.
Phosphore. 1

Faites dissoudre. — Dose : quatre ou cinq gouttes de cette solution, avec 4 grammes d'éther dans un verre de vin de Porto ou de bon vin de Bourgogne, deux fois par jour dans la fièvre typhoïde.

Pilules de Wurtzer.

Pr. : Acide phosphorique solide. . . . . 4 gram.
Camphre pulvérisé. 1
Poudre de quinquina. 4
Extrait de cascarille. . . . . Q. S.

Pour faire des pilules de 10 centigrammes. Cinq pilules trois fois par jour. Contre la spermatorrhée accompagnée de faiblesse éréthistique des organes génitaux.

Pilules phosphorées (Mandt).

Pr. : Phosphore. 5 centigram.
Sulfure de carbone. . . . . 20 gouttes.
Huile. 18
Magnésie. . . . . Q. S.

F. S. A. cinquante pilules qu'on enveloppe de gélatine. Chaque pilule contient 1 milligramme de phosphore. La plus grande portion du sulfure de carbone se volatilise.

Huile de Morue phosphorée (Glower).

Pr. : Phosphore. 25 milligram.
Huile de foie de morue. . . . . 30 gram.

Faites dissoudre au bain-marie. — Phthisie, scrofules.

On fait des pommades phosphorées en proportions variables que l'on emploie en frictions contre la paralysie apoplectique (Cruveilhier), contre les paralysies musculaires de l'œil (Tavignot) et contre l'anaphrodisie et les exostoses.

SULFURE DE CARBONE (= S^2C).

Le bisulfure de carbone, acide sulfo-carbonique, correspond par sa composition à l'acide carbonique. C'est un stimulant énergique. On croit qu'il agit spécialement sur l'utérus, sans que cela soit parfaitement démontré. On l'a employé, contre les affections rhumatismales, comme résolutif dans les arthrites chroniques, et comme emménagogue. Inhalé, il produit des désordres nerveux épouvantables qui ont été parfaitement décrits chez les ouvriers en caoutchouc par M. le docteur Delpech[1].

Mixture emménagogue (MANSFELD).

Pr. : Sulfure de carbone rectifié. . . . . 50 gram.
Iode. . . . . 50 centigram.

Faites dissoudre. — A prendre une à deux gouttes dans une tasse de gruau sucré.

Potion au sulfure de Carbone contre le Choléra (Dr PILASKI).

Pr. : Menthe poivrée. . . . . 4 gram.

Faites infuser dans quantité suffisante d'eau bouillante pour obtenir

Infusion. 125 gram.

Passez, laissez refroidir et ajoutez

Sulfure de carbone rectifié . . . . 20 gouttes.
Éther. . . . . 4 gram.

dissous dans

Laudanum de Sydenham. . . . . 33 gouttes.
Sirop simple. . . . . 30 gram.

Une cuillerée à bouche toutes les heures. — Agitez.

Liniment au sulfure de Carbone (WATZER).

Pr. : Sulfure de carbone. . . . . 10 gram.
Eau-de-vie camphrée. 150
Huile d'olives. 100

Mêlez. — En frictions contre les rhumatismes et les engorgements arthritiques.

[1] *Mémoire sur les accidents que développe, chez les ouvriers en caoutchouc, l'inhalation du sulfure de carbone en vapeurs.* Paris, 1856; et *Nouvelles Recherches sur cette intoxication spéciale.* Paris, 1863, in-8. (*Ann. d'Hyg.*, 1863.)

HYPOPHOSPHITE DE SOUDE ($NaO,^2HO,PhO$).

Dans la séance de l'Académie de médecine du 21 juillet 1857, M. le docteur Churchill[1] cherchait à démontrer que la cause de la phthisie, ou du moins une condition essentielle de la diathèse tuberculeuse était due à une diminution du phosphore oxydable dans l'économie. Il proposait, en conséquence, d'employer contre cette terrible maladie les hypophosphites de soude ou de chaux; celui-ci était surtout réservé aux cas dans lesquels il y avait altération des os; le sel de soude était préféré, parce qu'il est plus stable que les sels correspondants de potasse ou d'ammoniaque. La dose varie de 50 centigrammes à 3 grammes, à prendre par cuillerées dans une potion. Quelquefois, on mélangeait les deux sels à base de chaux et de soude, et ils étaient regardés l'un et l'autre par M. Churchill comme prophylactiques des maladies tuberculeuses.

Si la théorie de M. Churchill avait quelque fondement, si les résultats qu'il a annoncés avec un grand enthousiasme étaient exacts, leur confirmation ne se serait pas fait attendre longtemps; au lieu de cela, nous n'avons connu que les résultats négatifs obtenus par MM. Vigla, Dechambre[2], Ricken, etc. Nous avons nous-même administré et vu administrer les hypophosphites, à l'hôpital des Enfants malades, toujours avec le même insuccès; et malgré un cas favorable cité par M. Parigot, nous croyons la question des hypophosphites dans le traitement de la phthisie parfaitement jugée, parce que nous savons que des milliers de médecins ont essayé cette méthode de traitement, et qu'aucun fait probant n'est venu appuyer les neuf cas de guérison pompeusement annoncés par M. Churchill. C'est une désillusion ajoutée à tant d'autres pour le traitement de la même maladie.

L'hypophosphite de soude s'obtient en décomposant l'hypophosphite de chaux par le carbonate de soude; on obtient un liquide qui, étant évaporé, donne une poudre blanche ou des cristaux rhomboédriques, d'une saveur saline, qui dégagent une odeur de phosphore très-prononcée lorsqu'on les pulvérise. Il est soluble dans l'eau et l'alcool.

L'hypophosphite de chaux peut être obtenu directement par la combinaison de la chaux avec l'acide hypophosphoreux, ou bien en faisant bouillir du phosphore dans un lait de chaux; puis après filtration on sature l'excès de chaux par un courant d'acide carbonique; on chauffe pour chasser l'excès de gaz et précipiter le carbonate de chaux qui est séparé par filtration, puis on fait évaporer.

[1] *Bull. de l'Acad.* Tom. XII, p. 1049.

[2] *Gazette hebdomadaire de médecine et de chirurgie.*

NITRO-SULFATE D'AMMONIAQUE (AzH^3,HO,SO^2,AzO^2).

Le nitro-sulfate d'ammoniaque, découvert par M. Pelouze, s'obtient en ajoutant à une dissolution concentrée de sulfate d'ammoniaque cinq ou six fois son poids d'ammoniaque liquide, et y faisant passer pendant plusieurs heures un courant de bi-oxyde d'azote, il se dépose bientôt des cristaux incolores de nitro-sulfate d'ammoniaque. Il faut avoir le soin de maintenir dans la liqueur un excès d'ammoniaque.

Ce sel a été employé, dans la fièvre typhoïde, à la dose de 30 à 60 centigrammes, sans résultat bien appréciable.

CHLORHYDRATE D'AMMONIAQUE ($AzH^3,HCl = AzH^4Cl$).

Le sel ammoniac, chlorhydrate d'ammoniaque, chlorure d'ammonium, est un sel très-actif qui pourrait être placé dans plusieurs classes thérapeutiques, selon la dose à laquelle on l'administre. Comme ses propriétés stimulantes sont très-prononcées, nous le plaçons dans les excitants, tout en prévenant qu'il serait aussi bien ailleurs. Nous en reparlerons lorsqu'il sera question des altérants.

Lotion résolutive.

Pr.: Vin rouge.	250	gram.
Chlorhydrate d'ammoniaque.	4	

Faites dissoudre. En lotions et fomentations contre les engorgements lymphatiques. En frictions dans le rachitisme comme révulsif.

Potion contre la Migraine (BARAILLIER).

Pr.: Eau distillée de menthe.	60	gram.
Chlorhydrate d'ammoniaque.	5	
Sirop d'écorces d'oranges.	40	

F. S. A.—A prendre en trois fois, à une demi-heure d'intervalle. M. Baraillier, professeur à l'École navale de médecine de Toulon, dit que cette potion fait disparaître rapidement la migraine; elle agit bien contre les névralgies du crâne et contre les douleurs craniennes qui apparaissent pendant les convalescences des fièvres graves (typhus, fièvre typhoïde, fièvres éruptives) et des fièvres intermittentes graves. Elle ne développe son action que lorsque la douleur est arrivée à son plus haut degré. Elle n'a qu'une influence peu marquée au début d'un accès de céphalalgie; mais quand les souffrances sont très-intenses, elle agit avec une promptitude merveilleuse.

CHAPITRE V

MÉDICATION SUDORIFIQUE

Il existe des substances médicamenteuses qui paraissent porter plus spécialement leur action sur la peau, dont elles augmentent les sécrétions; on les a désignées sous les noms de *diaphorétiques* et de *sudorifiques*. Les premiers ont le pouvoir, dit-on, d'activer l'exhalation cutanée jusqu'à la transpiration insensible; les seconds, au contraire, ont la faculté plus énergique d'élever cette exhalation jusqu'à l'apparition de la sueur. Cette distinction est peu utile.

---

§ I. — SUDORIFIQUES FOURNIS PAR LES VÉGÉTAUX.

Le règne végétal fournit des sudorifiques dont l'efficacité est très-contestable. On compte parmi eux le gaïac, la salsepareille, la squine, le sassafras, qui constituent les quatre bois sudorifiques. On y comprend encore la patience, la bardane, le dompte-venin ou asclépiade, la scabieuse, l'œillet, l'orme pyramidal, la saponaire, le pissenlit, etc. Nous parlerons seulement ici des faits nouveaux qui se rapportent à cette classe de médicaments.

Dans l'Australie, on a employé quelquefois les racines du lin de la Nouvelle-Hollande, *Phormium tenax*, comme succédané de la salsepareille, à la dose de 1 à 6 grammes en poudre et jusqu'à 30 grammes en décoction pour 250 grammes d'eau.

On a vanté, en Allemagne surtout, les tiges et les fleurs d'un chèvrefeuille, *lonicera brachypoda*, contre les accidents primaires et secondaires de la syphilis.

GENÊT — SCOPARINE

Sous le nom de fleurs et de sommités de genêt, on a récemment introduit en thérapeutique les fleurs du *spartium scoparium* L., *Genista scoparia* Lam., ou genêt à balais.

C'est surtout comme sudorifique et diurétique qu'on les a employés: Voici les formules usitées :

Tisane de Spartium scoparium (KAUZER).

Pr.: Feuilles de spartium scoparium. . . . . 10 gram.
Eau. 1,000
Sucre. 50

F. S. A. — A prendre dans la journée, contre les dartres humides :

Décoction de Genêt composée (Pharm. de Londres).

Pr.: Sommités fraîches de genêt, Baies de genièvre, Racine de pissenlit ãã. . . . . 15 gram.
Eau. 750

Faites réduire par l'ébullition à 500 grammes, et passez ; employée comme sudorifique et diurétique dans l'hydropisie idiopathique.

M. Rayer et M. Stenhouse disent s'être bien trouvés de l'emploi de la tisane de genêt ; 15 à 20 grammes de fleurs sèches pour un demi-litre d'eau, contre l'albuminurie.

D'après M. Stenhouse, le principe actif du genêt, qu'il a nommé *scoparin*, aurait pour formule $C^{21}H^{11}O^{10}$. Cette substance est colorée en jaune, elle cristallise en étoiles. La dose serait de 15 à 30 centigrammes. Elle est, dit-on, très-diurétique.

Des eaux mères qui ont fourni la scoparine, M. Stenhouse aurait extrait une huile incolore et limpide qui devrait être regardée comme un alcali organique : c'est la *spartéine*, qui est très-amère et qui possède des propriétés narcotiques.

ORME PYRAMIDAL

L'écorce d'orme pyramidal (*ulmus campestris*) Urticées, tribu des Ulmacées, est le liber ou écorce intérieure, elle est employée depuis longtemps comme sudorifique et diurétique. M. Devergie l'a appliquée au traitement des maladies sécrétantes, principalement celles qui sont liées au tempérament lymphatique, dans l'*impetigo* et l'*eczéma impétigineux*.

Tisane d'Orme (DEVERGIE).

Pr.: Écorce d'orme. . . . . 30 gram.
Eau. 1,250

Réduisez par ébullition à 1,000 grammes ; passez et sucrez.

Sirop d'Orme pyramidal (DEVERGIE).

Pr.: Écorce d'orme. . . . . 125 gram.

Faites avec Q. S. d'alcool faible un extrait alcoolique. On fait fondre l'extrait obtenu dans 500 grammes d'eau et on y fait dissoudre 1,000 grammes de sucre.

PISSENLIT

Le pissenlit ou *taraxacum dens leonis,* a reçu en Angleterre quelques formes pharmaceutiques.

Extrait de Taraxacum (Pharm. des États-Unis).

Pr. : Pissenlit recueilli au mois de septembre. . . . . . 2 kilogram.

Pilez dans un mortier en marbre ; ajoutez un peu d'eau, réduisez en pulpe, exprimez le suc et passez ; faites évaporer dans le vide ou dans un vase plat en remuant continuellement 0,50 à 2 grammes.

Infusions concentrées (Pharm. anglaise).

On fait un très-fréquent usage en Angleterre des infusions concentrées; ce ne sont pas précisément des préparations officinales ; les pharmaciens consciencieux ne les emploient pas. Dans les bonnes maisons, on prépare tous les matins cinq ou six de ces infusions les plus demandées et on jette le lendemain celles qui n'ont pas été utilisées.

Nous donnons les formules de l'infusion concentrée de pissenlit et nous indiquons celles qui sont le plus fréquemment employées :

Pr. : Feuilles de pissenlit. . . . . 100 gram.
Eau distillée bouillante. 400

Laissez infuser pendant deux ou trois heures ; passez avec expression et versez sur le résidu :

Eau bouillante. . . . . 250 gram.

Laissez infuser une heure ou deux et ajoutez à la colature :

Sucre blanc. 180

Réunissez les infusions et ajoutez :

Alcool à 36° Cart. . . . . 60 gram.

Laissez déposer un jour et filtrez au papier. On prépare de même les infusions de :

Gentiane.	Buchu.	Colombo.	Quassia amara.
Écorce d'orange.	Gentiane Cheyrayte.	Roses rouges.	Rhubarbe.
Girofle.	Houblon.	Matico concassé.	Séné concassé.

SALSEPAREILLE

La salsepareille est beaucoup moins employée qu'elle ne l'était il y a quelques années. Nous donnons ici quelques formules fréquemment administrées en Angleterre :

Essence concentrée de Salsepareille rouge de la Jamaïque.

Pr. : Salsepareille rouge concassée.	1,500 gram.
Bois de gaïac râpé.	750
— de réglisse.	250
Ecorce de garou.	30
Alcool à 36° Cart.	150
Eau froide.	10,000

Faites macérer le tout douze heures, passez et versez sur le résidu 2,500 grammes d'eau bouillante ; laissez infuser six heures et passez ; réunissez les liqueurs évaporées jusqu'à réduction à 2,750 ; ajoutez l'alcool et 20 gouttes d'essence de sassafras. Ce produit, très-employé en Angleterre, remplace le sirop de salsepareille. La dose est une cuillerée à soupe dans un verre d'eau, une ou deux fois par jour.

Essence concentrée de Salsepareille.

En France, la formule généralement suivie pour l'essence concentrée de salsepareille est la suivante :

Pr. : Salsepareille.	500 gram.
Sassafras.	100
Alcool à 56° C.	1,000

Faites digérer en vase clos à 40° pendant deux jours ; ajoutez sur le marc :

Eau bouillante. 1,000

Faites digérer un jour ; passez, réunissez les deux liquides filtrés et ajoutez :

Sirop de sucre. 1,000

A prendre une cuillerée dans un verre d'eau :

Tisane antiherpétique (Gibert).

Pr. : Salsepareille.	60 gram.
Ecorce de *daphne mezereum* }	
Fruits de coriandre } ãã	5
Réglisse }	

Faites infuser dans :

Eau.......................... 1,000 gram.

Tisane sudorifique (CAZENAVE).

Pr. : Salsepareille .... 45 gram.
Eau........................ 1,250

Faites bouillir jusqu'à réduction d'un tiers ; ajoutez à la fin :

Écorce de *daphne mezereum*........... 1 gram.
Sirop de squine................. 100

Passez et édulcorez. Trois verres dans la journée.

Bochet dépuratif (Hôtel-Dieu de Lyon).

Pr. : Gaïac râpé
Salsepareille coupée
Squine *id.*
Sassafras *id.*
} ãã.............. 4 gram.
Racine de fraisier.................. 8
Eau......................... 1,000

Faites bouillir jusqu'à réduction à 500 grammes :

Bochet purgatif.

On conseille de prendre comme purgatif un ou deux verres de bochet simple dans lesquels on ajoute :

Séné (folioles).................... 10 gram.
Sel d'Epsom.................... 10
Manne...................... 50

Les bochets sont de vieux médicaments de l'Hôtel-Dieu de Lyon. On a fait à maintes reprises des tentatives pour introduire dans la thérapeutique la racine de la salsepareille indigène *similax aspera*. M. Serre, pharmacien à Paris, dans un travail intéressant, appelle l'attention sur l'odeur agréable qu'elle dégage lorsqu'elle est fraîche ; odeur qui, à son avis, serait pour quelque chose dans les propriétés sudorifiques et dépuratives qu'il lui attribue ; on l'emploie d'ailleurs aux mêmes doses et de la même manière que la salsepareille du Brésil ou du Portugal. Le *similax aspera*, quoique assez commun dans le midi de la France, ne pourrait peut-être pas suffire à une grande consommation.

MÉNIANTHE

Leménianthe ou trèfle d'eau, *menianthes trifoliata*, de la famille des Gentianées, est une plante amère qui jouit de propriétés dépuratives et sudorifiques. M. Teissier, de Lyon, la proposé dans les céphalées.

Remède contre la Céphalée habituelle (Teissier, de Lyon).

Pr. : Feuilles de ménianthe ou trèfle d'eau. . . . . 50 gram.

Faites infuser deux heures dans une tasse d'eau bouillante; passez et ajoutez une cuillerée à bouche de sirop de valériane.

BOIS GENTIL — GAROU — GAIAC

Nous avons déjà indiqué quelques formules dans lesquelles entre l'écorce de bois gentil, longtemps employée, ainsi que celle du garou (*daphne Gnidium*), comme irritant et épispastique; on l'a beaucoup préconisée depuis quelques années dans la syphilis constitutionnelle, et les maladies de la peau rebelles. C'est un médicament irritant et très-actif qui doit être employé avec les plus grandes précautions.

Tisane de Mezereum composée.

Pr. : Écorce de mezereum. . . . . 10 gram.
Tiges de douce-amère. 20
Racine de bardane. 50
Eau commune. 1,000

Faites bouillir jusqu'à réduction d'un quart; versez bouillant sur :

Racine de réglisse ratissée. 10

Prenez une demi-tasse toutes les quatre heures.

Rob dépuratif.

Pr. : Salsepareille. . . . . 200 gram.
Écorce de daphne mezereum. 100

Faites infuser dans :

Eau. . . . . Q. S.

Pour obtenir :

Colature. 2,000

ajoutez :

Sucre. 4,000
Iodure de fer. 25

Deux cuillerées par jour, dans la syphilis constitutionnelle.

GAÏAC

Le gaïac agit à l'intérieur comme un stimulant. On l'emploie souvent dans les affections syphilitiques, goutteuses, rhumatismales, dans les scrofules.

Liqueur au Ratafia des Caraïbes.

Pr.: Rhum.	3,000 gram.
Résine de gayac.	60

Concassez la résine, laissez macérer quinze jours. 15 à 20 grammes contre la goutte.

Chelsea pensioner's electuary.

Pr.: Résine de gayac..	5 gram.
Rhubarbe..	10
Crème de tartre.	36
Fleur de soufre.	60
Noix muscade..	8
Miel.	300

Réduisez les substances en poudre et faites un électuaire ; employé contre le rhumatisme à la dose de deux cuillerées à bouche matin et soir.

---

§ II. — SUDORIFIQUES FOURNIS PAR LES ANIMAUX

Le règne animal présente comme sudorifiques le musc et le castoréum, etc., mais leurs propriétés antispasmodiques étant plus souvent mises à profit, c'est dans cette classe qu'on les range.

---

§ III. — SUDORIFIQUES FOURNIS PAR LES MINÉRAUX

Le règne minéral fournit aux sudorifiques le soufre et l'antimoine, et leurs préparations ; mais c'est surtout à titre d'agents spéciaux contre certains états morbides, qu'on en fait le plus fréquent usage, c'est donc dans d'autres classes que leur étude devra être faite. Nous dirons, toutefois, quelques mots d'une modification singulière du soufre et des hyposulfites alcalins. L'ammoniaque est certainement mieux placée dans les irritants que partout ailleurs ; mais comme elle est, sans contredit, un des sudorifiques les plus puissants et les plus énergiques, nous donnerons quelques formules dans lesquelles ces propriétés ont été mises à profit.

SOUFRE MOU OU VISQUEUX

Les chimistes savent depuis longtemps qu'en élevant la température du soufre vers 260°, il devient brun, visqueux, et qu'on peut renverser le ballon dans lequel il a été chauffé sans qu'il s'écoule. Chauffé plus fort, il se liquéfie de nouveau, et si à ce moment on le verse dans de l'eau froide, il reste mou, pâteux, transparent; il peut alors être tiré en fils, et ce n'est qu'au bout d'un temps assez long qu'il reprend sa couleur jaune et sa dureté primitives.

Le soufre mou peut contenir jusqu'à 35 pour 100 d'une variété particulière de soufre qui est amorphe et complétement insoluble dans le sulfure de carbone. Ce soufre amorphe, sous l'influence de la vapeur d'eau et à 90° ou à 100°, se transforme en soufre ordinaire (C. Deville). Ce soufre, insoluble dans le sulfure de carbone, s'obtient par l'action de l'acide chlorhydrique sur les hyposulfites (Fordos et Gelis).

Lorsqu'on mélange deux parties de nitrate de potasse et deux parties de chlorure de sodium, et qu'on y ajoute du sulfure de cuivre obtenu par précipitation ou directement, il se dépose du soufre visqueux, lorsqu'on ajoute de l'acide sulfurique jusqu'à ce qu'il se produise plus d'effervescence; on peut l'obtenir encore en traitant le sulfure de cuivre par l'eau régale : ce soufre mou fond à 108°. Si on entoure la boule d'un thermomètre avec ce soufre et qu'on porte sa température à 90°, on voit le thermomètre monter tout à coup à 108°, le soufre fondre; et la température, après s'être maintenue à 108° pendant une ou deux minutes, redevient tout à coup à 90° : ce phénomène est dû au calorique latent que renferme le soufre et qui devient libre à 90°.

D'après M. Hannon, le soufre mou posséderait toutes les propriétés des sulfures alcalins sans en avoir les inconvénients, c'est-à-dire qu'il n'a pas leur causticité, leur odeur repoussante et qu'il ne ronge pas comme eux; ce serait, d'après M. Hannon, un stimulant énergique qui exciterait rapidement tous les organes et surtout la peau, les poumons et l'appareil circulatoire.

On a employé le soufre mou contre la goutte, le rhumatisme chronique, les dartres rebelles, les catarrhes chroniques, les engorgements scrofuleux, etc. Les gaz intestinaux, l'urine, la sueur et les autres sécrétions acquièrent rapidement l'odeur sulfhydrique.

A l'extérieur, le soufre mou s'administre dans les mêmes cas que le soufre jaune ordinaire dans le traitement de la gale et des dartres; à l'intérieur, on le fait prendre à doses variables, selon l'effet que l'on veut obtenir. On en fait des pilules de 10 centigrammes; 3 ou 4 de ces pilules produisent le même effet qu'un gramme de soufre jaune ordinaire comme purgatif: celui-ci doit être préféré.

Il est de toute nécessité que le soufre brun, mou ou visqueux, soit récemment préparé; sans cela il perd bientôt ses propriétés particulières. On l'associe au baume de tolu. Voici d'ailleurs les formules proposées :

Pilules avec le Soufre mou ou brun précipité.

Pr. : Soufre brun. . . . . 8 gram.
Baume de tolu. Q. S.

Pour faire selon l'art des pilules contenant 1 décigramme de soufre. — Dose 2 à 4 par jour dans l'eczéma chronique, les affections squameuses, les affections psoriques et les bronchites chroniques.

Pilules avec le Soufre brun obtenu par fusion.

Pr. : Soufre brun obtenu par fusion. . . . . 8 gram.

Divisez en pilules de 20 centigrammes. — Dose, 6 par jour dans les cas précités.

Pr. : Soufre brun. . . . . 8 gram.
Baume de tolu. Q. S.

Cérat au Soufre brun précipité.

Pr. : Soufre brun précipité . . . . 3 gram.
Cérat simple. 8
Baume de tolu. 1,50

En frictions contre les dartres.

Pommade au Soufre brun précipité.

Pr. : Soufre brun précipité. . . . . 8 gram.
Baume de tolu. 2
Axonge. 30

Mêlez.

AMMONIAQUE

L'ammoniaque à faible dose excite les fonctions de la peau, des reins et des muqueuses; on l'emploie encore pour combattre l'empoisonnement par les acides, contre le météorisme des ruminants, contre l'ivresse, la chorée alcoolique. On l'a encore employée dans les fièvres éruptives, la fièvre typhoïde, les rhumatismes; et dans quelques cas d'apoplexie, elle a produit de bons effets.

Potion sudorifique (Reveil).

Pr. : Sirop de sucre. . . . . 45 gram.
Eau distillée d'hysope. 100
— de menthe. 100
Ammoniaque liquide. . . . . 20 gouttes.

Mêlez. — A prendre en quatre fois contre l'ivresse et comme sudorifique.

Potion contre l'ivresse (Reveil).

Pr. : Sirop de fleurs d'oranger	40	gram.
Infusion légère de thé	100	
Acétate d'ammoniaque	20	

Mêlez. — A prendre en quatre fois, à un quart d'heure d'intervalle. Cette potion convient mieux que la précédente à cause de l'odeur d'ammoniaque, que tout le monde ne peut pas supporter.

Potion au carbonate d'Ammoniaque.

Pr. : Sirop de fleurs d'oranger	40	gram.
Eau distillée de tilleul	100	
Sesquicarbonate d'ammoniaque	1	

Mêlez. — A prendre par cuillerées à bouche dans le croup, la scarlatine, les convulsions des enfants, la glycosurie, l'ivresse, etc.

PROPYLAMINE $= C^6H^9Az = Az \left\{ \begin{array}{l} C^6H^7 \\ H \\ H \end{array} \right.$

La propylamine ou propyliaque est une ammoniaque composée qui peut être considérée comme de l'ammoniaque ordinaire, dans laquelle un équivalent d'hydrogène est remplacé par un équivalent du radical de l'alcool propylique $= C^6H^7$.

M. Wertheim a extrait la propylamine de la saumure de harengs; d'après M. Awenarius, elle est très-efficace dans les affections rhumatismales aiguës et chroniques.

Potion de Propylamine (Awenarius).

Pr. : Sirop de sucre	50	gram.
Eau distillée	200	
Alcoolat de menthe	1	
Propylamine pure	20	gout.

Mêlez. — A prendre par cuillerées, toutes les deux heures, contre les affections rhumatismales.

La propylamine a encore été trouvée dans les fleurs d'aubépine, *cratægus oxyacantha*, les fruits du sorbier, *sorbus acuparia*, dans la vulvaire, *chenopodium vulvaria*.

La propylamine est un liquide incolore, transparent, doué d'une forte odeur ammoniacale, soluble dans l'eau ; sa solution présente une forte réaction alcaline ; elle forme avec les acides des sels cristallisables ; au contact de l'acide chlorhydrique, elle produit des fumées blanches. On l'obtient en distillant la saumure de harengs avec la potasse en excès: le produit est saturé par l'acide chlorhydrique; on fait évaporer à siccité, puis on reprend, par l'alcool absolu qui dissout le sel de propylamine et laisse celui d'ammoniaque. Le chlorhydrate de propylamine, traité à froid d'abord, à chaud ensuite par l'hydrate de chaux, laisse dégager la propylamine qu'il faut condenser dans un mélange réfrigérant. On peut encore extraire la propylamine de l'ergot de seigle ou de l'*ergotine*.

La propylamine a été regardée comme emménagogue.

HYPOSULFITE DE SOUDE ($NaO,S^2O^2,^5HO$).

L'hyposulfite de soude et l'hyposulfite de chaux ont été employés dans les maladies de la peau, principalement contre l'eczéma et le lichen ; il est le résultat de l'oxydation des sulfures alcalins au contact de l'air ; il joue un rôle considérable dans l'action des eaux minérales sulfurées dites improprement dégénérées, et qui seraient mieux nommées modifiées. On sait peu de chose sur leur action physiologique et thérapeutique, mais il y a lieu de les étudier avec attention.

Les hyposulfites alcalins s'obtiennent par la sursaturation à l'ébullition, au moyen des sulfites alcalins ; du soufre, après filtration, la cristallisation s'opère avec facilité.

Sirop d'hyposulfite de Soude (Mouchon).

Pr. : Sucre. 1,000 gram.
Eau. 410

Faites un sirop par simple solution et ajoutez :

Hyposulfite de soude. . . . . 90 gram.

On fait dissoudre le sel dans Q. S. d'eau et on ajoute au sirop. — A prendre une à quatre cuillerées par jour.

Sirop d'hyposulfite de Soude composé (Biett).

Pr. : Sirop de fumeterre. . . . . 400 gram.
— de pensées sauvages. 100
Hyposulfite de soude. 10

Deux cuillerées par jour.

Solution d'Iode dans l'hyposulfite de Soude (Miergues).

Pr. : Hyposulfite de soude. 10
Iode. 1
Eau. 500

Une cuillerée par litre d'eau. — Comme boisson ordinaire vantée dans les diathèses humorales.

CHAPITRE VI

MÉDICATION DIURÉTIQUE

On entend par diurétique un groupe de médicaments dont l'action excite plus spécialement la sécrétion urinaire ; il est vrai qu'on trouve dans toutes les classes d'agents thérapeutiques des substances qui augmentent la sécrétion des reins, mais nous ne parlerons ici que de celles qui, par une sorte d'action spéciale, sollicitent plus particulièrement la fonction uropoiétique ; presque toutes, surtout celles qui appartiennent au règne végétal, jouissent de propriétés sédatives sur le centre circulatoire, dont elles ralentissent le mouvement. La digitale et la scille sont de ce nombre ; mais leurs propriétés contro-stimulantes ou sédatives très-marquées nous obligent à les placer dans les médicaments sédatifs.

Nous joindrons aux diurétiques une classe de médicaments que MM. Socquet et Bonjean ont essayé d'introduire dans la thérapeutique sous le nom de *dialytiques* (de διαλύω, je dissous), et auxquels on attribue, à tort ou à raison, la propriété de guérir la goutte et de dissoudre les concrétions uriques. Disons tout de suite que le travail publié par MM. Bonjean et Socquet [1] nous paraît être en plusieurs points en opposition formelle avec les faits physiologiques et chimiques généralement admis ; nous ne sommes donc nullement surpris que la commission académique, composée de MM. Guibourt et Ségalas, n'ait pas jugé convenable de faire un rapport sur le travail soumis à leur examen. A l'appui de notre opinion nous citerons deux faits. MM. Socquet et Bonjean attribuent au silicate de soude la propriété d'alcaliniser les urines, et ils disent que l'eau de Saint-Galmier, impuissante par elle-même pour alcaliniser les urines, produit ce résultat *lorsqu'elle est silicatée* ; mais ne sait-on pas aujourd'hui que les urines peuvent devenir alcalines en dehors de toute médication alcaline, et que, d'après les belles recherches de M. Wœlher, confirmées par celles de MM. Laveran et Millon, tous les sels à base de potasse et de soude et à acide organique rendent les urines alcalines par suite de leur transformation dans l'économie animale en carbonates alcalins? M. Bonjean, et nous disons M. Bonjean tout seul, car nous ne voudrions pas faire supporter le poids d'une pareille hérésie chimique à

[1] *Bulletin de l'Académie de médecine*, 5 janvier 1858, t. XXIII, p. 205. *Mémoire pratique sur l'emploi du silicate et du benzoate de soude*, etc. (*Gaz. méd. de Paris*, 1856.)

son honorable collaborateur, dit que le silicate de soude ne cristallise que lorsqu'il est parfaitement neutre, et que c'est sous cet état qu'il doit être exclusivement employé ; or ce sel neutre ne s'obtient, d'après l'auteur, que lorsqu'on fond ensemble des quantités *absolument* équivalentes de silice pure et de carbonate de soude desséché ; seulement il conseille de faire fondre le mélange dans un *creuset en terre*, oubliant que celui-ci contient de la *silice*, qui est attaquée par le carbonate de soude, ce qui explique pourquoi la masse fondue et dissoute ne se dissout qu'en partie dans l'eau.

---

§ I. — DIURÉTIQUES FOURNIS PAR LES VÉGÉTAUX

BALLOTA LANATA

La ballote cotonneuse, appelée aussi *leonurus lanatus*, est une Labiée de Sibérie, cultivée dans les jardins de botanique, de laquelle M. Orcesi a extrait une matière résinoïde, aromatique, amère, qu'il a nommée *picro-ballotine*. La plante a été très-vantée en Allemagne et en Russie contre la goutte, le rhumatisme et l'hydropisie ; elle agirait comme diurétique et comme dissolvant de l'acide urique ; on l'a ausssi employée contre l'arthrite aiguë sous la forme de tisane ainsi préparée :

Tisane de Ballote cotonneuse.

Pr. : Feuilles de ballota lanata. . . . . 30 gram.
Eau bouillante. 500

Passez après refroidissement. — D'après les auteurs, l'usage de cette infusion détermine une éruption prurigineuse à la peau, et les urines se chargent d'acide urique. — Tournefort avait préconisé le marrube noir, ou ballote fétide (*ballota fœtida*) si commune sur les bords des chemins, contre la goutte. On a également employé la ballote odorante, (*ballota suaveolens*), comme emménagogue et antihystérique.

BUCHU

Les feuilles de buchu (*diosma crenata* ou *barosma crenata*), introduites dans la thérapeutique en 1823 par Burchell, sont extrêmement employées au cap de Bonne-Espérance et en Angleterre contre les maladies de la vessie et des voies urinaires. En France, MM. Mercier et Mallez en font un fréquent usage ; on y mélange souvent les feuilles de *D. crenulata* et *D. serratifolia*. Les Hottentots emploient plus spécialement les *diosma* ou *barosma puchella* et *B. betulina*.

D'après M. Mallez, le buchu a une action sédative sur la vessie et l'urèthre, sur la vessie surtout; il la tonifie en modifiant l'état de sa muqueuse.

Les pharmacopées de Londres et de Dublin préparent la tisane dans les proportions indiquées ci-dessous :

Infusion de Buchu.

Pr. : Feuilles de buchu. . . . . 30 gram.
Eau bouillante. 500

Faites digérer deux heures en vase clos et passez. — 30 à 60 grammes par jour.

La teinture est préparée en Angleterre au sixième, d'après M. Genest de Servières, 5 parties d'alcool suffisent pour 1 de buchu. La dose est de 4 à 16 grammes dans les vingt-quatre heures. La poudre s'altère très-rapidement.

Sirop de Buchu (GENEST DE SERVIÈRES).

Pr. : Feuilles de buchu. . . . . 500 gram.
Eau bouillante. 5,000

Faire infuser douze heures, distiller et obtenir 750 grammes d'eau distillée ; passer le résidu, y ajouter 5,000 grammes de sucre, faire cuire et ajouter au sirop très-cuit et refroidi le liquide distillé. — Dose trois à quatre cuillerées à bouche par jour.

Eau distillée de Buchu.

Pr. : Feuilles de buchu. . . . . 500 gram.
Eau. 6,000

Laissez macérer douze heures et distillez pour obtenir 1 kilogramme d'eau distillée très-odorante. Dans les premières portions on obtient une certaine quantité d'essence que l'on doit séparer et réserver pour l'usage. Elle est très-énergique. On l'emploie à l'intérieur, soit en potion, soit mêlée à du miel.

Élixir de Buchu.

Pr. : Feuilles de buchu. . . . . 100 gram.
Eau-de-vie à 10°. 100

Faites macérer huit jours, passez et ajoutez à froid :

Sucre blanc. . . . . 300 gram.

Faites fondre et filtrez. — A prendre un petit verre à bordeaux tous les matins, contre la prostatite et les uréthrites.

On a prescrit quelquefois l'extrait hydro-alcoolique de feuilles de buchu, mais nous lui préférons les solutions précédentes, qui conservent mieux les principes volatils qui sont essentiellement actifs.

CAINÇA

La racine de caïnça ou cahinça est produite par le *chiococca anguifuga* et *C. racemosa*, de la famille des Rubiacées ; elle est employée au Brésil et a été très-préconisée comme diurétique contre l'hydropisie; aujourd'hui, elle a beaucoup perdu de son ancienne réputation.

Tisane de Caïnça.

Pr. : Racine de cainça . . . . 60 gram.

Faites macérer quarante-huit heures dans

Eau 250

Faites bouillir dix minutes, passez. — A prendre en deux fois à quatre heures d'intervalle.

On fait avec le caïnça un extrait : dose de 20 à 50 centigrammes; un sirop, 30 à 100 grammes; une teinture, 5 à 20 grammes. La poudre 2 à 4 grammes, un vin 30 à 60 grammes par jour.

Nous signalerons encore parmi les substances employées comme diurétiques : la *doradille*, la *pariétaire*, le *pareira brava*, le *marchantia polymorpha*, le *câprier*, l'*alkékenge*, le suc et le sirop d'*orties*, la *turquette* ou *herniaire*. On les emploie en tisane à la dose de 15 grammes, à 30 grammes pour un litre d'eau. Au Brésil, on emploie aussi les feuilles de *caroba*, appartenant à plusieurs bignonia et principalement au *B. copaia;* on les considère comme antisyphilitiques.

Décoction de Marchantia (LEVRAT).

Pr. : Marchantia polymorpha ou conina . . . . 50 gram.
Eau 1,500

Faites bouillir et réduire à 1 kilogramme.

ASPERGE

Tous les traités de thérapeutique indiquent les usages que l'on fait des turions et des racines ou rhizomes de l'asperge (*asparagus officinalis*, Asparaginées). Nous dirons seulement quelques mots du sirop de pointes d'asperges, nous réservant de revenir plus loin sur l'asparagine, principe immédiat retiré de cette plante et qui existe d'ailleurs dans beaucoup d'autres.

On emploie en Allemagne l'extrait d'asperges, résultat de l'évaporation d'une macération aqueuse et alcoolique sur les asperges. La dose de cet extrait est de 50 centigrammes à 4 grammes, trois ou quatre fois par jour.

On fait un sirop d'asperges par dissolution du sucre dans le suc de turions d'asperges, et un autre par l'addition d'une solution d'extrait à du sirop de sucre.

Un sieur Johnson, pharmacien anglais établi à Paris, avait pris un brevet pour la préparation d'un sirop d'asperges ; ce brevet, expiré en 1838, n'a pu être renouvelé par suite d'un rapport fait de M. Boullay, le 18 janvier 1842[1], qui refusait l'autorisation nécessaire ; ce sirop était fait, dit-on, avec l'*asparagus amara*, qui est très-rare ; il était préparé avec l'extrait aqueux et avec l'extrait du marc traité par l'alcool éthéré. En 1839, MM. Soubeiran et Orfila, dans un rapport judiciaire, y constatèrent la présence de la morphine : ce qui prouve une fois de plus combien les médecins doivent se méfier des préparations qu'ils n'ont pas formulées et dont ils ignorent la composition. N'avons-nous pas vu récemment un sirop faire une fortune considérable, être préféré par les médecins à l'opium, et n'être en résumé que du sirop d'opium?

MAÏS

Le maïs (*zea, maïs*, Graminées) présente sur ses fleurs femelles un nombre considérable de stigmates très-longs, d'un jaune doré ou jaune orange : ce sont eux que l'on fait dessécher et que l'on a employés contre la goutte et la gravelle.

Tisane de stigmates de Maïs.

Pr. : Stigmates de maïs	20	gram.
Eau bouillante	1,000	

Faites infuser et passez. — D'après notre analyse, les stigmates contiennent de la mannite.

Les paysans russes emploient le chevelu du chou comme un excellent lithontriptique.

IRIS FŒTIDISSIMA

Les rhizomes d'iris fétide ont été employés contre l'hydropisie sous forme de tisane. On en fait des infusions de 15 à 20 grammes pour un litre d'eau bouillante. M. Lecanu y a trouvé une huile volatile âcre, de

[1] *Bulletin de l'Académie de médecine*, tome VII, page 388.

la résine, une matière amère, une matière colorante, une matière sucrée, de la gomme, un acide libre, de la cire, des sels, du ligneux.

ÉCORCE DE SUREAU

La seconde écorce de sureau a été préconisée contre les hydropisies on l'emploie surtout sous forme de tisane.

Tisane d'écorce de Sureau (D'HOSPITAL).

Pr. :	Écorce de sureau.	15 gram.
	Eau bouillante.	1,000

Faites infuser, passez. — Sucrez à volonté. Cette tisane détermine souvent un effet purgatif.

LUPULIN OU LUPULINE, LUPULITE

On donne le nom de lupulin ou de lupuline aux grains jaunâtres que l'on trouve à la base des écailles du houblon (*humulus lupulus*). C'est M. Planche qui a le premier signalé ces grains comme possédant les principales propriétés du houblon ; M. Raspail considéra cette poussière comme étant organisée il la prit pour un pollen isolé, et la nomma *pollen des organes foliacés*. M. Guibourt contesta les faits avancés par M. Raspail. MM. Payen et Chevallier la regardèrent comme un produit résineux destiné à protéger le fruit contre l'humidité. Enfin M. Personne a démontré que le lupulin était de nature glanduleuse, commençant par une cellule formée au milieu de celles de l'épiderme et qui sécrète plus tard une matière résineuse ; il paraît bien démontré d'ailleurs que c'est en grande partie à cette substance que le houblon doit sa saveur amère et aromatique, ainsi que ses propriétés thérapeutiques.

Le lupulin s'obtient en tamisant le houblon et soumettant le produit obtenu à des tamisages successifs : il doit être conservé dans des flacons bien secs.

Le lupulin a été analysé par MM. Planche, Yves, Payen et Chevallier, Lebaillif et G. Pelletan, et Personne.

MM. Payen et Chevallier y ont trouvé une huile essentielle âcre qui se résinise à l'air et qui paraît jouir de propriétés narcotiques ; une matière amère d'un blanc jaunâtre qui abolit les facultés digestives et détruit l'appétit : c'est le *lupulite* de M. Pelletan ; c'est une résine en écailles jaunes amères.

M. Personne a trouvé dans le lupulin une huile volatile et de l'acide valérianique.

La *lupilite*, ou principe amer du lupulin, s'obtient en traitant celui-ci par l'alcool, mélangeant la solution avec de l'eau pour en séparer la résine, saturant par la chaux pour séparer les acides tannique et malique, filtrant et reprenant par l'éther la liqueur évaporée, et dissolvant enfin dans l'alcool ; elle n'est pas employée.

Le lupulin produit la chaleur de l'épigastre, des nausées, des vomissements, la soif, des douleurs abdominales, de l'engourdissement sans céphalalgie.

M. Walter-Jauncey a reconnu ses propriétés sédatives et anodines ; d'après le Dr W. Byrd-Lage il est narcotique, ce qui est contredit par plusieurs auteurs ; MM. George, Wood, Fanklin Bache, Prescheck, Debout, van den Corput, Zambaco l'ont employé contre les pollutions et les érections nocturnes ; M. Barbier, contre les fièvres intermittentes.

Sirop de Lupulin.

Pr. :	Sucre blanc.	333 gram.
	Teinture de lupuline.	25
	Eau.	180

Mêlez le sucre concassé avec la teinture ; ajoutez l'eau peu à peu, portez à l'ébullition ; filtrez et conservez pour l'usage.

Pour préparer l'extrait de lupulin, on fait évaporer la teinture jusqu'à consistance d'extrait.

Saccharure de Lupulin.

Pr. :	Sucre blanc en poudre grossière.	100 gram.
	Teinture de lupuline.	25

Mêlez et faites évaporer à une très-douce chaleur.

Gelée de Lupulin.

Pr. :	Grenétine (gélatine).	2 gram. 50
	Eau.	60
	Saccharure de lupuline.	40

Mêlez à une très-douce chaleur.

Pommade de Lupulin.

Pr.	Axonge.	30 gram.
	Extrait alcoolique de lupuline.	3

On ramollit l'extrait avec un peu d'eau et on mélange à l'axonge.

Teinture de Lupuline (Phar. Édimb.).

Pr. :	Lupuline	120 gram.
	Alcool.	1,000

Faites macérer quatre jours et filtrez. — Dose 2 à 8 grammes.

Tisane de Houblon (PERSONNE).

Pr. : Cônes de houblon cultivé. . . . . 15 gram.
Eau bouillante.. 1,000

Faites infuser deux heures, et filtrez.

Extrait hydroalcoolique de Houblon (PERSONNE).

Pr. : Cônes désagrégés de houblon.. . . . . Q. V.
Eau. . . . . Q. S.

Mettez ces cônes dans la cucurbite d'un alambic et distillez. Évaporez au bain-marie la décoction après l'avoir filtrée sur un tamis, traitez l'extrait obtenu par l'alcool à 91° C. La solution alcoolique filtrée est soumise à la distillation et évaporée en consistance d'extrait.

Teinture de Lupuline (PERSONNE).

Pr. : Lupuline. . . . . 1 partie.
Alcool à 91° C. 4

Faites digérer pendant dix jours dans un vase clos à une température de 30° à 40°, passez avec expression, filtrez et conservez pour l'usage.

Cette formule de M. Personne est celle qui est suivie.

La forme naturelle est encore la plus simple pour administrer la lupuline ; on la fait prendre à la dose 20 ou 40 centigrammes, pure ou mêlée à du sucre, ou en pilules aux mêmes doses avec un extrait amer.

Pilules contre les Pollutions (VAN DEN CORPUT).

Pr. : Extrait de belladone.. . . . . 10 centigram.
Lupulin } āā 60
Camphre pulvérisé }

Pour 8 pilules à prendre 1 à 4 vers le soir.

LYCOPODE

Le lycopode, *lycopodium clavatum* (Lycopodiacées), est une plante assez commune qui a l'aspect d'une fougère, elle se développe rapidement et s'étend par ramification dichotomique. On l'a employée comme diurétique et contre la faiblesse des voies urinaires sous forme de tisane.

Pr. : Lycopode, plante entière. . . . . 40 gram.
Eau. 1,200

Faites bouillir jusqu'à réduction à 1 kilogramme, passez et faites prendre deux verres par jour, sucrez avec le sirop des cinq racines apéritives ou avec l'oxymel scillitique.

SPIGÉLIE DU MARYLAND

La spigélie du Maryland, *spigelia Marylandica* L., croît dans la Caroline, la Virginie et le Maryland : elle appartient à la famille des Gentianées ; dans le commerce on trouve les tiges mêlées de feuilles ; la racine est menue, fibreuse ; elle ressemble à la serpentaire de Virginie, mais elle est inodore ; sa saveur est amère et nauséeuse.

Potion à la Spigélie (Koref).

Pr. : Racine de spigélie de Maryland.	8	gram.
Manne en larmes.	60	
Eau bouillante.	500	

A prendre trois tasses par jour et trois jours de suite, employée aussi comme anthelmintique.

HERNIAIRE OU TURQUETTE

La herniaire, herniale ou turquette, appartient à la famille des Paronichiées, démembrement des Amaranthacées ; elle croît dans les lieux sablonneux ; elle a été vantée récemment contre les maladies des voies urinaires.

Potion diurétique (Broeck).

Pr. : Turquette (*herniaria glabra*).	30	gram.
Eau bouillante.	300	

Faites infuser pendant une heure, passez et ajoutez :

Nitrate de potasse.	4	
Teinture de digitale.	2	
Oxymel scillitique.	30	gram.

ORTIE

Les préparations dans lesquelles entre l'ortie ont été préconisées comme diurétiques, mais surtout dans les maladies de la peau, telles que l'herpès, l'eczéma, l'acné, les éphélides, etc. On peut employer indistinctement l'*urtica urens* ou l'*U. dioica* ; on administre souvent le suc dépuré à froid à la dose de 30 à 100 grammes.

Extrait de suc d'Orties (Beirao).

Pr. : Extrait de suc d'orties Fleurs de soufre } ãa.	3	gram.

F. S. A. 20 pilules ; à prendre 2 à 6 par jour, on propose en même temps de donner des bains avec une décoction d'orties.

Sirop d'Orties (Desmartis.)

Pr. : Suc dépuré d'orties. . . . . 1,000 gram.
Sucre. 2,000

F. S. A. par simple solution. — Employé contre l'hémoptysie.

L'huile extraite des semences d'orties a été vantée sous forme de frictions ; ces substances, quoi qu'on en ait dit, n'ont, réellement aucune valeur.

PERSIL

Depuis que Lallemand a proposé le suc de persil contre les pertes séminales [1], on a étendu son emploi à d'autres cas, et plus particulièrement au traitement de la blennorrhagie ; la dose est de 15 à 30 grammes chaque fois, deux ou trois fois par jour on doit employer le suc *dépuré à froid.*

En Allemagne on emploie contre les fièvres intermittentes et dans la blennorrhagie l'extrait de jus de persil non dépuré à la dose de 50 à 75 centigrammes par jour.

SCILLE

La scille, *scilla maritima*, Liliacées, est, à dose élevée, un poison irritant, mais à faible dose c'est un diurétique des plus précieux qu'on emploie dans diverses hydropisies ; à dose peu élevée elle est employée encore comme expectorante ; on fait plus spécialement usage des préparations du Codex.

La scille a été étudiée chimiquement par MM. Vogel, Tilloy de Dijon, Mandet, et Marais, le principe actif qu'on en a extrait est un purgatif violent à très-faible dose; on le nomme *scillitine;* elle est très-difficile à obtenir à l'état de pureté, elle n'est pas d'ailleurs employée.

Sirop de Scille composé (FAVERDAZ).

Pr. : Scille concassée. . . . . 30 gram.
Feuilles de digitale. 15
Fleurs d'ulmaire. 30

Faites infuser vingt-quatre heures dans :

Eau. 350

Faites un sirop : avec

Sucre. 600

et ajoutez :

[1] *Des pertes séminales involontaires.* Paris, 1836-1842, t. III.

Acétate de potasse. . . . . 12 gram.

Mêlez.

ULMAIRE OU REINE DES PRÉS

L'ulmaire ou reine des près, *spirea ulmaria*, Rosacées, Spiréacées, est une grande et belle plante, abondante dans les prairies, les endroits humides, sur les bords des ruisseaux ; ses fleurs et son essence ont été employées comme diurétiques dans les hydropisies liées à une maladie du cœur.

L'ulmaire était employée au temps de Leméril ; c'est un curé, M. Obriot, qui la remise en vogue ; elle jouit de propriétés diurétiques incontestables. M. Tessier, de Lyon, l'a administrée avec succès dans les hydropisies de l'abdomen et de la poitrine, l'œdème des membres inférieurs, les hydarthroses, etc.; elle jouit de propriétés astringentes et toniques ; il a paru à M. Teissier qu'elle diminuait la diarrhée et qu'elle relevait les forces. Toutes les parties de la plante sont douées des mêmes propriétés, cependant les fleurs paraissent moins actives.

L'essence de reine des près $= C^{14}H^{6}O^{4} = C^{14}H^{5}O^{4},H$, est nommée acide salicyleux ou salicylique, hydrure de salicyle, et acide spiroïleux D'après M. Pagenstecher, qui l'a extraite des fleurs en 1835, elle ne préexiste pas dans la plante et elle ne se forme qu'au contact de l'eau ; elle a été obtenue artificiellement par M. Piria en traitant la salicine par un mélange d'acide sulfurique et de bichromate de potasse. MM. Dumas et Ettling ont les premiers démontré l'identité de l'hydrure de salicyle avec l'huile des fleurs de reine des près. D'après M. Hannon, de Bruxelles, c'est cette huile qui est le principe actif de la plante ; ce qui est en désaccord avec l'opinion de M. Pagenstecher, qui assure qu'elle ne préexiste pas. C'est un liquide incolore qui répand une odeur d'amandes amères ; sa saveur est âcre et brûlante ; sa densité a $+ 13°$ est égale à 1,173, elle bout à 169° elle colore en violet les sels de fer au maximum ; elle est peu soluble dans l'eau, très-solubles dans l'alcool et l'éther.

Teinture d'Acide salicyleux (HANNON).

Pr. : Acide salicyleux, ou essence d'ulmaire. . . . . . . 4 gram.
Alcool à 55° C. 30

Mêlez et agitez jusqu'à dissolution complète.

Potion salicylique (HANNON).

Pr. : Teinture salicylique. . . . . 20 gouttes.
Sirop de menthe poivrée. . . . . 30 gram.
Eau distillée d'hysope. 180

Par cuillerées à soupe d'heure en heure.

Sirop salicylique (HANNON).

Ce sirop peut être préparé de deux manières : ou bien l'on triturera le sucre avec l'acide siliceux ; ou bien l'on mélangera la teinture précédente avec du sirop simple.

Voici comment on opère dans les deux cas :

1° Acide silicyleux	5	gouttes.
Sucre pulvérisé	15	gram.
Eau distillée	15	

Ajoutez peu à peu le sucre et l'acide en triturant constamment, et en ajoutant peu à peu l'eau jusqu'à ce que toute l'eau et le sucre soient employés.

2° Teinture salicylique	45	gouttes.
Sirop simple	50	gram.

Mêlez et agitez jusqu'à mélange complet.

Potion au Sirop salicylique.

Pr. : Sirop salicylique	30	gram.
Eau distillée d'hysope	150	

Une cuillerée à soupe d'heure en heure dans l'hydropisie.

Eau distillée de Spirée ulmaire (LEPAGE).

Pr. : Sommités fleuries et sèches bien conservées	1,000	gram.
Eau froide	Q. S.	

Pour baigner la plante.

Laissez macérer pendant quelques heures et distillez pour obtenir 2,000 grammes de produit.

Tisane d'Ulmaire (OBRIOT).

Pr. : Feuilles et fleurs d'ulmaire	10 à 20	gram.
Eau bouillante	1,000	

Faites infuser, passez — par verrées contre les hydropisies.

Extrait d'Ulmaire (LEPAGE).

Pr. : Ulmaire sèche (feuilles, tiges et fleurs) en poudre grossière	1	partie.
Alcool à 25° (56 centés.)	6 à 7	

Faites macérer pendant 6 à 8 jours à une température d'au moins 30° en agitant souvent, puis exprimez et filtrez.

Distillez la liqueur au bain-marie pour retirer toute la partie spiritueuse, puis évaporez le résidu jusqu'à consistance d'extrait.

Sirop d'Ulmaire (Lepage).

Pr. : Ulmaire (feuilles, tiges et fleurs). . . . . 900 gram.
Eau froide. . . . . Q. S.

Laissez macérer pendant quelques heures et distillez pour obtenir 1,000 grammes d'hydrolat.

D'autre part :

Evaporez au bain-marie la décoction de l'alambic jusqu'à ce qu'elle soit réduite à 600 grammes.

Filtrez-la pendant qu'elle est chaude ; ajoutez-la ensuite à l'eau aromatique, et faites dissoudre en vase clos à la chaleur du bain-marie dans les deux liqueurs réunies :

Sucre. . . . . 2 kilog. 900 gram.

Autre.

Pr. : Hydrolat d'ulmaire très-aromatique. . . . . 1 kilogram.
Extrait hydro-alcoolique. . . . . 130 gram.

Dissolvez l'extrait dans l'hydrolat, filtrez et ajoutez :

Sucre. . . . . 1 kilogr. 900

Faites un sirop par simple solution, en vase clos au bain-marie.

Électuaire d'Ulmaire (H. Lepage).

Pr. . Poudre de la reine des prés. . . . . 1 partie.
Miel. . . . . 2 parties.
Sirop d'ulmaire. . . . . 1 partie 1/2.

Faites un électuaire.

Teinture d'Ulmaire (H. Lepage).

Pr. , Poudre grossière d'ulmaire. . . . . 1 partie.
Alcool à 56°. 4 parties.

Autre formule de Sirop (Pichon).

Pr. : Fleurs sèches d'ulmaire. . . . . 100 gram.
Eau bouillante. 500

Après 12 heures d'infusion en vase clos, passez, filtrez la liqueur et faites-y fondre au bain-marie, sucre blanc le double de son poids.

M. Hannon a encore proposé comme diurétique et dialytique l'emploi des salicylites de potasse et de soude = $KO,C^{14}H^{5}O^{5},2HO$, mais ces sels s'altèrent rapidement. Nous donnons cependant les formules qu'il a proposées. Ce médecin regarde l'action des salicylites comme plus certaine, et il trouve un avantage à pouvoir les prescrire en pastilles et en pilules ou sous forme de poudres.

Pastilles de Salicylite de Potasse ou de Soude (Hannon).

Pr. : Salicylite de potasse ou de soude. . . . . 2 gram.
Sucre et gomme adragant. . . . . Q. S.

Pour faire 240 pastilles, dose de 4 à 10 par jour. — Conserver dans un lieu sec et dans un flacon bien bouché, afin d'empêcher les pastilles de noircir par la formation d'acide mélanique (Piria).

Pilules au Salicylite de Potasse ou de Soude (Hannon).

Pr. : Salicylite de potasse ou de soude. . . . . 2 gram.
Extrait de chiendent. . . . . Q. S.

Pour 120 pilules, 2 à 5 par jour dans les hydropisies.

Poudres de Salicylite de Potasse ou de Soude.

Pr. : Salicylite de potasse ou de soude secs. . . . . 2 gram.
Sucre de lait pulvérisé. 15

Mêlez et divisez en 60 paquets, 2 à 4 dans les hydropisies.

Sirop de Salicylite de Potasse.

Pr. : Salicylite de potasse. . . . . 25 centigram.
Sirop simple. . . . . 30 gram.

Dissolvez et mêlez. — Ce sirop s'altère rapidement ; il se forme du formiate et du mélanate de potasse.

Potion au Salycilite de Potasse.

Pr. : Sirop de salicylite de potasse. . . . . 30 gram.
Eau de fleurs d'oranger. 150

Mêlez. — Une cuillère à soupe toutes les heures.

Acide salicyleux ou salicylique (Piria).

HUILE ESSENTIELLE DE REINE DES PRÉS ARTIFICIELLE.

Pr. : Salicine. 100 gram.
Bichromate de potasse. 100
Acide sulfurique concentré. 250
Eau. 2,000

Distillez dans une cornue, séparez l'essence et rectifiez si c'est nécessaire.

Les praticiens anglais font un fréquent usage, comme diurétique, de l'essence de *wintergreen* ou de *Gaultheria procumbens*, Éricacées, plante de la Nouvelle-Jersey; cette essence = $C^{16}H^8O^6$, peut être regardée comme un salycilate de méthylène; M. le Dr Mallez l'a employée comme diurétique franc, ayant une action élective sur les reins.

ASPARAGINE ($C^4H^4AzO^3$).

L'asparagine a été découverte dans l'asperge par Vauquelin et Robiquet, étudiée par MM. O. Henry et Plisson; elle existe dans les turions d'asperges, la racine de guimauve, la grande consoude, les pousses de pommes de terre, etc. Elle est incolore, elle cristallise en prismes à base de rhombe ou raccourcis à six pans, sa saveur est fraîche et fade, très-soluble dans l'eau bouillante, les acides et les alcalis étendus, insoluble dans l'alcool absolu, l'éther, les huiles essentielles; au contact de l'eau dans un verre scellé à la lampe elle se transforme en asparmate d'ammoniaque (Boutron et Pelouze), aussi l'a-t-on considérée comme de l'*asparamide* ou de la *malamide*, et on a reconnu son identité avec l'*althéine* de M. Baron.

D'après le Dr Allen Dedrick, de la Nouvelle-Orléans, l'asparagine aurait une action sédative sur la circulation : 40 centigrammes ont suffi pour faire tomber le pouls de 72 à 56 ; l'action se manifeste après cinq minutes, le minimum des pulsations se montre après une heure ; mais d'après MM. Falck de Marbourg et Jacobi, l'asparagine ne jouirait qu'à un faible degré des propriétés qui lui ont été attribuées par le médecin américain. Broussais, en 1829, avait signalé la sédation du corps produite par les turions d'asperges.

---

§ II. — DIURÉTIQUES FOURNIS PAR LES ANIMAUX

Thé d'Abeilles (Gordon).

Pr. : Abeilles écrasées (*apis mellifica*) . . . . 10 gram.
Eau bouillante 300

Laissez refroidir, passez. — A prendre chaud contre la strangurie. M. Gordon prétend que c'est le virus de l'abeille qui donne à l'infusion les propriétés diurétiques.

Tisane de Pattes de Grillons.

Le grillon des foyers, *grillus domesticus*, et le grillon des champs,

G. campestris, insectes de l'ordre des Orthoptères, connus vulgairement sous le nom de *cri-cri*, ont été considérés autrefois comme apéritifs et diurétiques. Au Mexique on emploie les pattes à la dose de 6 à 10 grammes pour 500 grammes d'eau en infusion comme diurétique, surtout pour faire uriner les chevaux : nous tenons de source qui nous paraît certaine que cette boisson est très-efficace.

URÉE ($C^2H^4AzO^2$).

L'urée, découverte par Rouelle le Jeune, a été obtenue pour la première fois à l'état de pureté par Fourcroy et Vauquelin ; Cruikshanks lui donna le nom qu'elle porte ; Berzélius et W. Prout l'étudièrent, et M. Woelher l'obtint artificiellement. En traitant le cyanate de potasse par le sulfate d'ammoniaque, il se forme du cyanate d'ammoniaque, ou urée anormale.

L'urée se prépare en faisant évaporer jusqu'à consistance de sirop l'urine fraîche de l'homme ou d'un animal carnivore, traitant ensuite par l'acide azotique *pur* ou par l'acide oxalique, reprenant l'azotate ou l'oxalate obtenu par le carbonate de plomb ou par la craie, puis traitant par l'alcool bouillant et faisant cristalliser.

MM. Prévost et Dumas ont trouvé l'urée dans le sang des animaux auxquels on avait lié l'artère rénale ; MM. Verdeil et Dolfus ont constaté sa présence dans le sang de bœuf, et M. Wurts dans le chyle et dans la lymphe d'un taureau.

M. Ségalas avait constaté l'innocuïté de l'urée, M. Gallois a démontré que 20 grammes d'urée peuvent donner la mort à un lapin avec accélération de sa respiration, affaiblissement des membres, tremblements, convulsions générales et tétanos ; elle agit comme urée et nullement par suite de la transformation en carbonate d'ammoniaque ; d'après MM. Poiseuille et Gobley, l'urée qui arrive aux reins n'est pas éliminée par ces organes, ce serait un simple produit excrémentitiel.

M. Ségalas a le premier constaté les propriétés diurétiques de l'urée. Ses expériences ont été confirmées par celles de Laënnec et de M. Fournier. M. Piorry l'a recommandée dans l'albuminurie, et MM. Dulk et Rochoux dans le diabète. C'est surtout M. T. H. Turner, de Londres, qui a propagé son emploi, et M. Mauthner, de Vienne, l'a vantée comme puissant diurétique dans les hydropisies qui suivent souvent les fièvres éruptives. M. Rieken l'a prescrite dans les infiltrations qui surviennent chez les phthisiques et chez les individus atteints de maladies du cœur.

La dose est de 5 à 50 centigrammes, et d'après M. Piorry on peut aller jusqu'à 4 grammes et plus ; on l'administre le plus souvent en solution ou en poudre mêlée à du sucre.

NITRATE D'URÉE ($C^2H^4Az^2O^2,AzO^5,HO$).

Ce sel s'obtient facilement en traitant l'urine humaine concentrée par de l'acide azotique exempt de composés azoteux ; il cristallise en prismes ou en feuillets blancs anhydres ; il rougit le tournesol ; il est soluble dans l'eau et dans l'alcool.

Le nitrate d'urée jouit des mêmes propriétés que l'urée ; il a été recommandé par MM. Kingdon et Bley contre les hydropisies et les calculs urinaires : la dose est de 5 centigrammes à 1 gramme par 24 heures, en solution ou en pilules.

URATE D'AMMONIAQUE ($AzH^3,HO,C^{10}H^2Az^4O^4,HO$).

L'urate d'ammoniaque est un sel acide qui s'obtient en versant l'ammoniaque sur de l'acide urique ; en chauffant, la masse se prend en une gelée, que l'on fait dessécher. C'est un sel blanc amorphe ou cristallisant en petites aiguilles peu solubles dans l'eau ; c'est à lui que le guano doit ses propriétés médicales. Le docteur Bauer, de Tubingue, l'a employé sous forme de pommade, à la dose de 1 de sel pour 30 d'axonge, dans les maladies de la peau et les affections de poitrine ; à l'intérieur on l'a administré contre les calculs muraux (d'oxalate de chaux). Le docteur Naubauer a constaté les propriétés diurétiques de l'acide urique et des urates, à la dose de 20 à 50 centigrammes. On suppose que l'acide urique est transformé en urée dans l'économie animale.

---

§ III. — DIURÉTIQUES FOURNIS PAR LES MINÉRAUX.

LITHINE ET SES SELS

La lithine, ou protoxyde de lithium, *lithia* des Anglais, a été découverte par Arfwedson en 1817 ; elle n'avait reçu, jusqu'à ces derniers temps, aucune application en thérapeutique, lorsque en 1843 M. A. Ure, de Londres, appela l'attention sur une observation de M. Lipowitz, par laquelle le carbonate de lithine exerce une action dissolvante très-remarquable sur l'acide urique ; M. Garrod l'administra avec succès dans la diathèse goutteuse [1]. Il a fait remarquer que l'équivalent de cette base étant peu élevé, elle possédait une plus grande puissance de saturation que la potasse et la soude ; elle dissout mieux les calculs, et dans la goutte elle diminue les accès et les fait disparaître plus tard.

Le carbonate de lithine dissout l'acide urique et le transforme en

[1] *The nature and treatment of gout and rheumatic gout.* 2e édit., 1863.

urate de lithine, qui est extrêmement soluble, beaucoup plus que l'urate de soude. L'urate de soude, en effet, dit M. Garrod, est en grande partie le constituant des concrétions goutteuses : d'où l'inconvénient d'administrer l'eau de Vichy dans la goutte avec tendance aux concrétions. Le carbonate de lithine, au contraire, par la combinaison très-soluble qu'il forme avec l'acide urique, entraîne celui-ci et par conséquent prévient les concrétions. Il suffit de le donner à la dose de 15 ou 25 centigrammes trois fois par jour, dans de l'eau pure ou dans le soda-water.

En Angleterre, on emploie la lithine sous la forme de granules effervescents dont nous avons déjà parlé, qui constituent, à notre avis, un des meilleurs modes d'administration de certains médicaments; chaque dose de 3 grammes, que l'on prend dans un peu d'eau sucrée, renferme 10 centigrammes de carbonate de lithine; on en donne une à trois doses par jour. On fait aussi des granules renfermant chacun 5 centigrammes de carbonate de lithine.

CHOLÉATE DE SOUDE

L'acide choléique n'a pas encore été obtenu à l'état de pureté; aussi n'en connaît-on pas la composition.

M. Wuckerer a proposé l'emploi du choléate de soude comme propre à augmenter la sécrétion du foie, lorsqu'il y a ralentissement ou suspension des fonctions sécrétoires ou excrétoires de cet organe, dans la jaunisse, par exemple; lorsqu'on veut activer le travail réparateur, par exemple dans la convalescence du typhus, dans les maladies chroniques, comme palliatif dans le but de suppléer au renouvellement du sang dans certaines maladies chroniques du foie (atrophie, hyperthrophie, tuberculose, cancer), la dose est de 15 centigrammes à 1 gramme. On le donne sous forme pilulaire, associé à un extrait amer; on le propose pour saupoudrer les ulcères blafards.

Le choléate de soude s'extrait de la bile de bœuf que l'on fait évaporer à siccité; on reprend le résidu par l'alcool rectifié jusqu'à épuisement, on décolore par le charbon animal et on filtre; on fait évaporer au bain-marie en consistance sirupeuse, on reprend par l'éther pour séparer la cholestérine, on fait évaporer le résidu à siccité. Ce résidu desséché est regardé à tort comme du choléate de soude.

SILICATE DE SOUDE $(NaO)^3,{}^2SiO^3)$.

Nous avons dit (page 249) notre opinion sur les préparations que MM. Bonjean et Socquet ont désignées sous le nom de dialytiques. Sans insister sur ce fait, nous transcrirons les formules proposées, laissant à nos confrères le soin de les apprécier : on assure que le silicate de soude fait partie des préparations antigoutteuses de Laville.

BENZOATE DE SOUDE ($NaO,C^{14}H^{5}O^{3},HO$).

On obtient ce sel en saturant l'acide benzoïque par du carbonate de soude; on fait ensuite concentrer et cristalliser; on obtient des cristaux aiguillés qui s'effleurissent un peu. Ils sont solubles dans l'eau, peu solubles dans l'alcool.

En 1841, M. A. Ure fit remarquer qu'après l'ingestion de l'acide benzoïque ou des benzoates, l'urine contenait de l'acide hippurique. Cet acide forme avec les bases des sels extrêmement solubles, tandis que les urates le sont très-peu : de là l'application qu'on a cherché à faire des benzoates au traitement de la goutte, de la gravelle, des rhumatismes, des douleurs névralgiques; mais, d'après M. Rieken, les résultats obtenus sont très-peu favorables.

BENZOATE D'AMMONIAQUE ($AzH^{3},HO,C^{14}H^{5}O^{3},HO$).

Le docteur Seymour, de Londres, a beaucoup vanté ce sel contre la goutte; on l'a employé comme diurétique et sudorifique; on l'a préconisé dans le traitement de l'hydropisie. En France il n'est pas employé; il est très-souvent prescrit en Angleterre et en Prusse.

Potion contre l'Albuminurie scarlatineuse (TAYLOR).

Pr. : Benzoate d'ammoniaque.	30 centigram.
Esprit d'éther nitré (alcool nitrique).	50 gouttes.
Sirop de tolu.	16 gram.
Mixture camphrée.	32

A prendre en trois fois.

Pilules dialytiques (SOCQUET et BONJEAN).

Pr. : Silicate de soude.	25 gram.
Extrait hydro-alcoolique de colchique.	15
— d'aconit napel.	30
Benzoate de soude.	50
Savon médicinal.	50

M. S. A. et faites 1,000 pilules.—A prendre une, puis deux, puis trois, puis quatre par jour, moitié le matin, moitié le soir.

Sirop dialytique.

Pr. : Silicate de soude.	600 gram.
Benzoate de soude.	300
Sirop de gomme.	10,000

Faites dissoudre les deux sels dans l'eau chaude, que vous filtrez, et mêlez les deux dissolutions au sirop concentré jusqu'à 30° bouillant. — Dose, une à deux cuillerées à café par jour dans un verre de tisane dépurative.

Liniment dialytique bitumineux.

Pr. : Naphte pur	80	gram.
Huile narcotique (baume tranquille)	15	
Essence de térébenthine	5	

Mêlez, agitez de temps en temps, et filtrez après quelques heures. Ce liniment vert doit être limpide.

Liniment dialytique éthéré.

Pr. : Éther acétique	80	gram.
Teinture alcoolique d'aconit	15	
— d'arnica (racine)	15	

Mêlez.

AZOTATES

Les azotates alcalins sont regardés comme diurétiques à la dose de 4 à 8 grammes. Nous aurons l'occasion de revenir sur l'azotate de potasse employé comme contro-stimulant dans le rhumatisme articulaire aigu; nous voulons seulement donner ici deux formules, qui sont souvent employées et peu connues :

Vin diurétique nitré (ORFILA).

Pr. : Vin blanc	1	litre.
Nitrate de potasse	10	gram.

A boire par verrées, mêlé avec son volume d'eau de Seltz ou toute autre eau gazeuse, pour faciliter l'élimination par les urines des poisons absorbés.

Vin diurétique de l'Hôtel-Dieu (TROUSSEAU).

Pr. : Vin blanc à 12 pour 100 d'alcool	750
Baies de genièvre	50
Feuilles de digitale	10
Squames de scille	5
Acétate de potasse	15

A prendre par petits verres à bordeaux, pur ou dans de l'eau gazeuse. — Nous croyons que l'on devrait dans cette formule diminuer la proportion de digitale et la réduire à 2 grammes.

Potion contre l'ivresse.

Pr. : Infusion concentrée de café	125	gram.
Sirop de sucre	30	

Chlorure de sodium.	4
Acétate d'ammoniaque liq. (esprit de Mindérérus)..	10

Mêlez. — A prendre en deux fois à un quart d'heure d'intervalle. Nous avons eu occasion bien souvent de constater l'efficacité de cette potion.

PHOSPHATE D'AMMONIAQUE $^{3}(AzH^{3})^{3}HO,PhO5.$

On obtient ce sel par saturation directe de l'acide phosphorique par l'ammoniaque ou par le carbonate d'ammoniaque. Il cristallise en prismes rhomboïdaux ; il est très-soluble dans l'eau, il est efflorescent à l'air, il perd de l'ammoniaque et devient acide.

C'est le Dr T. H. Buckler, de Baltimore, qui a proposé ce sel contre la goutte et le rhumatisme ; M. Mattei, de Bastia, et plusieurs praticiens américains disent en avoir obtenu de bons effets. On le donne en potion à la dose d'un demi-gramme à 2 grammes.

D'après M. Mallez, l'électricité est un puissant modificateur de la sécrétion rénale; un courant intermittent puissant produit par six éléments au bisulfate de mercure, appliqué pendant 15, 20 ou 25 minutes sur les reins, active la sécrétion rénale. On applique chaque pôle sur un rein.

CHAPITRE VII

MÉDICATION EMMÉNAGOGUE

Tous les stimulants généraux sont emménagogues, car l'utérus n'échappe pas à l'excitation générale qu'ils produisent ; mais on donne ce nom à toutes les substances auxquelles on attribue, à tort ou à raison, la propriété d'agir plus directement sur l'utérus, en excitant les règles sans produire d'autres effets ; on place dans ce groupe la rue, la sabine, le safran ; nous y ajouterons l'if, l'ergot de seigle, l'apiol, l'iode et le sulfure de carbone ; ceux-ci peuvent toutefois être placés dans d'autres classes, comme nous l'avons fait. De même que d'autres médicaments, les ferrugineux et les drastiques par exemple, peuvent déterminer l'écoulement menstruel, les premiers en combattant la débilité générale, cause de l'aménorrhée ; les seconds en déterminant un flux sanguin dans le gros intestin.

On peut diviser les emménagogues en trois groupes : 1° les *emménagogues proprement dits*, tels que le safran, l'armoise, l'absinthe et d'autres excitants généraux ; 2° les *abortifs*, ceux qui contiennent des essences ou des résines irritantes, qui sont vénéneux et qu'il faut employer avec prudence ; la sabine et la rue sont dans ce cas ; 3° les *excitateurs de l'utérus*, comme l'ergot de seigle, l'ergot de blé, l'*uva ursi* et le *caulophyllum thalictroïdes* ou *cohosh bleu*.

---

§ I. — EMMÉNAGOGUES DU RÈGNE VÉGÉTAL

SABINE

La sabine, *juniperus sabina*, Conifères, est souvent employée dans l'aménorrhée. Aran l'a appliquée avec succès dans les métrorrhagies qui se produisent hors de la grossesse : il la prescrivait, sous la forme de poudre, à la dose de 1 gramme ou 1 gramme 1/2. La rue s'administre de la même manière à dose un peu plus élevée ; c'est la *ruta graveolens* des Rutacées que l'on emploie. Ces deux plantes perdent leur activité en vieillissant, surtout lorsqu'elles sont pulvérisées. On prépare la tisane avec 4 grammes de plante fraîche ou 2 grammes de plante sèche pour un litre d'eau bouillante.

Potion emménagogue (*Hôpitaux de Londres*).

Pr.: Eau distillée d'armoise. . . . . 120 gram.
Eau de fleurs d'oranger. 15
Huile essentielle de rue. . . . . 6 gouttes.
— de sabine. 6
Sirop de safran. 30

F. S. A. A prendre en trois fois.

Poudre de Sabine pour pansements.

Pr.: Sabine pulvérisée } ãã. . . . . 4 gram.
Calomel }

Mêlez. — Employée avec succès pour le pansement des chancres indurés et pour détruire les végétations vénériennes.

Pilules de Rue et de Sabine (Beau).

Pr.: Poudre de rue } ãã. . . . . 4 gram.
— de sabine }
Sirop d'armoise. . . . . Q. S.

F. S. A. 20 pilules, à prendre une matin et soir dans la métrorrhagie.

L'armoise et l'absinthe s'emploient surtout en infusions, à la dose de 5 à 10 grammes pour un litre d'eau.

La sabine est souvent employée en Allemagne contre la goutte chronique. Voici les formules généralement suivies :

Tisane contre la Goutte.

Pr.: Racine de *calamus aromaticus*. . . . . 90 gram.
Sabine. 60

A prendre 6 grammes de ce mélange pour un litre d'eau bouillante. — Prendre la tisane par verrées dans la journée.

Liniment contre la Goutte invétérée (Garder).

Pr.: Phosphore. . . . . 2,50 gram.
Essence de sabine. 15,00
— de térébenthine. 15,00
Ammoniaque liquide. 60.00

Faire des frictions au sortir du bain. — C'est tout au plus, à notre avis, si ce liniment peut agir comme dérivatif, et non contre la diathèse.

IF

Les feuilles d'if (*taxus baccata*), Conifères, jouissent de la réputation d'être emménagogues et même abortives; les anciens nous ont laissé de sinistres idées sur ce végétal : d'après Dioscoride et Plutarque, ses émanations seraient dangereuses. Dans nos campagnes de l'Ouest, l'if est une cause fréquente d'empoisonnements [1]. Lorsqu'on l'administre dans un but coupable, d'ailleurs, ses propriétés abortives sont très-douteuses, tandis que son action toxique est incontestable.

SAFRAN

Le safran est produit par les stigmates du *crocus sativus*, Iridées. Il est employé comme emménagogue sous diverses formes. La tisane se prépare avec 2 grammes pour un litre d'eau bouillante. On en fait un sirop et un extrait.

Sirop de Dentition (Kœpfen).

Pr. : Safran. . . . . 20 gram.
Tamarin. 100
Eau. Q. S.
Sucre. 500

F. S. A. — A prendre par cuillerées.

Sirop de Dentition (Delabarre).

Pr. : Suc de tamarin frais. . . . . 10 gram.
Infusion de safran. 2
Miel de Narbonne. 10
Teinture de vanille. 0,25

L'infusion de safran se fait avec 1,50 pour 50 grammes d'eau bouillante. Le sirop s'emploie en frictions sur les gencives. Il y a longtemps que cette formule est connue et employée en Amérique.

Nous avons vu souvent employer avec succès le sirop suivant :

Sirop contre le prurit de la Dentition.

Pr. : Miel blanc. . . . . 10 gram.
Infusion de safran (4 part. sur 50). 4
Chlorure de sodium. 2
Teinture de myrrhe 1

Mêlez. — En frictions sur les gencives.

[1] Voir Chevalier, Duchêne et Raynal, *Mémoire sur l'If* (*Annales d'hygiène*, 1855, 2e série, t. IV, p. 94).

Mixture de Safran (Baraillier).

Pr. : Miel blanc. 10 gram.
Safran pulvérisé. . . . . 25 à 50 centigram.

Mêlez. — En frictions sur les gencives à l'aide d'un pinceau ou d'un nouet, contre les douleurs de la dentition.

M. Debout a proposé de remplacer le sirop ou le miel dans ces sirops contre le prurit de la dentition, par de la glycérine, nous ne trouvons aucun avantage dans cette substitution.

L'ergot de seigle, et l'ergot de froment qu'on a proposé de lui substituer dans ces derniers temps, sont des emménagogues directs puissants. Nous renverrons leur étude à la classe des Excitateurs, où ils sont beaucoup mieux placés.

APIOL

Nous avons déjà parlé de l'apiol au chapitre des Fébrifuges. M. Joret dit, avec juste raison, que les moyens à employer pour rappeler les règles doivent nécessairement varier avec les causes qui ont amené leur suppression ; l'apiol présente une supériorité incontestable sur les autres moyens, lorsque l'aménorrhée tient à un défaut de stimulus nerveux général ou localisé, dans l'appareil génito-utérin.

On administre alors l'apiol en capsules, qui en renferment chacune 25 centigrammes, et on donne une capsule le matin et une autre le soir. On continue ce traitement pendant toute la durée des règles.

---

§ II. — EMMÉNAGOGUES FOURNIS PAR LE RÈGNE MINÉRAL

L'iode et les iodures, le brome et les bromures ont été aussi regardés comme emménagogues ; on préfère en général l'iode. Nous allons indiquer quelques formules qui ont été proposées.

Nous avons déjà parlé du sulfure de carbone comme d'un excitant général du système nerveux ; M. le docteur Delpech a constaté ses propriétés[1] abortives ; M. le professeur Wurtzer l'a employé comme tel dans les formes suivantes :

[1] *Mémoire sur les accidents que développe chez les ouvriers en caoutchouc l'inhalation du sulfure de carbone en vapeur*. Paris, 1856, in-8. (Voy. *Bulletin de l'Académie*, t. XXI, p. 350.) — *Nouvelles Recherches sur l'intoxication spéciale que détermine le sulfure de carbone*. (*Annales d'hygiène*, 2e série, t. XIX, p. 1.)

Mixture emménagogue (WURTZER).

Pr.:	Sulfure de carbone	4 gram.
	Alcool rectifié	15

Mêlez. — Quatre à six gouttes toutes les deux heures dans de l'eau sucrée. On conseille aussi le sulfure de carbone contre le gonflement érysipélateux produit par les engelures. On emploie le mélange suivant :

Pr.:	Sulfure de carbone	8 gram.
	Camphre	0,30
	Alcoolat de Fioraventi	30
	Baume du Pérou	4

Mêlez. — En frictions matin et soir.

D'après quelques formules que nous avons déjà fait connaître, on a pu pressentir que les Anglais et les Américains étaient peu difficiles sur les formes pharmaceutiques ; les préparations que nous allons transcrire seront une nouvelle preuve de ce que nous disons.

Mixture contre l'Aménorrhée.

Pr.:	Sulfate de fer	6 gram.
	Iodure de potassium	8
	Teinture de cardamome	25
	Sirop simple	25
	Eau de fontaine	50

Mêlez. — A prendre trois cuillerées à café par jour.

Autre Mixture.

Pr.:	Carbonate de fer	12 gram.
	Teinture de colombo	50
	Sirop de gingembre	50

Mêlez. — Une cuillerée à café matin et soir.

Autre Mixture.

Pr.:	Citrate de peroxyde de fer	8 gram.
	Sirop d'écorce d'oranges	50
	Eau de menthe poivrée	50
	Eau pure	100

Mêlez. — Deux ou trois cuillerées à café par jour.

Pilules emménagogues (J. WARE).

Pr.:	Aloès	1 gram.
	Sulfate de fer	1
	Calomel	0,25

Mêlez et divisez par seize pilules. — Deux ou trois par jour.

Potion emménagogue.

Pr. : Iodure de potassium	8	gram.
Vin de colchique	4,50	
Sirop de salsepareille	50	
Eau	50	

Mêlez. — Trois cuillerées à café par jour.

Teinture emménagogue (Dr Derwées).

Pr. : Gaïac pulvérisé	120	gram.
Carbonate de soude ou de potasse	6	
Poivre d'Espagne pulvérisé	30	
Alcool rectifié	400	

Laissez infuser six jours et ajoutez :

Ammoniaque	24

Une cuillerée à café, trois fois par jour, dans du vin sucré.

Potion emménagogue.

Pr. : Sirop d'armoise	50	gram.
Infusion de safran (2 pour 100)	100	
Teinture d'iode	20	gouttes.

À prendre, trois cuillerées à bouche par jour.

Pommade contre la Dysménorrhée.

Pr. : Axonge	30	gram.
Vératrine	1 à 2	

En frictions, lorsque la menstruation est difficile, douloureuse, lorsque le sang ne s'échappe que par caillots.

CHAPITRE VIII

MÉDICATION EXPECTORANTE

On donne le nom d'expectorants à toutes les substances qui favorisent l'expuition, qui modifient les surfaces des muqueuses et changent la nature de leurs sécrétions.

On considère comme expectorants : 1° toutes les substances résineuses ou celles qui se rapprochent des résines, les gommes-résines, par exemple ; 2° tous les agents capables de produire des nausées ou des vomissements, lorsqu'on les administre à faible dose ; 3° les goudrons et autres produits pyrogénés, ainsi que les substances naturelles qui se rapprochent des goudrons par leur odeur et leur aspect ; 4° dans le règne minéral, les préparations sulfurées, c'est-à-dire le soufre et ses modifications, les eaux sulfurées naturelles et les sulfures alcalins. On y comprend également l'antimoine et toutes ses préparations, dont l'étude sera faite dans un autre chapitre. Toutefois, nous indiquerons dans celui-ci quelques formules dans lesquelles l'antimoine entre à titre d'expectorant.

Quoique les opiacés et autres stupéfiants soient souvent employés pour calmer la toux et contre les affections de poitrine, ils ne peuvent être considérés comme des expectorants, et ils n'agissent comme tels que lorsqu'on les associe à d'autres substances telles que l'ipécacuanha ou l'antimoine, par exemple.

---

§ I. — EXPECTORANTS FOURNIS PAR LES VÉGÉTAUX

PHELLANDRIE

Nous renvoyons au chapitre des Stupéfiants les formules relatives à l'emploi des Ombellifères vireuses, telles que la grande et la petite ciguë, l'œnanthe safranée ; mais nous devons placer ici les fruits de phellandrie, *phellandricum aquaticum*, parce que c'est presque exclusivement comme expectorant qu'elle a été employée en médecine. M. Sandras l'a beaucoup vantée contre la phthisie et les bronchites. On emploie la poudre à la dose de 1 à 5 grammes.

Électuaire de Phellandrium (Sandras).

Pr. : Poudre de fruits (improprement semences) de phellandrium) . . . . 1 à 2 gram.
Sirop de sucre . . . . Q. S.

A prendre matin et soir. — D'après M. Sandras, cet électuaire ne produit jamais de vomissements ; il ne trouble pas les fonctions digestives, les malades peuvent impunément en continuer l'usage pendant plusieurs mois ; il facilite l'expectoration et la diminue ; il calme la fièvre et la diarrhée, il procure le sommeil et augmente l'appétit ; sous son influence, les hémoptysies et les pleurodynies sont moins fréquentes ; mais c'est surtout dans les catarrhes pulmonaires chroniques que les préparations de phellandrie agissent parfaitement.

Sirop de Phellandrium (Thelu).

Pr. : Fruits de phellandrie . . . . 192 gram.
Vin blanc généreux 1,200
Sucre blanc 2,000

Concassez les fruits de phellandrie, faites macérer dans du vin blanc au bain-marie ; après trois jours, distillez pour obtenir 500 grammes de liqueur aromatique, dans laquelle on fait fondre, en vase clos, 750 grammes de sucre.

D'autre part, filtrez le résidu du bain-marie clarifié par le repos, et faites, avec le reste du sucre, un sirop bien cuit que l'on clarifie et auquel on ajoute le sirop aromatique.

34 grammes de ce sirop représentent 2 grammes de phellandrie. — A prendre une ou deux cuillerées par jour.

Poudre d'Irschel.

Pr. : Sucre de lait . . . . 60 gram.
Gomme arabique pulvérisée }
Salep pulvérisé } āā 30
Poudre de phellandrium 5

Mêlez. — Pour une poudre dont on prend une cuillerée à café dans un verre d'eau sucrée trois ou quatre fois par jour. — Contre les catarrhes et les bronchites. — Utile dans la phthisie.

BENJOIN

Le benjoin est produit par le *styrax benzoin* ou aliboufier, de la famille des Styracinées ; on ne l'emploie guère qu'à l'extérieur, contre les tumeurs indolentes.

Fumigations de Benjoin.

Pr.: Benjoin grossièrement pulvérisé. . . . . 15 gram.

On le verse sur des charbons ardents et on aspire fortement les vapeurs; contre l'aphonie et l'enrouement; ou bien on reçoit les vapeurs sur des flanelles avec lesquelles on fait des frictions, ou bien encore on dirige les vapeurs, à l'aide d'un appareil approprié, sur les tumeurs ou sur les parties du corps qui sont le siége de douleurs. Quelquefois on associe le benjoin avec les baumes ou résines, et avec d'autres substances aromatiques.

Teinture de Benjoin composée.

Pr.: Benjoin.	90	gram.
Storax.	60	
Baume de Tolu.	30	
Aloès en poudre.	15	
Alcool.	1,000	

Laissez macérer quinze jours et filtrez au papier. — 2 à 8 grammes dans une potion.

Cigarettes au Benjoin.

On imbibe une feuille de papier sans colle avec une solution saturée de nitrate de potasse; on la fait sécher et on la recouvre d'une couche de teinture de benjoin. Ce papier est ensuite taillé et roulé en cigarettes, que l'on fume. Vantée, par M. Golfin, contre l'aphonie.

GALLES DU PISTACHIER

M. Hoffmann, de Hoffmann Sthal, de Vienne, a proposé pour le traitement de l'asthme et autres maladies de poitrine les galles du *pistachia terebinthus*. Cette galle se développe à la suite de la piqûre d'un insecte nommé *aphis pistachia* [1].

JUSÉE DES TANNEURS

On donne ce nom au résidu liquide des tanneries; c'est une macération aqueuse de tan avec des peaux : celle du veau est transparente, d'une couleur ambrée, d'une odeur *sui generis* qui rappelle celle de la tannée et de la valériane; elle a une réaction acide, une saveur astringente. 100 grammes de jusée donnent 2 grammes d'extrait sec et 98 grammes d'un liquide acide opalin, avec une odeur prononcée de beurre rance.

[1] Voir Rapport favorable de M. Martin Solon, *Bulletin de l'Académie de médecine*, 3 septembre 1844.

L'extrait est brun, son odeur est forte, sa saveur astringente ; il se dissout incomplétement dans l'eau. On en a fait un sirop qu'on administre par cuillerées à café; les pilules contiennent chacune 8 centigrammes d'extrait : on en donne deux par jour.

Le 24 février 1852, M. Bricheteau a fait un rapport sur le travail de M. Barruel[1], qui reconnaît que les préparations de jusée sont utiles et propres à combattre plusieurs accidents sérieux de la phthisie pulmonaire. On les a employées aussi contre le rachitisme et la scrofule.

Nous allons indiquer quelques formules renfermant diverses substances regardées comme béchiques et expectorantes.

Teinture de Thuya.

Pr. :	Thuya *occidentalis* (feuilles).	20 gram.
	Alcool.	500

Laissez macérer quinze jours. — Dose, 2 à 10 gouttes contre les enrouements. — En topique, quelques grammes sur de la charpie, contre les douleurs.

Les semences et les fruits d'if ont été employés dans les cas où la digitale est indiquée, dans les catarrhes pulmonaires et vésicaux, très-fréquents en Allemagne. La poudre, à la dose de 5 à 10 centigrammes, et l'extrait alcoolique éthéré, 1 à 3 centigrammes.

Potion expectorante (Stokes).

Pr. :	Décoction de polygala.	120 gram.
	Sirop de tolu.	6
	Teinture d'opium camphrée.	6
	— de scille.	6
	Carbonate d'ammoniaque.	0,10 à 1,50

Mêlez — A prendre par cuillerées contre la bronchite.

Potion à la Gomme ammoniaque

Pr. :	Mixture de gomme ammoniaque.	150 gram.
	Sirop de scille.	25
	Teinture d'opium camphrée.	12
	— de jusquiame.	3

A prendre par cuillerées à bouche contre les bronchites chroniques.

Pilules pectorales (Latham).

Pr. :	Poudre de Dower.	4 gram.
	Scille fraîche.	1,20

[1] *Bulletin de l'Académie de médecine*, tome XVII, p. 443.

Gomme ammoniaque 1,20
Calomel 0,20

F. S. A. 20 pilules — Trois par jour contre la toux.

Mixture de Cascarille composée (Pharm. de Londres).

Pr.: Infusion de cascarille . . . . 400 gram.
Vinaigre de scille 24
Teinture de camphre composée 48

De 20 à 40 grammes contre les affections chroniques des bronches.

Quelques-unes des formules précédentes et celles qui suivent sont extraites des formulaires américains.

Potion contre la Coqueluche (S. H. Dickson).

Pr.: Iodure de potassium . . . . 6 gram.
Eau distillée d'amandes amères 10
Teinture de musc 6
— d'opium camphrée 6
Eau pure 100

A prendre par cuillerées.

Potion expectorante (Cox).

Pr.: Décoction de polygala . . . . 100 gram.
Sirop de tolu 12
Sulfate de morphine 0,06
Extrait de prunier de Virginie 15

A prendre par cuillerées à bouche.

Mixture contre la Toux.

Pr.: Glycérine . . . . 75 gram.
Sirop d'iodure de fer 12
Sulfate de morphine 0,10

Autre.

Pr.: Glycérine . . . . 75 gram.
Hypophosphite de soude 30
Sulfate de morphine 0,15

Toutes ces formules américaines seraient difficilement acceptées en France par les médecins et par les malades.

Sirop contre l'Enrouement (Mialhe).

Pr. : Sirop de gomme	150	gram.
— de tolu	50	
— de capillaire	50	
Nitrate de potasse	10	
Eau distillée de laurier-cerise	10	

A prendre par cuillerées à bouche dans une infusion chaude de mélisse. Boire par gorgées fréquentes au début de l'enrouement.

Mixture de Réglisse composée.

MIXTURE DE BROWN.

Pr. : Réglisse en poudre	15	gram.
Gomme arabique en poudre	15	
Sucre	15	
Teinture camphrée d'opium	50	
Vin antimonial	25	
Esprit d'éther nitrique	12	
Eau	300	

Mélangez la poudre de réglisse, la gomme et le sucre dans un mortier; ajoutez peu à peu l'eau et les autres substances.

Dans la bronchite chronique, une cuillerée à bouche toutes les deux ou trois heures.

Elixir de Hufeland.

Pr. : Extrait de chardon bénit / — de douce-amère } āā	2	gram.
Eau de fenouil	30	
— de laurier-cerise	4	

A prendre 40 à 60 gouttes quatre fois par jour.

Looch pectoral (Latham).

Pr. : Confection de roses	30	gram.
Oxymel simple	30	
Gomme adragante	8	
Poudre d'ipécacuanha	2	
Sirop de tolu	60	

Une cuillerée à thé trois ou quatre fois par jour dans la toux. Cette mixture, car le nom de looch ne lui convient pas du tout, est très-employée à Londres. Nous n'approuvons pas d'ailleurs ces formes pharmaceutiques, peu agréables à prendre.

Parmi les préparations antimoniales employées comme expectorantes nous signalerons le kermès de Cluzel, qu'on emploie à la dose de 10 à

50 centigrammes ; l'oxyde blanc d'antimoine et l'antimoine diaphorétique lavé que l'on fait prendre dans un looch blanc ou dans des potions, à la dose de 50 centigrammes à 2 grammes.

Nous devons signaler une confusion grave qui est souvent faite par les médecins et même par les pharmaciens : on confond souvent en effet l'*antimoine diaphorétique* avec l'*oxyde blanc d'antimoine*. Quoiqu'il existe réellement peu de différence entre les effets thérapeutiques de ces deux corps, ils sont bien loin d'avoir la même composition, et on ne doit dans aucun cas les substituer l'un à l'autre. L'oxyde blanc d'antimoine a pour composition Sb^2O^3, tandis que l'antimoine diaphorétique lavé des pharmacies est un biantimoniate de potasse $KO,{}^2Sb^2O^5+6aq$.

Pilules contre la Pneumonie lobulaire (Bouchut).

Pr. : Vératrine	5	centigram.
Opium	5	
Poudre d'ipécacuanha	10	
Excipient	Q. S.	

Mêlez et divisez en 10 pilules, à prendre 1 à 5 par jour.

TÉRÉBENTHINES ET ESSENCES

Sous le nom générique de térébenthines, on désigne un groupe de corps formés par des substances résineuses dissoutes dans des huiles essentielles : telles sont les térébenthines de Bordeaux, de Venise, d'Alsace, de Chio, le copahu, etc.; on les nomme aussi *oléo-résines*.

La térébenthine de la Mecque ou baume de la Mecque, de Judée ou de Gilead, est produite par l'*amyris opobalsamum*. La térébenthine de Venise, de Briançon ou du mélèze, découle du *larix Europea* DC., *pinus larix* L., *abies larix* Lam. ; elle est très-estimée et ne durcit pas à l'air.

La térébenthine de Strasbourg ou des Vosges est due à l'*abies pectinata* ou *taxifolia*, *pinus picea* L. On la nomme *térébenthine au citron*.

La térébenthine blanche d'Amérique est produite par le *pinus tæda*; on la nomme aussi térébenthine de Boston ou du Canada.

La térébenthine de Bordeaux, produite par les *pinus maritima* et *sylvestris*, est la plus employée.

Enfin, on emploie quelquefois la térébenthine de Chio retirée du *pistachia terebinthus*, et la térébenthine du Canada, ou faux baume de de Gilead, qui est due à l'*abies balsamea*.

Soumises à la distillation, les térébenthines donnent deux produits distincts : une essence qui est un hydrogène carboné, souvent employé en médecine, sous des formes diverses, et une matière résineuse, connue sous les noms de colophane, d'arcanson, etc., qui entre dans la composition de certains onguents.

Les térébenthines et leurs essences sont employées à peu près dans les mêmes cas, sous les mêmes formes et aux mêmes doses que le copahu.

Gelée de Térébenthine.

Pr. : Térébenthine de Venise	15	gram.
Sirop de sucre	20	
Eau	20	
Gomme arabique	4	
Colle de poisson	2	

Faites dissoudre la colle dans l'eau, et mêlez.

On fait un sirop de térébenthine et un sirop d'essences, des pilules officinales contenant peu de magnésie, et des pilules magistrales qui en renferment à peu près la moitié de leur poids ; les pilules de térébenthine cuite sont faites avec le résidu résineux que l'on obtient en faisant bouillir la térébenthine dans l'eau.

Les térébenthines et leurs essences agissent sur les muqueuses; on les emploie presque exclusivement dans les maladies des voies urinaires et de la poitrine. A l'extérieur, on fait entrer l'essence dans la composition des liniments destinés à frictionner les parties qui sont le siége de douleurs rhumatismales chroniques; elle agit alors comme dérivatif et rubéfiant.

Nous ne pouvons faire ici l'histoire physiologique et thérapeutique des térébenthines, nous renverrons pour cela aux ouvrages spéciaux; mais nous devons signaler l'application qui a été faite par M. Martinet, de la térébenthine ou de son essence dans les névralgies, et surtout les névralgies sciatiques; on peut employer ce médicament à peu près sous toutes les formes. M. Trousseau le fait prendre dans des capsules vides qui se séparent en deux parties, dans l'une desquelles on introduit de 10 à 40 gouttes d'essence; on recouvre avec la seconde capsule, et on fait avaler dans un peu d'eau. On peut employer également les sirops d'essence ou de térébenthine.

L'essence de térébenthine fait partie, avec l'éther, du remède de Durande, qui est si souvent conseillé contre les calculs biliaires. Dans ces derniers temps, on a proposé de remplacer l'éther par du chloroforme.

Les médecins anglais accordent une grande confiance à l'essence de térébenthine contre la péritonite puerpérale. Cette méthode de traitement, dont les succès nous paraissent d'ailleurs douteux, n'a pas été adoptée en France.

Carmichael de Dublin, plus tard Guthrie, préconisèrent l'essence de térébenthine dans les inflammations lentes de l'iris et de la choroïde; M. Flarer, de Pavie, et M. Trinchetti l'ont employée avec succès, sous forme de collyre, contre certaines ophthalmies et blépharophthalmies.

Enfin, on a encore employé la térébenthine contre les aigreurs d'estomac; on l'émulsionne alors dans un peu de carbonate de soude; et M. Elliotson, de Londres, l'administre en lavements dans les cas d'aménorrhées rebelles.

Looch térébenthiné (Carmichael).

Pr. :	Essence de térébenthine	16 gram.
	Jaune d'œuf	N° 1.

Mêlez et ajoutez :

Émulsion d'amandes douces	125
Sirop d'écorces d'oranges	64
Essence de cannelle	3 à 4 goutt.

A prendre par cuillerées dans la journée.

Baume térébenthiné contre les Douleurs (Reveil).

Pr. :	Térébenthine de Bordeaux	5 gram.
	Essence de térébenthine	100
	Ammoniaque liquide	15
	Essence de thym / — de lavande } āā	2,50

Mêlez. — Ce baume prend la consistance de l'opodeldoch; c'est un rubéfiant très-énergique.

GEMME

On désigne sous le nom de gemme ou galipot la térébenthine solidifiée sur les arbres où on recueille la térébenthine : cette substance jouit des mêmes propriétés que la térébenthine, et nous ne voyons pas la nécessité de la substituer aux préparations térébenthinées.

SÉVE DE PIN MARITIME

Lorsqu'on prépare les pins par le procédé Boucherie, qui consiste à les imprégner de solutions salines et surtout de sulfate de cuivre, on obtient un liquide qui est désigné sous le nom de séve de pin; ce liquide a été d'abord proposé contre les affections de poitrine par M. Lecoy, inspecteur des eaux et forêts; plus tard, un certain nombre de médecins, parmi lesquels nous citerons MM. Sales-Girons, Télèphe, Desmartis, Durand, Kérédan, vantèrent la séve de pin dans la phthisie tuberculeuse commençante. En Belgique, ce médicament a été aussi très-employé, et il y est recommandé dans tous les cas où l'on fait usage des résineux et des balsamiques.

La séve du pin maritime est un liquide lactescent, un peu plus lourd que l'eau; sa saveur est balsamique et térébenthinée, fraîche, persistante; son odeur rappelle celle de la résine de pin.

La séve de pin facilite la digestion et augmente l'appétit, lorsqu'on l'administre à faible dose. M. Desmartis a constaté qu'elle exerçait quelquefois une légère action laxative; elle calme la toux et les douleurs, facilite l'expectoration dans la phthisie commençante, dans la bronchite et les catarrhes. Sur les chevaux, on l'a employée avec succès contre la pousse.

On emploie la séve de pin maritime à l'état naturel, à la dose d'un ou deux verres par jour, et on élève progressivement la dose jusqu'à six verres, à boire dans l'intervalle des repas; pour les enfants, on le donne par cuillerées à bouche jusqu'à deux verres. On en a fait un sirop par simple solution qui est peu usité; la forme de pilules et de dragées convient encore moins.

BAUME DE COPAHU

On trouvera dans les livres spéciaux l'histoire du baume de copahu; nous indiquerons seulement ici quelques-unes des formes sous lesquelles on l'emploie; celui du commerce nous vient aujourd'hui de Java et de Maracaïbo.

Dragées de Copahu (Fortin).

Pr. :	Baume de copahu.	30 gram.
	Magnésie calcinée.	1,20

Mêlez et divisez en 72 pilules que l'on dragéifie avec de la gomme et du sucre.

Le baume de copahu a été surtout employé sous forme de capsules et de dragées; il est fâcheux, sans contredit, que la spécialité se soit emparée de ces formes pharmaceutiques, mais c'est la faute des pharmaciens qui ont résisté au progrès, et qui ont fini par adopter les capsules et les dragées, parce que le public et les médecins trouvent ces modes d'administration faciles et agréables.

Toutes ces formes pharmaceutiques ont été soumises au jugement de l'Académie, qui s'est souvent déjugée : ainsi, à propos des dragées Fortin, elle conclut : 1° que les dragées au baume de copahu ne sont pas un remède nouveau; 2° que le procédé d'enveloppe est connu; 3° qu'il n'y a pas lieu à approbation. Le 28 février 1837 [1], elle conclut que l'objet pour

[1] *Bulletin de l'Académie.*

lequel M. Mothes sollicite une prolongation de brevet a une utilité réelle, et que les procédés qu'il suit dans la préparation de ces capsules sont simples, bien appropriés au but qu'il se propose, et qu'ils ne sont pas sans quelque mérite d'invention. Le 27 juin 1837 [1], il est fait un rapport sur les capsules au gluten de M. Raquin, de Clamecy, dans lequel l'approbation est moins louangeuse, et cependant, à notre avis, l'enveloppe au gluten est préférable à celle qui est faite à la gélatine. De plus, M. Raquin ajoute un trente-deuxième de magnésie au copahu.

Lavement au Copahu (Sauvan).

Pr. :	Eau de gomme	60 gram.
	Extrait d'opium	0,05
	Baume de copahu	8 à 32
	Jaune d'œuf	N° 1.

On introduit le jaune d'œuf en solution aqueuse dans un flacon, on ajoute le copahu et l'on agite vivement, puis on y ajoute les autres substances.

Électuaire contre la Blennorrhagie (Clerc).

Pr. :	Cubèbe pulvérisé	60 gram.
	Copahu	20
	Cachou pulvérisé	5
	Conserve de roses	Q. S.

Gros comme une noisette deux fois par jour; ou bien divisez en 80 bols; à prendre 4 à 6 par jour.

Mixture contre la Goutte (Koppe).

Pr. :	Baume de copahu	75 —
	— du Pérou	75
	Huile de sabine	1,20

Contre la goutte compliquée, à prendre par cuillerées à café, une à deux par jour.

Opiat antiblennorrhagique (Bourgeois).

Pr. :	Copahu	60 gram.
	Cubèbe pulvérisé	60
	Cachou pulvérisé	60
	Acétate de potasse	20
	Camphre	5
	Essence de menthe	10

Mêlez. A prendre trois à six cuillerées à café par jour.

[1] *Bulletin de l'Académie.*

FORMULES POUR L'EMPLOI DE L'EAU DISTILLÉE DE COPAHU DANS LA BLENNORRHAGIE

Injections.

Pr. : Eau distillée de copahu. . . . . 100 gram.
Sulfate de zinc. 0,30
Teinture de cachou. 1

Mêlez.

Autre.

Pr. : Eau distillée de copahu. . . . . 100 gram.
Sulfate de zinc. . . . . 0,20 à 0,40
Laudanum de Rousseau. 5

Mêlez.

Autre.

Pr. : Eau distillée de copahu. . . . . 100 gram.
Sulfate de zinc. 0,30
Pierre divine. 0,10

Mêlez.

Autre.

Pr. : Eau distillée copahu. . . . . 100 gram.
Sulfate de zinc. 0,40
Oxyde de zinc porphyrisé. 4

Mêlez.

Autre.

Pr. : Eau distillée de copahu. . . . . 100 gram.
Tannin. 1

Mêlez.

Gelée au Copahu.

Pr. : Baume de copahu solidifiable. 30
Eau. 20
Colle de poisson. 2,5
Miel blanc. 13
Gomme arabique. 1,5

Dissoudre la colle à chaud, remplacer l'eau évaporée, laisser reposer et incorporer.

BAUME DE TOLU

Le baume de tolu, produit par le *myrospermum toluiferum* (légumineuse) nous vient de différentes parties de la Colombie et aussi aujourd'hui du Brésil. Nous allons faire connaître quelques nouvelles formules.

Gelée au Baume de Tolu (Hébert).

Pr. : Baume de tolu	60	gram.
Colle de poisson	90	
Acide tartrique	16	
Sucre	3,500	
Eau de fleurs d'oranger	125	
Blanc d'œuf	N° 1	

On fait dissoudre le baume de tolu dans quantité suffisante d'alcool et on l'étend de 2,500 grammes d'eau ; on filtre et on ajoute la colle de poisson et l'acide tartrique, on fait dissoudre à une douce chaleur, et on ajoute l'eau de fleurs d'oranger, dans laquelle on a fouetté un blanc d'œuf; on conserve dans des pots couverts.

Sirop pectoral (Marincelli).

Pr. : Baume de tolu . . . . 60 gram.

Faites digérer au bain-marie, pendant une heure, dans :

Eau bouillante 3,000

Passez, et versez l'eau balsamique bouillante sur :

Feuilles sèches de digitale, } āā	16
— de belladone }	
Ipécacuanha concassé	4

Laissez infuser douze heures. Passez et ajoutez :

Sucre blanc 6,000

Chauffez modérément jusqu'à dissolution du sucre et clarifiez ensuite avec un blanc d'œuf; battez dans 125 grammes d'eau. Deux à quatre cuillerées à bouche dans la journée et autant dans la nuit.

Le sirop de tolu, tel qu'il est préparé par le Codex, renferme une proportion de baume trop forte; elle devrait, selon nous, être diminuée de moitié. Voici quelques formules composées dans lesquelles entre le baume de tolu.

Cônes au Goudron ou au Tolu.

Pr. : Goudron ou baume de tolu	20	gram.
Poudre de guimauve	35	
Sel de nitre	35	
Eau	Q. S.	

Mêlez et divisez en dix cônes pour fumigations :

Cônes au Sucre.

Pr.: Sucre pulvérisé.	45 gram.
Poudre de guimauve ou lycopode.	20
Sel de nitre pulvérisé.	45
Eau..	Q. S.

Pour dix cônes.

Cônes au Benjoin.

Pr.: Benjoin pulvérisé.	30 gram.
Poudre de guimauve ou lycopode.	35
Sel de nitre.	20
Eau..	Q. S.

Pour dix cônes.

Injection uréthrale de Copahu.

Pr.: Copahu.	2 gram.
Eau.	100
Carbonate de soude..	0,05
Laudanum de Sydenham.	10 gouttes.

Mêlez.

GOUDRON

On distingue aujourd'hui le goudron végétal ou goudron de Norvége et le goudron minéral ou de houille, ou coaltar, dont il sera question à l'article des désinfectants.

Le goudron, les vapeurs de goudron, l'eau de goudron ont de tout temps été préconisés contre les maladies de poitrine et des muqueuses; vanté en Allemagne par Miselaud et Neumann, il a été préconisé en France par un grand nombre de médecins, parmi lesquels nous citerons MM. Cayol, Durand Fardel, Sales-Girons et Valleix.

D'après M. Durand. Fardel, les préparations de goudron modifient avantageusement les sécrétions des muqueuses : tantôt elles les augmentent, tantôt elles les diminuent; d'après MM. Lebert et Pétrequin, le goudron doit être employé dans la phthisie.

Les maladies cutanées, et principalement celles qui présentent la forme squameuse, sont traitées avec le plus grand succès par les préparations de goudron; le docteur Bateman les a employées contre l'ichthyose, MM. Sutro et Watherfield, contre les affections squameuses (*lèpres, psoriasis*); d'après M. Devergie, les malades ne sont que blanchis par le goudron, il ne procure que des guérisons superficielles, et dans les affections squameuses, il faut avoir recours, en même temps qu'on emploie le goudron à l'extérieur, à une médication intérieure énergique.

Le goudron a la consistance d'une térébenthine; il présente une odeur *sui generis* empyreumatique, sa saveur est âcre, il contient de l'acide acétique, des produits pyrogénés, tels que la créosote, l'eupione, la pyrélaïne, la paraffine (Reichenbach); par la distillation on en isole de l'acide acétique et une espèce d'essence. M. Péraire en a extrait trois produits, qu'il a nommés *résinone*, *résinéone* et *résinéine*.

On emploie le goudron sous une infinité de formes : en Amérique, on en prépare un vin et une bière; en France, on emploie surtout l'eau et le sirop à l'intérieur, les pommades et les glycérolés à l'extérieur.

Capsules de Copahu et de Goudron (Ricord, Favrot).

Pr. : Baume de copahu	220	gram.
Goudron de Norvége	20	
Magnésie calcinée	18	

Mêlez. Laissez durcir et divisez en quatre cents capsules que l'on recouvre de gélatine. A prendre quinze fois par jour.

Glycérolé goudronné (Bouchut).

Pr. : Glycérolé d'amidon	15	gram.
Précipité rouge	1	
Goudron végétal	15	

Mêlez. En frictions contre l'eczéma.

DRAGÉES DE GOUDRON

Mélangez à froid le goudron de Norvége avec le quinzième de son poids de magnésie. Laissez en contact quinze jours à la cave. Mêlez de nouveau, roulez en dragées, et faites dragéifier. On y ajoute quelquefois du fer ou du quinquina.

Pommades au Goudron.

	BECK.	ÉMERY.	DEVERGIE.	DESCHAMPS.
Pr. : Axonge.	15	15	10	300
Goudron	3	2	1 à 10	100
Cérat.	»	15	»	»
Soufre.	8	»	»	»
Eau de Cologne.	»		1	»

Chauffez au bain-marie pendant une heure et demie et filtrez.

M. Beck emploie cette pommade contre la lèpre; M. Émery contre le psoriasis.

Fumigations de Goudron (Soubeiran).

Pr. : Goudron	Q. V.
Eau bouillante	Q. S.

On tient le mélange en ébullition dans la chambre du malade.

Le sirop de goudron est fait par simple solution de deux parties de sucre dans une d'eau de goudron. On fait aussi des tablettes de goudron : pour cela, on prépare un mucilage avec de l'eau de goudron et de la gomme adragante, et on ajoute quantité suffisante de sucre pour faire une pâte à tablettes.

Glycérolé de Goudron (GUIBERT).

Pr. : Goudron	1 à 4	gram.
Glycérine	8	

Contre les affections squameuses.

Glycérolé d'Amidon goudronné (BOUCHUT).

Pr. : Glycérolé d'amidon	20	gram.
Goudron	2 à 8	

Mêlez.

FUMIGATIONS PERMANENTES AU GOUDRON

M. Cayol proposait de mettre dans les chambres des malades plusieurs assiettes contenant du goudron, et que l'on pouvait chauffer au besoin. M. Sales-Girons a imaginé un petit appareil contenant du goudron que le malade place au-devant de sa bouche et qu'il porte d'une manière permanente : de sorte qu'avant de pénétrer dans les poumons, l'air inspiré est obligé de lécher la surface sur laquelle est étendu le goudron. M. Sales-Girons pense que ce petit appareil détermine une sorte de diète respiratoire, et que le goudron empêche l'action oxydante de l'air sur le sang et ses effets irritants sur le tissu pulmonaire. Il se base, pour appuyer son opinion, sur un fait fort singulier et parfaitement constaté aujourd'hui, c'est que la vapeur de goudron empêche le phosphore de luire à l'obscurité ; mais on sait que les vapeurs d'iode, de brome, d'éther, d'alcool, d'essence de térébenthine, etc., produisent les mêmes effets : et rien ne prouve d'ailleurs que la phosphorescence du phosphore soit due à un phénomène d'oxydation ; et ce qui paraît faire supposer le contraire, c'est qu'il cesse d'être lumineux dans l'oxygène pur.

RÉSINÉONE DE GOUDRON

La résinéone de goudron, ou *tar oil* des Anglais, est une huile essentielle, liquide, incolore, obtenue par M. Péraire dans la distillation du goudron : elle jouit des mêmes propriétés que le goudron lui-même ; elle distille entre 78 et 148°. Tandis que la *résinone* passe à la distillation vers 70° et la *résinéine* vers 250°. On emploie la résinéone de goudron sous les formes suivantes :

Saccharure.

Pr. : Sucre. . . . . 995 gram.
Résinéone de goudron. 5

A prendre par cuillerées à bouche trois ou quatre fois par jour dans un verre d'infusion.

Looch.

Looch blanc. . . . . 125 gram.
Résinéone de goudron 30

A prendre par cuillerées à bouche d'heure en heure.

Pommade.

Pr. : Cérat sans eau. 30 gram.
Résinéone de goudron. 4

Contre les affections squameuses de la peau.

WOOD-OIL OU GURJUM BALSAMUM

Sous ces deux noms on emploie beaucoup, en Angleterre et en Allemagne, un baume que l'on trouve dans le commerce et qui est produit, dit-on, par le *dipterocarpus trinervis*, etc. On s'en sert pour remplacer le copahu contre les blennorrhagies ; on fait surtout usage de l'huile essentielle à la dose de 10 à 30 gouttes trois ou quatre fois par jour.

HUILE DE CADE

L'huile de cade est une huile pyrogénée infecte, provenant de la distillation des vieux troncs du genévrier oxycèdre, *juniperus oxycedrus* L., qui croît dans le midi de l'Europe ; mais l'huile de cade vraie est rare ; on lui substitue le plus souvent l'*huile fausse*, extraite du goudron.

MM. Bazin, Cazenave, Devergie, Gibert, Serre d'Alais, etc., ont constaté la supériorité de l'huile de cade sur le goudron dans un grand nombre de maladies de la peau, telles que le favus, le lupus, les acné, les eczéma, le pityriasis, l'ichthyose, le psoriasis, la gale, le lichen agrius, etc. Dans les campagnes, c'est le spécifique de la gale des animaux, et surtout de celle du mouton.

L'huile de cade a été rarement employée à l'extérieur ; cependant on en a fait quelquefois usage, à la dose de 15 à 20 gouttes, comme anthelmintique : c'est surtout pour l'usage externe qu'elle est usitée ; on suit les mêmes doses et les mêmes formules que pour le goudron.

Pilules à l'huile de Cade (Bazin).

Pr. :	Huile de cade.	3 gram.
	Acide arsénieux.	0,05
	Extrait de douce-amère.	8

On dissout à chaud l'acide arsénieux dans q. s. d'eau, on réunit le tout, on ajoute q. s. d'axonge, et on divise en 80 pilules.

Bols de Mastic (Dorvault).

Pr. :	Mastic en larmes pulvérisé.	32 gram.
	Sirop de sucre.	Q. S.

Mêlez et faites 64 bols ; — à prendre 4 à 6 par jour contre l'incontinence d'urine.

CAOUTCHOUC

Nous n'avons à nous occuper ici du caoutchouc qu'au point de vue purement médical ; nous renverrons à l'article *Agglutinatifs*, pour tout ce qui est relatif aux applications chirurgicales de cette précieuse substance.

Le caoutchouc est produit par un grand nombre de plantes, et plus particulièrement par la *siphonia elastica* Persoon, *siphonia cachuchu*, Schreb. et Wild. *jatropha elastica* L., *hevea Guianensis* Daub., de la famille des Euphorbiacées ; du *ficus elastica*, des Artocarpées, il vient de Para, du Brésil, de la Guyane, etc.

Le caoutchouc a été surtout préconisé avec excès contre les maladies de poitrine. On l'administre en solution dans l'essence de térébenthine rectifiée, la benzine ou les huiles de pétrole légères d'Amérique. C'est M. Haller de Presbourg et M. Hannon de Bruxelles qui ont beaucoup vanté le caoutchouc dans la phthisie pour combattre la diarrhée et les sueurs. Malheureusement les essais tentés tant en France qu'à l'étranger n'ont donné que des résultats nuls.

Électuaire de Caoutchouc térébenthiné (Hannon).

Pr. :	Caoutchouc dissous dans l'essence de térébenthine. .	1 gram.
	Rob de sureau.	30
	Essence d'amandes amères.	3 gouttes.

On peut élever la dose de caoutchouc jusqu'à 5 et 6 grammes, à prendre une à trois cuillerées à café par jour : dans le traitement de la phthisie.

Pilules de Caoutchouc.

M. Boudet conseille de râper le caoutchouc en poudre fine, et de reduire cette poudre en petites masses, que l'on peut ensuite envelopper d'un peu de farine et d'eau.

M. Leroy, de Bruxelles, conseille de tirer le caoutchouc en lanières et de les couper en petits cubes de 4 à 5 millimètres de côté ; on les enveloppe ensuite de pâte comme le fait M. Boudet ; nous avons préparé des pilules de caoutchouc en traitant la matière déchiquetée par quelques gouttes d'huile légère de pétrole (hydrure de Caproylène de MM. Cahours et Pelouze) et agitant fortement.

On obtient ainsi une pâte fort facile à rouler en pilules.

NAPHTALINE.

La naphtaline, naphtalène, ou hydrure de naphtyle, découverte par Garden en 1820, dans le goudron de houille, étudiée par M. Faraday et surtout par Laurent, se forme dans la distillation des houilles, dans celle du benzoate de chaux, dans la préparation du noir de fumée, etc., etc.

La naphtaline cristallise en lames rhomboïdales incolores, minces, ressemblant à de l'acide borique ; dissoute dans l'éther, elle cristallise en cristaux très-nets et très-gros : elle possède une odeur goudronneuse, une saveur âcre, brûlante, aromatique ; elle ne se dissout pas dans l'eau froide, peu dans l'eau bouillante ; elle est soluble dans l'alcool, surtout dans l'éther et les huiles essentielles. Son point de fusion est à 79° ; elle bout à 217° ; elle est représentée par $C^{20}H^{8}$.

Mise sur la langue, on perçoit une saveur âcre, chaude et désagréable ; elle détermine la toux, et produit un vif sentiment de chaleur dans la bouche et le pharynx.

On a employé la naphtaline, sur les conseils de Dupasquier, comme un stimulant bronchique, dans les catarrhes pulmonaires des vieillards ; à l'intérieur elle a été conseillée comme vermifuge. M. Rossignon la regarde comme un succédané du camphre, M. Émery l'a employée contre un grand nombre d'affections de la peau.

Sirop de Naphtaline (Dupasquier).

Pr. : Naphtaline. 1 gram.

Dissolvez dans le moins d'alcool possible à peu près au degré de l'ébullition, et ajoutez en triturant :

Sirop de sucre. 125

Ce sirop ne doit être préparé qu'au moment de besoin. Employé dans la phthisie, les bronchites comme incisif et expectorant.

Looch de Naphtaline (Dupasquier).

Pr. : Looch blanc. . . . . 125 gram.
Naphtaline. . . . . 50 centigram. à 1 gram.

F. S. A. un looch. — A prendre par cuillerées.

Tablettes de Napthaline (Dupasquier).

Pr. : Naphtaline. 5 gram.
Sucre pulvérisé. 500
Mucilage de gomme adragante. . . . . Q. S.
Essence d'anis. . . . . Q. S.

F. S. A. des tablettes de 1 gramme.

Pommade de Naphtaline (Émery).

Pr. : Naphtaline. 2 gram.
Axonge. 30

Mêlez. — Employée dans les mêmes cas que la pommade au goudron.

Eau-de-Vie à la Naphtaline (Rossignon).

Pr. : Naphtaline. 1 gram.
Eau-de-vie à 58° C. 39

Faites dissoudre. — Peut remplacer l'eau-de-vie camphrée.

GRAISSES RÉSINIFIÉES

Les corps gras rancissent facilement, s'acidifient, et deviennent alors âcres et irritants; leur conservation à l'état frais, surtout celle de l'axonge, est extrêmement difficile ; il en résulte que lorsqu'on prépare certaines pommades avec des graisses rances, outre l'action irritante qu'elles exercent sur les parties où on les applique, elles peuvent produire des décompositions chimiques lorsqu'on les mélange avec certains sels, et il en résulte un médicament tout autre que celui qui a été prescrit ; c'est ainsi qu'il serait impossible de préparer de la pommade à l'iodure de potassium, blanche avec de l'axonge rance, parcequ'il se forme alors un savon et qu'une proportion plus ou moins grande d'iode est mise en liberté.

Pour obvier à ces inconvénients, on a proposé d'ajouter à l'axonge certaines matières résineuses en faible proportion. Nous allons indiquer quelques formules proposées.

Graisse benzinée ou toluinée (Deschamps).

Pr. : Benjoin ou résidu de baume de tolu pulvérisés. . 20 gram.
Axonge récente. 500

Chauffez au bain-marie pendant deux ou trois heures et filtrez. Cette graisse est blanche, elle a une odeur très-agréable : on peut également l'obtenir par l'axonge et la teinture de tolu. On chauffe au bain-marie pour chasser l'alcool; si on chauffait à feu nu, la graisse serait colorée; pour la graisse toluinée, on se sert de la résine, résidu du sirop de tolu.

Graisse populinée.

Pr. : Axonge récente	3,000	gram.
Bourgeons de peuplier	500	
Eau	250	

Chauffez doucement jusqu'à dissipation de l'humidité. Passez et agitez jusqu'à refroidissement.

La graisse alliacée, quelquefois aussi employée, s'obtient en chauffant au bain-marie de l'ail pilé avec de l'axonge.

La paraffine dont nous parlerons au chapitre des Émollients, jouit de la propriété d'empêcher les graisses de rancir; aussi, pourra-t-elle recevoir d'utiles applications en parfumerie et en pharmacie.

---

§ II. — EXPECTORANTS FOURNIS PAR LES MINÉRAUX

HUILE DE NAPHTE

On confond souvent, à tort, l'asphalte, le pétrole, le naphte, le bitume, le malthe, etc., quoique toutes ces substances jouissent de propriétés à peu près identiques; l'huile de naphte proprement dite est un liquide bitumineux, très-fluide, transparent, jaune clair, d'une odeur très-forte, très-inflammable; d'ailleurs ses propriétés varient avec son degré de pureté; elle est insoluble dans l'eau, soluble dans l'alcool, l'éther et les huiles fixes et volatiles.

L'huile de naphte a été employée contre les affections de poitrine. Quoique très-vantée dans le siècle dernier, elle est à peine usitée aujourd'hui. Toutefois, nous devons dire que M. E. Cloquet, médecin du schah de Perse, et M. Andréyosky, médecin de l'armée russe, ont vanté cette huile à la dose de 10 à 20 gouttes contre la diarrhée des cholériques. On l'administre dans un demi-verre de vin blanc.

Avant d'employer l'huile de naphte, il faut la purifier. Pour cela on l'agite dans un flacon avec une solution de carbonate de potasse concentrée; puis on lave à grande eau.

L'huile de naphte s'administre dans des potions à la dose de 10 à 20 gouttes contre les catarrhes, 1 à 4 gouttes comme antispasmodique,

10 gouttes à 5 grammes comme anthelmintique, 5 à 30 gouttes comme antidiarrhéique. Pour masquer la saveur désagréable du naphte, on l'associe aux sirops aromatiques. A l'intérieur, on l'emploie comme la naphtaline, aux mêmes doses et dans les mêmes cas.

Mixture de Naphte opiacé (HASTINGS).

Pr. : Naphte rectifié. . . . . 32 gram.
Laudanum de Sydenham.. 8

15 gouttes, trois fois par jour, avec du sucre, dans de l'eau sucrée ou dans un sirop. Dans les catarrhes et contre la phthisie pulmonaire.

MEDICINAL NAPHTA

Sous le nom de *medicinal naphta*, les Anglais ont beaucoup vanté, depuis plusieurs années, un naphte particulier. D'après le docteur Hastings, on désignerait sous ce nom, en Angleterre, un nombre considérable de corps qui n'auraient d'autres propriétés communes que leur volatilité et leur combustibilité ; mais on distingue avec soin les naphtes médicinaux de ceux qui ne le sont pas.

Les huiles de naphte proprement dites sont des mélanges de plusieurs carbures d'hydrogène, tandis que le medicinal naphta se rapprocherait, par sa composition, de l'éther méthylique $= C^2H^3O$, puisqu'on le représente par C^3H^3O, et en doublant cette formule, on aurait l'acétone $= C^6H^6O^2$.

En 1854, M. Durand-Fardel fit connaître qu'il avait employé le médicinal naphta avec succès contre le catarrhe pulmonaire ; il conseillait en même temps de se tenir en garde contre l'enthousiasme des Anglais, qui le vantaient contre la phthisie pulmonaire. MM. Cayol et Sales-Girons sont arrivés aux mêmes conclusions ; mais avant tout il faudrait dissiper les doutes qui existent sur la nature de ce produit et s'assurer s'il s'agit de l'acétone ou méthyl-acétyle.

HUILE DE PÉTROLE

Les huiles de pétrole sont très-abondantes dans diverses contrées du monde; celles que l'on emploie aujourd'hui dans l'industrie viennent de l'empire des Birmans, province de Rangoon, de Pensylvanie et du Canada. Par distillation on obtient des huiles lourdes et des huiles légères. Le point d'ébullition de celles-ci varie de 14° à 120°. L'huile la plus abondante a été étudiée et décrite par MM. Pelouze et Cahours, sous le nom d'*hydrure de caproylène*. On les emploie dans les mêmes cas que l'huile de naphte. Voici une formule très-employée en Amérique sous le nom de *British oil* :

Pr. : Essence de térébenthine. . . . . 250 gram.
Huile de lin. 250
— de succin. 125
— de genévrier. 125
Pétrole des Barbades. 90
— d'Amérique (seneca oil). 30

ANTRAKOKALI

Ce composé de charbon et de potasse, proposé en 1837, par le docteur Polya de Pesth, contre les maladies de la peau, adopté à cette époque, avec un certain empressement, est à peu près inusité aujourd'hui, depuis surtout que M. Sigmund, de Vienne, a assuré n'en avoir retiré aucun avantage.

On obtient l'antrakokali simple en mêlant 160 parties de charbon de houille porphyrisé avec 192 parties de potasse en solution concentrée et en évaporant à siccité, en agitant constamment.

L'*antrakokali sulfuré*. On mêle 16 grammes de soufre avec le charbon de terre et on fait dissoudre dans la potasse caustique indiquée; et on opère comme nous l'avons dit plus haut.

On employait l'antrakokali en poudre, en pilules et sous forme de pommade au vingtième (Gibert).

FULIGOKALI

M. Deschamps a proposé, sous le nom de fuligokali, un mélange de potasse caustique et de suie.

Fuligokali simple.

Pr. : Potasse caustique. . . . . 20 gram.
Suie brillante. 100

Faire bouillir, pendant une heure, dans quantité suffisante d'eau distillée; étendre d'eau filtrée. Faire évaporer à siccité. Réduire en poudre et conserver dans des flacons secs.

Fuligokali sulfuré.

Pr. : Fuligokali simple. . . . . 60 gram.
Potasse caustique. 14
Soufre. 4

Chauffer le soufre et mêler à la potasse avec un peu d'eau. Lorsque le soufre est dissous, on ajoute le fuligokali. On évapore et on fait dessécher.

Sirop (Deschamps).

Pr.:	Fuligokali sulf.	0,8 gram.
	Eau.	1
	Sirop simple.	158

Mêlez. Contre les affections cutanées.

L'antrakokali et le fuligokali ont été très-justement abandonnés. Ils sont aujourd'hui à peu près inusités.

CHAPITRE IX

MÉDICATION ANTHELMINTHIQUE

Les Anthelmintiques sont des médicaments qui sont employés pour tuer et expulser les vers intestinaux. On appelle plus spécialement vermicides ceux qui détruisent les vers, et vermifuges ceux qui les expulsent sans les tuer. Parmi les premiers, ceux qui sont purgatifs sont à la fois vermicides et vermifuges; de sorte que ceux-ci doivent figurer seulement à la classe des anthelmintiques.

---

§ I. — ANTHELMINTHIQUES FOURNIS PAR LES VÉGÉTAUX

FOUGÈRE MALE

Le rhizome de la fougère mâle (*nephrodium filix mas* Rich., *polypodium filix mas* L.) est une plante de la famille des Fougères caractérisée par un *indusium* réniforme, adhérent par son échancrure, qui recouvre chaque petit groupe de capsules; ceux-ci sont disposés en séries linéaires autour de la fronde et de ses divisions. Le rhizome a été analysé par M. Morin et les bourgeons par M. Peschier de Genève.

On préfère, en général, la souche de fougère mâle récente. On l'emploie en infusion à la dose de 20 grammes pour un litre d'eau bouillante: la poudre s'administre à la dose de 40 à 50 grammes. Ce qui vaut beaucoup mieux. On fait prendre ensuite de l'huile de ricin; car le principe actif de la fougère mâle étant insoluble dans l'eau et soluble seulement dans l'éther et moins dans l'alcool, il en résulte que l'infusion est une préparation à peu près inerte.

L'huile éthérée de fougère mâle est administrée sous des formes diverses à la dose de 2 à 4 grammes; on la prépare en épuisant les rhizomes de la fougère pulvérisés, avec de l'éther et faisant évaporer au bain-marie pour recueillir l'éther; c'est une huile noire, épaisse, d'une odeur éthérée mêlée à celle de la fougère, soluble dans l'éther, peu soluble dans l'alcool froid, elle s'y dissout à chaud.

L'extrait de fougère se prépare avec l'alcool à 80° C., quoique M. Peschier conseille de le préparer avec les bourgeons récents de fougère mâle; à Genève même on n'emploie que les rhizomes frais.

Pour administrer la fougère on commence par nourrir pendant deux ou trois jours les malades avec des potages maigres, on les purge la veille et on administre les pilules suivantes.

Pilules Tæniafuges.

Pr. : Huile éthérée de fougère. . . . . 2 gram.
Mucilage et poudre de fougère. . . . . Q. S.

Pour 10 bols ; — à prendre à jeun, à une heure d'intervalle; on boit la décoction de fougère, et on administre dans la journée 40 grammes d'huile de ricin.

Remède de madame Nonffer.

La veille, faire manger une panade ; — le matin, 12 grammes de poudre de racine de fougère délayée dans 190 grammes de tisane de fougère : deux heures après, les bols suivants :

Calomel
Scammonée } ãã. . . . . 5 décigram.
Gomme-gutte
Confection d'hyacinthe. . . . . Q. S.

Faire 3 bols, 1 pour les enfants, 2 pour les personnes délicates, 3 pour les adultes à un quart d'heure de distance.

MM. Trousseau et Pidoux conseillent : le premier jour, diète lactée sévère ; le deuxième jour, 4 grammes d'huile de fougère (extrait de résineux éthéré), en 4 doses à un quart d'heure d'intervalle ; le troisième jour, 4 grammes d'extrait comme la veille ; après la dernière dose, 50 grammes de sirop d'éther en une seule fois ; demi-heure plus tard, un looch blanc avec 3 gouttes d'huile de croton.

La fougère commune (*pteris aquilina*) est substituée, l'été, à la balle d'avoine pour coucher les enfants ; ils sont là plus au frais, et l'odeur qui s'exhale les préserve, dit-on, des affections vermineuses.

Pilules Anthelminthiques (Duncan et Vogel).

Pr. : Poudre de racine de fougère mâle. . . . . 1,20 gram.
Gomme-gutte. 0,30
Mucilage. Q. S.

Pour quatre bols à prendre, deux matin et soir. Boire dans la journée une infusion de 15 grammes de fougère mâle pour 500 grammes d'eau bouillante.

OSMONDE ROYALE

L'Osmonde royale (*osmunda regalis*) a été préconisée par MM. P. Simon, W. Heindenreich pour la cure radicale des hernies simples; quoiqu'on accorde, avec raison, peu de confiance à cette méthode, nous croyons devoir la faire connaître : on fait digérer pendant huit jours, dans 500 grammes de vin, 8 grammes de rhizome de fougère, et on fait boire en deux fois ; en même temps on fait boire deux petites cuillerées de poudre de la même plante, et on applique sur l'orifice de la tumeur des compresses imbibées d'une décoction préparée d'après la formule suivante :

Pr. : Racine de tormentille		60 gram.
Noix de galle Racine de calamus aromaticus	ãã	30
Eau		1,000

Faire bouillir six minutes et ajouter :

Alcool	100

On maintient les compresses avec une ceinture et quelquefois on les imbibe d'une solution de sel ammoniaque à deux centièmes.

RACINE DE GRENADIER

L'écorce de racine de grenadier sauvage a été employée très-anciennement contre le tænia, comme en témoignent les écrits de Dioscoride, Pline, Celse, etc.; nous n'en parlons ici que pour rappeler que l'on préfère l'écorce *fraîche de la racine de grenadier sauvage*. M. Grisolle recommande, lorsqu'on ne peut pas se procurer l'écorce fraîche, de faire macérer 24 heures celle du commerce dans l'eau et de faire bouillir ensuite : un pharmacien de Paris, M. Lesage, préconise la racine du Portugal, M. Cadet-Gassicourt celle d'Afrique ; M. Legendre, dans un excellent travail, a fait voir que le succès était certain lorsqu'on administrait convenablement l'apozème de grenadier.

TÆNIAFUGES ABYSSINS

Les Tæniafuges tiennent une grande place dans la matière médicale abyssinienne, et on comprendra sans peine qu'il doit en être ainsi, puisque tout le monde dans ce pays, hommes, femmes et enfants sont atteints du tænia : ce qui s'explique aujourd'hui que l'étiologie de cet entozoaire est parfaitement établie, par la quantité considérable de viande de porc crue ou peu cuite dont font usage les habitants de ces contrées. Nous empruntons aux travaux de M. Schimper [1], et aux excellentes thèses de MM. Courbon [2] et E. Fournier [2] les détails intéressants que nous allons donner sur les remèdes abyssins.

MUSENNA

Le mesenna, musenna, que M. Aubert Roche nomme *bisenna* et M. Ant. Petit et M. A. Richard [3] appelent *besenna*, est désigné sous les noms de *mesana* en amhara, et de *besanna* en tigré.

M. Aubert Roche fait venir le mesenna du *juniperus Virginiana* L., et ajoute qu'on le prend incorporé à du miel, auquel il communique un goût de térébenthine agréable [4]. Ach. Richard le rapporte à une légumineuse indéterminée qu'il désigne sous le nom de *besenna anthelminthica*; M. le docteur Courbon a rapporté le premier les fleurs et les fruits de cette plante. On a reconnu que c'était une légumineuse de la tribu des Acaciées ou Mimosées, qui devait être rangée à côté de l'acacia de la haute Égypte, *acacia lebbek* D. et *albizia lebbek* Benth, et on lui a donné le nom d'*albizia anthelminthica*.

M. Courbon a trouvé l'arbre qui produit le mesenna dans tous les points de l'Abyssinie d'une moyenne élévation, à Mahiyo dans le Tarenta, sur la route de Halay à Massonah; il est commun autour de Dixah et d'Hebo; on le rencontre surtout dans le Samen.

C'est l'écorce que l'on emploie. M. Gastinel, professeur de chimie à l'école de médecine du Caire, a reconnu qu'elle contenait une grande quantité de gomme, et un principe particulier analogue aux alcaloïdes, se présentant sous la forme d'une poudre blanche, se combinant aux acides.

La poudre d'écorce de mesenna est administrée à la dose de 60 grammes; les Abyssins la délayent dans l'eau. Ils la mêlent à la farine pour en faire du pain; ils la mélangent au beurre, au miel, pour en faire des boulettes que l'on prend le matin, trois heures avant le repas; aucune fonction n'est troublée : dans la soirée on rend des fragments de tænia, mais en général ce n'est que le lendemain, le matin ou le soir, que le ver est expulsé comme broyé dans une selle séro-muqueuse; les jours suivants on évacue encore quelques fragments de tænia.

M. d'Abbadie, à son retour du voyage qu'il fit en Abyssinie, en 1848, rapporta du mesenna qu'il remit au docteur Pruney-Bey, qui en constata l'efficacité et le fit connaître en Europe. D'après M. Gastinel, l'infusion

[1] *Médicaments employés en Abyssinie contre le ver solitaire.*

[2] Thèses de la Faculté de médecine de Paris; *Journal de la Société des sciences médicales de Bruxelles*, 1848, t. XIV, p. 120.

[3] *Flore d'Abyssinie.*

[4] *Bulletin de l'Académie de médecine*, t. VI, p. 498.

de 30 grammes d'écorce réussit parfaitement ; cependant ce remède a échoué entre les mains de plusieurs chirurgiens de marine, mais il est vrai que la dose qu'ils donnaient (15 à 20 grammes) est regardée comme insuffisante. M. d'Abbadie préfère le mesenna au cousso, parce que celui-ci, dit-il, est un purgatif drastique qui détermine des nausées, qui peut produire des effets dysentériques graves, quelquefois mortels, et que d'ailleurs il n'effectue jamais une guérison radicale.

Nous pouvons affirmer que le cousso ne détermine jamais, en France du moins, des purgations dysentériques ; les nausées qui suivent quelquefois son administration sont sans importance, et elles sont d'ailleurs également déterminées par le mesenna. Enfin le cousso, bien administré, expulse complétement le tænia ; mais, en France, toute discussion à cet égard serait inutile, puisque le mesenna ne se trouve pas dans le commerce, et que le cousso y est assez abondant.

COUSSO

Le *cosso* ou *cousso*, en amhara, et *habi*, en tigré, nommé aussi par Brayer *cotz* ou *cabots*, et que l'on écrit quelquefois en français *cusso* et *kousso*, est produit par le *brayera anthelminthica* Kunth., *hagenia antelminthica* Lam., *Bankhsia Abyssinica* Bruce, de la famille des Rosacées, tribu des Spireacées.

Le *brayera anthelminthica* est un bel arbre que l'on trouve en Abyssinie, sur tout le plateau éthiopien, dans les provinces du Samen, du Lasta, du Gojam et du Golta ; on emploie les inflorescences à dose de 30 à 35 grammes ; les indigènes le prennent réduit en poudre délayée dans divers liquides, ou dans de l'eau. On ressent, après l'avoir pris, une grande âcreté, des nausées, du malaise et du dégoût ; une heure après l'administration, on a une selle ordinaire ; une heure plus tard une selle liquide, et quatre ou cinq heures après, le tænia est expulsé sous forme d'un peloton blanchâtre.

Les Abyssins prennent le cousso tous les deux mois, le matin à jeun ; il ne font leur premier repas qu'après l'expulsion du ver. M. Courbon rapporte que le jour de l'administration du remède, le domestique se présente à son maître avec une croix de paille à la main, en lui disant : *encotatach* (cadeau) ; le maître donne toujours une étrenne.

Les Abyssins administrent souvent le cousso délayé dans une sorte de bière (bouza), faite avec une herbe qu'ils désignent sous le nom de teff (*poa Abyssinica* L.) ; en France, on le fait prendre délayé dans de l'eau tiède ; nous y avons fait ajouter quelquefois, surtout pour les enfants, le jus d'un citron ; il donne ainsi moins de nausées. Un pharmacien de Paris, M. Mentel, a eu l'idée de granuler la poudre, et de recouvrir les petits granules, de sucre ; l'on avale ainsi plus facilement, mais il faut en prendre une dose double ou triple.

M. Hannon, de Bruxelles, a employé avec succès le cousso à faible dose, 1 à 10 grammes, contre les ascarides lombricoïdes, chez les enfants, soit en infusion, soit délayé dans de l'eau tiède.

Le cousso était employé depuis longtemps en Angleterre, en Allemagne, en Hollande, et en Belgique, lorsque, en 1840, M. Aubert-Roche [1] le présenta à l'Académie de médecine. Des observations nombreuses constatèrent son efficacité, et M. Rochet d'Héricourt en ayant apporté une grande provision, il est aujourd'hui définitivement admis dans la matière médicale comme le tæniacide le plus certain dans ses effets [2].

L'analyse chimique du cousso laisse encore beaucoup à désirer, malgré les nombreux travaux dont il a été l'objet. MM. Viale et Latini ont trouvé dans le cousso un produit ammoniacal, qu'ils ont proposé d'appeler *agénate d'ammoniaque*, mais ils n'ont pas isolé et caractérisé l'acide *agénique*, ni déterminé si c'était le principe actif.

D'après M. Stromeyer, le cousso contient une résine amère, du tannin et un alcali végétal nommé *cossine* ou *coussine*. M. Wittstein, qui en a fait l'analyse complète, n'y a trouvé rien de particulier qu'une résine âcre, amère. M. C. Willing en a isolé une huile volatile ; une résine ayant une saveur amère et astringente et l'odeur de l'huile, et une essence dont l'odeur rappelle celle des fleurs.

M. Paveri a extrait du cousso une matière qu'il nomme *koussine* ou *tæniine*, qui a été étudiée par M. A. Vée, et qui ne nous paraît pas être un principe immédiat.

SAORIA — SOARIA

Schimper nomme ce ténifuge Saoria. D'après M. Courbon, c'est Soaria qu'il faut dire. C'est le *Mæsa picta*, Hochst, *Mæsa lanceolata*, Forsk. etc. Cet arbrisseau, de la famille des Myrtacées, ne se trouve que sur des points du plateau éthiopien qui sont situés à 2,000 mètres au moins au-dessus du niveau de la mer. C'est le fruit frais ou desséché que l'on emploie ; on le réduit en poudre et on l'incorpore à de la bouillie de froment ; la dose est de 32 à 44 grammes. D'après Schimper, il agirait aussi sûrement que le kousso ; il purge ; il tue et expulse le tænia, n'exerce aucune action sur la santé ; il est moins rare en Abyssinie que le cousso et plus rare, au contraire, en France.

[1] *Mémoires de l'Académie de médecine*, Paris, 1841, t. IX, p. 689.. — Rapport sur ce mémoire, *Bulletin de l'Académie de médecine*, t. VI, p. 492.
[2] *Bulletin de l'Académie de médecine*. Paris, 1847, t. XII, p. 690.

M. Strohl, agrégé à la Faculté de médecine de Strasbourg, a décrit le saoria ; d'après M. Courbon, il n'existerait pas dans toutes les parties de l'Abyssinie, comme on l'a dit à tort. Ce fruit est une drupe ovoïde, de couleur jaune verdâtre, du volume du poivre ; sa saveur est aromatique, huileuse et astringente; c'est, d'après M. Schimper, un des meilleurs tæniafuges ; il colore l'urine en violet. Voici, d'après M. Strohl, comment on l'administre.

La veille, régime modéré; une soupe le soir; le matin, 30 grammes de saoria en infusion ou délayé dans un liquide sucré ou non. C'est à tort qu'on l'a fait prendre dans de la purée de lentilles ou de farine de froment; on calme les nausées, s'il y en a, par de légères infusions aromatiques ; deux heures après surviennent des selles liquides, dans lesquelles on trouve le tænia mort. S'il n'y a pas purgation, on administrerait l'huile de ricin; régime doux le jour et le lendemain ; au cas où la tête n'est pas expulsée, on doit recommencer quatre jours plus tard.

D'après M. Apoiger, auteur d'un travail étendu sur les fruits du saoria, l'extrait éthéré des semences constituerait un tæniacide très-efficace.

TATZÉ

Le Tatzé ou Zarech a été décrit par M. Schimper ; on désigne sous ce nom le fruit d'une Myrsinée (*Myrsina Africana* L.), et qui croît dans différentes parties de l'Afrique et surtout en Abyssinie, à 3,000 mètres au-dessus du niveau de la mer ; il a la grosseur du genévrier ; c'est une drupe monosperme par avortement, à noyau crustacé, d'une couleur rougeâtre, moins aromatique et moins huileuse que celle du saoria, mais plus âcre et plus astringente.

On l'administre délayé dans l'eau à la dose de 15 à 24 grammes au plus; on réduit les fruits secs en poudre ; il est plus répandu que le saoria, mais il provoque quelquefois des vomissements, jamais des coliques; il produit rarement des accidents généraux et même la purgation; il rend l'urine très-foncée ; si l'effet purgatif n'est pas produit, on administre deux ou trois heures après de l'huile de ricin.

HABI — TSALIM

L'Habi-tsalim, improprement appelé *abitzélim* par Quartin-Dillon et *Habbe-zélim* par V. Schimper, est le nom en tigré du *jasminum floribundum* R. Br.; il est commun dans toute l'Abyssinie et se nomme *Temballal*. En amhara, c'est une plante sarmenteuse ressemblant beaucoup au *jasminum officinale* L. (Courbon). On trouve souvent en Éthiopie une autre espèce de jasmin, le *jasminum Abyssinicum* R. B., qui diffère du précédent par sa corolle, qui est violacée en dehors, au lieu d'être blanche, par les dents de son calice, qui sont longues et sétacées au lieu d'être courtes et obtuses; les Abyssins emploient indifféremment les deux comme tæniafuges. Ils emploient les feuilles mêlées aux jeunes pousses de *l'ouera* ou *aulé olea chrysophilla* Lamk. On pile une poignée du mélange entre deux pierres; on en fait une pâte avec un peu d'eau, et on fait avaler cette pâte semi-liquide. Ce remède réussit bien.

HABI — TCHOGO

L'Habi-tchogo, appelé improprement *Abats jogo* par M. AubertRoche, *Habbe-tseuhukko* par V. Schimper et *Mitchamitcho* par A. Richard, a pour nom véritable *Habi-tchogo* en tigré, et *Metchametcko* en amhara. Ce sont les bulbes que l'on emploie; la plante qui les fournit a été regardée comme une orchidée par Ant. Petit, et par MM. Dumeril et Mérat comme voisine de l'*ixia bulbocodium* L.; mais il est démontré aujourd'hui que ce sont les bulbes de l'*oxalis anthelminthica* A. Rich.; la racine est terminée par un tubercule de la grosseur d'une châtaigne; les feuilles sont radicales trifoliées, du milieu desquelles s'élève une hampe couronnée de fleurs purpurines. On fait prendre les bulbes écrasées à la dose de 60 grammes, mêlés à diverses boissons, ou bien on les croque. Ce remède agit presque aussi bien que le cousso, mais ce n'est, en général, que quatre heures après son administration que le tænia est expulsé.

BELBELTA

Le belbelta est appelé *bolbilda* par V. Schimper et *bilbella* par Quartin-Dillon, nom qui, en abyssin, veut dire petite clochette, grelot; son véritable nom est *belbelta*[1]. Cette plante appartient à la famille des Amarantacées; c'est le *celosi Adoensis* Hochst, *celosia trigyna* L., *achryranthes decumbens* Forsk., *lestibudesia trigyna* R. Br.; d'après Schimper, ce sont les feuilles, les fleurs et les fruits qu'on emploie contre le tænia; tandis que pour MM. Ferret et Galinier, ce sont les semences pilées. Suivant ces derniers auteurs, c'est un remède dangereux qui détermine de vives douleurs. Il est inconnu en France.

ROMAN

Le roman est le nom en tigré, en amhara et en ghéeze (ancienne langue des Abyssins) du grenadier, *punica granatum* L. En Abyssinie

[1] *Voyage en Abyssinie* de Ferret et Galinier.

comme chez nous, c'est l'écorce de la racine que l'on emploie, mais elle est peu usitée.

M. V. Schimper range encore parmi les tæniafuges abyssins l'*angogo*, fruit d'une plante non encore déterminée, et l'*agkert* qui serait la racine du *silene macrosolen* Hochst, Caryophyllées; mais il est peu connu, et d'après M. Courbon, le mot *ogkert* n'existe pas dans la langue éthiopienne.

KAMALA

Kamala est un mot hindoustan qui a été adopté par les Européens pour désigner une poudre rouge qui provient du *rottlera tinctoria*, qui est employée en Orient pour teindre la soie; les Indiens la considèrent comme *d'une chaude nature*, et ils l'administrent comme anthelmintique à faible dose; ils l'emploient aussi contre les maladies de la peau.

Daniel Haubury nous a fait connaître le kamala, qu'il avait vu à Aden[1]; il a été aussi décrit par MM. Dorvault et Guibourt.

Le kamala est décrit par Roxburgh[2]; la plante qui le produit appartient à la famille des Euphorbiacées; elle est commune dans les montagnes de l'Inde; on la trouve aux Philippines, en Chine, dans l'Australie septentrionale, dans le sud de l'Arabie; on cueille le fruit en février et mars; la poudre qui le recouvre constitue le kamala.

Le kamala est d'une belle couleur rouge; il est en poudre fine veloutée; il brûle à la flamme d'une bougie; il est inodore et peu sapide; il est soluble en partie dans l'alcool et dans l'éther.

M. Anderson a extrait du kamala une substance particulière, insoluble dans l'eau, peu soluble dans l'alcool froid, très-soluble dans l'alcool bouillant et dans l'éther, qu'il a nommé *rottlérine;* il y a trouvé en outre des matières colorantes, résineuses, albumineuses, de la cellulose et des sels.

Le docteur Mackinnon, chirurgien directeur du *Medicinal Establishment*, au Bengale, qui a le premier et souvent employé le kamala, dit que c'est un remède efficace contre le tænia, et d'un usage plus certain que la térébenthine et le cousso. La dose est de 12 grammes pour un sujet vigoureux, et de 6 à 8 grammes pour un sujet faible.

On reproche au kamala de déterminer des nausées considérables; le ver est rendu mort à la troisième ou à la quatrième selle qui suit l'administration du remède; on est quelquefois obligé d'administrer l'huile de ricin ou de croton.

[1] *Journal de pharmacie*, juin 1853. *Note sur l'origine et les propriétés de cette poudre*.

[2] *Plants of Coromandel*, vol. II, pl. 168.

Sur quatre-vingt-quinze cas d'administrations du kamala, recueillis par M. Anderson, on ne compte que deux insuccès ; M. C. A. Gardon a confirmé les faits de MM. Mackinnon et Anderson.

Le kamala est très-employé par les Arabes d'Aden. On l'administre intérieurement contre la lèpre et pour faire disparaître les rousseurs et les boutons.

Le kamala a été employé avec succès à Londres par M. A. Leared et à Dublin par M. William Moore : nous l'avons administré trois fois à des enfants et deux fois sans succès. M. Sée, lorsqu'il était à l'hôpital des Enfants malades, n'a pas été plus heureux que nous.

Teinture alcoolique de Kamala (Anderson).

Pr. : Kamala	180	gram.
Alcool rectifié	380	

Faites macérer deux jours et filtrez. — Dose, 4 à 16 grammes dans un peu d'eau aromatique. — M. Anderson lui attribue une action plus certaine et plus douce que celle de la poudre ; elle occasionne plus rarement des nausées et des coliques.

DOLICHOS PRURIENS

POILS A GRATTER

Les gousses du *dolichos pruriens* sont recouvertes de petits poils fauves très-irritants qui déterminent, lorsqu'on les applique sur la peau, une vive démangeaison. Ce sont ces poils que M. Chierici a expérimentés contre la tuberculose pulmonaire, et il a trouvé un excellent fébrifuge à la dose de 20 à 40 centigrammes pour les enfants, et 60 centigrammes à un gramme pour les adultes. On administre après un purgatif. Les poils agiraient mécaniquement, d'après Chierici, et ne détermineraient ni douleurs ni coliques.

SPIGÉLIE ANTHELMINTHIQUE

La spigélie anthelminthique, *spigelia anthelmia* L., et non *anthelminthica, brinvilliers*, et non *brinvillière*, Gentianées, est introduite depuis longtemps dans la matière médicale; elle nous vient de l'Amérique du Sud, du Brésil, de Cayenne; elle est commune aux Antilles. On la dit très-vénéneuse, on ajoute même qu'un papillon et une chenille qui vivent sur cette plante sont eux-mêmes vénéneux ; toutefois elle perd la plus grande partie de ses propriétés par la dessiccation, car on l'emploie beaucoup en Amérique contre les vers intestinaux; elle est peu usitée en France. Ses feuilles desséchées sont d'un vert foncé, d'une odeur analogue à celle des racines d'arnica et de pyrèthre; leur saveur est âcre et amère; elle est rare dans le commerce.

M. Bonnewyn considère la spigélie comme le remède par excellence pour détruire les vers intestinaux. On lui reproche cependant de répugner quelquefois aux enfants; mais c'est là un faible inconvénient. La raison principale qui fait qu'on ne l'emploie pas, c'est la difficulté que l'on a à se la procurer.

Infusion de Spigélie de Maryland.

Pr. : Spigélie de Maryland.	15	gram.
Eau bouillante..	500	

Faites infuser une heure et filtrez.

En Amérique, la spigélie est souvent associée à un purgatif. Voici une formule souvent employée :

Pr. : Spigélie.	15	gram.
Follicules de séné.	12	
Anis vert.	4	
Eau bouillante.	500	

Faites macérer une heure, passez. — Une cuillerée à bouche toutes les trois heures.

Voici encore d'autres formules américaines :

Électuaire vermifuge.

Pr. : Poudre de spigélie.	6	gram.
Poudre d'étain.	30	
Sirop simple.	Q. S.	

A prendre 4 grammes soir et matin. — D'après M. Küchenmeister, la limaille d'étain n'est pas sans danger; suivant ce savant helminthologiste non-seulement c'est un médicament infidèle, mais il peut irriter la membrane intestinale.

Décoction de Spigélie anthelminthique (Bonnewyn).

Pr. : Spigélie finement découpée..	32	gram.

Faites bouillir dans un vase couvert pendant un bon quart d'heure dans suffisante quantité d'eau de pluie pour obtenir 192 à 250 grammes de colature, et après décantation on ajoute 32 à 64 grammes de sirop de fleurs de pêcher ou de mûres.

Sirop de Spigélie (Mouchon).

Pr. : Spigélie en poudre grossière..	250	gram.

Eau de fontaine. . . . . 1,000 gram.
Sirop de sucre. 1,000

Mettez d'abord en contact, pendant quatre heures environ, la poudre de spigélie et un poids égal au sien d'eau bouillante que vous maintiendrez à peu près au même degré de température dans un vase clos; déplacez dans un appareil convenable, à l'aide de l'eau restante, toujours entretenue au degré d'ébullition, pour épuiser complétement la poudre, puis faites concentrer l'hydrolé avec le sirop pour ramener le tout au poids de 1,000 grammes.

Gelée de Spigélie.

Pr.: Spigélie coupée. 20
Mousse de Corse. . . . . 12 à 16

Faites bouillir dans :

Eau de pluie. 500

Réduisez à 320, passez avec expression, laisser déposer quelques instants et décantez dans un poêlon. Ajoutez :

Sucre. 80

Faites évaporer pour avoir 125 grammes de gelée; passez à travers d'une étamine et aromatisez avec :

Essence de citron. . . . . 2 gouttes.

CHENOPODIUM ANTHELMINTHICUM

Dans tous les États-Unis d'Amérique, on substitue au *semen-contra* le *chenopodium anthelminthicum* pour expulser les lombrics. Voici la formule employée au dispensaire de New-York :

Pr.: Huile de chénopode. . . . . 10 gouttes.
Sirop simple.. . . . . 30 gram.

A prendre trois cuillerées à café de ce sirop, deux ou trois jours de suite; puis on administre un purgatif. Les formulaires américains ne disent pas ce que c'est que cette huile de chénopode; il est probable que c'est une huile obtenue par digestion.

GRAINES DE COURGES

Les espèces et les variétés de courges ou citrouilles sont très-nombreuses; on ne sait pas si toutes jouissent des mêmes propriétés.

D'après les renseignements qui m'ont été fournis par M. le docteur

Jourdanet, qui a longtemps habité le Mexique, les graines de citrouille sont employées dans ce pays depuis longtemps contre les vers intestinaux et contre le tænia ; mais on ne sait pas quelle est l'espèce qui est le plus souvent employée. Des essais faits en France, et plus spécialement à Bordeaux par plusieurs médecins, à Paris par M. le docteur Debout, feraient supposer que les graines de toutes les citrouilles jouissent des mêmes propriétés.

Le tænia est fort commun à Mexico. Il est, sans nul doute, produit par le cysticerque du porc, que l'on tue en grande abondance dans cette capitale. Le but d'en approvisionner les boucheries n'est, du reste, que secondaire, comme nous allons l'expliquer. L'espèce la plus commune sur les hauteurs de la Cordillère est petite, trapue et d'un engraissement facile. Dans ce pays où les moyens de transport sont difficiles et coûteux, la production du sol, qui est très-grande, se limite souvent à la consommation insignifiante de la localité. Le fret donnerait aux denrées un prix de revient trop élevé pour qu'on porte sur d'autres marchés des produits qui seraient, d'ailleurs, très-faciles à obtenir. Les propriétaires de terrains fertiles obvient à cet inconvénient, en faisant consommer sur place, par le porc, les graines qu'ils produisent en abondance.

En peu de mois, ces animaux engraissent outre mesure au détriment de leurs chairs, qui en deviennent presque atrophiées. Arrivés à un certain point d'engraissement, ils sont acheminés à pas lents sur la ville où ils arrivent presque tous atteints de ladrerie.

Leur graisse est mise à profit pour la fabrique des savons. C'est là l'usage principal du porc. Cette industrie est éminemment favorisée par le *natron*, qui s'effleurit abondamment sur le sol et qui se compose en grande partie de sesquicarbonate de soude. Tout charcutier est savonnier.

La chair qui reste après le dégraissage porte dans les maisons des consommateurs un aliment insalubre, et les hydatides dont souvent elle est couverte.

C'est là la source féconde des tænias si fréquemment observés.

M. le docteur Jourdanet a eu souvent l'occasion d'employer la graine de citrouilles contre cet entozoaire. Voici comment l'usage en fut importé à Mexico. Mme L..., créole distinguée de cette capitale, résidant actuellement à Paris, était tourmentée depuis longtemps du ver solitaire. La racine de grenadier, la fougère mâle, le cousso avaient été inefficaces. Mme L... éprouvait des accidents sérieux, lorsqu'un voyageur, de passage au Mexique, offrit à la malade de la débarrasser, moyennant 300 piastres (1,500 francs). Le marché fut accepté. Le remède n'était autre que la raine de citrouille, dont le pouvoir fut, du reste, souverain, et rendit la santé à Mme L.... avec l'expulsion complète d'un énorme tænia.

Mme L...., personne fort charitable, se mit dès lors en quête de vers solitaires. Elle préparait elle-même le remède, détaillait avec précision la manière de l'employer et obtenait des résultats dans des circonstances où d'autres moyens eussent été trop coûteux et peut-être inefficaces. C'est de cette respectable dame que M. Jourdanet connut ce remède. Il l'employa souvent. Rarement il échoua. Voici comment il en faisait usage, à l'exemple de Mme L.... dont il ne varia jamais la prescription :

Il prenait 60 grammes de graines fraîches ; après les avoir mondées de leur écorce (épisperme), il les réduisait en pâte granuleuse. Cette pâte, délayée dans un verre d'eau, était prise à jeun, en une seule dose. Deux heures après l'administration de ce remède, il faisait prendre au malade 40 grammes d'huile de ricin. Généralement, le ver était expulsé à la première selle.

Le résultat est d'autant mieux assuré que l'on a pris soin d'y préparer le malade par trois jours de diète et par un purgatif pris la veille de l'administration du tæniafuge.

Tous les médecins qui ont employé les graines de citrouille s'accordent à dire qu'il faut employer l'émulsion avec le marc en suspension. M. Debout a fait dragéifier les amandes. Nous les avons vu employer avec succès contre les ascarides lombricoïdes à la dose de 25 à 50 grammes ; les enfants les mangent avec plaisir. Voici d'autres modes d'administration :

Électuaire de Courges (Reimonenq).

Pr. : Graines de courges		40 gram.
Huile de ricin Miel commun	} ãã	30

Mondez les graines, réduisez-les en pâte ; ajoutez l'huile et le miel. — A prendre en une seule fois dans un verre de lait. — Deux heures après, on administre, dans un verre d'eau froide, le mélange suivant :

Pr. : Huile de ricin Miel commun Jus de citron	} ãã	30 gram.

Le malade doit s'abstenir de manger et de quitter la chambre jusqu'à l'expulsion du tænia.

En 1820, M. Mongeny, médecin de Cuba, publia des observations qui démontraient l'efficacité de la pâte de courge contre le tænia ; MM. Brunet et Lamothe ont confirmé depuis les faits cités par M. Mongeny ; le tænia est rendu entier et roulé sur lui-même, et non par fragments comme avec les autres tæniafuges. A Bordeaux, on emploie souvent la pâte suivante :

Pâte de Courges (Brunet).

Pr. : Amandes de courges. . . . . 45 gram.
Sucre blanc. 45

Pilez dans un mortier jusqu'à réduction en pâte grossière, à prendre en une seule dose. On fait prendre ensuite 180 grammes de miel en trois doses.

ANGÉLINE

Dans le commerce de la droguerie, au Brésil, on désigne sous le nom d'angéline la graine d'un arbre qui croît abondamment dans l'Amérique du Sud ; c'est le *Geoffræa vermifuga* de Martius, *diadelphia decandrica* L., de la famille des Légumineuses ; Marcgrave et Pison lui donnent le nom *d'andira Hai* ou *arriba* ; le docteur Arruda le désigne sous la dénomination de *Skolemora Fernambucensis*. On connaît d'autres espèces désignées sous le nom d'*andira* le *Geoffræa inermis, andira racemosa*. D'après M. Emmanuel Lopez, pharmacien à Rio-Janeiro, les écorces et les semences de ces plantes sont de puissants anthelminthiques.

L'angéline s'emploie à Rio-Janeiro en poudre ou en infusion. La dose est de 5 centigrammes à 1 gramme ; on l'associe quelquefois au calomel.

La semence d'angéline est longue de 5 centimètres ; elle est ovoïde, allongée ; sa surface est terne et peu profondément sillonnée ; elle est jaune pâle, les cotylédons sont blanc grisâtre, entièrement desséchés, compactes, durs, difficiles à pulvériser ; leur saveur est amère et irritante. Elle est très-rare en France.

SANTONINE — ACIDE SANTONIQUE ($C^{30}H^{18}O^{6}$).

C'est M. Kahler, pharmacien à Dusseldorf, qui découvrit la santonine dans le *semen-contra* en 1830; elle fut étudiée plus tard par Alms, Trommsdorf, Oberdoerffer, Liébig, Merk, Guillemette, Calloud, etc. Aujourd'hui, elle est considérée comme un des vermifuges les plus précieux. Les divers procédés que l'on peut suivre pour l'obtenir sont décrits dans tous les ouvrages de chimie. Le nom d'*acide santonique* lui conviendrait mieux, car elle sature parfaitement les acides.

La santonine se présente sous la forme de cristaux incolores quand ils sont purs; ceux du commerce sont légèrement jaunâtres, inodores, fusibles à 131°, volatils, jaunissant à la lumière; ils sont solubles dans l'eau, l'alcool et l'éther. Elle forme avec les bases des sels cristallisables, chauffée avec de l'alcool, de l'eau et un alcali. Le liquide devient rouge, et, par refroidissement, le sel formé cristallise en aiguilles soyeuses, d'abord rouge cramoisi, mais qui deviennent bientôt blanches. Les santonates sont décomposables à l'ébullition.

La santonine doit être administrée avec prudence et à faible dose. MM. Spengler, d'Herborn et plusieurs autres médecins ont cité des cas d'empoisonnement produits par cette substance. Le docteur Spencer Wells assure que passé 25 centigrammes, il survient du côté de la rétine des phénomènes visuels assez curieux : les malades voient tous les objets colorés en vert ou en jaune; les urines sont elles-mêmes fortement colorées en jaune. Cette perturbation dans la vision est très-fréquente, et elle a été constatée par tous les médecins qui ont employé le semen-contra ou la santonine. M. Phipson l'attribue à une oxygénation de la santonine dans le sang et à sa transformation en *santonéine;* M. Mauthner, de Vienne, a constaté qu'elle augmentait la sécrétion urinaire; M. Wittcke a constaté chez plusieurs personnes, après l'administration de la santonine, que les objets rouges étaient vus orange et les bleus verts; ces troubles de la vision sont d'ailleurs passagers.

La santonine est souvent fraudée par l'acide borique, et, ce qui est plus grave, elle a été accidentellement mêlée à la strychnine; ce mélange ne peut être considéré comme une fraude, car la strychnine coûte cinq ou six fois plus cher que la santonine; il n'en est pas moins résulté des cas d'empoisonnement rapidement mortels; la santonine pure ne détermine que des accidents passagers, et encore lorsqu'on dépasse la dose de 5 à 20 centigrammes chez les enfants, et celle de 30 à 40 centigrammes chez les adultes. On l'administre mêlée à du sucre pulvérisé ou sous une des formes suivantes.

La santonine n'est pas le seul principe actif du semen-contra ; l'huile essentielle a une action presque aussi intense, mais elle est moins facile à administrer.

Au point de vue chimique, la santonine peut être placée dans le groupe des glycosides : sous le rapport thérapeutique, nous pensons, avec M. Guibourt, qu'elle n'est pas aussi active qu'une dose correspondante de semen-contra ; elle coûte d'ailleurs beaucoup plus cher.

D'après M. E. Rose, la santonine ne mérite pas la réputation de substance vénéneuse qu'on lui a faite ; il a pu en prendre jusqu'à 1 gramme sans éprouver d'action fâcheuse ; son action diurétique est très-prononcée ; elle constipe et augmente la production des gaz intestinaux ; la tête est prise d'une manière particulière ; il y a un grand abattement, un narcotisme prononcé, auquel M. E. Rose attribue la teinte jaune ou verte avec laquelle tous les objets sont vus; ce serait à une cécité partielle ou passagère pour certaines couleurs, analogue au daltonisme que serait dû cet état plus ou moins permanent, et non une coloration des milieux de l'œil.

D'après le même auteur, l'huile essentielle est vénéneuse et non vermifuge.

MM. Martini et Guépin ont administré la santonine contre l'amaurose, dans la dernière période des iritis, des irido-choroïdites et des choroïdites à exsudations plastiques; mais dans ces cas il faut l'employer avec prudence. On arrive à en faire prendre 2 grammes en cinq jours.

M. Gaffard a proposé d'employer une *santonine* brune, impure, obtenue par un procédé qu'il a décrit; nous préférons encore la poudre de semen-contra; si tant est qu'on veuille employer la santonine, il vaut certainement bien mieux faire usage d'un principe bien défini.

Dragées de Santonine (GARNIER).

Pr.: Santonine pure. . . . . 50 gram.
Sucre. 950

F. S. A. deux mille dragées qui contiendront chacune 25 milligrammes de santonine, deux à six pour les enfants.

Pastilles de Santonine au Chocolat (GUICHON).

Pr.: Santonine pulvérisée. . . . . 100 gram.
Résine de jalap pulvérisée.. 5
Chocolat fin et fondu.. . . . . 900.

Incorporez et divisez en pastilles de 1 gramme contenant chacune 10 centigrammes de santonine. — Une pastille pour un enfant d'un à deux ans; deux pour un enfant au-dessus de deux ans.

Tablettes de Santonine (CALLOUD, MIALHE).

Pr.: Santonine pulvérisée. . . . . 4 gram.
Sucre blanc pulvérisé.. 150
Gomme adragante pulvérisée. . . . . 2.

F. S. A. cent quarante-quatre tablettes. — Chaque tablette contient 2 centigrammes et demi de santonine. — A prendre deux à six par jour.

Sirop de Santonine.

Pr.: Santonine. . . . . 3,60 gram.
Sirop simple. 500

Faites dissoudre la santonine dans quantité d'eau suffisante d'alcool et mêlez au sirop bouillant. — Chaque 30 grammes contiennent 20 centigrammes de santonine.— Dose 15 à 60 grammes. — Ce sirop a été préconisé contre l'amaurose.

ESSENCE DE TÉRÉBENTHINE

L'essence de térébenthine est un excellent vermicide; elle doit être employée très-rectifiée; mêlée avec l'éther, elle constitue le *remède de Durande* contre les calculs biliaires. On a proposé récemment de remplacer dans cette formule l'éther par le chloroforme. Tous ces mélanges tuent et expulsent parfaitement les vers, même le tænia : le meilleur mode d'administration consiste à les faire prendre dans des capsules vides en gélatine que l'on trouve toutes faites dans le commerce. Nous donnons ici quelques formules américaines.

Mixture Tæniafuge.

Pr : Essence de térébenthine. . . . . 30 gram.
Décoction d'orge. 60

A prendre en une fois. On répète cette dose deux ou trois jours de suite le matin, à jeun. S'il n'y a pas d'effet purgatif, ce qui est rare, on administre l'huile de ricin.

Autre (Kuchenmeister).

Pr.: Essence de térébenthine }
Huile de ricin } āā. . . . . 30 gram.
Miel blanc }
Jaunes d'œufs. . . . . No 3.

Mêlez exactement ; à prendre par doses fractionnées dans l'espace d'une heure ou d'une heure et demi.

SUIE

Nous avons déjà dit un mot de la suie. M. Trousseau la considère comme un des vermicides les plus puissants et les plus utiles pour tuer les ascarides qui siégent à l'extrémité de l'intestin ; on donne alors le lavement suivant :

Décoction de Suie.

Pr.: Sucre. . . . . 60 gram.
Eau. 1,000

Faire bouillir une demi-heure ; passez avec expression. Employée en lotions trois ou quatre fois par jour contre les dartres. — On peut employer aussi les pommades suivantes :

Pr. : Axonge. . . . . 60 gram.
Suie tamisée. 15

La décoction précédente, employée en lavements, est un excellent anthelmintique ; quant aux strongles et aux vers qui habitent l'estomac et l'intestin grêle, on fait prendre la préparation suivante :

Café anthelminthique (Trousseau).

Pr. : Suie pulvérisée } ãã. . . . . 8 gram.
Café torréfié pulvérisé }
Eau bouillante. 125

Faites infuser. Passez après refroidissement et sucrez à volonté.

---

§ II. — ANTHELMINTHIQUES FOURNIS PAR LES MINÉRAUX

Dans le règne minéral comme dans les végétaux, il faut distinguer les médicaments qui expulsent les vers de ceux qui les tuent, c'est-à-dire les vermifuges des vermicides ; les premiers, rarement employés, sont les purgatifs salins ; les seconds, plus importants, comprennent l'étain, les mercuriaux et les préparations arsénicales. Nous nous bornerons à donner quelques formules.

ÉTAIN

C'est la limaille d'étain que l'on employait autrefois comme vermicide ; aujourd'hui, elle est à peu près abandonnée ; on a cependant proposé la préparation suivante :

Électuaire stanno-mercuriel.

Pr. : Étain pur } ãã. . . . . 2 gram.
Mercure }

On amalgame l'étain à chaud ; on pulvérise après refroidissement et on ajoute :

Miel blanc. 100 gram.

A prendre par cuillerées à bouche chez les adultes et par cuillerées à café, trois à quatre, pour les enfants : l'emploi de ce mélange n'est pas toujours sans dangers.

ACIDE ARSÉNIEUX

Les acides arsénieux et arsénique, les arsénites et les arséniates tuent parfaitement les ascarides lombricoïdes et vermiculaires. On les administre surtout en lavements.

Lavement vermifuge.

Pr. : Acide arsénieux. . . . . 1 centigram.
Eau distillée.. . . . . 150 gram.

Pour un lavement à administrer froid. — Dans le cas d'ascarides lombricoïdes, on fait des lotions avec cette solution.

L'acide arsénieux étant transformé facilement en trisulfure d'arsenic au contact du gaz sulfhydrique et des sulfures de l'intestin, nous préférons la solution suivante, qui résiste mieux à ces actions décomposantes.

Lavement arséniaté.

Pr. : Arséniate de soude cristallisé. . . . . 2 centigram.
Eau.. . . . . 150 gram.

Pour un lavement. — Nous ferons remarquer que cette solution, quoique plus forte en apparence, l'est réellement moins, puisque l'arséniate de soude renferme près de 60 pour 100 d'eau; de la soude et cinq équivalents d'oxygène; tandis que dans la formule précédente il n'y a réellement que de l'arsenic combiné avec trois équivalents d'oxygène.

MERCURIAUX

Tous les mercuriaux tuent les vers; M. Bouchardat a constaté que l'iodure double de mercure et de potassium $= KI,2(HgI)$, était un poison terrible pour les animaux inférieurs ; M. Trousseau a fait l'application de ces faits à la destruction des vers intestinaux : d'ailleurs le sublimé corrosif ou bichlorure de mercure tue parfaitement les vers, et tous les médecins savent que les tablettes vermifuges du Codex ont pour base le calomel.

Lavement vermifuge (TROUSSEAU).

Pr. : Calomel. . . . . 0,25 gram.
Mucilage de graine de lin.. 125

Mêlez et administrez en lavements contre les ascarides lombricoïdes.

Lavement anthelminthique.

Pr. : Iodure double de mercure et de potassium. . . 0,05 gram.
Eau. 125

Pour un lavement.

Autre.

Pr. : Sublimé corrosif	0,01	gram.
Iodure de potassium	0,05	
Eau	125	

Faites dissoudre. — Pour un lavement contre les lombrics et les oxyures vermiculaires.

Solution vermifuge.

Pr. : Iodure double de mercure et de potassium	0,50	gram.
Eau sucrée	75	

A prendre la valeur d'une cuillerée à café chaque jour dans un verre d'eau sucrée.

Le sublimé corrosif peut être employé aussi en lavement à la dose de un à deux centigrammes dans les mêmes cas que les précédentes solutions.

Suppositoire anthelminthique.

Pr. : Iodure double de mercure et de potassium	0,05	gram.
Beurre de cacao	8	

Dissolvez le sel dans un peu d'eau et incorporez-le dans le beurre de cacao fondu. — Coulez au moment de la solidification. — Contre les oxyures vermiculaires. On laisse le suppositoire à demeure.

L'emploi de ce suppositoire et des lotions avec les solutions iodo-mercurielles sont bien préférables aux onctions d'onguent mercuriel double autrefois employées.

CHAPITRE X

MÉDICATION ALTÉRANTE

Les médicaments altérants impriment une modification profonde dans l'économie animale, loin de produire des effets passagers et fugaces; ils apportent des changements notables dans la composition des liquides, d'où il résulte des aptitudes fonctionnelles nouvelles; ils agissent souvent comme analeptiques ou reconstituants; d'autrefois ils liquéfient le sang et les humeurs diverses, ils les rendent moins propres à l'acte de la nutrition, à fournir des matériaux aux phlegmasies aiguës ou chroniques, ils s'opposent à la formation de nouveaux tissus, ils agissent alors comme *altérants* ou *antiplastiques*.

Sous l'influence des altérants, l'économie est très-modifiée; leur usage intempestif ou l'excès dans leur emploi peut déterminer des accidents de la plus haute gravité; ils peuvent imprimer à la constitution un véritable état cachectique, aussi redoutable dans quelques cas que la maladie à laquelle on les a opposés.

Les médicaments altérants appartiennent au règle minéral; ils sont peu nombreux : on y compte les alcalins, les arséniaux, les iodés, les préparations bromurées, les mercuriaux, les préparations d'or et de platine. Si quelques-uns d'entre eux sont tirées du règne végétal, ce n'est le plus souvent que parce qu'ils renferment un des éléments chimiques que nous venons de nommer.

Les altérants étant des agents thérapeutiques puissants, seront nécessairement opposés à des maladies ou à des lésions qui ont laissé des traces profondes dans l'économie; c'est ainsi que les *alcalins* sont le plus souvent employés comme *diluants*, *dissolvants*, *antiplastiques*, *liquéfiants*, *désobstruants*, etc., contre la *goutte*, les *calculs* vésicaux ou autres, dans le rhumatisme, etc., et toutes les fois qu'il s'agira de diminuer la crase du sang. Le brome, l'iode et leurs préparations sont regardés comme d'excellents moyens de combattre le vice scrofuleux, aussi quelques auteurs les ont-ils placés dans un groupe spécial qu'ils ont nommé *antiscrofuleux* ou *antistrumeux*, ce qui ne les empêche pas d'agir aussi comme les précédents, comme *liquéfiants*, *désobstruants*, *diluants*, etc. Mais quelquefois aussi ils produisent des effets divers et peuvent être de véritables reconstituants. Enfin les mercuriaux, les sels d'or et de platine sont le plus souvent opposés à la syphilis, aussi leur a-t-on donné le nom d'antisyphilitiques.

Il ne faut pas se dissimuler toutefois que de tous ces médicaments, les alcalins sont sans contredit les plus importants par le rôle spécial qu'ils jouent dans l'économie vivante; ils sont aussi nécessaires à la production des phénomènes d'endosmose, de combustion, de digestion, de sécrétion, que l'oxygène est nécessaire à la respiration.

Comme nous l'avons fait dans les chapitres précédents, nous diviserons les alcalins en deux groupes, savoir : 1° altérants fournis par le règne végétal; 2° altérants fournis par le règne minéral.

---

§ I. — ALTÉRANTS FOURNIS PAR LE RÈGNE VÉGÉTAL

FUCUS VESICULOSUS

Toutes les plantes marines appartenant à la famille des Algues contiennent de l'iode; c'est dans les fucus *vesiculosus* et *saccharinus* que Courtois a trouvé ce précieux métalloïde; un grand nombre de *fucus* servent d'aliments dans certains pays pauvres, notamment en Irlande, en Écosse, en Norvége, à Madagascar, dans l'Inde, etc.; nous citerons comme étant employés à cet usage les F. *amansii* Lamouroux, *ciliatus* Gmel., *coralloïdes* Porret, *digitatus* L., *dulcis* Gmel., *edulis* Wilh., *esculentus* L., *muricatus* Gmel., *serratus*, etc.

Le fucus vésiculeux ou *chêne marin, laitue marine*, est extrêmement commun sur toutes les côtés d'Europe. Il en existe un nombre considérable de variétés qui, d'après M. Thurel, paraissent être des hybrides du *fucus vesiculosus* et du *fucus serratus;* c'est même dans ces deux plantes que l'hybridité des algues aurait été le mieux constatée; quoi qu'il en soit, le fucus vésiculeux est extrêmement mucilagineux, on peut en séparer par l'éther un principe odorant sous forme d'une huile fluide.

Autrefois employé en médecine par Gaubius, Baster et d'autres contre le cancer et les scrofules, il était à peu près abandonné, lorsque dans ces derniers temps on a voulu en faire un spécifique contre l'obésité; le charbon de ce fucus était autrefois connu sous le nom de *poudre de chêne marin, d'éthiops végétal;* on a cherché à substituer au fucus vésiculeux ou du moins à introduire dans la thérapeutique d'autres espèces qui très-certainement produiraient les mêmes effets; tels sont : le *laminaria saccharina*, le *fucus lichenoïdes*, ou mousse de Jafna, ou de Ceylan, lichen de Ceylan ou amylacé, etc.

A l'époque où M. Piorry et M. Chantroule préconisèrent les fumigations internes d'iode au moyen de cigarettes contre la phthisie, M. Cadet-Gassicourt proposa de faire des cigares de varech, tantôt seul, tantôt associé au stramonium. Pour cela on divise la plante en très-petits fragments que l'on fait dessécher, puis on les roule en cigarettes, qu'il faut avoir le soin de fumer très-lentement, et de garder la fumée longtemps dans la bouche sans l'avaler. Les cigarettes de *fucus vesiculosus* ne sont pas faciles à faire.

Le *fucus vesiculosus*, préconisé par M. Duchesne-Duparc [1] contre la polysarcie, est surtout employé en poudre ou en infusions. M. Dannecy propose de préparer l'extrait de la manière suivante : faire sécher au soleil le fucus vésiculeux, le réduire en poudre et l'épuiser par déplacement par l'alcool à 54°, filtrer les liquides, distiller et évaporer en consistance pilulaire.

Pilules de Fucus vésiculeux (D'ANNECY).

Pr. : Extrait de fucus vésiculeux. . . . . 30 gram.
Poudre de fucus vésiculeux. 5

Mêlez et faites des pilules de 25 centigrammes, que l'on roule dans la poudre de cannelle, à prendre trois par jour et progressivement jusqu'à vingt-quatre.

M. Duchesne-Duparc emploie le *fucus vesiculosus* contre l'obésité, soit en décoction, soit en poudre.

Le *fucus amylaceus* a été employé avec succès par le professeur Albert de Bonn, sous la forme de gelée, lorsqu'on veut alimenter les malades ou les convalescents, lorsqu'il y a tendance à l'irritabilité du côté des voies digestives, chez les tuberculeux et les scrofuleux surtout, dans les diarrhées inflammatoires qui se montrent dans les convalescences du typhus et de la dysentérie.

Bols iodés (BOINET).

Poudre d'éponge et de plantes marines (*fucus vesiculosus*), parties égales qu'on pétrit avec du miel.

On forme des boulettes grosses comme des noyaux d'abricot.

On mâche ces bols et on les suce jusqu'à ce qu'ils aient perdu leur saveur, auquel cas on les remplace, contre le goître, les affections scrofuleuses et toutes les maladies qui réclament l'usage de l'iode.

On peut les aromatiser et les préparer sous forme de dragées.

Nous verrons plus loin que M. Boinet fait entrer les fucus et les éponges dans d'autres préparations iodées, que nous ferons connaître.

[1] *Du fucus vesiculosus.*

POUDRE DE VIEUX BOIS

M. Devergie apprécie beaucoup la poudre de vieux bois comme poudre de toilette, pour les hypersécrétions, les excoriations qui s'observent chez l'homme et chez la femme après l'acte du coït, pour les intertrigos des parties génitales, du pli des aines, des plis des seins, des aisselles, contre les démangeaisons produites par les sécrétions dans les affections eczémateuses, impétigineuses, etc.; sous le nom de *poudre de vieux bois*, les pharmaciens délivrent presque toujours le lycopode; ce qui est, nous le croyons, sans inconvénient.

CALENDULA ARVENSIS

SYNANTHÉRÉES

Les fleurs et la plante du *souci des vignes* sont souvent employées, en Allemagne, comme antiscrofuleux, les plaies scrofuleuses, la cardialgie, les vomissements chroniques, etc., etc. On les emploie en infusion à la dose de 30 grammes pour un litre d'eau ; on fait aussi grand usage du suc que l'on prépare par expression et filtration à froid ; la dose est de 100 à 200 grammes.

DROSERA

Les *drosera rotundifolia* et *longifolia*, de la famille des Droséracées, étaient autrefois employés dans l'hydropisie et les maladies de poitrine ; on les a vantés, dans ces derniers temps, contre la phthisie ; ce sont des plantes communes aux environs de Paris. Quoique nous espérions peu dans ce moyen, nous croyons qu'il est du devoir de tous les médecins d'essayer tous les médicaments proposés contre cette terrible maladie.

M. le docteur Curie emploie ce remède contre les tubercules pulmonaires sous la forme d'alcoolature et à la dose progressive de 20 à 200 gouttes et plus. Il a constaté qu'on pouvait, sans autre inconvénient que celui de la saveur forte du médicament, porter la dose à 500 gouttes dans vingt-quatre heures.

Vingt gouttes par jour suffisent souvent pour obtenir une guérison durable, lorsque la maladie est dans la première période et qu'il y a absence de fièvre et de complications. Mais une dose plus considérable agit plus rapidement, et lorsque la maladie est plus avancée, elle devient indispensable. La dose moyenne, celle qui devra être généralement employée, paraît être de 150 gouttes.

Il faut quelquefois peu de temps pour obtenir de l'amélioration sous le rapport de l'oppression, de la toux, des crachats et des douleurs de poitrine, quelquefois même sous le rapport de certains signes stéthoscopiques; toutefois il faut, en général, deux ans de traitement continu pour que ceux-ci soient convenablement modifiés.

M. Curie range ce remède dans la classe des remèdes *homœopathiques*, par la raison que l'ayant administré à des chats, au nombre de trois, il a produit chez ces animaux des tubercules pulmonaires, cette expérimentation ne faisant d'ailleurs que confirmer la tradition.

Comme M. Curie a pu le donner à ces animaux à une dose correspondant à 55 grammes d'alcoolature pendant deux ans, sans les tuer, il en conclut que le remède peut s'employer à fortes doses, sans qu'on ait à craindre d'accidents subits [1].

Nous n'avons pas besoin d'ajouter que nous exposons les faits rapportés par M. Curie sans commentaires, nous contentant d'en appeler à l'expérimentation.

POUDRE D'ÉPONGES

L'éponge officinale (*spongia officinalis*), préparée à la cire et à la ficelle, employée en chirurgie, est quelquefois remplacée, pour dilater les plaies et les trajets fistuleux, par la racine de gentiane et par la laminaire digitée, dont nous allons dire quelques mots.

Les éponges calcinées, ou pour mieux dire *torréfiées*, sont quelquefois encore employées comme fondantes et résolutives contre le goître : la poudre d'éponges qui a été récemment introduite dans la thérapeutique comme absorbant pour les pansements d'après MM. Pichot et Malapert, jouirait de propriétés désinfectantes.

D'après M. Beyran, ancien médecin de l'hôpital impérial de Constantinople, on emploie en Turquie empiriquement la boisson suivante contre la phthisie.

Boisson contre la Phthisie.

Pr. : Poudre d'éponge calcinée. . . . . 20 gram.

Faites bouillir dans

Eau de goudron. . . . . 2 litres.

M. Mentel mêle l'éponge calcinée avec du sucre et granule le mélange.

LAMINARIA DIGITATA

La laminaire digitée (*laminaria digitata*), algues, est une plante très-abondante sur les côtes de l'Océan; on la trouve surtout sur les rochers en

[1] Dr Curie, *Note à l'Institut*, sept. 1861. — *Note à l'Académie de médecine*, août 1862. — Heermann, *Diss. de rore solis*, Erfurt, 1715. — Sigisbeck, *Diss. de rorella*, Wittenberg, 1716.

Normandie et sur les rivages anglais; elle est d'un usage populaire pour dilater les trajets fistuleux, et elle peut remplacer avec avantage l'éponge à la cire et à la ficelle employée aux mêmes usages. La partie de la plante employée se présente sous la forme de petits cylindres de 20 à 25 centimètres de longueur, de la grosseur d'une plume d'oie; ils sont noirs à l'extérieur et ressemblent à une gousse de vanille, ils sont très-fragiles lorsqu'ils sont secs; leur cassure est nette : mis à macérer dans l'eau, ils se gonflent lentement, sextuplent de volume et dilatent progressivement les trajets fistuleux.

C'est sur le général Garibaldi que la laminaire digitée a été expérimentée scientifiquement, sur la recommandation de M. Wilson, chirurgien de Glascow, qui avait eu l'occasion de l'employer plusieurs fois; elle produisit de très-bons effets; depuis lors, plusieurs chirurgiens français ou étrangers l'ont employée avec succès; on met un, deux, ou un plus grand nombre de cylindres, selon le diamètre de la plaie que l'on veut dilater; on racle les cylindres pour enlever l'enveloppe noire qui les recouvre, puis on les fait macérer quelques minutes dans l'eau tiède avant de les appliquer.

---

§ II. — ALTÉRANTS FOURNIS PAR LE RÈGNE MINÉRAL

Avec la plupart des thérapeutistes, nous plaçons l'iode et le brôme et leurs préparations dans les altérants, quoique nous reconnaissions que dans certains cas, et administrés avec prudence, ils agissent plutôt comme reconstituants. L'iode et le brôme ont été quelquefois aussi employés comme caustiques; quoique nous placions ces sortes de médicaments dans une section spéciale de la classe des irritants, nous parlerons ici des usages de l'iode comme caustique, afin de ne point scinder son histoire.

Les alcalis et les sels alcalins agissent évidemment comme antiplastiques; administrés en excès, ils déterminent souvent un état général qu'on a avec juste raison appelé cachexie alcaline; employés le plus souvent comme fondants et lithontriptiques, ils agissent alors comme de véritables altérants; mais d'autres fois aussi, on les emploie comme antiacides, leur action est pour ainsi dire, dans ces cas, toute chimique; nous réunirons cette médication à celle des altérants.

Quant aux mercuriaux et aux préparations d'or et de platine, que quelques auteurs placent dans les médicaments spécifiques, et dont ils font la classe des antisyphilitiques, nulle part, à notre avis, ils ne sauraient être mieux placés que dans les altérants.

MÉDICATION IODÉE

Les formules qui ont l'iode ou ses préparations pour base sont innombrables ; nous donnerons ici les principales, et nous renverrons les lecteurs aux travaux de MM. Boinet[1], D'orvault[2], Coindet, Lugol, Duroy, etc., etc.

Nous ne ferons que signaler les propriétés antiseptiques de l'iode, nous proposant de revenir au chapitre des désinfectants, dans lequel nous ferons connaître les formes sous lesquelles l'iode a été employé comme désinfectant et modificateur des plaies.

En 1854, le 16 août, M. Chatin rendait compte d'un travail de M. Duroy[3] duquel il résultait que cet honorable pharmacien avait constaté :

1° Les propriétés antiseptiques de l'iode;

2° Que l'iode avait plus d'affinité pour l'albumine et pour le gluten que pour l'amidon lui-même ;

3° Que si la teinture d'iode coagule l'albumine, cela est dû à l'alcool et non à l'iode, qui ne la coagule pas.

Antérieurement à M. Duroy, les propriétés antiseptiques de l'iode avaient été constatées par Magendie.

M. Boinet est sans contredit le médecin qui a le plus contribué à avancer l'histoire de l'iode ; nous ferons connaître un grand nombre de ses formules, quoique nous ne partagions pas toutes ses idées sur la médication iodée ; nous parlerons d'abord de l'iode naissant, dont on a fait si grand bruit dans ces derniers temps.

IODE NAISSANT

Le monde médical et le public extra-scientifique ont été trop souvent entretenus, depuis quelques années, des propriétés merveilleuses qui ont été attribuées à l'iode naissant, pour que nous ne croyions pas devoir indiquer ce que nous savons sur cette question.

Les chimistes savent depuis un grand nombre d'années que lorsqu'on mélange en proportions convenables une solution d'iodure de potassium avec une autre solution d'iodate de potasse, en présence d'une liqueur

[1] Boinet, *Iodothérapie.*

[2] Dorvault, *Iodognosie ou Monographie chimique, médicale et pharmaceutique de l'iode et de l'iodure de potassium.*

[3] *Rapport à l'Académie de médecine.* (*Bulletin de l'Académie de médecine* tome XIX, page 1003.)

acide, il en résulte de l'iode libre et de la potasse qui est saturée par l'acide en présence. L'équation suivante rend parfaitement compte du phénomène, en effet :

$$IO^5KO, + {}^5IK = I^6 + {}^6KO.$$

On comprend sans peine qu'en dehors de la présence d'un acide, la décomposition n'aurait pas lieu, puisque l'iode se combine directement avec la potasse, en effet :

$$I^6, {}^6KO = IO^5KO + {}^5KI.$$

M. Berthé, vers 1846, avait publié un procédé de dosage de l'iode dans les iodures alcalins, basé sur cette réaction parfaitement connue. C'est à cet iode ainsi mis en liberté que l'on a voulu attribuer des propriétés merveilleuses et particulières ; sans doute l'état naissant des corps est le plus convenable aux combinaisons chimiques, mais personne n'avait jusqu'à présent attribué aux corps dans ces conditions, des propriétés thérapeutiques spéciales. L'Académie de médecine, dans sa séance du 28 janvier 1862, a rejeté de pareilles prétentions [1].

Nous ne connaissons pas le travail qui a été présenté à l'Académie sur l'iode naissant, mais, d'après la lecture du rapport dont il a été l'objet, nous croyons qu'on a commis une grande erreur en confondant avec l'état naissant des corps, les transformations isomériques que certains de ces corps peuvent éprouver sous l'influence de la chaleur, de la lumière, de l'électricité et de bien d'autres agents. Un exemple fera mieux comprendre notre pensée :

Le bioxyde de baryum soumis à l'action de la chaleur, et traité par l'acide sulfurique, dégage dans les deux cas de l'oxygène *naissant*; mais le premier est *inactif*, c'est-à-dire qu'il n'altère pas le mercure et l'argent, et qu'il ne déplace pas l'iode des iodures; tandis que le second est *actif*, c'est-à-dire qu'il se combine au mercure et à l'argent, qu'il bleuit le papier imprégné d'iodure de potassium et d'amidon (Houzeau), il possède en un mot toutes les propriétés de l'oxygène *ozonisé* ou *électrisé*, signalées par van Marum en 1785, étudiées et étendues par M. Schœnbein en 1840, et plus tard par MM. Marignac, de la Rive, etc. Il ne faut donc pas confondre comme on le fait les corps *ozonisés* ou *électrisés* avec *l'état naissant*. Nous venons de voir en effet que l'oxygène pouvait être à l'état naissant et non *ozonisé* ou *inactif* ; tout comme on pouvait rendre *actif* ou *ozonisé* par l'électricité de l'oxygène *non naissant* ; comme on pourrait ramener le même oxygène *ozonisé* à l'état ordinaire par une température de 250° à 300°.

[1] Voir *Bulletin*, t. XXVII, p. 366.

ALIMENTATION IODÉE

Considérant l'iode comme un aliment et non plus comme un médicament, M. Boinet a cherché sous quelle forme il conviendrait mieux de l'administrer; celle qui lui a paru la meilleure est la forme qui nous est présentée par la nature, aussi a-t-il cherché à administrer l'iode tel qu'on le trouve dans les végétaux, combiné avec les plantes qui en contiennent en plus grande quantité. Employé ainsi à faible dose, d'une manière presque insensible, mais continue, il a des effets très-avantageux et très-remarquables : il ne trouble pas les fonctions digestives, comme il arrive toujours lorsqu'on administre les préparations iodiques telles que la pharmacie nous les propose. Sous la forme où M. Boinet l'emploie, il se prête avec facilité aux convenances, au goût, aux caprices même des malades, puisqu'on peut l'associer facilement à tous les aliments, à toutes les boissons et à toutes les pâtes.

Pour administrer l'iode d'après ces préceptes et suivant ses vues, M. Boinet a donc recours aux aliments et aux boissons d'un usage journalier. Le pain ordinaire, le pain d'épice, les gâteaux, les biscuits, le chocolat, le café, le lait, le vin, la bière, les sirops, les pâtes, les bonbons, sont les principaux excipients qu'il choisit et que préfèrent les malades, surtout les enfants, qui peuvent en faire usage sans se douter qu'ils prennent un médicament. Ces aliments iodés, en même temps qu'ils sont très-économiques, sont d'un usage général et servent à peu près partout à la nourriture de chaque jour.

Eau iodée simple.

Pr. : Teinture d'iode. . . . . 15 gram.
Tannin. 0,50

5 à 6 gouttes deux fois par jour, dans un verre d'eau pure ou sucrée, ou additionnée d'un sirop au goût du malade, ou d'eau de Seltz.

Eau iodo-ferrée.

Pr. : Teinture d'iode.. . . . . 15 gram.
Tannin. 0,50

5 à 6 gouttes dans un verre d'eau dans lequel on ajoute une cuillerée à bouche de la préparation suivante :

Eau distillée.. 250
Tartrate de fer ammoniacal 4

On peut sucrer, aromatiser, et ajouter soit de l'eau de Seltz, soit un sirop quelconque.

On peut prendre deux verres par jour de cette eau iodo-ferrée, qui remplace merveilleusement l'iodure de fer.

Pain iodé.

Le pain iodé, qu'emploie M. Boinet depuis plusieurs années, les biscuits, les gâteaux, le pain d'épice, etc., se préparent en ajoutant, dans la pâte dont on se sert pour ces diverses préparations, de la poudre de plantes marines, de celles qui sont les plus riches en iode, comme le *fucus vesiculosus* par exemple, et parmi les animaux la poudre d'éponge, etc., soit en boulangant la farine avec de l'eau iodée naturelle, ou des sels iodifères. La poudre doit être finement pulvérisée, et pour chaque pain de 2 kil. M. Boinet fait mettre de 5 à 10 grammes de poudre. Cette addition n'apporte aucune modification dans le pain, et ceux qui en font usage ne se douteraient pas de sa composition, si on ne les prévenait. De cette manière se trouve résolu le problème de la médication iodique par l'alimentation. C'est là en effet la meilleure voie à suivre, dans le traitement préservatif et curatif des maladies chroniques qui demandent l'usage de l'iode. *In alimento medicamentum*, a dit Hippocrate.

Vin iodé naturel, préparé par fermentation.

Pour préparer le vin iodé, M. Boinet a eu recours à un procédé qui, à son avis, atteint bien le but qu'il s'était proposé, c'est-à-dire donner une préparation iodée naturelle.

Au moment des vendanges, on prend du raisin mûr qu'on ne fait pas égrapper, à cause du tannin et des sels que renferment la grappe, qui d'ailleurs sert à conserver le vin et aide à la fermentation. Dans une cuve en bois on place une épaisse couche de raisin, une couche de poudre de plantes marines (*fucus vesiculosus*), puis une nouvelle de raisin, puis une nouvelle couche de poudre, et ainsi de suite jusqu'à ce que la cuve soit remplie. On recouvre le tout d'une couche de menue paille, pour le mettre à l'abri du contact de l'air et favoriser la fermentation. Alors commence la grande et capitale opération du cuvage. Puis au bout de quinze à vingt jours, lorsque le vin paraît bon à tirer, c'est-à-dire lorsque la fermentation est achevée et que le sucre du raisin a été changé en alcool et en acide carbonique, on le fait mettre dans des tonneaux, en le préservant autant que possible du contact de l'air. On presse ensuite le moût, et le jus qui s'écoule est ajouté dans les futailles; enfin, on procède pour le reste comme pour le vin ordinaire. Dans ce vin ainsi préparé, l'iode est si intimement combiné qu'il est presque insensible à l'action des réactifs, et qu'il s'y trouve à l'état latent, comme dans les préparations iodées, où l'on ajoute du tannin.

Nous avons constaté, par expérience, que le vin iodé de M. Boinet était très-agréable à prendre ; la saveur de plantes marines très-prononcée qu'il présente est loin d'être désagréable, on s'y habitue facilement : les enfants le boivent avec plaisir. D'après les essais faits à l'hôpital des Enfants, nous avons remarqué qu'il excitait l'appétit.

C'est, selon M. Boinet, de toutes les préparations iodées connues jusqu'à ce jour, la meilleure, la plus naturelle, la plus facile à administrer et celle qui s'assimile le mieux. La dose est pour les adultes de deux ou trois cuillerées à bouche par jour, et pour les enfants de deux ou trois cuillerées à café. On l'administre dans le vin ordinaire en mangeant, au dejeuner et au dîner.

Lait iodé.

Dans une tasse de lait de vache, de chèvre ou d'ânesse, ajouter de cinq à dix gouttes de la préparation suivante :

Pr. :	Teinture d'iode.	15 gram.
	Tannin.	0,50

Ou bien faire bouillir dans 1 litre de lait 5 ou 6 grammes de poudre de *fucus vesiculosus*, ou de poudre d'éponge.

Dans toutes les affections scrofuleuses, tuberculeuses, ou lymphatiques.

Biscuit iodé.

Pr. :	Poudre de *fucus vesiculosus*.	30 gram.
	Iode pur.	1
	Tannin.	0,50

Mêlez exactement cette poudre à la pâte à biscuit, quantité suffisante ; pétrissez la masse et étendez-la à l'aide d'un rouleau, puis divisez-la en cent parties de 10 grammes chacune. Chaque biscuit contient un peu plus d'un centigramme d'iode. On peut en prendre cinq ou six par jour.

Bière iodée.

Ajouter dans la bière, telle qu'on la prépare ordinairement, et au moment où on la fait, pour une quantité de 25 litres, 250 grammes de poudre de *fucus vesiculosus*.

Boisson iodée

QU'ON PEUT COUPER AVEC LE VIN EN MANGEANT

Pr. :	Teinture d'iode.	2 gram.
	Tannin.	0,25
	Eau.	1,000

Une cuillerée à bouche deux fois par jour, dans le vin, en mangeant, au déjeuner et au dîner. Pour les enfants, une cuillerée à café. Suspension pendant huit jours tous les mois.

Nous préférons le vin iodé naturel dans les engorgements chroniques de la prostate, de la glande mammaire, des ganglions lymphatiques; dans les affections cutanées chroniques, dans les scrofules, la syphilis constitutionnelle, le cancer.

Café iodé.

Il suffit d'ajouter dans une tasse de café noir sucré, ou non, de cinq à dix gouttes de teinture d'iode additionnée de tannin; en ajoutant du lait au café, on a du café iodé, et cette préparation est d'autant plus avantageuse que le lait est composé de substances qui ont la propriété de dissoudre l'iode, tels que le butyrum, le caséum et le petit-lait ou sérum. C'est une préparation agréable et commode pour tout le monde, surtout pour les enfants.

Voici la formule :

Pr. :	Teinture d'iode.	15 gram.
	Tannin.	0,50

5 à 10 gouttes, une fois par jour, soit dans le café au lait au déjeuner, soit dans le café noir à la fin du repas, soit dans le lait, si l'on ne veut prendre que cette substance.

On peut préparer le chocolat de la même manière.

Chocolat iodé en tablettes.

Pr. :	Teinture d'iode.	2 gram.
	Tannin.	0,25
	Chocolat.	500

Une demi-tasse par jour.

M. Boinet préfère le chocolat préparé avec les poudres marines, et de la manière suivante :

On broie le cacao, et on le mélange, au moment où l'on fait le chocolat, avec la poudre de *fucus vesiculosus*. On met par 1,000 grammes de pâte de chocolat 50 grammes de poudre de *fucus*.

On divise en tablettes de 30 grammes, dont on prend cinq ou six par jour.

APPLICATION NOUVELLE DE L'IODE

BADIGEONNAGES, APPLICATIONS TOPIQUES

Depuis que M. Boinet recommande cette manière d'employer l'iode, ou ses composés, elle a été très-souvent mise en usage dans un grand nombre de maladies. Les composés iodiques qui ont été employés ont varié suivant les effets que l'on désirait obtenir ; ils étaient plus ou moins actifs. Le but de leurs applications est d'appeler à l'extérieur une irritation ou une inflammation interne, de permettre l'absorption d'une certaine quantité d'iode et enfin, dans des cas nombreux, de modifier les surfaces irritées, enflammées et ulcérées.

Voici les différentes formules de M. Boinet.

Solution iodée ordinaire.

Pr. : Teinture d'iode du Codex. . . . . 100 gram.
Iodure de potassium. 4

Solution plus concentrée et par conséquent plus active.

Pr. : Teinture d'iode. . . . . 100 gram.
Iodure de potassium. 10
Iode pur. 10

On peut encore augmenter l'activité de la solution en y ajoutant une plus grande quantité d'iode pur, et arriver à la solution caustique, qui se formule de la manière suivante :

Pr. : Teinture d'iode. . . . . 50 gram.
Iodure de potassium, } āā. 25
Iode pur, }

Un pinceau, un tampon de charpie, une petite éponge fixée à un manche, servent à pratiquer ces badigeonnages sur les parties où l'on désire les appliquer. M. Boinet a indiqué, dans son *Traité d'iodothérapie*, les effets locaux de la teinture d'iode ordinaire ou concentrée, appliquées en badigeonnages soit sur la peau, les muqueuses ou les plaies, etc. A chaque badigeonnage qu'on fait une fois par jour, et qu'on répète pendant 3 ou 4 jours, 5 ou 6 jours, c'est-à-dire jusqu'à ce que le malade accuse de la chaleur, de la cuisson et que la desquamation de la peau commence, on applique 3 ou 4 couches de teinture d'iode coup sur coup, et on recouvre les parties badigeonnées d'un simple linge ou d'un morceau de flanelle. Alors on cesse les badigeonnages pendant plusieurs jours et jusqu'à ce que toute douleur ait complétement cessé ou qu'un nouvel épiderme se soit reformé ; puis on y revient de la même manière.

Dans les derniers temps, quelques médecins ou pharmaciens ont ajouté à ces solutions iodées de la glycérine ou d'autres mélanges plus ou moins inertes. M. Boinet a expérimenté toutes ces préparations modifiées; elles sont loin d'être aussi actives et aussi efficaces que les solutions iodées *seules*; la glycérine, par sa nature grasse et onctueuse, diminue l'action de l'iode.

Les maladies contre lesquelles ces badigeonnages sont employés avec succès sont les affections chroniques de la poitrine, comme les bronchites, les tubercules, l'asthme, et dans les angines, les laryngites, etc.

On les emploie très-efficacement contre les épanchements séreux, de toute nature, dans l'œdème, les infiltrations du tissu cellulaire, l'hydarthrose, les gonflemments inflammatoires, les inflammations des articulations, de la plèvre, du péritoine, aiguës ou chroniques; les névralgies, les engorgements ganglionnaires, le carreau, le goître, les tumeurs de toute nature.

Leur efficacité est incontestable dans les nombreuses inflammations de la peau et du tissu cellulaire ; ils arrêtent l'érysipèle, l'angéoleucite, et font avorter les pustules de la variole. Leur avantage n'est pas moins marqué dans les dermatoses chroniques, la teigne, l'acné, dans le lupus, dans les ulcérations et les taches de la cornée, les ophthalmies scrofuleuses, purulentes, dans les granulations palpébrales, les inflammations diphthériques de la gorge et des amygdales ; les inflammations, les ulcérations de l'urèthre, du vagin, du col de l'utérus, qu'elles soient aiguës ou chroniques, simples ou purulentes, spécifiques ou non, en éprouvent des effets très-avantageux. Pour badigeonner l'urèthre, le vagin ou le col de l'utérus, on se sert d'un petit pinceau, d'une éponge, ou tout simplement d'un tampon de charpie imbibée de la solution dont on veut faire usage ; et si on veut agir plus fortement sur les parties enflammées ou ulcérées et les modifier plus profondément, on peut laisser en place, pendant quelques heures, le tampon de charpie ou l'éponge, qu'on a eu soin d'attacher par un fil, afin de le retirer plus facilement et sans être obligé de réappliquer le spéculum.

Ces applications topiques de l'iode ont surtout des effets remarquables dans les plaies de mauvaise nature, dans les ulcères de toute espèce, etc.; elles ont de plus l'avantage de rendre les cicatrices plus unies.

Baume ioduré contre le Goître, les Tumeurs lymphatiques, les Engelures et les Crevasses.

Pr.: Iode.	0,50 gram.
Iodure de potassium.	5
Alcool à 34°.	90

Faites dissoudre; d'autre part prenez :

Pr.: Savon animal.	50 gram.
Alcool à 34°.	120

Faites dissoudre à une douce chaleur, mêlez les deux solutés, aromatisez à volonté et coulez dans des flacons à large ouverture ; bouchez exactement après refroidissement. Cette préparation est incolore et solide. On l'emploie en frictions. C'est une bonne préparation.

Bougies uréthrales iodées.

Pr. :	Cire blanche.	20 gram.
	Axonge	32
	Iode.	1
	Tannin.	0,25
	Chlorhydrate de morphine.	0,05
	Eau.	Q. S.

Ces bougies sont employées, ainsi que les bougies vaginales, les pessaires, les suppositoires, etc., dans les cas de blennorrhagies chroniques rebelles aux autres moyens, dans les cas d'engorgements et de légères ulcérations de l'urèthre, du vagin et du pourtour de l'anus ; mais ces instruments ainsi recouverts de pommade iodée sont peu usités. Les badigeonnages, les injections ou les lavements iodés sont de beaucoup préférables, ou mieux encore l'introduction dans le canal de l'urèthre, à l'aide d'un stylet, d'une petite boulette de charpie ou de ouate trempée dans la teinture d'iode ; ou dans le vagin, d'une petite éponge ou d'un tampon de charpie chargé de teinture d'iode.

POUDRES IODÉES.

Poudre contre le Goître.

Éponge brûlée.	2 gram.
Azotate de potasse, Coraline pulvérisée, Sucre blanc, } ãa.	10

Mêlez et divisez en dix doses, en prendre cinq par jour, dans quelques cuillerées de vin blanc.

Poudre contre les Scrofules chez les Chlorotiques.

Pr. :	Éponge brûlée.	10 gram.
	Sous-carbonate de fer.	20

Mêlez et divisez en doses de 0,25 centigrammes, en prendre trois doses par jour, le matin, à midi et le soir, dans une cuillerée de potage.

Poudre résolutive.

Pr. :	Éponges torréfiées.	10 gram.
	Iode.	0,50

Sel ammoniac, Sel marin,	ãã	20
Opium en poudre		1

Contre les tumeurs du sein, les engorgements chroniques. Pour en faire usage, il faut la mettre dans un sachet.

Sachet résolutif.

Pr. : Sel ammoniac	30 gram.
Iode en poudre	0,50
Brôme	0,25
Amidon en poudre	10

Mêlez.

On peut administrer de l'iode dans tous les sirops; il suffit, pour dissoudre ce métalloïde d'une manière complète, d'ajouter 0,10 centigrammes de tannin par once de sirop.

Sirop antiscorbutique et antiscrofuleux.

Pr. : Sirop de gentiane, — de quinquina, — de fleur d'oranger,	ãã	300 gram.
Tannin, Teinture d'iode,	ãã	5

Mêlez. — 3 à 6 cuillerées par jour, dans une tisane quelconque.

Dans tous les sirops médicamenteux qui contiennent du tannin, comme les sirops, antiscorbutique de quinquina, de saponaire, de raifort, etc., on obtient un sirop iodé en ajoutant par 30 grammes de sirop dix gouttes de teinture d'iode et pour que l'assimilation de l'iode y soit plus complète, on y ajoute quelques grains de tannin.

Ces sirops sont faciles à administrer chez les enfants, comme chez les grandes personnes. Ils sont utiles dans toutes les affections scrofuleuses lymphatiques, syphilitiques, dans le rachitisme, la carie des os, certaines dermatoses chroniques.

INJECTIONS IODÉES

La composition de ces injections varie, suivant les cavités où on les injecte et suivant les effets qu'on veut produire.

Les injections dans le péritoine doivent être moins concentrées; M. Boinet les compose de la manière suivante :

Pr. : Eau distillée	100 gram.
Teinture d'iode	10

Iodure de potassium. . . . . 2 gram.
Ou tannin. 0,20

Dans les blennorrhagies chroniques, les flueurs blanches, le catarrhe utérin.

Pr. : Teinture d'iode. 50 gram.
Iodure de potassium. 4
Eau distillée. 50

Dans les kystes de l'ovaire, les abcès de toute espèce, l'hydrocèle, les hydarthroses, etc.

Pr. : Teinture d'iode. 100 gram.
Tannin ou iodure de potassium. 4

Dans les kystes et les abcès déjà injectés et qui exigent des injections répétées; dans les fistules à l'anus, les trajets fistuleux, pour les vaginites et les ulcérations du col de l'utérus. Cette préparation doit être employée plutôt en badigeonnages qu'en injections.

HUILES IODÉES

Huile de Foie de morue iodée.

Toutes les huiles iodées proposées jusqu'à ce jour sont de mauvaises préparations qui, ne peuvent en aucune façon remplacer l'huile de foie de morue.

Dans un flacon d'huile de foie de morue de 500 grammes, on ajoute une cuillerée à café de teinture d'iode additionnée de tannin; et si l'on veut administrer une huile de foie de morue iodée et ferrugineuse, on ajoute à chaque cuillerée d'huile de foie de morue, au moment de la prendre, une cuillerée à café d'une solution de tartrate de fer ammoniacal, 4 grammes sur 250 d'eau.

Emplâtre fondant et calmant iodé.

Pr. : Emplâtre de Vigo. . . . . 16 gram.
Extrait de belladone, } ãã. 4
— de ciguë, }
Iode en poudre très-fine. 1

Mêlez et étendez sur de la peau ou de la toile.

Contre les engorgements squirrheux, les sarcocèles et les tumeurs de nature douteuse, syphilitiques ou cancéreuses.

La composition de cet emplâtre peut donner naissance à un iodure de mercure, ou même à un biiodure; mais jamais il ne nous a paru être suivi d'effets fâcheux.

Pilules contre les Affections cancéreuses.

Pr. : Savon médicinal. . . . . 4 gram.
Gomme ammoniaque. 2
Iodure de fer. 1
Bromure de fer. 0,50
Poudre de ciguë, — d'aconit, } ãã. 1,50

Divisez en pilules de 0,20. — 2 à 4 de ces pilules par jour; les continuer pendant longtemps, six mois au moins.

Pommade contre les Maladies chroniques de la Peau, le Psoriasis, l'Acné.

Axonge. . . . . 30 gram.
Proto-iodure hydrargyré. . . . . 2 à 4

Suivant l'action plus ou moins forte qu'on veut produire. Cette pommade est excellente encore contre les engorgements glandulaires chroniques, cancéreux.

Lavement iodé.

Pr. : Eau. 150 à 200 gram.
Poudre d'amidon.. . . . . deux cuillerées à bouche.
Teinture d'iode. . . . . 1 gram.
Tannin. 0,20

On peut augmenter la dose de la teinture et la porter jusqu'à 10 et à 12 grammes. Dans les dysentéries chroniques et les ulcérations de l'intestin.

Autre formule.

Pr. : Teinture d'iode. . . . . 15 à 25 gram.
Iodure de potassium, Tannin, } ãã. 0,25
Gomme arabique.. 15
Eau de riz. . . . . 150 à 200
Laudanum. . . . . 10 gouttes.

Pour un lavement qu'on renouvelle deux fois dans les vingt-quatre heures. C'est surtout quand il y a du ténesme qu'on y ajoute du laudanum.

Pâte de Jujubes, de Lichen, de Guimauve, de Réglisse iodées.

On prépare ces pâtes en ajoutant de la teinture iodo-tannique, de manière que chaque morceau de pâte contienne environ un ou deux milligrammes d'iode.

On peut en prendre jusqu'à dix morceaux par jour.

Gargarismes iodés.

Pr. : Eau distillée, ou toute décoction émolliente qu'on croira devoir préférer.	500	gram.
Teinture d'iode.	10	
Tannin.	0,25	

Pour combattre la salivation mercurielle, les ulcères syphilitiques de la bouche, de la langue et de la gorge.

Cette solution peut être reniflée dans le cas d'ozène, dont elle enlève la fétidité. Les badigeonnages avec la teinture d'iode sont encore meilleurs et produisent des effets plus prompts contre toutes ces lésions.

Topique pulvérulent iodé (Boinet).

Pr. : Amidon en poudre.	100	gram.
Iode en poudre.	10	
Acétate de morphine.	0,10	

Pour panser les ulcères de toute nature, les plaies sanieuses, les chancres, les bubons suppurés. — On peut au besoin et selon les cas augmenter la dose d'iode.

Teinture d'Iode (Boinet).

Pr. : Teinture d'iode.	30	gram.
Iodure de potassium.	1	
Tannin.	1	

Cette teinture ainsi préparée peut être ajoutée au besoin dans toutes les potions, dans les sirops, les boissons, lorsqu'on voudra administrer l'iode.

Lavement dans les Affections intestinales.

Pr. : Iode.	1	gram.
Huile d'olives.	30	

Mêlez. — Pour un lavement contre la dysentérie.

Sirop de Curaçao iodé (Chaix).

Pr. : Extrait alcoolique de curaçao.	30	gram.
Iode pur.	1,60	
Alcool à 86°	Q. S.	
Sirop de sucre concentré.	720	

F. S. A.—A prendre une à trois cuillerées par jour.—Les sirops de noyer, de brou de noix, de gentiane, de salsepareille, se préparent de la même manière.

Sachet contre le Goître (Reveil).

Pr.: Chlorhydrate d'ammoniaque. . . . . 50 gram.
Iodure de potassium. 0,50
Poudre d'iris. 50

Mêlez et enfermez dans de la ouate, que l'on dispose en cravate et que l'on fait porter le plus longtemps possible. Tous les cinq ou six jours, on ajoute une nouvelle quantité d'iode. Agit très-bien, dans le goître exophthalmique surtout.

Glycérine iodée (Richter).

Pr.: Iodure de potassium. . . . . 15 gram.
Glycérine. 32

Faites dissoudre et ajoutez :

Iode pur. 15

Mêlez.— Contre les maladies de la peau.

Inhalations iodées.

Pr.: Eau. . . . . 250 gram.
Iodure de potassium. 0,50
Teinture d'iode. . . . . 5 gouttes.

Mêlez. — En inhalations contre l'hépatite et les scrofules.

Liqueur iodée (Lugol).

Pr.: Eau distillée. . . . . 100 gram.
Iode.. 0,60
Iodure de potassium. 1,20

Mêlez. — A la dose de 6 à 8 gouttes dans un verre d'eau sucrée.

Réactif de la Quinine (Bouchardat).

Pr.: Iode. . . . . 10 gram.
Iodure de potassium. 20
Eau. 500

Mêlez. — Ce réactif précipite la quinine à l'état d'iodure de potassium et de quinine, le précipité obtenu mis en contact avec une lame de zinc, on obtient de l'iodure de zinc et de l'iodure de potassium ; et l'alcaloïde mis en liberté peut être isolé par filtration, lavé et caractérisé. On peut d'ailleurs, par le poids de l'iodure double, connaître celui de la quinine.

Cônes iodés (Corbel-Lagneau).

Pr. : Iode. . . . . 5 gram.
Poudre de guimauve. 40
Sel de nitre. 35
Alcool. Quantité suffisante pour dissoudre l'iode.

Ajoutez le sel de nitre à la poudre de guimauve, formez une pâte au moyen de l'eau et faites des cônes égaux que l'on fait sécher. Pour l'iodure de soufre, même formule ; on y peut ajouter un peu de benjoin. Ces cones sont des imitations des trochisques dont la formule a été donnée par M. Langlebert.

Trochisques d'Iode et d'Iodure de mercure (Langlebert).

Pr. : Braise pulvérisée. . . . . 20 gram.
Azotate de potasse pulvérisé et sec. 5

Mêlez entièrement, passez au tamis fin et ajoutez :

Iode ou protoiodure de mercure. 10

Mêlez de nouveau en triturant. Réunissez en masse avec un mucilage très-léger de gomme adragante, et divisez en vingt trochisques, contenant chacun 50 centigrammes d'iode ou d'iodure ; faites sécher rapidement au soleil ou à l'étuve et conservez dans un flacon bouché. — Pour fumigations.

Collyre iodé.

Pr. : Eau de roses. . . . . 100 gram.
Tannin, } ãã 0,05
Iode, }

Autre.

Pr. : Eau de roses. . . . . 125 gram.
Teinture d'iode. 1
Tannin. 0,10

Dans les kératites, les ophthalmies scrofuleuses, les taches de la cornée, cinq ou six fois par jour. On peut ajouter quelques gouttes de laudanum ou du sulfate d'atropine s'il y a douleur vive. Mais mieux vaut toucher es pustules, les ulcérations, les taches de la cornée avec un pinceau très-fin trempé dans de la teinture d'iode.

INJECTIONS IODÉES

De toutes les applications de l'iode la plus importante sans contredit, celle qui a rendu les plus grands services, est celle que l'on a faite de la solution alcoolique, ou de la solution aqueuse dans l'iodure de potassium, comme topique excitant.

Les effets locaux excitants et même irritants de la teinture d'iode placent ce médicament parmi les agents les plus importants de la médication homœopathique ou substitutive.

M. Lugol avait sans doute entrevu les propriétés détersives et antiseptiques de l'iode; mais c'est à M. Boinet que revient l'honneur d'avoir fait connaître cliniquement la modification particulière qu'exerce cet agent sur les tissus affectés de suppuration, d'avoir précisé l'action modificatrice de l'iode sur les plaies de mauvaise nature, d'avoir insisté sur la propriété que possède l'iode de tarir la sécrétion du pus, d'enlever les mauvaises qualités aux produits secrétés par les plaies.

Mais il faut ajouter que c'est à M. Duroy, habile pharmacien de Paris, que l'on doit d'avoir démontré expérimentalement les effets et le mode d'action de l'iode. Les conclusions générales que notre confrère a tirées de son travail sont trop importantes, pour que nous ne les rapportions pas en entier.

Voici quelles sont les propositions de M. Duroy :

1° L'iode est un puissant antiseptique; il arrête et prévient la fermentation putride; il manifeste cette propriété envers les solides et les humeurs de l'organisme animal, même en présence de l'air.

2° Il se combine chimiquement aux matières animales (chair, sang, albumine, lait, etc.), sans altérer sensiblement leurs formes; il se comporte de même en s'unissant au gluten.

3° L'iode a une affinité plus forte pour les substances protéiques que pour l'amidon.

4° Contrairement à l'opinion assez généralement reçue, l'iode élémentaire pur ou en solution aqueuse à l'aide de l'iodure de potassium, fluidifie les liquides animaux, et le sang en particulier, ainsi que l'avait déjà constaté M. Poiseuille.

5° Mais comme l'alcool, son dissolvant ordinaire, produit en injections la coagulation du pus, et que le coagulum pourrait s'opposer à la pénétration du médicament dans toute l'étendue des trajets fistuleux, il serait préférable de se servir au lieu de teinture alcoolique d'iode, d'une solution aqueuse avec parties égales d'iodure de potassium.

6° Il serait rationnel de tenter l'application interne et externe de l'iode, dans les empoisonnements miasmatiques, dans les maladies épidémiques et putrides (choléra, fièvre jaune, typhoïde, pourriture d'hôpital, gangrène, etc). Ne pourrait-il pas combattre l'action des venins et des virus?

Telles sont les conclusions du travail original et plein d'intérêt de M. Duroy. Ajoutons que, d'après MM. Brainard et Greene, et d'après les recherches de M. Alvaro Reynoso, le brôme et l'iode neutralisent l'action du venin du crotale et celle du curare, et que, d'après nos expériences, ces deux corps neutralisent aussi les effets du vaccin et du pus chancreux.

Nous renverrons aux traités spéciaux de thérapeutique, et en particulier à l'excellent ouvrage de M. Boinet, les personnes qui voudront connaître les effets physiologiques et thérapeutiques de l'iode. On y trouvera l'exposé des beaux travaux de Coindet, Lugol[1], Rilliet, Chatin[2], Brera de Padoue, Janson, d'Angelot, etc.

C'est M. Velpeau qui le premier a fait usage en France des injections iodées[3]; M. Martin, de Calcutta, les employa en même temps; plus tard MM. Boinet, Borelli de Turin, Jobert de Lamballe, Abeille[4], etc., les employèrent avec succès dans des cas divers.

C'est à M. Velpeau que revient l'honneur et le mérite d'avoir le premier expérimenté en grand la teinture d'iode en injections dans la tunique vaginale. Il est vrai toutefois qu'elles avaient été indiquées par O'Brien, en 1838, et par M. Oppenheim en 1839. M. Velpeau résume ainsi les expériences de 1843 :

Il me paraît prouvé, dit M. Velpeau :

1° Que la teinture d'iode provoque, avec autant de certitude qu'aucun autre liquide, l'inflammation adhésive des cavités closes ;

2° Que cette teinture expose moins que le vin à l'inflammation purulente ;

3° Qu'elle favorise manifestement la résolution des engorgements simples qui compliquent les hydropisies ;

4° Qu'infiltrée dans le tissu cellulaire, elle peut ne pas amener l'inflammation gangréneuse.

Plus, tard M. Velpeau injecta l'iode dans beaucoup d'autres cavités closes, normales ou accidentelles ; que ces cavités renfermassent de la sérosité ou bien même du sang ou du pus plus ou moins altéré, mais liquide.

M. Velpeau a injecté la teinture d'iode étendue d'eau dans la synoviale du genou, dans les sacs herniaires communiquant avec la grande cavité péritonéale.

[1] *Mémoire sur l'emploi de l'iode dans les maladies scrofuleuses, et sur l'emploi des bains iodurés*, etc. Paris, 1829-1831.

[2] *Bulletin de l'Académie impériale de médecine*, 1860, tome XXV, pages 422 et 497 à 536. — *Ibidem*, tome XXVIII, pages 371 et suiv.

[3] *Des injections médicamenteuses dans les cavités closes*. Paris, 1846. — *Recherches sur les cavités closes*. Paris, 1843.

[4] *Mémoire sur les injections iodées*. Paris, 1849. — *Des injections iodées dans le traitement des abcès*. Paris, 1854.

Voici la formule de M. Velpeau :

Injection iodée (VELPEAU).

Pr. : Teinture d'iode	500	gram.
Eau distillée	100	

Mêlez.

La teinture d'iode doit être récemment préparée. D'après M. Mialhe elle précipite alors par son mélange avec l'eau les 17/18 d'iode ; quelques médecins, et entre autres M. Mialhe, ont considéré cette précipitation d'iode comme un inconvénient, et notre collègue propose de filtrer la solution ; mais les chirurgiens en général se préoccupent peu de cette précipitation, et quelques-uns la regardent comme salutaire. Ajoutons que la teinture d'iode, en vieillissant, perd la propriété d'être précipitée par l'eau, elle précipite d'autant moins qu'elle est plus ancienne. Traitée par les feuilles d'argent elle est décolorée, et il reste un liquide incolore contenant une proportion d'autant plus grande d'éther iodhydrique que la teinture est plus ancienne ; c'est cet éther qui s'oppose alors à la précipitation de l'iode par l'eau.

Solution pour Injections iodées (GUIBOURT).

Pr. : Iode	5	gram.
Iodure de potassium	5	
Alcool à 95° C.	5	
Eau	100	

F. S. A. — Dans certains cas, MM. Boinet, Jobert de Lamballe, etc., font usage de la teinture d'iode plus ou moins concentrée, surtout lorsqu'il s'agit d'injecter de petits kystes. Avec M. Duroy et pour les raisons qu'il a si bien exposées, nous préférons l'usage des solutions aqueuses.

En 1821, M. Bretonneau avait conseillé les injections de teinture d'iode dans l'ascite ; mais le danger de cette pratique était trop évident, elle fut abandonnée en 1847. MM. Dieulafoy et Leriche proposèrent l'injection suivante, après que la cavité péritonéale a été vidée.

Injection péritonéale iodée (LERICHE).

Pr. : Teinture d'iode	30	gram.
Iodure de potassium	4	
Eau distillée	250	

Ces injections, pratiquées depuis par un grand nombre de médecins parmi lesquels nous citerons MM. Boinet, Oré de Bordeaux, etc., sont, dit-on, inoffensives ; toutefois les médecins hésitent avec raison, à notre avis, à les faire. Aran avait même fait des injections dans le péricarde, et quoique cette audacieuse entreprise ait eu de bons résultats, nous croyons que peu de médecins seront tentés de la renouveler, et peut-être fera-t-on bien d'observer la même prudence lorsqu'il s'agira d'injecter l'iode dans la cavité pleurale.

Les injections iodées ont été encore appliquées avec le plus grand succès au traitement des kystes de l'ovaire, aux abcès par congestion, aux fissures de l'anus, aux abcès avec décollement ; on les a introduites dans le sac herniaire, etc.

Les badigeonnages d'iode ont pris, grâce aux travaux de M. Boinet, une importance considérable en thérapeutique, on les emploie dans les maladies de la peau, dans les maladies des membranes muqueuses, dans la syphilis, mais c'est surtout l'iodure de potassium que l'on emploie à l'intérieur dans ce dernier cas : l'iode a encore été employé dans les les kératites ulcéreuses ou granuleuses, etc.

Collyre iodé (Hanelle).

Pr. : Iode	0,10	gram.
Iodure de potassium	0,5	
Eau distillée	30,0	

L'iode et ses préparations ont été encore employés comme emménagogues dans l'aménorrhée ; on les a prescrits dans la leucorrhée, la goutte, le rhumatisme, la gravelle, les fièvres typhoïdes et putrides, on a beaucoup vanté l'iodure de potassium dans la méningite tuberculeuse, l'hydrocéphalie aiguë et chronique ; mais les expériences que nous avons vu faire à l'hôpital des Enfants malades n'ont donné aucun résultat satisfaisant.

Lavements iodés (Delioux de Savignac).

Pr. : Teinture alcoolique d'iode	10 à 20	gram.
Iodure de potassium	1 à 2	
Eau	200 à 250	

On vide d'abord l'intestin au moyen d'un lavement émollient, puis on administre le lavement iodé. Contre la dysentérie chronique.

Topique contre les Engelures (van den Corput).

Pr. : Collodion élastique	10	gram.
Iode	1	

Faites dissoudre. En applications au moyen d'un pinceau, sur les engelures même ulcérées.

Potion contre la Salivation mercurielle (Kluge).

Pr. : Iode.	0,25 gram.
Alcool.	10
Eau distillée de cannelle.	80
Sirop de sucre.	16

A prendre d'abord par demi-cuillerées, et puis par cuillerées entières, quatre fois par jour.

Solutions iodurées pour Boisson (Lugol).

	N° 1.	N° 2.	N° 3.
Pr. : Iode.	25 milligr.	5 centig.	7 centigr.
Iodure de potassium.	75	10	125 milligr.
Eau distillée. . . .	250 gram.	250 gram.	250 gram.

L'iodure de potassium ioduré n'est pas une combinaison définie : le sulfure de carbone en sépare l'iode libre.

PRÉPARATIONS IODO-TANNIQUES

M. Puche paraît être le premier qui ait eu l'idée d'associer l'iode avec le tannin ; mais comme, dans la formule qu'il publia, il entrait de l'iodure de potassium, ce n'est pas lui qui le premier a constaté les propriétés dissolvantes du tannin pour l'iode. En 1851, M. Debauque[1] formula cette découverte nettement; plus tard, MM. Socquet et Guillermond firent connaître trois formules iodo-tanniques.

Pour préparer les solutions iodo-tanniques, on peut employer non-seulement le tannin, mais encore toutes les substances qui en renferment ; c'est ainsi qu'on s'est servi de l'extrait de ratanhia, préparé dans le vide ; et M. Boinet avait depuis longtemps constaté les bons effets de l'association de l'iode avec le sirop de quinquina, aujourd'hui c'est sans contredit le médecin qui emploie le plus et apprécie le mieux les bons effets de ces préparations.

L'étude chimique des préparations iodo-tanniques est toute à faire ; on ne sait rien de positif sur leur nature. La solution iodo-tannique a été employée en injections dans les conduits recouverts d'une membrane muqueuse, tels que l'urèthre, le vagin. On les emploie dans les gengivites scorbutiques. La solution iodo-tannique iodurée a été employée comme caustique dans les ulcérations utérines, celles des gencives, le branlement des dents ; on a proposé de l'appliquer sur les vésicatoires dénudés, pour faire absorber l'iode ; on l'a administrée en

[1] *Journal de pharmacie d'Anvers.*

injections dans les grandes surfaces séreuses, comme le péritoine, l'hydrocèle, les tumeurs enkystées, etc.; dans les fistules, les abcès froids. M. Barrier, de Lyon, l'injecte dans les varices, et a constaté ses effets coagulants.

Le sirop iodo-tannique de MM. Socquet et Guillermond est une bonne préparation d'un beau rouge, limpide; son goût est agréable; il contient 6 centigrammes d'iode par 30 grammes; il doit être préparé dans des vases en terre ou en fonte émaillée. On fait dissoudre l'iode dans le moins possible d'alcool, et on mélange avec la solution aqueuse d'extrait de ratanhia; on laisse opérer la réaction dans un matras pendant quelques heures, on sépare par filtration le dépôt pulvérulent qui s'est formé, on le lave avec de l'eau pour lui enlever tout l'iode qu'il peut céder, on réunit les colatures, et on concentre à la vapeur sur une assiette. Lorsque la liqueur est suffisamment concentrée, on ajoute le sirop.

Voici les formules iodo-tanniques proposées par MM. Guillermont et Socquet :

Sirop Iodo-Tannique (Socquet et Guillermont).

Pr.: Iode.	2	gram.
Extrait de ratanhia.	8	
Eau et sucre, ãã Q. S. pour faire un sirop. . . .	1,000	

L'extrait de ratanhia doit être entièrement soluble.

Solution Iodo-Tannique neutre normale, pour usage externe.

Pr.: Iode.	5	
Tannin.	45	
Eau.	1000	gram.

Filtrez, et, par une évaporation ménagée, ramenez à 1,000 grammes; il faut que la solution ne bleuisse pas le papier amidonné.

Solution Iodo-Tannique iodurée.

Pr.: Tannin.	10	gram.
Iode.	5	
Eau.	90	

Achevez la dissolution par trituration, et achevez-la à l'aide d'une douce chaleur, dans un matras de verre, au bain-marie : cette solution sert à toucher les ulcères utérins et les ulcérations de la bouche.

Sirop Iodo-Tannique (Perrens).

On prend 25 grammes de teinture d'iode, contenant 2 grammes d'iode; d'autre part, on fait une solution alcoolique avec 10 grammes de tannin de galle, très-pur; on mêle, et on ajoute 500 grammes de sirop de sucre, on porte à l'ébullition, quatre ou cinq bouillons suffisent pour décolorer le sirop et expulser l'alcool, ce sirop contient 4 grammes d'iode par kilogramme, il n'a pas la saveur âcre et irritante de l'iode, mais il conserve celle du tannin.

IODURE D'AMIDON

Ce sont MM. Collin et Gaultier, de Claubry, qui ont les premiers constaté la propriété que possède l'amidon de prendre une belle coloration bleue au contact de l'iode libre, mais ces chimistes ont laissé beaucoup à faire à leurs successeurs pour l'étude de cette combinaison, tant au point de vue chimique, que sous le rapport thérapeutique.

Il paraît bien démontré qu'il existe plusieurs combinaisons d'iode et d'amidon; pour l'étude chimique de ce composé, nous renverrons aux travaux de MM. Guibourt, Lassaigne, Langlois, Duroy, Deschamps d'Avallon, Personne, etc. Nous n'avons a nous occuper ici que des formules proposées pour l'administration de ce médicament.

C'est en 1837 que M. Buchanam, de Glascow, proposa l'iodure d'amidon, en poudre et en tisane, contre la scrofule, la syphilis et certaines maladies de la peau.

Poudre d'Iodure d'Amidon (Buchanam).

Pr.: Iode.	1
Amidon.	24
Eau.	Q. S.

Triturez et laisser sécher, dose 20 à 50 centigrammes et plus.

Poudre d'Iodure d'Amidon (Burguet).

Pr.: Iode.	1 1/2 gram.
Amidon.	100
Eau.	Q. S.

Mêlez. — Employé contre l'ascite à l'intérieur en même temps qu'on recouvre le ventre d'une couche d'iodure d'amidon : on a employé ce traitement sans succès dans la péritonite puerpérale.

Tisane d'Iodure et d'Amidon.

Pr.: Amidon.	20 gram.
Eau bouillante.	1,000
Sirop de gomme.	60
Teinture d'iode.	10

Iodure d'Amidon (Bonnewyn).

Pr. : Amidon. . . . . 32 gram.
Eau distillée. . . . . Q. S. pour délayer.
Iode. . . . . 1 à 10

dissout dans :

Alcool. 20

Mêlez.

M. Quesneville signala le premier l'iodure d'amidon soluble préparé avec l'amidon désagrégé : M. Magnes-Lahens, de Toulouse, proposa de torréfier l'amidon, et de le mélanger avec un dixième d'iode délayé dans un peu d'eau ; en exposant ce mélange à la température du bain-marie pendant quelques heures on obtient un iodure d'amidon soluble ; M. Magnes-Lahens a constaté que l'iode hâtait la désagrégation de l'amidon ; M. Soubeiran proposa de préparer l'iodure d'amidon avec l'amidon nitrique, d'après la formule suivante :

Iodure d'Amidon soluble (Soubeiran).

Pr. : Amidon nitrique. . . . . 9 gram.
Eau. 2
Iode. 1

On humecte l'amidon avec l'eau, on ajoute l'iode par petites parties dans un mortier en porcelaine, et on maintient dans un matras au bain-marie jusqu'à ce que l'iodure soit devenu complétement soluble dans l'eau, ce qui exige une heure et demie de digestion.

On obtient ainsi un mélange variable d'iodure d'amidon, et d'iodure de dextrine, sous la forme d'une poudre noire, très-fine : ce corps est variable dans sa composition, aussi croyons-nous avec M. Soubeiran qu'il doit être repoussée de la thérapeutique.

Sirop d'Iodure d'Amidon (Soubeiran).

Pr. : Amidon nitrique. . . . . 36 gram.
Iode en poudre.. 4,50
Eau. 520
Sucre. 1,040

On met l'amidon nitrique dans un mortier en porcelaine, l'iode dans un tube bouché avec un peu d'éther, on mélange et on ajoute peu à peu de l'éther jusqu'à dissolution complète de l'iode. On mélange à l'amidon et on maintient au bain-marie pendant plusieurs heures jusqu'à dissolution complète de l'iodure d'amidon, on remplace alors l'eau évaporée et on ajoute le sucre. Un gramme de ce sirop étendu de 2,500 parties d'eau donne une liqueur sensiblement bleue. Ce sirop contient à peu près 2 1/2 grammes d'iode par kilogramme. Une portion est à l'état d'acide iodhydrique dont il est impossible d'empêcher la formation. D'ailleurs il est très-désagréable à prendre. M. Deschamps, d'Avallon, a fait une étude très-approfondie des préparations d'iodure d'amidon [1].

M. A. Bertherand a employé l'iodure d'amidon dans les pneumonies chroniques avec induration lobulaire.

Sucre iodé (Fantonetti).

Nous avons déjà vu que les matières albuminoïdes, amylacées et tanniques pouvaient se combiner avec l'iode ; le sucre iodé est un simple mélange de sucre et d'iode recommandé par M. Fantonetti dans tous les cas où l'iode est indiqué :

Pr. :	Iode	0,5 centigr.
	Alcool	10 gouttes.
	Sucre	40 gram.

Mêlez intimement et divisez en 15 paquets. — A prendre 3, 4 ou 5 par jour.

IODOFORME (C^2HI^3).

L'iodoforme ou *carbide d'iode* (*iodure de formyle, iodure de carbone, iodure de méthyle biiodé*) a été découvert par M. Sérullas en 1822 ; plus tard M. Dumas fit connaître sa composition et ses relations avec l'acide formique, M. Bouchardat publia des observations très-intéressantes sur ce médicament et il modifia sa préparation.

L'iodoforme, peu employé en France, est très-souvent prescrit en Allemagne ; il contient 90 pour 100 d'iode ; MM. Bouchardat, Moretin, Humbert et A. Maitre l'ont présenté comme la meilleure préparation iodée. M. Glower l'a préconisé contre les maladies de la peau ; il l'emploie à l'intérieur à la dose de 5 à 10 centigrammes sous forme de pilules, et pour pommade il se sert du mélange suivant :

Pr. :	Cérat simple	30 gram.
	Iodoforme	4

En frictions contre le goitre. — MM. Cogswell et Galtier ont préconisé l'iodoforme contre les affections scrofuleuses, le goître, l'aménorrhée et les affections cancéreuses.

M. Lichtfiel a recommandé le chloroforme dans les engorgements glandulaires, et dans les maladies de la peau, telles que le prurigo, la

[1] *Manuel de pharmacie et de l'art de formuler*, 1856.

lèpre, l'impétigo et la gale; d'après M. Righini, l'iodoforme possède des propriétés anesthésiques, mais à un degré inférieur au chloroforme et à l'éther; M. Bouchardat a signalé ses propriétés stupéfiantes, il exerce sur les sphincters un effet anesthésique local tel, que le malade n'a plus le sentiment de la défécation; aussi l'a-t-on associé au beurre du cacao sous forme de suppositoires pour être introduits dans l'anus, dans les cas de fissure à l'anus, de ténesme, d'hémorrhoïdes, etc.

MM. Moretin et Humbert reconnaissent à l'iodoforme toutes les propriétés de l'iode sans en avoir les graves inconvénients; il est vrai que ceux-ci ont été très-exagérés, et qu'en administrant le médicament pendant le repas on diminue singulièrement les chances d'irritation; mais d'après les auteurs que nous venons de nommer, l'iodoforme aurait des propriétés spéciales, calmantes : ce serait un anesthésique local qui agirait très-bien contre les affections névralgiques.

Les cigarettes d'iodoforme de M. Hardouin ont une saveur douce qui n'a rien de désagréable, elles exercent une action sédative et anesthésique sur les muqueuses de la bouche et du pharynx.

Iodoforme (Filhol).

Pr.: Carbonate de soude cristallisé	2	gram.
Iode	1	
Alcool	2	
Eau	10	

On fait dissoudre le sel dans l'eau, on ajoute l'alcool, et on projete l'iode peu à peu; par refroidissement on obtient l'iodoforme, les eaux mères, traitées par une nouvelle quantité de carbonate de soude et d'alcool, en chauffant à 60 ou 80°, et, faisant passer un courant de chlore, il se dépose de nouveaux cristaux d'iodoforme. On peut recommencer le traitement; lorsque l'iodoforme cesse de se produire, on peut en retirer l'iode; on obtient ainsi 40 à 50 pour 100 d'iodoforme.

L'iodoforme se présente sous la forme de belles paillettes brillantes nacrées, douces au toucher, jaunes; leur odeur très-pénétrante est caractéristique et se rapproche de celle du safran; il est volatil, insoluble dans l'eau, soluble dans l'alcool, l'éther, l'alcool de bois, les huiles grasses et volatiles, le sulfure de carbone, etc.; à 108° il se sublime et se décompose à 120°, en donnant de l'iode, de l'acide iodhydrique et laissant un résidu de charbon.

L'iodoforme tue les animaux à dose plus faible que l'iode; il détermine un grand abattement, des vomissements, des convulsions, etc. 4 grammes suffisent pour tuer un gros chien; il n'exerce aucune action irritante; on croit qu'il augmente la sécrétion urinaire.

M. Bouchardat propose le procédé suivant pour obtenir l'iodoforme :

Pr. : Iode	100	gram.
Bicarbonate de potasse	100	
Eau	750	
Alcool	250	

Mêlez le tout dans un flacon placé dans un bain d'eau, élevez successivement la température pour favoriser la réaction. La liqueur étant décolorée, ajoutez 25 parties d'iode : chauffez de nouveau, renouvelez l'addition de l'iode tant que les liqueurs se décoloreront ; quand vous aurez un peu dépassé le terme, que les liquides ne changeront plus par la chaleur, ajoutez quelques gouttes de solution de potasse ou de soude caustique pour décolorer les liqueurs, filtrez, lavez le précipité produit, qui consistera uniquement en lames cristallines d'iodoforme d'une belle couleur citrine. Les liqueurs évaporées donnent une grande quantité de cristaux d'iodure de potassium ou de sodium.

Ce procédé donne en iodoforme le sixième du poids de l'iode employé.

Tablettes d'Iodoforme (Bouchardat).

Pr. : Iodoforme	1	partie.
Sucre	15	
Mucilage de gomme	Q. S.	
Essence de menthe	1	

Pour des pastilles de 1 gramme, de 1 à 12 par jour.

Pommade d'Iodoforme (Bouchardat).

Pr. : Cérat	8	parties.
Iodoforme	1	
Laudanum de Sydenham	1	

Employée pour recouvrir les cancers ulcérés. Une sensation de calme et de bien-être témoigne de l'action anesthésique.

Pilules d'Iodoforme (Bouchardat).

Pr. : Iodoforme	2	gram.
Extrait d'absinthe	Q. S.	

Pour 36 pilules, 3 par jour dans les engorgements lymphatiques, le goître, l'aménorrhée.

Pilules Iodoformo ferrées.

Pr. : Iodoforme	10	gram.
Fer réduit	10	

F. S. A. 100 pilules. — 1 à 4 par jour.

Poudres iodoformées.

Pr. : Iodoforme pulvérisé. . . . . 10 gram.
Sucre. 80
Sucre vanillé. 10

Mêlez et divisez en 100 prises.— A prendre 3 par jour.

Suppositoire (A. Maitre et Moretin).

Pr. : Beurre de cacao. . . . . 30,00 gram.
Iodoforme. 1,20

Faites fondre le beurre de cacao au bain-marie, ajoutez l'iodoforme pulvérisé, et faites 6 suppositoires.

Sachet résolutif (van den Corput).

Pr. : Carbonate d'ammoniaque. . . . . 4 gram.
Iodoforme. 1
Poudre d'iris. 8

Mêlez et renfermez dans un sachet en linge ou en forte toile.

Cigarettes iodoformiques (Hardouin).

Pr. : Mucilage de semences de coïngs. . . . . 5,00 gram.
Iodoforme. 1,20

Ajoutez quelques gouttes d'alcool, mêlez, et, à l'aide d'un pinceau, étendez sur une feuille de papier blanc sans colle, et on divise en 12 cigarettes de 5 à 6 centimètres de longueur, puis on recouvre d'un papier sans colle coloré, pour empêcher la volatilisation de l'iode.

Papier hygiénique iodoformé (Righini).

Pr. : Amidon. . . . . 16 gram.
Eau. . . . . Q. S.

Faites une pâte molle, à chaud, et ajoutez :

Iodoforme. . . . . 8 gram.

Étendez sur un papier buvard, et coupez par bandes de dix centimètres. On emploie ce papier comme antiseptique dans les ateliers, les hôpitaux, etc.

Nous croyons peu à l'efficacité du moyen proposé par M. Righini ; l'iodoforme qui résiste à l'action de l'acide sulfurique, résistera bien mieux à celle de l'acide carbonique de l'air ; d'un autre côté, supposant que l'iode fût mis en liberté, il se combinerait avec l'amidon.

Huile iodoformée (MORÉTIN).

Pr. : Iodoforme. . . . . 5 gram.
Huile d'amandes douces. 1,000
Essence d'amandes amères.. . . . . 5 gouttes.

Faites dissoudre à froid et filtrez ; cette huile contient 5 centigrammes d'iodoforme pour 10 grammes. Dose, une à trois cuillerées à bouche par jour.

Liniment iodoformé.

Pr. : Alcool à 36° C. . . . . 30 gram.
Savon animal. 4
Iodoforme. 1

Faites dissoudre au bain-marie, filtrez dans un flacon qui sera rapidement refroidi.

IODURE D'ARSENIC (AsI^3).

L'iodure d'arsenic, très-préconisé contre les maladies de la peau, et surtout contre la lèpre, employé par Biett, comme caustique, dans les maladies tuberculeuses de la peau, s'obtient, d'après Serullas, en fondant ensemble, et faisant volatiliser ensuite, un mélange de une partie d'arsenic pulvérisé et de cinq parties d'iode; ou bien, d'après M. Mörer, en faisant dissoudre 4 grammes d'iode dans 120 grammes d'alcool, et faisant passer un courant d'hydrogène arsénié, ajoutant de l'iode de temps en temps, on obtient des tables hexagonales.

Pilules d'iodure d'Arsenic (THOMSON).

Pr. : Iodure d'arsenic. . . . . 0,5 gram.
Extrait de ciguë. 1,0

Pour 10 pilules. Une toutes les huit heures. — Contre la lèpre.

Pommade d'iodure d'Arsenic (THOMSON).

Pr. : Iodure arsénieux. . . . . 0,10 gram.
Graisse benzinée. 19,90

Mêlez. — Pour frictions contre la lèpre, l'impétigo, etc.

Liqueur d'Iodure double de Mercure et d'Arsenic = AsI^3, HgI.

IODO-ARSÉNITE DE MERCURE (LIQUEUR DE DONAVAN), LIQUOR HYDRIODATIS ARSENICI ET HYDRARGYRII.

Pr. : Arsenic pur. . . . . 0,40 gram.
Mercure. 1.00
Iode. 3,25
Alcool. 3,00

Triturez ensemble, jusqu'à ce que la masse soit desséchée et qu'elle soit devenue rouge pâle, versez dessus

Eau distillée.	192,00 gram.

Ajoutez :

Acide iodhydrique..	1,50

Et faites bouillir.

Donavan, Osbrey, Taylor et d'autres, l'ont mise en usage pour combattre certaines affections cutanées rebelles, ils l'ont employée aussi dans des cas graves d'ophthalmies scrofuleuses, aux doses de 5, 10, 20, 30 gouttes de liqueur, dans de l'eau sucrée, deux fois par jour, en augmentant graduellement la dose jusqu'à 4 grammes.

Donavan employait encore la potion suivante :

Pr.: Liqueur d'iodure d'arsenic et de mercure.	8 gram.
Eau distillée.	100
Sirop de gingembre..	15

Mêlez et divisez en quatre flacons. — A prendre de une demie à une dose, matin et soir.

Soubeiran propose la formule suivante :

Pr.: Biiodure de mercure.	1 gram.
Iodure d'arsenic.	1
Eau distillée.	98

Mêlez. — A prendre un à deux grammes, dans de l'eau sucrée, une à deux fois par jour.

Iodo-arsénite de Mercure.

M. le docteur Pedrolli emploie, dans les syphilides rebelles, l'iodo-arsénite de mercure :

Pr.: Iodure d'arsenic.	0,20 gram.
Eau distillée.	125,00

Faites dissoudre dans un matras, à une douce chaleur, et ajoutez :

Biiodure de mercure..	0,40
Iodure de potassium	1 et plus.

Filtrez, et conservez dans un flacon en verre noir. — Dose, 4 gouttes, et on augmente de 2 gouttes tous les jours, jusqu'à 80 à 100 gouttes. On l'emploie contre les ulcères phagédéniques, dans certaines syphilides cutanées et osseuses rebelles.

On trouve dans le *Bulletin de thérapeutique*, t. XLIII, p. 363, une formule qui diffère de celle-ci, en ce que les quantités d'iodure mises en contact, sont différentes. Voici d'ailleurs cette formule :

Pr. : Iodure d'arsenic.	1,75 gram.
Biiodure de mercure.	1,75
Eau distillée.	250,00

Broyez le biiodure avec 15 grammes d'eau, et, lorsque la solution est opérée, ajoutez le reste de l'eau, chauffez jusqu'à ébullition, et filtrez. — On obtient ainsi une solution, mais on ne précise pas son état de concentration, ce qui est un défaut.

IODURE DE SOUFRE (S^2I)

L'iodure de soufre est une préparation très-anciennement connue, mal définie, et il est probable que l'iode et le soufre se combinent en plusieurs proportions. Nous indiquerons seulement ici quelques-unes des préparations nouvelles, récemment proposées :

Iodure de Soufre soluble (Cailletet).

Pr. : Monosulfure de sodium.	5 gram.
Iode.	4,75
Eau.	Q. S.

Chauffez doucement dans une capsule, faites évaporer jusqu'à pellicule, laissez refroidir, et enfermez dans un vase bien sec. Il est évident que ce composé renferme un iodosulfure de sodium, et non pas *seulement* un iodure de soufre. — Ce sel est très-hygrométrique, très-soluble dans l'eau, peu dans l'alcool, moins dans l'éther, soluble dans les huiles.

Pilules d'iodure de Soufre.

Pr. : Iodure de soufre.	2 gram.
Mucilage de gomme arabique.	Q. S.

Mêlez. — Pour 36 pilules. — Une à six par jour. En même temps, frictions avec

Iodure de soufre. . . . . 60 centigram. à	4 gram.
Axonge.	30

Mêlez. — Frictions matin et soir. Contre les dartres.

Pilules d'iodure de Soufre (DEVERGIE).

Pr. : Iodure de soufre. 1 gram.
Soufre
Huile d'amandes douces } ãã. . . . . Q. S.
Gomme arabique

Mêlez et divisez en 100 pilules, renfermant chacune un centigramme d'iodure. Une à cinq par jour, comme modificateur spécifique contre l'eczéma.

Pommade à l'iodure de Soufre (BURGRAVE).

Pr. : Iodure de soufre. . . . . 1,20 gram.
Beurre frais. 30,00
Essence de menthe. . . . . 4 gouttes.

Mêlez. — En frictions contre les syphilides et les autres manifestations syphilitiques de la peau.

Huile à l'iodure de Soufre (VÉZU).

Pr. : Soufre lavé. . . . . 00,25 gram.
Huile d'amandes douces. 15,00

Introduisez dans un flacon de verre, chauffez au bain-marie jusqu'à solution.

D'autre part :

Iode. 90,80
Huile d'amandes douces. 15,00

Dissolvez à froid, mélangez les deux dissolutions, chauffez doucement et filtrez. On emploie cette huile de la manière suivante :

Pr. : Huile d'iodure de soufre ci-dessus. . . . . 30 gram.
Huile d'amandes. 270

Mêlez. — A prendre une et trois cuillerées à bouche par jour.

IODURE D'AMMONIUM — IODHHYDRATE D'AMMONIAQUE
($AzH^3IH = AzH^4I$).

L'iodhydrate d'ammoniaque jouit de toutes les propriétés de l'iodure de potassium, seulement il est plus excitant et on l'emploie à plus faible dose. On l'obtient en décomposant l'iodure de fer par le sulfhydrate d'ammoniaque ; on peut obtenir de même les iodures de baryum et de calcium, que l'on a plus spécialement préconisés comme antiscrofuleux; mais ces sels se décomposent facilement.

IODURE DE ZINC (ZnI).

L'iodure de zinc est un sel parfaitement défini, très-stable, qui agit comme l'iodure de potassium, mais qui doit être employé à dose beaucoup plus faible, parce qu'il conserve les propriétés irritantes des sels de zinc ; il est préférable à l'iodure de plomb, car il est plus soluble. On l'obtient par combinaison directe du zinc avec l'iode, au contact de l'eau. La dose, pour la pommade, est de un vingtième d'iodure.

IODURE DE CADMIUM (CdI).

L'iodure de cadmium est un très-beau sel, blanc, nacré, très-brillant, très-soluble, inaltérable à l'air, et forme, avec les corps gras, des pommades très-blanches, qui ne se colorent pas au contact de l'air, et qui n'ont pas l'action irritante des pommades iodurées.

Pommade à l'iodure de Cadmium (Garrod).

Pr. : Iodure de cadmium. . . . . 1 gram.
Axonge. 8

Mêlez. Cette pommade réduit rapidement les engorgements granduleux. L'iodure de cadmium est plus stable que ceux de potassium et de plomb ; la pommade est moins irritante.

IODURE MANGANEUX (MnI).

M. Deschamps d'Avallon obtient ce sel en neutralisant une solution d'acide iodhydrique par du protocarbonate de manganèse hydraté; par évaporation rapide, et en ayant soin de maintenir l'ébullition, on obtient un iodure rose, très-soluble. M. Burin du Buisson prépare ce sel en décomposant une solution d'iodure de baryum par du sulfate de protoxyde de manganèse, et faisant évaporer à l'abri du contact de l'air, en présence de la chaux vive [1].

IODURE DE POTASSIUM (KI).

L'iodure de sodium jouit des mêmes propriétés que celui de potassium, il est cependant considéré comme moins actif, il est d'ailleurs tout à fait inusité. Le meilleur mode d'administration de l'iodure de potassium est celui de solution aqueuse, de potion ou mêlé à des sirops. Nous donnerons seulement ici quelques formules proposées :

Potion antiémétique (Eulenberg).

Pr. : Eau. . . . . 120 gram.
Teinture d'iode. . . . . 10 gouttes.
Iodure de potassium. . . . . 5 décigr.
Sirop de sucre. . . . . 30 gram.

[1] *Mémoire sur l'existence du manganèse dans le sang humain et sur la préparation de quelques nouveaux produits pharmaceutiques.* Lyon, 1852.

Tisane iodurée (Magendie).

Pr.: Iodure de potassium . . . . 4 gram.
Tisane de salsepareille. 1,000
Sirop d'écorces d'oranges. 100

Par verres, dans les vingt-quatre heures.

Décoction de Chiendent iodurée (Magendie).

Pr.: Iodure de potassium. . . . . 2 gram.
Décoction de chiendent. 1,000
Sirop de menthe. 64

Par verres.

Solution atrophique (Magendie).

Pr.: Iodure de potassium. . . . . 15 gram.
Sirop de guimauve.. 50
Eau de laitue. 250
— de fleurs d'oranger. 5
Teinture de digitale. 10

Une cuillerée à café, matin et soir.

Solution iodurée (Furnari).

Pr.: Iodure de potassium. . . . . 4,00 gram.
Iode.. 0,15
Eau.. 300,00

Une cuillerée à bouche, matin et soir, dans un verre de tisane de houblon. Contre l'ophthalmie scrofuleuse.

Solution contre l'Angine scarlatineuse (Reevers).

Pr.: Iodure de potassium. . . . . 1,00 gram.
Iode.. 0,10
Chlorate de potasse. 4,00
Nitrate de potasse. 6,00
Bicarbonate de potasse. 2,00
Eau. 240,00

A prendre une cuillerée à café toutes les quatre heures. — Unie aux fumigations iodées, on l'emploie aussi contre l'angine périodique.

Sirop ioduré.

Pr.: Iodure de potassium. . . . . 10 gram.
Sirop d'écorces d'oranges. 200
Eau. . . . . Q. S.

Faites dissoudre et mêlez. — Par cuillerées à bouche, jusqu'à six.

Biscuit d'Iodure de Potassium (DORVAULT).

Pr. :	Iodure de potassium	10 gram.
	Pâte à biscuit (brisé maigre)	Q. S.
	Eau	Q. S.

Pour dissoudre l'iodure.

Mêlez et divisez à l'emporte-pièce. — 100 biscuits d'environ 10 grammes chacun ; de 1 à 10 biscuits par jour.

Pilules d'Iodure de Potassium.

Pr. :	Iodure de potassium	15 gram.
	Eau distillée	23
	Pain biscoté	Q. S.

F. S. A. 300 pilules : chacune contenant de 0,05 d'iodure de potassium.

Pilules d'Iodure de Potassium (DORVAULT).

Pr. :	Iodure de potassium	5 gram.
	Poudre de guimauve	5
	Sirop simple	Q. S.

F. S. A. 100 pilules. — On les enduira légèrement de sirop simple, on les roulera ensuite dans une boîte sphérique, dans un mélange pulvérulent à P. E., aromatisées, *ad libitum*, de gomme, d'amidon et de sucre, et à deux reprises. — A prendre de 10 à 20 pilules par jour.

Soluté chloro-bromo-ioduré (DESCHAMPS).

Pr. :	Chlorure de sodium	10 gram.
	Bromure de sodium	2
	Iodure de potassium	1
	Eau	137

A prendre 15 grammes dans un grand verre d'eau ordinaire.

Lotion chloro-bromo-iodurée (DESCHAMPS).

Pr. :	Chlorhydrate d'ammoniaque	20 gram.
	Bromure de potassium	10
	Iodure de potassium	5
	Eau	465

Mêlez. — En lotions dans les engorgements scrofuleux, l'hydarthrose.

Pilules bromo-iodurées (LUNIER).

Pr. :	Iodure de potassium	1,20 à 1,80 gram.
	Bromure de potassium	1,20 à 1,80

Poudre de gentiane. 2,00
Sirop. . . . . Q. S.

Pour 60 pilules. — A prendre 2 à 3 par jour.

Solution bromo-iodurée (LUNIER).

Pr. : Iodure de potassium. . . . . 40 à 60 centigr.
Bromure de potassium. . . . . 40 à 60
Extrait de gentiane. . . . . 1 gram.
Eau (20 cuillerées à bouche). 200

En prendre 2 à 3 cuillerées à bouche par jour.

Saponé à la Glycérine.

Pr. : Glycérine à 30°. . . . . 1000 gram.
Savon animal pulvérisé. 50
Iodure de potassium. 130

Faire dissoudre au bain-marie, verser dans un mortier chauffé, agiter et ajouter essence d'amandes amères 2 grammes.

Oléo-stéarate de Quinine et de Soude à la Glycérine (THIBAULT).

Pr. : Stéarate de quinine. . . . . 4 gram.
Savon animal. 4
Glycérine. 32

Faites fondre, versez dans un mortier chauffé et ajoutez :

Essence d'amandes amères. . . . . 6 gouttes.

Pilules d'Iodure de Potassium (LUNIER).

Pr. : Bromure de potassium. . . . . 1,20 gram.
Iodure de potassium. 0,80
Extrait de gentiane et sirop d'arnica. . . . . . . Q. S.

Mêlez et divisez en 40 pilules. — On fait ces mêmes pilules avec une dose égale de bromure de fer : contre les maladies mentales.

Emplâtres d'Iodure de Potassium (Pharm. de Londres).

Pr. : Iodure de potassium. . . . . 30 gram.
Oliban pur. 180
Cire. 24
Huile d'olives. 8

Fondez l'oliban et la cire dans l'huile à une douce chaleur, ajoutez l'iodure de potassium dissous dans un peu d'eau et agitez jusqu'à parfait refroidissement : comme fondant dans les engorgements scrofuleux et autres.

Pommade contre les Taies de la Cornée (Dr Deconde).

Pr. : Iodure de potassium. . . . . 0,30 gram.
Axonge benzinée. 4,00
Huile de foie de morue. 4,00

Mêlez. — Gros comme un pois dans l'œil soir et matin ; le soir, avant de se coucher ; le matin, après s'être lavé les yeux.

IODURE DE PLOMB (PbI).

Introduit dans la thérapeutique en 1831 par MM. Cottereau et Verdé-Delisle, expérimenté par MM. Guersant père et Lisfranc ; étudié chimiquement par MM. O. Henry et Caventou ; l'iodure de plomb est considéré comme un des résolutifs les plus efficaces : on l'obtient en décomposant un sel soluble de plomb à l'état neutre, acétate ou nitrate (Boudet) par un iodure soluble ; le plus souvent on se sert de l'iodure de potassium. M. Gaffard a proposé l'iodure de fer ; M. Criqueloin, l'iodure de calcium, et M. Hurault a prouvé qu'il y avait avantage à employer le nitrate de plomb et l'iodure de calcium : il est indispensable que les sels employés soient bien neutres, car sans cela l'iodure obtenu est jaune pâle et il contient de l'oxyiodure de plomb.

M. Lisfranc employait avec succès la pommade à l'iodure de plomb dans les engorgements utérins ; M. Lebert la prescrit contre les engorgements partiels de la glande mammaire, et M. Ricord contre les engorgements syphilitiques. L'iodure de plomb ne s'emploie guère qu'en pommade, à la dose de 2 à 4 grammes pour 30 d'axonge. Nous croyons avec M. Devergie qu'on a beaucoup exagéré les propriétés de cette préparation ; elle irrite peu la peau, mais c'est un résolutif très-médiocre.

IODURES DE MERCURE

Les deux iodures de mercure (Hg^2I), ou protoiodure vert jaunâtre, et le biiodure (HgI), d'un beau rouge vif, sont des médicaments très-actifs que l'on emploie tous les jours contre les accidents primitifs et secondaires de la syphilis et contre les affections syphilitiques de la peau. Le mode d'administration le plus simple est celui de pilules ; on les fait de 5 centigrammes à 1 centigramme, et on peut porter la dose progressivement jusqu'à 5 et 10 centigrammes par jour ; pour s'opposer à la salivation, on leur associe l'extrait d'opium et non la thridace, qui est tout à fait inactive.

IODURE DE CHLORURE MERCUREUX (HgI,HgCl).

En 1836, MM. Planche et Soubeiran étudièrent l'action de l'iode sur e protochlorure de mercure; ils conclurent qu'il se formait uniquement du biiodure et du bichlorure de mercure; dix ans plus tard, en 1847, M. Boutigny désigna le sel obtenu par l'action de l'iode sur le calomel sous le nom très-impropre d'iodure de chlorure mercureux; il le considéra comme moins actif que le biiodure et le bichlorure et plus actif que le protochlorure et le protoiodure.

M. Boutigny a publié deux formules : dans l'une, la proportion d'iode est de 1 équivalent pour 2 de calomel; elle donne, dit-il, le *protoiodure de chlorure mercureux;* dans l'autre, la proportion d'iode est double; elle donne le biiodure de chlorure mercureux; l'un et l'autre s'obtiennent en chauffant lentement le calomel dans un matras et ajoutant l'iode par petites portions.

D'après M. Boudet, le prétendu sel de Boutigny aurait la composition suivante, et on pourrait et même on devrait l'obtenir par le mélange de deux sels :

Pr.: Biiodure de mercure 1 équiv. ou	62,6	gram.
Bichlorure de mercure 1 équiv. ou	37.4	

M. Perrens a établi que les produits de l'action de l'iode sur le calomel étaient mal définis; d'après lui, le premier sel de M. Boutigny est un mélange de calomel, de bichlorure et de biiodure de mercure, et le second est un mélange de bichlorure et de biiodure de mercure.

M. Gobley, afin d'arriver à un produit toujours identique dans sa composition, a proposé le procédé suivant :

Pr.: Calomel à la vapeur.	5,95	gram.
Iode.	1,98	

On réduit l'iode en poudre et on le mélange au calomel; on porte au fond d'un matras à l'aide d'un entonnoir en papier et on chauffe au bain de sable; on fait fondre lentement, on réitère la fusion deux ou trois fois: on obtient un produit verdâtre, qui à l'air devient rouge. Mais le procédé de M. Gobley, de même que ceux qui ont été indiqués par M. Boutigny, donne des produits très-variables dans sa composition, selon que l'on a plus ou moins chauffé; aussi préférons-nous le mélange proposé par M. Boudet que nous avons fait connaître.

MM. Rochard et Sellier ont proposé l'iodure de chlorure mercureux, que nous préférons nommer chloroiodure mercurique, car cette dénomination correspond beaucoup mieux à sa composition, contre les maladies de la peau et surtout contre la *couperose*, contre la goutte et les taches bronzées qui persistent après l'accouchement. M. Devergie a vu l'érysipèle de la face et du cuir chevelu suivre l'application de la pommade de M. Rochard; d'après lui, cette pommade ne guérit pas la couperose, mais elle amène une amélioration notable; il a employé avec succès ce médicament dans le traitement de l'acné chronique.

M. Rochard a encore préconisé l'emploi de l'iodure de chlorure mercureux dans le traitement du sycosis et des engorgements du col utérin avec ou sans ulcération.

Pilules d'Iodure de chlorure mercureux (ROCHARD).

Pr. :	Iodure de chlorure mercureux	0,25 gram.
	Gomme arabique	1
	Mie de pain	9
	Eau de fleurs d'oranger	Q. S.

F. S. A. 100 pilules, 1 à 3 par jour; chacune contient 2 milligrammes et demi d'iodure.

Pommade d'Iodure de chlorure mercureux.

Pr. :	Iodure de chlorure mercureux pulvérisé	0,75 gram.
	Axonge récente	60

Mêlez.

M. Rochard prépare sa pommade au vingtième, mais il fait remarquer que les doses varient avec le degré de sensibilité des individus. Il se développe toujours sur les parties frictionnées de la chaleur et de la cuisson; il faut prendre de grandes précautions pour éviter les accidents.

La poudre de Malin résulte d'un mélange de 1/12 de grain d'iode et de 1/2 grain de calomel.

La poudre de Schartz est composée de : iode 5 centigrammes, calomel et poudre de digitale, de chaque, 40 centigrammes.

Chloro-Iodure de Mercure (DANNECY).

Pr. :	Iode pur	25 gram.
	Alcool à 92°	200

Dissolvez. — D'autre part :

Protochlorure de mercure	50 gram.

Mettez le chlorure dans un ballon, chauffez au bain-marie d'eau bouillante; ajoutez peu à peu la solution d'iode en agitant; jetez sur un filtre et lavez à l'alcool.

IODURE DOUBLE DE MERCURE ET DE POTASSIUM (KI,²,Hg I)

IODHYDRARGYRATE D'IODURE DE POTASSIUM

Un équivalent d'iodure de potassium en dissolution concentrée dissout à chaud trois équivalents de biiodure de mercure, par le refroidissement; il se précipite un équivalent de biiodure de mercure, et il reste en solution un sel formé de KI,²(HgI). C'est ce sel qui a été découvert par M. P. Boullay, qui cristallise en aiguilles *jaune de soufre;* il est déliquescent; c'est à tort que l'on dit qu'il se décompose lorsqu'on le dissout dans l'eau; sa solution constitue un des meilleurs réactifs des alcaloïdes. On obtient l'iodure double de mercure et de potassium par le procédé suivant :

Pr. : Iodure de potassium.	100	gram.
Biiodure de mercure..	250	
Eau.	100	

Chauffez dans un matras jusqu'à dissolution, faites cristalliser par refroidissement; concentrez les eaux mères. M. Thévenot, pharmacien à Dijon, propose le moyen suivant :

Pr. : Mercure.	8	parties.
Iode.	10	
Iodure de potassium..	13	
Eau..	32	

Triturez le tout dans un mortier en porcelaine pendant 20 minutes; on verse ensuite l'eau goutte à goutte; lorsque la solution est complète, on fait cristalliser.

La solution d'iodure double de mercure et de potassium, pour réactif des alcaloïdes, s'obtient par le procédé suivant :

Pr. : Bichlorure de mercure.	13,546	gram.
Iodure de potassium.	49	
Eau distillée.	Q. S.	

pour obtenir un litre à + 15°.

MM. Winckler, de Planta, Richenau, Valser préparent ce réactif par l'iodure de potassium et le biiodure de mercure. D'après M. F. Mayer, la formule que nous donnons est préférable; 1 centimètre cube de cette solution précipite :

1/10000	d'équivalent	d'aconitine..	0,0267	gram.
1/20000	—	d'atropine.	0,0145	
—	—	de narcotine.	0,0213	
—	—	de strychnine.	0,0167	
—	—	de brucine.	0,0233	
	—	de vératrine.	0,0269	
1/30000	—	de morphine.	0,0200	
1/20000	—	de conine.	0,0416	

1/40000	—	de nicotine.	0,0405 gram.
1/60000	—	de quinine.	0,0108
—	—	de cinchonine.	0,0102
—	—	de quinidine.	0,0120

L'iodure double de mercure et de potassium a été surtout employé par MM. Puche, Gibert, etc.; nous indiquerons les principales formules d'administration; la dose est de 10 centigrammes par jour.

Solution (Lamothe).

Pr.: Iodhydrargyrate d'iodure de potassium. . . . . 8 décigram.
Eau distillée. . . . . 500 gram.

Dose 10 à 60 grammes dans les vingt-quatre heures.

Pilules (Lamothe).

Pr.: Iodure de mercure et de potassium. . . . . . . 8 décigram.
Sucre de lait. 15

Pour 32 pilules, 1 à 8 par jour.

Pommade.

Pr.: Iodure de mercure et de potassium. . . . . 5 gram.
Axonge 125

Cette pommade, qui est d'abord blanche, lorsqu'on emploie le sel en solution, prend bientôt une couleur jaune.

Gargarisme.

Pr.: Iodure double de mercure et de potassium . . . 1 gram.
Eau. 1000

On emploie aussi cette solution en injections.

Sirop (Boutigny, Gibert).

Pr.: Biiodure de mercure. . . . . 1 gram.
Iodure de potassium. 50
Eau. 50

Dissolvez, filtrez et ajoutez :

Sirop de sucre blanc. 2,400

30° froid.

25 grammes représentant 1 centigramme de biiodure de mercure et 50 centigrammes d'iodure de potassium.

Sirop d'Iodhydrargyrate d'Iodure de Potassium.

Pr. : Iodhydrargyrate d'iodure de potassium. . . . . . 1 gram.
Teinture de safran. 10
Sirop de sucre. 489

Mêlez. — 25 à 100 grammes par jour dans une tisane appropriée dans les maladies syphilitiques anciennes. 25 grammes renferment 5 centigrammes d'iodure double.

Sirop antisyphilitique composé (Puche).

Pr. : Iodhydrargyrate d'iodure de potassium. . . . . . . 1 gram.
Iode. 1
Iodure de potassium. 20
Sirop de coquelicot. 473
Eau. 5

Mêlez. — 25 à 100 grammes dans les affections tertiaires compliquées d'accidents secondaires chez les individus à constitution lymphatique.

Pilules (Puche).

Pr. : Biiodure de mercure } ãã. . . . . 4 décigr.
Iodure de potassium }
Sucre de lait. . . . . 3 gram.
Sirop de gomme. . . . . Q. S.

Mêlez et faites 32 pilules ; 1 à 4 par jour.

Pilules (Gibert).

Pr. : Biiodure de mercure. . . . . 0,10 gram.
Iodure de potassium 5,00
Gomme arabique pulvérisée. 0,50
Miel. . . . . Q. S.

Pour 20 pilules ; 2 le matin, à jeun.

Pommade (Puche).

Pr. : Iodhydrargyrate d'iodure de potassium. . . . . . . 4 gram.
Axonge. 100

Mêlez.

Pommade (Deschamps).

Pr. : Biiodure de mercure. . . . . 0,40 gram.
Iodure de potassium. 1,00
Eau. 1,50
Huile d'amandes 1,50
Graisse benzinée. 16,00

IODO-MORPHINE $4(C^{34}H^{19}AzO^{6},I^{6})$.

L'iodo-morphine se présente sous la forme de flocons bruns ; M. Bouchut a employé très-récemment une préparation qui doit renfermer l'iodo-morphine.

Depuis longtemps on a employé la teinture d'iode contre le rhumatisme chronique des jointures et contre la phthisie en applications locales; M. Bouchut, le premier, l'a indiquée comme topique et comme révulsif dans les névralgies superficielles; la teinture d'iode morphinée peut être employée dans le même but à titre de révulsif et de sédatif.

Teinture d'Iode morphinée (Bouchut).

Pr.: Teinture d'iode	15	gram.
Sulfate de morphine	2	

Bien qu'une partie de la morphine soit décomposée, il se forme un nouveau corps, l'iodo-morphine probablement, doué de propriétés narcotiques, et des phénomènes de somnolence se produisent en même temps que la cessation de la douleur.

IODHYDRATE DE MORPHINE $(C^{34}H^{19}AzO^{6},HI)$.

Ce sel s'obtient par double décomposition de l'iodure de potassium et de sulfate de morphine, ou bien, d'après M. Deschamps, par la saturation directe de l'acide iodhydrique étendu d'eau, au moyen de la morphine; on fait cristalliser.

Pommade d'Iodhydrate de Morphine ioduré (Burggræve).

Pr.: Iodure de potassium	5	gram.
Iodhydrate de morphine	1	
Axonge	40	

Mêlez. — En frictions, matin et soir.

IODURE D'IODHYDRATE DE MORPHINE $(C^{34}H^{19}AzO^{6},HI,I)$.

Ce sel s'obtient en précipitant un sel de morphine par l'iodure de potassium ioduré (Bouchardat); on maintient le mélange pendant une heure à 60°, on décante, on lave le précipité et on fait sécher.

Pilules.

Pr.: Iodure d'iodhydrate de morphine	1	gram.
Conserve de roses	Q. S.	

Pour 20 pilules, une chaque soir.

IODURE DE QUININE ($C^{20}H^{12}AzO^{2}IH$) **et IODURE DE CINCHONINE** ($C^{20}H^{12}AzO,HI$).

D'après Thompson, ces deux composés s'obtiennent par combinaison directe de l'iode, de la quinine et de la cinchonine à équivalents égaux; on ajoute de l'eau dans la proportion de 30 pour 1 d'iodure, on obtient ainsi des composés mal définis, d'un aspect résinoïde, inodores, insipides, solubles dans l'alcool, mais insolubles dans l'eau; ces composés ont besoin d'être mieux étudiés au point de vue clinique et chimique.

IODURE D'IODHYDRATE DE STRYCHNINE ($C^{44}H^{24}Az^{2}O^{8},HI,I$).

M. Bouchardat a obtenu ce sel en versant une solution d'iodure ioduré de potassium dans une solution de sel de strychnine; il se forme un précipité floconneux marron, que l'on sèche et que l'on reprend par l'alcool à 85° bouillant; par refroidissement on obtient des cristaux d'iodure d'iodhydrate de strychnine, qui se présentent sous la forme d'aiguilles demi-transparentes, d'un rouge rubis foncé, solubles dans l'alcool et dans l'éther, insolubles dans l'eau. — D'après M. Bouchardat ce sel agit comme la strychnine mais il est moins actif, et son action se prolonge plus longtemps.

Pilules.

Pr.: Iodhydrate d'iodure de strychnine. . . . . 3 décigram.
Conserve de roses. . . . . Q. S

Mêlez et faites 24 pilules contenant chacune 1 centigramme de principe actif, à prendre une par jour; la dose peut être progressivement augmentée. — Ces pilules ainsi préparées seraient trop petites, il faut y ajouter une poudre inerte.

IODURE DE ZINC ET DE MORPHINE ($ZnI,C^{34}H^{19}AzO^{6},HI$).

Ce sel s'obtient en faisant bouillir 1 gramme d'iodure d'iodhydrate de morphine avec 50 grammes d'eau, et 10 grammes de limaille de zinc; on filtre bouillant, et on obtient des cristaux aiguillés radiés; on regarde ce sel comme calmant et antispasmodique.

Pilules.

Pr.: Iodure de zinc et de morphine. . . . . 0,10 gram.
Poudre de guimauve 1,00
Miel. . . . . Q. S.

Pour 10 pilules, contre les gastralgies et les affections nerveuses.

Potion.

Pr. : Iodure de zinc et de morphine.	0,25 gram.
Sirop de fleurs d'oranger..	30,00
Mélisse (feuilles).	4,00
infusée dans	
Eau.	120,00

Mêlez. — Une cuillerée à bouche toutes les heures.

IODURE DE ZINC ET DE STRYCHNINE ($ZnI,C^{44}H^{24}Az^{2}O^{8}IH$).

Ce sel est recommandé par M. Bouchardat comme un bon succédané de la strychnine contre les névroses et surtout contre l'épilepsie ; on l'obtient en chauffant pendant plusieurs jours de l'eau, de l'iodure d'iodhydrate de strychnine et du zinc, et on filtre les liqueurs chaudes ; le sel cristallise par le refroidissement en aiguilles d'un blanc éclatant, et agit comme la strychnine, mais à doses doubles. Il est soluble dans l'eau et l'alcool.

Pilules.

Pr. : Iodure double de strychnine et de zinc.	1 décigr.
Conserve de roses et poudre de guimauve.	Q. S.

Pour 12 pilules, une par jour.

Potion.

Pr. : Iodure double de strychnine et de zinc.	0,2 gram.
Eau distillée..	100,0
Sirop de fleur d'oranger.	30,0

A prendre en deux fois dans la journée.

IODURE DOUBLE DE MERCURE ET DE MORPHINE ($HgI,C^{34}H^{19}AzO^{6}IH$).

M. Bouchardat, qui a découvert ce sel, l'obtient en traitant par l'alcool bouillant parties égales de biiodure de mercure et d'iodhydrate de morphine ; on obtient par le refroidissement des cristaux blancs jaunâtres, presque aussi actifs que le biiodure de mercure.

Pilules (Bouchardat).

Pr. : Iodure double de mercure et de morphine.	1 gram.
Poudre de réglisse.	2
Miel.	Q. S.

Pour 100 pilules. — Chacune contient 1 centigramme d'iodure double ; une chaque jour dans la syphilis constitutionnelle.

IODURE DE FER ET DE QUININE ($IFe,C^{20}H^{12}AzO^2,IH$).

D'après M. de Smedt, ce sel s'obtient en traitant l'iodure de baryum par du sulfate de quinine, et en combinant l'iodure de quinine obtenu à équivalents égaux avec le proto-iodure de fer, on obtient des cristaux aiguillés jaunes solubles dans l'eau, l'alcool et l'éther.

Voici les formules proposées par M. de Smedt :

Poudres.

Pr. : Iodure de fer et de quinine. . . . . 1 gram.
Sucre pulvérisé. 4

En 12 paquets.

Pastilles.

Pr. : Iodure de fer et de quinine. . . . . 1 gram.
Sucre blanc. 12
Mucilage. . . . . Q. S.

Pour 12 tablettes.

Pilules.

Pr. : Iodure de fer et de quinine. . . . . 1 gram.
Miel. 1
Poudre de guimauve. . . . . Q. S.

Pour 12 pilules, qu'on enduit d'une couche résino-balsamique.

Sirop.

Pr. : Sucre blanc. . . . . 180 gram.
Eau distillée. 120
Iodure de fer et de quinine. 1

30 grammes de ce sirop contiennent 1 décigramme d'iodure.

ACIDE IODHYDRIQUE (IH).

L'acide iodhydrique en dissolution dans l'eau a été proposé par M. Huet contre les affections strumeuses ; on le fait respirer mélangé à l'eau dans la proportion de 12 à 20 gouttes pour un verre de liquide : il est très-rapidement absorbé. On trouve dans tous les traités de chimie le procédé que l'on suit pour préparer cet acide ; Murdoch emploie sous le nom d'acide iodhydrique le mélange suivant :

Pr. : Acide tartrique. . . . . 13,20 gram.
Iodure de potassium. 15,50

Dissolvez séparément dans 16 grammes d'eau distillée, mêlez et agitez.

Filtrez pour séparer le bitartrate de potasse formé, puis on ajoute de l'eau pour avoir 200 grammes de liquide, 10 à 40 gouttes dans un verre d'eau, pour boire ou pour inhalations.

ÉTHER ÉTHYL-IODHYDRIQUE (C^4H^5I).

Cet éther a été préconisé, dans ces derniers temps, contre les affections strumeuses; on en mêle 10 à 20 gouttes avec de l'eau et on fait respirer. Il est très-diffusible et très-actif; il produit rapidement l'ivresse iodique. On l'obtient le plus souvent en distillant de l'alcool saturé de gaz iodhydrique.

IODATE DE POTASSE (KO,IO^5) — IODATE DE SOUDE (NaO,IO^5).

MM. Demarquay et Gustin ont proposé de substituer l'iodate de potasse au chlorate dans les diverses affections de la muqueuse buccale; la dose de sel administrée varie de 25 centigrammes à 1 gramme 50 centigrammes. Ils ont donné ce sel avec succès dans la diphthérite, la stomatite mercurielle et gangréneuse.

BROME (Br).

Nous ne voulons faire ici ni l'histoire chimique ni l'histoire thérapeutique du brôme. Son analogie avec l'iode l'a fait employer par MM. Andral, J. Fournet, Puche, etc., dans tous les cas où l'iode était indiqué. On a constaté qu'il était plus irritant et plus vénéneux que l'iode; aussi est-il aujourd'hui à peu près abandonné.

Cependant Magendie et M. Pourché de Montpellier se sont bien trouvés de l'emploi du brôme dans les affections scrofuleuses. Glover et Hoering ont confirmé ces bons résultats.

M. Ozanam croit avoir trouvé dans le brôme le spécifique des angines pseudo-membraneuses, croup, muguet; il croit que ce corps exerce une désagrégation moléculaire sur les fausses membranes. Malgré les 14 observations qu'il rapporte, toutes suivies de guérison[1], nous pouvons affirmer par l'expérience que nous en avons faite, qu'encore cette fois M. Ozanam s'est fait illusion.

M. Lowig a employé le brôme comme désinfectant. M. Duflos propose comme telle une eau bromurée obtenue avec une goutte de brôme pour une once d'eau :

A l'intérieur, le brôme s'emploie à la dose de 2 à 20 gouttes dans des potions ou dans l'eau; à l'extérieur, à la dose de 10 gouttes à 4 grammes.

[1] *Gazette médicale de Paris*, 1856, n° 384.

Potion brômée (Ozanam).

Pr. : Eau brômée. . . . . 5 à 0,50 gram.
Potion gommeuse. 150,00

Mêlez. — Conservez à l'obscurité. — A prendre dans la journée contre le croup, le muguet, etc.

L'eau brômée s'obtient ainsi :

Pr. : Brôme } ãã. . . . . 0,10 gram.
Bromure de potassium }
Eau distillée. 100,00

Pommade bromurée (Magendie).

Pr. : Bromure de potassium. . . . . 2 gram.
Brôme. 6 gouttes.
Axonge. 40 gram.

Mêlez. — En frictions sur les engorgements lymphatiques.

BROMURE DE POTASSIUM (KBr).

Le brôme existe dans un grand nombre d'eaux minérales. Combiné au potassium, au sodium, au calcium et surtout au magnésium, c'est à lui que l'on attribue les bons effets des eaux de Nauheim, de Hombourg, de Kreuznach, d'Ischl, de Salins (Jura) et de Salies (Basses-Pyrénées) ; nous reviendrons plus loin sur ces eaux.

Le bromure de potassium produit des phénomènes physiologiques assez singuliers : outre les troubles de la vue et de l'ouïe que l'on a constatés, outre l'affaiblissement de la mémoire et de l'intelligence, on éprouve encore un sentiment d'ivresse et une somnolence suivie d'une anesthésie partielle ou générale ; le contact d'une solution de bromure de potassium sur le voile du palais suffit pour rendre celui-ci insensible ; on peut alors titiller la luette, toucher le fond du pharynx, les amygdales, sans provoquer le moindre mouvement de déglutition. M. Huette, qui a le premier observé ces faits, ajoute que la conjonctive participe de cette insensibilité ; on peut utiliser cette propriété en chirurgie et surtout pour la laryngoscopie ; on s'est même demandé si l'on ne pourrait pas arracher les dents sans douleur à l'aide du bromure de potassium. MM. Huette, Rames et Puche ont parfaitement étudié l'action physiologique du bromure de potassium; ils ont employé ce sel contre les accidents tertiaires sans obtenir de bons effets; M. Ricord est arrivé aux mêmes résultats. Mais MM. Huette et Puche ont constaté que ce médicament calmait les érections physiologiques, et Thielmann a fait une heureuse application de cette propriété antiérective dans le traitement des blennorrhagies accompagnées d'orgasme vénérien; plusieurs médecins ont constaté cette propriété et en ont tiré bon parti.

M. Ozanam emploie le bromure de potassium contre les affections pseudo-membraneuses; M. Landolfi propose le chlorure de brôme contre le cancer, il applique un caustique composé des *chlorures de zinc, d'antimoine, d'or* et de *brôme*; ce n'est, comme on le voit, qu'une modification de la pâte de Canquoin, et les expériences faites à la Salpêtrière avec le caustique Landolfi n'ont produit aucun résultat satisfaisant.

Pilules antiscrofuleuses (WERNECK).

Pr. :	Iodure de fer	4 gram.
	Bromure de sodium	2
	Extrait de réglisse	Q. S.

Pour des pilules de 12 centigrammes, une matin et soir.

Potion bromurée (MAGENDIE).

Pr. :	Bromure de potassium	6 décigr.
	Eau de laitue	100 gram.
	Sirop de guimauve	30

Par cuillerées à bouche dans les vingt-quatre heures (scrofules).

Pilules (POURCHÉ).

Pr. :	Bromure de potassium	0,30 gram.
	Licopode	1,00
	Sirop de sucre	Q. S.

Pour 6 pilules, 2 à 8 par jour.

Poudre (PUCHE).

Pr. :	Bromure de potassium	12 gram.
	Sucre en poudre	6

En 12 paquets, une toutes les deux heures, contre le priapisme.

Pommade (POURCHÉ).

Pr.	Bromure de potassium	4 gram.
	Axonge	30

Mêlez. 2 à 3 frictions par jour.

Caustique Landolfi (Modifié par QUEVENNE).

Pr. :	Chlorure de zinc	ãã 5 gram.
	— d'antimoine (proto)	
	— d'or	
	— de brôme	

Farine de froment	20	gram.
Eau	18	

Mêlez.

BROMURE DE FER ($FeBr$, et Fe^2Br^3).

Il existe deux bromures de fer correspondant aux oxydes; Magendie les a préconisés; aujourd'hui ils sont peu usités. Aux États-Unis, on les a employés dans le traitement des dartres, des scrofules, des adénites aiguës et chroniques, de l'érysipèle et de l'aménorrhée. Le docteur David Alter, de Freeport, a proposé le protobromure contre la phthisie; M. Lunier l'administre sous la forme de pilules, de potion, en solution dans l'huile, dans du chocolat; la dose est de 5 à 25 centigrammes.

M. Dillwyn-Parrish propose la solution suivante, qui est employée à la dose de 20 à 40 gouttes trois fois par jour :

Solution normale de Bromure de Fer (Parrish).

Pr.: Brôme	10,00	gram.
Fil de fer (de clavecin)	4,25	
Eau distillée	140,00	
Sucre	90,00	

Opérez comme pour la solution d'iodure de fer.

Pilules (Magendie).

Pr.: Bromure de fer pulvérisé	2	gram.
Conserve de roses	2	
Gomme	Q. S.	

Pour 50 pilules, 2 matin et soir.

Potion (Magendie).

Pr.: Looch blanc	155,00	gram.
Bromure de fer	0,05	
Sirop de menthe	30,00	

A prendre par cuillerées à bouche.

BROMURE DE PLOMB ($PbBr$).

Le bromure de plomb s'obtient par double décomposition d'un sel de plomb et du bromure de potassium; il a été peu employé. M. van den Corput propose la formule suivante :

Pilules pour combattre les Érections (van den Corput).

Pr.: Bromure de plomb } ãã	2 à 5	centigram.
Extrait de belladone }		
Lupuline	5	

Pour 1 pilule en faire 6 semblables, 2 à 3 par jour, dans les uréthrites ou les balano-posthites accompagnées d'érections douloureuses. M. Van den Corput a employé ces pilules avec le plus grand succès dans les cas où la cicatrisation des chancres, siégeant sur le frein ou sur le prépuce, est retardée par suite des tiraillements ou des éraillures que déterminent les érections.

BROMURES DE MERCURE (Hg^2Br et $HgBr$).

Ces deux bromures ont été employés dans les maladies syphilitiques par MM. Biett, Magendie, Ricord et Cazenave.

Le protobromure s'obtient par double décomposition d'un protosel de mercure et du bromure de potassium, et mieux, par combinaison directe au contact de l'alcool : il est blanc; chauffé, il se volatilise en aiguilles jaunes qui blanchissent par refroidissement; il s'altère à la lumière.

Le deutobromure s'obtient en sublimant un mélange à parties égales de brome et de mercure; il cristallise en aiguilles et est soluble dans l'eau, l'alcool et l'éther; il est volatil, il est très-vénéneux et très-irritant.

Les bromures de mercure ont été préconisés par MM. Werneck, Prieger et Horing contre les affections syphilitiques et contre les maladies de la peau invétérées, et surtout les teignes faveuses; quoique peu employés en France, nous indiquerons les principales formules proposées :

Pilules (GRÆFE).

Pr. : Bromure de mercure (proto). . . . . 1 gram.
Extrait de réglisse. . . . . Q. S.

Pour faire 60 pilules, 3 pilules par jour.

Mixture éthérée.

Pr. : Deuto-bromure de mercure. . . . . 0,05 gram.
Ether sulfurique. 4

8 à 12 gouttes par jour, après le repas.

Solution.

Pr. : Deuto-bromure de mercure. . . . . 0,05 gram.
Eau distillée. 60

20 gouttes par jour, augmenter progressivement.

BROMOFORME (C^2HBr^3).

Le bromoforme correspond à l'iodoforme; on l'obtient de la même manière : il a été peu employé ; il paraît jouir des mêmes propriétés, mais il est irritant.

CHLORATE DE POTASSE (KO,ClO⁵).

MM. Stuart-Cooper et Bouchardat [1] ont établi *que, dans la plupart des sels, l'action physiologique est proportionnelle à la quantité de la base*. Les recherches de M. Socquet, sur l'action du chlorate de potasse, dans le traitement du rhumatisme articulaire aigu, ont confirmé cette règle et démontré les effets contro-stimulants de ce sel ; aussi quelques auteurs le placent-ils, dans les *sédatifs*, à côté de la digitale ; d'autres le comptent au nombre des *diurétiques* ; nous préférons le ranger parmi les *altérants*, parce que c'est comme tel qu'il agit dans le plus grand nombre des cas.

Fourcroy admettait que certaines substances oxydantes cédaient leur oxygène aux tissus animaux; c'est ainsi que plusieurs médicaments ont été employés comme reconstituants et comme excitants dans les maladies syphilitiques, le scorbut, le typhus, etc.

Plusieurs auteurs, parmi lesquels nous citerons Wittmann, J. Rollo, Garnett de Glasgow, Thomas de Salisbury, etc., ont contribué à propager l'usage du chlorate de potasse. M. Odier de Genève l'employa le premier à haute dose (10 grammes), dans les cas d'ictère simple, liés à des engorgements hépatiques. Il fut, plus tard, employé par quelques médecins, contre les ecchymoses, les contusions violentes, les névralgies faciales, etc.

En 1847, Hunt reconnut l'efficacité du chlorate de potasse dans la gangrène de la bouche ; West l'employa avec succès contre la stomatite ulcéreuse ; MM. Sayle et Tedeschi l'appliquèrent contre les ulcères atoniques.

Partant de cette idée que le chlorate de potasse était un oxygénant, M. Simpson prescrivit le chlorate de potasse dans les derniers temps de la grossesse, dans les cas d'hémorrhagie placentaire, pour fournir de l'oxygène au fœtus.

Mais c'est surtout dans certaines stomatites que le chlorate de potasse a été justement recommandé par MM. Chanal de Genève, Jacquet de Lyon, Herpin de Genève, Blache, Demarquay, et, en 1856, M. E. Isambert [2] établit, d'une manière précise, la valeur thérapeutique du chlorate de potasse.

Aujourd'hui, il résulte des recherches de MM. Herpin de Genève, Blache, Demarquay, Alf. Fournier, Lasègue, etc., que le chlorate de potasse

[1] *Mémoire sur l'action des chlorure, bromure et iodure de potassium.*
[2] Thèse inaugurale.

agit parfaitement dans la stomatite mercurielle; il exerce non-seulement une action curatrice, mais encore une action prophylactique ou préservatrice; ses effets se manifestent dès le troisième jour, et ils ne contrarient en rien ceux du mercure, employé concurremment.

Quoiqu'on emploie souvent le chlorate de potasse contre l'angine couenneuse et le croup, les résultats obtenus ne sont pas des plus satisfaisants; mais dans l'angine simple, comme dans les aphtes et le muguet, il agit parfaitement bien; on l'a même employé contre le scorbut.

Le chlorate de potasse s'obtient en faisant passer un courant de chlore dans une solution concentrée de potasse caustique; M. Calvert propose de faire passer le même gaz dans une solution de potasse de 1,11 de densité, et contenant 102,33 de potasse pure pour 1,000 d'eau, d'y ajouter 6 équivalents de chaux vive, de chauffer à 50°, et de faire passer un courant de chlore jusqu'à saturation, en élevant graduellement la température à 90°.

Potion au Chlorate de Potasse (Ballantini).

Pr. :	Eau gommée.	60 gram.
	Sirop de limon.	40
	Chlorate de potasse.	2

Contre la fièvre typhoïde. — A prendre, par cuillerées à bouche, dans la journée; augmenter la dose de 1 gramme tous les deux jours, sans dépasser 6 grammes ; mais alors il faut augmenter les proportions d'eau, car on serait à peu près dans les limites de solubilité du sel; de plus, on applique sur l'abdomen des compresses imbibées du liquide suivant :

Pr. :	Eau.	1000 gram.
	Chlorate de potasse.	32
	Acide chlorhydrique.	10

Dans ce mélange, il doit se dégager des traces de chlore

Opiat au Chlorate de Potasse (Dethan).

Pr. :	Phosphate de chaux en poudre.	1000 parties.
	Crème de tartre.	500
	Alun.	125
	Chlorate de potasse.	500
	Iris en poudre.	500
	Carmin, Miel, Essence de menthe } ãã.	Q. S.

Pour un opiat ou collutoire. — Contre les ulcérations de la bouche et les ulcérations en général. — M. Dethan a cherché à faire une spécialité des préparations de chlorate de potasse; nous ne voyons pas du tout quel rôle peuvent jouer, dans l'opiat précédent, le phosphate de chaux et la crème de tartre. Le désir de faire du nouveau fait commettre souvent de singulières erreurs.

Tablettes au Chlorate de Potasse (DETHAN)

Pr. : Sucre en poudre	800	parties.
Chlorate de potasse	200	
Eau aromatique } ãã	Q. S.	
Gomme adragante }		

Mêlez et faites des tablettes de 1 gramme, contenant, chacune, 20 centigrammes de sel.— A prendre de 10 à 20 pastilles, dans la stomatite mercurielle, l'amygdalite, les affections diphthéritiques, les ulcères scorbutiques, etc. Ce sont ces pastilles que M. Dethan annonce sous le nom de *Pastilles au sel de Berthollet*. Nous croyons que le chlorate de potasse agit surtout par son contact immédiat, et nullement par suite de son absorption. Une pareille forme est donc au moins inutile.

Solution contre l'Ozène (HENRY).

Pr. : Chlorate de potasse	5	gram.
Eau	150	

Aspirez fréquemment par le nez.

Poudre contre l'Ozène (DEBOUT).

Pr. : Sous-nitrate de bismuth	10	gram.
Chlorate de potasse	1	

Mêlez. — Pour priser.

L'expérience nous a appris que le chlorate de potasse n'était pas désinfectant, et qu'il était sans action dans l'ozène et l'otorrhée.

M. Bouchut a employé la solution de chlorate de potasse dans le traitement des ulcères scrofuleux, tout en continuant la médication interne.

M. Barthez a employé, avec quelque succès, les instillations de la solution de chlorate de potasse, dans la trachée, après l'opération de la trachéotomie; on peut aussi faire évacuer des fausses membranes, ce que l'on n'obtient pas avec l'eau seule.

M. Brown administre la solution à 4 grammes sur 150 grammes, dans la leucorrhée avec ulcérations, dans les ulcérations du col, etc. Cette méthode ne réussit que lorsque la maladie est bornée au vagin et au col.

Potion contre la Gangrène de la Bouche.

Pr. : Chorate de potasse	2	gram.
Sirop de sucre	10	
Eau	50	

A prendre, dans les vingt-quatre heures, par petites cuillerées.

Solution contre les Cancroïdes (Billiet).

Pr. : Eau	600	gram.
Chlorate de potasse	15	
Acide chlorhydrique	10	goutt.
Teinture d'opium	8	gram.

Mêlez. — Pour lotions permanentes. — M. Leblanc fils a obtenu des guérisons du cancroïde des lèvres, chez les chevaux, par l'administration du chlorate de potasse, à l'intérieur. M. Bergeron nous a dit avoir guéri un cancroïde, par des fomentations permanentes à l'aide d'une solution de chlorate de potasse.

Pilules de Chlorate de Potasse.

Pr. : Chlorate de potasse	30	gram.
Poudre de guimauve	2	
Sirop	Q. S.	

Mêlez et divisez en 60 bols. — A prendre 6 à 10 par jour.

Topique désinfectant (Martinet).

Pr. : Chlorate de potasse	10	gram.
Glycérine	90	

Mêlez. — D'après nos expériences, les propriétés désinfectantes du chlorate de potasse sont à peu près nulles.

Solution contre la Stomatite mercurielle (Herpin).

Chlorate de potasse	2 à 4	gram.
Sirop de limon ou de framboise	30	
Eau	150	

A prendre par cuillerées.

Sirop au Chlorate de Potasse (Coizeau).

Pr. : Chlorate de potasse pulvérisé	10	gram.
Sirop de sucre	100	

Le sel est suspendu et non dissous dans le sirop.

A prendre, par cuillerées à café, de quart d'heure en quart d'heure. Contre les oreillons.

Collyre au Chlorate de Potasse (Coizeau).

Chlorate de potasse.	10 gram.
Eau.	100

Contre les ophthalmies catarrhales aiguës, accompagnées de muco-pus abondant.

Potion contre les Accidents de la Dentition (Benavente).

Pr. : Chlorate de potasse.	6 gram.
Eau.	100
Sirop de gomme.	30

Une cuillerée à café tous les quarts d'heure.

La solution de chlorate de potasse à 5 centièmes a été proposée contre la fétidité de l'haleine ; nous l'avons mainte fois employée sans succès, tandis que la solution de permanganate de potasse au millième n'a jamais manqué son effet.

Potion contre les Ulcères phagédéniques (Sayle).

Pr. : Chlorate de potasse.	2 gram.
Iodure de potassium.	10
Eau.	200

A prendre par cuillerées à bouche dans la journée.

Nos expériences nous ont appris que la solution de chlorate de potasse au millième était un poison violent pour les plantes ; nous avions espéré détruire par ce moyen le trychophyton, l'herpès tonsurans, etc. Les essais que nous avons faits n'ont eu, jusqu'à présent, aucun résultat satisfaisant.

CHLORATE DE SOUDE (NaO,ClO⁵).

Le chlorate de potasse est peu soluble dans l'eau, elle en dissout environ, à froid, 8 pour 100 de son poids ; le chlorate de soude, au contraire, est plus soluble, aussi l'a-t-on proposé pour remplacer le sel de potasse, lorsqu'on veut l'administrer à dose plus élevée. M. N. Guéneau de Mussy a constaté qu'il produisait les mêmes effets ; cependant, en général, on s'accorde pour le regarder comme moins actif ; on le préfère pour le traitement local des cancroïdes, des ulcères phagédéniques, parce qu'il est possible de l'obtenir en solution plus concentrée.

Ajoutons que M. J. B. V. Laborde a recommandé l'emploi du chlorate de potasse en gargarisme dans le traitement des gengivites chroniques avec ou sans pyorrhée dentaire. Nous avons, dans ce cas, employé avec succès le collutoire suivant :

Pr. : Chlorate de soude pulvérisé.	20	gram.
Glycérine.	20	
Teinture de myrrhe.	10	goutt.

Mêlez pour frictions sur les gencives.

DES ALCALIS ET DES ALCALINS

La potasse, la soude et l'ammoniaque trouveront leur place dans la classe des irritants; nous plaçons, au contraire, dans les altérants les alcalins et les sels à réaction alcaline, tels que les carbonates et les sels à base alcaline et à acide organique qui sont brûlés et transformés en carbonates dans l'économie animale; administrés à petite dose, ils sont essentiellement altérants; à doses plus élevées, ils deviennent purgatifs, et nous y reviendrons lorsque nous traiterons des évacuants.

Le sang est toujours alcalin, mais il l'est dans une certaine mesure; il départit aux sécrétions diverses ses propriétés spéciales; celles-ci sont les unes alcalines, comme la salive, la bile, le suc pancréatique; les autres sont acides, tels sont les urines, la sueur, le suc gastrique; augmenter l'alcalinité du sang, c'est naturellement changer la composition des sécrétions, qui deviendront plus alcalines ou neutres. Nous savons déjà que la présence des acides est une des conditions de la digestion stomacale des aliments; il n'est donc pas indifférent de neutraliser ces acides; la présence des alcalis dans le sang facilite la combustion des aliments carbonés, absorbés par suite de l'acte de la digestion, tels que les sucres, les graisses, l'alcool, etc.; augmenter ou diminuer cette alcalinité, c'est amener forcément des changements dans les fonctions et des mutations dans la composition des organes. Aussi les alcalis administrés intempestivement pendant longtemps ou en excès déterminent un amaigrissement considérable avec faiblesse générale, état que l'on désigne sous le nom de *cachexie alcaline*.

BICARBONATE DE SOUDE ($NaO,2CO^2$).

Le carbonate neutre de soude n'est employé que pour usage externe, principalement sous la forme de bain; la dose est de 125 à 500 grammes; il est bien démontré aujourd'hui que les urines peuvent devenir *alcalines*, après un *bain acide*, et rester acides après un *bain alcalin;* il y a là une question de température et d'activité de la combustion qui a besoin de recevoir de nouveaux éclaircissements.

Le bicarbonate de soude est employé en solution, en poudre ou sous la forme de tablettes; la dose est de 25 centigrammes à 2 grammes par jour; il fait la base de ces boissons que les Anglais emploient si souvent sous le nom de *soda-water* et de *soda-powder;* ils emploient surtout beaucoup aujourd'hui le bicarbonate de soude granulé effervescent, dont l'administration est si commode, si élégante et si agréable. Nous recommandons cette forme médicamenteuse à l'attention des médecins.

Potion alcaline contre le Pyrosis (PIORRY).

Pr. : Bicarbonate de soude.	5	gram.
Eau.	45	
Sirop de fleurs d'oranger.	30	
Essence d'anis.	1	goutte.

A prendre en une seule fois.

Soda-Water.

	POUR UN LITRE.	POUR UNE BOUTEILLE
Pr. : Bicarbonate de soude.	1,6 gram.	1,1 gram.
Eau gazeuse à 5 vol.	1 litre	625,0

Cette eau est employée comme digestif.

Soda-Powders.

POUDRE GAZIFÈRE SIMPLE.

Pr. : Acide tartrique..	16	gram.
Bicarbonate de soude.	24	

On divise séparément chacune de ces poudres en 12 parties égales, et on enveloppe l'acide dans du papier blanc et le bicarbonate dans du papier bleu ; on dissout chacun de ces paquets dans un verre d'eau et on prend pendant l'effervescence ; il y a un léger excès de bicarbonate de soude. Cependant la boisson a une saveur alcaline agréable.

Le 20 avril 1847, M. Chevallier fit à l'Académie de médecine un rapport[1] duquel il résultait que l'appareil Briet[2] est très-commode pour fabriquer l'eau gazeuse artificielle ; voici quelles sont les proportions d'acide et de bicarbonate de soude à employer :

		PRESSION MAXIMUM.	SE RÉDUISANT PAR L'AGITATION.
Pr. : Acide tartrique.	20 gram.	6 atmosph.	3.6 atmosph.
Bicarbonate de soude.	24 gram.		
Acide tartrique.	30	7	4.5
Bicarbonate de soude.	36		
Acide tartrique.	45	9	5,5
Bicarbonate de soude.	54		

[1] *Bulletin de l'Académie impériale de médecine.* Tome XII, page 592 et suiv.

[2] Consultez A. A. Legrand, *Sur l'eau de Seltz et la fabrication des boissons gazeuses*, Paris, 1861.

On peut remplacer l'acide tartrique par une proportion équivalente de bisulfate de potasse ou de soude; et au lieu de séparer les deux sels, M. C. Le Perdriel les réunit en un sel granulé effervescent que l'on mesure dans le bouchon au moment de préparer l'eau gazeuse.

Sucre de Vichy (Trousseau).

Pr.: Bicarbonate de soude. . . . . 10 gram.
Sucre pulvérisé. 200

Mêlez. — A prendre par demi et par cuillerées à café; ce sucre remplace très-bien les tablettes de Vichy et ne coûte pas si cher.

CITRATE DE SOUDE $(NaO)^3,C^{12}H^5O^{11},11HO$.

Les citrates alcalins, c'est-à-dire ceux de potasse de soude et de lithine, sont des purgatifs doux à la dose de 30 à 60 grammes, mais à dose faible, 25 centigrammes à 2 grammes; ils doivent être considérés comme altérants et employés comme tels dans le but de modifier les sécrétions; on les emploie surtout lorsqu'on craint la cachexie alcaline.

Sirop citro-alcalin contre la Diathèse urique (Rapatel).

Pr.: Sirop de sucre. . . . . 500 gram.
Citrate acide de soude. 50
Teinture de zestes de citrons. . . . . 10 goutt.

Mêlez. — Une cuillerée à bouche dans une tasse d'infusion d'uva ursi trois fois par jour.

Nous avons parlé ailleurs du citrate de lithine effervescent, si employé en Angleterre contre la diathèse urique; on peut aussi employer dans les mêmes cas le citrate de soude granulé effervescent, qui se dose et s'administre de la même manière.

Le bicarbonate de potasse et le citrate de potasse sont peu employés; ils jouissent des mêmes propriétés que les sels correspondants de soude.

SESQUICARBONATE D'AMMONIAQUE $(AzH^3)^2,2HO,(CO^2)^3$.

Le sesquicarbonate d'ammoniaque est le seul carbonate de cette base employé en médecine; c'est un altérant énergique, agissant aussi comme diaphorétique; on l'administre dans tous les cas où l'ammoniaque est indiquée. On le vante contre le croup et surtout la scarlatine, les convulsions de la dentition; M. Bouchardat le prescrit dans la glycosurie.

Potion contre la Coqueluche (Strohl).

Pr.: Carbonate d'ammoniaque. . . . . 60 gram.

Eau.	180
Sirop d'althea.	30

Mêlez. — A prendre 1 cuillerée à bouche toutes les heures; proposée aussi contre la diarrhée abondante. Cette potion a été expérimentée sans succès dans les deux cas à l'hôpital des Enfants malades : la dose de sel ammoniacal devrait être, à notre avis, réduite à 7 ou 8 grammes.

Pilules de Carbonate d'Ammoniaque contre les Bronchites chroniques (Dr Williams).

Pr.: Gomme ammoniaque..	50 centigram.
Poudre d'ipécacuanha pulvérisé.	12
Chlorhydrate de morphine.	5
Carbonate d'ammoniaque.	50
Mucilage de gomme.	Q. S.

Mêlez. — Pour 10 pilules enrobées de tolu dessous dans le chloroforme, 1 le soir.

CHLORHYDRATE D'AMMONIAQUE (AzH^3,HCl).

Le chlorhydrate d'ammoniaque est un poison assez énergique, il détermine souvent des accidents graves lorsqu'il est administré sans précaution; à l'intérieur, il agit comme stimulant; on l'a employé contre les affections de poitrine, les ophthalmies scrofuleuses. A l'extérieur, c'est un bon sédatif et résolutif, il agit très-bien dans les inflammations superficielles, les kystes, les tumeurs indolentes; on l'applique en poudre sur les ulcères de mauvaise nature. Nous avons donné déjà, page 237, de la formule de la potion de Baraillier.

Baume contre le Goître (Hourraud).

Pr.: Savon animal.	50 gram.
Chlorure de sodium / Chlorhydrate d'ammoniaque } ãã.	10
Alcool.	225
Teinture d'anis.	25

Mêlez. — En lotions et fomentations sur la tumeur.

Vin résolutif.

Pr.. Vin rouge.	500 gram.
Chlorhydrate d'ammoniaque.	10

Faites dissoudre. — Pour lotions et fomentations contre les engorgements et les tumeurs indolentes.

Solution contre les Engorgements de l'Utérus (GUÉPIN).

Pr. : Eau. . . . . 300 gram.
Chlorhydrate d'ammoniaque. 6

Une cuillerée à café matin et soir, dans une infusion de tilleul sucrée.

Solution antiscrofuleuse (GUÉPIN).

Pr. : Eau. . . . . 300 gram.
Chlorhydrate d'ammoniaque. 6
Iodure de potassium. 10

A prendre par cuillerées à bouche dans de la tisane de houblon contre les scrofules.

Pommade résolutive (GUÉPIN).

Pr. : Iodure de plomb. . . . . 1 gram.
Chlorhydrate d'ammoniaque. 2
Axonge. 30

Mêlez. — En frictions contre les engorgements lymphatiques.

Autre Pommade résolutive (GUÉPIN).

Pr. : Axonge. 30
Chlorhydrate d'ammoniaque. 4
Camphre pulvérisé. 1

Mêlez. — Contre les engorgements scrofuleux chroniques et indolents.

Pommade irritante (GUÉPIN).

Pr. : Carbonate d'ammoniaque. . . . . 5 gram.
Camphre pulvérisé. 1
Axonge. 30

Mêlez. — Contre les engorgements lymphatiques.

Gargarisme résolutif (BÉRAL).

Pr. : Eau. . . . . 820 gram
Hydromel. 30
Sesquicarbonate d'ammoniaque. 5

Contre les engorgements des amygdales.

CHLORURE DE BARYUM (BaCl).

Quoique certains auteurs aient placé le chlorure de baryum dans les contro-stimulants, nous le plaçons dans les altérants; il agit comme le chlorure de calcium, mais il est plus actif; on les a beaucoup vantés, l'un et l'autre, contre les scrofules. La dose est de 5 à 15 centigrammes; on augmente de 5 centigrammes tous les deux jours.

Emploi du Chlorure de Baryum (Mongiardini).

CONTRE LES AFFECTIONS SCROFULEUSES ET LA BLÉPHARO-BLENNORRHÉE.

Pr.: Chlorure de baryum pur . . . . 4 gram.
Eau. 20

A prendre depuis 4 gouttes jusqu'à 50 gouttes par jour, dans une cuillerée d'eau sucrée ou dans une tisane.

Pr.: Chlorure de baryum. . . . . 0,10 gram.
Eau. 180,00

A prendre une cuillerée à café de trois en trois heures.

Pr.: Chlorure de baryum. . . . . 0,30 gram.
Eau. 180,00

A prendre 4 gouttes matin et soir.

Collyre.

Pr.: Chlorure de baryum. . . . . 0,60 gram.
Eau. 30,00
Mucilage de coing. 2,00
Laudanum de Rousseau. 2,00

Verser quelques gouttes dans la gouttière palpébrale, dans les maladies scrofuleuses des yeux.

Potion antiscrofuleuse.

Pr.: Chlorure de baryum. . . . . 1 décigr.
Eau distillée. . . . . 200 gram.
Sirop de sucre. 50

Mêlez. — A prendre par cuillerées à café, 3 à 4 par jour.

Solution de Chlorure de Baryum (Sichel).

Pr.: Chlorure de baryum. . . . . 2 gram.
Eau distillée. 15

10 à 15 gouttes dans un verre d'eau sucrée, dans les ophthalmies scrofuleuses et autres affections strumeuses.

Pilules de Chlorure de Baryum (Walsch).

Pr.: Chlorure de baryum. . . . . 1 gram.
Mucilage de gomme adragante }
Poudre de guimauve } ãã. . . . . Q.S.

Mêlez et faites 200 pilules. A prendre 3 par jour et augmenter successivement jusqu'à 20, même à plusieurs reprises et après le repas; avec ces précautions, l'emploi du chlorure de baryum ne présente aucun inconvénient.

Pilules fondantes (Righini).

Pr. :	Masse de Vallet	6
	Chlorure de baryum	1
	Résine de jalap	3

F. S. A. 36 pilules. A prendre 1 à 4 par jour.

OXYDES ET SELS DE CUIVRE

Les préparations de cuivre sont très-vénéneuses lorsqu'on les fait prendre à l'intérieur, elles sont vomitives et irritantes: on les a administrées contre certaines névroses; à l'extérieur, elles sont caustiques.

Le cuivre métallique à l'intérieur a été préconisé contre l'épilepsie; on l'administre sous forme de pilules que l'on prépare au moyen de la mie de pain, on se sert surtout du cuivre réduit par l'hydrogène, qui est très-divisé et très-actif. Le professeur Hope, de Bâle, a vanté son emploi à l'extérieur sous forme de pommade contre les engorgements glandulaires. Rademacher, en Allemagne, a remis son usage en honneur.

M. le docteur Merey a présenté l'ammoniure de cuivre comme un spécifique de la danse de Saint-Guy; en solution, il a été vanté contre les ophthalmies. Le carbonate de cuivre est souvent employé contre les névralgies et surtout les névralgies faciales, par quelques médecins anglais, parmi lesquels nous citerons MM. Elliotson, Rey, Richmont, Hutchison, etc.

On a reconnu depuis longtemps les propriétés vomitives du sulfate de cuivre, dont on tire un grand parti en Angleterre; mais, d'après MM. Mavel, Godefroy et Trousseau, il jouirait d'une certaine spécificité dans le croup, à la dose de 10 à 40 centigrammes.

Les sels de cuivre ont joui de la réputation d'être anti-épileptiques; on les emploie très-peu aujourd'hui.

Pilules contre l'Épilepsie (Biett).

Pr. :	Sulfate de cuivre ammoniacal	1 gram.
	Extrait de valériane	5

Pour 60 pilules; 1, puis 2, jusqu'à 4 par jour.

Poudre contre le Croup (Perdiguier).

Pr. :	Sulfate de cuivre non effleuri	2 décigram.
	Sucre en poudre	6

Mêlez et divisez en 2 paquets. A prendre dans un peu d'eau; administrer un second paquet si les vomissements se font attendre plus de cinq minutes.

Potion contre le Croup (Godefroy).

Pr. : Sulfate de cuivre	0,10	gram.
Sirop de fleurs d'oranger	25,00	
Eau distillée de tilleul	100,00	

A prendre de dix en dix minutes, par cuillerées à bouche, jusqu'à production des vomissements.

Poudre contre le Croup (Leher).

Pr. : Sulfate de cuivre }
Sucre } ãã . . . . 1 gram.

Mêlez et insufflez à l'aide d'un tube à la dose de 20 à 30 centigrammes.

Pommade résolutive.

Pr. : Oxyde noir de cuivre	4	gram.
Axonge	30	

Mêlez. — En frictions deux fois par jour, contre l'induration des glandes sous-maxillaires et sous-linguales.

OXYDE D'ARGENT (AgO).

L'oxyde d'argent est une poudre vert olive, très-lourde, peu soluble dans l'eau, souvent réductible. A Londres, d'après M. Boiland, le carbonate d'argent est souvent vendu pour l'oxyde.

L'oxyde d'argent agit sur le système nerveux ; il noircit les selles, il colore la peau, mais ce dernier effet est nié par quelques auteurs ; il exerce, dit-on, une action spéciale sur le système capillaire utérin, et possède, en vertu de cette action, des propriétés antihémorrhagiques.

Très-vantées par les médecins anglais contre les maladies débilitantes, entre autres les ménorrhagies, les affections gastriques, les préparations d'argent, à part le nitrate, sont peu employées en France.

On a beaucoup vanté l'oxyde d'argent contre l'épilepsie. M. Trousseau préfère employer le chlorure, puisque en résumé, c'est la transformation qu'éprouve l'oxyde.

Pilules d'Oxyde d'Argent (Thweatt).

Pr. : Oxyde d'argent	0,60	gram.
Opium pulvérisé	0,05	

Pour 12 pilules, une matin et soir.

CHLORURE D'ARGENT (AgCl).

C'est surtout comme anti-épileptique que le chlorure d'argent a été employé; peu usité autrefois, il a été remis en honneur par M. Trousseau, qui l'a administré contre les affections nerveuses en général, et il a été aussi très-préconisé par MM. Kopp, Kœchlin, Serres, Sicard, Mialhe, etc. Dissous dans l'ammoniaque, on l'a vanté contre la syphilis; à la dose de 1 à 2 centigrammes, on le fait prendre contre la mélancolie et l'hydropisie, contre le vertige nerveux, etc.

Le chlorure d'argent s'emploie en pilules à la dose de 1 milligramme à 5 centigrammes et au-dessus, puisque M. Trousseau l'a porté jusqu'à 1 gramme 50 centigrammes, sans qu'il ait noté le moindre accident.

IODURE D'ARGENT (AgI).

L'iodure d'argent, qui, comme le chlorure, s'obtient par double décomposition, jouit des mêmes propriétés et a été administré aux mêmes doses et de la même manière, et dans les mêmes maladies que lui. Très-vanté contre la syphilis, M. Ricord a démontré son inefficacité.

Pilules d'Iodure d'Argent (Patterson).

Pr. :		
	Iodure d'argent	20 centigram.
	Conserve de roses	Q. S.

Pour 20 pilules, une et cinq par jour.

Pilules d'Iodure d'Argent (Mialhe).

Pr. :		
	Nitrate d'argent	1 gram.
	Iodure de potassium	2
	Amidon	3
	Gomme arabique	1
	Eau	Q. S.

Pour 100 pilules, à prendre comme les précédentes.

Pommade d'Iodure d'Argent (Deschamps).

Pr. :		
	Axonge benzinée	20,00 gram.
	Iodure d'argent	0,40

IODURE D'ARGENT ET DE POTASSIUM (AgI,KI).

D'après M. P. Boullay, l'iodure d'argent, en se dissolvant dans l'iodure de potassium, formerait deux sels doubles, l'un que l'on obtient en faisant dissoudre l'iodure d'argent en excès dans l'iodure de potassium, est neutre; il cristallise en aiguilles blanches isolées; c'est celui que nous avons formulé plus haut et qui est le seul employé.

L'iodure d'argent ($AgI.2KI$) s'obtient en dissolvant le précédent dans l'iodure de potassium; il se prend en masse cristalline qui bleuit à l'air.

Pilules (Deschamps).

Pr.: Iodure d'argent	0,5	gram.
— de potassium	1,0	
Guimauve pulvérisée	1,0	
Sirop	Q. S.	

Mêlez pour 10 pilules.

Pommade (Deschamps).

Pr.: Iodure d'argent	0,50	gram.
— de potassium	1,00	
Eau	1,00	
Graisse benzinée	7,00	
Huile d'amandes	0,50	

Triturez les deux iodures dans l'eau et ajoutez la graisse et l'huile.

Soluté pour l'usage externe (Deschamps).

Pr.: Iodure d'argent	1	gram.
— de potassium	2	
Eau	2	

Mêlez en triturant.

MERCURIAUX

Les préparations mercurielles doivent être placées au premier rang parmi les médicaments alternants; leur histoire chimique, pharmaceutique, physiologique et thérapeutique est consignée dans tous les ouvrages. Nous nous bornerons, par conséquent, à indiquer les principales formules nouvelles; nous renverrons plus spécialement à notre *Traité de l'art de formuler* pour de plus amples détails.

MERCURE MÉTALLIQUE

Pommade résolutive.

Pr.: Onguent mercuriel double — populéum	āā 10	gram.

Pour frictions contre les engorgements scrofuleux, les tumeurs hémorrhoïdales, etc.

Pommade altérante.

Pr.: Onguent mercuriel double	30	gram.
Extrait alcoolique de belladone	4	

Mêlez. — En frictions contre les tumeurs enflammées, les péritonites, dans l'amaurose, etc.

BIOXYDE DE MERCURE (HgO).

Le bioxyde de mercure, ou précipité rouge, est employé seulement à l'extérieur contre les ophthalmies, soit sous forme de pommades ou de poudres, à la dose de 1 à 25 centigrammes.

PROTOCHLORURE DE MERCURE (Hg^2Cl).

Le protochlorure de mercure par sublimation n'est pas employé; celui qui est obtenu à la vapeur, ou calomel à la vapeur, est d'un usage fréquent. Le précipité blanc, ou protochlorure de mercure, par précipitation, est réservé à l'usage externe ; il ne faut pas le confondre avec le *précipité blanc de Lemery*, *précipité blanc de Prusse*; *chlorure ammoniaco-mercuriel* (Soubeiran); *précipité blanc ammoniacal* (Guibourt); *oxydo-chlorure de mercure ammoniacal* (Thenard); *chloro-amidure de mercure* (Kane), obtenu en précipitant par l'ammoniaque une solution de sublimé corrosif.

Le calomel ou protochlorure de mercure, administré par la méthode de Law, est un des altérants les plus énergiques que l'on connaisse et dont la thérapeutique a tiré le meilleur parti.

Calomel par la méthode de Law.

Pr. Calomel à la vapeur.	0,10	gram.
Sucre pulvérisé.	4,00	

Mêlez avec soin, et divisez en 20 paquets égaux.

A prendre à l'intérieur, un paquet toutes les heures, pour produire une cachexie mercurielle générale, jusqu'à gonflement des gencives et salivation intense, dans la péritonite aiguë, la pleurésie, la péricardite, l'iritis, la laryngite aiguë syphilitique, la dysentérie, le rhumatisme synovial, l'hyperémie cérébrale, les convulsions des enfants, comme purgatif léger dans l'angine diphthéritique, pharyngo-trachéale, pour tuer les vers, etc. A l'extérieur, pour priser en forme de tabac, au début du coryza aigu ou dans le coryza chronique, l'ozène ; insufflé dans l'oreille, dans l'otite et l'otorrhée; à la surface des plaies sanieuses, dans la pourriture d'hôpital, la diphthérite cutanée, la diphthérie cantharidienne; dans l'œil, dans les ophthalmies chroniques.

Poudre à poudrer (TROUSSEAU).

Pr. : Précipité blanc.	5	gram.
Amidon parfumé (poudre à poudrer).	100	

Mêlez. — Pour tuer les poux de tête, du corps et du pubis, et contre le pityriasis du cuir chevelu.

Poudre pour Pansements (Reveil).

Pr. : Précipité blanc Sabine en poudre récente	āā.	parties égales.

Pour saupoudrer les chancres indurés ; on lave avec le vin aromatique, plus tard on emploie le précipité blanc ou le calomel pur.

BICHLORURE DE MERCURE (HgCl).

SUBLIMÉ CORROSIF.

Nous avons insisté ailleurs [1], sur la nécessité qu'il y avait à diviser les préparations dans lesquelles entrent le sublimé corrosif en plusieurs sections ; cette distinction nous paraît tellement importante que nous n'hésitons pas à la reproduire ici, d'autant plus que les médecins nous paraissent peu pénétrés de son importance. Il faut donc distinguer : 1° Les préparations dans lesquelles le sublimé corrosif a toute son action (liqueur de Van Swieten) ; 2° celles dans lesquelles l'action du sublimé corrosif est légèrement augmentée par son association avec les chlorures alcalins, et plus spécialement avec le chlorhydrate d'ammoniaque ; 3° les composés dans lesquels l'action du sublimé est très-augmentée par l'addition de l'acide cyanhydrique ou de tous les corps qui peuvent en former ; ce cas s'applique surtout au calomel ; 4° les préparations dans lesquelles le sublimé corrosif perd une partie de son action par l'addition de substances extractives (pilules de Dupuytren, sirop de Cuisinier additionné) ; 5° celles qui sont plus profondément modifiées par leur combinaison avec les substances albuminoïdes ; 6° enfin les composés dans lesquels le sublimé corrosif est détruit par des réactions chimiques (eau phagédénique jaune).

La liqueur de Van Swieten est une solution de sublimé corrosif au millième.

Solution pour Lotions (Reveil).

Pr. : Bichlorure de mercure.	0,25 gram.
Eau de Cologne.	1000,00

Une cuillerée à café dans un verre d'eau pure, pour lotions contre les poux de tête, du corps, du pubis ; contre les dartres, la mentagre ; en lavements contre les ascarides lombricoïdes et vermiculaires ; deux à quatre cuillerées à bouche de la même solution dans un verre d'eau *très-chaude* en lotions, contre le prurit de la vulve.

[1] V. *Traité de l'art de formuler*, 2e édit., p. 157.

Bains de Sublimé simple

	ADULTES.	ENFANTS.
Pr. : Bichlorure de mercure. . . .	8 à 20 gram.	2 à 8 gram.
Alcool.	100	100

Pour un bain ordinaire.

Bains de Sublimé composé.

Pr. : Bichlorure de mercure. . . .	8 à 20 gram.	2 à 8 gram.
Chlorhydrate d'ammoniaque.	30	20
Eau.	200	200

Faites dissoudre pour un bain.

Contre les syphilides. les affections chroniques de la peau, dans le rhumatisme chronique avec gonflement des extrémités articulaires.

Liqueur de Van Swieten modifiée (Mialhe).

Pr. : Bichlorure de mercure.	0,40 gram.
Chlorhydrate d'ammoniaque.	1,00
Chlorure de sodium.	1,00
Eau distillée.	500,00

D'après M. Mialhe, cette préparation, quoique contenant moins de sel de mercure que la liqueur de Van Swieten, possède la même action, elle ne cause pas de douleurs épigastriques.

Liqueur mercurielle (Mialhe).

Pr. : Eau distillée	500,00 gram.
Sel marin.	1,00
Sel ammoniac.	1,00
Blanc d'œuf.	N° 1
Sublimé corrosif.	0.30

On bat le blanc d'œuf dans l'eau distillée, on filtre, on fait dissoudre les trois sels et on filtre de nouveau. Cette liqueur contient 2 centigrammes de sublimé par 30 grammes ou 1 centigramme par cuillerée à bouche. D'après M. Mialhe, elle présente le sublimé dans un état de combinaison analogue à celui que revêtent les préparations mercurielles, au moment où elles exercent sur l'économie leur action générale ou dynamique.

Pilules chloro-mercuriques (Mialhe).

Pr. : Bichlorure de mercure.	0,50 gram.
Chlorure de sodium.	2,00
Amidon.	3,00

Gomme arabique pulvérisée. 1,00
Eau distillée. . . . . Q. S.

Mêlez et faites 50 pilules, à prendre comme les pilules de Dupuytren et dans les mêmes cas.

Pommade chloro-mercurique (Mialhe).

Pr.: Bichlorure de mercure. . . . . 4 gram.
Sel ammoniac pulvérisé. 8
Axonge. 30

Broyez ensemble les sels, et ajoutez l'axonge.

Emplâtre chloro-mercurique (Mialhe).

Pr.: Chlorure mercurique (sublimé). . . . . 1 gram.
Chlorhydrate d'ammoniaque. 2
Cire blanche. 15
Résine élémi purifiée. 30

Faites fondre la cire et la résine, agitez, et lorsque le mélange est presque froid, ajoutez les sels préalablement broyés ensemble, remuez jusqu'à refroidissement; peut remplacer l'emplâtre de Vigo.

Solution contre l'Iritis et les Périostoses syphilitiques (Guépin).

Pr.: Eau distillée. . . . . 1,000,00 gram.
Sublimé corrosif. 0,80
Chlorhydrate d'ammoniaque. 6,00
Iodure de potassium. 12,00

Mêlez. A prendre 1 à 2 cuillerées à bouche par jour.

Lotion cosmétique (Reveil).

Pr.: Bichlorure de mercure. . . . . 0,10 gram.
Sel ammoniac. 2,00
Alcool. 15,00
Eau distillée d'amandes amères. 15,00

Dissolvez et ajoutez :

Émulsion d'amandes amères. 500,00

Pour lotions dans le pityriasis, l'acné, l'eczéma chronique, les éphélides.

Lotion Antéphélique (Hardy).

Pr.: Eau distillée. . . . . 250,00 gram.
Sulfate de zinc. 2,00
Acétate de plomb. 2,00
Sublimé corrosif 0,50

dissous dans

Alcool. . . . . Q. S.

Cette solution, formulée depuis longtemps par M. le docteur Hardy, est vendue et annoncée sous le nom de *Lait antéphélique*; mais dans certains cas on supprime le sublimé.

Eau de Guerlain.

Pr. :	Bichlorure de mercure.	0,10 gram.
	Eau distillée de laurier-cerise et de feuilles de pêcher.	1000,00 gram.
	Extrait de saturne.	125,00
	Teinture de benjoin.	15,00
	Alcool.	60,00

Mêlez. — Contre les taches de rousseur.

CHLORURE DOUBLE DE MORPHINE ET DE MERCURE
($HgCl,C^{34}H^{19}AzO^{6}ClH$).

Le sel s'obtient en mélangeant des dissolutions de chlorhydrate de morphine et de sublimé corrosif; le précipité obtenu, repris par l'eau bouillante, cristallise par le refroidissement; il est peu soluble dans l'eau froide, très-soluble dans l'alcool; il contient 28 de sublimé et 72 de chlorhydrate de morphine; il est employé contre les affections syphilitiques et surtout pour calmer les douleurs nocturnes.

Pilules.

Pr. :	Chlorure double de mercure et de morphine. . . .	1 gram.
	Poudre de réglisse.	2
	Sirop de gomme.	Q. S.

Pour 72 pilules, prendre une matin et soir, en élevant ensuite la dose.

CHLORURE DOUBLE DE MERCURE ET DE QUININE
($HgCl,C^{20}H^{12}AzO^{2},HCl$).

Ce sel s'obtient en dissolvant séparément, dans le moins d'eau possible, le sublimé corrosif et le chlorhydrate de quinine; on mêle les liqueurs et le sel double cristallise.

C'est M. Dermott, de Dublin, qui a le premier indiqué la préparation de ce sel; il a été très-vanté par M. Hamilton dans le traitement des maladies rebelles de la peau, telles que le lupus, les syphilides tuberculeuses et ulcéreuses.

Dose, 25 milligrammes à 5 centigrammes, deux ou trois fois par jour, en pilules associé à l'opium.

CYANHYDRARGYRATE D'IODURE DE POTASSIUM (CyHg,IK).

Ce sel, découvert par M. Caillot, s'obtient en précipitant une solution de cyanure de mercure par l'iodure de potassium ; en opérant à chaud on obtient, par le refroidissement, de belles paillettes blanches nacrées, solubles dans l'eau chaude et insolubles dans l'éther ; par l'évaporation à l'air libre on observe un petit nuage rouge.

Solution Mercurielle (VENOT).

Pr.: Eau distillée. . . . . 150,00 gram.
Sel de Caillot (cyanhydrargyrtate d'iod. de potassi. 0,30

A prendre une cuillerée à bouche matin et soir, contre les accidents secondaires et tertiaires de la syphilis.

OLÉO-STÉARATE DE MERCURE

L'oléo-stéarate de mercure a été proposé par MM. Jeannel et Monsel comme devant remplacer avec avantage les préparations mercurielles ; ce composé s'obtient par double décomposition ; M. Venot, de Bordeaux, qui l'a expérimenté, en a obtenu les meilleurs résultats ; il propose les formules suivantes :

Pilules d'Oléo-Stéarate de Mercure (VENOT).

Pr.: Oléo-stéarate de mercure. . . . . 25 milligram.
Beurre frais. 12
Savon amygdalin . . . . 8 centigr.
Racine de réglisse. 5

Mêlez pour une pilule.

Pommade Bordelaise.

Pr.: Oléo-stéarate de mercure. . . . . 1 partie.
Axonge fraîche. 4
Essence d'amandes amères. . . Q. S. pour aromatiser.

Pour remplacer l'onguent mercuriel.

Pommade au Stéarate de Mercure.

Pr.: Oléo-stéarate de mercure. . . . . 10 gram.
Axonge. 90
Essence de citrons. . . . . 25 goutt.

En frictions sur les adénites inflammatoires et les tumeurs scrofuleuses.

Pommade Mercurielle (Planche).

Pr.: Mercure coulant. . . . . 50 gram.
Huile d'œufs . . . . 20 goutt.

Triturez fortement dans un mortier et ajoutez :

Beurre de cacao. 50

Pour remplacer l'onguent mercuriel.

L'onguent mercuriel du Codex rancit rapidement et produit souvent de vives irritations; la formule suivante donne une pommade qui se fait facilement et qui se conserve très-bien :

Pommade Mercurielle (Reveil).

Pr.: Mercure coulant. . . . . 500 gram.
Huile d'œufs. 10

Agitez fortement dans un mortier et ajoutez après extinction :

Axonge. . . . . 400 gram.
Paraffine. 60
Glycérine. 30

Faites fondre la paraffine dans la glycérine et ajoutez peu à peu au mélange mercuriel. Cette pommade renferme autant de mercure que l'onguent napolitain du Codex.

Emplâtre fondant (Professeur Rey).

Pr.: Gomme ammoniaque. . . . . 1 partie.
Mercure. 1
Camphre. 1/2

Triturez la gomme ammoniaque et le camphre, puis ajoutez le mercure, et, après un quart d'heure de trituration, étendez la masse au moyen d'un sparadrapier sur des toiles pour servir de bandelettes sur les parties qui réclament un fondant. Nous doutons que l'extinction du mercure se fasse bien dans ce mélange.

FUMIGATIONS MERCURIELLES (Langlebert).

Les fumigations mercurielles sont employées depuis longtemps contre les maladies de la peau. M. le docteur Langlebert a proposé de les pratiquer par les moyens suivants, imités des clous fumants ou pastilles du sérail :

Trochisques au proto-iodure de Mercure.

Pr.: Poudre de braise de four très-fine. . . . . 5,00 gram.
Proto-iodure de mercure. 2,00
Benjoin en poudre. 0,50

Mêlez et ajoutez : mucilage très-léger de gomme adragante Q. S. pour faire une pâte épaisse, et divisez en 20 trochisques de forme conique, en les moulant dans de petits cornets de papier. Faites sécher et allumez par le sommet; la plus grande partie du proto-iodure de mercure est décomposée. Employés pour combattre les affections syphilitiques secondaires de la gorge, des fosses nasales, du larynx et de la peau.

Trochisques au Cinabre.

Pr.: Poudre fine de charbon de braise. . . . . 100 gram.
Cinabre en poudre. 50
Benjoin pulvérisé. 2
Mucilage clair de gomme adragante. . . . . Q. S.

Mêlez et divisez en 25 trochisques, que l'on fait sécher lentement. Employés contre les affections syphilitiques secondaires.

Pour les fumigations au proto-iodure, on aspire les vapeurs au moyen d'un cornet en papier.

Cônes au Cinabre pour Fumigations.

Pr.: Cinabre. 20 gram.
Poudre de guimauve. 20
Sel de nitre. 40
Eau. . . . . Q. S.

Faites une pâte ferme, que l'on divise en dix cônes que l'on fait sécher lentement.

Cigarettes mercurielles (Trousseau).

Pr.: Protonitrate de mercure. . . . . 1 gram.
Eau distillée. 20
Acide nitrique. 1

On dissout le sel dans l'eau acidulée et on en imbibe un papier non collé de 0m,20 sur 0m,15. On fait sécher et on roule en cigarettes, que l'on fume plusieurs fois par jour en aspirant lentement la fumée : dans les phlegmasies syphilitiques du pharynx et du larynx, dans la laryngite chronique ordinaire.

M. Thierry a proposé de préparer ces cigarettes en étendant sur du papier sans colle, à l'aide d'un pinceau, une *solution titrée* de bichlorure de mercure, et l'on fait sécher, puis on étend une solution de potasse également titrée, équivalant à la quantité de sublimé corrosif employé; il en résulte du bioxyde de mercure hydraté; le papier est séché de nouveau, et l'on fume en cigarettes comme les précédentes.

Pommade contre l'Eczéma chronique (Mialhe).

Pr.: Axonge récente	40	gram.
Turbith nitreux	2	
Extrait d'opium	1	

Dissolvez l'extrait dans un peu d'eau, ajoutez le turbith, puis l'axonge, et incorporez jusqu'à parfaite homogénéité.

PRÉPARATIONS ARSÉNICALES

Localement, les arsénicaux sont des irritants actifs; absorbés, ils sont d'abord excitants, mais ils déterminent plus tard une vive sédation avec crampes et refroidissement des extrémités; ils doivent être employés avec les plus grandes précautions. Nous avons dit ailleurs comment on les employait dans les fièvres intermittentes; nous n'avons qu'à faire connaître les formules dans lesquelles on les administre contre la chorée rebelle, la phthisie, le catarrhe pulmonaire, pour prévenir les furoncles, dans l'angine de poitrine et contre les congestions apoplectiques.

On trouve dans tous les formulaires la composition des liqueurs de Fowler, de Pearson, etc.

Solution arsénicale (Devergie).

Pr.: Acide arsénieux	0,10	gram.
Carbonate de potasse	0,10	
Eau distillée	500,00	
Alcoolat de mélisse composé	0,50	
Teinture de cochenille	Q. S. pour colorer.	

Le dosage de la liqueur de Fowler par gouttes présente toujours quelque danger. M. Devergie a proposé cette solution pour la remplacer; chaque gramme contient *un cinq-millième* ou *deux dix-millièmes* de gramme d'acide arsénieux, à prendre à la dose de 1 à 20 grammes par jour en augmentant progressivement; il vaut mieux, en général, administrer les arsénicaux en mangeant, ils sont mieux supportés.

ARSÉNIATE DE SOUDE (2NaO,HO,AsO^5,26HO).

Ce sel renferme près de 60 pour 100 d'eau, il cristallise parfaitement.

Potion contre la Chorée (H. Roger).

Pr.: Arséniate de soude	1	milligram.
Potion gommeuse	125	gram.

Mêlez. — Contre la chorée; à prendre par cuillerées à bouche, d'heure en heure; on augmente progressivement la dose et on peut aller jusqu'à 10 milligrammes dans les vingt-quatre heures.

Pour l'administration de l'arséniate de soude dans les fièvres intermittentes, voir aux fébrifuges.

Pilules d'Arséniate de Soude (Biett).

Pr.: Extrait hydro-alcoolique de ciguë. . . . . 15 décigram
Arséniate de soude. 1

Pour 24 pilules. — A prendre une à deux par jour.

Sirop d'Arséniate de Soude (Bouchut).

Pr.: Arséniate de soude. . . . . 5 à 0,10 gram.
Eau. 1.00
Sirop de sucre. 300,00

Faites dissoudre le sel et mêlez. — A prendre une à trois cuillerées par jour, contre la scrofule des parties molles.

Solution pour inhalations (Reveil).

Pr.: Arséniate de soude cristallisé. . . . . 10 milligram.
Eau. 1 litre.

Faites dissoudre et administrez sous forme d'inhalations, à l'aide du pulvérisateur Lüer, dans les affections syphilitiques de la gorge, du pharynx et du larynx. En irrigations, à l'aide du même appareil, contre les plaies scrofuleuses atoniques, c'est un moyen puissant et qui nous a toujours parfaitement réussi.

Cigarettes Arsénicales (Trousseau).

Pr.: Eau. . . . . 10 gram.
Arséniate de soude. . . . . 1.

Dissolvez et imprégnez avec la solution 1,000 feuilles de papier à cigarettes, que l'on fait sécher ensuite, et que l'on roule avec du tabac ou toute autre substance. — Chaque feuillet de papier renferme 1 milligramme d'arséniate de soude; on prépare de la même manière des cigarettes mercurielles en substituant à l'arséniate de soude 1 gramme de bichlorure de mercure.

ARSÉNIATE D'AMMONIAQUE ($2AzH,^3HOAsO^5+6Aq.$)

Liqueur Arsénicale (Biett).

Pr.: Arséniate d'ammoniaque. . . . . 4 décigram.
Eau distillée. . . . . 200 gram.

De 12 gouttes à 4 grammes, dans la plupart des maladies de la peau.

ARSÉNIATE DE FER (2FeO,HO,AsO⁵).

Pilules d'Arséniate de Fer (BIETT).

Pr. :	Arséniate de fer.	0,15 gram.
	Extrait de houblon.	4,00
	Poudre de guimauve..	2,00
	Sirop de fleurs d'oranger..	Q. S.

Pour 48 pilules; chacun contient 3 milligrammes d'arséniate. — Une par jour.

Pilules antisquameuses (DUCHESNE-DUPARC).

Pr. :	Arséniate de fer..	50 centigram.
	Poudre de gomme arabique.	Q. S.
	Eau.	Q. S.

Pour 100 pilules. — 1 à 20, progressivement, contre les dartres furfuracées.

Pilules antisquameuses (THÉVENIN).

Pr. :	Arséniate de fer.	0,15 gram.
	Extrait de houblon..	4,00
	Poudre de guimauve.	2,00

Sirop de fleurs d'oranger, q. s. pour 48 pilules. — A prendre une à deux par jour.

ARSÉNIATES DE MERCURE

L'arséniate de protoxyde et l'arséniate de bioxyde de mercure, ainsi que les arsénites des mêmes bases, peuvent s'obtenir par double décomposition; ils ont été peu expérimentés, et nous ne connaissons sur ce sujet que les essais faits en 1852, par M. Bernutz, à l'hôpital de Lourcine, qui obtint de bons résultats de l'emploi de ces sels dans les affections syphilitiques de la peau; de nouveaux essais seraient nécessaires.

PRÉPARATIONS D'OR

Les préparations d'or, très-vantées par Chrestien, Niel, Legrand, etc., contre les affections syphilitiques, sont peu employées aujourd'hui; ce sont des poisons corrosifs très-actifs, qui doivent être administrés avec la plus grande modération.

Les préparations aurifères, employées le plus fréquemment, sont le perchlorure d'or, et le chlorure d'or et de sodium, ou chloro-aurate de soude; c'est surtout en frictions sur la langue et sur les gencives qu'on administre ces sels, après les avoir mélangés avec une poudre inerte, telle que le lycopode, ou la poudre d'iris épuisée par l'alcool.

Quant à l'or en poudre, au pourpre de Cassius, à l'iodure, au cyanure, au sulfure et aux oxydes d'or, ils sont tout à fait inusités.

Il en est même des préparations platiniques proposées par M. Hœfer, pour remplacer les sels d'or ; on les administrait aux mêmes doses, c'est-à-dire de 1 à 12 milligrammes.

CHAPITRE XI

MÉDICATION ANTIPHLOGISTIQUE

ÉMOLLIENTS

Les émollients appartiennent tous aux règnes végétal ou animal ; on pourrait les diviser de la manière suivante :

1° Les matières mucilagineuses et gommeuses ;
2° Les matières amylacées ou féculentes ;
3° Les matières sucrées et analogues ;
4° Les matières albumineuses et gélatineuses ;
5° Les graisses et les huiles ou leurs dérivés.

C'est cette marche que nous suivrons autant que possible, et nous ne nous occuperons que des substances récemment introduites dans la thérapeutique.

---

§ I. — ÉMOLLIENTS GOMMEUX ET MUCILAGINEUX

HIBISCUS ESCULENTUS

Toutes les plantes de la famille des Malvacées sont riches en principe mucilagineux ; l'*hibiscus esculentus*, dont les fruits sont connus en Turquie, leur pays originaire, sous le nom de *gombo*, y est très-recherché comme aliment ; ce sont les très-jeunes capsules que l'on emploie ; elles servent à préparer des potages mucilagineux.

M. Della Sudda a proposé les racines de cette plante pour remplacer celle de guimauve ; quoique plus ligneuse, elle peut être employée aux mêmes usages, lorsqu'elle est jeune.

Les fruits de l'*hibiscus esculentus* ou *gombo* sont aussi désignés sous le nom de *nafé d'Arabie* ; ils sont la base du sirop et de la pâte de nafé d'Arabie, qui renferment en outre des fleurs de coquelicot : de sorte que ces préparations, qui sont l'objet d'une spécialité pharmaceutique, pourraient être remplacées avec avantage par le sirop de guimauve et la pâte de gomme arabique du Codex.

MAUVE MUSQUÉE

La mauve musquée, *malva moschata*, Malvacées, est peu mucilagineuse, ses fleurs présentent une odeur de musc assez prononcée, mais peu diffusible. D'après le docteur Bonnet, cette plante formerait la base des bonbons laxatifs de Duvignau.

TYPHA

Les *typha latifolia*, L., et *angustifolia*, L., massette ou masse d'eau, sont des plantes que l'on trouve abondamment dans nos marais; le rhizome, que l'on mange dans certains pays, est riche en fécule, d'après MM. Raspail et Lecoq.

Les aigrettes ou poils qui accompagnent les typhas forment un duvet doux et soyeux que l'on a utilisé dans certaines industries; on a proposé récemment de les appliquer en guise de charpie pour le pansement de certaines plaies et plus particulièrement pour les engelures ulcérées, les brûlures; elles sont peu employées.

BOUILLON-BLANC

Le bouillon-blanc, *verbascum thapsus*, famille des Scrofularinées, tribu des Verbascées, fournit les fleurs à la matière médicale; elles sont considérées comme expectorantes; on en a extrait un principe mal défini, que l'on a nommé *verbascine*, et auquel le charlatanisme a attribué des propriétés merveilleuses.

Les feuilles de bouillon-blanc sont très-mucilagineuses; on a proposé de les utiliser bouillies dans l'eau sous forme de cataplasmes, dans tous les cas où les émollients sont indiqués.

---

§ II. — ÉMOLLIENTS AMYLACÉS OU FÉCULENTS

Les substances féculentes et les fécules employées en médecine sont extrêmement nombreuses; on peut en général, sans inconvénient, les substituer les unes aux autres. Elles servent surtout à faire des cataplasmes, parce qu'elles absorbent une grande quantité d'eau et qu'elles entretiennent longtemps une humidité sur les parties sur lesquelles on les applique; à l'intérieur, elles sont quelquefois utilisées en décoction sous forme de tisanes, comme calmantes et émollientes dans les cas d'inflammation intestinale; on les administre aussi en lavements.

PANICUM MILIACEUM

Le *panicum Italicum*, L., millet en épis, ou millet des oiseaux, petit mil, panic, panis, est originaire des pays chauds de l'Europe, où il est annuel; ses graines sont petites, nombreuses, luisantes, jaunâtres, ovoïdes ; dans certains pays, comme dans le Nivernais, les landes de Gascogne, etc., le millet sert d'aliment ; on le fait bouillir soit avec de l'eau, du sel, du beurre ou du lard, soit dans du lait. Les anciens Gaulois, en Campanie, en préparaient une espèce de brouet avec de l'eau et du sel ; on l'emploie encore sous cette forme en Espagne et en Italie, on en fait une sorte de pain.

Le *panicum miliaceum*, L., mil, millet, millet à panicule, est originaire de l'Inde. A Java, on le nomme *jawa-wut;* il présente des grains plus gros que le précédent ; il sert d'aliment surtout en Afrique ; on le mélange quelquefois au sorgho ; à Pondichéry, on en fait des bouillies, des gâteaux, des soupes.

En purée, dans l'eau ou dans du lait, on prépare avec la farine de ces deux fruits une purée qui a été proposée récemment et très-employée en Allemagne contre la diarrhée.

ERIGERON CANADENSE

L'*erigeron Canadense,* comme son nom l'indique, est originaire du Canada ; il appartient à la famille des Synanthérées. Il est tellement propagé en France qu'on peut certifier qu'il n'y a pas de lieu où il n'existe ; il croît dans les endroits sauvages, secs et arides, dans les terrains sableux.

M. le professeur Duportal, de Montpellier, avait proposé la farine faite avec les akènes de cette plante pour remplacer la farine de lin dans les cataplasmes. Son abondance permettrait cette application, si la récolte des fruits, qui sont très-petits, n'était pas aussi difficile.

DEXTRINE ($C^{12}H^9O^9HO$).

La dextrine est un produit de transformation de l'amidon qui jouit des propriétés physiques et thérapeutiques des gommes ; nous en parlerons plus loin en traitant des bandages ; nous voulons seulement dire ici que si, dans un grand nombre d'industries, on la substitue à la gomme, on pourrait faire la même substitution dans plusieurs applications thérapeutiques ou pharmaceutiques. C'est ce qu'ont fait un grand nombre de distillateurs et confiseurs, qui l'emploient pour remplacer la gomme dans le sirop ; mais cela est une fraude, et voici, d'après M. Roussin, comment on la reconnaît :

On prend dans un tube fermé 4 à 6 grammes de sirop à essayer et on l'étend de vingt fois son volume d'eau ; on ajoute au mélange 6 gouttes de persulfate de fer bien neutre et on agite fortement ; le sirop de gomme se prend en masse gélatineuse dans cette circonstance, tandis que le sirop de dextrine reste liquide.

§ III. — SUCRES ET ANALOGUES

Tout le monde connaît les sucres et leurs nombreuses applications en pharmacie ; le sucre de canne est à peu près le seul employé ; on se sert cependant du miel, qui renferme un sucre analogue à la glycose de fécule. Nous n'avons à signaler dans ce groupe que deux substances nouvelles.

DULCINE

La dulcine, ou *manne de Madagascar*, est une substance sucrée dont l'origine est inconnue ; elle se présente sous la forme de masses, en rognons de grosseur variable, d'un blanc jaunâtre à l'extérieur, blanche et cristalline à l'intérieur ; elle est sans action sur la lumière polarisée. On suppose qu'elle découle d'un arbre à la manière de la manne.

M. Jacquelin, qui l'a étudiée, lui a donné le nom de dulcine pour rappeler sa saveur douce et fade ; Laurent la nommait dulcose, nom que M. Berthelot a consacré au sucre particulier extrait de cette substance brute ; la dulcine et la dulcose n'ont reçu aucune application.

TRÉHALA

Le tréhala est une coque mi-amylacée et mi-sucrée commune en Orient, où son usage est très-répandu ; elle sert à faire des potages ; elle nous vient de la Syrie ; ce sont des coques creuses blanchâtres de la grosseur d'une olive, fabriquées par un insecte de l'ordre des Coléoptères, section des tétramères, nommé *larinus nidificans* (Guibourt).

Le tréhala ou tricala a été envoyé à l'exposition universelle de 1855 par M. Della Sudda, il a été étudié par M. Guibourt et par M. Berthelot ; cette substance est décrite dans la *Pharmacopée persane* du frère Ange, de Toulouse, sous le nom de *schakar* et de *ma-ascher* ; la matière agglomérée blanche sucrée qui forme le tréhala est appelée, par les Persans, *schakar-tigal*, ce qui veut dire *sucre de nids*.

Le *larinus nidificans* (Guibourt), *larinus subrugosus* (Chevrol), est un coléoptère tétramère de la famille des Rhynchophores, voisine des Charançons ; il est oblong, noir, et porte une trompe saillante ; les antennes sont attachées vers le milieu de cette dernière, les élytres recouvrent tout l'abdomen ; ils sont oblongs, aussi larges que le corselet, terminés par une pointe mousse un peu recourbée ; leur surface est marquée de deux lignes ponctuées qui partent du bord antérieur et vont se joindre, avant d'être arrivées à l'autre extrémité. (Moquin-Tandon.)

A la température ordinaire, l'eau gonfle le tréhala, mais il ne se dissout qu'imparfaitement; il forme une bouillie épaisse que l'iode colore.

M. Berthelot a trouvé dans le tréhala de la gomme, un amidon particulier, un sucre nouveau cristallisable, analogue au sucre de canne, mais plus stable, qu'il a nommé *Tréhalose*.

---

§ IV. — ÉMOLLIENTS ALBUMINEUX ET GÉLATINEUX

Les matières albumineuses et gélatineuses constituent d'excellents émollients; on les emploie tantôt seules, tantôt associées à diverses substances qui en facilitent l'emploi.

Le lait est souvent donné comme émollient; le *petit-lait* ou sérum du lait est souvent employé à l'intérieur comme rafraîchissant; dans le voisinage des grandes fromageries de la Suisse et du Dauphiné, on a institué une médication par le petit-lait et les bains de petit-lait. Cette méthode a acquis, dans ces derniers temps, une certaine faveur; mais elle n'est pas encore suffisamment expérimentée pour qu'on puisse se prononcer sur sa valeur.

Nous avons déjà dit notre avis sur les médications par le lait d'animaux entraînés, auxquels on a fait prendre certains médicaments, tels que l'iodure de potassium, les mercuriaux, etc.; le lait de chèvre et celui d'ânesse conviennent particulièrement aux personnes faibles, délicates, et surtout aux enfants. Le lait d'animaux auxquels on fait prendre du sel marin a été proposé pour alimenter les phthisiques.

KUMISS

Le kumiss est une boisson préparée par les Tartares avec le lait de jument, de la manière suivante :

Pr. :	Lait de jument.	8,000 gram.
	Pâte de farine de froment.	500
	Farine de millet.	40
	Levûre de bière.	20

On fait fermenter à une douce chaleur, après 24 heures on sépare le sérum et on filtre.

Cette boisson est très-employée en Allemagne contre le scorbut, la phthisie, et comme aliment rafraîchissant pendant les convalescences. — Dose, 15 à 30 verres par jour.

Lait antidiarrhéique.

Pr. : Lait de vache, frais . . . . 200 gram.
Eau de chaux . . . . de 10 gouttes à 4

On fait boire ce mélange aux enfants atteints de diarrhée chronique : c'est un excellent moyen ; dans le pyrosis, les gastralgies, on fait prendre du lait additionné d'une faible dose de bicarbonate de soude.

Eau albumineuse

Pr. : Blancs d'œufs . . . . N° 4
Eau . . . . 950 gram.
Eau de fleurs d'oranger.. 50

Battez ensemble, passez à travers un linge et sucrez à volonté. — A prendre par verrées dans la journée contre la diarrhée des enfants, dans les phlegmasies intestinales chroniques, dans l'albuminerie, l'anasarque, dans les convalescences et les empoisonnements par les sels de cuivre et de mercure.

JUSÉE DES TANNEURS

La jusée des tanneurs est le liquide dans lequel on a fait macérer les peaux des animaux au contact du tan pulvérisé pour les transformer en cuir. M. Barruel a fait avec ce liquide un sirop et un extrait, que l'on pourrait tout aussi bien placer dans les toniques et les expectorants.

100 grammes de jusée de veau donnent deux grammes d'extrait sec ; on a proposé d'en faire des pilules renfermant chacune 8 centigrammes d'extrait ; le sirop est fait avec une solution aqueuse d'extrait, dans les proportions de 10 centigrammes pour 30 grammes de sirop. Ces préparations ont été préconisées dans la phthisie, les scrofules, le rachitisme et les cas d'affaiblissement général.

---

§ V. — ÉMOLLIENTS GRAS

Tous les corps gras, frais, ne renfermant aucune substance irritante, sont émollients ; nous nous contenterons de donner quelques formules nouvelles.

Cold-Cream

Pr. : Huile d'amandes douces . . . . 150 gram.
Blanc de baleine 35
Cire blanche 15

Eau de roses. 30
Eau de Cologne. 8
Teinture de benjoin. 1

Faites fondre le blanc de baleine et la cire dans l'huile, ajoutez l'eau de roses, battez jusqu'à réduction en crème et ajoutez l'eau de Cologne et la teinture de benjoin; cette préparation rancit facilement; nous préférons la formule suivante, qui donne un produit qui se conserve plusieurs années.

Pr.: Huile d'amandes. . . . . 300 gram.
Blanc de baleine 40
Paraffine. 30
Cire blanche. 30
Eau de roses. 100
Teinture de benjoin. 4

Faites fondre, mêlez l'eau de roses et la teinture, filtrez, mélangez et battez jusqu'à refroidissement.

Graisse émolliente (Piorry).

Pr.: Graisse de veau. . . . . 60 gram.
Beurre de cacao. 6
Huile d'olives. . . . . 30 gram.

Mêlez. — Faites fondre et passez. — Employée en onctions contre les dermites en général (engelures, etc., etc.); dans les cas d'hémorrhoïdes, on introduit profondément cette pommade dans le rectum.

PARAFFINE ($C^{48}H^{50}$).

La paraffine (*parum affinis*) tire son nom de son indifférence pour les autres corps; elle est extraite des goudrons, et des produits de la distillation, des schistes et des pétroles américains; c'est un magnifique produit en belles lames nacrées fusibles à 43°, volatil sans décomposition.

A notre avis, la paraffine est appelée à un grand avenir dans l'art du parfumeur et pour la préparation des pommades et onguents pharmaceutiques, qu'elle empêche de rancir. C'est un corps gras, doux et émollient; en masse elle a l'aspect du blanc de baleine.

DIKA ou PAIN DE DIKA

Cette substance vient du Gabon; elle figurait à l'exposition de 1855. Elle est formée par les semences, broyées et agglomérées, du *mangifera Gabonensis*, Térébenthacées, Anacardées; au Gabon l'arbre se nomme *Oba*.

Ce produit est très-abondant, il est très-probable qu'il est appelé à recevoir de nombreuses applications; il se présente sous la forme de pains en cône tronqué, du poids de 3 à 4 kilogrammes; il a un peu l'aspect du benjoin amygdaloïde, c'est-à-dire que ce sont de petites masses blanchâtres, enchâssées; dans une gangue rouge brunâtre il a une odeur prononcée de cacao; on en extrait par l'ébullition ou par l'éther 75 à 80 pour 100 d'une graine analogue au beurre de cacao.

PISTACHES

Les pistaches ou semences du *pistacia vera*, de la famille des Térébenthacées, renferment une huile grasse considérée comme émolliente et expectorante; on en fait des émulsions avec de l'eau que l'on emploie dans les mêmes cas que celles des amandes douces.

GLYCÉRINE ($C^6H^8O^6$).

Découverte par Schéele, qui l'a désignée sous le nom de *principe doux des huiles*, introduite dans la thérapeutique par M. Cap, la glycérine doit être considérée comme une des plus belles conquêtes de la thérapeutique; connue depuis bientôt un siècle, tout à fait inusitée jusqu'en ces derniers temps, elle a pris depuis peu d'années, en médecine, en chirurgie, en pharmacie, en hygiène et en industrie, une importance telle que sa consommation, qui était nulle il y a quinze ans, dépasse aujourd'hui plus de 100,000 kilogrammes par an.

Cette grande extension dans la consommation de la glycérine doit être attribuée aux améliorations importantes qui ont été apportées dans la fabrication des bougies stéariques, par MM. Richard, A. Tilghman et surtout par MM. Price et Cie de Londres.

Reproduite artificiellement par M. Wurtz en 1857, combinée avec les acides de manière à effectuer la synthèse des corps gras naturels, par M. Berthelot, la glycérine a été l'objet de travaux chimiques les plus importants, pour lesquels nous renverrons aux ouvrages de chimie, aux écrits de MM. Wurtz et Berthelot, pour les applications au travail de MM. Cap et Garop, à la thèse de M. Surun[1] et au livre de M. le docteur Demarquay[2], dans lequel se trouve résumée l'histoire médicale et surtout chirurgicale de la glycérine.

Nous allons faire connaître les formules proposées :

Du pouvoir dissolvant de la Glycérine sur diverses substances médicamenteuses (Surun).

100 parties de glycérine dissolvent :

Brôme. . . . . en toute proportion.

[1] *Thèses de l'École de pharmacie*, par Surun, 1862.

[2] Demarquay, *De la Glycérine et ses applications à la chirurgie et à la médecine*, 1863.

Iode	1,90 gram.
Soufre	0,10
Phosphore	0,20
Bromure de potassium	25,00
Proto-bromure de mercure	insoluble.
Iodure de potassium	40 gram.
— de zinc	40
Proto-iodure de fer	en toute proportion.
Iodure de plomb	insoluble.
Proto-iodure de mercure	»
Biiodure de mercure	»
Sulfure de carbone	»
Monosulfure de sodium	en toute proportion.
Persulfure de potassium	25 gram.
Cyanure de potassium	32
— de mercure	27
Chlorhydrate d'ammoniaque	20
Chlorure de sodium	20
— de baryum	10
— de zinc	50
— d'antimoine (proto-)	en toute proportion.
— de fer (per-)	*id.*
— de mercure (bi-)	7,50 gram.
— — (proto-)	insoluble.
Chlorate de potasse	3,50 gram.
Hypochlorites de potasse et de soude	en toute proportion.
Acide arsénieux	20 gram.
— arsénique	20
Arséniates de soude et de potasse	50
Acides sulfurique, azotique, phosphorique, chlorhydrique, acétique, tartrique, citrique, lactique,	en toute proport.
Acide chromique	décomposé.
— oxalique	15 gram.
— borique	10
— benzoïque	10
— urique	insoluble.
Ammoniaque, potasse et soude	en toute proportion.
Carbonate de soude	98 gram.
Bicarbonate	8
Carbonate d'ammoniaque	20
Urée	50
Borate de soude	60
Alun	40
Sulfate de fer (proto-)	25
— de zinc	35
— de cuivre	30
Azotate d'argent dans la glycérine pure	en toute proportion.

Bichromate de potasse.	est décomposé.
Permanganate de potasse.	*id.*
Acétate neutre de plomb.	20,00 gram.
— de cuivre..	10,00
Émétique.	5,50
Tartrate de potasse et de fer..	8,00
Lactate de fer.	16,00
Tannin.	50,00
Quinine et cinchonine.	0,50
Sulfate de quinine.	2,75
— de cinchonine.	6,70
Codéine.	en toute proportion.
Morphine.	0,45 gram.
Chlorhydrate de morphine.	20,00
Atropine.	3,00
Sulfate d'atropine.	33,00
Strychnine.	0,25
Sulfate de strychnine.	22,50
Brucine.	2,25
Vératrine.	1,00

Les gommes, les sucres, les matières colorantes, les sucs végétaux, l'alcool, les teintures, les extraits, les savons, la créosote, certaines matières azotées, l'albumine de l'œuf sont solubles dans la glycérine.

Sont insolubles : le chloroforme, l'éther, les huiles fixes et volatiles, le camphre, la benzine, les acides gras, les résines.

Glycérolés divers.

	Glycérine.	100 gram.
	Monosulfure de sodium.	10
ou	Persulfure de potassium.	10
—	Cyanure de mercure.	1
—	— de potassium.	1
—	Acide arsénieux.	1
—	Potasse caustique.	1
—	Hypochlorite de soude.	10
—	Chlorate de potasse.	2
—	Protosulfate de fer.	10
—	Extrait de saturne.	10
—	Acétate de morphine.	1
—	Sulfate de strychnine..	1
—	Laudanum de Sydenham.	10
—	Eau-de-vie camphrée.	100
—	Extrait de ciguë..	10
—	Suc de belladone.	50
	Coaltar.	10

Glycérolé caustique (Roger et Reveil).

	FORT.	MOYEN.	FAIBLE.	TRÈS-FAIBLE.
Pr. : Glycérine.	100	100	100	100 gram.
Soude à l'alcool pulvérisée.	50	25	12	6

Ces diverses solutions sont employées avec succès à l'hôpital des Enfants malades pour détruire les fausses membranes dans le croup et l'angine couenneuse. Nous avons donné ailleurs[1] des formules de solutions pour bains glycérinés à l'hydrofère ; malgré l'opinion contraire qui a été exprimée, nous persistons à dire que la glycérine mêlée à l'eau facilite l'absorption des substances médicamenteuses par la peau.

Glycérolé au Sulfate de Cuivre (de Graefe).

Pr. : Glycérolé d'amidon. . . . . 5 gram.
Sulfate de cuivre pulvérisé. . . . . 1 à 5 centigr.

contre les conjonctivites granuleuses ; ou,

Glycérolé d'amidon. . . . . 15 gram.
Bichlorure de mercure. . . . . 1 à 1 centigr.

(Sichel) contre les blépharites, les kératites ulcéreuses, l'iritis sénile, et l'ophthalmie syphilitique.

Glycérolé d'amidon. . . . . 10 gram.
Bioxyde de mercure. . . . . 15 à 30 centigr.

(De Graefe et Wecker) dans les mêmes cas ; ou,

Glycérolé d'amidon. . . . . 10 gram.
Iodure de potassium. . . . . . . 5 centigram. à 1

Glycérolés divers.

PHOSPHORÉ

Pr. : Glycérine.. . . . . 100,00 gram.
Phosphore. 0,10

BROMÉ

Brôme.. 1,00

IODÉ

Iode.. 1,00

[1] *Annuaire pharmaceutique* pour 1863.

Glycérolé à l'Iodure double de Potassium et de Mercure.

Pr. : Biiodure de mercure. . . . . 1 gram.
Iodure de potassium. 4
Glycérine. 100

Glycérolé au Chlorure de Zinc (Maisonneuve).

Pr. : Chlorure de zinc 1
Glycérine. 100

On prépare de même les glycérolés au chlorure de zinc et au protochlorure d'antimoine.

Liniment sédatif contre l'Eczéma (Rodet).

Pr. : Huile d'amandes douces } āā. . . . . 10 gram.
Glycérine }
Oxyde de zinc. 5

Mêlez. —En frictions, lorsque l'acuité de l'éruption est passée; convient dans l'eczéma de l'anus, les crevasses du mamelon, dans l'eczéma chronique, on y ajoute 2 à 6 grammes de soufre.

Lotion alcaline de Glycérine.

Pr. : Borax pulvérisé. . . . . 2 à 4 gram.
Eau. 120
Glycérine. 30

Glycérine Créosotée (Guibert).

Pr. : Glycérine. . . . . 125 gram.
Créosote. . . . . 12 goutt.

Imbibez de la charpie et pansez les plaies et les ulcères pour hâter la cicatrisation, et comme tonique.

Glycérolé au Chlorate de Potasse (E. L. Martinet).

Pr. : Chlorate de potasse en poudre. . . . . 10 gram.
Glycérine. 100

Mêlez. — Proposé comme désinfectant.

Mixture de Davis.

Pr. : Glycérine. . . . . 70,00 gram.
Sirop d'iodure de fer. 12,00
Sulfate de morphine. 0,10

Mêlez. — Une demi-cuillerée à café par jour dans la phthisie.

Glycérolé à l'Iodure de Potassium.

Pr. : Iodure de potassium . . . . 1 gram.
Eau. 1
Glycérine. 8
Essence de roses. . . . . 1 goutte.
Lessive des savonniers. . . . . 1 pet. goutte.

En frictions, 6 à 12 gouttes; frictionner lentement et longtemps sur les lèvres, les testicules et le cou dans les cas de tumeurs indolentes et le goître.

Solution contre la Fissure à l'Anus (Holsbeck).

Pr. : Glycérine. . . . . 10 gram.
Tannin. 1

Faites dissoudre, imprégnez une mèche avec cette solution et introduisez-la dans le rectum. On la renouvelle matin et soir.

Glycérolé contre les Maladies de la Peau (Chausit).

Pr. : Aloès des Barbades pulvérisé. . . . . 10 gram.
Glycérine. 100

Mêlez. — Contre les fissures et ulcérations, contre le lichen agrius, notamment celui des mains, des grandes articulations.

Glycérolé caustique contre le Lupus (Hebra).

Pr. : Iode } ãã. . . . . 5 gram.
Iodure de potassium }
Glycérine. 10

Appliquez ce mélange tous les deux jours, à l'aide d'un pinceau.

Glycérolé à l'Iodure de Fer (Wilson).

Pr. : Glycérine. 4,00 gram.
Iodure de fer. 0,25

Ce glycérolé est jaune citron, d'une saveur fortement ferrugineuse. M. Wilson a donné la formule de glycérolés quiniques, avec le sulfate de quinine, l'iodhydrate d'iodure de quinine et le citrate de fer et de quinine.

Glycérolé d'Atropine.

Pr. : Glycérine. 24,00 gram.
Atropine. . . . . 0,8 à 0,10

Faites dissoudre; les glycérolés des autres alcaloïdes se préparent de la même manière.

Glycérolé au Collodion.

Pr. : Collodion.	6	gram.
Glycérine.	8	

Mêlez. — Contre les engelures et les plaies résultant de brûlures.

Collyres à la Glycérine.

C'est M. Foucher, agrégé à la Faculté de médecine et chirurgien des hôpitaux, qui a le premier employé la glycérine comme excipient des collyres ; voici quelles sont les formules qu'il propose :

Pr. :	Glycérine pure.				20	gram.
	Borax pulvérisé.				50	centigr.
Ou :	Sulfate de zinc.		10	à	25	
—	— de cuivre.		10	à	50	
—	Tannin.	25 centigram.		à	1	gram.
—	Laudanum de Sydenham.		—	à	2	
—	Teinture d'iode.		—	à	2	
—	Iodure de potassium.	50	—		2	
—	Calomel.		—	à	3	
—	Alun.	50	—		1	
—	Extrait de ratanhia.	50	—		2	
—	Perchlorure de fer.	50	—		5	
—	Pierre divine.	50				
—	Nitrate d'argent.	0,05	—		0,25	

Collyre au Sublimé (Foucher).

Pr. : Glycérine.			20	gram.
Bichlorure de mercure.	1	à	3	centigr.
Laudanum de Sydenham.			1	gram.

Ces collyres diffèrent un peu par les proportions de ceux que M. Foucher a publiés il y a quatre ans dans le *Bulletin de thérapeutique ;* mais les formules que nous donnons ici nous ont été transmises par M. Foucher lui-même.

Dans les blépharo-conjonctivites chroniques M. Foucher se sert de crayons ainsi composés pour toucher les parties affectées :

Crayons collyres (Foucher).

Gomme adragante Tannin Mie de pain	ãã	4	gram.
Glycérine.		2	gram.

Faire un mucilage épais avec la glycérine et la gomme, ajouter le tannin, puis la mie de pain frais; la glycérine a pour but d'empêcher les crayons de devenir friables.

Gargarisme Glycérinés (Marotte).

GARGARISME ÉMOLLIENT

Pr.: Glycérine.	30 gram.
Eau.	Q. S.

GARGARISME D'ALUN

Alun.	4

GARGARISME BORATÉ

Borax.	4

GARGARISME AU TANNIN

Tannin.	4

Glycérolé Rosat (Surun).

Pr.: Glycérine.	600 gram.
Roses de Provins.	100

Employé dans l'eau pour gargarismes pour remplacer le miel rosat.

Collutoires divers.

COLLUTOIRE BORATÉ (BLACHE)

Pr.: Glycérine.	30 gram.
Borax pulvérisé. . . . . 8 à	15

COLLUTOIRE AU NITRATE DE MERCURE (MATICE)

Pr.: Nitrate acide de mercure.	1

COLLUTOIRE AU SUBLIMÉ

Bichlorure de mercure.	1

COLLUTOIRE CHLORHYDRIQUE

Acide chlorhydrique. . . . . 1 à	20

Le collutoire au borax glycériné est préféré par M. Blache au collutoire miellé.

Glycérolé de Mercuriale (Surun).

Pr.: Suc de mercuriale.	500 gram.
Glycérine.	500

On chauffe lentement, on passe au blanchet pour séparer la chlorophylle et l'albumine coagulée, et on ramène par la chaleur à 500.

Glycérolés pour Lavements.

LAVEMENT ÉMOLLIENT (SURUN)

Pr. : Glycérine. . . . . 60 gram.
Eau ou décoction émolliente. . . . . Q. S.

LAVEMENT LAXATIF

Pr. : Glycérole de mercuriale. . . . . 60 gram.

LAVEMENT ASTRINGENT OU FÉBRIFUGE

Pr. : Glycérine. . . . . 60 gram.
Tannin. 10
Extrait de ratanhia. 6
Sulfate de quinine. . . . . 50 centigram. à 2 gram.

LAVEMENT IODÉ (REVEIL)

Pr. : Glycérine. . . . . 60 gram.
Tannin. 4
Iode. 10

Ce dernier lavement remplace avantageusement les lavements iodés que M. Delioux emploie contre la dysentérie.

GLYCÉROLÉS SOLIDES

Clycérolé d'Amidon.

	SIMON DE BERLIN.	GRASSI.	SURUN.
Pr. : Glycérine.	5	150	85
Amidon.	1	10	5
Eau.	»	»	10

Chauffez dans une capsule en porcelaine jusqu'à consistance d'empois épais ; on peut à la rigueur se passer de l'eau, mais elle facilite l'hydratation de l'amidon, et sous l'influence de la chaleur longtemps prolongée le glycérolé d'amidon acquiert une odeur désagréable.

Lorsque les principes que l'on veut employer sont solubles dans la glycérine, il vaut mieux employer les solutions et la glycérine pour excipient. Lorsqu'ils sont insolubles, on doit préférer le glycérolé d'amidon : celui-ci nous paraît devoir remplacer, dans le plus grand nombre des cas, l'axonge, le cérat et autres excipients des pommades ; il n'a pas, comme eux, l'inconvénient de rancir et d'irriter la peau, il se conserve indéfiniment, et il peut être enlevé facilement par des lavages à l'eau ; enfin il ne fond pas au contact de la peau chaude et ne se répand pas en dehors des lieux où on l'a appliqué.

Glycérolé au Calomel.

Pr. : Calomel. . . . . 4 gram.
Glycérolé d'amidon. 30

Glycérolé au Précipité blanc.

Pr. : Précipité blanc. . . . . 2 à 4 gram.
Glycérolé d'amidon. 30

On prépare de même les glycérolés de soufre, d'oxyde de zinc, de carbonate de plomb.

Glycérolé au Précipité rouge (Matice).

Pr. : Précipité rouge. . . . . 1 gram.
Glycérolé d'amidon. 30

Mêlez.

Glycérolé laudanisé.

Pr. : Laudanum de Sydenham. . . . . 2 à 4 gram.
Glycérolé d'amidon 200

On peut remplacer le laudanum de Sydenham par celui de Rousseau, par les teintures d'opium, de belladone, de ciguë, l'alcoolature d'aconit, etc.

Glycérolé au Goudron (Lecoq).

Pr. : Glycérine. . . . . 30 gram.
Amidon. 5
Goudron. 2

On fait bouillir la glycérine et l'amidon jusqu'à consistance d'empois, puis on ajoute le goudron pur.

Autre (Bouchut).

Pr. : Glycérolé d'amidon. . . . . 15 gram.
Goudron pur. . . . . 1 à 4 gram.

Quelquefois on ajoute du laudanum de Sydenham à ce glycérolé. Nous préférerions une solution aqueuse d'extrait d'opium.

Gelée et Lotion de Glycérine (Stratin).

Pr. : Gomme adragante. . . . . 8 à 15 gram.
Eau de chaux. 120
Glycérine purifiée. 30
Eau distillée de roses. 100

Faites une gelée molle. — Contre les écorchures, les excoriations, les fissures du mamelon, des lèvres, des mains.

Pommade d'Iodure de Potassium à la Glycérine (Thibault).

Pr. : Glycérine pure de 28° à 30°. . . . . 1,000 gram.
Savon animal pulvérisé. 50
Iodure de potassium sec pulvérisé. 130

Faites dissoudre au bain-marie ; versez dans un mortier en marbre chauffé et agitez un quart d'heure, puis ajoutez :

Essence d'amandes amères. . . . . 2 gram.

C'est une bonne préparation.

Pommade de Glycérine au Tannin

Pr. : Glycérolé d'amidon. . . . . 25 gram.
Tannin. 5

Mêlez.

Pour l'usage pharmaceutique, surtout pour la préparation des collyres, il faut employer exclusivement la glycérine obtenue par le procédé exploité par la maison Price et Cie, de Londres, c'est-à-dire par la vapeur d'eau surchauffée, ou bien celle qui a été redistillée et purifiée par un des nombreux procédés indiqués. La bonne glycérine doit être incolore et inodore, transparente ; elle doit marquer 28 à 30° à l'aréomètre de Baumé ; sa densité doit être de 1,25 à 1,26 ; à 1,24 elle contient, d'après M. Wilson, 94 pour 100 de glycérine anhydre ; elle ne doit pas agir sur la teinture de tournesol ni surtout la décolorer, ce qui indiquerait la présence du chlore employé pour la blanchir ; la solution de nitrate d'argent et les sels de plomb ne doivent ni la précipiter ni altérer sa couleur ; elle ne doit pas être colorée par l'hydrogène sulfuré. On trouve souvent dans le commerce des glycérines renfermant les sels de l'eau et plus rarement du *chlore* ou du *plomb*.

NITRO-GLYCÉRINE-GLONOÏNE

Ce produit résulte de l'action de l'acide azotique sur la glycérine, elle est analogue à la *xyloïdine*, à la *pyroxyline*, etc. ; d'après MM. Field et Brady, elle serait très-efficace contre les douleurs névralgiques à doses presque homœopathiques. Mais MM. Fuller et Harley ont reconnu que les propriétés toxiques de cette substance avaient été très-exagérées, et M. Vulpian a confirmé ces dernières observations.

Gélose.

D'après M. P. Bories les nids d'hirondelles salanganes, dont les Chinois sont si friands, sont formés d'une espèce de lichen, l'*alectoria lu-*

teola (Bory de Saint-Vincent), qui croît abondamment sur les arbres des îles de l'Archipel indien, et d'une quantité variable de mucus sécrété par les glandes salivaires de l'oiseau; les nids du commerce sont débarrassés du lichen et réduits à la partie sécrétée.

La mousse du Japon, qui est un excellent émollient, n'est pas préparée avec le nid de salangane, mais avec une algue du genre *gelidium*. M. Payen en a extrait une matière gélatineuse spéciale qu'il a caractérisée et décrite sous le nom de *gélose*.

ALUMINE ET SILICE GÉLATINEUSES (Al^2O^3+Aq — SiO^3+Aq).

Lorsqu'on traite une solution de sulfate d'alumine ou de sulfate d'alumine et de potasse ou d'ammoniaque par une dissolution d'un carbonate alcalin, on obtient un dégagement d'acide carbonique et un précipité d'alumine gélatineuse.

Lorsqu'on décompose du silicate de potasse ou de soude (liqueur de cailloux, verre soluble) par un acide, on obtient encore un précipité formé de silice gélatineuse tenant une grande quantité d'eau combinée.

On a récemment proposé d'employer ces hydrates gélatineux sous forme de cataplasmes comme émollients : on pourrait même produire ces précipités au sein de liquides gommeux, albumineux, amylacés ou gélatineux, et augmenter ainsi les propriétés émollientes de ces nouveaux cataplasmes; l'avenir nous dira quelle est la valeur de ces nouveaux médicaments.

CHAPITRE XII

MÉDICATION IRRITANTE

Tout agent qui, mis en contact avec nos tissus, ou qui, placé à distance, irrite et enflamme les parties, est un irritant; avec MM. Trousseau et Pidoux, nous définissons la *médication irritante* « la science des effets physiologiques de ces médicaments et les rapports de ces effets physiologiques avec les indications thérapeutiques qu'ils sont appelés à remplir.

La médication irritante est divisée en quatre sections : médication irritante, substitutive, transpositive, spoliative et excitative.

Cette division est toute thérapeutique : les agents de cette médication peuvent être plus ou moins énergiques; de là une classification toute simple des irritants, que nous adopterons, et nous les distinguerons en *rubéfiants, vésicants* et *caustiques*, tout en reconnaissant que la limite entre chaque groupe n'est pas bien tranchée, et que la durée de l'application peut influer sur l'intensité des effets produits, de sorte qu'un rubéfiant maintenu longtemps au contact des parties pourra devenir vésicant ou caustique, tandis que ceux-ci, à leur tour, appliqués peu de temps ou dilués dans des matières qui en diminueront la force, pourront déterminer la simple rubéfaction.

Cette classe d'agents thérapeutiques étant extrêmement nombreuse, nous ne parlerons que des produits nouveaux et des applications nouvelles.

---

§ I. — RUBÉFIANTS

AGAVE AMERICANA

PALMIERS

On emploie, au Mexique, en médecine vétérinaire, comme révulsif cutané, le suc frais des feuilles grasses de l'agave. Les Indiens en font usage sur eux-mêmes dans le même but. Ce suc produit sur la peau une vive rougeur avec des démangeaisons cuisantes autour de taches proéminentes comme dans l'urticaire. La séve fermentée de cette plante sert à fabriquer la boisson favorite des Mexicains, nommée *pulqué*. L'usage immodéré de cette boisson occasionne sur la peau l'apparence de ce même exanthème, qui souvent devient très-rebelle à l'usage des meilleurs moyens employés pour le combattre. Le principe irritant dont l'action est si active sur la peau par le contact immédiat, est susceptible de produire le même phénomène après son absorption par les voies digestives. Mais ce principe, très-peu abondant dans la séve qui donne le pulqué, existe surtout dans le suc de la feuille. Il pourrait être utilisé en médecine dans tous les cas où il serait opportun de porter sur la peau un excès de vitalité.

MOUTARDE NOIRE

La moutarde noire, qui est la base des sinapismes, n'est jamais employée à l'intérieur, en France, du moins. Voici cependant une formule proposée pour combattre l'ascite consécutive aux fièvres intermittentes.

Tisane de Moutarde (VAN RHYN).

Pr. : Graine de moutarde non concassée. . . . . . . 50 gram.

Faire bouillir une minute dans

Petit-lait. 1000

Passez ; à prendre par verres dans la journée.

ESSENCE DE MOUTARDE ($C^8H^5AzS^2$).

L'essence de moutarde, et l'essence d'ail C^6H^5S qui en dérive, sont des rubéfiants extrêmement énergiques, qui peuvent produire la vésication. Voici quelles sont les formules sous lesquelles on prescrit la première, car l'essence d'ail n'est pas usitée.

Révulsif de Moutarde (FAURÉ).

Pr. : Essence de moutarde. . . . . 1 gram.
Alcool à 66° C. 20

Mêlez et filtrez. — On applique ce liquide sur de la flanelle.

Pommade Rubéfiante (VAN DEN CORPUT).

Pr. : Essence de moutarde. . . . . 2 gram.
Axonge. 30

Mêlez. — Pour frictions.

Bain Rubéfiant (REVEIL).

	ADULTES.	ENFANTS.
Pr. : Essence de moutarde.	10 gram.	4 gram.
Alcool à 85°.	200	100
Lessive des savonniers.	2 goutt.	1 goutt.

Émulsionnez et ajoutez

Eau.	250 litres.	100 litres.

On plonge le malade dans de l'eau tiède (30° à 33°), on ajoute le mélange rubéfiant et on couvre la baignoire avec un grand linge. Ces bains doivent être de très-courte durée ; ils sont employés toutes les fois qu'il s'agit d'exciter la peau, de hâter la circulation, d'augmenter la chaleur animale, comme dans la période algide du choléra, dans les convulsions prolongées des enfants, à la dernière période, etc. A défaut d'essence de moutarde, on peut la remplacer par 500 grammes de farine fraîche pour les enfants et 1000 grammes pour les adultes.

Sinapisme à la Glycérine (GRIMAULT).

Pr. : Glycérine.	12 gram.
Amidon.	10
Essence de moutarde.	10 goutt.

Agiter fortement, étendre sur un linge et appliquer.

THAPSIA

Le *thapsia garganica*, de la famille des Ombellifères, qui croît abondamment en Algérie, fournit une résine très-irritante qui a été préconisée par MM. Reboulleau et A. Bertherand pour remplacer l'huile de croton. M. Le Perdriel en prépare un taffetas qui agit sans produire de vives douleurs et le prurit désagréable de l'huile de croton. Appliqué longtemps, ce taffetas produit la vésication.

ÉCORCE DE TARTON-RAIRE

L'écorce de tarton-raire, produite par le *Passerina tartonraira* de la famille des Daphnacées, connu vulgairement sous les noms de *gros retombel* et de *trintanelle malherbe*, a été proposée par M. Hetet, professeur à l'école de médecine navale à Toulon, pour remplacer le garou. La pommade préparée avec cette écorce est beaucoup plus active que celle du garou.

AMMONIAQUE

L'ammoniaque étendue d'eau et les vapeurs ammoniacales sont des rubéfiants énergiques dont il est facile de graduer l'intensité d'effet par son mélange avec les corps gras, etc., ou par une application peu prolongée. Nous nous bornerons à donner les formules d'eaux sédatives, si souvent employées.

Eau Sédative (RASPAIL).

	N° 1.	N° 2.	N° 3.
Pr. : Ammoniaque liquide à 22°.	60 gr.	80 gr.	100 gr.
Alcool camphré.	10	10	10
Sel marin.	60	60	60
Eau.	1000	1000	1000

Faites dissoudre à froid.

Quelques auteurs ont formulé des eaux contre la migraine, qui sont plus ou moins aromatisées, et que l'on a calquées sur les formules de M. Raspail. Le n° 3 convient aux personnes qui ont la peau dure et calleuse et aux animaux ; le n° 2 sert pour les piqûres d'animaux venimeux, et le n° 1 est celle qu'on emploie le plus souvent comme rubéfiant contre les douleurs, la migraine ; elle est même souvent trop active pour les enfants et pour les personnes à peau extrêmement délicate. On doit alors l'étendre de plus ou moins d'eau.

ANIMAUX URTICANS

Plusieurs plantes, et principalement celles qui appartiennent au genre *urtica*, sont armées de poils qui déterminent de vives démangeaisons, et dont la thérapeutique a tiré quelquefois parti. Certains animaux jouissent des mêmes propriétés, nous allons en signaler quelques-uns.

Les chenilles de plusieurs *bombyces* ou *papillons de nuit*, appelées aussi *processionnaires*, telles que le *phalæna processionea*, Lin., et le *pityocampe, bombyx pityocampa*, God., qui vivent en société sur les chênes, les pins, etc., ont le corps couvert de poils qui déterminent sur la peau une irritation urtiquée dont M. Trousseau avait proposé depuis longtemps de tirer parti toutes les fois qu'il serait utile de produire à la peau une déviation érythémateuse. Les anciens connaissaient les insectes vésicants : Dioscoride les appelle *Eutoma*, Pline *Erucæ*. Ces phénomènes d'urtication par les insectes ont été signalés par Réaumur, Charles Bonnet, Charles Morren, etc. On cite encore, comme les produisant, le bombyce du chêne, *phalæna quercus*, Lin., une *liparis*, *Liparis auriflua*, Ochsen, et une *lithosia*, *Lithosia caniola*, Fab. qui habite les murs. M. Borkhausen croit que l'action des processionnaires se portant sur les poumons et sur le tube digestif pourrait déterminer la mort[1].

Les *actinies* et les *méduses* ou *orties de mer* peuvent aussi produire des phénomènes d'urtication au moyen de liqueurs âcres que ces animaux sécrètent. M. Moquin-Tandon cite encore une *cyanée* de Pondichéry,

[1] Moquin-Tandon, *Zoologie médicale*, 2e édit., 1862, page 219.

medusa (*cyanea*), *caliparea*, Reyn., le *physalie rougeâtre*, *physalia pelagica*, Bosc., le rhizostome d'Aldrovande *rhizostoma Aldrovandi*, Pér., et celui de Cuvier, *R. Cuvierii*, Pér.

---

§ II. — VÉSICANTS

Les vésicants ou épispastiques sont les irritants qui, appliqués pendant quelque temps, déterminent la vésication, c'est-à-dire l'accumulation d'une certaine quantité de sérosité sous l'épiderme et la formation de ce qu'on appelle des phlyctènes.

CANTHARIDINE = $C^{10}H^{6}O^{4}$ (ROBIQUET). $C^{6}H^{7}AzO^{6}$ (LIEBIG).

La cantharidine a été découverte par Robiquet; elle possède une action vésicante très-prononcée d'après Bretonneau, ses effets aphrodisiaques sont presque nuls; c'est un poison violent. Elle est très-difficile à obtenir. M. Œtlinger, de Munich, a proposé de préparer un taffetas de cantharidine pour remplacer les emplâtres aux cantharides.

Pommade Vésicante (SOUBEIRAN).

Pr. : Axonge. . . . . 30 gram.
Cantharidine pulvérisée. 0,05

Mêlez.

Collodion Cantharidal (HISCH).

Pr. : Cantharides pulvérisées. . . . . 500 gram.
Éther sulfurique. 500
— acétique. 90

Épuisez par déplacement et prenez

Éthérolé précédent. . . . . 60 gram.
Pyroxyline (coton-poudre). 1,25

Faites dissoudre. — Étendez au moyen d'un pinceau sur les parties que l'on veut vésiquer.

Éther Cantharidal (ŒTLINGER).

Pr. : Cantharides en poudre. . . . . 1 gram.
Éther sulfurique. 2

Faites digérer pendant trois jours et exprimez. On peut épuiser dans le petit appareil à pompe de M. Berjot.

Taffetas et Papier Vésicant ou Cantharidal.

On étend de la marcelline sur un métier ou du papier sur une planche bien unie, on les enduit à deux reprises d'une solution aqueuse de colle de poisson. Après siccité complète, on y ajoute la liqueur cantharidée suivante :

Pr. : Éther cantharidal / Éther sulfurique	ãã.	40 gram.
Térébenthine cuite / Colophane	ãã.	10

Faites fondre la colophane et la terébenthine, agitez, et lorsqu'elles sont presque froides, ajoutez les éthers, et à l'aide d'un pinceau étendez successivement trois couches.

Onguent Vésicant (Pharmacopée prussienne).

Pr. : Axonge / Éther cantharidal	ãã.	parties égales.

Trois ou quatre frictions suffisent pour déterminer des ampoules, surtout chez les enfants.

L'application des vésicatoires à l'aide du collodion cantharidal est plus prompte et plus facile, elle dispense de toutes sortes de bandages, elle peut se faire sur toutes les parties du corps; elle est moins douloureuse, elle donne une vésication plus profonde et provoque un écoulement plus abondant; elle ne détermine pas de cystite cantharidienne.

Le collodion cantharidal peut servir surtout pour appliquer les vésicatoires linéaires que M. Piorry a proposé de placer tout autour des points enflammés dans l'érysipèle.

L'application et le mode de pansement des exutoires ont reçu de la part de MM. Le Perdriel, Albespeyres, Fumouze, Baget, Ancelin, etc., etc., des améliorations profondes.

Voici des formules souvent employées.

Mouches de Milan.

	LOURADOUR.	MÉNIER.	MOUCHON.
Pr. : Résine élémi.	125 gram.	300 gram.	
Styrax liquide.	135	700	
Cire jaune.	150	700	250
Camphre.	30	160	
Cantharides en poudre fine.	350	1400	250
Poix de Bourgogne. . . .	»	1500	250
Galipot.	»	400	
Essence de lavande . . .	»	6	4

Essence de thym. . . .	»	»	250
Axonge.	»	»	4
Térébenthine.	»	»	64

Faites fondre à une douce chaleur les résines, l'axonge et la cire, ajoutez les térébenthines (styrax, térébenthine), puis les cantharides, à l'aide d'un tamis; maintenez à un feu doux pendant une demi-heure, retirez du feu, agitez jusqu'à refroidissement presque complet, et incorporez le camphre finement pulvérisé; continuez d'agiter jusqu'à refroidissement complet.

Vésicatoire Camphré très-actif (Mialhe).

Pr.: Cantharides pulvérisées. . . . . 400 gram.
Axonge } ãã. . . . . 25 gram.
Suif de veau
Poix blanche. 50
Cire jaune } ãã. 100
Éther sulfurique
Camphre. 40

Faites macérer les cantharides et le camphre dans l'éther; faites fondre les corps gras, agitez et ajoutez l'éther cantharidal lorsque la masse sera presque froide.

Vinaigre Cantharidé.

Pr.: Poudre de cantharides. . . . . 60 gram.
Résine d'euphorbe pulvérisée. 15
Acide acétique (vinaigre radical). 150

Faites macérer pendant huit jours, passez avec expression et filtrez. Très-employé en Angleterre comme rubéfiant et vésicant.

Papier Épispastique.

	N° 1.	N° 2.	N° 3.
Pr.: Cantharides en poudre.	6	10	15
Axonge.	75	75	75
Cire blanche.	25	25	25

Mettez l'axonge et les cantharides dans un poêlon sur le feu avec de l'eau, et chauffez en agitant continuellement; on passe, on laisse refroidir pour séparer l'eau, on fait fondre de nouveau, on ajoute la cire, et on étend sur du papier.

Pommade Épispastique au Garou (Guibourt).

	FAIBLE.	MOYEN.	FORT.
Pr.: Extrait éthérique de garou. . .	12,5	15	20
Alcool rectifié.	40	50	60

Axonge.	360	360	360
Cire blanche.	40	40	40

Faites fondre et mêlez.

Pommade Épispastique à l'huile de Croton.

Pr. :	Axonge fraîche.	22 gram.
	Cire blanche.	2
	Huile de croton.	6

Faites fondre l'axonge et la cire, et incorporez l'huile. — Cette pommade est vésicante et beaucoup trop active pour être employée pour faire suppurer les vésicatoires.

INSECTES VÉSICANTS

Les insectes vésicants ou épispastiques sont des animaux coléoptères de la tribu des Hétéromères. Ils forment neuf genres ; les quatre principaux se distinguent de la manière suivante :

Ailes	normalement développées.	Antennes	filiformes.		1° Cantharide.
			claviformes.. articles.	onze.	2° Mylabre.
				neuf.	3° Cérocome.
	nulles.				4° Méloé.

M. Moquin-Tandon y ajoute les insectes des genres *hycleus, decatoma, lydus, œnas* et *tetraonix*[1].

Les cantharides officinales sont souvent attaquées et détruites par l'*anthrène des musées*, par le *ptinus* et les *dermestres*. On mêle souvent aux cantharides des *cétoines dorées*, des *callichromes musqués*, et des *chrysomèles* fastueuses (Emmel.).

Nous signalerons encore parmi les cantharides qui pourraient être substituées à la cantharide ordinaire, la *cantharide douteuse, lytta dubia* (Olivier), *cantharis dubia* (Fabricius) du midi de la France ; la *cantharide pointillée* de Montevideo, *lytta adspersa* (Klug.), *epicauta adspersa*, Déj., qui vit sur la betterave ; la cantharide de Syrie, *lytta Syriaca*, Fab. ; celle des moissons, *lytta segetum*, qui vient d'Arabie ; la cantharide à points enfoncés, *epicauta cavernosa*, Reiche, et la veuve, *lytta vidua*, Klug. (*cautina vidua*, Déj.), l'une et l'autre des environs de Montevideo.

MYLABRES

Plusieurs mylabres sont employés comme vésicants. A Pondichéry on

[1] *Éléments de Zoologie médicale*, 2e édition, 1862.

emploie le *mylabre indien;* on s'en sert dans les Indes et en Allemagne, peu en France.

Voici les caractères distinctifs de quatre principales espèces de mylabres, d'après M. Moquin-Tandon [1].

Élytres	avec bandes. . .	première bande jaune d'ocre	interrompue.	1° Mylabre de la chicorée.
			entière. . . .	2° Mylabre variable.
		première bande brun rougeâtre.		3° Mylabre du Sida.
	avec des points.			4° Mylabre bleuâtre.

MÉLOÉS

Ces insectes sont voisins des mylabres et des cantharides. Lorsqu'on les irrite il sort de chaque genou une liqueur visqueuse de couleur de gomme-gutte, d'une odeur violacée ou ambrée, qui est très-âcre et très-irritante.

Voici les caractères distinctifs des principaux méloés.

Antennes	épaisses	au milieu (noir violet). . .	1° Méloé proscarabé.
		au sommet (noir mat). . .	2° Méloé rugueux.
	filiformes au sommet	entier (noir verdâtre). . .	3° Méloé varié.
		échancré (noir mat avec des bandes rouges.	4° Méloé maïal.

CÉROCOME

Le cérocome de Schœffer, *cerocoma Schœfferi*, Fab., est commun dans les Graminées, les Ombellifères et les Synanthérées; il a été employé comme succédané de la cantharide.

HUILE DE NOIX D'ACAJOU

La noix d'acajou, *cassuvium pomiferum*, L., *anacardium occidentale*, L., est produit par un arbre commun aux Moluques, aux Indes, au Brésil, aux Antilles; le péricarpe contient un suc huileux qui a été proposé pour ronger les cors, les vieux ulcères, et comme vésicant; malheureusement, comme l'huile de croton, il détermine des vésications isolées; il est peu employé.

VÉSICATOIRES AMMONIACAUX

L'ammoniaque caustique est employée avec succès lorsqu'on veut produire une vésication rapide et lorsqu'on craint l'action des cantharides sur la vessie, comme chez les enfants et chez les vieillards.

[1] *Éléments de Zoologie médicale*, 2e édition; Paris, 1862, p. 118.

La pommade de Gondret, qui est préparée avec parties égales de corps gras (suif et axonge), et d'ammoniaque caustique à 25°, détermine rarement la vésication immédiate; on préfère employer un des moyens suivants :

Un morceau de linge plié plusieurs fois est appliqué sur une pièce de monnaie plus grande ; il est imbibé d'ammoniaque caustique ; on applique dix minutes et on enlève l'appareil ; l'épiderme soulevé est détaché à l'aide d'un linge rude ; la surface ainsi obtenue possède un grand pouvoir absorbant. C'est surtout pour faire absorber des médicaments par la méthode endermique que ce mode de médication est employé.

On peut encore remplir de ouate une cupule en fer-blanc ; on l'arrose avec l'ammoniaque à 25° et on applique comme ci-dessus.

Vésicatoire Ammoniacal (Deschamps).

Pr. :	Graisse benzoïnée.	15 gram.
	Huile d'amandes.	5
	Ammoniaque à 25°.	15

Faites comme pour la pommade de Gondret.

Autre.

Pr. :	Argile pulvérisée.	Q. V.
	Ammoniaque à 25°.	Q. S.

Pour faire une pâte ; peut être préparé d'avance.

MARTEAU DE MAYOR

La vésication au moyen du marteau de Mayor se fait facilement ; on plonge dans l'eau bouillante un marteau en fer à large tête ; puis on l'applique quelques secondes sur la partie que l'on veut vésiquer. On enlève ensuite l'épiderme soulevé.

Sparadrap Stibié (Mialhe).

Pr. :	Poix blanche.	40 gram.
	Colophane.	20
	Cire jaune.	20
	Térébenthine.	5
	Huile d'olive.	5
	Tartre stibié pulvérisé.	10

F. S. A. — Ce sparadrap a l'inconvénient de produire des pustules indélébiles, et il y a déjà longtemps que M. Le Perdriel prépare un *sparadrap de poix de Bourgogne* par incorporation ; nous préférons à ces préparations irritantes le *sparadrap* de thapsia, qui agit très-bien, détermine seulement des vésicules, comme l'huile de croton, et ne donne lieu à aucun accident d'absorption, ce que l'on doit craindre avec les préparations stibiées.

---

§ III. — CAUSTIQUES

On désigne sous le nom de caustiques des agents, qui mis en contact, ou à une faible distance, d'une partie animale, en altèrent et détruisent l'organisation; les plus actifs mortifient les parties, forment des eschares, d'où le nom d'*escharotiques;* d'autres, plus faibles, sont dits CATHÉRÉTIQUES.

Les caustiques servent à produire la cautérisation ; on divise les cautères en *actuels*, ceux qui brûlent immédiatement et peuvent agir à distance, comme par exemple le fer rouge, et en *cautères potentiels*, qui n'agissent qu'au contact et détruisent les parties en vertu de leur action chimique : ce sont ceux-ci dont nous avons à nous occuper. Et nous ne parlerons que de ceux qui ont été récemment proposés, et parmi ceux qui sont anciennement connus nous indiquerons seulement les nouvelles formules.

Il y a plusieurs sortes de cautérisations; on distingue : 1° la *cautérisation inhérente*, qui agit vivement et qui désorganise profondément ; 2° la *cautérisation napolitaine*, qui consiste à inciser la peau et à cautériser les tissus sous-jacents; 3° la *cautérisation transcurrente* est celle qui se fait superficiellement de manière à ne pas désorganiser toute l'épaisseur du derme; 4° la *cautérisation lente*, au moyen des moxas; 5° la *cautérisation objective*, qui consiste à placer à distance une source de calorique.

Nous avons déjà parlé ailleurs du caustique d'iode, qui n'est autre chose qu'une solution de ce métalloïde dans l'iodure de potassium. La proportion d'iode peut varier selon que la cautérisation doit être plus au moins profonde.

Nous n'insisterons pas davantage sur l'acide azotique monohydraté, l'acide chlorhydrique, l'acide phosphorique et l'acide sulfurique, qui ont été employés comme caustiques; l'acide acétique cristallisable est lui-même quelquefois employé : cependant nous devons faire connaître des formes nouvelles sous lesquelles ces divers acides ont été appliqués.

Cautérisation transcurrente par l'Acide Azotique.

La cautérisation transcurrente par l'acide azotique, conseillée dans les paralysies et dans d'autres cas, se pratique de la manière suivante :

On prend un tube en verre de 0m005 de diamètre, effilé à l'une de ses extrémités. On y introduit de l'amiante de manière qu'une portion de celle-ci fasse pinceau à l'extrémité effilée. Le tube est ouvert par l'autre bout; on introduit de l'acide azotique monohydraté, ou tout autre caustique liquide, et à l'aide de ce pinceau inaltérable on pratique la cautérisation.

Caustique au Papier.

Pr. : Acide azotique monohydraté. . . . . Q. V.
Papier blanc de soie. . . . . Q. S.

Pour faire une pâte homogène que l'on applique sur les parties que l'on veut cautériser.

Caustique à la Charpie (Rivallié).

Pr. : Acide azotique monohydraté. . . . . Q. V.
Charpie. . . . . Q. S.

Pour faire une pâte. On pourrait, dans ces caustiques, remplacer l'acide azotique par tout autre acide.

Caustique Sulfo-Safranique (Velpeau, Rust).

Pr. : Acide sulfurique monohydraté. . . . . 20 gram.
Safran pulvérisé. 10

Mêlez. — Dans les affections cancéreuses ou cancroïdes on étend cette pâte avec une spatule en os sur la partie que l'on veut cautériser, en couches de 2 à 4 millimètres; il ne faut pas dépasser les limites du mal.

Caustique Sulfo-Carbonique (Ricord).

Pr. : Acide sulfurique monohydraté. . . . . 20 gram.
Charbon végétal en poudre fine. . . . . Q. S.

Pour faire une pâte homogène : ce caustique coûte moins cher que le précédent, mais il n'est pas aussi homogène; il laisse couler son acide. Dans le service de M. Ricord on appelait ce caustique *pâte d'amandes douces*. On a encore proposé de remplacer, dans le caustique sulfo-safrané, la poudre de safran par celle de réglisse ou de guimauve, qui agissent mieux que le charbon.

Caustique Moxa au Charbon (Bonnefond).

Pr. : Gomme adragante. . . . . 5 gram.
Poudre de charbon végétal. 15
Nitrate de potasse. 2

Faites un mucilage épais, ajoutez les poudres et réduisez en pâte homogène jusqu'à consistance convenable; on roule en cylindres, de plusieurs calibres. On fait sécher : pour employer les cylindres on les enflamme à une de leurs extrémités, et on applique allumé sur la partie que l'on veut cautériser.

Acide Chromique (CrO^3).

Cet acide est un oxydant très-énergique ; il détruit et désorganise rapidement les tissus.

On l'obtient en décomposant à chaud 100 parties de bichromate de potasse dissous dans l'eau, par 150 parties d'acide sulfurique; l'acide chromique cristallise par refroidissement en beaux cristaux, rouge vif.

La solution d'acide chromique a été employée avec succès comme caustique par le docteur Heller, par le professeur Sigmund, de Vienne, MM. Marshall, de Londres, Hairion, Ure, etc.

Solution d'Acide Chromique (Marshall).

Pr. : Acide chromique.	5	gram.
Eau distillée.	15	

Contre les végétations des organes génitaux. — M. Heller emploie le plus souvent une solution à parties égales.

BICHROMATE DE POTASSE ($KO,^2CrO^3$).

Il existe un trichromate de potasse qui s'obtient, d'après M. Mitscherlich, en traitant le bichromate par un excès d'acide azotique.

Le bichromate de potasse est en beaux cristaux prismatiques, anhydres, d'une couleur rouge orangé, solubles dans 10 parties d'eau froide, plus solubles dans l'eau bouillante, insolubles dans l'alcool.

Préconisé contre la syphilis à l'intérieur, le bichromate ne fournit aucun résultat satisfaisant et a été abandonné.

MM. Cumin et Puche l'ont employé en solution contre les végétations syphilitiques : on emploie le plus souvent les solutions suivantes :

Solution de Bichromate de Potasse.

	FAIBLE.	FORTE.
Pr. : Eau distillée.	100	100
Bichromate de potasse.	4	8

La solution faible s'emploie contre les végétations et pour hâter la cicatrisation des ulcères; la solution concentrée est employée contre les condylômes.

Topique contre les Verrues (Blaschko).

Pr. : Bichromate de potasse..	0,10	gram.
Axonge.	15,00	

Mêlez intimement ; très-efficace.

Moxas au Bichromate de Potasse.

Pr. :	Eau distillée.	16 gram.
	Bichromate de potasse.	1

Imprégnez du papier joseph avec cette dissolution, faites sécher et roulez en cylindre ; ce papier brûle facilement et a une douce chaleur. A l'intérieur, le bichromate de potasse est un poison violent ; à dose faible il est altérant et peut dévenir vomitif.

La formule de la poudre de Vienne se trouve dans tous les ouvrages, il en est de même du caustique de Filhos ; M. Piedagnel employait la préparation suivante :

Caustique de Vienne Morphiné (PIEDAGNEL).

Pr. :	Potasse à la chaux.	25 parties.
	Chaux vive pulvérisée.	30
	Chlorhydrate de morphine.	2

Mêlez et appliquez comme la pâte de Vienne.

Pâtes Écharotiques de Canquoin.

		N° 1.	N° 2.	N° 3.	N° 4.
Pr. :	Chlorure de zinc..	30 gram.	30 gram.	30 gram.	30 gram.
	Farine de froment.	60	90	125	155

Faites une pâte dure avec de l'eau et ajoutez le chlorure de zinc en poudre.

M. Sommé substitue avec avantage le gluten frais à la farine pour la préparation des pâtes de Canquoin ; on obtient ainsi un produit plastique qui ne se liquéfie pas à l'air, qui peut être roulé en cylindres, en pilules ou en plaques. M. Cocke, de Guy-Hospital, a proposé de limiter l'action du caustique en l'enfermant dans une enveloppe résistante, et le docteur Alex. Ure, de Glascow, mélange le chlorure de zinc sec et pulvérisé avec du sulfate de chaux anhydre, et réduit en poudre impalpable. On en fait ensuite une pâte comme avec la poudre de Vienne, au moment de l'emploi.

Caustique Canquoin antimonial.

Pr. :	Protochlorure d'antimoine..	30 gram.
	Chlorure de zinc..	60
	Farine de froment..	160

Faites comme le précédent. — Employé contre les tumeurs cancéreuses.

Caustiques de Filhos.

Pr. : Potasse à la chaux. . . . . 120 gram.
Chaux vive en poudre. 40

Faites fondre la potasse dans une cuiller de fer à bec et à manche, portez au rouge sombre, ajoutez la chaux finement pulvérisée, par petites portions, en agitant avec une tige de fer; versez dans des tubes en plomb d'un diamètre de 5 millimètres à 1 centimètre, longs de 12 centimètres environ, fermés à leur extrémité inférieure et plongés dans du sable humide; lorsque le caustique est solidifié, on ferme le cylindre de plomb en l'aplatissant avec un marteau ; et conservez dans un tube de verre fermé, contenant de la chaux vive pulvérisée.

Ce caustique est surtout employé pour cautériser le col de l'utérus ; on peut aussi, d'après le conseil de M. E. Robiquet, augmenter la proportion de potasse, faire fondre à une température plus élevée, couler dans des lingotières en fer et envelopper les crayons de gutta-percha liquéfiée, ou d'une couche mince de cire à cacheter, d'après le procédé proposé par M. Duméril pour le nitrate d'argent.

Le caustique Filhos est un des meilleurs caustiques que possède la thérapeutique.

Caustiques à la Gutta-Percha.

Sur les indications de M. Maunoury, de Chartres, M. E. Robiquet préparait les caustiques à la gutta-percha de la manière suivante :

Pr. : Potasse à la chaux pulvérisée } ãã. . . . . parties égales.
Chlorure de zinc pulvérisé }

Chauffez jusqu'à fusion tranquille, coulez en plaques et pulvérisez dans un mortier de fer chauffé, passez à travers un tamis en toile métallique et renfermez les poudres ainsi obtenues dans des bocaux bien secs.

D'autre part, on fait fondre la gutta-percha à la température la plus basse possible ; par 40 ou 50 grammes on ajoute son poids du mélange de potasse et de chlorure de zinc : si le mélange durcit on le ramollit avec quelques gouttes de cire fondue, et on malaxe de nouveau.

On prépare avec ce mélange des plaques que l'on passe au laminoir et que l'on peut ensuite couper en lanières, en disques de toutes les formes ; ou des cylindres qui remplacent ceux de nitrate d'argent, des fils pour les ligatures des tumeurs, des pois, des pastilles pour ouvrir les abcès, poser des cautères, etc.

Pour appliquer ces caustiques, on les trempe dans l'alcool, et on maintient sur la partie que l'on veut cautériser; ils ont été l'objet d'un rapport favorable fait par M. Boudet à l'Académie de médecine[1].

M. Sommé conseille de ramollir la gutta-percha dans l'alcool bouillant, et on l'incorpore dans un mortier de porcelaine chauffé, avec parties égales de chlorure de zinc, puis on roule la masse en plaques minces à la manière des tablettes, on coupe la plaque en languettes, on roule en cylindres que l'on coupe par fragments plus ou moins longs, que l'on effile à leur extrémité : on conserve dans des flacons à l'émeri à large ouverture contenant de la chaux vive pulvérisée.

Caustique au Sulfate de Zinc (SIMPSON).

Pr. : Sulfate de zinc anhydre. . . . . 30 gram.
Glycérine. 4

Mêlez. — On l'applique sur les tissus étendus sur de la charpie.

Solution de Chlorure de Zinc caustique (BURNETT).

Pr. : Chlorure de zinc. . . . . 10 gram.
Eau. . . . . 50 à 200

Appliquez sur les cancers ulcérés.

Pâte aux Chlorures de Zinc et d'Antimoine et à l'Arsenic (JOLLY).

Pr. : Chlorure de zinc. . . . . 4 gram.
— d'antimoine liquide. . . . . 8 goutt.
Farine de seigle. . . . . 8 gram.
Acide arsénieux. 0,60
Eau. . . . . Q. S.

Pour une pâte molle.

Collodion Caustique (MIALHE).

Pr. : Collodion élastique.. . . . . 30 gram.
Bichlorure de mercure. 4

Employé pour déterminer une cautérisation circonscrite. On n'a jamais observé de phénomènes d'intoxication.

PERMANGANATE DE POTASSE (KO,Mn^2O^7).

Nous insisterons beaucoup sur ce sel à l'article des Désinfectants. On l'a employé comme caustique, soit en poudre, soit en solution concentrée; il est moins douloureux que les autres caustiques. MM. Wæden Cooke et D. F. Gerwood en saupoudrent les plaies cancéreuses de mauvaise nature; *il faut avoir le soin de prendre le sel exempt de chlorures* ; on doit le

[1] *Bulletin de l'Académie de médecine*, t. XXII, p. 455, séance du 10 mai 1857,

prendre cristallisé deux fois dans l'eau, afin qu'il soit débarrassé de tous sels étrangers : il faut le préparer par le procédé de MM. L'Hermite et Personne, modifié par M. Béchamp.

M. Sampson, de Londres, a employé ce sel à l'intérieur contre le diabète, à la dose de 3 grains, trois fois par jour.

Solutions caustiques au Permanganate de Potasse (Reveil).

	FORTE.	MOYENNE.	FAIBLE.
Pr. : Permanganate de potasse.	30	20	10
Eau distillée.	50	75	90

NITRATE D'ARGENT (AgO,AzO^5).

Le nitrate d'argent est un des caustiques les plus énergiques, les plus efficaces et les plus usités ; tous les médecins connaissent ses usages : C. Duméril a proposé d'enduire les crayons de cire à cacheter, pour les conserver et surtout lorsqu'on voulait cautériser les trajets fistuleux sans toucher les bords ; à l'hôpital des Enfants malades, on fait un fréquent usage, pour cautériser les bords libres des paupières et la conjonctive des crayons suivants :

Crayons au Nitrate d'Argent et de Potasse.

Pr. : Nitrate d'argent } āā. . . . . parties égales.
— de potasse }

Fondez et coulez.

On emploie aussi, au même hôpital, les solutions suivantes :

Solutions de Nitrate d'Argent.

	TRÈS-FORTE. N° 1.	FORTE. N° 2.	MOYENNE. N° 3.	FAIBLE. N° 4.	TRÈS-FAIBLE. N° 5.
Pr. : Nitrate d'argent crist.	50 gram.	25 gram.	10 gram.	4 gram.	0,90 gram.
Eau distillée	50	75	90	96	100

Le n° 1 est employé dans l'angine, le croup, les plaies diphthéritiques ; les autres numéros sont surtout employés sous forme de collyres.

SULFATE DE BIOXYDE DE CUIVRE ($CuO,SO^3,5HO$).

Ce sel est souvent employé comme caustique, on se sert le plus souvent d'un gros cristal, ou bien on le fond en crayons.

Pâte caustique au Sulfate de Cuivre (Payan).

Pr. : Sulfate de cuivre en poudre fine (vitriol bleu). . . . Q. V.
Jaune d'œuf. Q. S.

Faites une masse de consistance molle, qu'on étend sur de la charpie ou sur un linge.

Crayons au sulfate de Cuivre et d'Alun (Mariano, Liovet).

Pr. :	Sulfate de cuivre.	30 gram.
	Sulfate d'alumine et de potasse.	15

Pulvérisez séparément, mélangez les deux sels, fondez doucement dans une capsule ; quand la masse est fondue, mélangez et coulez dans une lingotière.

Liqueur contre le Piétin (Lassaigne).

Pr. :	Vinaigre blanc.	40 gram.
	Sulfate de cuivre.	5
	Acide sulfurique à 66°.	Q. S.

Enduire les parties malades avec un pinceau.

NITRATE DE DEUTOXYDE DE CUIVRE ($CuO,AgO^5,4HO$).

Ce sel produit les mêmes effets que le sulfate ; le docteur William Moore l'a beaucoup préconisé contre les ulcérations de la langue et de la gorge, et autres analogues. Après son application, on recouvre les parties avec de l'huile.

Caustique de Récamier.

Pr. :	Perchlorure d'or.	5 centigr.
	Eau régale.	30 gram.

Employé contre les ulcérations syphilitiques. On prépare de même le soluté caustique de chlorure de platine.

Nous avons donné ailleurs, page 374, la formule du caustique de Landolfi.

Cautérisation par le Gaz.

Le gaz de l'éclairage, qui est formé par un mélange de divers hydrogènes carbonés, produit en brûlant une température extrêmement élevée, que M. le professeur Nélaton a utilisée à la cautérisation ; l'appareil dont se sert ce chirurgien se compose d'une vessie en caoutchouc, que l'on remplit de gaz, et à laquelle on adapte un long tube en cuivre présentant un très-petit pertuis à son extrémité antérieure, et muni d'un robinet que l'on ouvre plus ou moins, selon que l'on veut obtenir une flamme plus ou moins forte ; on peut pratiquer, à l'aide de cet appareil, des cautérisations superficielles ou profondes, à volonté ; il a été surtout appliqué à la cautérisation du col utérin.

Nous en donnerons plus loin la description et la figure.

CHAPITRE XIII

MÉDICATION ÉVACUANTE

Dans le sens littéral du mot on doit entendre par évacuant tout agent qui détermine une évacuation quelconque, de sorte que les diurétiques, les emménagogues, les sialagogues, les sudorifiques, les épispastiques, les vomitifs, les purgatifs seraient de véritables évacuants. Toutefois, on réserve plus généralement cette expression pour désigner les évacuants du canal digestif, et avec tous les auteurs, nous les diviserons en *vomitifs* et en *purgatifs*.

---

§ I. — VOMITIFS

Tout médicament qui détermine le vomissement est un vomitif. Nous n'aurons pas à parler des vomitifs employés chaque jour, tels que l'*ipécacuanha*, le *polygala*, l'*azarum*, l'*émétique*, les *sulfates de zinc* et *de cuivre*, etc. Il y avait peu de progrès à faire dans cette classe de médicaments, aussi les conquêtes thérapeutiques récentes y sont-elles nulles ou à peu près.

ÉMÉTINE

Quoique découverte depuis longtemps par Pelletier, l'histoire chimique et thérapeutique de l'émétine est toute à faire; Magendie l'a quelquefois employée sous la forme de tablettes et de sirop, et encore se servait-il de l'*émétine brune*, et non du produit pur.

La dose de l'émétine est de 10 à 25 milligrammes.

FLEURS D'IRIS FAUX ACORE

L'iris faux acore (*iris pseudo-acorus*) ou glaïeul des marais, abondant dans les fossés aquatiques, dans les ruisseaux, présente un rhizome charnu d'une couleur ferrugineuse, dont les fleurs jouissent, dit-on, de propriétés vomitives; on les a proposées pour remplacer l'ipécacuanha; mais il s'en faut de beaucoup qu'elles agissent aussi bien et aussi sûrement que la racine du Brésil.

NARCISSE DES PRÉS

Le narcisse des prés, *narcissus pseudo-narcissus*, de la famille des

Amaryllidées, présente des fleurs jaunes qui fleurissent dans les prés, au printemps. Les bulbes et les fleurs jouissent de propriétés vomitives et purgatives qu'on met quelquefois à profit dans les campagnes. Cette plante n'est pas autrement employée.

Parmi les vomitifs appartenant au règne minéral, nous citerons le sulfate de zinc et le sulfate de cuivre, qui sont d'excellents vomitifs à la dose de 30 à 60 centigrammes. On en fait un fréquent usage en Angleterre ; on les emploie très-peu en France.

Le *tannate d'antimoine* employé est plus spécialement celui que l'on obtient en précipitant une décoction de quinquina par une solution d'émétique; il a été proposé comme contre-stimulant, à la dose de 20 à 50 centigrammes. Il n'est pas irritant comme l'émétique, et il n'est pas dépourvu d'action comme composé antimonial.

SULFO-ANTIMONIURE DE SOUDE ($^3NaS,Sb^2S^5,^{18}HO$).

SEL DE SCHLIPPS

On obtient ce sel en chauffant au rouge, dans un creuset de Hesse, un mélange intime des substances suivantes :

Pr. : Sulfate de soude effleuri	8	parties.
Sulfure d'antimoine	6	
Charbon végétal pulvérisé	3	

On recouvre le creuset d'une brique, et, lorsque la masse est fondue, on soumet le contenu du creuset à l'ébullition dans une capsule de porcelaine, avec une partie de soufre et quantité suffisante d'eau distillée. La liqueur refroidie et filtrée est abandonnée à la cristallisation, qui fournit bientôt des tétraèdres incolores ou faiblement jaunâtres, d'une saveur piquante, avec arrière-goût hépatico-métallique; il est soluble dans trois fois son poids d'eau. On l'emploie pour remplacer le kermès et aux mêmes doses.

§ II. — PURGATIFS

On nomme *purgatifs* tous les médicaments qui donnent lieu à des évacuations alvines; ceux qui agissent peu, sans coliques, sont plus spécialement désignés sous le nom de *laxatifs* ou *minoratifs*; tels sont les sucres, les miels, les huiles douces, l'huile de ricin, la manne, la casse, le tamarin, les acides végétaux, etc. ; et parmi les sels, la magnésie, le citrate de magnésie : le tartrate de soude, etc. Ceux qui purgent violemment, avec coliques plus ou moins violentes, qui agissent plus spécialement sur le gros intestin, qu'ils congestionnent au point qu'il peut y avoir des selles sanguinolentes, sont appelés *drastiques*, comme l'aloès, le jalap, la scammonée, la gomme-gutte, la bryone, l'agaric blanc, le colchique, la coloquinte, l'élatérium, l'huile de croton, etc. Enfin ceux dont l'activité est moyenne sont appelés *cathartiques*, comme le séné, le nerprun, et surtout les sels neutres à base alcaline.

Cette division des purgatifs est peu importante en elle-même, et elle est souvent très-difficile à faire d'une manière absolue. Nous n'avons pas à nous occuper ici de tous les purgatifs qui sont d'un usage journalier; nous parlerons seulement des formes nouvelles données aux médicaments anciens, et nous ferons connaître ceux qui ont été récemment introduits dans la thérapeutique.

RACINES D'ELLÉBORES

Sous le nom vulgaire d'ellébores on désigne plusieurs plantes qui diffèrent essentiellement par leur origine et par leurs effets; toutes sont plus ou moins purgatives, et c'est pour cette raison que nous les confondons ici, tout en insistant sur la grande importance qu'il y a à distinguer les unes des autres.

L'*ellébore blanc* ou vératre blanc est un drastique des plus violents; il agit par la vératrine qu'il contient. Il est produit par le *veratrum album*, de la famille des Colchicées. On a préconisé cette racine contre la goutte, le rhumatisme, et surtout dans la péritonite puerpérale. C'est, dans ce dernier cas, la teinture que l'on emploie à la dose de quelques gouttes. On a aussi employé la poudre d'ellébore blanc à l'extérieur sous les formes suivantes :

Pommade contre la Gale.

Pr. : Fleur de soufre. . . . . 60 gram.
Poudre d'ellébore blanc. 40
Carbonate de potasse. 120
Savon noir. 120
Axonge. 80
Essence de lavande. 10

Mêlez. — Dose, 15 grammes. Fort employée en Belgique et en Angleterre.

Onguent soufré (Pharm. de Londres).

Pr. : Soufre sublimé. . . . . 200 gram.
Ellébore blanc pulvérisé. 5
Nitrate de potasse. 5
Savon noir. 200
Graisse préparée.. 550
Essence de bergamote.. 30

Mêlez. — Dose, 20 gram.

Les ellébores noir et vert, *elleborus niger* et *viridis*, sont des drastiques puissants, moins vénéneux que les précédents ; ils appartiennent à la famille des Renonculacées et ne sont plus employés.

VERATRUM VIRIDE

Le *veratrum viride* ou ellébore d'Amérique ne doit pas être confondu avec l'ellébore vert des Renonculacées que nous venons de signaler.

C'est le professeur Tally, de New-Haven; qui a proposé l'emploi de cette racine, qui est commune dans différentes parties des États-Unis et surtout du Canada.

Le docteur W. C. Norwood, de la Caroline du Sud, le professeur Winston, le professeur Carnochen, M. E. Cutter regardent le *veratrum viride* comme le meilleur sédatif connu jusqu'à ce jour, puisque sous son influence le pouls peut tomber de 140 à 30 par minute, sans que le système nerveux en souffre. Il est surtout très-préconisé dans la pneumonie, la pleurésie, le rhumatisme articulaire aigu, et dans toutes les phlegmasies. C'est, dit le docteur Norwood, le remède par excellence de la fièvre typhoïde. On l'administre à hautes doses, de manière à maintenir le pouls entre 55 et 75 ; mais c'est surtout contre la péritonite puerpérale et les pneumonies franches que cette plante est vantée sous la forme de teinture.

Teinture de Veratrum viride (Norwood).

Pr. : Racine de *veratrum viride* concassée. . . . . 250 gram.
Alcool à 85°. 500

Dose, quatre à cinq gouttes, et on va en augmentant.

La Société médicale du Tennessee double la quantité d'alcool (250 grammes de racine sèche par litre d'alcool dilué de 0,835 de densité). On opère par déplacement ; dose, 5 à 8 gouttes. Nous préférons la première formule, parce qu'elle se rapproche tout à fait de nos teintures officinales françaises.

Mixture sédative (Norwood).

Pr. : Teinture de *veratrum viride* } ãã . . . . parties égales.
— de scille }

Dose, quatre à six gouttes, et augmentez par deux gouttes jusqu'à ce que le pouls soit réduit ou qu'il survienne des nausées ou des vomissements. On continue alors, en les diminuant, les doses. Chez les femmes, on commence par trois ou quatre gouttes, et on augmente peu à peu.

Pour les enfants, M. Norwood propose la formule suivante :

Pr. : Teinture de *veratrum viride*.	45	gram.
Sirop de scille.	45	

Mêlez. — Pour un enfant de deux à trois ans, la dose est de trois gouttes, et on augmente jusqu'à l'apparition des nausées ; s'il y a vomissements, ils peuvent être accompagnés de prostration et de refroidissement général de la surface du corps. En Amérique on y remédie en administrant un opiacé dans de l'eau-de-vie.

En France les *Veratrum album* et *V. sabadilla* sont seuls connus. Les auteurs ne font que mentionner le *V. luteum* ou *helonias dioica*, Pursch, dont les racines grêles et vomitives forment, d'après le docteur Dana, le vomitif ordinaire des habitants de l'État d'Ohio, dans l'Amérique du Nord.

La racine du *V. viride* est très-commune dans l'Amérique du Nord. Au rapport de Coxe[1], elle est tellement riche en acide gallique, qu'elle sert au tannage des cuirs, et il ajoute que le *V. album*, Michael, de l'Amérique septentrionale, est le *veratrum viride*, Aiton. Nous serions assez disposé à croire à l'identité de ces deux plantes, d'autant plus que les fleurs de notre ellébore blanc auraient certainement pu lui valoir le nom de *V. viride*. Quoi qu'il en soit, il serait intéressant d'essayer notre racine dans les cas où le veratrum américain a été préconisé ; il pourrait très-bien se faire que, sans qu'il y eût identité d'origine de ces deux racines, on pût constater une grande analogie d'effets thérapeutiques.

D'après M. E. Cutter, la racine de *V. viride* est bulbeuse, d'une couleur noire. A la base de sa circonférence, et rarement de sa base, rayonnent des radicules transversalement rugueuses, d'un blanc jaunâtre, d'un centimètre de diamètre à leur base, et ayant quelquefois plus de 4 décimètres de longueur. Ces radicules donnent elles-mêmes naissance à un chevelu abondant.

Dans la Nouvelle-Angleterre cette racine est employée pour empoisonner les oiseaux pillards. On ajoute que le principe actif du *V. viride* purge rarement, tandis que la vératrine du *V. album* est un drastique puissant.

Les effets physiologiques du *V. viride* peuvent se résumer ainsi : diminution de la fréquence du pouls et de la respiration, faiblesse avec vertiges, nausées, vomissements, et alors prostration générale avec refroidissement, augmentation des sécrétions et surtout de la salive.

[1] Coxe, *American Dispensary*, 633.
Journal medical and chirurgical of Charleston, t. XIII.

D'après les docteurs Octavius, A. White et W. H. Sorel, la teinture de *veratrum viride* de Norwood, employée de manière à tenir le pouls à un taux très-bas, agit parfaitement contre la fièvre jaune : sur cent quarante et un cas, vingt-quatre traités par le *gelsemium sempervirens*, quinze moururent; et cent vingt-sept se rétablirent sous le traitement par le *veratrum viride;* six cas traités à la manière ordinaire, dans les mêmes conditions, trois moururent. Ces résultats méritent toute l'attention des praticiens.

GELSEMIUM SEMPERVIRENS

Le genre gelsemium, Michaud, appartient à la famille des Bignoniacées; le *G. nitidum*, Mich., ou *bignonia sempervirens*, Lin., est le jasmin odorant de la Caroline. Le *gelsemium sempervirens*, Mich., est une plante qui jouit de propriétés purgatives assez prononcées. Aux États-Unis on la considère comme un spécifique de la fièvre jaune.

ÉCORCE DE BOURDAINE OU BOURGÈNE

Les anciens employaient le liber de l'écorce de bourdaine sous le nom d'écorce d'*aune noir*, comme purgatif. C'est le *rhamnus frangula*, Lin. Les paysans se servent depuis fort longtemps des écorces et des fruits pour se purger. M. Gumprecht fait usage de la préparation suivante :

Pr : Écorce fraîche et vieille de bourdaine.	45	gram.
Écorce d'orange coupée.	8	
Eau commune.	2	litres.

Faites bouillir jusqu'à réduction à moitié, et ajoutez :

Écorce d'orange.	12 à 15	gram.
Semences de cumin.	12	

Laissez en contact deux heures, et passez. — Dose, 60 grammes, le soir en se couchant. M. Ossieur emploie tout simplement la décoction de bois de bourdaine avec l'écorce à la dose de 30 à 40 grammes pour un litre d'eau, et il fait réduire à moitié.

RICIN

Nous ne parlerions pas du ricin si nous n'avions pas à indiquer un nouveau mode d'administration de l'huile, et à faire connaître les propriétés que l'on attribue aux feuilles du *ricinus communis* de provoquer la sécrétion lactée. C'est un remède populaire au cap Vert; on fait une décoction avec une poignée de feuilles de ricin blanc pour 16 litres d'eau de source, on baigne les mamelles dans ce liquide, et on applique les feuilles bouillies sur les seins, sous forme de cataplasmes; on continue les fomentations et les cataplasmes jusqu'à ce que le lait paraisse, ce qui a lieu, dit-on, au bout de quelques heures.

On doit, à notre avis, préférer l'huile de ricin préparée à froid à celle du commerce, qui est obtenue par expression à chaud. Nous croyons qu'en général on exagère beaucoup les doses administrées. 4 à 15 grammes suffisent, dans le plus grand nombre des cas, pour purger, et jamais, selon nous, on ne doit recourir aux doses excessives de 100 et 200 grammes, et très-rarement à celles de 40 à 60 grammes. L'huile de ricin émulsionnée et associée au sirop tartrique et à une eau aromatique, celle de menthe, par exemple, est mieux supportée. Dans ces derniers temps on les administre sous forme de gelée associée au blanc de baleine et à la solution de gélatine. Enfin on a beaucoup vanté, pour masquer le goût de cette huile, l'addition d'une goutte d'essence d'amandes amères par 30 grammes; on a proposé de la remplacer par l'*essence de myrbane* ou *nitro-benzine*. Nous avons vu souvent des malades préférer l'huile pure.

Huile de Ricin artificielle (Hufeland).

Pr. : Huile de pavot blanc (œillette)		30 gram.
— de croton	1 goutte ou	0,05

Mêlez. — Quoiqu'on attribue à ce mélange les mêmes propriétés que l'huile de ricin véritable, nous croyons qu'il ne peut pas la remplacer.

La famille des Euphorbiacées fournit encore quelques plantes dont les graines, privées de leur épisperme et exprimées, donnent des huiles plus ou moins purgatives; nous signalerons le grand pignon d'Inde *jatropha curcas*, le médicinier des nègres, ou noisette purgative, *jatropha multifida*, Lin., et le médicinier sauvage, *jatropha gossipifolia*, Lin. Notre épurge vulgaire, *euphorbia lathyris*, donne des graines petites dont on peut extraire une huile purgative qui n'est pas, selon nous, assez employée.

Sirop émulsif de Ricin (Mouchon).

Pr. : Ricins dépouillés de leur épisperme (amandes)	500 gram.
Eau	1500
Eau de menthe	250
Sucre	2500

Opérez comme pour le sirop d'orgeat. Bonne préparation, agit très-bien.

NOIX DE BANCOUL

Les *noix de Bancoul* ou *des Moluques*, ou *kamiri*, sont assez répandues dans le commerce, depuis quelques années; elles sont fournies par l'*aleurites triloba*, Euphorbiacées. L'amande donne par expression une huile analogue à celle du ricin, et qui, d'après M. O'Rorke, devrait être administrée de la même manière et aux mêmes doses. Elle produit, dit-on, moins de coliques que les autres purgatifs huileux.

ANDA — ANDA ASU

Les fruits d'anda, *anda asu*, *anda Brasiliensis* Radde, *anda Gomesii*. *aleurites Gomesii*, fournissent une huile très-employée au Brésil; elle est jaune pâle, transparente, d'une saveur très-faible; on l'applique sur les brûlures. D'après le docteur Norris, de Pensylvanie, elle est purgative à la dose de cinquante gouttes. D'après le docteur Alex. Ure, au contraire, l'huile d'anda devrait être placée sur la même ligne que l'huile de ricin.

Les amandes sont blanches. D'après Martius, une amande suffit pour purger. Au Brésil on en fait des électuaires avec du sucre, de l'anis et de la cannelle.

Nous citerons encore, dans les Euphorbiacées, la *noix d'enfer*, fruit du *sapium aucuparium*, dont l'amande fournit une huile purgative.

Nous ne ferons que signaler la soldanelle, *convolvulus soldanella*, Convolvulacées, commune sur le littoral des mers d'Europe, très-préconisée par M. Loiseleur-Deslongchamps et la globulaire Turbith, *globularia alypum*, de la famille des Globulariées, qui croît en France, en Italie et en Espagne, vantée comme purgative par le même naturaliste, à la dose de 8 à 20 grammes; l'*elaterium* ou concombre d'âne, *momordica elaterium*, purgatif drastique des plus violents, peu employé, précisément à cause de sa violence d'action. M. Rochet d'Héricourt a rapporté d'Abyssinie une racine dont il vante l'efficacité contre la rage; elle a une action purgative, et il dit en avoir constaté les bons effets. La description qu'il donne de cette racine fait supposer qu'il s'agit d'une cucurbitacée purgative. Il y aurait donc lieu d'essayer les préparations de l'élaterium contre cette maladie, dans laquelle tout remède a été jusqu'à présent impuissant.

Sur les indications de M. Rochet d'Héricourt, M. Renault a expérimenté sur quatre chiens présentant les premiers symptômes de la rage, la racine sèche du *cucumis Abyssinica*, les quatre animaux sont morts, et la marche de la maladie n'a été ni arrêtée ni sensiblement modifiée.

SCUTELLAIRE GÉNICULÉE (Dr R. W. Evans).

La scutellaire géniculée, *scutellaria geniculata*, de la famille des Labiées, a été récemment préconisée comme un purgatif léger. On l'emploie sous la forme suivante contre l'épilepsie.

Pr. : Scutellaire géniculée. . . . . 8 gram.
Eau bouillante. 250

Faites infuser et passez. — Deux cuillerées à bouche toutes les huit heures, et peu à peu, jusqu'à 60 grammes par jour.

SUREAU

Le sureau, *sambucus nigra*, fournit à la thérapeutique ses feuilles, qui sont très-employées par les paysans comme purgatives ; ses fruits, autrefois employés comme laxatifs, et à peu près abandonnés aujourd'hui ; ses fleurs, considérées comme sudorifiques et expectorantes ; et enfin sa seconde écorce ou liber, vantée autrefois par Boerhaave et Gaubius, oubliée pendant longtemps, remise en honneur par Bichat et très-souvent employée aujourd'hui depuis les observations de Martin-Solon.

C'est principalement contre les hydropisies et les accumulations séreuses en général que l'écorce de sureau a été vantée. C'est surtout le suc dont on fait usage, tantôt seul, tantôt associé à d'autres substances. La dose varie de 30 à 150 grammes ; il détermine quelquefois des purgations violentes et des vomissements dont il n'y a pas lieu de se tourmenter ; il n'en faut pas moins continuer son administration.

Apozème diurétique (van der Bergh).

Pr. : Écorce moyenne de sureau. . . . . 10 gram.
Baies de genièvre. 30

Faites bouillir dans

Eau Q.S. pour la colature. 400

Ajoutez

Extrait de genièvre.. 30

A prendre par cuillerées toutes les heures.

Vin diurétique hydragogue.

Pr. : Café très-légèrement torréfié pulvérisé. 500
Vin de Chablis Q. S. pour obtenir par lixiviation . 1000 gram.

Ajoutez

Suc de seconde écorce de sureau. 400

Mêlez et filtrez. — A prendre en six jours par demi-verres. — Diminuer la dose si l'effet purgatif est trop prononcé.

Tisane de Sureau (Borgetti).

Pr. : Seconde écorce de sureau. 50
Eau froide. 150

Laissez macérer quarante-huit heures, passez. — A prendre en deux fois, le matin à jeun, à un quart d'heure d'intervalle.

SÉNÉ

Les modes d'administration du séné sont très-nombreux. La médecine anglaise en fait souvent usage sous des formes assez bizarres ; nous nous contenterons de faire connaître les formules le plus souvent employées.

Essence de Séné concentrée (Formule anglaise).

Pr.: Folioles de séné. 64
Coriandre / Gingembre contusé } ãã. 8
Eau bouillante. 350

Laissez infuser pendant une nuit, passez et ajoutez.

Mélasse. 64

Évaporez à 250 grammes.
Ajoutez en dernier lieu

Teinture de gingembre. 8
Alcool. 8
Essence de girofle. . . . . 3 goutt.

Dose, une cuillerée à dessert pour une grande personne ; pour les enfants de quatre à six ans, une cuillerée à café.

Confection de Séné (Formule anglaise).

Pr.: Figues grasses. . . . . 500 gram.
Racine de réglisse coupée. 90

Faites bouillir dans deux litres d'eau, passez avec expression et évaporez jusqu'à ce qu'il ne reste que 800 grammes.
Ajoutez-y

Sucre blanc	. . . .	1250 gram.
Pulpe de pruneaux — de casse — de tamarins rouges	āā	250
Poudre de séné	. . . .	250
— de coriandre	. . . .	128

Mêlez. — Dose, pour les enfants, une cuillerée à café, et pour les adultes une cuillerée à dessert.

Lavement Purgatif (Piorry).

Pr. : Follicules de séné. . . . . 20 gram.
Eau. 200

Faites infuser et ajoutez

Sirop de nerprun. 50

Cette préparation se rapproche du lavement purgatif des peintres.

Sirop de Séné (Pharm. de Londres).

Pr. : Séné. . . . . 75 gram.
Fenouil. 40
Manne. 100
Sucre. 500
Eau bouillante. 250

Faites infuser le séné et le fenouil; passez froid et ajoutez le sucre et la manne, et faites cuire.

Sirop de Séné au Café.

Pr. : Séné. . . . . 150 gram.
Café torréfié. 150
Sirop de sucre. 1000

Épuisez le café et le séné par déplacement avec l'eau bouillante pour obtenir 300 grammes de liqueur; on mêle au sirop et on fait cuire. — Dose, 30 à 50 grammes comme purgatif. — Le café masque la saveur désagréable du séné.

Médecine noire au Café.

Pr. : Séné. . . . . 10 gram.
Sulfate de magnésie. 15
Café torréfié. 15
Eau. 120

Faites bouillir quelques instants, et ajoutez

Sirop de sucre. 50

A prendre en une fois. — Très-agréable.

Café au Séné (Baudeloque).

Pr. : Café torréfié en poudre. . . . . 16 gram.
Feuilles de séné. 16

Faites une infusion à part avec le café et 100 grammes d'eau; d'autre part, une légère décoction de séné. Mêlez, coupez avec du lait et édulcorez à volonté ; pour les enfants scrofuleux.

Boisson purgative au Thé.

Pr. : Follicules de séné } ãã. . . . . 10 gram.
Thé }
Sulfate de magnésie. 15
Eau. 300

Faites bouillir quelques minutes, passez et ajoutez

Sirop de sucre. 60

BRYONE

La bryone blanche, *bryonia alba,* Cucurbitacées, est un purgatif drastique peu employé. Nous allons, avec M. Curie, l'envisager à un autre point de vue.

M. le docteur Curie a employé[1] ce remède contre les affections diphthéritiques sous forme d'alcoolature.

Dose, huit gouttes dans les vingt-quatre heures, dans un verre d'eau, par cuillerée d'heure en heure pour un enfant de quatre ans; trente et plus pour un adulte.

M. Curie a constaté que l'affection marchait pendant les douze heures qui suivaient l'administration du remède. A partir de ce moment elle semblait enrayée et ne plus prendre d'extension; mais dans les cas graves les fausses membranes ne commençaient à se détacher qu'au bout de quarante-huit heures.

M. Curie classe ce remède parmi les agents homœopathiques, ayant constaté que l'usage prolongé amène la production de fausses membranes. A ce titre, la cantharide devrait, d'après les expériences de M. Bretonneau, être placée, ce nous semble, en première ligne.

---

§ III. — PRINCIPES IMMÉDIATS PURGATIFS

Nous allons passer en revue quelques principes immédiats purgatifs, qui dans certaines circonstances pourraient être avantageusement substitués aux plantes qui les fournissent.

[1] *Bulletin de la Société homœopathique de France,* mai 1860.

RÉSINES DE JALAP ET DE SCAMMONÉE PURIFIÉES

Pour obtenir ces résines, on prend la résine de jalap et la scammonée d'Alep du commerce, on les épuise par l'alcool à 85° C. bouillant. On filtre ; la solution alcoolique est mise à bouillir dans un ballon, avec du charbon animal lavé; on filtre, et par concentration, on obtient les résines pures et blanches, ou tout au plus blondes.

Ces préparations sont bien préférables à la poudre de jalap, et surtout à la scammonée du commerce, dont la composition est extrêmement variable ; en effet on trouve aujourd'hui dans le commerce des scammonées qui renferment de 20 à 70 pour 100 de résine active : or, si la qualité de ces gommes résines est possible à apprécier lorsqu'elles sont entières, cette appréciation devient impossible lorsqu'elles sont pulvérisées ; aussi engageons-nous les pharmaciens à ne jamais les acheter sous cet état; et nous recommandons aux médecins les *résines purifiées*, dont le dosage est facile, et que les enfants prennent parfaitement dans du lait.

ALOÏNE — ALOÉTINE ($C^{16}H^{14}O^{10}$) (E. Robiquet).

MM. Smith et Stenhouse ont extrait de l'aloès un principe qu'ils distinguent de l'*aloétine* de M. E. Robiquet en ce que celle-ci est amorphe, tandis que la première est cristallisée; elle est d'un jaune soufre, sa saveur d'abord sucrée devient bientôt amère; elle est peu soluble dans l'eau froide, mais elle se dissout très-bien dans l'eau bouillante et dans l'alcool; elle est peu purgative et peu usitée ; il en est de même de l'aloétine.

BRYONINE

Cette matière extraite de la bryone est amorphe, brune, rouge ou d'un blanc rougeâtre ; sa saveur d'abord sucrée devient bientôt amère et styptique ; elle est insoluble dans l'éther, soluble dans l'eau et l'alcool; l'acide sulfurique la dissout avec coloration bleue, qui passe au vert; sa solution aqueuse précipite le sous-acétate de plomb, le protonitrate de mercure et l'azotate d'argent. C'est un poison violent à la dose de 10 à 20 centigrammes ; un purgatif drastique à la dose de 1 à 2 centigrammes : elle est inusitée.

CATHARTINE

Ce principe extrait du séné par MM. Lassaigne et Feneulle a été isolé de plusieurs feuilles de plantes du genre cassia ; il est incristallisable, jaunâtre, transparent, amer, soluble dans l'eau et l'alcool, insoluble dans l'éther; il est peu purgatif et inusité.

La cathartine extraite du nerprun est jaunâtre, amère, cristalline, soluble dans l'eau et l'alcool faible (Hepp); c'est un bon purgatif à la dose de 10 à 20 centigrammes, etc.

M. Fleury, pharmacien à Pontoise, et M. Pichon, pharmacien à Aix, en Savoie, ont étudié le nerprun, mais ils n'en ont pas extrait le principe purgatif : il reste beaucoup à faire sur cette question.

COLCHICHINE

La colchichine a été extraite par Geiger, Pelletier et Caventou du colchique d'automne ; elle cristallise en prismes ou en aiguilles incolores, ou sous la forme de masse amorphe et transparente ; elle est vénéneuse, fusible, soluble dans l'alcool, l'eau et l'éther; l'acide azotique concentré la colore en violet qui vire au vert olive et au jaune; l'acide sulfurique lui communique une teinte brune ; elle forme avec les acides des sels cristallisables et solubles; ils sont précipités par le tannin et le bichlorure de mercure; elle purge fortement à la dose d'un demi à un centigramme ; elle est inusitée.

COLOCYNTHINE

La colocynthine a été extraite de la coloquinte, par M. Braconnot. Elle est amorphe, jaune, ou brunâtre ; translucide, friable, amère, soluble dans l'eau, l'éther et l'alcool; le chlore trouble sa dissolution aqueuse; les acides, l'acétate de plomb, la potasse, les eaux de baryte et de chaux la précipitent : elle est très-active et peu usitée.

ÉLATÉRINE

L'élatérine a été extraite par M. Zwenger du concombre sauvage, ou *Momordica elaterium;* elle cristallise en tables hexagonales, incolores, fusibles, insolubles dans l'eau, peu solubles dans l'éther, très-solubles dans l'alcool ; l'acide sulfurique concentré la colore en rouge ; l'acide azotique la dissout sans l'altérer; l'acétate de plomb et l'azotate d'argent la précipitent : elle est à la fois purgative et vomitive; elle n'est pas employée.

SCILLITINE

La scillitine découverte par Vogel dans la scille, a été étudiée par plusieurs chimistes, parmi lesquels nous citerons MM. Tilloy, Marais et Mandet; elle est cristallisable, d'une saveur amère, puis douceâtre, soluble dans l'eau et l'alcool, insoluble dans l'éther ; elle est vomitive et purgative : la scille en contient environ un pour cent (Marais).

L'acide sulfurique dissout la scillitine avec coloration violette ; l'acide azotique la dissout avec coloration rouge vif, qui disparaît rapidement;

l'acide chlorhydrique concentré ou étendu, ne la dissout pas et ne la colore pas. Le tannin précipite ses solutions en jaune pâle; le perchlorure de platine la précipite en jaune, et le perchlorure de fer en jaune orangé.

La scillitine est très-vénéneuse à la dose de 5 centigrammes; elle est à la fois purgative et vomitive et plus tard narcotique; elle est inusitée.

MANNITE ($C^6H^5O^4,2HO$).

Le principe cristallisable de la manne ou *mannite*, qui est un produit constant de la fermentation visqueuse, se dépose de la solution alcoolique de manne, sous la forme de prismes quadrangulaires anhydres, d'un bel éclat soyeux, d'une saveur agréable et sucrée, fusibles à 160° solubles dans l'eau et dans l'alcool; distillée avec de la chaux, elle donne de la métacétone; elle se combine avec le sel marin et forme un mannitate $= (C^6H^5O^4)^2,NaCl$.

La mannite est sans action sur la lumière polarisée; elle ne fermente pas au contact de la levûre; elle se dissout dans l'acide sulfurique et dans la potasse sans coloration; elle ne réduit pas le réactif de Fehling; tous ces caractères la distinguent du sucre.

La mannite est purgative au même degré que la manne; elle est employée aux mêmes doses; on on fait des tablettes expectorantes.

La *manne de Briançon*, qui découle de l'abies laryx, contient un sucre particulier, que M. Berthelot a désigné sous le nom de *mellitose;* elle est inusitée, ainsi que la *manne alhagi*, qui découle d'une espèce de sainfoin de l'Asie Mineure, *Hedysarum alhagi*.

---

§ IV. — PURGATIFS DU RÈGNE MINÉRAL

MAGNÉSIE CALCINÉE (MgO).

L'oxyde de magnésium ou magnésie calcinée s'obtient par la calcination du carbonate de magnésie; celle du Codex est complétement privée d'eau; elle peut solidifier jusqu'à 10 parties d'eau avec élévation de température.

La magnésie, lourde anglaise, dite de Henry, se présente en petits grains durs, présentant un poids spécifique triple; d'après M. Pereira on l'obtient en préparant à l'ébullition le carbonate de magnésie qui sert à la préparer, par double décomposition du sulfate de magnésie et du carbonate de soude. On calcine le carbonate au rouge blanc, d'après M. Colas; on peut la préparer en faisant une pâte ferme avec du carbonate de magnésie et de l'eau, faisant sécher à l'étuve et calcinant au rouge blanc. Enfin d'autres auteurs assurent qu'on l'obtient par la calcination du nitrate de magnésie : quoiqu'il en soit, nous certifions que la magnésie anglaise lourde ne vaut pas la magnésie légère; elle est moins attaquable par les acides.

La magnésie calcinée est employée tantôt seule, tantôt associée à d'autres poudres, comme purgatif léger, et pour absorber les acides de l'estomac contre le pyrosis.

Médecine à la Magnésie (Mialhe).

MÉDECINE BLANCHE.

Pr. : Magnésie calcinée. . . . . 8 gram.
Eau simple. 40

Faites bouillir quelques minutes en agitant, et ajoutez :

Sucre. 50
Eau de fleurs d'oranger. 20

Passez à travers une étamine à looch, c'est un excellent purgatif.

Lait de Magnésie (Mialhe).

Pr. : Magnésie calcinée. . . . . 10 gram.
Eau pure. 80
— de fleurs d'oranger. 10

Broyez la magnésie avec de l'eau, portez à l'ébullition en agitant, passez à travers une étamine à looch ; d'après M. Mialhe ce lait est moins désagréable à prendre que la magnésie calcinée.

CHLORURE DE MAGNÉSIUM ($MgCl,6HO$).

Ce sel est très-amer et déliquescent; d'après M. Lebert il est purgatif; il détermine une supersécrétion biliaire et augmente l'appétit; on l'obtient par l'action de l'acide chlorhydrique sur le carbonate de magnésie; et on fait une solution à parties égales d'eau et de chlorure; on donne 30 grammes de cette solution dans une potion pour un adulte, et 10 à 15 grammes pour les enfants.

ACÉTATE DE MAGNÉSIE ($C^4H^3O^3,MgO$).

Ce sel, qui s'obtient par l'action de l'acide acétique pur sur le carbonate de magnésie, cristallise difficilement ; il se présente sous un aspect gommeux; il est extrêmement soluble dans l'eau et dans l'alcool ; M. Renault, de Paris, l'a préconisé comme purgatif à la dose de 30 grammes, mélangé avec du sirop d'oranges. Ce sel est un peu amer, il agit d'ailleurs comme le tartrate de magnésie.

CITRATE DE MAGNÉSIE $(MgO)^3,C^{12}H^5O^{11},14HO)$.

Le citrate de magnésie est un sel blanc, à peine sapide, très-peu soluble dans l'eau froide; bouilli dans l'eau, ou chauffé sec il se dédouble en citrate acide soluble et en citrate basique insoluble; d'après Soubeiran, on peut le dissoudre dans l'eau bouillante sans qu'il se décompose; pour cela il faut projeter le sel dans l'eau portée à l'ébullition par petites portions.

Un nombre considérable de formules ont été proposées pour préparer les limonades au citrate de magnésie; mais ces limonades se conservent très-difficilement, et le sel sec tend à se transformer en citrate basique et à perdre sa solubilité; nous ne pouvons donner ici toutes les formules de limonades qui ont été proposées; nous indiquerons seulement celles qui ont été reconnues comme fournissant le meilleur résultat, mais nous ferons remarquer que les limonades longtemps conservées deviennent amères; elles éprouvent sans doute une sorte de fermentation analogue à celle que M. Nicklès, professeur à la Faculté des sciences de Nancy, a si bien étudiée sous le nom de fermentation tartrique; il en résulte très-probablement de l'acétate et peut-être de l'oxalate de potasse; sels amers et dont l'un, l'oxalate, est vénéneux; c'est là une question à étudier.

En 1847, une commission, composée de MM. Renaudin et Soubeiran, rapporteur, fit un rapport sur la limonade ou citrate de magnésie de M. Rogé-Delabarre, pharmacien à Anisy-le-Château (Aisne) [1].

M. Rogé préparait le citrate de magnésie par deux procédés : soit en décomposant le sulfate de magnésie par le citrate de soude, soit, ce qui est plus convenable, en saturant une solution d'acide citrique par de la magnésie, ou du carbonate.

M. Rogé a trouvé que le citrate de magnésie avait la composition suivante. Acide citrique, 1 proportion, magnésie, 3 proportions, eau, 11 proportions; lorsqu'il a été desséché dans le vide sec il ne contient que 10 proportions d'eau : en centièmes, il a la composition suivante : acide citrique, 55,3, magnésie, 17,2, eau, 27,5, total 100.

Voici comment M. Rogé conseille d'opérer :

Pr.: Acide citrique.	300	gram.
Eau.	1000	
Magnésie calcinée.	66	

Laissez réagir, filtrez et ajoutez :

Sirop.	1500

[1] *Bulletin de l'Académie de médecine*, tome XII, p. 284, séance du 25 mai 1847.

Aromatisez avec l'alcoolat d'oranges ou de citrons, et partagez en dix bouteilles de 750 grammes chacune.

D'autre part on décompose quantité variable de sulfate de magnésie par une solution de carbonate de soude ; on obtient ainsi du carbonate de magnésie qu'on lave et qu'on dissout dans un appareil clos et approprié dans quantité suffisante d'acide carbonique ; cette solution est conservée pour rendre les limonades gazeuses ; on s'en sert pour remplir les bouteilles, et on bouche.

On peut employer une eau magnésienne quelconque à condition que l'on saura la quantité de magnésie qu'elle contient; elle doit correspondre à 2 grammes de magnésie calcinée, ou à 4,30 de magnésie blanche par bouteille. Chaque bouteille contient 50 grammes de citrate de magnésie, et 2,30 d'acide citrique libre. La quantité de magnésie est sensiblement la même que dans un poids égal de sulfate de magnésie cristallisé, et comme il faut 50 grammes de citrate de magnésie, tandis que 30 à 35 grammes de sulfate de magnésie suffisent, il faut en conclure que le citrate de magnésie est moins purgatif.

Certains fabricants livrent du citrate de magnésie solide, très-difficilement soluble et laissant toujours un résidu plus ou moins considérable; d'ailleurs les pharmaciens aiment peu à s'en servir, ils préfèrent, en général, préparer les limonades par la saturation d'une solution d'acide citrique au moyen du carbonate de magnésie, ou de la magnésie calcinée.

L'acide citrique forme avec la magnésie trois sels, contenant chacun un, deux ou trois équivalents de base ; on éprouve quelques difficultés à arriver à une saturation complète et prompte, et leur conservation est très-difficile ; on opère tantôt à chaud, tantôt à froid, et on rend ou on ne rend pas les limonades gazeuses, au moyen de l'acide carbonique.

Les limonades préparées à chaud ne se conservent pas plus de huit jours. M. Mialhe a remarqué que, si elles ne renfermaient pas une solution d'acide citrique, elles possédaient une saveur terreuse alcaline, assez désagréable ; la saturation à froid est beaucoup plus lente et la solution ne se conserve pas mieux ; dans les deux cas elles éprouvent la fermentation visqueuse ; mais l'acide carbonique qu'on y comprime concourt à leur conservation ; nous avons dit plus haut comment M. Rogé s'y prenait pour les gazéifier. M. Dal-Piaz, après avoir fait la saturation à chaud, distribue la solution dans des bouteuilles, et lorsqu'elle est froide, il achève de remplir avec de l'eau gazeuse. Mais cette méthode exige l'emploi d'un appareil à eau de Seltz, qui est à la porte d'un petit nombre de pharmaciens ; mais elle donne des limonades qui se conservent parfaitement.

D'un autre côté, la méthode de M. Rogé est plus pratique que celle de M. Dal-Piaz ; M. Massignon propose d'ajouter dans des bouteilles du carbonate de magnésie, récemment précipité et des cristaux d'acide citrique: ce moyen réussit bien. M. E. Robiquet a proposé de rendre les limonades citro-magnésiennes gazeuses au moyen d'une petite quantité de bicarbonate de soude (5 grammes par litre); il résulte des expériences faites par une commission de la Société de pharmacie, composée de MM. Vuaflart, Dal-Piaz et Lefort, rapporteur, que ce procédé ne réussit pas bien, et que les limonades ne se conservent pas plus de huit jours ; d'ailleurs l'addition d'une petite quantité de citrate de soude change la nature du médicament. M. E. Robiquet conseille l'emploi du sirop de sucre préparé par simple solution à froid ; le sirop clarifié au blanc d'œuf contient toujours un peu d'albumine qui concourt à la prompte altération des solutions. Ce fait a été reconnu exact par MM. Jules Lefort et Loriferme.

M. Cadet-Gassicourt conseille de préparer une solution concentrée et titrée de citrate de magnésie ; il l'ajoute à l'eau sucrée, et il met ensuite de l'acide citrique, et du bicarbonate de soude pour rendre l'eau gazeuse. Mais on peut objecter que la solution concentrée de citrate de magnésie cristallise facilement et qu'elle se trouble, ce qui oblige à la filtrer chaque fois qu'on veut s'en servir.

M. Rabourdin, d'Orléans, et M. Huraut proposèrent l'emploi du carbonate de magnésie, récemment précipité ; la commission de la Société de pharmacie a adopté le procédé de M. Lalouette, pharmacien à Tournus.

M. Lalouette introduit dans une bouteille tout le carbonate de magnésie délayé dans l'eau avec les deux tiers de l'acide citrique ; après douze heures de réaction dans un vase parfaitement bouché, on ajoute le sirop et le reste de l'acide citrique ; celui-ci décompose le bicarbonate de magnésie formé.

Voici maintenant les proportions adoptées par la commission de la Société de pharmacie.

Limonades Citro-Magnésiennes.

	A 30 GR.	A 40 GR.	A 45 GR.	A 50 GR.	A 60 GR.
Pr. : Acide citrique en cristaux	11	17	20	24	28
Magnésie blanche	12	16	18	21	24

On délaye le carbonate de magnésie avec 250 grammes ou 500 grammes d'eau, selon que l'on veut obtenir une demi-bouteille ou une bouteille de limonade, on l'introduit dans une bouteille en verre résistant, on y introduit l'acide citrique en cristaux. On bouche fortement, et on ficelle : on conserve ces bouteilles à la cave, et couchées. Au moment de faire usage de cette solution pour obtenir la limonade, on débouche la bouteille, et on jette la liquide sur un filtre lavé, et on reçoit sur 60 grammes de sirop non clarifié au blanc d'œuf, auquel on a ajouté 8 grammes d'acide citrique en cristaux ; le sirop préserve les cristaux de l'action du liquide, on achève de remplir avec de l'eau ordinaire et on bouche; la réaction ne commence que lorsque le sirop est délayé dans l'eau.

Le carbonate de magnésie destiné à la préparation des limonades citro-magnésiennes doit être parfaitement pur et exempt de chaux et d'alumine qu'il contient souvent. Le pharmacien fera bien de préparer lui-même ce carbonate avec du sulfate de magnésie et du carbonate de soude pulvérisé.

Nous renverrons à notre *Traité de l'art de formuler* pour les diverses formules de limonades citro-magnésiennes qui ont été conseillées.

SELS GRANULÉS PURGATIFS EFFERVESCENTS

On a pu remarquer, à l'exposition de Londres[1], des sels granulés effervescents, dont l'usage, très-fréquent en Angleterre, commence à se répandre en France. Ceux qui sont le plus souvent employés sont les suivants :

Citrate de magnésie et de soude effervescents;
Sels de Sedlitz, effervescents;
Sels de Pulna, effervescents;
Sels de Vichy, effervescents;
Citro-tartrate de soude, effervescent.
Citro-tartrate de potasse et de soude effervescent.

Nous avons parlé ailleurs des sels de fer, de quinine, de cinchonine et de lithine effervescents.

Les sel effervescents anglais que nous avons eu l'occasion de préparer présentaient l'inconvénient de ne pas être parfaitement solubles dans l'eau. Voici d'ailleurs la formule qui a été publiée.

Citrate de Magnésie granulaire (Dœper).

Pr. : Bicarbonate de soude	360	gram.
Acide citrique	20	
— tartrique	300	
Sulfate de magnésie cristallisé	72	
Essence de citrons	10	goutt.

On réduit en poudre l'acide citrique et le sulfate de magnésie, on ajoute l'acide tartrique et le bicarbonate de soude pulvérisés, et on mélange intimement, on chauffe dans une capsule au bain-marie; la masse devient spongieuse, on bat alors avec une baguette de verre jusqu'à ce que la masse soit granulée, on ajoute l'essence, on agite fortement et on enferme dans des bocaux bien secs.

[1] *Annuaire pharmaceutique.* Première année. 1863.

Cette préparation, désignée par les Anglais sous le nom de *citrate de magnésie effervescent*, ne contient réellement que de faibles proportions de ce sel; le nom de sels purgatifs effervescents au citrotartrate de de soude et de magnésie conviendrait mieux.

Citrate de Magnésie soluble (DE LETTER)

Pr. : Acide citrique	. . . .	20 gram.
Magnésie blanche	. . . .	12

On pulvérise l'acide et on y mélange la magnésie; on abandonne au contact de l'air pendant quatre ou cinq jours, on dessèche à 30° et on pulvérise. On conserve la poudre dans des bocaux exactement fermés.

Cette formule, que nous avons exécutée, donne un produit qui n'est pas tout à fait soluble, et qui attire vivement l'humidité de l'air. M. C. Le Perdriel est parvenu, par un procédé qu'il n'a pas fait connaître, à obtenir ces sels aussi blancs que les produits anglais et tout à fait solubles; de plus, ils n'attirent pas l'humidité.

Les sels granulés effervescents ont été introduits en France par MM. Hebrard et C. Le Perdriel. Ce dernier pharmacien a imaginé un mode de bouchage des flacons, qui permet le dosage exact des sels, et leur parfaite conservation. Chaque dose est de dix grammes à prendre dans un demi-verre d'eau sucrée, à un quart d'heure d'intervalle. Deux doses suffisent pour les enfants, trois pour les adultes, et quatre pour les personnes difficiles à purger; chaque flacon contient les sels nécessaires à deux purgations d'adultes et à trois purgations d'enfants.

Les sels granulés purgatifs effervescents constituent un mode commode de médication purgative.

TARTRATE DE MAGNÉSIE $(MgO)^2,C^8H^4O^{10},8HO$).

Le tartrate de magnésie est cristallin; il se dissout dans 122 parties d'eau à + 16°. Le bitartrate = $(MgO),HO,C^8H^4O^{10}$ est soluble dans 52 parties d'eau à + 16°; c'est surtout ce dernier qui entre dans la composition des limonades. C'est M. le professeur A. Chevallier qui a proposé le tartrate de magnésie pour remplacer le citrate. M. J. Aviat recommande la limonade au tartrate comme étant d'une préparation plus simple que celle qui est faite au citrate.

On a proposé de rendre le tartrate de magnésie plus soluble, en y ajoutant un peu d'acide borique. D'ailleurs il s'emploie aux mêmes doses et de la même manière que le citrate; mais la saveur des limonades au citrate de magnésie est plus agréable. La proportion d'acide citrique est de 6,2 pour 1,85 de magnésie blanche pour une limonade à 10 grammes, et celle de l'acide tartrique, pour la même proportion de magnesie, est de 7 grammes.

Limonade purgative au Tartrate de Magnésie (GARNIER).

Pr. : Carbonate de magnésie	15	gram.
Acide tartrique	22	
Eau	600	

Dissolvez, filtrez, édulcorez avec 60 grammes de sirop tartrique; aromatisez au citron ou à l'orange.

TARTRATE DE POTASSE ET DE MAGNÉSIE ($KO,MgO,C^8H^4O^{10}$).

M. Mailliez, pharmacien à Septeuil, assure que ce sel est plus actif que le citrate de magnésie. Sa saveur est assez amère, et saline. Il est très-soluble, ce qui permet son administration sous un petit volume. MM. Guérard et Garot, chargés de faire un rapport à la Société de pharmacie sur ce sel, ont reconnu son efficacité. On l'obtient en traitant le bitartrate de magnésie par une solution de carbonate de potasse jusqu'à cessation d'effervescence.

LACTATE DE MAGNÉSIE ($MgO,C^6H^5O^5,4HO$ et $5HO$).

Le lactate de magnésie cristallise en prismes très-solubles dans l'eau et insolubles dans l'alcool; on l'obtient par saturation directe. Il est purgatif, à peine sapide; on l'emploie comme l'acétate et aux mêmes doses.

CITRATE DE SOUDE ($(NaO)^3,C^{12}H^5O^{11},11HO$).

Le citrate de soude en prismes enchevêtrés, à 100° ils perdent sept équivalents d'eau; ils sont très-solubles dans l'eau. On l'obtient par saturation directe. Le citrate acide, $(NaO)\,^2HO,C^{12}H^5O^{11},^2HO$, qui est celui que l'on emploie, forme des prismes groupés en étoiles; ils sont solubles dans l'alcool bouillant.

Employé depuis fort longtemps comme sel alcalin altérant et fondant, il a été vanté comme purgatif par M. Guichon, pharmacien à Lyon; d'après plusieurs médecins lyonnais et M. Bouvier, il agit comme le citrate de magnésie.

Boisson de Citrate de Soude (BOUCHARDAT).

Pr. : Bicarbonate de soude	2	gram.
Acide citrique	3	
Sucre	50	
Eau	200	

Mêlez dans une bouteille et bouchez. — Employée par M. Sandras contre la phthisie. — Comme purgatif, le citrate de soude s'emploie aux mêmes doses que celui de magnésie.

TARTRATE NEUTRE DE POTASSE $(KO)^2,C^8H^4O^{10}$).

Ce sel se présente sous forme de prismes raccourcis. On l'obtient en saturant de la crème de tartre pulvérisée et délayée dans de l'eau par une solution de carbonate de potasse jusqu'à cessation d'effervescence. Il est très-soluble dans l'eau; il purge à la dose de 10 à 20 grammes. Il est peu sapide.

TARTRATE NEUTRE DE SOUDE $(NaO)^2,C^8H^4O^{10},4HO$).

Le tartrate de soude s'obtient par saturation de l'acide tartrique par le carbonate de soude pur. Il est soluble dans cinq parties d'eau froide. Il est purgatif à la dose de 10 ou 12 grammes. Il est à peine sapide.

Limonade Purgative (Delioux).

Pr. : Bicarbonate de soude / Acide tartrique	āā	55 gram.
Eau.		450
Sirop de sucre.		50
Teinture de zestes de citrons.		10 goutt.

Mêlez. — Cette limonade est très-purgative; elle a été l'objet d'un rapport favorable fait à l'Académie de médecine par M. Bouchardat.

PHOSPHATE DE SOUDE $(NaO)^2,HO,PhO^5,24Aq$).

Le phosphate de soude des pharmacies contient vingt-cinq équivalents d'eau ou 64,7 pour 100. Il peut cristalliser sous deux formes différentes : l'une est le prisme rhomboïdal droit, l'autre est l'octaèdre à base rectangle (Mitcherlich). C'est un bon purgatif à la dose de 8 à 12 grammes. Sa saveur est légèrement saline, peu prononcée; on l'a surtout vanté comme purgatif dans les scrofules.

CHAPITRE XIV

MÉDICATION EXCITATRICE OU EXCITANTS DES CENTRES ET DES CONDUCTEURS NERVEUX

On désigne sous le nom d'excitateurs du système nerveux et musculaire, des substances, ou des agents qui agissent sur les centres et les conducteurs nerveux qui président aux contractions des muscles de la vie organique et de la vie de relation.

La médication excitatrice s'obtient

1° Par les agents physiques calculables, dont l'action est immédiate et fugace : ainsi l'électricité, le galvanisme, l'aimant, l'électropuncture ;

2° Par la noix vomique et ses alcaloïdes, l'ergot du seige, etc., etc., qui modifient les centres nerveux, et c'est en vertu de cette modification que les contractions musculaires s'effectuent ;

3° Par le curare, qui n'agit pas sur les nerfs de la sensation ni sur les muscles, qui affecte peu la moelle épinière, qui n'a presque pas d'influence sur les troncs nerveux, mais qui paralyse subitement les nerfs du mouvement, ce qui a permis à Cl. Bernard[1] de constater l'excitabilité musculaire admise par Haller, mais non démontrée, et que M. Longet a constatée depuis longtemps par une autre méthode ;

3° Enfin par le massage et la flagellation qui ont un mode d'action mixte.

Nous renverrons au chapitre consacré à l'électrothérapie pour tout ce qui est relatif à l'électricité ; nous dirons seulement quelques mots des applications que l'on a faites à la thérapeutique des aimants et de l'électropuncture.

---

§ I. — EXCITATEURS DU RÈGNE VÉGÉTAL

ANÉMONE PULSATILLE

L'anémone pulsatille, pulsatille, coquelourde, fleur de Pâques, des dames ou du vent, *anemone pulsatilla*, est une petite plante à fleur bleue inodore, qui jouit des mêmes propriétés que l'anémone Sylvie, mais qui est, dit-on, plus active. Elle est considérée par quelques au-

[1] *Leçons sur les effets des substances toxiques médicamenteuses.* Paris, 1857, p. 238 et suiv.

teurs comme agissant sur le système nerveux; elle est peu employée en médecine. Les homœopathes font grand usage des olfactions d'anémone contre les maladies du système nerveux.

L'anémone pulsatille a été préconisée contre l'amaurose et les dartres. La dose de la poudre est de 20 à 40 centigrammes, l'alcoolature de 2 à 20 gouttes.

Sirop d'Anémone pulsatille (Mouchon).

Pr. :	Suc non dépuré de pulsatille.	125 gram.
	Sucre en poudre grossière.	250

Faites un sirop à froid dans un vase clos pour obtenir 375 grammes de sirop représentant un poids égal de pulsatille fraîche. Ajoutez :

Sirop de sucre.	1125

Filtrez au papier dans un entonnoir couvert.

ASSACOU

L'assacou, produit par le *hura Brasiliensis*, est considéré par les Brésiliens comme un remède contre la lèpre. Les faits recueillis par le docteur Malcher, et sur lesquels M. Gibert a fait un rapport à l'Académie de médecine[1] démontrent ses qualités purgatives et vomitives ; il doit être considéré comme un remède puissant. C'est l'extrait que l'on administre à la dose de 1 à 5 centigrammes par jour ; l'écorce est usitée en infusion à la dose d'un gramme pour deux litres d'eau. A dose élevée on l'administre sous forme de bains.

ERGOT DE SEIGLE ET DE FROMENT — ERGOTINE

Nous avons peu de chose à dire sur l'ergot de seigle; on l'a employé depuis quelques années dans un très-grand nombre de maladies. M. le docteur Curie l'a administré contre les invaginations intestinales, à la dose de 1 à 3 grammes dans les vingt-quatre heures, délayé dans un peu d'eau, par cuillerées à bouche d'heure en heure. Généralement on obtient une selle toutes les vingt-quatre heures.

M. Curie place l'ergot de seigle dans les agents homœopathiques ; il pense qu'il agit en régularisant les contractions et non en augmentant la force.

L'ergot de froment ou blé, signalé depuis longtemps par les naturalistes, n'avait reçu aucune application en thérapeutique lorsque, en 1850, M. Mialhe[2] constata que les propriétés de l'ergot de blé

[1] *Bulletin de l'Académie de médecine*. Paris, 1848, tome XIV, page 114.
[2] *Union médicale*, 15 juin 1850.

étaient parfaitement semblables à celles de l'ergot de seigle, et que ces produits étaient identiques. En janvier 1855, M. le docteur Grandclement[1], dans une thèse soutenue à la faculté de médecine de Paris, consigna comme seul fait nouveau, que M. Gauthier-Lacroze, pharmacien à Clermont-Ferrand, avait vu que l'ergot de blé se conservait mieux que celui de seigle. Ce fait est parfaitement exact; mais M. Grandclement commet une erreur lorsqu'il dit que l'ergot de blé n'est pas plus gros que celui de seigle, et que s'il le paraît, c'est parce qu'il est plus court. Il est certain que le champignon de l'ergot de blé est réellement plus gros. Voici, en effet, quelle est la moyenne de diamètre de dix grains des deux ergots :

	ERGOT DE SEIGLE.	ERGOT DE BLÉ.
Petit diamètre.	0m,0029	0m,0041
Grand diamètre.	0 ,0038	0 ,00495

En mars 1860, M. Gonod fils lut à la Société de médecine de Clermont-Ferrand, une note sur l'ergot de blé.

En 1862, M. C. Le Perdriel soutint devant l'École de pharmacie de Montpellier une thèse sur le même sujet.

Nous regrettons vivement que M. Grandclement, au sujet du compte rendu que nous avons publié de ce travail[2], ait mal interprété nos intentions, et qu'il se soit cru en droit de nous attaquer d'une manière aussi injuste; mais, comme il s'agit ici d'une question personnelle, nous renverrons le lecteur aux documents publiés.

L'ergot de blé agit comme l'ergot de seigle : il est d'une conservation plus facile, comme l'a démontré M. Gauthier-Lacroze, et il peut rendre de grands services à la thérapeutique.

Dragées contre l'incontinence d'urine (MILLET).

Pr. :	Limaille de fer pur.	2,50 gram.
	Ergot de seigle pulvérisé.	0,30
	Sucre pour enveloppe.	Q. S.

Pour 10 dragées. — Ces dragées se rapprochent beaucoup, si elles ne sont tout à fait identiques avec celles que M. Grimaud, pharmacien à Poitiers, prépare : nous les avons vu employer avec succès contre l'incontinence d'urine à l'hôpital des Enfants malades.

ERGOTINE

L'ergotine a été découverte par M. Wiggers, en 1831. En 1840 M. Bon-

[1] Thèse sur l'ergot de blé, 21 pages in-4.
[2] *Annuaire pharmaceutique* pour 1863, page 239.

jean prétendit que l'ergot de seigle renfermait deux principes, un poison énergique, *l'huile d'ergot*, et un remède salutaire, l'ergotine.

Les expériences de M. Bertrand ont confirmé tout ce que M. Bonjean avait dit relativement à la propriété toxique de l'huile d'ergot, et le docteur Kilian, de Bonn, a employé avec succès l'ergot privé de son huile.

L'ergotine de Wiggers se présente sous la forme d'une poudre brun rougeâtre; sa saveur est âcre, peu amère, elle est sans action sur les couleurs végétales, elle est insoluble dans l'eau et dans l'éther, soluble dans l'alcool avec coloration rouge brun. Cette ergotine est vénéneuse; 45 centigrammes administrés à un coq ont déterminé des accidents mortels; elle exerce une action sédative sur la circulation; aussi Giacomini la place-t-il dans les hyposthénisants vasculaires.

M. Bonjean a donné le nom d'ergotine à une matière très-complexe, c'est un extrait *aqueux d'ergot de seigle, très-hygrométrique*, il est soluble dans l'eau, et insoluble dans l'alcool rectifié et dans l'éther. Sa consistance est variable. Bien antérieurement à M. Laurent, M. Berjot de Caen préparait de l'ergotine sèche dans le vide; cette ergoine est plus constante dans sa composition, et plus soluble dans l'eau que l'ergotine obtenue par le procédé de M. Bonjean.

Les propriétés hémostatiques de l'ergotine ont été vantées par M. Bonjean d'après des faits recueillis par les médecins de Chambéry; d'après MM. Depaul, Guérard et Nonat, les accidents hémorrhagiques qui suivent l'accouchement ont été calmés ou suspendus par l'ergotine dans la plupart des cas.

M. Bonjean a préconisé l'ergotine dans les hémorrhagies internes. M. Arnal l'a employée dans les affections chroniques de l'utérus. MM. Rilliet et Lombard constatèrent ses bons effets contre la dysentérie; et quoique les propriétés hémostatiques de cet extrait aient été constatées par MM. Flourens, Redzius, etc., elles ont beaucoup diminué de leur valeur depuis que M. Germain Sée a établi que l'ergotine ne produisait sur les hémorrhagies externes qu'une action passagère insuffisante, que son action était identique à celle de l'ergot et moins certaine.

L'ergotine s'emploie à la dose de 1 à 5 centigrammes, sous forme de pilules, de potion, de sirop; la solution pour usage externe se prépare au dixième.

CAULOPHYLLUM THALICTROÏDES (MICH).

COHOST BLEU.

D'après M. Bentley, les rhizomes du *caulophyllum thalictroïdes* ou cohost bleu, ou *leontice thalictroïdes*, L., sont employés par les peuplades de l'Amérique du Nord pour faciliter l'accouchement, à la dose de un à deux grammes; le principe actif nommé *caulophyllin* est une matière résineuse qui se dépose lorsqu'on traite la teinture alcoolique par l'eau; il s'emploie à la dose de un à cinq centigrammes.

Les rhizomes sont longs de plusieurs pouces, ils sont ramifiés, et présentent l'aspect général de la serpentaire; coupés transversalement, ils présentent deux couches, chacune d'un blanc jaunâtre, séparées par un tissu brun foncé.

NIELLE DES BLÉS

D'après M. Malapert, professeur à l'École de médecine et de pharmacie de Poitiers, les graines de la nielle des blés, *agrostemma githago*, L., *lychnis githago*, Lamk, Caryophyllées, mélangées à la farine qui sert à faire du pain, peut être la cause d'accidents mortels. Le principe toxique de la nielle serait la *saponine*, si commune dans les autres Caryophyllées; elle déterminerait des convulsions tétaniques : ces faits ont besoin d'un nouvel examen; d'après M. Schulze, le principe actif de la nielle des blés serait une matière particulière qu'il a désignée sous le nom d'*agrostemmine*.

IBERIS AMARA

D'après M. Williams, l'*iberis amara* jouirait de la propriété de modérer la violence des battements du cœur et de les régulariser; ce sont les graines que l'on emploie à la dose de 5 à 15 centigrammes, on les mêle avec un peu de crème de tartre, afin de diminuer le goût nauséeux de ces graines; elles déterminent quelquefois des nausées, des éblouissements et de la diarrhée ; ces faits méritent vérification.

NOIX VOMIQUES

Les noix vomiques, *strychnos nux vomica*, ont reçu de nombreuses applications en thérapeutique; nous renverrons à notre art de formuler pour les formes nouvelles sous lesquelles on l'a administrée; nous en dirons de même de la strychnine et de la brucine; quant à l'igazurine, il paraît résulter d'expériences nouvelles qu'elle est constituée par un mélange de plusieurs alcalis organiques ; d'ailleurs elle n'a reçu aucune application en thérapeutique : nous n'avons donc pas à nous en occuper.

Nous croyons qu'il vaut mieux pour le médecin formuler chaque fois qu'il veut ordonner des alcaloïdes énergiques, les sels de strychnine ont été employés avec succès contre certaines paralysies et contre la chorée. M. Trousseau a formulé un sirop de sulfate de strychnine qu'il a employé contre la chorée; ce sirop est extrêmement actif, il a besoin d'être employé avec de grandes précautions. Nous croyons qu'il serait prudent de réduire la dose à un cinquième de celle qui est prescrite : c'est-à-dire à 5 centigrammes pour 500 grammes.

M. Gosselin emploie contre la mydriase le mélange suivant :

Pr. :	Sucre pulvérisé.	1 gram.
	Sulfate de strychnine.	0,10

Insuffler dans l'œil tous les deux jours d'abord, plus tard tous les jours.

PICROTOXINE ($C^{10}H^{6}O^{4}$).

La picrotoxine, extraite de la coque du Levant par M. Boullay et analysée par M. Oppermann, est souvent employée en Allemagne dans les mêmes cas que la strychnine, elle est moins active ; elle cristallise en prismes quadrilatères incolores, inodores, inaltérables à l'air, très-amers, solubles dans l'eau, l'alcool et l'éther.

CURARE

Le curare est un poison violent que préparent des peuplades sauvages voisines de l'Orénoque, du Rio Negro et des Amazones ; quoique connu depuis longtemps, on ne sait rien de très-positif sur sa composition. D'après M. de Humboldt, ce serait l'extrait aqueux d'une plante appartenant à la famille des Strychnées; cette liane porte le nom de *Bejuco de Mavacure ;* Martius l'attribue au *strychnos Guianensis ;* Richard Schumburg croit que c'est le *strychnos toxicaria ;* MM. Goudot et Waterton disent qu'on y ajoute le venin retiré des vésicules à venin des serpents les plus dangereux ; M. Alvaro Reynoso donne une formule qui comprend un certain nombre de plantes vénéneuses, il indique des détails fort curieux sur sa préparation [1].

La curarine, extraite du curare par MM. Boussingault et Roulin, et étudiée par MM. Pelletier et Pétroz, se présente en masses solides translucides, jaune pâle, très-hygrométriques, solubles dans l'eau et l'alcool, insoluble dans l'éther ; sa saveur est amère sa réaction alcaline, elle forme avec les acides des sels incristallisables, l'acide azotique concentré la colore en rouge de sang, l'acide sulfurique lui donne une belle teinte de laque carminée.

On a cru pendant longtemps que le curare n'était pas absorbé par les muqueuses ; aujourd'hui on sait que cette règle souffre quelques exceptions : ainsi le curare est absorbé par la muqueuse bronchique et par la muqueuse rectale du lapin.

Nous résumons en peu de mots les belles expériences de M. C. Bernard sur le curare [1] : ce savant physiologiste a vu que le curare était sans action sur les organes actifs de la circulation, et qu'il n'enlevait

[1] Bernard, *Leçons sur les substances toxiques et médicamenteuses*. Paris, 1857.

pas au sang ses aptitudes physiologiques : il abolit les manifestations du système nerveux, et laisse intact le système musculaire, ce qui a permis de prouver que la contractilité musculaire et l'irritabilité des nerfs moteurs sont deux propriétés distinctes ; il laisse intacts les nerfs sensitifs, les muscles et tous les autres tissus de l'organisme.

Il résulte également des expériences de M. C. Bernard que le sulfocyanure de potassium détruit la contractilité musculaire sans affecter primitivement le système nerveux, tandis que la strychnine abolit les fonctions des nerfs du sentiment, et laisse intacts les nerfs moteurs et le système musculaire.

M. Alvaro Reynoso a reconnu que le chlore et le brôme décomposent le curare et neutralisent ses effets, l'iode l'altère sans le détruire ; l'acide azotique agit faiblement sur lui ; l'acide sulfurique ne l'attaque pas, mais il s'oppose à son absorption en contractant et racornissant les vaisseaux et les tissus. Enfin l'iodure et le bromure de potassium retardent l'action du curare sur l'économie animale[1].

Quoique le curare soit un des poisons les plus terribles que l'on connaisse, on l'applique au traitement de quelques maladies promptement mortelles. C'est ainsi que M. Vella, de Turin, aujourd'hui professeur à l'université de Modène, a traité un tétanos traumatique par les injections sous-cutanées faites avec la solution de curare ; des rémissions ont été constatées, mais on ne sait pas quelle est la quantité de curare qui a été employée.

M. Manec a observé un second cas d'administration du curare dans un tétanos aigu ; l'insuccès a été complet. M. Chassaignac a publié une troisième observation comprenant une guérison, mais il s'agissait d'un tétanos chronique qui, on le sait, guérissent quelquefois par les autres moyens thérapeutiques. Il est donc impossible de se prononcer et de dire si le curare peut combattre les accidents tétaniques et s'il possède des propriétés opposées à celles de la strychnine.

Nous avons vu employer à l'hôpital des Enfants malades le curare dans un cas d'hydrophobie sur un enfant de quinze ans. Cinq milligrammes de curare furent injectés en trois fois ; des rémissions furent parfaitement constatées et les accidents de suffocation disparurent à peu près pendant deux heures ; la solution employée était ainsidosée :

Pr : Curare	. . . .	0,050 gram.
Eau distillée	. . . .	25

50 centigrammes de cette solution ou 10 gouttes représentent un

[1] *Recherches naturelles, chimiques et physiologiques sur le Curare*, Paris, 1855.

milligramme de curare; on injecte 10 gouttes chaque fois à l'aide de la seringue de Pravaz et mieux avec celle de M. Lüer : on répète l'injection plus ou moins souvent selon l'intensité des accidents; on peut en même temps donner à l'intérieur un milligramme de curare toutes les demi-heures.

M. Thiercelin a employé le curare contre l'épilepsie confirmée; la dose administrée a été de 3 à 5 centigrammes par jour, employés sur un vésicatoire en pleine suppuration, les accidents ont été très-amendés, l'état général s'est amélioré, mais la guérison a été incomplète.

Il est certain que tous les curares n'ont pas la même composition et ne possèdent pas les mêmes propriétés; il sera donc indispensable, toutes les fois que l'on voudra faire usage de ce poison, de l'essayer sur des animaux pour déterminer sa force, et de l'employer avec la plus grande prudence. Ajoutons enfin que depuis les expériences de MM. Follin et Gintrac, le curare a beaucoup perdu de son importance thérapeutique.

---

§ II. — EXCITATEURS PHYSIQUES.

ACUPUNCTURE

L'acupuncture est un moyen curatif employé de temps immémorial en Chine et au Japon; inconnue des Grecs, elle ne fut introduite en Europe que vers la fin du dix-septième siècle par Then,.Rhyne et Kœmpfer. Elle consiste à piquer méthodiquement certaines parties à l'aide de deux aiguilles métalliques, dans le but de produire des effets thérapeutiques.

L'acupuncture fut expérimentée en France par un grand nombre de médecins, parmi lesquels nous citerons MM. Berlioz, de Lyon, Haime et Bretonneau de Tours, J. Cloquet [1], Morand, Churchill, Lacroix, Meyranx et Bally, de Carrero, etc. Nous n'avons voulu en parler ici que pour rappeler que ce moyen thérapeutique n'est pas nouveau, et que les étrangers, médecins ou non, qui ont voulu récemment introduire en France une prétendue acupuncture perfectionnée, n'ont pas même le mérite de la nouveauté.

MASSAGE

Il sera question plus loin d'une manière plus étendue du massage. Ce mot vient de l'arabe *mass*, qui signifie pétrir.

Le massage par pression consiste à froisser, malaxer, pétrir les mus-

[1] J. Cloquet et Dantu. *Traité de l'acupuncture*. Paris, 1826.

cles, à faire jouer dans tous les sens les articulations, à exercer des frictions manuelles et des pincements ; on l'exerce toujours à une température élevée : 20° à 30° C., dans des étuves sèches ou humides, et même dans le bain.

Le massage est un excellent moyen hygiénique et thérapeutique ; il combat parfaitement l'atonie de la peau, à laquelle se lient souvent tant de maladies internes.

Pour pratiquer le massage par pression il faut un bon masseur, ce qui n'est pas chose commune. M. Sarlandière a imaginé le massage par percussion qui se pratique à l'aide de deux battoirs que l'on tient à chaque main, de manière à frapper alternativement de la gauche et de la droite, et non des deux à la fois ; souvent on emploie le *massage mixte*, c'est-à-dire successivement par malaxation ou pression et par percussion [1].

FLAGELLATION

La flagellation est une médication qui consiste à fouetter les différentes parties de la peau avec un fouet, ou tout autre instrument capable de d'éveiller une douleur assez vive ; on se sert des verges, des lanières de cuir et quelquefois des brosses dures ; on emploie quelquefois cette méthode contre l'incontinence d'urine, la paralysie de la vessie, les paraplégies anciennes et incomplètes, etc., etc.

[1] On consultera avec intérêt les thèses du doctorat en médecine de MM. Dally et Estradère.

CHAPITRE XV

MÉDICATION NARCOTIQUE OU STUPÉFIANTE

On donne le nom de stupéfiants aux médicaments qui agissent sur les centres et les conducteurs nerveux, qui abolissent ou diminuent les fonctions du système nerveux : on les dit *calmants* lorsqu'ils font cesser ou modèrent la douleur ; *narcotiques*, lorsqu'ils procurent le sommeil ; *hypnotiques*, s'ils provoquent un sommeil léger ; enfin, on réserve l'expression de *stupéfiants* pour ceux qui ont une action plus prononcée, qui diminuent la sensibilité, l'intelligence ou le mouvement.

Les agents *anesthésiques* ne sont, à proprement parler, que des stupéfiants, mais nous les étudierons dans un chapitre à part ; ils se distinguent d'ailleurs par leur action plus prompte et plus fugace.

Sydenham disait que sans opium il renoncerait à pratiquer la médecine ; il n'est pas, en effet, de médicament plus employé. Son histoire thérapeutique comprendrait tout le cadre nosologique, car il n'y a pas de maladie dans laquelle cette précieuse substance n'ait été administrée, et un grand nombre de lésions ont été heureusement modifiées par les opiacés ; à côté de l'opium se placent les Solanées vireuses, et en tête la belladone, qui, mieux connue aujourd'hui qu'autrefois, rivalise avec l'opium pour les services qu'elle rend à la médecine et à la chirurgie ; puis viennent les ciguës, l'aconit, etc., qui ont reçu de si nombreuses applications.

Nous n'avons pas la prétention d'esquisser l'histoire de ces nombreux médicaments composant la classe des stupéfiants ; ici plus qu'ailleurs les succédanés étaient inutiles ; cependant un grand nombre ont été proposés ; nous devons donc les indiquer, ne serait-ce que pour établir leur impuissance ou leur inutilité. Nous aurons aussi à faire connaître de nouvelles formes et des applications récentes des stupéfiants anciens.

---

§ I. — STUPÉFIANTS VÉGÉTAUX.

ACONIT

Toutes les plantes du genre *aconitum* jouissent à peu près des mêmes propriétés, mais l'*aconitum napellus*, L., est à peu près le seul employé.

Il n'y a peut être pas dans toute la matière médicale une plante sur laquelle les influences climatériques et la culture aient plus d'action; mais malheureusement nous savons peu de chose, sur ces questions si intéressantes, dont la chimie pourrait nous rendre compte si elle était plus souvent et mieux consultée, et dont la thérapeutique et la pharmacologie tireraient un si grand profit. L'expérience chimique et physiologique nous a appris que l'aconit des jardins était très-peu actif, mais nous ne pourrions affirmer s'il est exact, comme on l'a prétendu, que l'aconit des montagnes était plus actif que celui des plaines; contentons-nous donc de dire que la plante des jardins doit être repoussée des usages médicaux.

Une autre question qui n'intéresse pas moins la thérapeutique et la physiologie végétale est celle qui consiste à examiner quelle est l'époque de l'année ou de leur vie à laquelle les plantes sont les plus actives, et aussi à quel organe végétal il faut avoir recours pour obtenir le maximum d'action. M. Hirtz a fait sur ce sujet un travail intéressant dont nous allons donner la substance.

Rapport entre l'action de quelques extraits préparés avec différentes parties d'une même plante (Hirtz).

L'extrait	de racine d'aconit	est à celui des feuilles comme		25 : 1
—	de belladone		—	5 : 1
—	de semences de ciguë		—	20 : 1
—	—	de digitale	—	10 : 1
—	—	de jusquiame	—	10 : 1
—	—	de stramonium	—	65 : 1

D'après ce qui précède, il faudrait substituer tantôt les semences, tantôt les racines aux feuilles généralement employées; les médecins auraient ainsi des médicaments plus efficaces et plus constants dans leurs effets; car il importe de remarquer que pour les semences du moins, on serait obligé de les récolter toujours à la même époque, c'est-à-dire à la maturité, tandis que pour les feuilles, et surtout pour celles des plantes bisannuelles, comme la digitale, par exemple, la composition et les effets produits varient suivant que ces feuilles ont été récoltées à la première ou à la seconde année, au commencement ou à la fin; mais une pareille substitution ne saurait être faite qu'autant qu'elle serait générale; il faudrait donc qu'elle fût adoptée par le Codex; or, avant d'en venir à cette réforme radicale, de nouvelles recherches sont indispensables; depuis longtemps déjà nous avons appelé sur ces faits toute l'attention de nos confrères; notre voix a été peu entendue. Il est cependant certain que la thérapeutique ne deviendra une science exacte qu'autant que la pharmacie lui viendra en aide, et lui fournira des médicaments toujours identiques dans leur composition, afin qu'ils le soient dans leurs effets. Il faut que la pharmacie suive franchement la voie de précision scientifique dans laquelle elle est entrée depuis quelques années; c'est le seul moyen d'établir la médecine et la pharmacie sur des bases solides, et de maintenir le pharmacien dans la position élevée qu'il a su conquérir.

Quoique moins actif que l'opium, la belladone et le datura, l'aconit est un médicament énergique appelé à rendre de grands services, il agit sur la peau et sur les muqueuses, il est employé dans toutes les maladies où l'activité des fonctions cutanées et muqueuses est pervertie, surtout dans le rhumatisme articulaire aigu, les catarrhes, la grippe, etc.

La poudre et l'extrait aqueux d'aconit doivent être abandonnés comme inactifs; la teinture est infidèle; il en est de même de l'extrait alcoolique; l'alcoolature est une excellente préparation.

Alcoolature d'Aconit.

Pr. : Feuilles fraîches d'aconit }
Alcool à 88° C. } ãã. . . . . parties égales.

Contusez les feuilles et faites macérer huit jours. Passez et filtrez. Nous préférons l'alcoolature obtenue avec deux parties d'alcool à 85° C. et une partie de suc frais d'aconit; on mélange, on laisse en contact deux jours et on filtre.

Alcoolature de racine d'Aconit (Bouchardat).

Pr. : Racine fraîche d'aconit contusée }
Alcool à 80° C. } ãã. . . . . parties égales.

Faites macérer 15 jours en vase clos et filtrez.

Sirop d'Aconit (Génest de Servières).

Pr. : Alcoolature de feuilles d'aconit. 1
Sirop de sucre de tolu ou de fleurs d'oranger. 10

Mêlez. A prendre une à quatre cuillerées à bouche par jour.

L'alcoolature de racines d'aconit ne doit être délivrée que sur indication spéciale du médecin.

Potion contre l'enrouement.

Pr. : Sirop de sucre. . . . . 30 gram.
Eau. 160
— distillée de fleurs d'oranger. 10
Alcoolature de feuilles d'aconit. 1

Mêlez. A prendre une gorgée toutes les heures. Excellente contre l'enrouement des chanteurs.

Pilules contre la goutte.

Pr.: Sulfate de quinine	3 gram.
Extrait alcoolique d'aconit	1
— de semences de colchique	0,50
— alcoolique de belladone	0,20

Mêlez et divisez en 20 pilules. A prendre une à quatre par jour. Nous avons souvent employé ces pilules avec succès dans la convalescence du rhumatisme articulaire aigu, et pendant les accès de goutte.

ESSENCE D'AMANDES AMÈRES ($C^{14}H^{6}O^{2}$).

L'Essence d'amandes amères ou Hydrure de Benzoïle = $C^{14}H^{5}O^{2},H$, est un poison extrêmement violent; surtout lorsqu'elle est brute, c'est-à-dire mélangée avec des quantités variables et quelquefois assez grandes d'acide cyanhydrique. Elle n'est pas employée en médecine, et nous croyons que c'est avec raison; on peut très-bien la remplacer par l'eau distillée d'amandes amères ou de laurier-cerise; aussi n'approuvons-nous pas l'emploi qui a été proposé de cette essence pour masquer l'odeur et la saveur de l'huile de ricin.

L'infidélité de composition chimique et d'action des composés cyaniques, celle surtout du cyanure de potassium, nous ont fait depuis longtemps émettre le vœu que ce sel fût banni de la thérapeutique. Les fréquents empoisonnements accidentels dont il a été la cause sont une justification suffisante de notre désir; d'abord l'emploi du cyanure de potassium est borné aujourd'hui à peu près à des usages topiques, mais encore dans ces cas il est souvent irritant, il détermine des phlyctènes, et par suite il peut être absorbé et empoisonner.

Depuis plusieurs années nous avons remplacé le cyanure de potassium par la préparation suivante :

Cataplasme calmant d'Amandes amères (REVEIL).

Pr.: Tourteau d'amandes amères pulvérisé . . . . Q. S.

Faites avec de l'eau tiède un cataplasme que l'on appliquera entre deux linges fins ou dans de la mousseline, sur le front contre la migraine, il réussit très-souvent; contre les névralgies, il soulage quelquefois; dans les adénites douloureuses, les abcès douloureux, il calme toujours les douleurs après un quart d'heure d'application; primitivement il est légèrement rubéfiant : nous l'avons employé plusieurs fois avec succès contre les coliques néphrétiques; il peut être mis sans danger sur de très-larges surfaces.

Les eaux distillées de laurier-cerise et d'amandes amères ont à peu près la même composition ; la dernière, qui est plus active, est peu employée, parce qu'elle s'altère au contact de l'air, son essence se transforme en acide benzoïque. En Allemagne on préfère le mélange suivant :

Mixture amygdalique (Liebig et Wœlher).

Pr. : Amandes douces.	8	gram.
Eau.	1000	
Amygdaline.	1	

Faites avec les amandes douces une émulsion à laquelle on ajoute l'amygdaline (celle-ci pourrait être remplacée par une quantité correspondante d'amandes amères); cette mixture, préparée avec 1 gramme d'amygdaline, contiendra 5 centigrammes d'acide cyanhydrique, et 45 à 50 centigrammes d'essence d'amandes amères.

La Société de pharmacie a demandé, avec juste raison, que l'eau distillée de laurier-cerise fût, à l'avenir, titrée; nous renverrons aux travaux intéressants qui ont été publiés sur cette question par MM. Marais, Mayet, Adrian et Plauchud, que nous avons déjà analysés[1].

Rappelons, toutefois, un résultat très-intéressant obtenu par M. Plauchud; il a constaté que l'eau la plus riche était celle qui était obtenue par la distillation à feu nu avec une partie de feuilles pour six d'eau; et que cette eau se conservait parfaitement en vase clos, tandis qu'à l'air elle perdait bientôt la plus grande partie de son acide cyanhydrique.

CHANVRE — HASCHISCH

Le Chanvre employé en médecine est le *Cannabis sativa;* celui qui fournit le *haschisch* est attribué au *Cannabis Indica;* mais presque tous les botanistes admettent aujourd'hui que ces deux chanvres ne sont qu'une seule et même plante; cependant M. Guibourt fait remarquer que le *Cannabis Indica* acquiert chez nous quatre et cinq mètres de hauteur; que ses feuilles sont plus souvent alternes et que ses fruits sont plus petits[2].

Le mot *haschisch* veut dire herbe; il est constitué par les inflorescences du chanvre, celui qui nous vient de l'Inde et de l'Orient est comprimé; mais on a donné ce nom à l'extrait aqueux de la plante, auquel on ajoute du beurre et d'autres substances. Le *dawamesch*, em-

[1] *Annuaire pharmaceutique*, 1865, p. 211.
[2] *Histoire naturelle des drogues simples*, 4e édit.

ployé chez nous il y a quelques années, est un électuaire fait avec l'extrait gras, du miel, des pistaches, du musc et des aromates. On y ajoute quelquefois, dit-on, des cantharides; l'extrait alcoolique obtenu en épuisant le haschich par l'alcool à 80° et faisant évaporer, a reçu le nom de *Haschischine*.

M. Personne a isolé du chanvre deux huiles essentielles : l'une, le *cannabène* $= C^{36}H^{20}$, bout à 95°, et l'autre, $C^{12}H^{14}$, serait un hydrure de cannabène, plus une résine très-active, déjà décrit M. Smith d'Édimbourg; c'est au cannabène et à la résine ou *cannabine* que le chanvre doit ses propriétés actives.

La graine de chanvre ou chènevis contient de l'huile fixe qui a été proposée récemment à l'intérieur et en frictions contre la galactorrhée.

La résine du chanvre indien est récoltée par un procédé assez singulier. Des hommes, recouverts de vêtements en cuir, parcourent les champs de chanvre en se frottant contre les plantes; la résine molle s'attache au cuir, d'où elle est séparée et disposée en petites boulettes que l'on nomme *Churrus, Cherris*, et *Monicca*. En Perse, on l'obtient en exprimant la plante dans une toile grossière; la résine adhère au tissu d'où on la détache. La plante sèche est vendue aux fumeurs sous le nom de *Gauja, Gunjals* et de *Bang*.

Les nègres du Brésil, les Hottentots, les mahométans de l'Inde, les Mahrattes font un grand usage des préparations de chanvre pour se procurer des rêves agréables; on présume que le breuvage dont se servait le Vieux de la montagne pour exalter les *haschiscins*, et que le célèbre *Népenthès*, dont parle Homère, avait le haschisch pour base. Sonnerat l'apporta le premier en France; il était à peu près oublié, lorsque M. Aubert-Roche appela l'attention des médecins sur ces préparations[1]. Parmi les travaux publiés sur le haschisch nous citerons un livre fort remarquable de M. Moreau de Tours[2], le travail de M. Decourtive[3], de M. Gastinel du Caire[4], etc.

Les Arabes nomment *Rief* ou *Fantasia* la stupeur voluptueuse produite par le haschisch, qui n'a aucun rapport avec celle produite par les alcools et l'opium.

La haschischine, ou cannabine de M. Gastinel, s'obtient en faisant un extrait alcoolique du chanvre et épuisant celui-ci par l'eau.

Le haschisch et la haschischine ont été surtout employés en France par MM. Moreau (de Tours), Brierre de Boismont, etc., contre les affec-

[1] *Du haschich et de l'aliénation mentale*. Paris, 1845.
[2] *Mémoires de l'Institut égyptien*.
[3] *Mémoires de l'Académie impériale de médecine*, Paris, 1841, tome IX.
[4] Thèse soutenue à l'École de pharmacie.

tions mentales; ils ont produit quelquefois de bons résultats. M. Clot-Bey ne croit pas à ces bons effets ; les médecins de Calcutta, MM. O'Brien, Inglis, Kaleigh, O'Schanghnessy, Clendinning, Ruhbaum, Esdale ont trouvé les préparations du chanvre utiles dans le rhumatisme articulaire, le tétanos, la rage, le choléra asiatique, le delirium tremens, les convulsions des enfants. M. Willemin, dans une épidémie de choléra, en Égypte, a employé la teinture de cannabine avec succès, à la dose de 12 à 50 gouttes ; M. Bouchut recommande la teinture de chanvre dans le phréno-glottissime, ou spasme de la glotte; M. Carrigan l'a conseillé dans la chorée; M. Christison l'a trouvé utile pour augmenter les contractions de l'utérus et hâter l'accouchement; M. Heer a constaté les bons effets du chanvre dans le rhumatisme, et M. Hubbarel dit l'avoir fait prendre avec succès contre les névralgies.

Poudre contre les érections nocturnes.

Pr.. Extrait de chanvre indien	0,05	gram.
Lupuline	1,50	
Sucre	Q. S.	

Mêlez et divisez en deux doses, à prendre dans la soirée. A notre avis, il serait prudent de commencer par diviser en quatre doses, et n'en prendre que deux.

Teinture de Cannabine ou Haschischine (Willemin).

Pr.: Cannabine	1	gram.
Alcool à 90° C.	9	

Faites dissoudre et filtrez. Un gramme de cette teinture contient un décigramme de cannabine; M. Lanneau a publié la même formule en quadruplant la dose.

Teinture éthérée de Haschischine (Lanneau).

Pr.: Haschischine	3	gram.
Alcool à 90°	18	
Éther rectifié	9	

Faites dissoudre à froid.

Myrolé de Haschischine (Lanneau).

Pr.: Haschischine	2	gram.
Essence de menthe	10	

Faites dissoudre.

Huile (Lanneau).

Pr. : Haschischine. . . . . 0,40 gram.
Huiles d'olives ou d'amandes. 30,00

Faites dissoudre à chaud et filtrez.

Potion.

Pr. : Teinture de haschischine. . . . . 2 ou 4 gram.
Sucre pulvérisé. 8
Gomme arabique. 8
Sirop simple. 30
Eau de menthe, de camomille ou de cannelle. . . . 90

Triturez la teinture avec le sucre et la gomme. Ajoutez le sirop, et peu à peu l'eau distillée.

Sirop de Haschischine alcoolique (Lanneau).

Pr. : Haschischine. . . . . 20 centig.
Alcool absolu. . . . . 20 goutt.
Sirop simple à 35°. . . . . 40 gram.

Faites selon l'art.

Fumigations de feuilles de chanvre, contre la phthtisie (Desmartis).

Pr. : Poudre de feuilles de chanvre Q. V. environ. . . . . 60 gram.
Amidon. . . . .
Iode } ãã . . . . 2 gram.
Aloès succotrin pulvérisé }
Nitrate de potasse }

Mêlez. — Pour fumigations.

Potion antiménorrhagique (Bennet).

Pr. : Teinture de cannabis Indica. . . . . 4 gram.
Sirop de sucre. 30
Eau. 200

Mêlez. — Une cuillerée à bouche toutes les six heures.

Potion contre la chorée (Gastinel).

Pr. : Infusion chaude de camomille. . . . . 96 gram.
Sirop de sucre. 35
Teinture de haschischine. . . . . 40 à 50

Le *haschisch* a été essayé, il y a quelques années, sur une très-grande échelle, à la Salpêtrière, contre l'épilepsie, l'hystérie, la chorée;

il a été sans efficacité, excepté chez une jeune fille de vingt-cinq ans atteinte de violents mouvements choréiques ; il n'y a pas eu guérison absolue, mais amélioration équivalant presque à la guérison. On a administré le baschisch à la dose de 5 à 50 centigrammes et la *haschischine* ou résine de 2 à 20 centigrammes.

BELLADONE

La belladone, *atropa belladona*, la stramoine ou pomme épineuse, *datura stramonium*, et la jusquiame, *hyosciamus niger*, sont trois plantes de la famille des Solanées que l'on peut employer aux mêmes usages et dont les préparations se correspondent ; on les emploie de la même manière et aux mêmes doses, cependant le datura est un peu moins actif que la belladone, et la jusquiame vient bien loin après le datura. Chacune de ces trois plantes contient un alcaloïde particulier dont nous parlerons à la fin du chapitre, en traitant des principes immédiats stupéfiants.

La poudre de belladone (feuilles) est la meilleure préparation de cette plante, à la condition qu'elle aura été récoltée pendant la floraison, et que la dessiccation et la pulvérisation (aux 3/4) auront été bien opérées; après la poudre viennent la teinture et l'alcoolature, puis le sirop. Quant aux extraits, leur valeur comparative n'a pas été étudiée ; on en connaît cinq espèces : 1° extrait de feuilles avec le suc dépuré, c'est celui qui a été adopté par le Codex ; il doit être délivré à l'exclusion de tout autre, à moins d'indication spéciale faite par le médecin ; 2° l'extrait avec le suc non dépuré ; 3° extrait de belladone par l'eau ; 4° extrait alcoolique, qui est le plus actif; 5° l'extrait de baies ou rob, qui n'est pas employé.

La poudre de racine de belladone est très-active, mais elle paraît moins constante dans ses effets que la poudre de feuilles. Les semences des Solanées sont des médicaments extrêmement énergiques ; on les a, selon nous, beaucoup trop négligées.

Les alcoolatures des Solanées vireuses sont d'excellentes préparations trop peu employées; voici, d'après M. Soubeiran, quelle est leur valeur comparative.

1 partie d'alcolature	de belladone	représente	0,08 de belladone sèche.
			0,03 d'extrait alcoolique.
1 —	de jusquiame	—	0,07 de jusquiame sèche.
			0,15 d'extrait alcoolique.
1 —	de stramonium	—	0,02 de stramonium sec.
			0,02 d'extrait alcoolique.

Poudre contre la spermatorrhée.

Pr.: Poudre de racine de belladone. . . . . 0,25 gram.
Sucre pulvérisé. 5.00

Mêlez et divisez en 25 paquets : un paquet le soir dans la première semaine, deux dans la seconde, trois dans la troisième, quatre dans la quatrième ; faire en même temps des frictions sur le périnée avec

Axonge ou glycérine.	20,00 gram.
Extrait alcoolique de belladone.	10,00

ou bien appliquer des suppositoires avec

Beurre de cacao.	5,00
Extrait alcoolique de belladone.	0,10

Poudre contre la coqueluche (TROUSSEAU).

Pr. : Poudre de racines ou de feuilles de belladone. . . .	0,20
Sucre pulvérisé.	2,50

Mêlez et divisez en vingt doses : à prendre une matin et soir ; s'il n'y a pas d'amendement au bout de quelques jours, on porte la dose jusqu'à 3 centigrammes de poudre par dose.

Poudre de Wetzler.

Pr. : Poudre de racine de belladone.	1 gram.
Sucre pulvérisé.	4

Mêlez et divisez en soixante-douze prises : deux à six par jour dans la coqueluche. Nous avons souvent employé les poudres de belladone avec succès contre les douleurs gastralgiques et les crampes d'estomac.

Potion prophylactique de la scarlatine.

Pr. : Sirop de sucre.	30 gram.
Eau de fleurs d'oranger.	10
— de tilleul.	100
Teinture de belladone. . . . . 8 à	30 goutt.

C'est-à-dire 8 gouttes le premier jour, 10 le second, 14 le troisième, 20 le quatrième, 30 le cinquième ; on s'arrête lorsqu'il survient des phénomèmes d'intoxication tels que dilatation de la pupille, rougeur de la face, etc. Ces potions peuvent être préparées par les malades eux-mêmes ; la teinture est mise dans de l'eau sucrée aromatisée, à prendre une gorgée toutes les heures ; pour les enfants, ne pas dépasser 15 gouttes.

Mixtures contre les névralgies dentaires et faciales (MICHEL ANDRÉ).

Pr. . Extrait d'opium — de belladone — de stramonium } āā.	1 gram.
Eau de laurier-cerise.	12

Faites dissoudre, quelques gouttes sur du coton dans l'oreille.

Sirop calmant opio-belladoné (Dubail).

Pr. : Extrait d'opium.	0,15	gram.
— de belladone.	0,10	
Sirop de capillaire du Canada.	90,00	

F. S. A. — A prendre par cuillerées à café, trois dans les vingt-quatre heures ; ce sirop agit parfaitement bien. — Nous prescrivons le suivant :

Pr. : Sirop diacode.	30	gram.
— de belladone.	20	
— de capillaire.	50	

Dans certains cas nous ajoutons à ce mélange 20 grammes de sirop d'ipécacuanha ; pour les enfants surtout nous préférons le sirop diacode à celui d'opium ; d'ailleurs, pour les adultes, ce sirop peut être porté sans inconvénient à la dose de 2 à 3 cuillerées par jour ; les effets physiologiques de l'opium et de la belladone se détruisent mutuellement, et depuis plus de vingt ans, en Angleterre et en Amérique où les empoisonnements par l'opium sont si fréquents, on les combat victorieusement par les préparations belladonées.

Poudre contre l'incontinence d'urine des enfants (Faivre).

Pr. : Sous-carbonate de fer.	15	gram.
Extrait de belladone.	3	
Noix vomique pulvérisée.	3	

pour une prise. — Une chaque jour.

Potion préservative de la scarlatine (Martin Solon).

Pr. : Extrait de belladone récemment préparé.	0,15	gram.
Eau de cannelle.	30,00	

Faites dissoudre et ajoutez :

Alcool rectifié.	2,00

A prendre autant de gouttes matin et soir que l'enfant a d'années d'âge ; ne jamais dépasser 12 à 15 gouttes. — Le double pour les adultes.

Pilules contre les érections nocturnes.

Pr. : Extrait de belladone.	10	gram.
Lupuline.	60	
Camphre.	60	

Mêlez pour 10 pilules : de une à quatre le soir en se couchant.

Pommade antirhumatismale (GUÉPIN).

Pr.: Axonge. . . . . 30 gram.
Sesquicarbonate d'ammoniaque. . . . . 2 à 5
Calomel. 2
Extrait d'opium. 3
— de jusquiame. 6

En frictions sur les articulations : dans l'arthrite nous préférons le cataplasme de M. Trousseau, formulé ci-dessous.

Topique sédatif (DIDAY)

Pr.: Extrait de belladone. . . . . 6 gram.
Laudanum de Sydenham. 3
Chloroforme. 4

Mêlez.

Topique résolutif contre les épididymites (DIDAY).

Pr.: Extrait de belladone. . . . . 6 gram.
Eau. 1
Teinture d'iode. 6

Cataplasme antiarthritique (TROUSSEAU. — 1847).

On fait bouillir q. v. de mie de pain dans de l'eau, de manière à faire un cataplasme ; on y ajoute 100 grammes d'alcool camphré. Mêlez, étendez sur un linge et mettez à la surface la mixture suivante :

Pr.: Extrait d'opium. . . . . 5 gram.
— de belladone. 10
Éther. 10

Appliquez sur les parties douloureuses, contre les arthrites rhumatismales et puerpérales ; on maintient le cataplasme en place pendant plusieurs jours ; on le recouvre de taffetas ciré et de flanelle, et tous les jours on le lève pour l'arroser avec un peu d'alcool camphré et d'eau tiède ; ce cataplasme est tout à la fois sédatif et résolutif.

Pastilles contre la bronchite (BOUCHUT).

Pr.: Beurre de cacao. 5,00
Extrait d'opium ou de belladone. 0,200
Sucre pulvérisé. . . . . Q. S.

Pour faire des pastilles de 15 centigrammes ; à prendre 3 à 8 pastilles par jour.

Pilules contre la coqueluche (BOUCHUT).

Pr. : Extrait de serpolet	2	gram.
Poudre de belladone	1	
Oxyde de zinc	1	

Mêlez. — Pour 40 pilules, une à six par jour.

Suppositoires belladonés contre les coliques utérines et les hémorrhoïdes douloureuses (REVEIL).

Pr. : Cire blanche	10	gram.
Beurre de cacao	20	
Onguent populéum	10	
Extrait de belladone (alcoolique)	2	
Glycérine	10	

Faites fondre à doux feu le beurre, la cire et l'onguent ; faites dissoudre, d'autre part, l'extrait de belladone dans la glycérine, incorporez en agitant jusqu'à consistance de cérat ; coulez alors dans huit petits moules en papier plongés dans du sable.

Mixture belladonée (BRETONNEAU).

Pr. : Extrait alcoolique de belladone	39	gram.
Teinture de belladone	30	

Mêlez. — Pour barbouiller tout l'abdomen dans les vomissements incoërcibles des femmes enceintes ; on peut remplacer dans quelques cas la teinture de belladone par l'eau ou par la glycérine.

Nous l'avons déjà dit, la belladone a été employée sous toutes les formes et dans presque toutes les maladies ; nous ne pouvons plus y insister, nous parlerons plus loin de l'atropine.

Les diverses Solanées vireuses sont souvent employées en fumigations contre l'asthme, tantôt seules, tantôt associées entre elles ; nous donnons ici la formule des cigarettes de M. Espic de Bordeaux, dont le brevet est expiré.

Cigarettes d'Espic.

Pr. : Feuilles choisies de belladone	30	centigr.
— de jusquiame } āā	15	
— de stramonium }		
— de phellandrie aquatique	15	
Extrait gommeux d'opium	13	milligr.
Eau de laurier-cerise	Q. S.	

On sèche les feuilles avec soin, on enlève les nervures, on hache et on arrose avec l'extrait d'opium dissous dans q. v. d'eau de laurier-cerise.

Le papier qui sert à faire les cigarettes est préalablement lavé avec la macération des feuilles ci-dessus dans l'eau de laurier-cerise.

Pilules contre l'épilepsie et les maladies mentales (Bretonneau).

Pr. :	Extrait aqueux de belladone.	25 milligr.
	Poudre de belladone.	25

Pour une pilule ; une pilule par jour le premier mois, deux le second, trois le troisième, etc.

Les enfants épileptiques s'en trouvent bien, et quelques-uns guérissent, moins souvent cependant que quelques médecins se plaisent à le dire.

Quant aux adultes, M. Moreau, de Tours, a vu leur état s'améliorer, mais les guérisons sont exceptionnelles ; il n'en connaît qu'un cas bien authentique.

M. Moreau, de Tours, recommande de surveiller l'usage de la belladone à cause des accidents cérébraux (hébétude, stupeur, hallucinations) qui manquent rarement de survenir si l'on ne s'arrête pas à point.

La jusquiame modère la violence des attaques d'épilepsie, d'hystérie surtout, mais ne guérit pas ; l'aconit donne des résultats nuls ; le stramonium agit comme la belladone, il améliore l'état des malades ; s'il y a guérison il faut toujours faire des réserves. M. Moreau, de Tours, préfère la belladone.

Cônes au Stramonium.

Pr. :	Feuilles de stramonium pulvérisées.	40 gram.
	Sel de nitre.	40
	Poudre de guimauve ou lycopode.	10
	Eau.	Q. S.

Mêlez, pour dix cônes. — Les cônes à la belladone et à la digitale se préparent de la même manière.

Cônes à l'Opium.

Pr. :	Opium brut sec et pulvérisé.	2,50 gram.
	Poudre de guimauve } ãã.	40.00
	Sel de nitre pulvérisé }	
	Eau.	Q. S

Pour dix cônes contenant chacun 25 centigrammes d'opium.

CHÉLIDOINE.

La chélidoine, *chelidonium majus*, de la famille des Papavéracées, est une plante récemment préconisée contre les affections de la peau ;

elle fournit un extrait d'une odeur vireuse très-prononcée, dont on se sert, dit-on, ainsi que de celui de glaucie jaune, *glaucium luteum*, pour falsifier l'opium, la chélidoine contient la *chélidonine* et la *chélérythrine*, découverte par MM. Probst et Polex; cette dernière d'après M. Schiel, serait identique avec la sanguinarine, extraite de la sanguinaire du Canada. Le *glaucium luteum* renferme deux bases particulières découvertes par M. Probst; ce sont la *glaucine* et la *glaucopicrine*.

L'acide chélidonique = $C^{14}H^{2}O^{10},3HO$, trouvé par M. Probst dans la grande chélidoine et étudié par M. Lerch, cristallise; il est tribasique. Enfin M. Probst a extrait des racines et des feuilles de grande chélidoine une matière neutre particulière nommée *chélidoxanthine*.

Alcoolature de Chélidoine.

Pr. : Suc frais de chélidoine en fleurs } āā. . . . . parties égales.
Alcool à 85° C. }

Faites macérer huit jours et filtrez. Employée en Allemagne à la dose de 8 à 10 grammes contre les maladies du foie, aiguës et chroniques.

CIGUËS

La grande ciguë est la plante officinale; elle est fournie par le *Conium maculatum* L.; nous parlerons plus tard de la *Conicine* etde son emploi thérapeutique. La poudre de ciguë bien préparée et bien fraîche constitue un excellent médicament; on l'a employée fréquemment en cataplasmes contre les engorgements, les tumeurs, surtout celles de nature cancéreuse. Il existe quatre extraits de ciguë : 1° extrait avec le suc dépuré, adopté par le Codex; c'est celui que l'on doit toujours délivrer, à moins de prescription spéciale contraire; 2° extrait avec le suc non dépuré; 3° avec la plante sèche et l'eau; 4° extrait alcoolique, celui-ci est le plus actif. Voici d'ailleurs d'après M. Soubeiran le rapport d'activité de quelques préparations de ciguë :

1 partie extrait alcoolique représente {
4,00 ciguë sèche.
4,00 poudre de ciguë.
1,68 extrait de suc dépuré.
1,68 — aqueux.
3,00 — de suc non dépuré.

L'extrait alcoolique de ciguë entre dans l'emplâtre de ce nom préparé par la méthode de M. Planche.

L'alcoolature de ciguë qui se prépare avec parties égales de ciguë fraîche et d'alcool à 86° C. et par macération pendant 15 jours et expression, est une excellente préparation.

1 partie de teinture de ciguë représente { 0,19 de poudre sèche. 0,19 de ciguë sèche. 0,11 d'extrait alcoolique.

1 partie d'alcoolature représente { 0,08 de ciguë sèche. 0,02 d'extrait alcoolique.

Cataplasme de Ciguë.

Pr.: Pulpes de carottes cuites en bouillie. . . . . . . 500 gram.
Poudre de ciguë. 50
— d'opium. 0,50

Mêlez exactement. — Employé contre les cancers superficiels.

Fruits de Ciguë.

Les fruits de ciguë sont plus riches en cicutine que toutes les autres parties de la plante, c'est donc avec juste raison que MM. Devay et Guillermond ont proposé de les substituer aux autres préparations, d'autant plus que la cicutine qui est liquide, présente quelques difficultés de dosage et de conservation. Les préparations ayant les fruits de ciguë pour base ont été désignées par MM. Guillermond et Devay, sous le nom de *préparations de Conicine*, dénomination que nous ne saurions approuver, puisqu'elle s'applique déjà à l'alcaloïde de la ciguë.

Il résulte d'un grand nombre d'essais de fruits de ciguë que 1 gramme de ces fruits renferme 1 centigramme de conicine ; M. Barral porte ce chiffre à 4 centièmes et il voudrait que toutes les formules proposées fussent modifiées en ce sens. Voici quelles sont les préparations proposées.

Pilules de fruits de Ciguë (Guillermond et Devay).

Pr. : Poudre récente de fruits de ciguë. . . . . 1 gram.
Sirop de sucre. . . . . Q. S.

Pour cent pilules : ce sont les pilules n° 1 ; les pilules n° 2 sont cinq fois plus fortes.

Sirop de fruits de Ciguë.

Pr.: Fruits de ciguë pulvérisés . . . . 10 gram.
Sirop de sucre. 2000

Épuisez les fruits par l'alcool à 72° C. et ajoutez la teinture au sirop. Une cuillerée de ce sirop correspond à 10 centigrammes de semences.

MM. Guillermond et Devay ont encore donné la formule d'un éther et d'un baume cicuté et d'une injection de conicine.

HYDROCOTYLE ASIATICA.

L'*hydrocotyle Asiatica* dont nous avons déjà parlé précédemment page 212, est un stupéfiant énergique; la racine surtout est employée comme narcotique. Voici les formes sous lesquelles on l'emploie :

La poudre de la racine à la dose de 10 à 40 centigrammes par jour.

Pilules.

Pr. : Poudre de racine d'hydrocotyle. . . . . 1 gram.
Sirop de sucre. . . . . Q. S.

Pour 20 pilules, 2 à 8 par jour.

Tisane.

Pr. : Racine d'hydrocotyle contusée. . . . . 10 gram.
Eau bouillante. 1000

Faites infuser une heure. A boire deux verres par jour.

Alcoolature.

Pr. : Racine fraiche d'hydrocotyle. . . . . 1 gram.
Alcool à 48° C. 2

Faites macérer huit jours et filtrez.

Sirop de racine d'Hydrocotyle.

Pr. : Alcoolature de racines . . . . 20 gram.
Sirop de sucre. 1500

Mêlez. — Une à quatre cuillerées par jour.

Teinture de racines d'Hydrocotyle.

Pr. : Racine sèche d'hydrocotyle. . . . . 100 gram.
Alcool à 84° C. 500

Faites macérez quinze jours et filtrez.

Pommade de racine d'Hydrocotyle.

Pr. : Axonge. . . . . 500 gram
Cire jaune. 100
Racine fraiche d'hydrocotyle. 100

Pilez la racine, faite-la digérer deux jours dans l'axonge à une douce chaleur, passez et faites fondre la cire, et agitez jusqu'à refroidissement.

IVRAIE ENIVRANTE.

Les accidents produits par les semences de l'ivraie enivrante, *Lolium temulentum*, souvent mêlées à la farine de froment avaient depuis longtemps appelé l'attention des hygiénistes et des toxicologues, mais aucune application thérapeutique n'avait été faite des observations recueillies.

En Allemagne, les fruits du *Lolium temulentum* sont employés comme stupéfiants ; par leurs effets on les compare aux préparations d'aconit, et on en fait usage contre la céphalalgie, la méningite rhumatismale, etc.

Dose de la poudre : 5 à 10 centigrammes, quatre à six fois par jour. L'extrait à moindre dose.

Il y a cinq ans, nous avions séparé des fruits de l'ivraie, au moyen de l'éther, une matière huileuse verte, nous en avions composé des pilules renfermant chacune un centigramme de cette matière et nous avions remis ces pilules à notre regretté collègue M. Aran ; il avait constaté, et nous avions vu avec lui que ce principe augmentait la chaleur animale, accélérait la circulation et déterminait une excitation générale considérable ; mes expériences avaient été faites sur des souris, et j'ai vu deux fois ces petits animaux être pris d'un sommeil profond et prolongé après l'administration de ce principe huileux et résineux.

M. Filhol a lu à l'Académie de médecine [1], en son nom et en celui de M. Baillet, une note très-intéressante qui confirme une partie de nos recherches inédites et qui les infirme sur d'autres points.

MM. Filhol et Baillet ont vu que l'huile verte contenait de la chlorophylle et de la xanthine ; elle n'est pas complétement saponifiable ; la partie qui ne se saponifie pas est solide, molle, de couleur jaune orangé, insoluble dans l'eau, très-soluble dans l'alcool et l'éther, le sulfure de carbone, etc. ; elle est neutre aux réactifs et incristallisable ; elle est très-vénéneuse ; elle détermine des tremblements généraux sans aucune trace de narcotisme.

Le résidu laissé par l'éther étant épuisé par l'eau, on obtient du sucre, de la dextrine des matières albuminoïdes, et une substance extractive qui possède une action narcotique prononcée, et qui ne détermine aucun phénomène convulsif produit par la substance jaune.

Nous devons donc à MM. Filhol et Baillet de nous avoir fait connaître les premiers les principes actifs de l'ivraie enivrante ; il est certain que dans mes expériences j'avais employé de l'éther aqueux et alcoolisé qui avait dissous les deux principes si bien distingués par MM. Filhol et Baillet, qui d'ailleurs ne pouvaient avoir connaissance des expériences que j'avais commencées avec M. L. Dussart et continuées avec M. Aran, puisque ces expériences n'ont jamais été publiées.

MM. Filhol et Baillet ont constaté que le *lolium linicole* est au moins

[1] *Bulletin de l'Académie*, t. XXVIII, p. 570.

aussi actif que le *temulentum*, que le *L. perenne* est peu actif, et que le *L. Italicum* ne l'est pas du tout.

Nous appelons l'attention des médecins sur le produit extrait par l'éther des fruits de l'ivraie ; nous sommes convaincu qu'il y a là un agent thérapeutique très-énergique.

RHODODENDRUM CHRYSANTHUM

Les rhodendrons ou rosages sont des végétaux qui possèdent des propriétés narcotico-âcres ; on a employé à diverses époques les *Rhodendrum chrysanthum*, *ferrugineum*, *hirsutum* et *chamæcistus* ; en Piémont on prépare avec le bourgeon du R. *ferrugineum*, vulgairement nommé *laurier-rose des Alpes*, une huile qui porte le nom d'*huile de marmotte*, et que l'on emploie contre les douleurs.

Le *R. chrysanthum* est originaire de Sibérie ; il croît dans les lieux élevés et fleurit en juin et juillet ; les feuilles ont été employées comme stimulantes, narcotiques et diaphorétiques ; elles possèdent une odeur très-faible ; administrées à l'intérieur, elles augmentent la chaleur, accélèrent le pouls ; elles peuvent déterminer des vomissements, des déjections alvines abondantes, du délire. En Sibérie on emploie l'infusion à la dose de 10 grammes pour 400 grammes d'eau ; on fait bouillir en vase clos pendant une demi-heure ; on répète la dose pendant trois ou quatre jours. Ce médicament a été préconisé contre la goutte et le rhumatisme, on l'emploie en bains : son administration est suivie d'un sentiment de fourmillement et de picotement qui dure quelques heures, après lesquelles la douleur a disparu.

PISCIDIA ERYTHRINA

C'est le docteur William Hamilton de Plymouth qui a signalé les propriétés narcotiques de cette plante, elle vient des Indes occidentales ; on l'emploie de la manière suivante :

Teinture de Piscidia Erythrina.

Pr. : Écorce de piscidia erythrina récoltée avant l'apparition des feuilles. . . . . 1 partie.
Alcool rectifié. 4

Laissez macérer vingt-quatre heures.

Employée en Angleterre et en Amérique contre les maux de dents.

Aux Indes occidentales on se sert de l'écorce de cette plante pour prendre le poisson ; mâchée, elle a une saveur âcre, désagréable ; elle cède ses propriétés à l'alcool et non à l'eau.

LAITUE — LACTUCARIUM — LACTUCINE

Deux espèces principales de laitues sont employées en médecine : 1° la laitue vireuse, *lactuca virosa*, qui est peu usitée et dont les préparations ne doivent être délivrées que sur ordonnance spéciale du pharmacien ; 2° la laitue cultivée, *lactuca sativa*, qui est la laitue officinale dont on peut employer plusieurs variétés, par exemple les *L. altissima, capitata*, etc.

La laitue donne à la pharmacie deux produits : 1° la *thridace*, qui résulte de l'évaporation du suc obtenu par contusion et expression de la laitue ou de l'écorce de laitue ; 2° le *lactucarium*, obtenu par incision et dessiccation du suc au soleil. Nous dirons peu de chose de la thridace qui est un médicament à peu près abandonné de nos jours ; on l'employait à la dose de 10 centigrammes à 1 gramme, sans obtenir d'effets marqués ; on en préparait un sirop. Voici une formule généralement suivie :

Sirop de Thridace.

Pr. : Thridace	10	gram.
Eau distillée	80	
Sirop simple	750	

On fait dissoudre la thridace dans l'eau, on filtre et on ajoute au sirop bouillant que l'on fait cuire à 30°. — 30 grammes de ce sirop contiennent 40 centigrammes de thridace.

Nous reconnaissons dès à présent que le lactucarium est bien préférable à la thridace, mais l'expérience nous a convaincu qu'il n'est pas indispensable d'extraire cette préparation du *lactuca altissima* du Caucase, d'autres laitues pouvant donner un extrait aussi actif. Nous allons chercher à démontrer que les propriétés sédatives, stupéfiantes ou narcotiques du *lactucarium pur* ont été exagérées, et que si certaines préparations de lactucarium jouissent réellement de ces propriétés, ce n'est que parce qu'elles renferment d'autres substances plus énergiques et d'une efficacité incontestable. Pour l'édification des médecins et des pharmaciens, nous allons faire brièvement l'histoire *scientifique* et *académique* du lactucarium et de ses préparations.

Dioscoride, Hippocrate [1], Celse et Galien avaient dit-on constaté les propriétés hypnotiques de la laitue ; les premières notions sur le lactucarium sont dues à Cox, de Philadelphie, qui les fit connaître en 1792. En 1810, Duncan, d'Édimbourg, publia sur cette substance des observations personnelles ou appartenant à Anderson ou à Scudamore.

C'est Duncan qui donna le nom de *lactucarium* au suc de la laitue

[1] *Œuvres*, trad. Littré, t. VI, p. 559.

obtenu par incision et évaporé en consistance d'extrait. En France, il fut étudié par Barbier, et par Bidault de Villiers, mais c'est à M. Aubergier, professeur et doyen de la faculté des sciences de Clermont-Ferrand, que l'on doit les recherches les plus intéressantes sur ce médicament.

Les propriétés calmantes et hypnotiques du lactarium, de l'extrait alcoolique et du sirop, ont été constatées par un grand nombre de praticiens recommandables, parmi lesquels nous citerons MM. Bertrand de Clermont-Ferrand, Sersiron, Guéneau de Mussy, Caron, Serre, Homolle, Marotte, etc., etc., mais rien n'explique les diversités d'actions qui ont été reconnues ; ainsi dans les observations de M. Marotte, tantôt on a remarqué une action hypnotique et calmante des plus marquées, d'autres fois les effets sont nuls. Nous avons observé, chez les enfants surtout, des effets de narcotisme les plus prononcés et souvent très-alarmants lorsque nous faisions prendre le sirop de lactucarium du commerce, tandis que nous n'obtenions absolument aucune action lorsque nous nous servions, soit sur nous-même, soit sur des enfants, du sirop préparé par nous avec du lactucarium et d'après la formule de M. Aubergier. Ces différences dans les effets constatés s'expliqueront bientôt pour le sirop, mais comment les comprendre pour l'extrait, à moins qu'on n'admette que l'extrait alcoolique ne reçoive une addition analogue à celle du sirop, ce qui, après tout, ne serait pas impossible. Quoi qu'il en soit, il est très-important de distinguer (et on verra bientôt pourquoi) les observations recueillies sur les malades qui ont pris du sirop, de celles qui concernent l'administration de l'extrait alcoolique.

Le 30 novembre 1841, M. Boullay fit à l'Académie de médecine un rapport, au nom de MM. Jourdan, Lecanu et au sien [1], sur le lactucarium; déjà, à cette époque, on vantait cet extrait comme ayant les propriétés calmantes et hypnotiques de l'opium sans en avoir les inconvénients, tels que la constipation, la céphalalgie, etc.

Le suc de laitue obtenu par incision perd les trois quarts de son poids par la dessiccation; le lactucarium se présente sous la forme de pains d'odeur forte, rappelant celle du bouc ou de l'acide butyrique ; il est recouvert quelquefois par de petits cristaux blancs que Bidault de Villiers avait pris pour un alcaloïde et que M. Aubergier a reconnu être de la *Mannite ;* à l'intérieur les pains ont l'apparence résineuse et jaunâtre.

D'après M. Aubergier, le lactucarium contient une matière amère cristallisable, de la mannite, de l'asparamide, un acide libre, une matière colorante brune, de la résine, de l'albumine, de la cérine, de la myricine, de la gomme, du nitrate de potasse, du chlorure de potassium, des phosphates de chaux et de magnésie.

[1] *Bulletin de l'Académie de médecine,* tome VII, p. 250.

C'est la matière amère cristalline qui est considérée comme le principe actif, elle cristallise en aiguilles insolubles dans l'éther, peu solubles dans l'eau froide, très-solubles dans l'eau bouillante et l'alcool faible ou concentré. Elle brûle sans résidu, elle est neutre.

En 1840, M. Walz publia [1] un travail sur la laitue vireuse, et en isola une matière qu'il nomme *lactucine*, qui diffère de la matière cristallisée de M. Aubergier par sa plus grande solubilité dans l'eau et dans l'éther.

MM. Guéneau de Mussy et Martin Solon furent chargés d'étudier l'action thérapeutique du lactucarium. M. Chevallier publia une note [2] sur la culture du *lactuca altissima* et *l'extraction du lactucarium*; d'après ce travail, chaque femme peut récolter, par jour, 270 grammes de suc de laitue représentant environ 67 grammes de lactucarium.

Lorsque les préparations de lactucarium furent adoptées par l'Académie de médecine, ce ne fut pas sans opposition.

M. Soubeiran s'exprimait ainsi : « L'extrait hydro-alcoolique de lactucarium est bon, mais il faut attendre que l'expérience ait prononcé. »

« Il y a un sirop de lactucarium dont j'appellerais la formule inintelligente, si elle ne sortait de la tête éminemment intelligente de M. Aubergier; il fait ajouter l'extrait au sirop clarifié avec des blancs d'œufs à une ébullition prolongée. Tous les praticiens savent que c'est le moyen d'enlever au sirop la plus grande partie de ce qu'on y introduit; d'où je conclus que le sirop, fait d'après la formule de M. Aubergier, est une préparation insignifiante; la dose d'extrait de lactucarium devrait être portée au centième du poids du sirop, il faudrait changer la manipulation qu'il a prescrite [3]. »

M. Soubeiran proposait de répondre à M. le ministre qu'il convenait d'accorder à l'opium indigène l'autorisation d'être librement vendu; que tous les opiums devaient être titrés *au dixième de morphine*; que les formules présentées par M. Aubergier ne doivent pas être adoptées; que les préparations de lactucarium devaient être expérimentées de nouveau. Ceci se passait à la séance de l'Académie de médecine du 22 février 1853; à la séance suivante [4], M. Soubeiran ajouta que la formule de M. Aubergier pour la préparation du sirop de lactucarium avait été exécutée par des pharmaciens recommandables de Paris, et qu'on avait obtenu un sirop trouble, désagréable, différent de celui obtenu par M. Aubergier lui-même; mais il ajouta que M. Aubergier avait obtenu, sous ses yeux, à la pharmacie centrale, en suivant sa formule, un sirop semblable à celui qu'il livrait au commerce.

[1] *Comptes rendus de Berzélius.*

[2] *Bulletin de l'Académie de médecine*, t. XVI. p. 1192.

[3] *Bulletin de l'Académie de médecine*, t. XVIII, p. 462.

[4] *Bulletin de l'Académie de médecine.* Paris, 1853, t. XVIII, p. 486.

Quoi qu'il en soit, l'Académie, consultée, déclara qu'elle proposait à M. le ministre d'appliquer les dispositions favorables du décret du 3 mai 1850 aux formules de M. Aubergier, formules qui devaient être officiellement publiées dans le *Bulletin de l'Académie de médecine*, dès que MM. les ministres de l'intérieur, de l'agriculture et du commerce, auraient donné leur approbation.

Voici maintenant les formules présentées par M. Aubergier à l'Académie de médecine.

LACTUCARIUM

Faites des incisions transversales aux tiges de la laitue gigantesque, à l'époque de la floraison ; recueillez le suc laiteux qui s'en écoule dans un verre; retirez du verre, lorsqu'il est plein, le suc coagulé, divisez-le en rondelles peu épaisses que vous ferez ensuite sécher sur des claies.

Extrait alcoolique de Lactucarium.

Pulvérisez grossièrement le lactucarium, faites-le macérer pendant quelques jours avec quatre fois son poids d'alcool à 56° centésimaux; passez avec expression et filtrez, versez sur le marc la même quantité d'alcool, et après une nouvelle macération, passez de nouveau avec expression et filtrez; réunissez les teintures, distillez-les pour en retirer l'alcool, évaporez le résidu au bain-marie en consistance d'extrait, et achevez la dessiccation à l'étuve.

Pour dissimuler l'amertume de cet extrait, M. Aubergier conseille de le diviser en granules de 5 centigrammes, que l'on recouvre d'une robe de sucre, et que l'on argente ensuite pour éviter les accidents auxquels l'enveloppe sucrée pourrait donner lieu, si un flacon de granules tombait entre les mains d'un enfant.

Sirop de Lactucarium (Voir plus loin page 498).

Pâte de Lactucarium.

Pr. : Masse de jujubes. . . . . 1000 gram.
Extrait alcoolique de lactucarium. 1
Teinture de baume de tolu. 2

F. S. A. — Dose 50 à 60 grammes.

« La pâte de M. Aubergier remplace de la manière la plus rationnelle toutes les pâtes pectorales, qui ont été préconisées sans avoir pour elles la sanction de l'étude et de l'expérience. »

D'après M. Bouchardat, M. Aubergier aurait établi une série de préparations hypnotiques qui, ayant égard à toutes les susceptibilités individuelles et aux conditions morbides les plus variées, peuvent rendre de grands services dans toutes les formes de la bronchite et des affections aiguës des poumons. Veut-on une action calmante très-faible, on s'adressera à la *pâte de lactucarium*, un effet graduellement plus puissant, on aura recours au sirop de lactucarium, puis à l'extrait alcoolique en granules, et enfin au sirop d'opium et à l'extrait d'opium de Pavot pourpre.

Voici maintenant comment s'exprime M. Bouchardat. « le lactucarium, dit-il, ne *cause aucun des accidents de l'opium;* son efficacité apparaît surtout dans les maladies diverses de l'appareil respiratoire, dans lesquelles la diminution de la douleur, de l'irritation, de la toux, peut contribuer efficacement à rendre un sommeil calme; c'est le *sirop d'Aubergier* qu'on emploie presque toujours.

Il est bien évident, ajoute M. Bouchardat, que l'opium possède des propriétés hypnotiques bien autrement puissantes que celle du lactucarium; mais il a les inconvénients de sa puissance, et les occasions où l'action douce, inoffensive du lactucarium est préférable à l'action puissante de l'opium se présentent tous les jours dans la pratique[1]. »

Doit-on être surpris, après ces déclarations, que M. Bouchardat désapprouve l'addition des préparations opiacées au sirop de lactucarium; nullement : voici en effet comment s'exprime ce savant professeur :

« L'addition de la codéine au sirop de lactucarium n'est pas heureuse, car cette base de l'opium agit, quoique moins énergiquement, comme la morphine; l'unir au lactucarium, c'est dépasser le but que l'on veut atteindre, il est temps de recourir aux opiacés quand on n'a pas réussi à l'aide du lactucarium. »

Or, à cette époque, M. Aubergier vendait sous le nom de sirop de Lactucarium, un mélange de sirop d'opium et de sirop de Lactucarium.

Voici d'ailleurs la formule de ce dernier sirop, telle qu'elle a été présentée par M. Aubergier et telle que l'a adoptée, à peu de chose près, la commission du Codex, sous le nom de sirop de *Lactucarium opiacé.*

Pr.: Extrait alcoolique de lactucarium.	5 gram.
— d'opium.	1,50
Sucre blanc N° 1.	4000
Eau de fleurs d'oranger.	80
Eau distillée.	Q. S.

Dissolvez l'extrait d'opium dans q. s. d'eau distillée et filtrez.

Épuisez d'autre part l'extrait alcoolique de lactucarium par l'eau distillée bouillante, dissolvez le sucre à chaud dans cette dernière solution,

[1] *Formulaire magistral*, 11e édit., 1862, p. 97.
[2] *Annuaire de thérapeutique* pour 1860, p. 9.

suffisamment étendue, clarifiez au blanc d'œuf et faites cuire de manière que la solution d'extrait d'opium et l'eau de fleurs d'oranger ramènent le sirop à 30° bouillant.

Chaque cuillerée à bouche de ce sirop (20 grammes) contient un centigramme d'extrait alcoolique de lactucarium et un demi-centigramme ou cinq milligrammes d'extrait d'opium.

La commission du Codex a adopté la formule de M. Aubergier avec addition de 1,50 d'acide citrique; elle recommande en outre de laisser refroidir la solution aqueuse des extraits de lactucarium avant de filtrer et d'enlever les écumes au fur et à mesure de leur formation.

Nous n'approuvons pas l'addition de l'acide citrique au sirop de lactucarium; cet acide doit tendre à transformer une portion du sucre de canne en sucre interverti, et celui-ci possède une action réductrice très-énergique, et l'expérience nous a appris que dans ces conditions les alcaloïdes et surtout la morphine étaient détruits.

Nous le demandons maintenant à tous nos confrères : cette substitution d'un *sirop opiacé* très-énergique à une autre sirop dont la formule a été publiée et adoptée, ne tombe-t-elle pas sous le coup de la loi qui condamne *la tromperie sur la nature des marchandises vendues?*

La commission du Codex a adopté la formule du sirop de lactucarium opiacé, une circulaire ministérielle a prescrit son insertion au Codex par anticipation, M. Aubergier a donc gagné son procès devant la commission et devant Son Excellence M. le ministre de l'agriculture et du commerce.

Nous pouvons lui certifier qu'il l'a perdu devant ses confrères ; sur les cent sociétés de pharmacie qu'il y a en France, pas une n'approuvera la substitution qu'il a faite, et si M. Aubergier, que nous avons vivement regretté de voir entrer dans cette voie, doute de mon assertion, qu'il en appelle à ses pairs de l'Académie de médecine et de la Société de pharmacie de Paris, je doute qu'il s'élève une seule voix pour le défendre.

Mais d'ailleurs la question a été jugée par la Société de pharmacie, la commission chargée de proposer les matériaux nécessaires à la révision du Codex avait proposé par l'organe de M. Mayet, son rapporteur, d'inscrire au futur Codex une formule de sirop de lactucarium ; cette proposition fut repoussée, et à cette époque bien antérieure à la publicité donnée à la dernière formule du sirop de M. Aubergier, avant que l'on sût d'une manière certaine que ce sirop contenait de l'opium. Deux membres de la société, MM. Duroy et Reveil, affirmèrent que le sirop livré au commerce était très-actif, tandis que celui qui était obtenu par la formule publiée ne l'était pas : déjà il y a près de six ans nous avons observé quelques cas de narcotisme prononcé chez les enfants, et nous étions alors convaincu que le sirop contenait de l'opium ou de la jusquiame, et aujourd'hui encore nous ne sommes pas bien persuadé que cette dernière plante n'y entre pour une bonne dose.

Tous les médecins savent combien les enfants sont sensibles à l'action de l'opium, dans la première enfance surtout : 5 à 6 grammes de sirop d'opium ou de sirop diacode suffisent pour narcotiser ces frêles créatures ; eh bien ! depuis plus de dix ans, on donne sans contrôle, sans indication, sans ordonnance de médecin et à des doses souvent assez élevées, un sirop dont l'action peut être représentée par le quart de celle du sirop d'opium du Codex : or, nous le demandons, y a-t-il un seul médecin qui oserait prescrire à des enfants 20 ou 30 grammes de sirop d'opium ?... pour se rendre compte des accidents produits par les sirops opiacés donnés à dose un peu élevée, il suffit de se rappeler quelle est la cause bien constatée de la grande mortalité des enfants à la mamelle dans les villes manufacturières anglaises.

Nous devons faire remarquer qu'il a été publié plusieurs formules du sirop de lactucarium indépendamment de celle du sirop opiacé : voici deux de ces formules.

Sirop de Lactucarium (Aubergier).

FORMULE PRÉSENTÉE A L'ACADÉMIE.

Pr. : Extrait alcool. de lactucarium.	3	gram.
Sucre candi.	1000	
Eau distillée.	500	
Eau de fleurs d'oranger.	20	

Épuisez l'extrait alcoolique en le traitant à deux reprises par l'eau bouillante, de manière à ne laisser qu'un résidu sans saveur et insoluble, passez la solution, complétez les 500 grammes, et faites-y fondre le sucre candi, clarifiez au blanc d'œuf, cuisez à 32° bouillant, passez et ajoutez l'eau de fleurs d'oranger au sirop refroidi.

FORMULE INSCRITE DANS LE *Traité de Pharmacie* DE M. SOUBEIRAN, T. II, P. 577, 4me ÉDIT.

Pr. : Extrait alcoolique de lactucarium.	15	gram.
Sucre candi.	10000	
Eau distillée.	5000	
Eau de fleurs d'oranger.	500	
Acide citrique.	15	

Faites un sirop avec le sucre candi et l'eau distillée, faites dissoudre l'extrait de lactucarium dans 500 grammes d'eau à l'ébullition, passez à travers une toile, reprenez le résidu par l'eau bouillante ; on réunit les liqueurs filtrées et on les verse dans le sirop bouillant, on fait bouillir vivement le sirop et de temps en temps on y verse de l'eau albumineuse, jusqu'à ce que l'écume se sépare en une masse cohérente, et que le liquide soit limpide; alors on enlève l'écume, on ajoute l'acide citrique dissous dans un peu d'eau, et on maintient sur le feu, jusqu'à ce que le sirop ait dépassé le degré de cuisson ordinaire, et on ajoute l'eau de fleurs d'oranger. M. Soubeiran ajoute : « Je rapporte cette formule telle qu'elle a été exécutée à la pharmacie centrale, par M. Aubergier lui-même. »

Les médecins seront donc désormais prévenus, le sirop de lactucarium, annoncé et vanté comme un calmant, un hypnotique par excellence, ne présentant aucun des inconvénients de l'opium, *contient de l'opium,* et nous pourrions citer plusieurs médecins des hôpitaux, qui depuis la divulgation de la composition du prétendu sirop de lactucarium, l'ont tout à fait proscrit de leurs ordonnances.

La discussion de la formule du sirop de lactucarium a été la cause d'un dissentiment fâcheux parmi les membres de la commission du Codex ; il en est résulté trois démissions, données par MM. Boudet, Poggiale et Robinet. C'est là un fait d'autant plus regrettable qu'à notre avis, ce n'est pas devant la commission du Codex mais bien devant les tribunaux qu'aurait dû être portée la question du sirop de lactucarium.

Au sirop de lactucarium opiacé de M. Aubergier, nous préférons le suivant.

Sirop de Lactucarium à la codéine (Bovet).

Pr.:	Codéine.	3 gram.
	Extrait alcoolique de lactucarium.	3
	Alcool à 55° C.	Q. S.

Dissolvez et ajoutez :

Sirop de sucre blanc..	10000
Eau de fleurs d'oranger.	200

100 grammes renferment 3 centigrammes de codéine, et de lactucarium.

LACTUCINE.

La lactucine est considérée comme le principe actif du lactucarium ; c'est un corps mal défini, et on ne sait pas si la substance désignée sous ce nom par Buchner en 1832, est la même que celle que M. le docteur Walz a fait connaître en 1839, et semblable à la matière amère cristallisée que M. Aubergier a extraite plus tard du lactucarium.

M. Lenoir extrait la lactucine du *lactuca virosa;* il nomme *lactucone* la lactucine fondue et amorphe, la même matière que M. Walz appelait *lactucérine.*

M. Mouchon préfère les préparations de *lactucine* à celles du lactucarium, dont la composition, dit-il, est très-sujette à variation; nous partagerions l'avis de notre confrère si la lactucine était un principe immédiat parfaitement défini; mais comme il en est tout autrement, nous comprenons dans la même proscription la lactucine et le lactucarium, qui sont selon nous des médicaments inefficaces, et qui ne méritent nullement la réputation qu'on leur a faite.

Voici les formules d'administration de la lactucine, proposées par M. Mouchon de Lyon.

Sirop de Lactucine (MOUCHON).

Pr. : Lactucine pulvérisée..	4	gram.
Alcool à 21° C.	125	
Gomme du Sénégal.	250	
Eau de fleurs d'oranger.	125	
Eau de fontaine.	125	
Sirop de sucre.	8000	

Faites dissoudre d'une part la lactucine dans l'alcool, et d'autre part la gomme dans l'eau et l'eau de fleurs d'oranger: filtrez le soluté alcoolique et passez le soluté gommeux. Faites bouillir le sirop de sucre jusqu'à ce qu'il puisse être ramené à son poids primitif, par des additions successives de soluté gommeux et de soluté alcoolique, et versez-le dans une chausse d'Hippocrate.

Granules de Lactucine (MOUCHON).

Pr. : Lactucine en poudre	0,20	gram.
Gomme arabique.	0,30	
Amidon.	1,00	
Sirop de gomme..	Q. S.	

F. S. A. 64 granules qu'on recouvrira avec soin d'une couche convenable de matière sucrée.

On porte jusqu'à 8 le nombre à prescrire dans les 24 heures.

OPIUM INDIGÈNE DU PAVOT POURPRE OU AFFIUM.

Nous ne pouvons ni ne voulons insister ici sur l'opium indigène, nous renverrons nos lecteurs aux excellents travaux de MM. Petit, Loiseleur, Deslonchamps, Dellen, Haller, Savaresi, Aubergier, Chevallier, Hardy, Simon, Descharmes, Bénard, etc. etc., au résumé que nous avons publié [1], et aux mémoires de M. Descharmes.

[1] Reveil, *De l'opium, des opiophages et des fumeurs d'opium.*

C'est M. Chevallier qui le premier a demandé, il y a plus de douze ans, le titrage des opiums destinés aux usages pharmaceutiques ; il a proposé le chiffre de 10 pour 100 de morphine ; on trouve assez facilement dans le commerce des opiums à 10 pour 100, mais il faut les choisir ; pris en masse ils ne renferment pas plus de 7 à 8 ; M. Guibourt a cependant trouvé souvent 12 et 15, mais c'est l'exception.

Nous désapprouvons le nom d'*affium* pour désigner l'opium indigène du *pavot pourpre ;* celui-ci n'est pas une espèce distincte du pavot blanc, mais simplement une variété à graines pourpres qui ne vaut pas mieux que le pavot blanc lui-même.

Nous dirons avec M. Soubeiran que la prétendue constance de composition de l'opium du pavot pourpre n'est que de la fantasmagorie ; les opiums, quelle que soit leur origine, peuvent renfermer de 8 à 25 pour 100 de morphine ; les expériences de MM. Aubergier, Roux, Descharmes, etc., l'ont démontré. Vouloir garantir un opium juste à 10 pour 100, c'est vouloir encourager la fraude par des mélanges de divers opiums, la soustraction ou l'addition d'alcaloïdes ; il faut selon M. Guibourt, et nous partageons complétement son avis, n'employer pour les préparations pharmaceutiques que de l'opium renfermant de 10 à 13 pour 100 de morphine ; une foule de causes peuvent influer sur la composition de l'opium.

La culture du pavot au point de vue exclusif de l'extraction de l'opium est industriellement et économiquement impossible : mais il y a bénéfice à recueillir à la fois les graines et l'opium ; à ce double point de vue, le pavot noir ou à œillette est celui qui fournit le plus de graine qui donne le meilleur opium ; celui-ci peut renfermer jusqu'à 26 pour 100 de morphine (Bénard, Acar, Mialhe, Descharmes, Guibourt, Reveil) ; un pareil opium serait très-profitable pour l'extraction de la morphine.

Au point de vue pharmaceutique, il faut, outre la proportion de morphine, tenir compte également de la quantité d'extrait gommeux soluble fourni par un opium ; en moyenne il donne 50 pour 100 extrait ; c'est ainsi qu'il faut rejeter de la consommation pharmaceutique les opiums de Perse qui renferment le plus souvent 11 pour 100 de morphine, mais qui donnent jusqu'à 92 pour 100 d'extrait, d'où il résulterait que ces opiums fourniraient des extraits moins riches que ceux qui auront été donnés par de l'opium de Constantinople ou de Smyrne à 8 pour 100 de morphine.

Dans la séance du 3 janvier 1854 [1], l'Académie de médecine a adopté les formules suivantes d'opium indigène ; ces formules ont été insérées au *Bulletin* par arrêté ministériel en date du 15 décembre 1853.

[1] *Bulletin de l'Académie impériale de médecine*, tome XIX, page 261.

OPIUM INDIGÈNE DE PAVOT POURPRE

Faites des incisions longitudinales légèrement inclinées aux capsules de pavot pourpre, lorsqu'elles ont atteint leur développement complet et avant qu'elles passent de la couleur verte à la couleur jaune. Recueillez immédiatement, avec le doigt, dans un verre, le suc laiteux qui s'écoule; répétez ces incisions par intervalles jusqu'à ce qu'elles aient embrassé toute la circonférence de la capsule. Réunissez le produit de la récolte dans de larges vases à fond plat; exposez-le au soleil jusqu'à ce qu'il ait acquis une consistance assez ferme pour pouvoir être divisé en pains de 50 grammes; laissez les pains exposés au soleil et à l'air jusqu'à ce qu'ils puissent être enveloppés dans des feuilles de papier huilé sans s'y attacher.

Extrait d'Opium indigène de pavot pourpre.

Coupez 500 grammes d'opium de pavot pourpre par tranches; versez dessus 6 litres d'eau distillée froide; au bout de douze heures de macération passez et exprimez. Soumettez le marc à une nouvelle macération dans 6 parties d'eau froide et passez encore avec expression; décantez les liqueurs, et versez sur cet extrait 4 kilog. d'eau distillée froide, agitez de temps en temps pour faciliter la dissolution; passez les liqueurs et faites évaporer en consistance d'extrait pilulaire.

Cet extrait contient un cinquième de son poids de morphine.

Vin d'Opium de pavot pourpre.

Pr. :	Vin de Madère.	500 gram.
	Opium de pavot pourpre.	0,50

Faites macérer huit jours et filtrez.

Si vous ne retirez pas une dose de vin équivalente à celle employée, lavez le résidu avec une quantité de vin suffisante pour compléter 500 grammes.

Teinture d'Opium indigène de pavot pourpre.

Pr. :	Extrait d'opium de pavot pourpre.	10 gram.
	Alcool à 56° C.	1000 kilog.

Faites macérer l'opium de pavot pourpre dans l'alcool; filtrez la solution; passez-la, et si elle pèse moins que l'alcool employé, complétez le poids en lavant le résidu avec une quantité suffisante de ce liquide.

Pour obtenir une teinture solide, à froid, propre exclusivement à l'usage extérieur, diminuez de 120 grammes les quantités d'alcool employé, et remplacez-le par un poids égal de savon animal que vous ferez dissoudre au bain-marie.

Sirop d'opium indigène de pavot pourpre.

Pr. :	Opium de pavot pourpre.	1,50 gram.
	Eau.	500,00
	Sucre blanc.	1 kilogram.

Faites dissoudre l'opium de pavot pourpre dans l'eau ; filtrez la solution; faites-y dissoudre le sucre et filtrez le sirop au papier.

Dix grammes ou deux cuillerées à café de ce sirop contiennent un centigramme d'opium indigène et un milligramme de morphine.

Malgré l'approbation de l'Académie de médecine, les préparations d'opium indigène sont tout à fait inusitées.

M. Guibourt a signalé récemment un fait extrêmement important qui mérite toute l'attention des praticiens ; il a constaté que l'extrait d'opium en vieillissant devenait moins riche en morphine et que par conséquent il perdait de ses propriétés. Nous appelons toute l'attention de nos confrères sur cette altération qui, si elle était constante, nécessiterait une réforme sérieuse dans la pharmacie.

Nous demandons avec MM. Chevallier, Guibourt, Soubeiran, etc., que les opiums destinés aux préparations pharmaceutiques renferment de dix à douze pour cent de morphine. Mais nous ne voudrions pas que dans aucun cas il fût permis d'ajouter le sel de morphine à l'opium ou à des préparations opiacées pour en élever le titre.

Topiquement l'opium est un des meilleurs calmants que l'on connaisse, mais il faut alors l'employer en solutions aqueuses, lorsque surtout on veut l'appliquer sur des plaies ; l'alcool détermine des douleurs intolérables.

Décoction contre les vomissements de la grossesse (Capady).

Pr. :	Écorce de cornouillier des marais (*cornus cerisia*)	ãã 20 gram.
	Racines d'igname sauvage (*dioscorea villosa*)	
	Eau.	600 gram.

Faites bouillir jusque réduction à 400 grammes.

A prendre une ou deux cuillerées à bouche toutes les trois ou quatre heures. — Très-employée en Amérique.

FEUILLES DE POMMES DE TERRE

On a souvent signalé des cas d'empoisonnement de bestiaux qui s'étaient nourris avec des feuilles de pommes de terre, mais on ne sait rien de positif à ce sujet. M. Pluskal a vanté les cataplasmes de feuilles et les injections avec la décoction des feuilles de pomme de terre dans les cas d'hémorrhoïdes douloureuses et les spasmes de la vessie.

FÈVE DE CALABAR.

Les effets physiologiques et toxiques produits par la fève de Calabar nous engagent à la placer à côté des opiacés ; en effet, comme l'opium, elle agit en sens inverse de la belladone.

Le docteur Daniel, en 1846, a appelé le premier l'attention sur les propriétés toxiques de la fève du Calabar. Dans un mémoire sur les naturels du Calabar, lu à la Société ethnologique de Londres le 28 janvier 1846 [1], le docteur Daniel fait connaître l'usage qu'on fait dans le pays, dans un but judiciaire, d'un poison, dit d'épreuve, fourni par une légumineuse aquatique dont il n'indique pas le nom. C'est plus tard, en 1854, que le révérend Waddell, missionnaire au Vieux-Calabar a fourni au professeur Christison des graines provenant de la plante en question, connue, dans le pays, sous le nom d'*éséré*. Ce professeur s'étant procuré d'autres graines, les étudia au point de vue toxicologique. Il communiqua son travail à la Société royale d'Édimbourg, et publia son Mémoire dans le *Monthly journal of medicine*, 1855 [2]. M. Balfour donna l'histoire complète de cette légumineuse.

La plante qui fournit la fève du Calabar fut désignée par Balfour sous le nom de *Physostigma venenosum*, et comme sa graine diffère de celle de la tribn des Phaséolées, Il créa une tribu nouvelle sous le nom *D'Eu-Phaseolées* et non *Phaséolées* comme on l'a écrit par erreur, sous-ordre des Papilionacées.

On trouve la fève du Calabar dans la région occidentale d'Afrique, près de la baie de Biafra, à l'ouest des sources du Niger. Le *Physostigma venenosum* est une plante grimpante, vivace, atteignant quelquefois une longueur de 15 mètres ; elle se plaît aux environs des cours d'eau et des terrains marécageux. La gousse, lorsqu'elle est dans son état de maturité, est d'une couleur brune et présente près de quinze à vingt centimètres de longueur. Elle contient deux ou trois graines; l'épisperme est dur, cassant; elles sont ovales, un peu réniformes; ont 0^{m},02 à 0^{m},025 de longueur et larges de 0^{m},010 à 0^{m},015; leur côté, convexe, est marqué

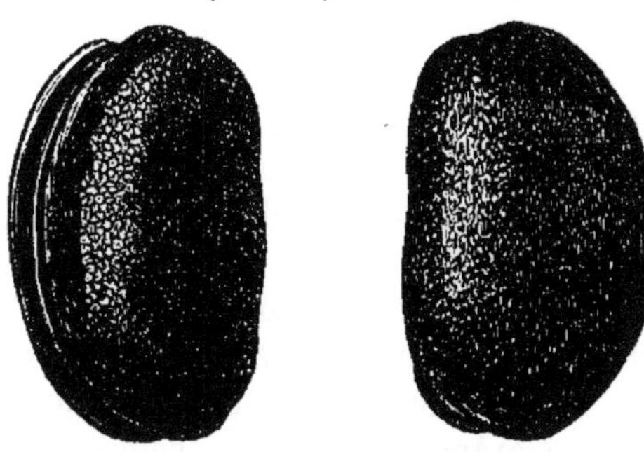

Fig. 6. — Fève de Calabar. *Physostigma venenosum*. BALF.

[1] *Ethnological Society journal*, tome I.

[2] *Transactions of the royal Society of Edinburgh*, vol. XXII.

d'un hile long et sillonné, qui s'étend comme une rainure profonde d'une extrémité de la semence à l'autre; sa couleur est chocolat foncé; sa surface chagrinée; elle est rougeâtre sur les bords du sillon; l'amande est formée d'un embryon avec deux gros cotylédons qui se sont rétractés et ont laissé une cavité au milieu; ils sont durs et très-friables. L'extrait de la fève de Calabar, lorsqu'il est introduit sous les paupières, possède la propriété de faire contracter la pupille, et de devenir ainsi l'antagoniste de l'atropine. L'honneur de cette découverte revient à M. Thomas R. Fraser [1], qui a fait connaître la propriété que possède l'extrait de cette fève, d'agir sur l'iris, de déterminer les contractions de cette membrane, de rétrécir la pupille et d'avoir une action immédiate sur l'appareil accommodateur de la vision. Les recherches de M. Fraser ont été aussitôt confirmées par les observations cliniques d'un ophtalmologiste distingué, M. Argyll Robertson, observations communiquées à la Société médico-chirurgicale d'Édimbourg, au mois de février 1863 [2].

Le travail de M. Robertson éveilla l'attention des observateurs, et peu de temps après, MM. Sœlberg, Bouman et Harley à Londres; Nunneley à Leeds, de Graefe à Berlin, sont venus confirmer les résultats avancés par les premiers expérimentateurs. De son côté, M. Giraldès confirmait le premier, à Paris, les résultats de l'action de cet agent, et il a employé dans ses essais de l'extrait de fève du Calabar, préparé par nous d'après le procédé de M. Fraser.

Les expériences ont porté sur trois catégories bien distinctes : 1° des enfants dont les yeux étaient sains ; 2° des enfants chez lesquels l'iris adhérant à la pupille présentait un déplacement de cette ouverture ; 3° enfin chez quelques enfants dont la cornée perforée présentait une procidence de l'iris.

Sur plus de vingt-cinq enfants depuis l'âge de quatre à treize ans, et chez lesquels la pupille avait été dilatée la veille ou l'avant-veille, au moyen de l'atropine, une goutte de solution d'extrait dans de la glycérine a été introduite entre les paupières ; au bout de dix minutes, on apercevait chez tous un commencement d'action ; quinze à vingt minutes après, la pupille était réduite presque au minimum; enfin vingt-cinq minutes après, la contraction était poussée à ses dernières limites ; on apercevait alors le champ de la cornée occupé par une membrane, offrant à son centre une ouverture ayant à peine un demi-millimètre de diamètre ; cette contraction s'est maintenue pendant vingt vingt-quatre et trente heures. Chez les enfants de la seconde catégorie,

[1] Thèse inaugurale soutenue et couronnée à Édimbourg en 1862, *sur les caractères et les usages thérapeutiques de la fève du Calabar.*

[2] N° de mars de *Edinburgh medical journal.*

le même phénomène s'est produit ; chez quelques-uns, quelques adhérences se sont déchirées et la position de l'ouverture pupillaire s'est corrigée. Chez les enfants de la troisième catégorie, la contraction de la pupille, en ramenant cette ouverture vers le centre du champ de la cornée, a contribué à dégager la partie de l'iris prolapsée.

Depuis que ces premières expériences ont été instituées, M. Giraldès a eu occasion d'observer les mêmes résultats chez des individus mydriatiques. On connaît aujourd'hui bon nombre de faits dans lesquels l'extrait de fève du Calabar a été employé avec succès pour combattre une mydriase produite par des causes traumatiques ou autres.

M. Fraser a étudié l'action physiologique des fèves de Calabar, il a constaté que les graines seules étaient actives; les essais faits avec les tiges n'ont donné aucun résultat; il a essayé l'action des semences sur l'homme et sur les animaux ; M. Christison a pu prendre 0 gram. 27 de fève; il a éprouvé des vertiges, des battements de cœur très-faibles et irréguliers accompagnés d'accidents très-graves que M. Maglagan, qui vit M. Christison avec le docteur Simpson, a comparés à ceux produits par l'aconit.

Les expériences de M. Fraser sur l'action qu'exerce l'extrait de fève de Calabar sur la pupille ont été répétées par MM. Robertson, Sœlberg, Wells, Hulke, de Graefe, etc.; en France, on ne connaît que les faits signalés par M. Giraldès.

Au Vieux-Calabar, la séve du *Physostygma venenosum* sert de poison d'épreuve comme le tanghin à Madagascar ; toute la provision est remise au roi, on jette à la rivière, à la fin de l'année, tout ce qui n'a pas été employé; cette graine surnage et il ne nous parvient en Europe, au rapport du révérend H. M. Weddell, que les graines qu'on a pu dérober par surprise à la surface de la rivière.

Nous avons opéré de la manière suivante avec les fèves de Calabar que nous a remises M. Giraldès.

Poids des graines = 30 grammes	Epispermes,	8,90
	Amandes,	21,10

Les amandes pulvérisées ont été successivemeet traitées par 150, 120 et 150 grammes, total 420 grammes d'alcool absolu et bouillant; par évaporation, nous avons obtenu 0,89 d'extrait sec, d'apparence huileuse, soit 2,666 du poids des semences pour 100; le résidu repris par l'eau a donné un extrait qui contractait légèrement la pupille.

Les 8,90 d'épispermes pulvérisés et épuisés par l'alcool absolu et bouillant ont donné 0,17 d'extrait peu actif; le résidu repris par l'eau bouillante a fourni 0,45 d'extrait aqueux très-peu actif.

On voit, d'après ce qui précède, que le procédé de M. Fraser que nous avons suivi et qui consiste à épuiser par l'alcool absolu, donne moitié moins d'extrait que lorsqu'on se sert d'alcool à 84°, employé par M. Daniel Hanbury; il est vrai que ce savant ne dit pas s'il a séparé les épispermes ou s'il a traité le tout ensemble. Ajoutons enfin que les solutions alcooliques et aqueuses de fève de Calabar précipitent abondamment par l'iodure double de mercure et de potassium, ce qui fait présumer qu'elles renferment un alcaloïde.

M. Daniel Hanbury a vu que la fève concassée et épuisée par l'alcool à 84° centésimaux donnaient 2,3 pour 100 d'extrait sec, et par un second traitement par l'alcool bouillant, on obtient 2,2 pour 100 d'extrait sec : total 4,5.

Comme M. Daniel Hanbury, nous avons constaté que l'extrait alcoolique de fève de Calabar était incomplétement soluble dans l'eau avec laquelle il donne une solution trouble qui laisse un dépôt abondant; la glycérine dissout parfaitement l'extrait, c'est cette solution au sixième (1 d'extrait pour 5 de glycérine) que M. Giraldès a employée.

L'épisperme épuisé séparément par l'alcool a donné un extrait qui contractait légèrement encore la pupille.

Le résidu du traitement par l'alcool est extrêmement riche en amidon; bouilli dans l'eau, il se prend en empois; celui-ci délayé dans l'eau, et la solution filtrée et évaporée à une douce chaleur donne un résidu qui, repris par l'alcool, à 55° centésimaux, fournit après filtration et évaporation un extrait qui contracte notablement la pupille : il serait donc plus convenable, à notre avis, pour obtenir les plus grandes parties du principe actif, de traiter par l'alcool à 65° centésimaux au lieu d'alcool absolu qu'emploie M. Fraser, et l'alcool à 84° C. dont s'est servi M. Daniel Hanbury.

Nous croyons avec M. Daniel Hanbury que le meilleur mode d'application de l'extrait de fève de Calabar dans les maladies des yeux consiste à étendre la solution glycérinée sur du papier, par la méthode de M. Streatfield, mais nous préférons employer les papiers gradués par M. Le Perdriel qui sont divisés par centimètres carrés, demis, cinquièmes et dixièmes de centimètres carrés; nous mettons deux milligrammes d'extrait par centimètre carré; un cinquième de centimètre suffit pour obtenir le maximum de contraction en huit minutes.

---

§ I. — STUPÉFIANTS. PRINCIPES IMMÉDIATS

Presque toutes les plantes qui possèdent des propriétés narcotiques prononcées renferment des alcalis organiques dont l'étude physiologique et thérapeutique est parfaitement connue ; nous n'aurons donc qu'à signaler ici quelques-unes de leurs applications les plus récentes.

ACONITINE ($C^{60}H^{47}AzO^{14}$).

L'aconit napel étudié au point de vue chimique par Pallas et par Bucholz, fournit à Hesse, en 1833, un alcaloïde, qu'il nomma *aconitine* qui fut étudié plus tard par Geiger, Brandes, Berthemot, Stablschmidt, Morson et Planta. L'aconitine se présente sous l'aspect de grains blancs pulvérulents, inodores, amers, peu solubles dans l'eau froide, plus solubles dans l'eau chaude, dans l'éther et surtout dans l'alcool. L'aconitine est très-vénéneuse ; elle fond à 80°, se décompose à 120° ; l'acide sulfurique la colore en jaune qui tire bientôt au rouge ; l'iode la colore en rouge kermès ; — elle forme des sels qui cristallisent très-difficilement.

Nous avons vu, en parlant de l'aconit, que presque toutes les préparations pharmaceutiques de cette plante étaient infidèles dans leur action et variaient dans leur composition, nous avons toutefois excepté l'alcoolature d'aconit, qui est aujourd'hui à peu près la seule préparation employée ; son action déprimante sur le système nerveux, est des mieux constatées : mais généralement aujourd'hui on tend à préférer l'aconitine, malheureusement celle-ci est assez difficile à obtenir, cependant M. Planta a publié un procédé qui donne cet alcaloïde pur.

L'aconitine est un des poisons narcotico-âcres les plus violents, elle est employée avec succès dans tous les cas de surexcitation nerveuse cérébrale; on l'administre dans les maladies mentales, dans les crampes, la chorée, l'asthme spasmodique, les névralgies; elle exerce une action diurétique évidente ; Coulson Roots, Scey et Brockes, Becquerel, Tessier, etc., l'ont employée contre la goutte et le rhumatisme, la médecine homœopathique fait un grand usage de l'aconitine sous forme de globules ou de dilutions dans les névroses, les maladies inflammatoires et les affections fébriles en général.

M. Turnbull a préconisé l'aconitine dans un grand nombre de maladies des yeux et des oreilles.

A l'intérieur l'aconitine s'emploie sous différentes formes à la dose de 1 à 5 centigrammes.

Pilules d'aconitine (TURNBULL).

Pr. :	Aconitine.	0,05 gram.
	Poudre de réglisse.	1,00
	Sirop.	Q. S.

Pour 5 pilules. — Une à cinq par jour.

Pommade (Brockes).

Pr. : Aconitine. . . . . 00,10 gram.
Alcool. . . . . Q. S. pour dissoudre.
Axonge. 19,00

Liniment (Turnbull).

Pr. : Aconitine. 1 gram.
Huile d'olives. 2

Mêlez. — Pour frictions.

Gouttes d'aconitine contre la surdité (Turnbull).

Pr. : Aconitine. 1 gram.
Alcool rectifié. 8

Mêlez et faites dissoudre. — Employées en frictions en commençant par 2 ou 3 gouttes et allant progressivement jusqu'à 20 ou 30 gouttes et sur du coton dans les oreilles.

DELPHINE ou DELPHININE

La delphine extraite par Brandes des semences du *delphinium staphisagria*, et étudiée par MM. Lassaigne et Feneulle, est une base pulvérulente légèrement jaunâtre ; elle fond à 120° ; sa saveur est âcre et insupportable ; elle est peu employée ; cependant M. Turnbull l'a administrée dans les névralgies, et plus particulièrement contre le tic douloureux. D'après M. van Praag, elle paralyse les nerfs sensitifs et moteurs.

Embrocation (Turnbull).

Pr. : Delphine. 1 gram.
Alcool rectifié. 16

Mêlez.

Gouttes de Delphine (Turnbull).

Pr. : Delphine. 1 gram.
Alcool rectifié. 8

Faites dissoudre. — Dose 10 à 40 gouttes.

Pommade de Delphine (Turnbull).

Pr. : Delphine . . . . 2 gram.
Axonge. 20

Mêlez. — Contre les névralgies faciales.

ATROPINE ($C^{34}H^{23}AzO^{6}$).

L'atropine a été extraite de la belladone par Geiger, Hesse et Mein; elle est sous forme d'aiguilles incolores ou de masses amorphes et transparentes, elle est très-vénéneuse, fusible à 80°, légèrement volatile; elle répand une odeur caractéristique; elle est peu soluble dans l'eau, très-soluble dans l'éther ; elle forme des sels cristallisables qui ne sont précipités par le tannin qu'après addition d'acide chlorhydrique.

Les propriétés thérapeutiques de l'atropine ont été étudiées par MM. Reisenger, Lusanna, Bouchardat, Crosio, etc. ; elle agit comme la belladone, mais on la préfère toutes les fois que l'on veut agir sûrement et rapidement. Comme dans la mydriase, dans d'autres maladies des yeux, contre les névralgies faciales, les névroses, etc.

Les injections sous-cutanées d'atropine ou d'un sel d'atropine ont été surtout préconisées en France par M. Béhier; on injecte sous la peau à l'aide de la seringue de Pravaz ou de celle de Lüer une solution titrée d'atropine ou de sel d'atropine; on commence par un demi-milligramme et on peut aller jusqu'à un milligramme et au-dessus ; c'est surtout contre les névralgies que cette médication est employée avec succès, mais on l'a encore appliquée contre l'épilepsie, la chorée, les hallucinations, l'hystérie, le tétanos, même l'hydrophobie; on s'en est servi comme prophylactique de la scarlatine, mais alors on l'administre par l'estomac; mais c'est surtout contre la sciatique que les injections sous-cutanées d'atropine ont été employées avec succès; à leur suite il survient souvent des accidents atropiques, que l'on combat par de petites doses d'opium.

L'atropine est employée pour combattre le spasme palpébral, la photophobie, l'épiphora et les phénomènes de congestion vasculaire qui accompagnent le plus souvent les ulcérations de la cornée ; elle déterge les ulcérations et favorise leur cicatrisation par une action modificatrice spéciale dans les perforations de la cornée ; elle empêche la formation de la hernie de l'iris en faisant rétracter cette membrane jusqu'au cercle ciliaire, pendant le temps nécessaire pour la production de la lymphe plastique qui doit former la cicatrice.

L'atropine et ses sels sont les plus puissants mydriatiques que l'on connaisse; l'injection de ses solutions dans l'œil est souvent suivie d'accidents atropiques très-graves; on les évite souvent par l'usage des papiers gradués de M. Le Perdriel, réunis dans un portefeuille très-commode qu'il nomme trousse de l'oculiste ; *un cinquième de milligramme* représenté par un cinquième de centimètre carré, il suffit pour obtenir le maximum de dilatation.

Nous pourrions citer plusieurs cas d'empoisonnements par l'atropine introduite dans l'œil.

Injections sous-cutanées d'atropine (Béhier).

Pr. : Atropine et mieux sulfate d'atropine. . . . . . 0,50 gram.
Eau. 30,00

Faites dissoudre, et injectez de 1 à 5 gouttes.—Contre les névralgies et surtout la sciatique.

Collyre pour dilater la pupille.

Pr. : Atropine. . . . . 0,05 gram.
Eau distillée. 200,00

Faites dissoudre à l'aide d'une demi-goutte d'acide chlorhydrique.

Collyre (Desmarres).

Pr. : Atropine. . . . . 1 gram.
Eau distillée.. 100

Faites dissoudre, entourez le flacon de glace ; dans les hernies récentes de l'iris et les ulcérations de la cornée ; lorsque la perforation est imminente, on instille une goutte toutes les dix minutes et on applique sur l'œil une compresse imbibée de cette solution.

Pommade.

Pr. : Atropine. . . . . 0,25 gram.
Axonge.. 5,00

Mêlez. — Matin et soir introduire gros comme une tête d'épingle de cette pommade entre les paupières pour combattre les adhérences irido-cristalloïdiennes.

Gouttes ou Teinture prophylactique de la scarlatine.

Pr. : Atropine. 0,50 gram.
Alcool à 85° C. 20,00

Faites dissoudre. — 1 à 5 gouttes dans un demi-verre d'eau sucré.

Poudre.

Pr. : Atropine . . . . 0,05 gram.
Sucre blanc.. 10,00

Mêlez et divisez en cent paquets contenant chacun 1/2 milligramme — 1 à 3 par jour aux enfants au-dessous de 7 ans, contre la coqueluche.

Pilules.

Pr. : Atropine.. 10 centigr.
Miel et poudre de guimauve. . . . . Q. S.

Pour cent pilules de 10 centigr. chacune, contenant 1 milligr. d'atropine, 1 à 4 par jour en augmentant progressivement, contre la chorée, l'épilepsie, les névroses, etc.

Sirop.

Pr.: Atropine . . . . 1 décigr.
Eau. . . . . 10 gram.

Faites dissoudre à l'aide d'une goutte d'acide chlorhydrique et ajoutez

Sirop de sucre blanc. 1000

100 grammes contiennent 1 centigramme : dose 20 à 50 grammes.

En principe, nous désapprouvons la forme de sirop pour les substances actives ; ils sont au moins inutiles, sinon dangereux.

Sulfate d'atropine ($C^{34}H^{23}Az,O^{6},SO^{3}$).

Aujourd'hui on préfère, en général, le sulfate d'atropine à l'atropine. C'est le docteur Mozler, de Genève, qui a beaucoup insisté sur les avantages que présente ce sel ; son action plus modérée le rend moins dangereux, ses propriétés et ses usages sont les mêmes que ceux de l'atropine ; on l'emploie dans les mêmes maladies et aux mêmes doses. M. Desmarres emploie pour dilater la pupille une solution de 2 à 5 centigrammes pour 10 grammes d'eau distillée. Le papier gradué au sulfate d'atropine vaut mieux.

Valérianate d'atropine ($C^{34}H^{23}AzO^{6},C^{10}H^{9}O^{3}$).

M. Michea a vanté le valérianate d'atropine contre l'épilepsie ; mais ce sel n'agit pas mieux que le sulfate, ni que la belladone autrefois employée par Greding, et plus récemment par M. Debreyne.

M. Moreau, de Tours, a également employé le valérianate d'atropine; deux hystériques, dont une plus gravement atteinte, en ont éprouvé, après quelques jours de son usage, une telle rémission dans les symptômes, qu'on pouvait les regarder comme guéries. — L'hystéro-épilepsie était compliquée de dérangements intellectuels, ou même de folie bien caractérisée. Les attaques étaient fréquentes, d'une violence extrême; elles ont cessé pendant six mois; les malades ont été rendues à leur famille, tout en les engageant à continuer le remède. M. Moreau, de Tours, résume ainsi ses observations : deux guérisons douteuses sur dix insuccès.

M. Calmann a indiqué le procédé suivant pour obtenir le valérianate d'atropine cristallisé : il fait dissoudre l'atropine dans l'éther; il refroidit la dissolution ainsi que le valérianique à l'aide d'un mélange réfrigérant;

puis il mélange, peu à peu, les deux solutions; les cristaux se forment bientôt.

M. Michea fait préparer des granules de valérianate d'atropine contenant chacun *un milligramme* de sel; on en fait prendre un à quatre par jour.

Potion contre l'épilepsie (Michea).

Pr. : Infusion de tilleul	120	gram.
Valérianate d'atropine	1	milligr.
Sirop de tolu	10	gram.

Une cuillerée à café toutes les demi-heures dans la coqueluche.

DATURINE

Le stramonium, *datura stramonium*, jouit des mêmes propriétés que la belladone; pour quelques chimistes, tels que Geiger, Hesse et Mein, il contiendrait de l'atropine, on la trouverait surtout dans les semences. D'après M. Planta, le principe actif du stramonium qu'il a nommé *daturine* aurait la même composition que l'*atropine*, mais il ne précipite pas par le chlorure platinique et le précipité fourni avec le chlorure d'or serait blanc, tandis que celui fourni par l'atropine est jaune. On a même signalé dans le stramonium un autre principe, la *stramonine*, qui n'a pas été suffisamment étudiée.

Quoi qu'il en soit, la *daturine*, qui cristallise en prismes bien nets, incolores, très-brillants et groupés, agit comme l'atropine; elle dilate aussi bien la pupille; mais, d'après M. Jobert de Lamballe, la dilatation est moins douloureuse et elle persiste moins longtemps, ce qui est un inconvénient pour l'atropine; ces deux alcaloïdes sont employés dans les mêmes cas et aux mêmes doses.

HYOSCYAMINE

L'hyoscyamine, extraite de la jusquiame, se trouve dans les feuilles et les semences de cette plante; elle a été découverte par Geiger et Hesse; elle cristallise en aiguilles soyeuses; sa saveur est âcre et désagréable, elle dilate fortement la pupille; elle est volatile, presque sans décomposition, l'iode la précipite en brun, le tannin en blanc, le chlorure d'or en blanc jaunâtre, et le chlorure de platine ne la précipite pas.

D'après le docteur Garrod, les alcalis caustiques détruisent l'hyoscyamine, l'atropine et la daturine, tandis que les bicarbonates alcalins n'exercent aucune action sur elle.

MM. Reisenger, Gulz et Honold ont employé l'hyoscyamine pour dilater la pupille. M. Schroff la prescrit mêlée au sucre à la dose de un à trois milligrammes, comme hypnotique et pour calmer la toux et assurer le repos des nuits.

Solution d'hyoscyamine (SCHROFF).

Pr. : Hyoscyamine	1 gram.
Alcool	10
Eau	100

Dose 4 à 15 gouttes. L'hyoscyamine est très-soluble dans l'eau, ce qui facilite son emploi comme mydriatique; elle dilate mieux, dit-on, la pupille que les autres alcaloïdes.

SOLANINE ($C^{84}H^{68}Az^{2}O^{28}$).

La solanine isolée, par M. Desfosses, des feuilles et des tiges de douce-amère, des fruits par M. Legrip, et des germes de pommes de terre, par M. Otto, cristallise en prismes incolores et inodores, sa saveur est amère et âcre, elle est soluble dans l'eau, l'alcool, l'éther et les huiles, elle ne dilate pas la pupille; d'après M. Clarus, c'est un narcotique puissant : elle est rare et inusitée.

La solanine a été trouvée par MM. Legrip et O. Henry, dans le *solanum mammosum*; par M. Morin, dans le *S. verbascifolium;* par MM. Chevallier et Payen, dans les fruits du *S. lycopersicum;* par MM. Fodéré et Hecht, dans le *S. ferox*, et par M. Pelletier dans d'autres Solanées.

CICUTINE ($^{16}H^{16}Az$).

La *cicutine*, *conine*, *conéine* ou *conicine*, est un alcaloïde liquide non oxygéné, extrait, en 1826, par Brandes et Giesecke, des fruits de la grande ciguë, *conium maculatum*; elle a été étudiée per Geiger, Schrader et Ortigosa; c'est un des poisons des plus violents que l'on connaisse; d'après MM. von Planta et A. Kékulé, la cicutine du commerce serait un mélange de deux alcaloïdes homologues, la *cicutine* et la *méthylcicutine*, et M. T. Wertheim a obtenu de la distillation des fleurs de ciguë fraîches un alcaloïde particulier, qu'il a nommé *conhydrine*.

D'après MM. W. Reuling et Fr. Salzer, la cicutine, qui est inusitée chez nous, serait très-employée en Allemagne; M. Wertheim l'a administrée avec succès contre les fièvres intermittentes. Les Allemands l'ont employée contre le typhus, la tuberculose; dans les bronchites chroniques, elle calme, dit-on, la toux et les douleurs névralgiques; M. Spengler l'a administrée contre la coqueluche.

Solution de Cicutine (Fronmuller).

Pr. : Cicutine. . . . . 0,10 gram.
Alcool. 1,00

A prendre trois gouttes sur un morceau de sucre.

Collyre.

Pr. : Cicutine. . . . . 1,00 gram.
Alcool. 100,00

En frictions sur les paupières contre certaines ophthalmies scrofuleuses. M. Mauthner, de Vienne, emploie, aux mêmes doses, la cicutine dissoute dans l'huile d'amandes pour combattre les contractions spasmodiques des paupières chez les enfants scrofuleux. D'après M. Œsterlen, la cicutine a été employée, en Angleterre, sans succès dans le tétanos et l'hydrophobie; on l'injectait sous la peau.

NICOTINE ($C^{20}H^{14}Az$).

La *nicotine* a été découverte par MM. Reimann et Posselt dans le tabac, étudiée par MM. Boutron et O. Henry, obtenue pure et analysée par M. Barral, retrouvée par M. Melsens, dans la fumée du tabac, et parfaitement caractérisé par M. Schlœsing : c'est un alcaloïde liquide des plus vénéneux.

Les propriétés physiologiques et toxiques de la nicotine ont été étudiées par Berzelius et par MM. van Praag; Stass, Albers et Claude Bernard [1]; elle accélère d'abord la respiration et la ralentit ensuite.

M. van Praag a préconisé la nicotine contre les dermatoses chroniques; elle est peu employée.

Teinture de Nicotine (Gowe).

Pr. : Nicotine. . . . . 1 gram.
Alcool. 50

Imbiber des compresses de cette teinture et appliquer *loco dolenti*.

M. Pavesi a obtenu de bons résultats de l'injection suivante dans les cas de paralysie de la vessie.

Injections de Nicotine (Pavesi).

Pr. : Nicotine. . . . . 0,60 gram.
Eau distillée. 360,00
Mucilage. 30,00

[1] *Leçons sur les effets des substances toxiques et médicamenteuses.* Paris, 1857, p. 397 et suiv.

Pour faire deux injections par jour dans la vessie contre les paralysies de cet organe. — L'absorption se fait difficilement par la muqueuse vésicale, mais elle a lieu ; aussi la dose de nicotine employée dans cette formule nous paraît-elle excessive.

MORPHINE ($C^{34}H^{19}AzO^{6}$).

La morphine est trop connue des chimistes et des médecins pour que nous insistions sur son histoire : nous nous contenterons de donner quelques formules de préparations dont elle fait partie.

L'acétate de morphine, autrefois très-employé, l'est beaucoup moins aujourd'hui, parce qu'il devient basique et insoluble. On préfère le sulfate et surtout le chlorhydrate. Les sirops d'acétate, de sulfate et de chlorhydrate de morphine s'obtiennent par simple mélange d'une solution de *une partie* de sel de morphine dans deux mille cinq cents parties de sirop de sucre. 30 grammes de ces sirops contiennent 12 milligrammes de sel de morphine.

Pilules contre la bronchite chronique (VAN DEN CORPUT).

Pr. : Extrait de scille	5 à	8 centigr.
Gomme ammoniaque		10
Chlorhydrate de morphine		5 milligr.

Mêlez et faites une pilule, et vingt semblables à prendre deux à quatre par jour, dans les bronchites chroniques et les bronchorrhées. On additionne quelquefois ces pilules d'un peu de baume de tolu, et on les roule dans la poudre d'iris.

Émulsion calmante (VAN DEN CORPUT).

Pr. : Mucilage de gomme arabique		120 gram.
Huile de belladone	1 à	2

Émulsionnez et ajoutez :

Sirop de chlorhydrate de morphine		30
Cyanure de potassium	1 à	5 centigr.

M. S. A. — Cette émulsion est agréable et d'un excellent effet dans les bronchites et les toux nerveuses. On peut l'aromatiser en y ajoutant de l'eau de fleurs d'oranger.

Les sels de morphine sont très-souvent employés par la méthode endermique, à la dose de 1 à 5 centigrammes. On peut employer, dans ces cas, les papiers titrés à un centigramme par centimètre carré. On les applique humectés d'eau sur les plaies.

Les sirops de sels de morphine sont employés comme base des potions calmantes.

CODÉINE ($C^{35}H^{20}AzO^{5},2HO$).

La codéine, découverte dans l'opium par Robiquet, se distingue par sa solubilité dans l'eau : quatre-vingts parties d'eau en dissolvent une partie, tandis qu'il ne faut que dix-sept parties d'eau bouillante.

La codéine jouit de propriétés hypnotiques analogues à celles de la morphine ; mais elles sont plus faibles. C'est un médicament cher. On l'a employé contre la gastralgie, la coqueluche, la bronchite. On en fait presque exclusivement usage sous forme de sirop. Il faut que le médecin sache qu'il existe plusieurs formules de ce sirop ; la plus commune contient 5 centigrammes de codéine par 30 grammes.

Sirop de Codéine.

	CAP.	GUIBOURT.	BERTHÉ.	ROBIQUET.
Pr. : Codéine	0,10	0,05	0,25	0,30
Sirop de sucre	30,00	30,00	30,00	30,00

Dissolvez la codéine dans un peu d'eau, ajoutez au sirop bouillant ou bien dissolvez la codéine dans un peu d'eau acidulée par l'acide acétique et ajoutez au sirop froid (Mialhe), dose 10 à 30 grammes pur ou en potion. Jusqu'à nouvel ordre, le médecin devra spécifier quel est le sirop qu'il entend employer ; à défaut d'indication, le pharmacien délivrera le sirop à 5 centigrammes par 30 grammes.

Quelques pharmaciens délivrent du sirop de morphine pour celui de codéine. M. Berthé a proposé, pour distinguer ces deux sirops, d'y ajouter deux gouttes pour 10 grammes environ d'une solution d'acide iodique, qui est décomposé par le sirop de morphine avec coloration jaune, et qui ne l'est pas par celui de codéine.

NARCOTINE ($C^{46}H^{25}AzO^{14}$).

Cette base a été découverte dans l'opium par Derosne en 1804 ; elle n'est pas employée, et son action physiologique n'a pas été suffisamment étudiée.

Voici, d'après M. Soubeiran, quelle est la valeur comparative des différentes préparations de morphine et d'opium :

1 partie de morphine cristallisée	équivaut à	morphine cristallisée..	1 part.
— —	—	de sulfate.	1,33
— —	—	de chlorhydrate.. . .	1,26
— —	—	d'acétate.	1,10

30 gram. de sirop de sulfate équivalent à morphine cristallisée. . 0,10
— — de chlorhydrate. 0,10
— — d'acétate. 0,11
0,10 de codéine équivalent pour leur action à morphine. 0,05

En prenant pour type un opium contenant 10 pour 100 de morphine et donnant 50 pour 100 d'extrait, on trouve, d'après M. Soubeiran, que cinq centigrammes de cet extrait représentent :

Morphine	1 centigram.
Laudanum de Sydenham.	80 —
Opium de Rousseau.	33 —
Teinture acétique d'opium.	1 gram.
Pilules de cynoglosse.	50 centigram.
Sirop d'opium.	30 gram.

1 centigramme de morphine représente :

Extrait d'opium.	5 centigram.
Laudanum de Sydenham.	80 —
Opium de Rousseau.	33 —
Teinture acétique d'opium.	1 gram.
Pilules de cynoglosse.	50 centigram.
Sirop d'opium.	30 gram.

1 gramme de laudanum de Sydenham représente :

Extrait d'opium.	6 centigram.
Morphine.	12 milligram.
Opium de Rousseau.	40 centigram.
Pilules de cynoglosse.	60 —
Sirop d'opium.	36 —

1 gramme d'opium de Rousseau représente :

Extrait d'opium.	15 centigram.
Morphine.	3 —
Laudanum de Sydenham.	2,50 gram.
Pilules de cynoglosse	1,50
Sirop d'opium.	90,00

30 grammes de sirop diacode représentent :

Extrait de pavot blanc.	30 centigram.

et équivalent par leur action à

Sirop d'opium.	30 gram.

CHAPITRE XVI

MÉDICATION ANESTHÉSIQUE

On désigne sous le nom d'anesthésiques les agents qui jouissent de la propriété d'affaiblir ou d'éteindre plus ou moins complétement la sensibilité. Quoiqu'ils se rapprochent par leur action des stupéfiants et des narcotiques, nous en avons fait, à l'exemple de plusieurs auteurs, une classe à part, tant à cause de la spécialité de leurs effets, que pour la rapidité de leur action.

Les substances de ce groupe sont l'éther, le chloroforme et diverses autres substances volatiles.

L'*éthérisation* ou méthode d'administrer l'éther par les voies respiratoires a été imaginée en 1846 par le docteur C. Jackson.

Après avoir été employés exclusivement en chirurgie pour faciliter les opérations et supprimer la douleur, les anesthésiques ont été appliqués aux accouchements et au traitement des maladies, telles que les névralgies, les névroses, comme l'épilepsie, l'hystérie, l'asthme, la coqueluche, mais surtout l'éclampsie des femmes enceintes; la médecine légale elle-même lui a dû de grands services dans les cas de maladies simulées.

L'anesthésie provoquée a été souvent la cause d'accidents mortels sur lesquels nous ne pourrions pas insister; c'est surtout au chloroforme que ces accidents doivent être attribués. On le préfère à l'éther, parce que son action est plus rapide et qu'il fatigue moins les malades; mais il détermine des accidents assez fréquents, tandis qu'avec l'éther ils sont très-rares.

Le plus souvent les anesthésiques sont employés en inhalations : on verse quelques gouttes de liquide sur une compresse pliée en forme de godet, ou sur une éponge, ou dans un cornet de papier, et on fait respirer les vapeurs éthérées. Un grand nombre d'appareils à inhalations chloroformées ou éthérées ont été proposés; mais aujourd'hui ils sont peu employés; nous citerons toutefois ceux de MM. Charrière, Mathieu, Lüer, Bonnet, Amussat fils, Elser, F. Sipson de Londres, et les sacs à inhalation de M. Charrière.

Nous aurons, en parlant du chloroforme, le soin d'indiquer les maladies dans lesquelles les inhalations ont été préconisées et employées avec plus ou moins de succès; c'est surtout dans ce cas qu'un instrument doseur du liquide anesthésique serait indispensable, devant les nombreux cas de mort survenus à la suite de l'inhalation du chloroforme. Nous nous demandons comment les médecins et les chirurgiens n'ont pas adopté avec empressement l'anesthésimètre de M. Duroy, pharmacien à Paris. Cet appareil est d'une précision rigoureuse. Celui dont nous figurons l'ensemble, grâce à l'obligeance de M. Duroy, est gradué pour le chloroforme, mais il pourrait tout aussi bien servir pour tout autre liquide anesthésique, en changeant la graduation des tubes. Nous ne pouvons mieux faire pour indiquer les avantages de cet instrument que de laisser parler M. Devergie. Voici comment s'exprimait notre savant confrère à l'Académie de médecine[1] :

« ..... Ainsi M. Ricord vous a tenu ce langage: «Si vous pouviez « doser ce serait très- « bien, mais vous savez « ce que vous mettez de « chloroforme dans un « appareil, vous ne sa- « vez pas ce que le ma- « lade en respire. »

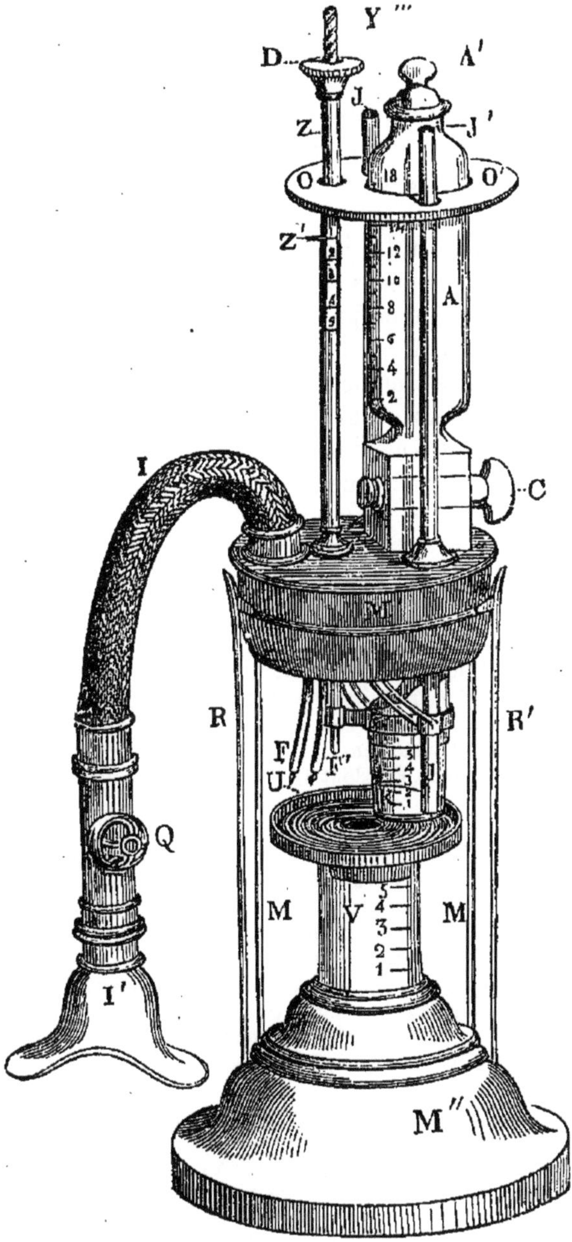

Fig. 7. — Anesthésimètre Duroy.

MM, bocal en verre où se forment les vapeurs de chloroforme mélangées d'air.

[1] *Bulletin de l'Académie de médecine,* t. XXII. p. 1035.

Alphi Robert a émis la même manière de voir, mais il a consacré l'impossibilité du dosage. M. Guérin veut, au contraire, un appareil et un dosage comme pour tous les autres médicaments.

« Qu'est-ce donc que le dosage en médecine? quel est son but? Quelle est son utilité? Le dosage n'est autre chose qu'une *sentinelle avancée* que l'on donne au médecin pour l'avertir du danger que va courir le malade. En indiquant des doses extrêmes, c'est dire au médecin que le malade peut supporter sans danger les doses minimes de ce médicament, et le prévenir que, s'il dépasse les doses les plus élevées, des accidents peuvent surgir qui compromettront les jours du malade. Lorsque le médecin se décide à la dépasser, c'est sous sa responsabilité, c'est en raison de cas exceptionnels que le dosage ne peut prévoir.

« Eh bien! dans l'éthérisation où est l'avertissement? où est la sentinelle avancée? Elle est dans les troubles de la respiration et de la circulation; car c'est d'eux seulement que le chirurgien tient compte. Mais malheureusement quelques secondes suffisent parfois pour que l'avertissement devienne illusoire, pour que la mort se montre fatalement.

M' couvercle en ébène doublé de liége à l'intérieur, fermant hermétiquement le bocal. M'' pied d'ébène. RR' deux tiges métalliques à ressort, partant du pied de l'appareil et venant s'emboîter, au moyen d'un renflement, dans une moulure du couvercle.

A, réservoir ou sorte de vase à déplacement, portant des divisions dont chacune correspond à un gramme de chloroforme. A' bouchon obturateur. C bouchon-robinet, percé transversalement. A'' douille tubulée ou extrémité inférieure du réservoir.

K, petit flacon gradué dans lequel pénètrent : 1° la douille A'' du réservoir; 2° les plus courtes branches de deux siphons FF' dont l'intérieur est rempli de filaments de coton.

JJ', deux tubes destinés à l'introduction de l'air extérieur dans l'appareil. Ces tubes s'élèvent latéralement au réservoir de cristal pour le protéger, pénètrent à l'intérieur du vase M et s'approchent très-près du plateau U.

I, tube aspirateur flexible, se vissant au couvercle et terminé par un embouchoir I'; à 6 centimètres de cet embouchoir existent deux soupapes Q, dont le jeu alternatif permet l'inhalation et l'exhalation en *dehors* de l'appareil.

U, plateau en métal, légèrement concave, sillonné de petites rainures circulaires et concentriques d'où s'élèvent les vapeurs de chloroforme : le centre U' est troué, afin de permettre l'écoulement dans le godet V du liquide non vaporisé.

V, godet en cristal, gradué et à pied de bois, supportant le plateau U et destiné à recueillir l'excès du chloroforme.

D, régulateur faisant mouvoir horizontalement et verticalement les deux siphons : il se compose d'un axe dont l'extrémité supérieure est vissée dans un écrou D'. La partie moyenne de l'axe passe au milieu d'un manchon de cuivre z', et son extrémité inférieure, après avoir traversé le couvercle, va s'engager dans un anneau de cuivre soudé à la face antérieure du petit vase K. Le manchon z est fendu en z' pour laisser passer une petite aiguille fixée sur l'axe à angle droit. La course de l'aiguille est limitée par l'entaille z'; elle s'arrête par conséquent aux deux extrémités numérotées 1 et 5. En partant du haut, cette petite échelle, 1, 2, 3, 4 et 5, gravée au bord de la fente, marque les degrés de l'anesthésimètre.

Ainsi, cet avertissement c'est l'approche de la mort, c'est une sentinelle tardive et parfois trop tardive !

« Or, dans l'état actuel de la science, il existe un appareil qui permet de doser le chloroforme depuis la plus minime proportion que l'on veuille faire respirer au malade jusqu'aux plus fortes, puisque cet appareil est conçu de manière à remplir trois indications : 1° ne pas donner d'éther si on le désire ; 2° en donner depuis quatre gouttes par minute jusqu'à soixante. Cet appareil a été conçu par M. Duroy ; M. Robert vous l'a montré, mais il ne l'a pas décrit ; permettez-moi donc de nous en faire une description succincte.

« Soit un réservoir gradué par grammes qui verse le chloroforme par gouttes dans un réservoir plus petit situé dans l'appareil. Dans ce second réservoir plongent deux petits siphons qui, par un mécanisme fort simple, une vis, plongent de plus en plus dans le liquide et s'écartent en même temps de manière à déverser le chloroforme sur une platine à évaporation ; deux tubes constamment ouverts et représentant le diamètre de la trachée-artère, permettent l'entrée de l'air dans l'appareil, de manière à venir lécher la surface de la platine et volatiliser ainsi le chloroforme au fur et à mesure qu'il tombe par gouttes des siphons. L'excédant de chloroforme qui peut n'avoir pas été évaporé si le malade n'a pas respiré complétement, tombe par une ouverture pratiquée à la platine d'évaporation dans un troisième récipient ; et comme ces trois récipients sont gradués par une échelle, on peut, en soustrayant de ce qui manque dans le réservoir supérieur, ce qui existe dans les deux réservoirs de l'intérieur de l'appareil, juger à tout instant la dose de chloroforme que le malade a respiré.

« Rien de plus simple, d'ailleurs, que le mécanisme de cet instrument. Ouvrir le robinet du réservoir supérieur ; une fois ouvert, il n'y a plus à s'en occuper. Tourner une vis pour faire évaporer quatre, huit, seize, trente-deux gouttes de chloroforme par minute, à volonté ; tourner la même vis pour suspendre toute éthérisation, si on le désire, sans se préoccuper de déplacer l'embouchure.

« On peut donc commencer l'éthérisation par les doses les plus faibles de chloroforme, comme aussi procéder à l'emploi des doses les plus fortes, suspendre ou diminuer à volonté l'éthérisation, le tout en ne se préoccupant que d'une vis de rotation. »

On comprendra sans peine que nous ne pouvons pas insister ici sur le mode d'application des divers anesthésiques, sur les précautions à prendre pendant l'opération et sur les secours à donner en cas d'accidents ; nous devons tout au plus indiquer les divers modes d'administration des anesthésiques, et pour cela encore nous serons bref et nous renverrons le lecteur aux traités spéciaux.

ÉTHER SULFURIQUE (C^4H^5O).

Les propriétés physiques, chimiques, physiologiques et thérapeutiques de l'éther sont trop connues pour que nous les rappelions ici; nous devons faire remarquer que l'éther du commerce est raremement pur; il contient de l'eau, et jusqu'à 40 pour 100 d'alcool; pour les inhalations, il importe de prendre l'éther pur, privé surtout d'acides par une rectification sur un alcali.

Dès le début de l'éthérisation on employait beaucoup certains appareils qui ne présentaient aucun avantage et qui ne dosaient pas ce liquide inspiré.

Les inspirations d'éther, quoique regardées comme moins dangereuses que celles du chloroforme, ont cependant produit des accidents graves; aussi M. le professeur Roux avait-il proposé l'éthérisation rectale, qui a été expérimentée par MM. S. Vicente y Yedo, Marc Dupuy, Pirogoff, Simonin de Nancy; elle est tout à fait inusitée. On a proposé trois formes : l'injection d'éther pur, l'injection d'éther mêlé d'eau et l'injection des vapeurs d'éther; dans certains cas d'opération à pratiquer au rectum, on a proposé de provoquer ainsi l'anesthésie locale, qui n'est jamais entière.

MM. Longet et Blandin avaient proposé d'introduire l'éther par l'estomac, mais l'anesthésie est ainsi très-difficilement produite.

Outre les applications de l'éthérisation à la chirurgie et aux accouchements, on a proposé de la pratiquer dans les névralgies, en général dans les névroses et plus spécialement dans l'hystérie et l'épilepsie, mais cette méthode n'ayant donné aucun succès, elle est aujourd'hui complétement abandonnée.

L'éther, dit sulfurique, des pharmacies, que l'on ferait mieux de désigner sous le nom d'*oxyde d'éthyle* ou d'*éther hydrique*, s'obtient par la réaction des acides sulfurique, phosphorique, arsénique de certains chlorures métalliques, etc., sur l'alcool de vin; c'est un des antispasmodiques les plus souvent employés; on l'emploie sous formes de potion, de sirop, de granules ou de *perles*, etc.

Les perles d'éther constituent, à notre avis, une des formes les plus commodes et des plus efficaces de ce médicament; elles sont formées par de petites enveloppes gommées et sucrées renfermant de l'éther liquide; on en fait prendre de une à dix dans les spasmes, les névralgies, les crampes d'estomac, les convulsions, dans le croup, lorsqu'il y a imminence de suffocation; d'ailleurs on peut, dans tous ces cas, employer également le sirop d'éther.

Sirop d'Éther et d'Éther alcoolisé.

		MIALHE.	SOUBEIRAN.
Pr. : Éther à 56°	1	1	1
Sirop de sucre très-blanc,	16	10	16
Alcool à 80° C.	»	5	3

On met le sirop d'éther et l'alcool dans un flacon, portant une tubulure à sa partie inférieure ; agitez fortement, et quand le sirop est clair, décantez. L'éther médicinal à 56° que l'on emploie contient beaucoup d'alcool.

M. A. Claisse a récemment proposé le procédé suivant, comme anesthésique local pour les petites opérations telles que panaris, abcès, ablation des dents, etc.). On introduit du camphre pulvérisé dans un petit flacon, puis on remplit d'éther et on frictionne légèrement avec cet éther camphré, pendant une ou deux minutes, la partie où l'éther doit agir.

ÉTHER ACÉTIQUE ($C^4H^5O,C^4H^3O^3$).

L'éther acétique inhalé trouble fort peu le pouls et la respiration ; il agit surtout, d'après MM. Flourens, Chambert[1] et Louis Figuier, sur le cervelet, sur le cerveau ; il peut porter son action sur la protubérance annulaire, amener l'insensibilité. Plus lent dans ses effets que l'éther sulfurique, son action se dissipe plus vite, et on a constaté une grande exaltation des mouvements après le retour de la sensibilité.

L'éther acétique est tout à fait inusité comme anesthésique ; on l'emploie souvent, au contraire, comme antispasmodique à la dose de 10 gouttes à 6 grammes : à l'extérieur, on l'a employé en frictions contre les rhumatismes et les névralgies.

ÉTHER FORMIQUE (C^4H^5O,C^2HO^3).

L'éther formique, assez difficile à obtenir, est tout à fait inusité ; il agit sur les nerfs du sentiment, dont il anéantit les effets ; mais ceux du mouvement persistent ; il congestionne les organes, surtout la muqueuse pulmonaire. (Chambert.)

FORMOMÉTHYLAL

Le liquide huileux nommé par M. Dumas *formométhylal*, que l'on obtient lorsqu'on distille un mélange d'alcool de bois, d'acide sulfurique et de peroxyde de manganèse, serait, d'après M. Malaguti, un mélange de méthyle et de *méthylal* ; par ses propriétés anesthésiques il faudrait

[1] *Des Effets physiologiques et thérapeutiques des Éthers*, Paris, 1848.

ÉTHER CHLORHYDRIQUE (C^4H^5Cl).

le placer, d'après M. le professeur Bouisson[1], entre l'éther et le chloroforme : il est inusité.

L'extrême volatilité de l'éther chlorhydrique pur rend son emploi très-difficile (il bout à + 11°) ; c'est un excitant diffusible. En médecine on n'emploie que l'éther chlorhydrique alcoolisé. MM. Sédillot et Flourens ont essayé ses effets anesthésiques ; M. le professeur Heyfelder, d'Erlangen, le recommande. Ses effets stupéfiants sont très-prompts, et ils se dissipent rapidement.

ÉTHER CHLORHYDRIQUE CHLORÉ

M. V. Regnault a fait voir que, par l'action du chlore sur l'éther chlorhydrique, on obtenait une série ayant pour point de départ l'éther chlorhydrique, dans laquelle chaque équivalent d'hydrogène était successivement remplacé par des équivalents égaux de chlore. Cet illustre chimiste a vu de plus qu'à mesure que l'on obtenait des composés de plus en plus chlorés, les produits avaient une densité de vapeur et un point d'ébullition plus élevé : c'est ce que l'on verra dans le tableau suivant :

	FORMULES.	DENSITÉ.	ÉBULLITION.	DENSITÉ DE VAPEUR.	VOLUMES.
Éther chlorhydrique	$C^4H^5Cl^2$	0.874	11°	2.219	4
— bichloré	$C^4H^4Cl^2$	1.154	64°	3.478	4
— trichloré	$C^4H^3Cl^3$	1.372	75°	4.530	4
— quadrichloré	$C^4H^2Cl^4$	1.539	102°	7.399	4
— quintichloré	$C^4H\,Cl^5$	1.640	146°	6.974	4
— perchloré ou sesquichlorure de carbone.	C^4Cl^6				

L'éther chlorhydrique bichloré est isomère du chlorure d'éthylène ou *liqueur des Hollandais* = $C^4H^4Cl^2$; mais il en diffère par ses propriétés physiques, chimiques et physiologiques.

C'est M. Mialhe qui a proposé les éthers chlorés comme anesthésiques. M. Flourens a constaté en effet qu'ils produisaient l'insensibilité en peu d'instants. Deux grammes ayant été injectés dans l'artère crurale de plusieurs chiens, il y a eu paralysie du train postérieur, et des deux jambes.

C'est surtout comme anesthésique local que l'éther chlorhydrique bichloré a été employé. M. Aran a signalé un cas de guérison de névralgie faciale ancienne, obtenue par l'application directe de cet éther ; il est assez irritant et peut produire des phlyctènes. On a beaucoup employé, pour combattre les douleurs, la pommade suivante :

[1] *Traité de la Méthode anesthésique*, Paris, 1850.

Pommade anesthésique (Aran).

Pr. : Éther chlorhydrique chloré		6 gram.
Axonge		30

Mêlez. — Pour frictions et applications.

Nous avons nous-même employé avec succès plusieurs fois, contre la sciatique, le liniment suivant :

Pr. : Laudanum de Rousseau	ãã	15 gram.
Glycérine		
Éther chlorhydrique chloré		5

Mêlez et agitez. — En frictions sur les points douloureux.

ÉTHERS IODHYDRIQUE ET BROMHYDRIQUE (C^4H^5I, et C^4H^5Br).

Nous avons parlé (page 371) de l'éther iodhydrique et de ses usages en thérapeutique. L'éther bromhydrique jouit des mêmes propriétés ; quoiqu'ils aient l'un et l'autre des propriétés anesthésiques assez prononcées, ils sont inusités comme tels.

ÉTHER CYANHYDRIQUE (C^4H^5Cy).

Cet éther, découvert par M. Pelouze, est très-vénéneux, moins toutefois que l'acide cyanhydrique. C'est surtout contre la toux convulsive que M. Magendie l'a employé à la dose de deux à six gouttes. Il n'a pas été essayé comme anesthésique.

ÉTHER NITREUX (C^4H^5O,AzO^3).

L'éther nitreux est l'*éther nitrique* des pharmacies ; il est employé comme diurétique et antispasmodique, aux mêmes doses que l'éther sulfurique. D'après MM. Flourens et Chambert, il anesthésie promptement et donne au sang une couleur bistre. Il agit plus particulièrement sur le nœud vital, la moelle allongée, le mésocéphale et ses dépendances.

ÉTHER NITRIQUE (C^4H^5O,AzO^5).

Cinquante ou soixante gouttes d'éther nitrique suffisent, d'après M. Chambert, pour produire l'anesthésie ; mais elle est précédée d'un grand bruit dans la tête, de céphalalgie, d'éblouissements ; il produit d'abord de l'excitation, l'insensibilité est lente à se manifester et prompte à disparaître. Il peut produire des vomissements et la mort.

CHLOROFORME (C^2HCl^3).

Découvert presque en même temps en France par M. E. Soubeiran, en Allemagne par M. Liebig, et à New-York par M. Samuel Guthrie de

Sackestt's Harbor, le chloroforme est un des agents les plus précieux de la thérapeutique. C'est M. Dumas qui, en 1835, fit connaître sa nature chimique, et le découvrit, on peut le dire, une seconde fois, en le classant et en le dénommant. Cet illustre chimiste fit voir en effet quelles étaient ses relations avec l'acide formique, et sa transformation en formiate et en chlorure au contact de la potasse, d'où le nom de *chloroforme*.

L'histoire chimique, physique, physiologique et thérapeutique du chloroforme est tellement connue des médecins, qu'il nous paraît inutile de la répéter ici; nous nous contenterons de rappeler les principales formes pharmaceutiques et les indications médicales.

Les inhalations de chloroforme produisent souvent des accidents légers dont il n'y a pas la plupart du temps à se préoccuper, ce sont la toux et les vomissements assez fréquents chez les enfants, les contractions spasmodiques de la glotte, il faut alors soulever l'épiglotte; les congestions cérébrales légères, qui se dissipent le plus souvent par l'exposition à l'air, par l'application de sinapismes, etc.; mais quelquefois ces accidents deviennent plus graves; il faut alors avoir recours aux moyens énergiques employés en pareil cas; enfin on a cité des éruptions à la peau qui ont suivi l'inhalation du chloroforme, mais elles se sont dissipées rapidement.

Dans d'autres cas, malheureusement trop fréquents, les inhalations du chloroforme ont été suivies de mort, et il est probable qu'il agit alors de plusieurs manières: tantôt il détermine l'asphyxie et la mort presque immédiate; tantôt il agit sur le système cérébro-spinal, dont il modifie les fonctions; mais en résumé on ne sait rien de certain sur la manière dont agit le chloroforme dans ces cas de mort foudroyante qu'on a eus à regretter quelquefois.

A dose élevée, le chloroforme pris à l'intérieur peut déterminer la mort; les dérivatifs internes, les frictions irritantes sont les moyens que l'on peut opposer aux accidents produits.

Nous ne saurions trop insister sur la nécessité de choisir du chloroforme parfaitement pur; nous sommes convaincus que les accidents d'irritation signalés à la suite de quelques chloroformisations doivent être attribués aux impuretés du liquide employé.

Le chloroforme peut renfermer du chlore libre, de l'acide chlorhydrique, de l'alcool, de l'éther chlorhydrique, de l'acide hypochloreux, de l'alcool de bois, de l'eau, des substances fixes, etc.; il doit être conservé à l'obscurité ou sous l'eau, car d'après MM. Dorvault et Morson, il peut éprouver une décomposition spontanée d'où il résulte du chlore, de l'acide hydrochlorique et de l'acide hypochloreux.

Le bon chloroforme doit être transparent, entièrement volatil; sa densité à + 15° doit être de 1,490; son odeur rappelle celle de la pomme de reinette; sa saveur est éthérée, sucrée; il est soluble en toutes proportions dans l'alcool et dans l'éther; il doit tomber au fond d'un mélange à parties égales d'acide sulfurique à 66° et d'eau, ne doit pas être troublé par l'eau, sans action sur le tournesol, sur l'albumine et la solution de nitrate d'argent; sur la peau il produit la rubéfaction sans vésication; il est très-difficilement inflammable; il ne doit pas être coloré par les cristaux de nitro-sulfure de fer (Roussin). S'il y avait coloration avec ce sel, c'est qu'il renfermerait de l'alcool.

La chloroformisation doit toujours être opérée dans un local vaste et aéré; il sera prudent surtout, pour les longues opérations, d'habituer le malade au chloroforme par quelques inspirations de ce liquide faites de temps en temps, quelques jours avant l'opération. Le malade doit être placé dans la position horizontale; s'il survient de la toux ou des vomissements, on suspendra l'inhalation; outre les sinapismes, que l'on devra appliquer dans le cas de congestion céphalique, on pourra faire des lotions ou des affusions d'eau froide, et même pratiquer une saignée.

Le pouls devra être surveillé avec soin; s'il est ralenti et surtout s'il s'arrête, on suspendra immédiatement la chloroformisation; on placera le malade dans un endroit frais, on fera des ablutions d'eau froide à la face; on fera inspirer des liquides irritants, tels que le vinaigre anglais, l'ammoniaque, etc.; on frictionnera la région précordiale pour réveiller les mouvements du cœur; on titillera les narines, la luette, les aisselles; on suivra, en résumé, toutes les indications données par M. le docteur J. Gimelle [1], dans son Mémoire.

Lorsque la vie est menacée, M. Nélaton veut que l'on place le malade la tête en bas et les pieds en haut, et M. Plouviez conseille de faire des pressions alternatives de la base de la poitrine et du bas-ventre, et des insufflations. Quant au cautère actuel, et à l'électro-puncture on les a peu employés; enfin, pour plus amples détails, nous renverrons nos lecteurs aux propositions résumées par M. Denonvilliers à l'Académie de médecine, touchant la valeur de l'anesthésie générale.

Les inhalations de chloroforme ont été employées avec quelque succès dans le delirium tremens, le tétanos, la chorée, l'asthme nerveux, l'hystérie, l'épilepsie, les névralgies, l'éclampsie puerpérale; nous constatons souvent leurs bons effets chez les enfants atteints de chorée; mais la chloroformisation nous paraît, dans ce cas, une arme à double tranchant, qu'on fera bien de ne pas employer dans la chorée, qui guérit souvent seule et qui cède à d'autres traitements moins dangereux; il

[1] J. Gimelle, *Des moyens anesthésiques, ou de l'éther et du chloroforme*, Paris, 1856.

n'en est pas de même dans l'éclampsie puerpérale, affection presque toujours mortelle et dans laquelle les inhalations de chloroforme comptent quelques succès. Quant à la pneumonie, la photophobie, les empoisonnements par la strychnine, qu'on a essayé de combattre par la chloroformisation, il n'y a rien de précis sur les bons effets attribués à cette médication.

Topiquement et comme anesthésique local, le chloroforme a été employé, avec plus ou moins de succès, contre les névralgies, le torticolis, le lumbago, la sciatique, les rhumatismes chroniques, le tétanos, les douleurs utérines, la chorée, les coliques de plomb, les maladies de la peau, les orchites; si dans quelques-uns de ces cas les douleurs sont calmées, il faut reconnaître qu'elles sont souvent aussi exaspérées par le chloroforme.

Les injections de chloroforme pur ou d'eau chloroformée ont été employées contre l'hydrocèle, la blennorrhagie, le ténesme rectal, la dysentérie, les coliques de plomb; dans ces derniers cas on l'employait en lavements.

Enfin, le chloroforme pris à l'intérieur, à petites doses (4 gouttes à 6 grammes), est un bon antispasmodique. C'est M. le professeur Natalis Guillot qui l'a, le premier, employé dans ce but; on l'a prescrit contre l'hypochondrie, la chorée, les spasmes, l'insomnie, les apoplexies, les maladies mentales, comme antipériodique, etc.

Voici quels sont ses principaux modes d'administration :

Eau chloroformée (Dorvault).

Pr.: Chloroforme.	0,50	gram.
Eau distillée.	100,00	

Agitez.

Sirop de Chloroforme (Dorvault).

Pr.: Chloroforme.	0,75	gram.
Sirop blanc.	30,00	

Agitez.

Potion chloroformée (Dannecy).

Pr.: Chloroforme pur.	2	gram.
Huile d'amandes douces.	8	
Gomme arabique..	4	
Sirop de fleurs d'oranger..	30	
Eau distillée.	60	

F. S. A.

Potion chloroformée (Société pharmaceutique de Bordeaux).

Pr. : Chloroforme. . . . . 2 à 4 gram.
Sucre entier. 12
Gomme arabique. . . . . 5 à 10
Eau. 100

Triturez le sucre et le chloroforme et F. S. A.

Potion chloroformée (Deschamps).

Pr. : Chloroforme. . . . . 2, 4 à 6 gram.
Jaune d'œuf. . . . . N° 1.
Sirop de sucre.. 30
Eau. 125

F. S. A.

Mixture chloroformée, contre les calculs biliaires et les coliques (Bouchut).

Pr. : Chloroforme. 5 gram.
Alcool. 35
Sirop de gomme. 150

Mêlez. — Prendre cinq à six cuillerées par jour.

Potion chloroformée, contre la colique de plomb (Aran).

Pr. : Gomme adragante. . . . . 4 gram.
Eau. . . . . Q. S.

Pour faire un mélange épais et ajoutez :

Chloroforme. 2
Sirop de sucre. 30
Eau. 100

Par cuillerées à l'intérieur, une toutes les heures et en application sur le ventre.

Administrer un lavement d'eau et immédiatement après le lavement suivant :

Lavement chloroformé (Aran).

Pr. : Gomme adragante. . . . . 8 gram.
Eau. 125
Jaune d'œuf. N° 1
Chloroforme. 1

Du moment que l'on met un jaune d'œuf, la gomme adragante me paraît au moins inutile : d'ailleurs la dose en est trop élevée.

Lavement calmant (Bouchut).

Pr. : Chloroforme. . . . . 0,50 gram.
Alcool. 4,00
Eau de guimauve. 40,00

Pour un lavement, que le malade gardera le plus longtemps possible; le répéter trois ou quatre fois par jour.

Pommade au Chloroforme et au Cyanure de potassium (Cazenave de Bordeaux).

Pr. : Chloroforme pur. . . . . 12 gram.
Cyanure de potassium. 10
Axonge récente. 60
Cire blanche . Q. S. pour avoir une bonne consistance.

Employée en frictions contre les douleurs hémicrâniennes et les névralgies faciales ; dans les cas graves, on remplace le chloroforme par l'éther chlorhydrique chloré.

Sirop de Chloroforme (Vée).

Pr. : Chloroforme. . . . . 10 gram.
Huile d'amandes douces. 60
Gomme pulvérisée. 40
Eau. 350
Sucre. 540

Dissolvez le chloroforme dans l'huile; ajoutez la gomme, émulsionnez avec l'eau et faites dissoudre le sucre à froid et en vase clos.

AMYLÈNE ($C^{10}H^{10}$).

L'amylène est l'hydrogène carboné de l'alcool amylique, ou essence de pommes de terre; il a été découvert, par M. Balard, en 1844; on l'obtient par déshydratation de l'alcool amylique ou valérique $= C^{10}H^{12}O^2 - 2HO = C^{10}H^{10}$. Cette déshydratation peut être faite par l'acide sulfurique ou le chlorure de zinc.

L'amylène est liquide, incolore, transparent, d'une odeur très-forte de choux pourris; il bout à 39°, sa densité est de 0,659, celle de sa vapeur est représentée par 2,45; il est extrêmement peu soluble dans l'eau, il se dissout dans l'alcool et dans l'éther, il brûle avec une flamme blanche.

C'est M. Snow qui a proposé l'amylène comme agent anesthésique; il agit promptement surtout chez les enfants. Accueilli d'abord avec une certaine faveur, il a été étudié par MM. Giraldès, Tourdes, Debout, Alph. Robert, Velpeau, Jobert de Lamballe, Henriette, etc.; il est aujourd'hui tout à fait abandonné, tant à cause de sa mauvaise odeur, qui est très-pénible pour le malade et pour les assistants, qu'à cause de son action toxique constatée par M. Debout, et des accidents mortels dont il a été la cause.

HYDRURE D'AMYLE ($C^{10}H^{11},H$).

L'hydrure d'amyle, découvert en 1850 par M. E. Frankland, a été proposé par M. Simpson, d'Édimbourg, comme anesthésique; on sait peu de chose sur ses effets; c'est, d'ailleurs, un corps très-difficile à obtenir; il est tout à fait inusité. Son point d'ébullition peu élevé (30°) sera toujours un obstacle à son emploi; il faut, comme pour l'amylène, un appareil spécial pour pratiquer l'amylénation. C'est surtout avec ces liquides que l'appareil de M. Duroy pourrait rendre de grands services.

LIQUEUR DES HOLLANDAIS ($C^4H^4Cl^2$).

La liqueur des Hollandais, ou *huile de gaz oléfiant, chloride de gaz oléfiant, chlorure éthylique, éther bichloré, chlorhydrate de chlorure d'acétyle, chlorure d'éthylène, bichloride d'éthylène, chlorure d'hydrocarbone, hydrobicarbure de chlore,* est connue depuis 1795, et a été proposée comme anesthésique, en 1849, par M. Nunnely de Leeds, essayé par M. Simpson, étudié par M. Aran; mais c'est sur son isomère, l'éther chlorhydrique bichloré, que notre regrettable collègue a opéré, et il importe de ne pas confondre ces deux corps, tant au point de vue chimique que sous le rapport de l'action physiologique; mais la liqueur des Hollandais, quoique possédant des propriétés anesthésiques plus prononcées que celles du chloroforme, d'après M. Reynoso, et qu'elle ait une action plus prolongée, n'est pas employée à cause de son prix très-élevé et de sa mauvaise odeur.

Nous dirons de même pour l'*éthylène perchloré,* ou protochlorure de carbone = C^4Cl^4, et pour le sesquichlorure de carbone = C^4Cl^6; celui-ci a été préconisé par M. G. Kind dans le traitement du choléra, sous la forme suivante :

Pr. : Mixture camphrée.		250 gram.
Carbonate de magnésie.		8
Sesquichlorure de carbone.	4 à	8

Mêlez. — Une cuillerée à bouche toutes les quatre heures.

M. Aran emploie le sesquichlorure de carbone comme anesthésique local.

Pommade au sesquichlorure de Carbone (Mialhe).

Pr. : Sesquichlorure de carbone.	4 gram.
Ether sulfurique.	8
Axonge.	20

Le sesquichlorure de carbone, qui est solide, est dissous dans l'éther, on ajoute la solution à l'axonge préalablement fondue dans un flacon à l'émeri, et presque froide, et on agite jusqu'à refroidissement. En frictions contre les névralgies.

ALDÉHYDE ($C^4H^4O^2$).

Découverte par Dœbeircirer, étudiée par M. Liebig, l'aldéhyde éthylique a été proposée par M. Poggiale comme anesthésique; les expériences de M. Simpson n'ont pas confirmé les prévisions du savant pharmacien inspecteur du service de santé.

BISULFURE DE CARBONE (S^2C).

Le sulfure de carbone ou acide *sulfo-carbonique, sulfure de sulfo-carbonyle , sulfide de carbone, alcool de soufre, soufre carburé, liqueur de Lampadius*, est un poison des plus énergiques. Il peut posséder des propriétés anesthésiques; mais c'est un agent très-dangereux. Nous renverrons à ce que nous avons dit page 235, et aux mémoires si bien faits de M. le docteur A. Delpech[1].

BENZINE ($C^{12}H^6$).

La benzine ou *benzole, benzène, phène, hydrure de phényle, bicarbure* ou *quadricarbure d'hydrogène* a été découverte par M. Faraday, en 1825; elle peut être obtenue par la distillation du benzoate de chaux, par la décomposition pyrogénée de l'acide benzoïque, etc., etc.; mais on l'extrait le plus souvent par distillation des goudrons de houille.

La benzine est un dissolvant des matières hydro-carbonées; c'est M. Snow qui l'a proposée comme agent anesthésique; elle est employée pour l'extraction des alcaloïdes: elle est vénéneuse, car elle tue les insectes, aussi s'en est-on servi pour détruire les parasites épizoaires de l'homme et des animaux. Très-répandue comme liquide à détacher, elle a été la cause d'un grand nombre d'empoisonnements mortels.

D'après M. Snow, l'anesthésie produite par la benzine est précédée d'un bruit de tête considérable, et souvent de tremblements convulsifs. La benzine est uniquement employée contre la gale et pour détruire les poux. Le toluène $C^{10}H^8$ obtenu par M. Deville du baume de tolu, existe également dans les essences de goudron; c'est lui que l'on vend le plus souvent dans le commerce comme eau à détacher et dissolvant sous le nom de benzine. Celle-ci est d'un prix très-élevé; elle sert à la préparation de la nitro-benzine ou *essence de mirbane*.

[1] *Mémoire sur les accidents que développe, chez les ouvriers en caoutchouc, l'inhalation du sulfure de carbone en vapeur*. 1856. — *Nouvelles recherches*. 1863.

KÉRASOLÈNE ou KÉROSOLÈNE, KÉRASALÈNE

Le kérasolène est une huile extraite de la houille, dont on ne connaît en France ni la composition, ni les propriétés; elle est, dit-on, très employée en Amérique.

PÉTROLE

Sous le nom de pétrole, pétroléum, pétroléine, gaziline, etc., on emploie depuis quelques années, dans l'industrie, le produit de la distillation des huiles minérales d'Amérique, du Canada et de Rangoon, empire des Birmans. Ces produits peuvent être divisés en trois groupes :

1° Huiles lourdes, densité 0,800 à 0,850, servant pour l'éclairage et le chauffage;

2° Huiles moyennes, 0,750 à 0,785, servent pour l'éclairage et l'extraction des alcaloïdes;

3° Les huiles légères, densité 0.650 à 0.750, sont employées à divers usages industriels, tels que dissolution du caoutchouc, désuintage des laines, extraction des huiles des tourteaux, pour enlever les taches, etc.

4° De la paraffine.

Les huiles légères ont été étudiées par MM. Pelouze et Cahours; leur point d'ébullition varie de 30° à 180°; celui des huiles lourdes monte jusqu'à 250°. Nous avons isolé un liquide qui bouillait à + 18°.

Les huiles de pétrole n'ont reçu aucun usage médical, si ce n'est celui dont nous avons parlé précédemment. L'expérience nous a appris qu'elles ne sont pas vénéneuses; elles possèdent des propriétés anesthésiques; mais l'action est lente à se produire.

ACIDE CARBONIQUE (CO^2).

Depuis fort longtemps les praticiens ordonnaient les eaux de Nauheim et de Marienbad, qui sont chargées d'acide carbonique, en injection dans le vagin. Les bains d'acide carbonique ont été expérimentés par Collard de Martigny, et employés souvent dans les établissements qui possèdent des sources d'eaux carboniques, des faits d'anesthésie avaient été signalés par Ingenhouz, Bergmann, Chaptal, Gelhaus, etc.

Graefe dirigeait dans l'œil un courant d'acide carbonique; Rosier l'injecta dans le vagin des femmes atteintes de cancers utérins, en 1834; M. Mojon, de Genève, préconisait ce gaz en injections dans l'utérus, soit pour calmer les douleurs, soit pour obtenir l'écoulement menstruel; d'après M. Trousseau, le cataplasme de levûre de bière autrefois employé, *catasplasma cerevisiæ*, pour le pansement des ulcères n'agissait que par l'acide carbonique qu'il dégageait; Giacomini avait placé depuis longtemps l'acide carbonique dans les *hyposthénisants vasculo-cardiaques.*

C'est M. Simpson qui a remis en usage l'anesthésie locale par l'acide carbonique; les résultats observés ont beaucoup varié. MM. Follin et Broca en ont obtenu de très-remarquables, tandis que M. Scanzoni n'aurait pas réussi. MM. Demarquay et Monod pensent que les injections vaginales d'acide carbonique produisent de bons effets, lorsque la muqueuse est détruite; tandis que les résultats sont négatifs, lorsqu'il y a intégrité des tissus.

L'appareil à injections d'acide carbonique pourra varier à la fois de formes et de dispositions. M. Fordos en a imaginé un qui agit très-bien et qui est fort commode.

MM. Demarquay et Leconte ont constaté que les plaies enfermées dans une atmosphère d'acide carbonique étaient avantageusement modifiées, et que la cicatrisation se faisait mieux et plus rapidement.

Nous devons à M. le docteur Herpin, de Metz, un travail très-intéressant sur les applications thérapeutiques de l'acide carbonique; c'est lui qui, le premier, a fait connaître, en France, tout le parti que l'on tirait en Allemagne de cette médication. Disons, en passant, que les bains de marc de raisin doivent, en grande partie, leur action à l'acide carbonique qu'ils dégagent.

M. Follin, qui a traité un grand nombre de maladies de l'utérus par les douches d'acide carbonique, et qui emploie dans les opérations sur la matrice le même gaz comme anesthésique, s'est servi avec avantage d'un appareil à injections carboniques imaginé par Fordos et construit par M. Charrière.

Les accidents sont peu à redouter à la suite des injections d'acide carbonique; ils consistent en céphalalgies, étourdissements, faiblesse et obscurcissement de la vue, courbature générale, somnolence : tels sont les phénomènes que le chirurgien devra surveiller.

Le plus souvent on fait usage comme anesthésique d'un mélange d'acide carbonique et d'air.

M. le docteur Constantin Paul a tout récemment proposé l'eau chargée d'acide carbonique à cinq ou six atmosphères comme anesthésique local, pour le pansement des plaies, et en injections vaginales dans les cas d'ulcérations ou de carcinomes utérins; il est probable que cette méthode très-rationnelle est appelée à rendre quelques services.

OXYDE DE CARBONE (CO).

Découvert en 1781 par Lassonne, étudié en 1800 par Priestley, l'oxyde de carbone n'avait reçu aucune application thérapeutique; ce sont MM. Tourdes, de Strasbourg, et Ozanam, qui ont constaté les propriétés anesthésiques de ce gaz ; son action physiologique a été parfaitement étudiée par ces médecins, il produit une anesthésie rapide dans laquelle on remarque cependant une période d'*excitation* pendant laquelle l'animal se débat, en même temps que la circulation et la respiration sont accélérées, et une *période d'anesthésie* caractérisée par la stupeur, la résolution musculaire, l'insensibilité, la diminution d'activité de la respiration et de la circulation.

L'oxyde de carbone est un gaz très-délétère et tue rapidement en rougissant les globules sanguins et en s'opposant à l'hématose; il y aurait donc grande imprudence à l'employer en inhalations, comme l'ont fait en 1847 MM. Sokoloff et Tschikarewsk, qui ont proposé de faire respirer l'oxyde de carbone dans la phthisie : c'est uniquement comme anesthésique local, surtout dans les carcinomes utérins, que M. Coze a employé les injections d'oxyde de carbone.

PROTOXYDE D'AZOTE (AzO).

Le protoxyde d'azote ou *gaz hilariant* a été découvert par Priestley, il a été préconisé comme anesthésique par M. Horace Wells, dentiste du Connecticut; il est assez soluble dans l'eau, et M. le docteur G. J. Ziegler, de Philadelphie, a reconnu que sa solution à cinq volumes possédait des propriétés toniques, dissolvantes et exhilariantes. Il a été employé comme antidote de plusieurs gaz ; la solution paraît ranimer l'énergie du système nerveux. On administre là en potion à la dose de 100 à 500 grammes. En Angleterre, la solution de protoxyde d'azote à cinq volumes est employée sous le nom de *Searle's patent oxygenous aerated water*.

ACÉTONE ($C^6H^6O^2$).

L'acétone dérive de l'acide acétique ; elle a été étudiée plus spécialement par MM. Dumas, Liebig et Kane; on croyait que c'est elle qui est employée par le docteur John Hastings, de Londres, contre la phthisie, sous le nom de *naphta*, mais il paraît maintenant que ce nom doit être rapporté à l'*esprit pyroxilique* ou alcool de bois.

D'après M. Chambers, l'acétone détermine une grande propension au sommeil sans anesthésie. On la recommande contre la goutte et le rhumatisme et comme anthelmintique; la dose est de 10 gouttes et 2 grammes par jour dans une potion.

ESPRIT DE BOIS — ALCOOL DE BOIS ($C^2H^4O^2$).

L'alcool de bois ou *méthylique, esprit piroxylique, hydrate de méthylène, oxyde de méthyle, naphta des Anglais*, a été entrevu par

Taylor en 1812 et étudié par MM. Dumas et Péligot; il a été, depuis 1835, l'objet de plusieurs travaux très-importants.

On ne sait pas si l'alcool de bois possède des propriétés anesthésiques. M. John Hastings l'emploie sous le nom de *naphta* contre la phthisie, à la dose de 10 gouttes à 2 grammes.

LYCOPERDON

Le genre Lycoperdon constitue ces champignons que l'on désigne vulgairement sous le nom de *vesses de loup*. On mange, dans certains pays les *L. bovista, giganteum* et *corium* avant leur entier développement; plus tard, ils se transforment en une poussière extrêmement fine.

C'est M. Richardson qui a proposé, en 1853, la poussière du *L. proteus* enflammée comme anesthésique; il a pu ainsi endormir des chiens pendant plusieurs heures; pour les réveiller il suffisait de les soustraire à l'action du gaz résultant de cette combustion. En Angleterre, on emploie cette méthode pour endormir les abeilles. D'après M. Czerniaiew on emploie en Crimée, à cet usage, la fumée provenant de la combustion du *L. horrendum*, le plus gros des champignons connus, qui peut acquérir jusqu'à un mètre de diamètre.

La poussière du lycoperdon est âcre et irritante. En Allemagne, on s'en sert pour mettre sur la coupure des rasoirs : en France, elle est tout à fait inusitée.

MÉLANGES RÉFRIGÉRANTS

M. James Arnott, de Brighton, a le premier employé le froid comme anesthésique local, mais c'est M. Velpeau qui a vulgarisé ce moyen, qui en a réglé l'emploi et fait des applications utiles : le mélange réfrigérant à employer peut varier de composition, celui de glace et de sel est le plus souvent usité; on les concasse finement et on place ce mélange dans une vessie ou dans un sac en caoutchouc que l'on maintient sur la partie que l'on veut refroidir. M. Nélaton préfère un sac de gaze pour permettre l'écoulement du liquide. Par divers mélanges on peut abaisser convenablement la température : la glace peut être faite avec des glacières portatives; celle de M. Carré, qui congèle l'eau par la volatilisation de l'ammoniaque, est une des plus commodes.

C'est surtout pour l'opération de l'ongle incarné que le froid a été appliqué, on a cherché à l'utiliser pour l'ablation des dents.

Voici quels sont les principaux mélanges frigorifiques employés :

Mélanges de sels et d'eau.		Abaissem. du therm.
Pr. : Chlorhydrate d'ammoniaque cristallisé	5 part.	de + 10° à — 12°.
Azotate de potasse.	5	
Eau.	16	

Pr. : Azotate d'ammoniaque Carbonate de soude Eau.	parties égales	de + 10° à — 15°.
Pr. : Azotate d'ammoniaque Eau	parties égales	de + 10° à — 15.

Mélanges de sels et d'acides étendus.

Sulfate de soude . . . . . . Acide azotique étendu. . .	3 parties 2	de + 10° à — 16°.
Sulfate de soude. . . . . . . Acide sulfurique étendu. .	5 parties 4	de + 10° à — 16°.
Sulfate de soude. . . . . Acide chlorhydrique . . .	8 parties. 5	de + 10° à — 17°.
Sulfate de zinc pulvérisé. . Acide chlorhydrique du commerce.	1 1	de + 10° à — 7°.

Mélanges de neige et de sel, ou d'acide étendu, ou d'alcool.

Neige. . . . . Sel marin.	parties égales	de 0° à — 17°.
Neige. . . . . Chlorure de calcium hydraté	3 parties 4	de 0° à — 28°.
Neige. . . . . Potasse.	3 parties 6	de 0° à — 28°.
Neige . . . . Acide sulfurique.	1 partie 1	de — 6° à — 15°.

HYPNOTISME

L'hypnotisme a eu à une époque un assez grand retentissement en dehors du monde scientifique ; il a occupé des médecins assez distingués pour que nous croyions utile d'en faire en peu de mots l'historique.

L'hypnotisme est un état somnolent quelquefois à forme cataleptique, suivi souvent d'insensibilité plus ou moins complète, produit par un strabisme convergent à faible distance qui détermine une fatigue considérable, lorsqu'il est prolongé assez longtemps.

Pour provoquer le sommeil hypnotique il suffit de faire asseoir une personne dans un fauteuil, la tête renversée en arrière, de tenir un objet brillant pendant un nombre variable de minutes, à vingt centimètres environ de la distance des yeux, et de faire fixer cet objet.

Ce phénomène physiologique curieux était connu en Angleterre,

M. James Braid, de Londres, l'avait mis en lumière; il est signalé par Müller[1] et par Littré et Robin[2]. En 1858, M. Bazin, professeur à la Faculté des sciences de Bordeaux, fit une leçon sur ce sujet, et M. Azam, professeur suppléant à l'École de médecine de la même ville, vérifia expérimentalement les assertions du médecin anglais ; plus tard, MM. Follin et Broca purent faire subir à une personne hypnotisée une opération douloureuse, qui fut supportée sans que le malade accusât la moindre souffrance : M. Velpeau communiqua ce résultat curieux à l'Académie des sciences.

Dès le début on avait fondé de grandes espérances sur les applications que l'on croyait pouvoir faire de ce phénomène; on pensait qu'il serait possible d'amener ainsi l'insensibilité chez les malades et éviter tous les dangers que présentent les anesthésiques ordinaires, mais malheureusement un grand nombre de sujets sont réfractaires à l'action hypnotique; il a fallu abandonner ces espérances prématurées; l'hypnotisme n'en resta pas moins comme un phénomène fort curieux.

Le sommeil hypnotique cesse, lorsqu'on pratique de légères frictions sur les yeux, ou qu'on insuffle de l'air sur le visage.

Avant le sommeil hypnotique, et au commencement de l'expérience, on remarque que les pupilles se contractent, puis qu'elles se dilatent; après quelques fluctuations, il survient une insensibilité plus ou moins complète avec rigidité musculaire; les sens, après avoir été d'abord très-exaltés, sont plus tard déprimés, et il survient une torpeur plus grande que celle du sommeil naturel. Les sujets qui ont été hypnotisés un certain nombre de fois peuvent s'endormir eux-mêmes, en regardant leur doigt placé assez près des yeux pour produire une convergence sensible.

[1] Müller, *Manuel de physiologie*. 1851.

[2] *Dictionnaire de médecine*, de Nysten. Onzième édition, 1858, page 722.

CHAPITRE XVII

MÉDICATION ANTISPASMODIQUE

Dans le sens précis du mot, on devrait entendre par *antispasmodique* tout médicament qui jouirait de la propriété de ramener à l'état normal les fonctions nerveuses et musculaires, augmentées, diminuées ou anéanties ; mais rien de plus vaste que la médication antispasmodique ; tantôt, en effet, elle va chercher ses moyens dans les antiphlogistiques, les calmants, les tempérants, les bains, le repos, la diète. C'est qu'alors il y a pléthore sanguine comme cause des désordres nerveux ; tandis qu'au contraire on a recours aux toniques légers, aux analeptiques, aux stimulants généraux non diffusibles, lorsque l'affection nerveuse est due à l'épuisement des forces, à l'atonie et à la débilité générale.

Les plantes à odeur forte et aromatique, les gommes-résines fétides, les matières animales très-odorantes, les éthers et certaines huiles essentielles composent le groupe si nombreux des antispasmodiques. Nous n'aurons à nous occuper ici que de ceux qui ont été introduits récemment en thérapeutique ou qui ont reçu de nouvelles applications.

---

§ I. — ANTISPASMODIQUES DU RÈGNE VÉGÉTAL.

RACINE DE SUMBUL

Sous le nom de *sumbul, somboul* ou *racine de musc*, on emploie depuis quelques années comme antispasmodique, en Allemagne, une racine qui vient de la Bucharie et que l'on attribue à une ombellifère voisine du genre Angelica ; elle renferme une matière résineuse que l'on extrait par l'alcool, comme la résine de jalap. Il paraît que dans l'Inde on emploie les nards sous le nom de sumbul : cependant d'après M. Grandville la racine employée dans l'Inde se rapprocherait de celle du commerce ; le mot *sumbul*, qui est arabe, signifie *plante*, et d'après M. W. Jones, ce que les Hindous et les bramines emploient sous ce nom est le véritable *jatamensi* ou *nard indien*, qui est une valériane.

Le sumbul, très-employé dans la parfumerie française, se présente sous la forme de racines de la grosseur du bras, coupées par rondelles de $0^m,01$ à $0^m,025$ d'épaisseur ; elle est blanc jaunâtre, fibreuse, recouverte d'une écorce jaunâtre et rugueuse ; elle présente une odeur musquée des plus prononcées et un arome très-agréable lorsqu'on la mâche ; elle a été analysée par MM. Reinsch, Schnetzlein, Frechinger et Kalhofer; elle renferme une huile éthérée; deux résines, l'une soluble dans l'éther, l'autre dans l'alcool, de la cire, une matière aromatique, une substance amère, et un acide nommé *acide sumbulique*.

D'après M. Grandville, la teinture de sumbul peut être employée dans tous les cas de désordres nerveux, la chlorose, l'aménorrhée, la dysménorrhée, la période algide du choléra ; c'est la teinture que l'on emploie à la dose de 1 à 4 grammes par jour, dans une potion.

M. Tods a obtenu de bons effets de cette teinture contre l'épilepsie, mais on ne sait rien de précis à ce sujet.

PLANTES A ODEUR DE MUSC

M. Hannon a publié un travail intéressant sur les plantes à odeur de musc; il cite la moscatelline, *adoxa moschatellina*, L., si commune dans nos bois, la *mauve musquée*, *malva moschata*, L., et le *mimulus moschatus* de Douglas. Nous y ajouterons la *centaurea moschata*, cultivée comme plante d'ornement. M. Hannon paraît donner la préférence au *mimulus moschatus*, il en a fait préparer une eau distillée, un sirop, une teinture. Mais nos expériences personnelles nous permettent de douter de l'efficacité de ces préparations.

Potion au Musc végétal (Hannon).

Pr. : Essence de mimulus moschatus.	4 goutt.
Alcool.	Q. S.
Sirop de sucre.	30
Eau.	150

à prendre une cuillerée à bouche toutes les heures.

VALÉRIANE

La racine de valériane, *valeriana officinalis* et *V. dioica* est placée à la tête des antispasmodiques ; on l'administre en poudre à des doses variables, qui peuvent aller jusqu'à *cent grammes* par jour. Les pharmaciens doivent être prévenus que cette racine est souvent falsifiée avec celle de scabieuse.

L'huile essentielle de valériane est composée de deux essences, la *valérène* ou *bornéene* = ($C^{20}H^{16}$ et le valerol = $C^{12}H^{10}O^2$); elle contient en outre de l'*acide valérianique* du *Bornéol*, une résine particulière. Exposée à l'air, le valérol qu'elle contient se transforme en acide valérique.

L'essence de valériane est limpide, neutre, d'une odeur qui n'a rien de désagréable, mais qui devient fétide. M. Barrallier l'a étudiée au point de vue thérapeutique.

Lavement contre les Névralgies lombaires.

Pr. : Eau.	200 gram.
Poudre de valériane.	4
— de feuilles d'oranger..	4

Garder le lavement le plus longtemps possible ; il a été employé souvent avec succès.

Poudre antigastralgique (Aran).

Pr. : Sous-nitrate de bismuth.	4 gram.
Poudre de rhubarbe..	0,50
— de valériane.	0,50

Mêlez et divisez en quatre paquets, à prendre un au moment du repas ; dans quelques cas on ajoute :

Safran pulvérisé.	0,50

Potion contre le Typhus épidémique (Barrallier).

Pr. : Sirop de valériane..	25 gram.
Eau distillée.	10
Essence de valériane. 0,50, 4	20,50

A prendre par cuillerées à bouche, toutes les demi-heures.

D'après M. Barrallier l'essence de valériane est utile contre la stupeur, la somnolence, le coma qui compliquent les fièvres graves, contre l'hystérie, l'asthme essentiel.

Teinture de Daphne Mezereum contre les Névralgies (Wertheim).

Pr. : Baies de daphne mezereum (bois gentil) } ãã. . . .	50 gram.
Alcool à 86° }	

Faites macérer huit jours et filtrez. — En frictions répétées trois ou quatre fois par jour, *loco dolenti*.

PEUCEDANUM AUSTRIACUM

Les feuilles de peucedanum sont très-employées en Allemagne contre l'épilepsie ; dose, 8 grammes par jour ; d'après le docteur Fagot la racine peut être aussi employée et son action dépasse beaucoup celle du *peucedanum palustre;* il la préconise surtout contre les crampes d'estomac. Il paraît que cette plante est la base d'un remède secret qui a un grand débit et se vend très-cher.

GALIUM

M. Timbal-Lagrave a publié un travail très-intéressant sur les différentes espèces de Galium, dont nous avons rendu compte[1]. Notre confrère a étudié à différentes époques de la végétation les *galium palustre, mollugo, dumetorum, verum,* il ajoute que, sous le nom de *G. mollugo,* on vend souvent les *G. album, dumetorum, erutum, elatum* et *Insubricum.* Enfin, M. Timbal-Lagrave dit qu'il faut préférer le *G. palustre.*

On a fondé un hôpital à Tain (Drôme) où les épileptiques sont, dit-on, traités, et on ajoute *guéris* par les préparations de galium; on dit que, pour être efficace il faut que la plante ait été cueillie à Tain, dans la matinée de la Saint-Jean et dans un certain jardin. Il paraîtrait que ces nouveaux spécialistes n'ont pas une foi bien grande dans leurs remèdes, puisqu'on nous assure qu'un certain élixir contre l'épilepsie, vendu à Tain, renferme du valérianate d'atropine.

Sirop de Galium palustre (Miergues).

Pr.: Galium palustre frais. . . . . Q. S.
Alcool. . . . . 1/16 gram.

Pilez et exprimez-en le suc, portez-le à la température de 100° et filtrez; ajoutez q. s. de sucre pour faire un sirop concentré auquel on ajoute un quart d'eau de fleurs d'oranger. Une cuillerée par heure lorsque les accès sont rapprochés, et deux ou trois matin et soir dans le cas contraire.

SELIN DES MARAIS

Le selin des marais, *selinum palustre* (Ombellifères), a été proposé récemment comme un spécifique de l'épilepsie; on l'emploie en poudre; la dose hebdomadaire est de 30 grammes en vingt prises, à prendre trois par jour, une heure avant chaque repas; s'il survient des coliques ou de la diarrhée, on suspend l'emploi du médicament; on augmente la dose de 15 grammes chaque semaine, jusqu'à ce qu'on arrive à 120 grammes, en ayant le soin de suspendre, chaque fois que les désordres gastro-intestinaux surviennent. La dose maximum est poursuivie pendant six semaines, de sorte qu'en trois mois on aura pris 1,275 grammes de

[1] *Annuaire pharmaceutique* pour 1863.

poudre de selin. Pour les jeunes enfants la dose est de 10 grammes par semaine et le double pour la seconde enfance; il faut continuer le remède tant qu'il y a amélioration et, si la guérison survient, il faut encore continuer pendant plusieurs jours, mais à dose décroissante.

RACINE D'ACTEA RACEMOSA

Les plantes du genre Actea, de la famille des Renonculacées, jouissent à peu près toutes des mêmes propriétés. Les plus employées sont les *A. racemosa*, L., *cimifuga*, L., *brachipetala*, D.C., *spicata*, L. Les médecins américains emploient beaucoup les racines de l'*A. racemosa*; on l'associe à l'iodure de potassium et au sirop d'ipécacuanha, dans le rhumatisme et l'anasarque; on en fait des teintures composées; elle est inusitée en France.

Teinture d'Actea racemosa.

Pr.: Racine d'actea racemosa	100	gram.
Alcool à 85° C	400	

Formule américaine.— Laissez macérer huit jours et filtrez.—Dose, 4 à 10 grammes dans la chorée, l'épilepsie, les maladies de poitrine. En décoction, 15 à 30 grammes pour un litre d'eau, à boire dans la journée; poudre, 50 centigrammes à 2 grammes.

COTYLEDON UMBILICUS

Le cotylet, ou *nombril de Vénus*, de la famille des Crassulacées, est très-commun en Angleterre. Le jus de cette plante a été vanté par M. Thos-Salter, de Poole, contre l'épilepsie; les faits rapportés par ce médecin ont été confirmés par les docteurs Bullar et Graves, de Dublin, mais le docteur Ranking, de Norwich, n'a obtenu aucun résultat avantageux de son emploi; la dose de suc est de 4 à 30 grammes et celle de l'extrait du suc est de 25 centigrammes.

En Allemagne on emploie le suc récent plusieurs fois par jour à la dose de 10 à 30 grammes contre les convulsions, les crampes et l'épilepsie.

CATALPA

En Allemagne, on emploie les fruits, l'écorce et les racines du catalpa, *bignonia catalpa*, de la famille des Bignoniacées, contre l'asthme; on prétend que ces préparations ont une action analogue à celle du stramonium; on les emploie en décoction à la dose de 15 grammes pour 250 grammes d'eau.

Teinture d'écorce de Catalpa.

Pr. : Suc frais d'écorce de catalpa } ãã . . . . . . parties égales.
Alcool à 85°. }

Laissez macérer 8 jours. — Filtrez contre les inflammations scrofuleuses des yeux : dose, 4 à 10 grammes.

CHENOPODIUM VULVARIA

Le *chenopodium vulvaria*, L., est une plante de la famille des Chénopodiacées, commune dans les lieux incultes : MM. Chevallier et Lassaigne y ont trouvé du carbonate d'ammoniaque et on y a récemment constaté la présence de la propylamine, dont nous avons déjà parlé.

En Allemagne, on emploie souvent contre l'aménorrhée, l'hystérie, les crampes, la nymphomanie, etc., l'extrait de cette plante obtenu par évaporation lente du suc ; on l'administre en pilules à la dose de 25 à 50 centigrammes, deux ou trois fois par jour ; on en prépare une teinture au cinquième (1 de plante et 4 d'alcool à 80°), qui est administrée en potions à la dose de 2 à 15 grammes.

Dans la même famille nous pourrions citer encore l'ambroisie du Mexique, *chenopodium ambrosoïdes*, comme ayant été employée comme antispasmodique et contre l'épilepsie.

Nous avons parlé ailleurs de la lobélie et de la *lobéline*, qu'on a employées contre les névroses, mais qui sont peu usitées en France.

Il en est de même des fleurs du narcisse des prés, *narcissus pseudo-narcissus*, que nous avons cité en parlant des vomitifs ; on en a fait un sirop, un oxymel et une teinture qui sont inusités.

INDIGO

L'indigo est une matière tinctoriale extraite d'un grand nombre de plantes et plus spécialement des *indigofera tinctoria*, *argentea*, etc., etc., de la famille des Légumineuses ; on l'a beaucoup vanté contre l'épilepsie et il a quelquefois réussi, en l'administrant sous la forme de mixture.

Mixture contre l'épilepsie

Pr. : Miel. . . . . 30 gram.
Indigo pulvérisé. . . . . 20 à 30

Mêler et prendre dans la journée.

CAMPHRE

Le camphre est sans contredit un des médicaments les plus intéressants de la matière médicale ; on l'a employé dans une infinité de cas et sous un grand nombre de formes ; on a beaucoup abusé de son emploi, depuis surtout qu'une théorie médicale nouvelle d'une grande simplicité a été proposée par un homme d'un grand savoir, mais que l'on doit regretter de voir tomber dans des exagérations outrées. Cette théorie médicale consiste à dire que toutes les maladies sont produites par des animaux parasites. Or, le camphre est un parasiticide par excellence; donc le camphre est un remède à tous les maux. Si de pareilles absurdités, qu'on ne se donne pas la peine de réfuter, ne nuisaient qu'à la science et à leurs auteurs, ce ne serait que moitié mal, mais il n'en est malheureusement pas ainsi, et le public, toujours crédule, adopte avec enthousiasme ces médications très-simples, mais souvent aussi très-dangereuses.

Cônes de Camphre.

Pr. : Camphre pulvérisé . . . . 30 gram.
Sel de nitre. 30
Poudre de guimauve ou lycopode. 30
Eau. . . . . Q. S. pour dix cônes.

Nous ferons remarquer que le camphre se volatilise lentement à la température ordinaire, et qu'il est parfaitement inutile de le chauffer lorsqu'on veut le faire inhaler.

§ II. — ANTISPASMODIQUES FOURNIS PAR LES ANIMAUX

L'ambre, le musc, le castoréum et la civette sont des antispasmodiques assez efficaces fournis par les animaux. Nous voulons dire ici deux mots seulement d'une substance qu'on a cherché récemment à substituer au castoréum.

HYRACEUM

L'hyraceum, depuis longtemps employé en Allemagne, et qui commence à l'être en France, se présente sous la forme de masses noirâtres enfermées dans des boîtes en fer-blanc, dures, pesantes, se laissant entamer au couteau, se ramollissant à la chaleur ; l'odeur est analogue à celle du castoréum, sa saveur est amère et astringente ; il est peu soluble dans l'éther sulfurique et dans l'alcool pur, plus soluble dans l'alcool faible et dans l'eau ; traité par les acides, il laisse dégager de l'acide carbonique, et par la potasse on obtient du gaz ammoniac.

L'hyraceum est l'urine desséchée du daman d'Afrique (*hyrax Capensis*, Buf.), animal de la grosseur du lièvre, que quelques naturalistes ont placé parmi les Rongeurs et que Cuvier range dans les Pachydermes. Cet animal accumule son urine toujours au même endroit, le plus souvent dans le creux d'un rocher ; c'est le résidu laissé par cette urine qui constitue l'hyraceum ; on l'emploie dans les mêmes cas, aux mêmes doses, et sous les mêmes formes que le castoréum.

---

§ III. — ANTISPASMODIQUES FOURNIS PAR LA CHIMIE

Dans le chapitre précédent, en parlant des éthers comme anesthésiques, nous avons dit que c'est surtout comme antispasmodiques qu'on les employait ; nous n'y reviendrons pas, et nous nous occuperons plus spécialement des antispasmodiques métalliques.

OXYDE DE ZINC (ZnO).

L'oxyde de zinc et ses sels sont regardés comme de bons antispasmodiques ; or, d'après M. Moreau de Tours[1], cet oxyde tant vanté contre l'épilepsie est tout à fait inefficace. Au début de son administration on observe des douleurs d'estomac, des coliques, une inappétence extrême, un amaigrissement rapide, prostration des forces ; au commencement quelquefois suspension des accès épileptiques, puis retour de ces accès plus intenses et plus fréquents.

ACÉTATE DE ZINC ($ZnO,C^4H^3O^3,3HO$).

L'acétate de zinc est très-employé en Angleterre et en Amérique, sous la forme de collyres et d'injections astringentes. En France, on l'employait rarement comme vomitif et antispasmodique, lorsque M. Rademacher appela sur lui l'attention des praticiens.

M. Rademacher considère les sels de zinc, et notamment l'acétate, comme calmants; son action n'est pas sans analogie, dit-il, avec celle de l'opium ; c'est là une opinion dont nous ne voudrions pas garantir l'exactitude.

M. Vidal de Cassis employait l'acétate de zinc contre la blennorrhagie; d'ailleurs, ce sel se produit lorsqu'on mélange l'acétate de plomb avec le sulfate de zinc. Nous serions assez disposé à croire, comme M. Trousseau, que l'acétate de zinc agit comme le sulfate, si ce n'est qu'il est moins irritant. M. le docteur Puget l'emploie en topique dans les maladies de la peau, et M. Durand-Fardel paraît partager l'opinion de M. Rademacher sur les propriétés calmantes de ce sel. C'est une espèce d'opium minéral, dit-il, qui possède toutes les propriétés calmantes de l'opium sans exciter, comme le fait l'opium, l'activité du système vasculaire sanguin.

[1] *Gazette des hôpitaux*, 1854.

M. le docteur Fritsch de Lippstadt a employé l'acétate de zinc avec succès contre le delirium tremens. M. Rademacher le préconise dans le traitement de la diarrhée.

L'acétate de zinc s'emploie comme tonique à la dose de 5 à 20 centigrammes; comme calmant, on en fait prendre 1 à 4 grammes; sa solution possède une saveur assez désagréable.

Pilules d'Acétate de Zinc (Rademacher).

Pr. : Acétate de zinc . . . . 6 gram.
Extrait inerte (chiendent). . . . Q. S. pour cinquante pilules.

1 à 10 par jour.

Potion.

Pr. : Acétate de zinc. 8 gram.
Eau. 250
Gomme arabique. 4

Par cuillerées à bouche d'heure en heure.

Poudre d'Oxyde de Zinc composée (Blache).

Pr. : Oxyde de zinc. 2 gram.
Calomel à la vapeur. 4
Poudre de valériane. 4

Mêlez et divisez en 70 doses. — Un paquet matin et soir.

	COLLYRE.	LOTION.	INJECTION URÉTHRALE.
Pr. : Acétate de zinc	15 centig.	1 gram.	50 centigr.
Eau ou eau de roses	30 gram.	30	160 gram.

Pour laver les yeux. — En topique dans les inflammations cutanées, dartres, ulcères vénériens et dans la blennorrhagie.

Injection uréthrale (Ricord).

Pr. : Eau de rose. 160 gram.
Sulfate de zinc } āā. . . . . 50 centigr.
Acétate de plomb }

Dans la blennorrhagie, nous avons fait souvent ajouter, avec avantage, à ce mélange quelques gouttes de laudanum.

LACTATE DE ZINC ($C^6H^5O^5ZnO$, 2 et 3HO).

M. Herpin, de Genève, a préconisé le lactate de zinc dans l'épilepsie [1]; nous l'avons vu quelquefois réussir et calmer les accès; ce sel se pré-

[1] *Études sur le lactate de zinc dans l'épilepsie*. Paris, 1855.

sente en plaques blanches provenant de la réunion de petits cristaux prismatiques; sa saveur est légèrement sucrée et styptique, il est soluble dans l'eau et insoluble dans l'alcool; la dose est de 10 centigrammes à 50 centigrammes; on l'obtient par combinaison directe de l'acide lactique et du carbonate ou de l'oxyde de zinc.

Voici un procédé proposé par M. Wœhler :

Pr. : Lait tourné.		300 gram.
Sucre de lait.	30 à	60
Zinc pulvérisé.		30

Placez dans un endroit où la température se maintient de 30 à 40°.

Ou bien, par double décomposition :

Lactate de chaux.
Acide oxalique.
Zinc pulvérisé

Son emploi par le docteur Th. Herpin.

Poudres.

Pr. : Lactate de zinc pulvérisé.	1 à	16 gram.
Sucre de lait pulvérisé.		5

F. 20 paquets. — Trois par jour.

Pilules.

Pr. : Lactate de zinc pulvérisé.	1 à	16 gram.
Sirop de gomme.		Q. S.

F. S. A. 20 ou 40 pilules. — Trois ou six par jour.

VALÉRIANATE DE ZINC ($C^{10}H^{9}O^{3}ZnO, 12HO$).

C'est le prince Louis-Lucien Bonaparte qui prépara le premier le valérianate de zinc, et qui le conseilla dans les affections nerveuses. En France, il a été étudié avec le plus grand soin par Devay, de Lyon; M. Herpin, de Genève, l'a aussi recommandé contre l'épilepsie.

On obtient ce sel par combinaison directe; il se présente sous la forme de paillettes brillantes, nacrées, très-blanches, très-légères et ressemblant à de l'acide borique; son odeur rappelle celle de l'acide valérianique; sa saveur est métallique; il est soluble dans l'eau et dans l'alcool, très-peu dans l'éther.

Employé d'abord par le docteur Namias de Venise contre certaines affections nerveuses, il fut utilisé plus tard par MM. Cerulli, Curtis et Halst, Muratori, Keller, Boccaccini, Heriberg, Lund et Jaffe, dans les différentes névralgies et douleurs nerveuses, dans l'hystéric, les crampes d'estomac, la migraine, etc.

Mais c'est à Devay que l'on doit les recherches thérapeutiques les plus remarquables sur ce sel. M. Herpin comme Devay en a obtenu de bons résultats dans l'épilepsie. M. Delasiauve[1] a obtenu un succès, mais il s'agissait seulement d'un cas de vertige épileptiforme; M. Leriche, au contraire, n'a pas eu à se louer de son emploi.

MM. Laroque et Huraut ont signalé une falsification du valérianate de zinc par le butyrate; on a même odoré ce dernier sel par l'acide valérique, et on vendait ce mélange pour du valérianate; mais on les distingue très-bien en ce que ce dernier sel ne précipite pas une solution concentrée d'acétate de cuivre, tandis que le butyrate la précipite en blanc bleuâtre.

Pilules au Valérianate de Zinc (Devay).

Pr.:	Valérianate de zinc.	0,60 gram.
	Gomme adragante.	2,09

F. S. A. 25 pilules. — Une matin et soir.

Poudre au Valérianate de Zinc (Devay).

Pr.:	Valérianate de zinc en poudre.	0,60 gram.
	Sucre pulvérisé.	3,00

Divisez en 12 paquets, un matin et soir.

Potion au Valérianate de Zinc (Devay).

Pr.:	Eau distillée.	120 gram.
	Valérianate de zinc.	0,10
	Sirop de sucre.	30,00

Mêlez. — Une cuillerée à bouche toutes les heures.

PHOSPHATE DE ZINC ($PhO^5, 3ZnO$).

Le phosphate de zinc a été proposé par M. Barnes, pour le traitement de l'épilepsie; il provoque moins, dit ce médecin, le vomissement que le sulfate; il l'emploie sous la forme suivante :

Pr.:	Phosphate de zinc..	2 décigram.
	Acide phosphorique dilué	20 gouttes.
	Teinture de quinquina.	2 gram.

A prendre en 3 fois dans de l'eau.

[1] *Traité de l'épilepsie.* Paris, 1854.

VALÉRIANATE DE BISMUTH ($C^{10}H^{9}O^{3}$),$Bi^{2}O^{3}$.

Ce sel est un sous-valérianate. M. Giovanni Righini, qui l'a découvert, l'a préconisé comme un bon antinévralgique ; on le prescrit aussi sous forme de pilules, à la dose de 2 à 10 centigrammes, contre les gastrodynies, les gastralgies chroniques, et dans les palpitations du cœur anciennes; on l'obtient par double décomposition du nitrate de bismuth et du valérianate de soude ; il est insoluble dans l'eau.

SOUS-CARBONATE DE BISMUTH ($CO^{2}Bi^{2}O^{3}$).

M. Hannon, professeur à l'université de Bruxelles, recommande ce sel comme ayant toutes les propriétés du sous-nitrate, et ayant sur lui l'avantage d'être soluble dans le suc gastrique ; il n'a pas l'inconvénient de déterminer des pesanteurs et des pincements d'estomac, il colore moins les selles.

Le sous-carbonate de bismuth s'obtient en décomposant une solution de nitrate de bismuth pur et neutre par une solution de carbonate de soude ; il est insoluble dans l'eau.

Pour M. Hannon l'action sédative du sous-carbonate de bismuth est plus marquée que celle des sous-nitrates ; il est mieux toléré par l'estomac, surtout dans les gastralgies, spécialement dans celles qui sont compliquées d'irritation, avec la langue rouge et pointue, avec digestions laborieuses et éructations nidoreuses ou acides. La dose est de 1 à 3 grammes chez les adultes et de 10 à 50 centigrammes pour les enfants.

TRINITRATE DE BISMUTH $^{3}(AzO^{5})$ $Bi^{2}O^{3}$.

Ce sel est le nitrate neutre de bismuth. M. Thomson a proposé son emploi contre la diarrhée des phthisiques ; la dose est de 5 à 25 centigrammes à prendre trois ou quatre fois par jour, mélangé à de la magnésie ou à de la gomme.

Disons en passant que le sous-nitrate de bismuth = AzO^{5},$Bi^{2}O^{3}$ peut être employé sans inconvénient, lorsqu'il est pur, à la dose de 60 et 100 grammes, comme l'a fait dans ces derniers temps M. Monneret. Le prix très-élevé du bismuth lui a fait chercher des succédanés, mais rien jusqu'à présent n'a pu le remplacer.

LACTATE DE BISMUTH ($C^{6}H^{5}O^{5}$, $Bi^{2}O^{3}$).

Ce sel est encore un ous-lactates ; on l'obtient par double décomposition du nitrate de bismuth et du lactate de soude ; on doit opérer à chaud, car il est peu soluble dans l'eau froide ; on l'administre comme les autres sels de bismuth, à la dose de 5 à 10 centigrammes en poudre ou en pilules, répétées plusieurs fois par jour.

CERIUM.

Le cerium, découvert en 1809 par Berzelius et Hisinger, est un métal qui n'avait pas reçu d'applications en thérapeutique, lorsque M. Simpson, d'Édimbourg, proposa l'oxyde de cerium = CeO, le nitrate d'oxyde de cerium, comme toniques sédatifs agissant à peu près comme le font le sous-nitrate de bismuth et le nitrate d'argent ; il a employé ces préparations contre les vomissements chroniques, surtout ceux des femmes enceintes ; dans les cas d'éruptions chroniques et générales de l'intestin ; dans la dyspepsie avec gastrodynie et pyrosis ; mais c'est surtout contre la chorée que M. Simpson a vanté l'oxalate de cerium, à la dose de cinq centigrammes, donné trois ou quatre fois par jour en dissolution dans l'eau. L'oxalate de cerium ou de cérite, a été employé contre la chorée, à l'hôpital des Enfants malades dans le service de M. Henri Roger, sans aucun résultat.

D'après M. Ramskill, M. Lee a trouvé l'oxalate de cerium utile pour arrêter les vomissements de la grossesse, ceux qui accompagnent la phthisie, l'hystérie, le pyrosis, la dyspepsie atonique ; M. Ramskill dit l'avoir employé avec succès dans l'épilepsie.

OXYDE ET SELS D'ARGENT.

L'oxyde d'argent, le chlorure et le nitrate, dont nous avons déjà parlé, sont considérés comme des antispasmodiques puissants, qui ont produit de bons résultats, surtout dans le traitement de l'épilepsie ; il paraît à peu près démontré que l'on peut employer dans ces maladies indifféremment l'oxyde ou les divers sels d'argent, et même l'argent métallique, comme nous le verrons bientôt.

Pour M. Moreau, de Tours, l'efficacité du nitrate d'argent ou de toute autre préparation argentique ne lui est à peu près démontrée que dans certaines épilepsies fort rares, dues selon toute probabilité à une lésion spéciale du cervelet signalée pour la première fois par M. Dugué, interne de M. Moreau, et qui consiste en une induration de la substance grise, avec atrophie des tubes et des cellules. Dans deux de ces cas, dont l'un était compliqué d'ataxie locomotrice, le nitrate d'argent a réussi entre les mains de M. Moreau ; mais dans une foule d'autres cas, employé empiriquement, le nitrate d'argent n'a été suivi d'aucun résultat : comme toujours, amélioration d'abord, puis retour des accidents.

Voici les modes d'administration de l'oxyde d'argent ; le chlorure et l'iodure s'emploient de la même manière.

Formules pour l'emploi de l'oxyde d'argent.

Pr.: Oxyde d'argent. . . . . 60 centigram.
Opium en poudre. 05

F. S. A. 12 pilules. Une matin et soir.

Pr.: Oxyde d'argent. . . . . 50 centigram.
Acétate de morphine. 05

F. S. A. 20 pilules. Une matin et soir.

NITRATE D'ARGENT (AzO^5, AgO).

Le nitrate d'argent, employé depuis longtemps à l'intérieur contre l'épilepsie, a quelquefois produit de bons résultats ; il a le grave inconvénient de donner à la peau une coloration indélébile fort désagréable ; on prétend que l'on a moins à redouter cette coloration lorsqu'on fait prendre le chlorure d'argent en pilules, comme le nitrate, à la dose de 1 à 5 centigrammes par jour.

Le nitrate d'argent a encore été employé par M. Trousseau, sous forme de lavements, à dose assez élevée, contre la dysentérie aiguë et dans les diarrhées chroniques.

Les pilules de nitrate d'argent et de mie de pain, renfermant chacune un centigramme de sel, ont été employées contre la chorée et avec succès par M. le professeur Wunderlich et par MM. Charcot et Vulpian, contre l'ataxie locomotrice progressive ; dans cinq cas observés par nos collègues, l'ataxie locomotrice se présentait avec ses caractères les mieux accusés ; à l'époque où le traitement fut institué, la maladie était parvenue depuis longtemps déjà à une période où elle est généralement considérée comme incurable, et dans tous ces cas il y a eu amendement très-notable, quatre ou dix jours après le début du traitement qui consiste à donner d'abord une pilule, puis deux, et au bout d'un temps variable trois, rarement quatre, contenant chacune un centigramme de nitrate d'argent; la sensibilité à la douleur et à la température, si habituellement pervertie est revenue ; la vue elle-même a été heureusement modifiée ; les douleurs soit continues, soit fulgurantes, ont été complétement supprimées, les mouvements ont gagné en force et en précision, la marche est devenue possible, la santé générale s'est de bonne heure ressentie de l'influence du traitement, la constipation a cessé, l'appétit a augmenté, les malades ont engraissé. L'emploi des mêmes pilules s'est montré favorable dans quelques cas de paralysie en dehors de l'ataxie locomotrice.

Pilules au nitrate d'argent contre les paralysies essentielles de l'enfance (BOUCHUT).

Pr. : Nitrate d'argent. . . . . 0,05 gram.
Opium. 0,25
Mucilage de gomme adragante. . . . . Q. S.

Mêlez.—Pour dix pilules, à prendre de une à quatre par jour.

Pilules au nitrate d'argent (CHARCOT et VULPIAN).

Pr. : Nitrate d'argent cristallisé . . . . 0,10 gram.
Mie de pain, poudre de réglisse ou autre. 0,50
Eau. . . . . Q. S.

Pulvérisez le sel, ajoutez une goutte d'eau, puis la mie de pain frais et les poudres inertes; faites 10 pilules : — 1 à 5 par jour dans l'ataxie locomotrice. — 1 à 10 par jour dans l'épilepsie et dans la danse de Saint-Guy. M. Cloëz s'est assuré que dans des pilules récemment préparées, les quatre cinquièmes du sel étaient décomposés en oxyde d'argent, ou en argent métallique, peut-être même en un composé insoluble à acide organique ; mais cela importe peu, puisque l'argent a été absorbé et retrouvé dans les urines.

Potion au nitrate d'argent contre la diarrhée subaiguë ou chronique (ENFANTS).

Pr. : Nitrate d'argent cristallisé. . . . . 1 à 00,05 gram.
Eau distillée. 30,00
— de fleurs d'oranger 30,00
Sirop de sucre. 30,00

Mêlez par cuillerées à café dans la journée.

Lavements substituteurs.

	ADULTES	ENFANTS
Pr. : Nitrate d'argent cristallisé	0,25 à 50 centigr.	1 à 5 centigr.
Eau distillée.	400,00 gram. . . .	200 gram.

On vide l'intestin avec un lavement d'eau simple, et on administre ensuite le lavement médicamenteux.

Pilules antiépileptiques.

Pr. : Chlorure d'argent. . . . . 0,20 gram.
— de sodium. 0,50
Mie de pain frais. 1,00
Sirop. . . . . Q. S.

Mêlez et divisez en 20 pilules.

Pilules contre les dyspepsies gastralgiques et certains vomissements rebelles (VAN DEN CORPUT).

Pr. : Nitrate d'argent cristallisé.	3 à 6	centigram
Extrait aqueux de belladone.	2 à 4	

Mêlez : pour douze pilules semblables, à prendre 2 ou 4 dans les vingt-quatre heures.

CIGARETTES NITRÉES.

Les cigarettes nitrées ont été très-préconisées contre l'asthme ; on y ajoute quelquefois des solutions d'extraits de plantes narcotiques ou contro-stimulantes, telles que : belladone, opium, stramonium, jusquiame, digitale, aconit, et la dose est de cinq centigrammes d'extrait par cigarette ; on ajoute à la solution d'extrait 10 centigrammes de sel de nitre par cigarette.

M. Letenneur propose de faire brûler dans le lit du malade, dans une assiette, les rideaux étant fermés, du papier imprégné d'une solution saturée de nitre et desséché. On fait cette fumigation au moment de se coucher.

M. Hyde Salter recommande le papier nitré comme un des moyens palliatifs les plus efficaces que l'on puisse employer contre l'asthme ; il faut prendre du papier sans colle, mince, ne contenant pas de coton ; on le plonge dans une solution de nitrate de potasse au huitième (10 grammes pour 70 d'eau), et on trempe le papier dans cette solution ; on peut remplacer l'eau par une décoction de plantes narcotiques, mais il vaut mieux employer les solutions d'extraits; le dosage est alors plus exact : on fait sécher le papier et on le roule en petits tubes de 10 à 15 centimètres de long, on les allume par un bout et on aspire lentement par l'autre extrémité en cherchant à inhaler les vapeurs qui se dégagent ; les inhalations nitreuses de M. Boutigny peuvent parfaitement être remplacées par les cigarettes.

ACIDE VALÉRIANIQUE ($C^{10}H^{10}O^4C^{10}H^9O^3,HO$).

L'acide valérianique existe en petite quantité dans la valériane ; il résulte de l'oxydation de l'aldéhyde valérique ou *valérol*, qui constitue avec le bornéène l'essence de valériane ; l'acide valérianique peut résulter encore de l'oxydation de l'alcool amylique ou essence de pomme de terre ; en effet $C^{10}H^{12}O^2+O^4=C^{10}H^{10}O^4+{}^2HO$, aussi l'a-t-on appelé acide amylique ; il est encore identique à l'acide volatil de la graisse de marsouin ou *acide phocénique*, et on l'a extrait des fruits de la boule-de-neige, *viburnum opulus* (Caprifoliacées), aussi l'a-t-on appelé acide *viburnique*.

L'acide valérianique n'est employé que combiné ; on s'en est cependant servi comme antispasmodique à la dose de 5 à 10 gouttes ; il est peu efficace, mais il résulte des recherches de M. Aran que, lorsqu'il est pur, il agit toujours de la même manière, quelle que soit son origine.

VALÉRIANATE D'AMMONIAQUE ($C^{10}H^9O^3,AzH^3,HO$).

L'Académie de médecine a adopté, le 30 avril 1857 [1], la formule suivante, due à MM. Laboureur et Fontaine, pour la préparation du valérianate d'ammoniaque.

Prenez de l'acide valérianique monohydraté et pur, disposez-le en couches minces dans une capsule plate, recouverte d'une cloche parfaitement close ; faites arriver dans la cloche du gaz ammoniac anhydre jusqu'à parfaite saturation de l'acide valérianique ; conservez le valérianate d'ammoniaque par petites parties dans des flacons bouchés bien secs.

On arrive au même résultat par la méthode de M. E. Robiquet, qui remplace le courant de gaz ammoniac, qui exige un appareil, par des cristaux de sesquicarbonate d'ammoniaque, que l'on place sur le pourtour de la capsule, ou bien par un mélange de 50 grammes de chlorhydrate d'ammoniaque pulvérisé et 10 grammes de chaux éteinte pour 50 grammes d'acide valérianique.

On vend dans le commerce, sous le nom de valérianate d'ammoniaque Pierlot, le mélange suivant :

Valérianate d'Ammoniaque (PIERLOT).

Pr. :	Eau distillée	95 gram.
	Acide valérianique	3
	Sous-carbonate d'ammoniaque	Q. S.

Jusqu'à saturation. — Ajoutez :

Extrait alcoolique de valériane	2

Dose 6 à 30 gouttes dans une potion de 120 grammes, contre l'hystérie, la chorée, l'épilepsie ; pour un grand nombre d'aliénistes, parmi lesquels je citerai mon excellent ami le docteur Mesnet, médecin de l'hôpital Saint-Antoine, la préparation de M. Pierlot est un des agents les plus précieux de la médecine mentale ; nous ne pouvons toutefois accorder le nom de *valérianate d'ammoniaque* à une mixture formée de ce sel, d'eau et d'extrait alcoolique de valériane. Nous comprenons d'ailleurs que ce mélange doit agir mieux que le sel de MM. Laboureur

[1] *Bulletin de l'Académie de médecine*, t. XXII, p. 729.

et Fontaine, qui est parfaitement défini, mais le médecin pourra toujours prescrire et associer ce dernier à sa guise, et sa posologie est d'ailleurs plus facile à faire.

Le valérianate d'ammoniaque cristallisé est le seul, selon nous, qui doive se trouver dans les pharmacies.

Il résulte des recherches de MM. Laboureur et Fontaine que les sels du commerce varient beaucoup d'aspect et de propriétés ; voici un aperçu de ces différences :

Valérianate d'Ammoniaque pris dans les maisons suivantes.

ROUSSEAU.	DORVAULT.	THIBOUMERY ET DUBOSC.	WITTMANN ET POULENC.	MÉNIER.
Solide, blanc, cristallisé en aiguilles.	Solide, grisâtre, amorphe.	Liquide incolore.	Liquide, incolore, très-dense.	Liquide jaune, opalin de consistance oléagineuse.

Mais il faut reconnaître que depuis le travail de MM. Laboureur et Fontaine les choses ont tout à fait changé et que le sel blanc cristallisé est à peu près le seul que l'on trouve dans les bonnes maisons.

Le valérianate d'ammoniaque s'emploie en pilules ou en potions à la dose de cinq à cinquante centigrammes. Il résulte des expériences de M. Vulpian qu'il n'est pas toxique ; on a pu en faire prendre jusqu'à dix grammes à des animaux sans déterminer le moindre accident.

Nous ne suivrons pas M. le docteur Declat dans les observations élogieuses qu'il a faites de la mixture de M. Pierlot : « Les premiers essais, » m'écrit M. Moreau de Tours, « ont été faits dans mon service ; je lui dois « quelques cas de guérisons, une des épileptiques guéries est encore dans « mon service en qualité d'infirmière ; mais ces cas sont fort rares, tandis « que ceux dans lesquels l'action du remède a été suivie d'une amélio- « ration réelle sont nombreux. »

CHLORODYNE.

On emploie beaucoup en Angleterre, contre les névralgies, comme antispasmodiques, sous le nom de *chlorodyne* des mélanges divers et en proportions variables de différentes substances. Cette chlorodyne a été quelquefois prescrite, nous en faisons connaître plusieurs formules; elles prouveront une fois de plus quelle anarchie règne dans la pharmacie anglaise.

	M. TOWLE.	DOCTEUR OGDEN.	M. BUZZARD.
Pr. : Chloroforme	f ʒ vj	f ʒ vj	f ℥ j
Éther chlorique.	f ʒ j	»	»

	M. TOWLE.	DOCTEUR OGDEN.	M. BUZZARD.
Teinture de capsicum.	f ʒ j ß	f ʒ j ß	»
Huile ess. de menthe anglaise. . .	m ij	m ij	m X
Hydrochlorate de morphine. . . .	grs viij	grs viij	»
Acide cyanhydrique (Scheele). . .	m xij	m xv	m 86
Acide perchlorique..	m xx	m xxj	»
Teinture de cannabis Indica. . .	f ʒ j	»	»
Mélasse.	ʒ j	ʒ j	ʒ iv
Esprit-de-vin rectifié.	»	»	f ʒ iv
Éther sulfurique rectifié.	»	»	f ʒ j
Liqueur de muriate de morphine.	»	»	f ℥ j
Extrait mou de réglisse.	»	»	ʒ iv
Sirop simple.	»	»	f ℥ j

Nous avons conservé la notation anglaise et nous rappelons que F placée avant les quantités signifie *fluide*, et veut dire, en langage pharmaceutique anglais, que ces quantités, au lieu d'être pesées, doivent être mesurées dans des verres gradués *ad hoc*.

M signifie *minime*, la soixantième partie d'un fluidrachme, ou gros fluide.

Les Anglais appellent éther chlorique le mélange suivant :

Pr. : Chloroforme. . . . . f ʒ j
Esprit-de-vin rectifié. . . . . f ʒ vij

La liqueur de muriate de morphine contient un grain de chlorhydrate de morphine par f ʒ j. Voici sa formule :

LIQUEUR DE MURIATE DE MORPHINE (formule anglaise).

Pr. : Muriate de morphine . . . . ʒ j
Eau distillée. . . . . f ℥ v
Alcool rectifié. . . . . f ℥ ij ß

D'après quelques auteurs la formule de la véritable chlorodyne préparée par M. Davenport, pharmacien de Londres, ne contient ni opium, ni sels de morphine ; elle est due au docteur J. Collis Browne, médecin de l'armée anglaise, qui ne l'a pas publiée.

Voici encore d'autres formules de chlorodyne sans nom d'auteur :

Pr. : Chloroforme pur. . . . . 4 gram.
Éther pur. 8
Essence de menthe. 64
Teinture de chanvre indien (au 8me) 12
Muriate de morphine. 0,80
Acide citrique. 0,30

Dose, 50 centigrammes à 4 grammes.

Autre.

Pr.: Éther chlorique. . . . . 12 gram.
Essence de menthe. 1
Alcool fort 76
Teinture d'opium.. 8
— de jusquiame. 8
Acide muriatique. 1,20
Muriate de morphine. 1,20

Mêlez. Dose, depuis 6 gouttes.

Autre.

Pr.: Cyanure de potassium. . . . . 0,36 gram.
Eau de menthe. 4,00

Faites dissoudre.

Sulfate de morphine. 0,76
Teinture d'opium, pharm. Lond. 12,00

Faites dissoudre.

Chloroforme. 6,00
Ether chlorique. 4,00
Essence de carvi.. 0,36
Esprit de menthe. 124,00

Faites dissoudre ; mêlez les trois solutions ; agitez fortement ; laissez en contact 14 jours en remuant de temps en temps ; ajoutez Q. S. de caramel pour colorer et filtrez. — Dose, depuis 20 gouttes.

CHAPITRE XVIII

MÉDICATION SÉDATIVE OU CONTRO-STIMULANTE.

Rasori a désigné sous le nom de contro-stimulants tous les agents thérapeutiques qui dépriment ou ralentissent les fonctions de l'organisme, et guérissent ou améliorent les maladies produites par un excès de stimulus.

Parmi les agents physiques on place en première ligne l'application du froid à la thérapeutique ; en effet, la soustraction du calorique ou le froid est le type des sédatifs, il déprime les phénomènes de réaction ; aussi est-ce surtout par le froid qu'agit l'hydrothérapie dont nous nous occuperons plus loin ; nous renverrons, nos lecteurs, pour les applications du froid, à l'ouvrage intéressant de M. le docteur Lacorbière [1].

La saignée locale ou générale est un des controstimulants les plus puissants et le plus souvent employés. Nous n'avons pas à nous occuper ici des cas où on doit la préférer aux autres moyens.

Les préparations antimoniales font partie des contro-stimulants ; leur tolérance dans les phlegmasies aiguës est un des phénomènes les plus intéressants de la thérapeutique ; ces faits sont si connus depuis les beaux travaux de l'école Rasorienne, que nous ne ferons que les signaler, nous nous contenterons de citer quelques formules nouvelles dans lesquelles l'émétique et l'arsenic agissent comme contro-stimulants.

Il semble exister une certaine relation entre les médicaments contro-stimulants et les diurétiques ; ainsi la digitale, la scille, le colchique, le nitrate et le chlorate de potasse peuvent à volonté être placés dans l'une ou l'autre de ces deux classes de médicaments. Nous avons parlé ailleurs de la scille et de son principe immédiat, nous avons traité du chlorate de potasse au chapitre des Altérants ; nous dirons peu de chose du nitre, mais nous insisterons sur la digitaline et la colchicine.

LONICERA BRACHYPODA.

Le Lonicera brachypoda est une espèce de chèvrefeuille assez commune dans les jardins, que M. Neumann a proposée contre l'albuminurie :

[1] Lacorbière, *Traité du froid, de son action et de son emploi intra et extra en hygiène, en médecine et en chirurgie*. Paris, 1839.

c'est la tige de cette plante que l'on emploie. D'après von Siebold on en fait grand usage au Japon, sous forme de tisane que l'on prépare par décoction à la dose 15 à 60 grammes ; les feuilles et les fleurs servent à faire, par infusion, une tisane à la dose de 2 grammes ; on l'emploie contre les maladies aiguës et fébriles. Nous ne savons rien en France sur les effets de cette plante. Mais comme elle s'acclimate très-bien en Europe, on devra l'essayer contre une maladie dans laquelle tous les médicaments sont impuissants.

TURQUETTE.

La Turquette ou Herniaire, *Hernaria glabra*, de la famille des Paronichyées, est très-souvent employée, d'après M. van den Broeck, comme diurétique et contro-stimulante ; connue au temps de Fallope et de Matthiole, l'herniaire était tout à fait oubliée, lorsque M. van den Broeck l'employa à l'hôpital de Mons, avec succès, contre l'anasarque survenu chez des sujets anémiques. Voici la prescription qu'il suivait :

Pr. : Herniaire	30	gram.
Eau	500	

Faites infuser pendant une heure et ajoutez :

Nitrate de potasse	4
Teinture de digitale	2
Oxymel scillitique	30

A prendre par cuillerées dans le courant de la journée. M. Bouchardat prescrit le précepte d'association des diurétiques énergiques, tels que la scille, la digitale, qui agissent mieux réunis qu'isolés.

DIGITALE

Les feuilles de Digitale, *Digitalis purpurea*, doivent être récoltées au milieu de la seconde année, lorsque la plante est en fleur ; on ne doit cueillir que celles de la tige et repousser les radicales : c'est pour avoir oublié ce principe que l'on a eu l'occasion de constater si souvent l'infidélité de cette plante énergique ; mais on doit aussi se rappeler que les feuilles s'altèrent très-rapidement en magasin, et que la poudre doit toujours être très-récemment préparée : c'est précisément pour obvier à tous ces inconvénients que l'on préfère généralement aujourd'hui employer la digitaline.

M. Buchner a reconnu que les graines de digitale étaient beaucoup plus actives et renferment une plus grande proportion de digitaline que les autres parties de la plante. Elles jouent un très-grand rôle dans la médecine chinoise.

La digitale fleurit toujours à la seconde année, vers le mois de juin ou ·uillet ; en adoptant les graines comme médicament officinal, on serait certain d'avoir une substance plus identique dans sa composition, mais il faudrait que la mesure fût générale. Mieux vaut encore employer la digitaline.

Pilules contre l'hémoptysie (ARAN).

Pr. : Digitale pulvérisée . . . . 0,70 gram.
Ergot de seigle pulvérisé. 3,00

Mêlez. Pour huit pilules à prendre dans la journée.

Les médecins pensent généralement que la plus active des préparations de digitale est la teinture éthérée. Il résulte au contraire des recherches de MM. Homolle et Quévenne que l'éther ne se charge pas du principe actif de la digitale ; s'il est pur, il n'en dissout presque pas. Celui du commerce, qui renferme toujours des proportions variables d'eau et d'alcool, en dissout des quantités qui sont en rapport avec sa plus ou moins grande impureté, de sorte que cette teinture n'est réellement le plus souvent qu'une solution éthérée et *chlorophylle*.

Dans l'asthme on fait souvent fumer les feuilles de digitale, soit seules, soit associées à la belladone et au stramonium ; quelquefois aussi on conseille de les rouler dans du papier nitré dont nous avons indiqué ailleurs la préparation.

Potions contre les infiltrations séreuses (CRUVEILHIER).

Pr. : Feuilles de digitale. . . . . 1 gram.

Faites macérer dans

Eau. 150

Passez et ajoutez

Ether nitrique. 2
Sirop des cinq racines apéritives. 30

A prendre par cuillerées à bouche d'heure en heure.

Pilules antigoutteuses (A. BECQUEREL).

Pr. : Sulfate de quinine . . . . 1,50 gram.
Extrait de digitale. 0,20
Semences de colchique pulvérisées. 0,50

Mêlez et divisez en 10 pilules.
A prendre de une à trois dans la journée, plusieurs jours de suite.

Ces pilules, qui sont une imitation des pilules de Lartigue contre la goutte, réussissent très-bien pour combattre les contractions et les douleurs qui suivent le rhumatisme articulaire aigu.

Lavement de digitale.

Pr.: Poudre de digitale. . . . . 25 centigram. à 1 gram.
Eau bouillante. 250

Laissez infuser une demi-heure en agitant ; passez ; employé comme diurétique.

Pilules hémostatiques (VAN DEN CORPUT).

Pr.: Acétate de plomb cristallisé. . . . . 10 centigram.
Extrait de digitale. 2

Mêlez pour une pilule; en faire huit semblables, de une à quatre par jour.

CHARBON DE PEUPLIER.

M. le docteur Belloc a publié dans le *Journal de médecine de Bordeaux*, et présenté à l'Académie de médecine, un mémoire sur l'emploi thérapeutique du charbon de peuplier, sur lequel M. Patissier a fait un rapport[1] dans lequel ce savant académicien déclare qu'il croit que la poudre de charbon de peuplier a rendu des services ; mais il y a loin de cette déclaration aux éloges pompeux que l'on a faits de ce médicament, qui est aujourd'hui tombé dans le domaine du charlatanisme.

M. Belloc dit que le charbon destiné à l'usage interne doit être préparé avec des pousses de peuplier de trois ou quatre ans. Il faut éviter le peuplier qui croît dans un terrain bas et humide ; les troncs vieux donnent un charbon qui irrite l'estomac ; le bois doit être coupé au moment de la séve et le charbon doit être fabriqué dans des vases en fonte clos.

La poudre de charbon de peuplier est administrée en pilules ou en pastilles ; M. Belloc préfère la poudre rendue humide avec un peu d'eau fraîche bien pure. Ses effets physiologiques consistent en une saveur agréable à la bouche dès qu'elle est avalée, dans une augmentation de la sécrétion salivaire, dans une sensation agréable qui se produit dans l'estomac, dans l'accélération de la digestion et dans l'augmentation de l'appétit. La dose est de une à trois cuillerées à bouche par jour.

C'est surtout dans les affections nerveuses de l'estomac ou des intestins que la poudre de charbon de peuplier a été préconisée ; nous l'avons employée plusieurs fois sur nous-même et sur plusieurs malades, jamais

[1] *Bulletin de l'Académie de médecine*, Paris, 1849, t. XV, p. 280.

nous n'en avons obtenu de bons effets, et contrairement à ce que dit M. Belloc, nous avons constaté que bien souvent il troublait la digestion et diminuait l'appétit ; il faut bien que les médecins aient obtenu des résultats analogues ou semblables, car la poudre de charbon n'est plus employée aujourd'hui.

HUILE ÉTHÉRÉE DE MARRONS D'INDE.

Cette huile a été vantée contre la goutte et le rhumatisme en onctions douces, pratiquées à l'aide d'un pinceau sur la partie enflammée; le charlatanisme s'est depuis longtemps emparé d'une croyance populaire et l'a fort habilement exploitée ; en effet, depuis un temps immémorial, on prétend que pour guérir les douleurs rhumatismales, il suffit de porter trois marrons d'Inde dans sa poche : nous connaissons des personnes très-sérieuses qui ont employé ce remède. Il produit autant d'effet que l'huile de marrons d'Inde, qui n'est bonne qu'à exploiter la crédulité publique.

DIGITALINE ($C^8O^{18}H^8$) (WALZ).

La digitaline, après avoir été recherchée par un grand nombre de chimistes, parmi lesquels nous citerons MM. Destouches, Chevallier et Lassaigne, Bidault de Villiers, Leroyer de Genève; Nicolle, Planquy, Dulong d'Astafort, Henry de Phalsbourg, a été isolée, en 1840, par MM. Homolle et Quévenne. Elle se présente sous la forme d'une poudre blanche ou en masses poreuses, très-difficilement cristallisable, inodore, très-amère, provoquant de violents éternuments, peu soluble dans l'eau froide et bouillante, soluble dans l'alcool faible et concentré, peu soluble dans l'éther pur, mais se dissolvant dans l'éther alcoolisé. Chauffée, elle se colore à 180° et se décompose à 200°; elle ne se combine pas avec les acides; l'acide sulfurique la dissout avec coloration brune, qui devient bientôt cramoisie; la solution versée dans l'eau lui communique une teinte verdâtre; l'acide chlorhydrique la dissout avec belle coloration vert-pré; le tannin la précipite de sa solution aqueuse.

D'après MM. Homolle et Quévenne, la digitaline brute contiendrait, outre la digitaline, deux autres corps qu'ils ont nommés *digitalin* et *digitalose*. D'après M. Walz, on y trouverait de la digitaline, de la *digitalicrine* et de la *digitalosine*. M. Kosmann a publié une analyse complète de la digitale ; outre l'acide digitalique de M. Morin, il y en a trouvé un autre qu'il nomme acide *digitaléique;* il a de plus assigné la place que doivent occuper dans la série chimique les différents principes immédiats extraits de la digitale. Plus récemment, on a trouvé dans la digitale un acide volatil.

La digitaline exerce une grande influence sédative sur la circulation;

cet effet coïncide toujours avec la diurèse; on a constaté que son action était la même que celle de la digitale, et qu'elle était cent fois plus active que celle-ci.

La digitaline s'emploie dans les mêmes cas que la digitale, à la dose de 1 à 10 milligrammes; c'est un sédatif puissant de la circulation et un diurétique très-efficace.

L'Académie de médecine, sur le rapport de M. Robinet[1], a appliqué à la digitaline, aux granules et au sirop, le décret du 3 mai 1850.

Granules de digitaline (HOMOLLE et QUEVENNE).

Pr. : Digitaline	100	gram.
Sucre pulvérisé	4900	

Prenez cent mille noyaux de sucre, préparés à la façon des petites dragées dites *nompareilles*, parfaitement réguliers et d'une grosseur telle, qu'ils pèsent 1 kilogramme 500.

Mettez la digitaline dans un ballon avec 500 grammes d'alcool à 85° et chauffez au bain-marie, en agitant souvent, jusqu'à ce que la digitaline soit dissoute.

Faites un sirop avec les 2,000 grammes de sucre prescrit et 1000 grammes d'eau; ajoutez-y la dissolution de digitaline et mêlez. — Chargez les granules peu à peu avec le sirop hydroalcoolique, maintenu chaud, de manière à répartir également à leur surface toute la digitaline, et mêlez.

Enfin recouvrez les noyaux avec 1400 grammes de sucre qui restent et qui ont été transformés en sirop avec 700 grammes d'eau. Chaque granule contient un milligramme de digitaline.

Sirop de digitaline (HOMOLLE et QUEVENNE).

Pr. : Digitaline	0,10	gram.
Alcool à 85°	0,00	
Sirop de fleurs d'oranger	2000,00	

Faites dissoudre la digitaline dans l'alcool et ajoutez au sirop; 20 grammes de ce sirop contiennent 1 milligramme de digitaline. — A prendre 2 à 6 cuillerées par jour.

Potion à la digitaline (HOMOLLE et QUÉVENNE).

Pr. : Digitaline	5	milligram.
Eau distillée de laitue	100	gram.
Sirop de fleurs d'oranger	25	gram.

Dissolvez la digitaline dans quelques gouttes d'alcool; ajoutez l'eau distillée et le sirop. — Prendre par cuillerées dans les 24 heures.

[1] *Bulletin de l'Académie de médecine*. Paris, 1854, t. XX, p. 254.

Pommade.

Pr. : Digitaline. . . . . 0,05 gram.

Faites dissoudre, dans quelques gouttes d'alcool à 22°, et incorporez dans

Axonge benzoïnée. 10,00

En friction contre les infiltrations.

COLCHICINE

La colchicine a été découverte dans les différentes parties du colchique d'automne, par MM. Pelletier et Caventou, Geiger et Hesse. D'après M. Oberlin, la colchicine brute renfermerait un alcaloïde qu'il a nommé *colchicéine*.

La colchicine cristallise en petits prismes, incolores, amers, assez solubles dans l'eau ; ce qui la distingue de la vératrine, soluble dans l'alcool et dans l'éther. Elle n'irrite pas la membrane pituitaire comme la vératrine; elle forme avec les sels des acides cristallisables.

La colchicine paraît agir spécifiquement sur la peau, dont elle diminue et même abolit la sensibilité; les mouvements musculaires sont paralysés, sans crampes et sans secousses ; son action sur le système musculaire est lente ; elle n'agit pas sur le cœur : elle est très-purgative et n'est pas employée.

VÉRATRINE ($C^{34}H^{21}AzO^{6}$).

La vératrine a été découverte en 1816, par Meissner dans la Cévadille (*veratrum sabadilla*). MM. Pelletier et Caventou la retirèrent plus tard de l'ellébore blanc (*veratrum album*). Melandre et Moretti la trouvèrent peu de temps après dans les bulbes de colchique ; de sorte qu'il résulterait de diverses analyses que la cévadille contiendrait de la *vératrine* et de la *sabadilline* ; l'ellébore blanc, de la *vératrine*, et de la *jervine* (E. Simon), et les bulles de colchique, de la *vératrine* et de la *colchicine*. La vératrine a été étudiée, au point de vue chimique, par MM. G. Merck, Couerbe, Henry, Langlois, et sous le rapport physiologique, par MM. Magendie, Turnbull, van Praag, Faivre et Leblanc, et son étude thérapeutique est due à MM. Andral, Magendie, Piedagnel, Trousseau, Turnbull, van Vogel, Ebers, Kreutzwiezer, Osgoot, Fully, etc.

La vératrine est en petites masses cristallines verdâtres ; elle est fusible, insoluble dans l'eau, peu soluble dans l'éther, très-soluble dans l'alcool ; elle est très-vénéneuse ; l'acide sulfurique la colore en jaune, puis en bronze ; elle forme des sels amers et vénéneux.

La vératrine possède une action irritante locale très-grande: elle provoque des éternuments violents, détermine des vomissements, et des selles fréquentes. Ses effets excitatifs la rapprochent de la strychnine, et M. Turnbull compare son action à celle de l'aconitine et de la delphine. M. Piedagnel a constaté son action sédative sur la circulation, et c'est le premier médecin qui ait insisté sur son utilité dans le rhumatisme articulaire aigu.

Pour MM. Faivre et Leblanc, il faut diviser l'action de la vératrine en trois périodes : dans la première elle agit sur le tube digestif, dont elle augmente la sensibilité, la contractilité et les sécrétions, phénomènes qui se traduisent par de violentes coliques et une purgation abondante; en même temps il y a supersécrétion salivaire. Ces actions ne dépendent pas du contact de la vératrine, car lorsqu'on l'injecte dans les veines on les produit également. Dans la seconde période il y a prostration des forces, abattement et sédation de la circulation. Enfin, dans la troisième, si la dose est suffisante, il y a contraction musculaire, tétanos, trismus des mâchoires et asphyxie.

C'est surtout dans les paralysies (Magendie), les hydropisies (Turnbull); les maladies nerveuses et principalement les névralgies (Turnbull) et le rhumatisme articulaire aigu (Piedagnel, Trousseau, Bouchut, Aran), les pneumonies (Aran) que la vératrine a été employée.

La vératrine associée à l'opium a été vantée par le docteur Ghigha dans les affections de poitrine, sous forme de pommades. MM. Turnbull, Frester, Bérard l'ont employée dans les cataractes, les amauroses et l'iritis, et MM. Desgranges, Cunier, Knapp, Lafargue de Saint-Émilion contre les névralgies.

La méthode par inoculation des médicaments, préconisée par M. le docteur Lafargue de Saint-Émilion, a été surtout appliquée aux alcalis organiques; la vératrine ainsi employée à dose extrêmement faible (1/10 à 1/5 de milligramme) a produit de très-bons effets contre les névralgies. Cette méthode consiste à inciser la peau et à déposer dans son épaisseur, ou sur le tissu cellulaire sous-cutané, les substances que l'on veut faire absorber. Cette méthode est très-précieuse dans les cas où on voudra déterminer une absorption et des effets extrêmement rapides.

Pommade mercurielle vératrinée (TURNBULL).

Pr. : Vératrine.	0,10	gram.
Onguent napolitain.	32,00	

Contre les névralgies très-douloureuses.

Liniment de vératrine (TURNBULL).

Pr. : Vératrine.	1,20

Iodure de potassium.	2,00
Axonge.	30,00

Mêlez exactement.

Pommade à la vératrine (TURNBULL).

Pr. : Vératrine.	0,25 gram.
Axonge.	30,00

En frictions deux fois par jour pendant un quart d'heure, avec gros comme un haricot. Magendie, Turnbull, Knapp de Berlin emploient en même temps la vératrine à l'intérieur à la dose de 0gr.0025 à 0gr.01 en pilules contre le rhumatisme articulaire aigu, la paralysie rhumatismale, etc.

Autre (TURNBULL).

Pr. Vératrine.	2 gram.
Huile.	4
Axonge.	8

Mêlez. En frictions dans le rhumatisme articulaire aigu.

Embrocations (TURNBULL).

Pr. : Vératrine.	4 gram.
Alcool rectifié.	60

Pilules de Vératrine (TURNBULL).

Pr. : Vératrine.	5 centigram.
Extrait de jusquiame.	50
Poudre de réglisse..	50

Mêlez pour 10 pilules. Une d'heure en heure, contre le rhumatisme articulaire aigu.

Teinture de Cévadille.

Pr. : Poudre de cévadille.	30 gram.
Alcool rectifié.	60

Faites macérer 6 jours ; filtrez ; cette teinture évaporée donne un extrait.

Pilules de Cédaville.

Pr. : Extrait alcoolique de cévadille.	0,10 gram.
Poudre de réglisse.	2,00

Pour 10 pilules. — Contre les névralgies, les tics douloureux.

Pilules de Vératrine (Bouchut).

Pr. : Vératrine	}		
Extrait d'opium	} ãa	. . . .	5 centigram.
— de jusquiame	}		

Mêlez pour 10 pilules argentées. Une à cinq par jour et chaque jour un lavement. Contre le rhumatisme articulaire aigu.

PROPYLAMINE ($C^6H^9Az = C^6H^6AzH^3 = Az\left\{\begin{matrix}C^6H^7.\\H\\H\end{matrix}\right.$)

La Propylamine existe dans la fleur de l'aubépine (*cratægus oxyacantha*), dans le fruit du sorbier (*sorbus aucuparia*), dans le *chenopodium vulgare*, la saumure de harengs, etc. On la sépare par distillation avec la potasse, on l'obtient artificiellement par l'action de l'ammoniaque sur le propylène iodé ; c'est un liquide incolore, transparent, d'une odeur forte, soluble dans l'eau, sa réaction est alcaline; elle sature les acides et forme des sels cristallisables.

Potion à la Propylamine (Awenarius).

Pr. : Eau distillée	120	gram.
Oléo-saccharum de menthe.	5	
Propylamine.	20	goutt.

Une cuillerée à bouche toutes les deux heures.

Très-employée à Saint-Pétersbourg, contre le rhumatisme articulaire aigu et chronique.

---

§ I. — CONTRO-STIMULANTS DU RÈGNE MINÉRAL.

NITRATE DE POTASSE

En 1843, M. Martin Solon lut à l'Académie de médecine [1] un travail fort intéressant sur l'emploi du nitrate de potasse, comme contro-stimulant dans le rhumatisme articulaire aigu. Il établissait par de nombreuses observations que dans cette maladie le nitre était parfaitement toléré et qu'on pouvait l'administrer impunément à la dose de 20, 40 e 60 grammes dans les 24 heures, en boisson dans la tisane. Cette méthode donne de bons résultats, mais si l'action sédative ne se manifeste pas dès le second jour, les malades se dégoûtent de cette boisson et refusent d'en boire. Cependant ils la supportent plus longtemps lorsqu'on

[1] *Bulletin de l'Académie de médecine.*

administre le sel dans de la limonade tartrique ou au citron ; on n'oubliera pas d'ailleurs que le nitre est vénéneux et qu'il peut occasionner la mort.

HYDRATE D'OXYDE DE BISMUTH (Bi^2O^3+Aq).

Les usages du sous-nitrate de bismuth sont extrêmement fréquents : nous en avons parlé ailleurs. On l'emploie souvent sous forme de crème délayée dans l'eau; il produit d'excellents effets, et beaucoup de médecins font grand éloge de cette préparation imaginée par M. Quesneville. M. van den Corput remplace avec avantage le sous-nitrate de bismuth par l'hydrate d'oxyde bismuthique, dont les propriétés neutralisantes et absorbantes sont de beaucoup supérieures à celles des préparations de bismuth employées jusqu'à ce jour; on obtient ce produit en précipitant une solution de nitrate acide de bismuth, par la potasse caustique, filtrant et lavant le précipité et faisant sécher à une température modérée.

L'emploi de l'hydrate d'oxyde bismuthique dans les gastralgies, où ce médicament est indiqué, dispense du mélange de magnésie, préconisé par M. Trousseau pour l'administration du sous-nitrate de bismuth, et n'a point l'inconvénient de provoquer les flatuosités par le dégagement de gaz auquel donne lieu l'usage des carbonates; de plus, son activité plus grande permet d'en employer une quantité moindre que du sous-nitrate. Voici pour son administration quelques formules auxquelles M. van den Corput a recours le plus souvent.

Mucilage à l'Hydrate de Bismuth.

Pr. :	Mucilage de gomme arabique.	120 gram.
	Hydrate d'oxyde de bismuth. . . . . 1 à	4
	Extrait de belladone.	0,10
	Sirop de chlorhydrate de morphine.	30 gram.

Mêlez. — A prendre par cuillerées à soupe, de deux en deux heures, dans certaines gastralgies.

Poudres à l'Hydrate bismuthique.

Pr. :	Hydrate d'oxyde de bismuth sec.	50 centigram.
	Poudre d'ipéca composée	15

Mêlez pour un paquet. — En faire 12 semblables; deux à quatre par jour dans les diarrhées catarrhales.

Prises contre le Coryza.

Pr. : Hydrate d'oxyde bismuthique. . . . . 2 gram.
Poudre de benjoin. 1
Chlorhydrate de morphine. 0,02

Mêlez. — Deux à six prises aspirées par le nez dans les 24 heures suffisent généralement.

CHAPITRE XIX

MÉDICATION HÉMOSTATIQUE

On donne le nom d'hémostatiques, de αἷμα, sang, et ἵστημι, j'arrête, tous les moyens que l'on met en usage pour arrêter les hémorrhagies; ces moyens varient suivant le volume, le nombre, la situation des vaisseaux qui fournissent le sang; tous les astringents sont plus ou moins hémostatiques; nous avons parlé ailleurs du tannin, de la noix de galle, du ratanhia, de l'alun, etc. ; les caustiques, la compression, la ligature, le tamponnement, le froid sont autant de moyens employés que nous ne ferons que signaler.

Nous avons déjà parlé ailleurs de l'ergot de seigle, de l'ergotine et de l'ergot de blé, comme hémostatiques. Pour M. Sédillot, la solution d'ergotine serait un véritable hémostatique et non un *hémoplastique*, comme le sont les acides, les astringents, le perchlorure de fer, etc., c'est-à-dire qu'elle s'opposerait à l'écoulement du sang, sans le coaguler et sans diminuer la capacité des vaisseaux.

Le suc d'ortie est employé dans les campagnes comme hémostatique; il en est de même du suc de citron; mais ces moyens sont peu énergiques et peu employés.

FICAIRE

La ficaire ou petite chélidoine, *ficaria ranunculoïdes*, Haller, *ranunculus ficaria*, L., de la famille des renonculacées; elle est commune dans les prairies et dans les bois; elle porte le nom de *plante hémorrhoïdale*, et elle est très-employée, d'après M. van Hoslbeck, par les paysans pour combattre les hémorrhoïdes; il l'a lui-même employée avec succès, soit seule, soit associée avec l'extrait de noix vomique et la poudre d'opium. Voici les modes d'administration de la ficaire.

Décoction, infusion, fumigation, 50 à 60 grammes pour un litre d'eau; *sirop*, 1 sur 2 d'eau et 5 de sucre; 50 à 60 grammes en potion teinture, 1 sur 4 d'alcool, 1 à 4 grammes en potion; *extrait aqueux*, 1 à 4 grammes en bols, pilules, ou en potion; *poudre*, 2 à 4 grammes en bols, pilules, ou avec du sucre. Elle convient surtout pour arrêter le flux hémorrhoïdal.

MATICO

Les feuilles de matico, que l'on a attribuées au *Steffensonia elongata matico* et au *Piper angustifolium*, est un excellent hémostatique; tantôt on emploie une infusion concentrée des feuilles ou une solution également concentrée de l'extrait, tantôt on applique directement les feuilles humectées d'eau sur les parties et on les entretient humides, au moyen d'une infusion de matico.

COTON

Le coton est employé souvent comme hémostatique, pour pratiquer le tamponnement; mais la charpie ou l'éponge valent mieux, en ce qu'elles s'imprègnent plus facilement de sang. M. Bourdin conseille de couper le coton en fragments, d'éponger la plaie avec soin et de l'appliquer avant que le sang ait coulé de nouveau; on maintient le coton en place pendant quelques minutes.

FAUSSE ORONGE

M. Mialhe a vu que l'ergot de seigle et la fausse oronge, *agaricus pseudo-aurantiacus*, *amanita aurantiaca*, et même le champignon de couche, *agaricus edulis*, et *campestris*, jouissaient de la propriété fort singulière d'épaissir d'abord et de coaguler ensuite l'albumine; mais, d'après M. Mialhe, l'effet produit ressemble plutôt à une véritable organisation qu'à une coagulation; aussi a-t-il proposé les champignons comme hémostatiques.

LYCOPERDON BOVISTA

D'après M. Chatenay, aucun moyen hémostatique ne réussit aussi bien que la *lycoperdon bovista* et autres, ou *vesse de loup*, dont nous avons déjà parlé à l'article des Anesthésiques; on sèche ce champignon à l'étuve, on le pulvérise et on conserve la poudre dans un flacon fermé. C'est cette poudre que l'on répand sur les plaies, après les avoir lavées et essuyées.

CAOUTCHOUC

Pour arrêter les hémorrhagies produites par les piqûres de sangsues, M. Berthold propose de couper un morceau de caoutchouc, d'une ligne d'épaisseur et de cinq lignes de long et de large; on approche l'une des faces de la flamme d'une bougie, de manière à en faire fondre la superficie; on la laisse refroidir; on frotte alors doucement sur du papier joseph, pour rendre cette face égale, et on l'applique sur la piqûre, après avoir eu le soin de comprimer celle-ci pendant quelques instants avec le doigt; on recouvre ensuite de diachylon.

Nous rappellerons, en passant, que les moyens le plus souvent employés pour arrêter les hémorrhagies produites par les piqûres de sangsues sont les applications de toiles d'araignée, de fragments d'amadou, de la poudre de gomme ou de colophane; le safran de Mars apéritif la compression, le tamponnement, la cautérisation. Voici une formule qui réussit bien :

Poudre Hémostatique.

Pr. :	Colophane pulvérisée.	4 parties.
	Comme arabique pulvérisée.	2
	Charbon végétal pulvérisé	4

Mêlez. — Une couche de collodion arrête très-bien le sang des piqûres de sangsues.

FOURMI BIÉPINEUSE OU AMADOU DE CAYENNE

D'après M. Guyon, le nid de la fourmi biépineuse est formé par un duvet recueilli par l'insecte sur les feuilles de plusieurs mélastomes, notamment sur celles des *miconia boloserícea*. Ce duvet est excellent pour arrêter les hémorrhagies capillaires. Au Para, on trempe le duvet du nid de la fourmi biépineuse dans une solution d'alun.

Eau Hémostatique (ROYER).

Pr. :	Huile ou pyrélaïne de goudron.	30 gram.
	Eau de menthe poivrée.	1000
	Eau distillée.	4000

Imbibez du papier sans colle avec l'huile de goudron, et mettez-le dans un flacon avec les eaux; laissez macérer et filtrez. Cette eau se rapproche de celle de Brocchieri; elle réussit bien dans les hémoptysies, les hémorrhagies intestinales, les dysentéries, et en topique pour les blessures.

Eau Hémostatique (MONCEL).

Pr. :	Tannin.	1
	Alun privé de fer.	2
	Eau de roses.	80

Mêlez — Ce liquide coagule instantanément le sang au sortir de la veine.

Préparation hémostatique nouvelle (HANNON).

Pr. :	Acide benzoïque.	10 gram.
	Alun pulvérisé.	30
	Ergotine.	30
	Eau.	250

Mêlez. — Faire bouillir une demi-heure dans une capsule de porcelaine, en agitant constamment et remplaçant l'eau évaporée par de l'eau chaude, pour lotions et fomentations.

On donne en même temps, à l'intérieur, les pilules suivantes :

Pr. : Acide benzoïque	1	gram.
Alun pulvérisé	3	
Ergotine	3	

Faites 16 pilules. — Une toutes les deux heures.

Hémostatique de Trousse (A. Martin).

Un médecin militaire conseille, sous ce nom, de l'amadou imprégné d'une solution de perchlorure de fer de 1250 de densité; on fait sécher ensuite à une douce température, et on humecte d'eau au moment du besoin.

Teinture Hémostatique (Mouchon).

Pr. : Poix-résine pulvérisée	15	gram.
Teinture de ratanhia	125	
Alcool à 85°	4	
Extrait de ratanhia	1	
Alcool sulfurique	30	

On met dans un matras la poix et la teinture de ratanhia, on chauffe au bain-marie, en ayant le soin de boucher le ballon avec un bouchon en papier; on laisse refroidir et on ajoute l'eau de Rabel.

Cet hémostatique agit très-bien dans les cas d'hémorrhagies passives, à l'intérieur, à la dose de 20 à 30 gouttes dans une potion : comme mastic pour oblitérer les dents cariées.

Eau Hémostatique de Pagliari.

Pr. : Benjoin	250	gram.
Sulfate d'alumine et de potasse	500	
Eau distillée	5000	

Faites bouillir pendant six heures dans un pot en terre vernissée, en agitant constamment et remplaçant l'eau évaporée par de l'eau bouillante; filtrez et conservez dans des flacons bouchés.

Eau Hémostatique de Tisserand.

Pr. : Sangdragon	100	gram.
Térébenthine des Vosges	100	
Eau	1000	

Faites digérer pendant douze heures sur des cendres chaudes; filtrez.

Eau Hémostatique à l'ergot (BOUCHARDAT).

Pr. :	Ergot concassé	100
	Eau bouillante	500

Traitez par lixiviation et ajoutez à la colature :

Alcoolat de citrons	Q. S.

En applications.

Eau Hémostatique de Brocchieri.

Pr. :	Copeaux de sapin	500 gram.
	Eau	1000

Faites macérer douze heures et distillez pour obtenir 500 de produit; abandonnez au repos et séparez par décantation l'essence qui surnage; à prendre par cuillerées à bouche à l'intérieur et en lotions à l'extérieur.

M. Martin fait distiller l'eau sur des branches de sapin, et MM. Fauré et Mailho, de Bordeaux, préparent leur eau de pin gemmé hémostatique en distillant de l'eau sur des branches de pin en bourgeons.

Eau Hémostatique de Léchelle.

Pr. :	Feuilles de noyer et de thym,	ãã	500 gram.
	Feuilles de chardon bénit, d'aigremoine Fleurs de roses et de soucis	ãã	125
	Feuilles d'eupatoire Fleurs d'arnica	ãã	125
	Feuilles de ronces, de milleperluis Ecorce de chêne, de Grenade	ãã	1000
	Feuilles de marum, de menthe, de calament Racine de ratanhia, de gentiane, de garance	ãã	500
	Feuilles de basilic, de sauge, de romarin Bourgeons de peuplier, de sapin	ãã	1000

Pulvérisez grossièrement toutes ces substances ; faites macérer dans 100 litres d'eau pendant trente-six heures; on dispose les plantes sur la grille d'un alambic ; on ajoute le macératum et on distille, pour obtenir 32 litres et demi d'un liquide auquel on attribue des propriétés hémostatiques. Cette eau a porté aussi le nom d'*eau hygiénique de Memphis.*

Il n'est pas possible, à notre avis, de faire une formule aussi inintelligente que celle que nous venons de donner; pourquoi, en effet, mettre dans une eau obtenue par distillation des plantes ou parties de plantes qui ne renferment pas de substances volatiles, et qui ne doivent leur action astringente qu'à des principes fixes qui ne distillent pas, tels que le ratanhia, la gentiane, l'écorce de chêne, la garance, etc., etc.

L'eau hémostatique de Neljalbin a pour base l'ergot de seigle.

Eau Alumineuse benzinée (Mentel).

Pr.: Sulfate d'alumine pur. . . . . 1000 gram.
Eau.. 2000

Faites dissoudre et saturez par de l'alumine en gelée récemment préparée. Ajoutez :

Benjoin, amygdaloïde concassée. . . . . 100 gram,

Faites digérer pendant six heures à 60° ou 80°, agitez et continuez à chauffer jusqu'à ce que la liqueur ait une densité de 1.261. Laissez déposer au froid.

En lotions comme hémostatiques, en injections dans la leucorrhée à la dose de 10 à 20 grammes pour 500 grammes de liquide.

ACUPRESSURE

Le professeur Simpson, d'Édimbourg, a fait connaître un moyen hémostatique, qu'il désigne sous le nom d'acupressure; il consiste à comprimer l'artère divisée sur les tissus à l'aide d'une aiguille ou d'une épingle passée deux fois à travers la substance de la plaie absolument comme lorsqu'on veut fixer le pédoncule d'une fleur à la boutonnière, au moyen d'une épingle.

Il résulte d'expériences auxquelles s'est livré M. Foucher, agrégé à la Faculté de Paris, et dont il a fait connaître le résultat, en 1862, à l'Académie de médecine[1], que l'acupressure réussit à arrêter les hémorrhagies, mais que ce moyen n'est pas préférable à la ligature, qui offre plus de sécurité, et qu'elle ne doit être réservée qu'aux cas où la ligature ne peut s'appliquer, comme par exemple lorsque les artères sont ossifiées[2]. La figure ci-contre fera mieux comprendre en quoi consiste l'acupressure.

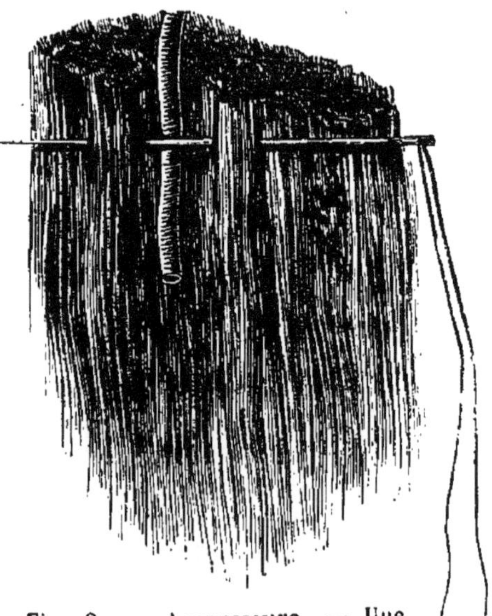

Fig. 8. — Acupressure. — Une aiguille passée par-dessus une artère.

[1] *Bulletin de l'Académie impériale de médecine.*
[2] Voir *Gazette hebdomadaire de médecine et de chirurgie*, 1860, p. 20.

CHAPITRE XX

PARASITICIDES

Les parasites de l'homme sont extrêmement nombreux, ils appartiennent au règne animal ou au règne végétal. Quelques-uns, lorsqu'ils sont peu nombreux, comme le demodex des follicules, ne causent ni gêne, ni maladie; d'autres, quel que soit leur nombre, déterminent des incommodités plus ou moins grandes; tels sont les poux, les puces, etc.; d'autres, enfin, comme l'acarus de la gale, les cryptogames des teignes, du muguet, etc., déterminent des lésions douloureuses qu'il importe de faire cesser d'autant plus vite que ces êtres organisés peuvent émigrer; leurs spores et leurs œufs peuvent se développer sur des individus sains, et se propager ainsi par une véritable contagion.

Nous avons fait un chapitre spécial des Anthelmintiques, nous n'aurons pas à y revenir; nous avons traité à leur place des préparations sulfurées, mercurielles, arsénicales, employées comme parasiticides. Nous avons signalé les rares végétaux que l'on emploie contre les poux, les puces, la gale, etc.; nous n'aurons à nous occuper ici que des diverses formules proposées pour détruire les parasites autres que les vers intestinaux; avant cela nous indiquerons quels sont les principaux parasites que l'on a le plus souvent à combattre, et nous renverrons le lecteur, pour plus de renseignements, au bel ouvrage de M. le professeur Robin[1], et à ceux de M. Davaine[2], et de M. Moquin Tandon[3].

Les animaux parasites sont divisés en *épizoaires, ectozoaires* ou *ectoparasites*, ceux qui habitent le corps de l'homme en dehors de la peau, et en *entozoaires* ceux qui vivent dans l'épaisseur de nos tissus ou dans quelques cavités naturelles ou pathologiques du corps.

Parmi les épizoaires, les uns naissent sur nos organes dans l'endroit qu'ils habitent, comme les poux; d'autres viennent du dehors, comme la puce.

[1] *Histoire naturelle des végétaux parasites qui croissent sur l'homme et sur les animaux vivants.* Paris, 1853, 1 vol. in-8 et atlas.

[2] *Traité des entozoaires et des maladies vermineuses de l'homme et des animaux domestiques.* Paris, 1860, 1 vol. in-8 avec fig.

[3] *Éléments de zoologie médicale,* comprenant la description des animaux utiles à la médecine et des espèces nuisibles à l'homme, particulièrement des venimeuses et des parasites. Paris, 1862.

Les épizoaires qui vivent sur la peau sont les poux, la puce, la chique, les tiques, les argas, le rouget.

Parmi les poux il faut distinguer :

1° Le pou de tête, *pediculus capitis*, Geer. *P. humanus*, L.

2° Le pou de corps *pediculus corporis*. Geer. *P. humanus*, partim L.

3° Le pou des malades, *pediculus tabescentium*, Alt. (*P. subcutaneus*, Rasp).

4° Le pou du pubis ou morpion, *pediculus pubis*, Lin.

Les poux appartiennent à l'ordre des hémiptères et à la famille des Rostrés.

Les ricins, *ricinus*, Geer, ou poux des mammifères et des oiseaux, peuvent accidentellement se porter sur l'homme, il en est de même des dermanysses des poulaillers, *dermanyssus*, Dugès (arachnides), les ornithomyes des oiseaux; *ornythomya*, Latr. (insectes diptères), les gamases, *gamasus*, Latr. (arachnides).

La puce, *pulex hominis*, Dugès; *pulex irritans*, Lin., est aujourd'hui rapprochée des diptères, malgré l'absence d'ailes; elle appartenait autrefois à l'ordre des suceurs. La puce de l'homme diffère de celle du chien, du renard, de la souris, de la taupe et de la chauve-souris.

La chique ou *puce chique*, *dermatophilus penetrans*, Guer., *pulex penetrans*, Lin., est très-incommode; elle habite principalement la Guyane et le Brésil.

Les tiques ou ixodes, *ixodes ricinus*, Latr., *acarus ricinus*, Lin., sont des arachnides de la famille des Acariens; il y en a en France deux principales espèces : 1° la *tique louvette;* 2° la *tique réticulée*. Le *garapatte*, *ixodes nigualgue* que l'on trouve surtout au Brésil, appartient aussi aux Acariens; il habite les buissons et attaque l'homme.

Les argas, *argas persicus*, Fisch., sont de véritables épizoaires; on distingue l'argas de Perse, ou *punaise de Miana*, qui est commun en Perse et l'arga chinche de la Colombie; ce sont des arachnides voisins des Tiques.

Le rouget, *leptus autumnalis*, Latr., *acarus autumnalis*, Shaw, est un Acarien très-commun; il se tient sur les tiges de diverses plantes et attaque l'homme; il s'insinue sous l'épiderme à la racine des poils.

Les épizoaires vivant sur la peau sont le sarcopte de la gale, l'acaropse, le demodex.

Le sarcopte de la gale, *sarcoptes scabiei*, Latr., *acarus scabiei*, Lin., est un arachnide acarien.

L'acaropse, *acaropsis Mericourti*, *tyroglyphus Mericourti*, Laboulbe, *acaropsis pectinata*, Moq., est un Acarien très-rare ; il a été observé à la Havane.

Le demodex, *demodex folliculorum*, Owen, *acarus folliculorum*, Simon., est encore un arachnide à forme helminthoïde, il habite les follicules sébacés.

On a trouvé quelquefois sur l'homme d'autres Acariens peu connus.

Les entozoaires ou entoparasites vivant dans le corps de l'homme, sont peu nombreux ; la plupart d'entre eux naissent du dehors du corps et ne s'y introduisent qu'à des époques déterminées.

On distingue les entozoaires *insectes* parmi lesquels on compte la *cutérèbre nuisible*, *cuterebra noxialis* Goud.; il fait de grands ravages en Amérique, et principalement à la Nouvelle-Grenade; il y en a plusieurs autres espèces. Dans les entozoaires crustacés nous citerons la linguatule dentelée, *linguatula caprina*, *tœnia caprina*,. Abilg, etc. M. de Siebold l'a trouvée dans le corps de l'homme.

Les entozoaires infusoires ont été rencontrés dans le sang. M. Davaine a récemment trouvé des bacteries dans le sang des animaux atteints du *sang de rate*.

Les entozoaires vers ou helminthes habitant le corps de l'homme sont divisés en :

Cylindriques. Ascaride, oxyure, trichocéphale, ancylostome, strongle, spiroptère, trichine, filaire.

Non cylindriques. Plats, vivant hors du corps digestif, ce sont le trecosome, les douves, la festucaire.

Non cylindriques. Rubanés vivant dans le tube digestif, tœnia, botryocéphale.

Parmi les cryptogames parasites de l'homme nous citerons l'*oïdium albicans*, Ch. Robin, dont le développement constitue le muguet, l'achorion Schœnleinii Remak, *porrigo favosa* et *scutata*, Bazin, *oïdium Schœnleineii*, Lebert, qui forme la teigne, le *trichophyton tonsurans*, champignon du *porrigo scutata*, ou *herpes tonsurans*, *achorion Lebertii*, Ch. Robin, ou champignon de la plique polonaise et de la mentagre, et le *microsporon Andounii*, Gruby, *porrigo decalvans* de Bateman, champignon de la teigne décalvante, et le *microsporon furfur*, Ch. Robin, ou champignon du *pityriasis versicolor*.

TRAITEMENTS DIVERS DE LA GALE.

Le traitement de la gale exigeait il y a peu de temps encore un temps très-long et des soins assidus ; on est parvenu aujourd'hui à

[1] *Comptes rendus des séances de l'Académie des sciences*, 1863.

guérir cette maladie en quelques heures. Nous allons indiquer brièvement les principaux modes de traitement.

Traitement de M. Bazin.

A son entrée à l'hôpital le malade prend un bain, le soir il se frictionne avec la pommade sulfo-alcaline d'Helmérich ; le deuxième jour à six heures du matin, nouveau bain, nouvelle friction ; troisième jour un bain, et le malade est renvoyé guéri. Ce traitement ne compte que un pour cent d'insuccès.

Traitement de M. Hardy.

A l'arrivée du malade friction générale d'une demi-heure au savon noir, cette friction a pour but d'enlever les malpropreté et de rompre les sillons. On fait prendre ensuite au malade un bain d'une heure avec frictions continues pour ramollir l'épiderme et achever de détruire les sillons; on fait ensuite une friction générale d'une demi-heure avec la pommade d'Helmérich; le malade est renvoyé guéri, les éruptions secondaires passent rapidement.

Traitement de M. A. Devergie.

Trois frictions générales modérées une chaque jour avec la pommade d'Helmérich étendue de son poids d'axonge, trois bains sulfureux et quelques bains simples les jours suivants : faire passer les vêtements sur la vapeur de soufre.

Traitement de M. Vleminckx.

Faire des frictions avec le sulfure de calcium liquide, ainsi préparé :

Pr. : Fleur de soufre.	100 gram.
Chaux vive.	200
Eau.	1000

Faites bouillir, laissez déposer, décantez ou filtrez et conservez dans des bouteilles bouchées : cent grammes de ce liquide suffisent pour obtenir la guérison. Voici en quoi consiste le traitement : 1° friction générale au savon noir d'une demi-heure ; 2° bain tiède simple d'une demi-heure ; 3° friction générale avec le sulfure de calcium liquide, on laisse séjourner sur la peau un quart d'heure ; 4° immersion et lavages dans un bain. Cette méthode est suivie dans l'armée belge avec grand succès.

Traitement populaire.

Chaque pays a sa méthode populaire de traitement de la gale ; M. Mitau a fait connaître la suivante :

1° Avaler, délayée dans l'eau ou dans l'eau-de-vie, une cuillerée à bouche d'un mélange à parties égales de baies de genièvre, de laurier; pour les enfants une demi-cuillerée à café suffit, un quart de cuillerée pour les enfants au berceau immédiatement après friction avec la pommade suivante :

Pr. : Poudre de genièvre — de baies de laurier	} ãã	48 gram.
Fleur de soufre		96
Beurre salé		192

Les frictions doivent être pratiquées sur tout le corps, principalement aux parties couvertes d'éruptions. Le malade conserve les mêmes habits pendant tout le traitement, et garde la chambre, qui doit être spacieuse et bien chauffée; on répète l'opération le deuxième et le troisième jour au matin; le soir de ce dernier jour, le malade se déshabillera dans une pièce bien chaude, se frictionnera tout le corps avec de l'eau tiède et du savon noir, et prendra ensuite un bain de vapeur d'eau dont on élèvera graduellement la température que l'on maintiendra chaude; au sortir de ce bain, le malade se lavera à l'eau de savon et prendra du linge frais.

Traitement de M. A. Cazenave.

1° Faire des lotions avec la solution suivante :

Pr. : Iodure de potassium — de soufre	} ãã	6 gram.
Eau		1000

Faites dissoudre :

2° Lotions avec :

Pr. : Thym	60 gram.
Eau bouillante	1000

Passez et ajoutez :

Alcool à 20°	200

La moyenne du traitement est de douze jours ; on peut aussi employer les lotions suivantes :

Pr. : Essence de menthe — de romarin — de lavande — de citron	} ãã	1 à 2 gram.
Alcool à 80°		Q. S.
Infusion légère de thym		5 litres.

Traitement de la gale par M. Bourguignon.

Pr. : Gomme adragante.	1	gram.
Carbonate de potasse.	50	
Soufre.	100	
Essence de lavande, de limon, de cannelle, ãã. . . .	1	
Glycérine.	200	

1er jour : bain savonneux, une friction le soir.

2e jour : bain simple, une friction le soir.

3e jour : troisième et dernier bain.

Dans tous ces traitements, quoiqu'il n'en soit pas question pour quelques-uns d'entre eux, il est prudent de changer complétement de vêtement, et de ne remettre les anciens que lorsqu'on les a eu exposés pendant trois ou quatre jours à l'air, ou bien lorsque, comme le conseille M. Vleminckx, on les a soumis, pendant vingt minutes environ, à une température de 75 à 80° qui tue nécessairement les sarcoptes et les œufs que ces vêtements peuvent contenir, et qui seraient la cause d'une nouvelle contagion.

L'huile de cade est un des plus excellents parasiticides que l'on connaisse ; il y a bien longtemps qu'elle est employée contre la gale du mouton ; M. Bazin l'emploie aussi contre les teignes ; il fait frictionner les parties après épilation : elle a l'inconvénient de sentir très-mauvais.

ACIDE SULFUREUX (SO^2).

L'acide sulfureux s'emploie en dissolution dans l'eau, qui en dissout jusqu'à cinquante fois son volume ; c'est cette solution, plus ou moins étendue d'eau, que le professeur Jenner conseille comme un parasiticide certain, non-seulement pour tuer les acares, mais encore contre les cryptogames de la bouche, et on emploie une des solutions suivantes :

Solution anticryptogamique.

Pr. : Sulfite ou hyposulfite de soude.	1	gram.
Eau.	30	

L'acide des sécrétions buccales décompose le sel.

Solution sulfureuse (Zenner).

Pr. : Acide sulfureux liquide saturé.	60	gram.
Eau.	190	

En lotions et applications sur les parties malades — Contre la gale, la teigne, etc., etc.

SULFHYDRATE DE SULFURE DE CALCIUM

Bisulfhydrate de chaux.

Il est parfaitement reconnu aujourd'hui que l'épilation est le meilleur traitement à opposer à la teigne; le procédé barbare de la calotte est quelquefois encore employé; on épile, d'ailleurs, avec les doigts ou avec des pinces, ou bien au moyen d'épilatoires; à l'hôpital des Enfants malades, on a employé, pendant longtemps, avec succès le *sulfhydrate de sulfure de calcium*, magma épais et verdâtre que l'on obtient en faisant passer un courant d'hydrogène sulfuré sur un lait de chaux très-épais; on recouvre la tête avec cette pâte; on laisse en contact quelques heures, puis on lave : ce moyen réussit très-bien.

Les frères Mahon épilent avec les doigts; ils se servent à la fois du peigne et des doigts; ils emploient ensuite la pommade et la poudre dites des frères Mahon, dont on trouvera la formule au chapitre des *remèdes secrets*, page 548.

Pommade contre la Teigne (BAZIN).

Pr. : Axonge.	15	gram.
Huile d'amandes, glycérine, āā.	2	
Turbith minéral.	0,40	

Autre.

Pr. : Axonge.	20	gram.
Huile de cade.	2	

On emploie aussi l'huide de cade pure.

Solution d'Acide phénique.

Pr. : Acide phénique.	1	gram.
Acide acétique.	40	
Eau.	100	

En lotions, une fois par jour contre la teigne, une compresse imbibée pour la gale, une seule lotion suffit. Pour les femmes et les enfants, il faut diminuer la dose d'acide phénique de moitié.

Pommade pour la gale (EMERY).

Pr. : Savon noir.	30	gram.
Sel marin.	15	
Soufre.	15	
Alcool.	4	
Vinaigre.	8	
Chlorure de calcium.	2	

Mêlez intimement : en fractions.—Il ne faut pas confondre cette pommade avec celle d'Helmérich qui contient de l'axonge, du carbonate de potasse et de la fleur de soufre.

Pommade parasiticide (Bazin).

Pr. : Turbith minéral	0,50	gram.
Axonge	30,00	

Lotion parasiticide (Bazin).

Pr. : Sublimé corrosif	0,50	gram.
Eau distillée	500,00	

Pour lotions. On peut aromatiser à volonté.

Traitement du Pityriasis du cuir chevelu (Mialhe).

	LOTION N° 1.	LOTION N° 2.
Pr. : Eau de roses	125	120
Borax pulvérisé	10	»
Alcool	125	»
Glycérine	»	50
Chlorhydrate d'ammoniaque	»	0,60

En lotions matin et soir; appliquer en même temps sur la tête, en séparant les cheveux, la pommade suivante :

Pr. : Axonge	60	gram.
Proto-iodure de mercure	1,30	
Bisulfure de mercure	0,25	
Essence de roses	5	goutt.

Fomentation contre la Teigne faveuse (Manyat).

Pr. : Feuilles de tabac	60	gram.
Eau commune	500	

Faites bouillir deux minutes, passez et ajoutez :

Carbonate de potasse. 5

En application, après avoir coupé les cheveux, contre la teigne annulaire et la teigne faveuse.

Pommade de créosote (Hiff).

Pr. : Créosote	80	goutt.
Oxyde de zinc	4	gram.
Axonge	50	

Mêlez. — Contre le porrigo.

Lotion parasiticide (Lafargue).

	LOTION N° 1.	LOTION N° 2.
Pr. : Eau distillée	250 gram.	200 gram.
Sulfate de cuivre	4	»
Sublimé corrosif	4	4

Contre la mentagre, ces solutions s'emploient plus ou moins étendues d'eau, selon le degré d'irritation.

M. Bock a employé avec succès les aspersions d'eau chloroformée contre la gale; on l'étend à l'aide d'un pinceau, même dans les cas de gale pustuleuse.

Crème de Savon sulfureux (Mollard).

Pr. : Savon à base d'huile d'olive. . . . . 100 gram.
Sulfure de potassium. 15
— de sodium. 15
Soufre précipité. 10

Mêlez.

Mixture contre la Gale (L. Dussart).

Pr. : Sulfure de carbone.. . . . . 100 gram.
Proto-chlorure de soufre liquide.. . . . . . 1 à 2

Pour frictions.

Mêlez. — Contre le prurigo.

CHAPITRE XXI

DÉSINFECTANTS

Nous avons réuni ici, sous le nom de Désinfectants, les principales formules employées en hygiène ou en thérapeutique pour désinfecter les plaies, assainir les appartements, purifier les vêtements, les objets de literie, d'ameublement, etc., qui peuvent, dans certains cas, devenir non-seulement des causes d'infection, mais encore de transmission ou de propagation des maladies.

Parmi les désinfectants destinés à purifier l'air, il faut placer en première ligne le chlore, ou les corps qui en dégagent, comme les hypochlorites. Les fumigations dites Guytoniennes reçoivent souvent des applications utiles, mais comme le gaz chlore attaque les tissus, déteint les couleurs, et que d'ailleurs il possède une odeur assez désagréable, on a fait souvent usage des fumigations nitreuses, de gaz chlorhydrique, de vapeurs d'iode ou de brôme, de vapeurs d'acide acétique, et quelquefois simplement de vapeurs aromatiques, telles que certains baumes ou résines, du camphre, du sucre brûlé, etc.

L'emploi des désinfectants en thérapeutique ne doit pas avoir seulement pour but d'enlever les mauvaises odeurs, mais encore, autant que possible, de s'opposer à la pyogénie, d'empêcher la décomposition subséquente du pus, de modifier les surfaces suppurantes de manière à hâter la cicatrisation et faciliter la réparation des tissus.

Dans l'acte de la putréfaction ou de la décomposition spontanée des matières organiques, on a fait jouer pendant longtemps un très-grand rôle aux ferments, et les phénomènes observés ont été comparés aux fermentations; aujourd'hui, depuis les beaux travaux de M. Pasteur, il paraît démontré que la putréfaction comme les fermentations proprement dites devraient être attribuées au développement d'êtres organisés dont les germes sont tenus en suspension dans l'atmosphère, de sorte qu'il suffirait de tuer ces germes ou d'empêcher leur germination pour s'opposer à la putréfaction ; cette théorie, car nous ne pouvons encore regarder ce fait comme parfaitement démontré, a été surtout développée par M. Lemaire[1] et confirmée par quelques expériences de M. Pasteur.

L'Académie de médecine mit au concours en 1860 la question des

[1] Lemaire, *Du Coaltar saponiné et de ses applications.*

désinfectants et de leurs applications à la thérapeutique. Nous renverrons, pour plus de détails, aux trois mémoires récompensés de ce concours[1] ainsi qu'aux publications de M. Lemaire et à celle que M. O. Henry fils a faite dans les *Archives générales de médecine*, et aux études de M. Paulet sur les *désinfectants*, dans son ouvrage *sur l'engrais humain*.

Dans notre mémoire sur les désinfectants (*loc. cit.*), nous résumons ainsi le but de la désinfection :

1° Détruire les odeurs incommodes ;

2° Rendre aux tissus la vitalité nécessaire à leur reconstitution et à la cicatrisation ;

3° S'opposer à la formation du pus, ou changer le pus de mauvaise en pus de bonne nature ;

4° Surtout et par-dessus tout détruire les miasmes, les émanations, et empêcher qu'ils ne portent au loin leurs ravages.

Dans le mémoire que nous venons de citer, nous divisions les désinfectants de la manière suivante :

1° *Agents physiques* : Ventilation, soustraction au contact de l'air, élévation ou abaissement de température ;

2° *Agents mécaniques* : Corps poreux ;

3° *Agents chimiques purs*. Ce sont les plus nombreux ;

4° *Agents mixtes*, ou l'association de plusieurs moyens ou mélange de plusieurs substances.

Nous n'aurons à nous occuper ici que des *agents mécaniques*, *chimiques purs* et *mixtes*.

---

§ I. — CORPS POREUX.

Nous avons dit ailleurs que le charbon de bois, et plus spécialement celui de peuplier, était employé à l'intérieur contre les dyspepsies, la gastralgie; nous ne pensons pas qu'il agisse dans ce cas comme désinfectant, mais il n'en est pas de même lorsqu'on le fait prendre contre la fétidité de l'haleine, lorsque celle-ci a pour cause une lésion organique de l'estomac ; il faut reconnaître que dans ces cas, et lorsqu'il y a fétidité de la bouche, c'est bien comme corps poreux et comme désinfectant que le charbon agit ; on l'administre alors en poudre délayée dans l'eau, ou

[1] Chalvet, *Des Désinfectants et de leurs applications à la thérapeutique.* —Reveil, *Archives générales de médecine*, 1863, in-8 de 40 pages, et tirage à part. — Boinet, *Gazette hebdomadaire*, 1863, et tirage à part; brochure de deux feuilles in-8.

sous la forme de tablettes. M. Malapert de Poitiers désigne sous le nom de *carbonides* des espèces de pastilles dans lesquelles entre le charbon battu avec du blanc d'œuf; nous avons eu l'occasion d'employer quelquefois cette préparation dans des cas de gangrène du poumon et de la bouche chez les enfants : dans le dernier cas seulement nous avons obtenu d'assez bons résultats.

C'est presque toujours le charbon de bois pulvérisé que l'on emploie, même pour l'usage externe. M. Bouchardat, se basant sur les belles recherches de M. Bussy et de M. Payen sur le noir animal, a eu l'idée d'employer le charbon obtenu en vase clos, pulvérise, lavé à l'acide chlorhydrique et à l'eau, et granulé par la méthode de M. Mentel avec parties égales de sucre. Comme la granulation exige l'intervention d'un liquide, il doit se former dans cette opération un sirop qui détruit la porosité du charbon et conséquemment qui diminue ses propriétés absorbantes et désinfectantes.

Quel que soit le charbon dont on fasse usage, on l'applique directement sur les plaies, tantôt seul tantôt mêlé à des substances aromatiques ou astringentes, suivant les formules qui suivent; quelquefois aussi dans les cas de fétidité des matières fécales, dans les ulcérations et le cancer de l'utérus ou du vagin. On administre le charbon en suspension dans l'eau sous forme d'injection, ou on introduit dans le vagin des sachets de charbon; dans tous les cas le charbon présente l'inconvénient de salir les plaies et de rendre les pansements très-difficiles.

Pour conserver les matières animales on les entoure souvent de charbon pulvérisé. M. Stenhouse dans une note intitulée : *Action du charbon contre les miasmes répandus dans l'air et appareil fondé sur cette action* [1], rapporte une expérience de M. Turnbull, fabricant de produits chimiques, à Glascow, dans laquelle ce dernier avait constaté la propriété que possède le charbon pulvérisé, de détruire les miasmes organiques. Ces expériences ont été confirmées par MM. Turner, Boussingault et par les nôtres [2].

M. Stenhouse pense que le charbon agit, dans ce cas, comme corps poreux, qu'il condense dans ses pores une grande quantité d'oxygène de l'air et acquiert ainsi la propriété de transformer la matière organique en eau et en acide carbonique, sans passer par les produits intermédiaires infects, d'où il résulterait que le charbon serait plutôt nuisible qu'utile dans la désinfection des engrais.

Nous sommes convaincu aujourd'hui que le charbon agit autrement que comme condensateur de l'oxygène et qu'il se forme autre chose que

[1] *Journal de pharmacie*, t. XXVI, p. 49, 1854.
[2] Reveil, Mémoire sur les désinfectants. (*Archives générales de médecine.*)

de l'acide carbonique. En effet, si dans un bocal plein de charbon pulvérisé, chauffé au rouge et éteint sous le mercure, on place une matière animale, que l'on fasse passer dans la masse un courant d'acide carbonique afin d'expulser tout l'oxygène et que l'on bouche exactement le flacon, on constate la destruction rapide et complète de la matière organique sans qu'il se dégage à peine des traces de gaz.

M. Le Perdriel avait depuis fort longtemps employé les compresses en papier carbonifère pour le pansement des vésicatoires; il interposait entre les compresses de papier fin un carré de tarlatane sur lequel du charbon était maintenu au moyen de la gomme. MM. Pichot et Malapert de Poitiers ont perfectionné ce produit en introduisant le charbon dans la pâte même du papier ; ils fabriquent ainsi des papiers qui servent à envelopper les matières animales et même des cadavres entiers; ils font des bandes, des compresses, des filtres, etc., en papiers carbonifères qui peuvent être d'un grand secours dans les pansements des plaies infectes. Sous le nom de *charpie carbonifère*, MM. Pichot et Malapert emploient de la bourre de papier carbonifère, excellente pour certains pansements, surtout lorsqu'on l'applique sous la forme de sachets.

Nos expériences nous ont démontré que la *charpie carbonifère iodée*, que l'on obtient au moment de l'application, en plaçant la charpie carbonifère ordinaire dans des bocaux contenant quelques cristaux d'iode, agissait d'une manière très-efficace pour le pansement des plaies scrofuleuses.

---

§ II. — AGENTS CHIMIQUES.

Tous les astringents du règne végétal ont été employés comme désinfectants; ils agissent par le tannin qu'ils renferment ou bien par leur porosité ; les huiles essentielles agissent comme désinfectantes non-seulement en masquant la mauvaise odeur des plaies, mais aussi en les tonifiant et en s'opposant à la formation de nouveaux produits d'infection. Nous donnerons ici quelques formules.

Pommade désinfectant (Desmartis).

Pr. : Extrait de bois de Campêche, Axonge } ãã . . . . parties égales.

Désinfectants au charbon (Reveil).

	CRÉOSOTE.	TÉRÉBENTHINE.	GOUDRONNÉ.	CAMPHRÉ.	KINA.
Pr. : Charbon de bois blanc pulvérisé	100 gram	100 gram	100 gram	100 gram	80 gram
Créosote	1	»	»	»	»

Essence de térébenth.	»	2 à 4	»	»	»
Goudron de bois	»	»	5	»	»
Camphre pulvérisé	»	»	»	5	»
Quinquina rouge pulv.	»	»	»	»	20

Quinquina au charbon camphré (Reveil).

Pr. : Charbon de bois blanc pulvérisé } āā . . . . 48 gram.
Quinquina rouge pulvérisé }
Camphre 4

Mêlez.

LAURINE

Pr. : Poudre de tourteau d'amandes }
Cellulose }
Glycérine } āā. . . . . . . parties égales.
Eau de laurier-cerise }

La *Laurine kaolinée* s'obtient en ajoutant au mélange précédent un cinquième de kaolin.

BUTLEIA

Les Butleia, très-communs à Mexico et dans tout le Mexique, sont employés en décoction et en cataplasmes sur les plaies atoniques, sur les ulcères à surface blafarde, à suppuration sanieuse et fétide ; cette plante avive les plaies et modifie leur surface d'une manière favorable à la cicatrisation.

M. Frizac, pharmacien distingué de Mexico, en avait préparé un extrait qui, mêlé à parties égales d'extrait de belladone, servait à confectionner une pommade dont l'usage contre les hémorrhoïdes était fréquent, et dont les médecins du pays, et notamment M. le docteur Jourdanet, de qui nous tenons ces détails, avaient beaucoup à se louer.

Le tannin en solution ou en poudre est un désinfectant médiocre dont l'action est rapidement épuisée, les poudres d'écorce de chêne, de tan, de quinquina, de ratanhia opèrent beaucoup mieux, soit que des principes autres que le tannin agissent, soit que leur porosité intervienne dans leurs bons effets. Les solutions d'extraits astringents, les pommades et surtout les glycérolés sont souvent d'un grand secours en thérapeutique.

Parmi les agents chimiques du règne minéral il faut placer en première ligne le chlore, le brôme, l'iode, ainsi que les hypochlorites ; ils agissent en raison de leur affinité pour l'hydrogène en décomposant les produits infects, tels que l'hydrogène sulfuré, et les sulfures, l'ammoniaque, les hydrogènes phosphorés, etc. ; de plus ils détergent les plaies, donnent de la tonicité aux tissus, réveillent et excitent la vitalité des organes.

enfin ils détruisent l'action des virus, des venins et de tous les produits morbides de l'économie animale ; d'autres agents chimiques agissent en absorbant l'oxygène et en empêchant ces gaz d'agir sur les plaies, tels sont les sulfites, les hyposulfites, l'acide sulfureux, les eaux sulfureuses, etc. Tandis qu'au contraire les manganates et les permanganates, l'acide chromique et tous les corps oxydants agissent en sens inverses en fournissant de l'oxygène, brûlant et détruisant les produits morbides infects et les transformant en eau et en acide carbonique, en même temps qu'ils donnent de la vitalité aux tissus et facilitent la réparation organique.

Les sels d'alumine, de zinc, de fer, de plomb, de bismuth, etc., etc., outre l'action qu'ils exercent sur les tissus, agissent comme désinfectants en formant des composés insolubles avec les divers éléments des produits de suppuration. Quand au mode d'action de l'acide phénique, des goudrons, des huiles essentielles diverses, etc., on pourrait admettre dans l'ancienne théorie de la putréfaction qu'ils s'opposent à cette fermentation en détruisant ou coagulant le ferment ; dans la nouvelle ils détruiraient et tueraient les germes organiques et les êtres organisés cause de ces décompositions. Enfin, par leur odeur forte, ils masquent plus ou moins bien les mauvaises odeurs : on avait pensé qu'ils agissaient en *ozonisant l'air* autour des plaies et rendant ainsi l'oxygène plus actif et la combustion plus rapide; mais dans nos expériences sur le coaltar et sur l'acide phénique nous n'avons pas pu constater cette ozonisation.

CHLORE, BROME, IODE, HYPOCHLORITES

Tous les médecins connaissent les propriétés désinfectantes de ces trois corps. Nous avons suffisamment insisté ailleurs, page 342, sur les effets de l'iode comme désinfectant. Les travaux de MM. Boinet et Duroy que nous avons fait connaître ne nous laissent rien à désirer à cet égard; nous n'y insisterons pas ici et nous donnerons seulement quelques nouvelles formules.

M. Hervieux, médecin des hôpitaux de Paris, a eu l'idée d'employer les hypochlorites pour le pansement des plaies par une méthode qui permet le contact plus immédiat et permanent du liquide ; il conseille d'imbiber de petites éponges avec la solution d'hypochlorite, de les appliquer immédiament sur les plaies, et de les y maintenir ; nous avons eu l'occasion d'employer quelquefois ce mode de pansement et nous nous en sommes bien trouvé.

MM. Pichot et Malapert, de Poitiers, fabriquent de la poudre d'éponge qui serait très-convenable poun cet usage.

M. Roux avait proposé en 1845 la charpie chlorée contre la pourriture d'hôpital; il l'obtenait en exposant la charpie pendant ving-quatre heures en vase clos à l'action du chlore gazeux ; il l'appliquait sur les plaies après avoir exprimé un jus de citron à la surface.

A l'intérieur les hypochlorites ont été quelquefois employés, voici quelques formules proposées :

Potion hématosique (VAN DEN CORPUT).

Pr.: Hypochlorite de soude liquide récent	2 à 6	gram.
Eau simple	120	
Sirop de menthe	30	

Mêlez. — A prendre par cueillerées à soupe, d'heure en heure, dans toutes les affections avec insuffisance d'oxygénation du sang, que M. van den Corput désigne sous le nom d'hypohématoses ; dans les cyanoses, dans la période asphyxique du choléra et du croup ; il a encore employé l'hypochlorite de soude à hautes doses, et appliqué à l'extérieur, en compresses ou en bains, dans diverses affections, et notamment dans celles où il y a prédominance d'acide urique, telles que gravelle, goutte, rhumatisme, etc., etc.

Partant de ce fait physiologique, que la peau est le siége d'une véritable respiration, M. van den Corput a eu l'idée de fournir à l'économie de l'oxygène par cette voie; c'est à l'hypochlorite de soude qu'il donne la préférence; c'est un oxydant énergique qui se transforme dans l'économie en chlorure de sodium, qui est l'agent physiologique de la diffusion des liquides dans l'économie; l'expérience faite par M. van den Corput a confirmé les inductions théoriques qu'il avait conçues.

Bain hématosique (VAN DEN CORPUT).

Pr.: Hypo chlorite de soude récent	500 à 1000	gram.
Eau commune de 18 à 30° C.	300	litres.

Mêlez pour un bain.

Gargarisme désinfectant (REVEIL).

Pr.: Eau de cannelle	120	gram.
Miel rosat	30	
Hypochlorite de soude	10 à 20	
Essence de girofle	6	goutt.

Pour gargarisme.

Compresse chloro-vinaigrée (MIALHE).

Pliez une serviette fine en forme de cravate, interposez entre chaque pli une couche d'hypochlorite de chaux, et arrosez le tout avec de l'eau vinaigrée; on présente cette compresse sous le nez et la bouche du malade, et on fait aspirer les vapeurs de chlore employées contre les empoisonnements par l'acide sulfhydrique, les gaz des égouts et des fosses d'aisances par l'acide cyanhydrique, etc.

Fumigation chlorée (Reveil).

Délayez de l'hypochlorite de chaux sec dans le liquide suivant :

Pr. : Eau	70 gram.
Vinaigre	20
Eau de Cologne	10

Mêlez, placez dans une assiette dans l'appartement que l'on veut désinfecter.

Gargarisme résolutif (Beral).

Pr. : Hydromel	30 gram.
Eau	820
Hypochlorite de soude	16 goutt.

Mêlez.—En gargarismes dans les ulcérations gangreneuses du pharynx et des parties adjacentes.

Solutions iodées, nitro-benzinées (Reveil).

	FAIBLE.	FORTE.
Pr. : Teinture d'iode	5 gram.	20 gram.
Iodure de potassium	5	10
Eau	1 litre.	1 litre.
Nitro-benzine	20 gouttes.	20 gouttes.

Ce mélange agit rapidement, sûrement, et son action se prolonge.

Solution iodée (Sée).

Pr. : Teinture d'iode	50 gram.
Iodure de potassium	50
Eau	900

Cette solution s'emploie plus ou moins étendue d'eau pour le pansement des plaies scrofuleuses.

Les sels de fer, surtout le perchlorure, ceux de zinc (chlorure, sulfate), ceux de plomb (acétate, nitrate), de manganèse (chlorure), de bismuth sont quelquefois employés comme désinfectants, mais peu appliqués en thérapeutique, à part le perchlorure de fer dont nous avons parlé; c'est la solution à 30° pure ou étendue d'eau dont on fait le plus fréquent usage; pour les autres sels, les solutions au vingtième suffiront dans le plus grand nombre des cas; nous donnerons ici seulement quelques formules relatives à l'emploi du sous-nitrate de bismuth.

Sous-nitrate de Bismuth iodé (Reveil).

Pr. : Sous-nitrate de bismuth. . . . . 50 gram.
Eau nitro-benzinée. 10
Teinture d'iode. 10

Mêlez.

Poudre.

Pr. : Iode pulvérisé. . . . . 1 gram.
Sous-nitrate de bismuth. 30
Nitro-benzine. . . . . 5 goutt.

HYPOCHLORITE D'ALUMINE

D'après M. Orieli, ce sel s'obtiendrait par double décomposition d'une solution de sulfate d'alumine; mêlée avec une solution d'hypochlorite de chaux, il en résulterait un désinfectant plus puissant que les hypochlorites alcalins; il serait peut-être à désirer avant tout que l'on démontrât qu'il existe un hypochlorite d'alumine.

EAU HYGIÉNIQUE (Jeannel).

Pr. : Alun. . . . . 15 gram.
Sulfate de protoxyde de fer — de cuivre } ãã. 1
Eau commune. 1 litre.
Alcool aromatique composé. . . . . 1 gram.

Dissolvez et agitez.

Cette solution, adoptée par les dispensaires de Bordeaux, n'est pas, à proprement parler, un désinfectant, mais bien plutôt un liquide destiné à laver les parties après le coït, et à s'opposer ainsi à l'absorption du virus; on l'emploie aussi en injections contre les écoulements, la leucorrhée, etc.

MANGANATE DE SOUDE (MnO^3,NaO).

D'après M. J. G. Gentelle, le manganate de soude s'obtient en mélangeant par parties égales du peroxyde de manganèse en poudre et de l'azotate de soude, calcinant au rouge; la masse noire est ensuite pulvérisée et reprise par l'eau bouillante, la liqueur, filtrée sur des fragments de verre, laisse déposer des cristaux incolores de manganate de soude à dix équivalents d'eau; ce sel est très-instable; traité par l'eau, il se décompose en partie, il donne une solution verte.

Les manganates alcalins sont employés en Angleterre comme désinfectants; on leur préfère les permanganates et surtout celui de potasse, qui est seul employé.

PERMANGANATE DE POTASSE (KO,Mn^2O^7).

Le permanganate de potasse, connu depuis longtemps par les chimistes, employé pour distinguer les proto-sels des per-sels de fer, proposé par M. Marguerite pour doser le fer, n'avait reçu aucune application en thérapeutique. Depuis quelques années il a été employé avec le plus grand succès comme désinfectant, et nous le plaçons en tête de ce groupe.

Le permanganate de potasse était obtenu par la calcination du peroxyde de manganèse avec le nitrate ou le chlorate de potasse; le procédé récemment proposé par M. Leconte emploie les mêmes éléments et donne une solution qui peut renfermer tout à la fois du permanganate, du manganate, du *chlorure de potassium* et de la *potasse libre;* un pareil produit doit être rejeté de la thérapeutique à cause de son instabilité, de la variation de sa composition, mais surtout à cause de la présence d'un chlorure alcalin qui, appliqué sur les plaies, détermine des douleurs intolérables; aujourd'hui on obtient le permanganate de potasse parfaitement pur; nous allons exposer brièvement l'historique des applications de ce sel.

M. Marguerite a le premier employé le permanganate de potasse pour le dosage du fer; M. Bussy l'a appliqué au dosage de l'étain. M. Flores Domont à celui du plomb ; M. Pean de Saint-Gilles s'en est servi pour doser les acides sulfureux, hyposulfureux, hyposulfurique, sulfhydrique, hypophosphoreux, l'iode; les acides iodhydrique, cyanhydrique, sulfocyanhydrique, nitreux et arsénieux.

M. E. Monier proposa, en 1858 [1], la solution de permanganate de potasse pour doser l'acide sulfhydrique et les matières organiques. En 1859 [2], M. Smith l'employa à la *détermination des matières organiques contenues dans l'air,* et proposa un instrument destiné à cet usage qu'il désigna sous le nom de *septomètre;* l'année suivante, en 1860, M. Ramon de Luna fit la même application à l'analyse de l'air de Madrid [3]; il avait été précédé dans cette voie par MM. Monier et Smith; c'est donc sans raison que M. Gaultier de Claubry réclamait contre nous la priorité de cette application pour le savant chimiste de Madrid; mais nous persistons à dire que nous avons le premier employé le permanganate de potasse au dosage des matières organiques gazeuses contenues dans l'air; en d'autres termes, MM. Smith et Ramon de Luna ont opéré sur l'air brut avec tous ces corps en suspension, tandis que nous n'avons

[1] *Comptes rendus de l'Académie des sciences,* décembre 1858, et *Journal de pharmacie,* t. XXXV, p. 99.

[2] *Journal de pharmacie*, t. XXXVI, p. 307.

[3] *Annales d'hygiène publique et de médecine légale.* Paris, 1861, 2e série, t. XV, p. 337 et suiv.

agi que sur l'air parfaitement tamisé, c'est-à-dire que MM. Roger et moi avons les premiers fait au point de vue de l'hygiène l'*analyse mécanique et chimique* de l'air. M. Pouchet l'avait faite avant nous, à un autre point de vue, et MM. Monier, Smith et Ramon de Luna, qui avaient employé antérieurement le permanganate de potasse, avaient opéré sur l'air brut sans séparation préalable des corps en suspension. L'erreur commise par M. Gaultier de Claubry, nous surprend d'autant plus que ce professeur a traduit le travail du savant chimiste espagnol où il est question du *septomètre* de M. Smith.

Dans la même année 1859 [1], M. Condy proposa le permanganate de potasse à la désinfection de l'air, et il cite M. Forchammer comme l'ayant employé à doser les substances organiques contenues dans l'air : M. Luboldt [2] a fait voir qu'une solution de permanganate cristallisé et exempte d'alcali libre se conservait indéfiniment, et M. Gorgen [3] a trouvé qu'en présence d'un excès de potasse il se déposait des cristaux en lames hexagonales, formées d'un équivalent de permanganate et de deux équivalents de manganate de potasse. Enfin le mémoire de M. Condy sur les propriétés désinfectantes et thérapeutiques des permanganates alcalins a été présenté par M. Boudet à l'Académie de médecine le 17 septembre 1861.

Grâce aux travaux de Grégory, de MM. Lhermite et Personne, de M. Paul Thénard, de M. Béchamp et à l'habileté de MM. Rousseau frères, le permanganate de potasse peut être aujourd'hui livré au commerce à un prix modéré; aussi ses applications sont-elles devenues nombreuses : c'est le procédé de M. Béchamp que l'on suit généralement aujourd'hui; quoique basé sur le même principe que celui de MM. Lhermite et Personne, il en diffère un peu.

M. Condy a certainement exagéré les applications que l'on peut faire du permanganate de potasse. M. Ledreux a employé avec succès la solution de ce sel pour la désinfection des cancers utérins ; on doit à M. Castex un travail intéressant sur les applications de ce désinfectant; M. Demarquay est le premier en France qui appela l'attention des chirurgiens sur ce précieux agent de désinfection, et l'a employé dans le traitement du cancer utérin, des cancers cutanés, des abcès profonds et gangréneux, des plaies superficielles, des collections purulentes fétides, dans l'ozène, la fétidité de l'haleine, les sueurs fétides, etc.

Un journal a publié les formules de M. Demarquay, dans lesquelles

[1] *Journal de pharmacie*, t. XXXVI, p. 307.

[2] *Journal de pharmacie*, p. 309, et *Journ. sur praktische Chemie*, t. LXXVII, p. 315.

[3] *Journal de pharmacie*, t. XXXIX, p. 282.

nous voyons que les solutions sont préparées par ce chirurgien dans les proportions de 5 à 25 pour 100 d'eau. Nous devons faire remarquer qu'il s'agit dans ces formules de *solutions de permanganate de potasse* préparées d'après la formule de M. Leconte, et non du sel cristallisé qui n'est soluble que dans les proportions de 12 à 15 pour 100. M. Castex propose trois sortes de solutions, la première, la plus faible, est destinée aux pansements des plaies simples, telles que brûlures, ulcères gangréneux, exutoires fétides, etc. ; elle contient 4 grammes de sel cristallisé pour un litre d'eau ; la seconde est employée lorsqu'on veut obtenir une désinfection permanente, dans les pansements de solutions de continuité, etc. ; elle contient 8 grammes de sel par litre ; enfin la troisième, préparée à 15 grammes par litre est employée lorsqu'on veut détruire des miasmes, désinfecter des linges à pansements, les vases de nuit, etc.

Les solutions anglaises sont très-impures; elles renferment, outre des chlorures et de la potasse libre, du carbonate de potasse, des quantités assez grandes de manganates dont le pouvoir désinfectant est bien inférieur à celui du permanganate; ces solutions laissent de 2 ou 18 pour 100 de résidu sec; et les sels cristallisés, qui nous viennent d'outre-Manche contiennent du sesquioxyde de manganèse insoluble dont la proportion peut aller jusqu'à 17 pour 100.

Ces permanganates impurs peuvent être employés sans inconvénient pour les besoins de l'hygiène; mais pour les usages thérapeutiques il faut de toute nécessité n'employer que les sels purs, exempts surtout d'alcali libre et de chlorures alcalins qui irritent les plaies et déterminent les plus vives souffrances.

Nous avons employé exclusivement et avec le plus grand succès la solution suivante :

Solution de Permangate de Potasse (Reveil).

Pr. :	Eau distillée.	90 gram.
	Permanganate de potasse cristallisé.	10

Faites dissoudre : la densité de cette solution doit être de 1039 à — 15°, on peut reconnaître son titre à l'aide de la liqueur suivante :

Pr. :	Eau distillée à + 15°.	190 gram.
	Acide oxalique pulvérisé et desséché à 110° C.	10

10cc de solution de permanganate de potasse au 10me, exigent 27cc de solution oxalique pour obtenir une décoloration et une dissolution complètes, au cas où la solution de permanganate contiendrait moins de sel cristallisé, du manganate, ou tout autre sel étranger, il faudrait une moins grande quantité de liqueur oxalique pour arriver à la solution complète, c'est-à-dire une quantité porportionnelle au degré d'impureté du sel ou au degré de concentration de la liqueur.

Le permanganate de potasse ne doit être prescrit qu'en solution, dans de l'eau distillée parfaitement pure; toute matière organique, telle que le sucre, la glycérine, l'alcool, le décompose à l'instant ; c'est même à cause de cette grande instabilité qu'il est un désinfectant aussi puissant; la charpie, les linges à pansement décomposent également ce sel. Nous avons employé avec le plus grand succès, pour les pansements permanents, une charpie d'amiante dont on recouvre les plaies et que l'on arrose avec les solutions : dans ce cas il n'y a pas réduction, mais lorsque les linges sont tachés par les permanganates alcalins, l'immersion dans de l'eau acidulée par l'acide chlorhydrique à un centième, suffit pour enlever les taches, et le linge n'est pas altéré.

Le permanganate de potasse est pour nous le désinfectant le plus efficace et le plus commode dans son emploi; il est aussi très-économique, puisque avec un flacon de solution coûtant trois francs, on peut obtenir dix litres de solution au 1000me, qui suffit dans le plus grand nombre des cas.

La solution de permanganate de potasse au 10me est vendue depuis longtemps en Angleterre et aujourd'hui en France dans des flacons dont le bouchon en verre présente une cavité contenant 10 grammes de solution ou une cuillerée à café; les doses sont les suivantes :

1° La solution au 10e est employée pure, comme caustique et désinfectant dans les cancers.

2° Une cuillerée à café pour un verre d'eau (200 grammes), pour le pansement des plaies simples, pour l'ozène.

3° Deux cuillerées à café pour un verre d'eau, pour les plaies gangréneuses et diphthéritiques.

4° Quatre cuillerées à café pour un litre d'eau, en gargarisme contre le croup, l'angine couenneuse, la fétidité de l'haleine en lotion pour détruire l'odeur infecte des mains après les nécropsies, pour enlever la mauvaise odeur des pieds sans suspendre la transpiration, etc.

5° Dix à trente gouttes à l'intérieur à prendre dans la journée dans un *verre d'eau pure* contre le croup, l'angine couenneuse; le double et le triple dans le cancer d'estomac.

M. van den Corput, médecin à l'hôpital Saint-Pierre à Bruxelles, a souvent employé le permanganate de potasse *intus* et *extra* dans les maladies zymotiques (pyoémies, etc.); voici les formules proposées par notre savant confrère.

Solution de Permanganate de Potasse (VAN DEN CORPUT).

Pr. : Eau distillée. 150,00
Permanganate de potasse. . . . . 20 à 0,50 gram.

Mêlez : — A prendre par cuillerées à soupe dans les 24 heures.

Injection modificatrice (VAN DEN CORPUT).

Pr. : Eau distillée.. . . . . 200 gram.
Permanganate de potasse cristallisé. 2

Mêlez : Dans certaines uréthrites. M. van den Corput a constaté comme nous l'action détersive de la solution de permanganate de potasse sur les ulcères chancreux et les plaies de mauvaise nature. En Angleterre on a employé la solution à un ou deux centièmes sous forme de gargarismes dans les angines, surtout l'angine couenneuse; à l'hôpital des Enfants malades, MM. Blache, Bouvier, Roger et Bouchut en ont souvent fait usage avec avantage.

La solution de permanganate de potasse au millième, poudroyée à l'aide du pulvérisateur de M. Lüer, dont nous parlerons plus loin, est un excellent moyen de purifier l'air dans les maladies épidémiques ou contagieuses.

ACIDE PHÉNIQUE ($C^{12}H^5O,HO$).

L'acide phénique, *alcool phénique, hydrate de phényle, phénol, acide carbolique*, a été découvert par Runge dans le goudron de houille ou *coaltar*; il est le principe essentiellement actif et désinfectant de toutes les préparations qui ont les goudrons pour base ; toutefois il faut reconnaître que dans ces produits complexes, d'autres principes peuvent agir, la créosote par exemple.

L'acide phénique, pur est blanc cristallin, il fond à 35°, il est peu soluble dans l'eau, il se dissout en toute proportion dans l'alcool et dans l'éther, et bout à 188°; il est inflammable, il brûle avec une flamme fuligineuse; il réduit le bioxyde de plomb, le bioxyde de mercure, le nitrate d'argent; il coagule l'albumine, détruit les membranes muqueuses, enlève l'odeur fétide des viandes gâtées; il prévient la putréfaction; il se combine avec les bases; les phénates de soude et d'ammoniaque ont été employés comme désinfectants.

Les propriétés désinfectantes de l'acide phénique ont été constatées par plusieurs auteurs, parmi lesquels nous citerons MM. Calvert, Chalvet et Lemaire; nous l'avons nous-même souvent employé, tantôt mêlé au plâtre, dans les proportions d'un à deux millièmes, tantôt en dissolution dans l'eau, dans les mêmes proportions; nous avons constaté que l'acide phénique était un bon désinfectant, mais que, de même que l'acide picrique, il irritait et enflammait vivement les tissus; que dans aucun cas on ne devait dépasser la dose d'un centimètre, et que même ainsi dilué il enflammait la peau et rendait l'épiderme comme parcheminé; enfin, l'acide phénique a une odeur forte, repoussante, qui répugne à beaucoup de malades.

NITRO-BENZINE ($C^{12}H^5AzO^4$).

La nitro-benzine ou *essence de mirbane* s'obtient par l'action de l'acide azotique sur la benzine; c'est un liquide légèrement ambré, d'une odeur d'amandes amères prononcée, peu soluble dans l'eau, et soluble dans l'alcool et l'éther; nous l'avons employée avec succès comme désinfectant ou du moins pour masquer les mauvaises odeurs, en attendant l'action d'agents plus efficaces.

M. van den Corput emploie la nitro-benzine pour la guérison de la gale. Voici la formule qu'il emploie :

Pr.: Nitro-benzine
Glycérine } āā. . . . . parties égales.

En frictions, après un bain avant lequel on se frotte vivement de savon potassique.—*L'essence d'anis* peut remplacer la nitro-benzine.—Le sulfure de carbone, mélangé à la glycérine, produit un effet plus prompt encore.

Liquide désinfectant (Raphanel et Ledoyen).

Pr.: Eau aussi pure que possible.. . . . . 1000 gram.
Nitrate de plomb. 100

Faites dissoudre. La solution doit marquer 14° au pèse-sels. Le 7 février 1854, M. Bouchardat a fait, à l'Académie de médecine, un rapport favorable sur l'emploi de ce désinfectant.

Fumigations désinfectantes (Boutigny).

Pr.: Bisulfate de potasse. . . . . 1 éq.
Nitrate de potasse. . . . . 1 éq.
Bioxyde de manganèse.. . . . Q. S. pour noircir le mélange.

Mêlez.—Chauffez au rouge une pelle à feu et projetez dessus quelques grammes de poudre; puis on fait brûler le papier suivant :

Pr.: Nitre. . . . . 1 partie.
Sucre. 2
Eau. 6

Faites dissoudre, imprégnez le papier et faites sécher.

---

§ III. — AGENTS MIXTES.

Dans le groupe des agents mixtes nous plaçons les désinfectants, qui agissent tout à la fois par leur porosité et par action chimique, ou par des aromates qui masquent les mauvaises odeurs.

Coaltar ou plâtre coalté (Corne et Demeaux).

Pr. : Plâtre fin. . . . . 100 parties.
Coaltar (goudron de houille). . . . . 1 à 3

Ce mélange désinfecte incontestablement les plaies, mais il est d'une application difficile et salit les plaies, et celles-ci sont alors difficiles à nettoyer.

Les parties constituantes du coaltar ou goudron de houille peuvent être divisées ainsi qu'il suit, d'après Runge :

1° Corps acides : acide phénique, rosolique, brunolique ;
2° — alcalins : ammoniaque, aniline, picoline, quinoléine ou leukol et le pyrol ;
3° — neutres : toluène, cumène, benzine, naphtaline, paranaphtaline.

M. Renault a proposé de substituer le goudron de bois à celui de houille ; M. Burdel, de Vierzon, a remplacé le plâtre par la marne, et M. Demeaux préfère la farine de froment ; on a encore employé la poudrette, le kaolin, le boghead pulvérisé, etc. M. Demeaux s'est arrêté à un mélange d'un tiers de plâtre anhydre et deux tiers de plâtre hydraté pulvérisé.

Le coaltar saponiné de M. Lebœuf, de Bayonne, a été étudié par M. le docteur Lemaire ; nous en avons nous-même obtenu les meilleurs effets ; nous le préférons à tous égards au plâtre coalté. Voici les formules proposées par M. Lebœuf.

Teinture alcoolique de Saponine (Lebœuf).

Pr. : Écorce de Panama (*quillaya saponaria*). . . . . . 2000 gram.
Alcool à 90° . . . . 8 litres.

Chauffez à l'ébullition et filtrez.

Teinture de Coaltar saponiné (Lebœuf).

Pr. : Goudron de houille. . . . . 1000 gram.
Teinture alcoolique de saponine. 2400

Faites digérer au bain-marie d'eau tiède pendant huit jours, en agitant de temps en temps, et filtrez ; cette teinture mêlée à l'eau, dans la proportion d'un vingtième à un cinquième, constitue le coaltar saponiné ; on peut aussi remplacer l'eau de cette émulsion par de la glycérine.

Teinture alcoolique de Coaltar (Demeaux et Delbreil).

Pr. : Alcool. . . . . 500 gram.
Coaltar. 200

Chauffez à l'ébullition et filtrez ; il reste environ 100 parties de résidu insoluble.

Saponé de Coaltar.

Pr. : Teinture de coaltar. . . . . 100 gram.
Savon. 8

Chauffez jusqu'à dissolution ; le liquide se prend en gelée par le refroidissement ; celle-ci, mêlée avec 4, 10, 20 et 100 parties d'eau, constitue une émulsion très-stable.

Saponide de Coaltar.

Pr. : Eau. . . . . 250 gram.
Savon. . . . . Q. S.

Faites dissoudre à chaud ou à froid et ajoutez :

Teinture de coaltar. . . . . 20 gram.

Agitez.

Émulsion de Coaltar (Demeaux).

Pr. : Coaltar, Savon, Alcool ãã. . . . . 100 gram.

Chauffez au bain-marie jusqu'à parfaite solution, pour l'application en grandes proportions à la médecine et à l'hygiène.

Sous-Nitrate de Bismuth goudronné.

Pr. : Sous-nitrate de bismuth. . . . . 100 gram.
Goudron, ou coaltar . . . . 2 à 6

Mêlez.

Émulsion térébenthinée (Verneuil).

Pr. : Essence de térébenthine.. . . . . 2 gram.
Jaune d'œuf. . . . . N° 1
Eau. . . . . 500 gram.
Sulfate de zinc. 15

Nous avons vu employer ce mélange avec le plus grand succès par M. Verneuil ; nous l'avons nous-même prescrit souvent contre les plaies provenant de brûlures ; c'est un bon désinfectant et un excellent cicatrisant.

ALCOOL

L'alcool pur, ou plus ou moins étendu d'eau, a été souvent employé par les chirurgiens comme irritant dérivatif dans le traitement des kystes, de l'hydrocèle, etc. M. le professeur Nélaton l'emploie beaucoup depuis quelques années pour le pansement des plaies récentes ; il mélange l'alcool du commerce à 85° centésimaux avec un tiers ou deux tiers d'eau, et il applique ce liquide en lotions et fomentations ; il déterge les plaies, les rend moins douloureuses, hâte la cicatrisation et il agit comme désinfectant.

CHAPITRE XXII

ADHÉSIFS, AGGLUTINATIFS, CONTENTIFS

Nous nous proposons d'indiquer dans cet article les principales applications nouvelles des agglutinatifs, et de faire connaître les appareils qui intéressent le médecin et le pharmacien.

AMIDON ($C^{12}H^{9}O^{9}HO$).

L'amidon, administré à l'intérieur, est un émollient; on l'emploie en lavements, en bains, en boissons, en applications tantôt seul, tantôt mêlé au sous-nitrate de bismuth, à l'oxyde de zinc, au précipité blanc, etc.; contre les dermites, pour absorber les sécrétions irritantes, pour prévenir les émanations, calmer les démangeaisons, le prurit de l'anus, des bourses, des aisselles, et pour faire cesser l'irritation produite par le rasoir, etc.; dans les éruptions cutanées, telles que le lichen, l'herpès, l'eczéma, l'impétigo, l'acné, etc.

En 1835, M. Seutin proposa l'empois pour la confection des appareils inamovibles, qui a été souvent employé pour remplacer le plâtre coulé employé par Diffenbach, et les blancs d'œufs battus dans l'eau, l'alcool concentré et l'extrait de saturne dont faisait usage l'illustre Larrey ; le bandage amidonné se prépare comme le bandage dextriné, il est plus résistant lorsqu'on le prépare dans une solution étendue de gélatine et il sèche mieux lorsqu'on y ajoute peu d'alcool camphré ; M. Laugier a proposé contre les entorses un appareil inamovible fait avec d'étroites bandes de papier collées entre elles à l'empois d'amidon; cet appareil permet au malade de marcher.

DEXTRINE ($C^{12}H^{9}O^{9},HO$).

La dextrine se distingue de l'amidon par sa solubilité dans l'eau, en ce qu'elle n'est pas bleuie par l'iode. Elle résulte de l'action de la chaleur sur l'amidon, ou de sa légère torréfaction au contact de l'acide azotique, ou bien de son ébullition dans l'eau en présence d'un acide énergique, ou enfin de l'action qu'exerce la diastase sur l'amidon. Dissoute dans l'eau, la solution de dextrine présente l'aspect d'une solution gommeuse; l'alcool la précipite en flocons blancs.

La dextrine est très-employée dans les arts; elle remplace la gomme dans un grand nombre d'industries, et les épiciers l'emploient pour remplacer la gomme dans le sirop de ce nom.

M. Velpeau a proposé de remplacer le bandage amidonné de M. Seutin par le bandage dextriné ; celui-ci est plus facile à préparer, il sèche plus vite et est beaucoup plus résistant; il est aujourd'hui exclusivement employé. M. Devergie s'en est servi dans le traitement des eczémas.

Bandage dextriné (Velpeau).

Pr. : Dextrine.		100 gram.
Eau-de-vie camphrée.		60
Eau tiède.	Q. S. environ	40

On fait une pâte bien homogène, on y plonge les bandes et on les roule en enlevant l'excès d'enduit, on applique ce bandage, et pour l'enlever on l'humecte avec de l'eau chaude.

L'appareil de Scott, dans lequel on emploie l'amidon ou la dextrine, est tout à fait inusité ; il est d'ailleurs peu solide et très-compliqué.

COMPRESSION ÉLASTIQUE (Burggraeve).

La compression élastique, proposée par Burggraëve [1], très-préconisée et appliquée par M. le professeur Nélaton dans le traitement des tumeurs blanches, consiste à entourer la partie affectée par plusieurs couches superposées de ouate, que l'on maintient à l'aide d'une bande, et on recouvre le tout avec un bandage dextriné; lorsque l'élasticité de la ouate est insuffisante, on met à la surface une couche assez épaisse de crin très-fin : on laisse l'appareil en place pendant 20 à 30 jours, il produit d'excellents résultats.

PLATRE (CaO,SO^3).

Les appareils inamovibles au plâtre coulé, proposés par Diffenbach, ont l'inconvénient d'être lourds, fragiles, de gêner les mouvements, ils ne permettent pas des visites fréquentes, et exigent de grands efforts lorsqu'on veut les enlever.

En 1839, M. G. V. Lafargue de Saint-Émilion [2] proposa pour les appareils inamovibles un mastic fait avec de la colle d'amidon et du plâtre cuit finement pulvérisé ; mais cet appareil exige pour être maintenu l'intervention de fils de fer qui le compliquent.

En 1852, MM. Mathysen [3] et van Loo ont fait connaître plusieurs appareils à bandes roulées, imprégnées de plâtre fin gâché, appliquées comme

[1] *Les appareils ouatés*. Bruxelles, 1859.

[2] *Appareil inamovible instantanément solidifiable*. Thèses de Montpellier, 29 avril 1839.

[3] *Traité du bandage plâtré*. Paris, 1859.

on le fait pour les bandages amidonnés ou dextrinés; on les a employés après les sections tendineuses ou musculaires, après l'opération du pied bot; l'appareil sèche rapidement et maintient les parties dans la direction que les mains du chirurgien leur a donnée.

Le ciment de Portland a été employé pour remplacer le plâtre dans les appareils inamovibles; l'argile a été proposée pour les mêmes usages, mais elle est loin de valoir le plâtre et surtout la dextrine.

CAOUTCHOUC.

Dans ses belles Lettres sur la chimie, le professeur Liébig a dit, avec juste raison, que le caoutchouc avait été une des principales causes des progrès récents de cette science, nous pourrions en dire de même pour la chirurgie. Les applications de cette précieuse substance à la confection des instruments chirurgicaux sont si nombreuses, qu'il n'est presque pas aujourd'hui d'appareil dans lequel elle n'entre.

Les applications si variées du caoutchouc à la confection des instruments sont dues surtout au procédé de vulcanisation découvert par M. C. Goodyear de New-York, perfectionné par divers auteurs et notamment par M. Partkes; ces applications sont dues surtout à M. le docteur Gariel et à MM. Galante. Il serait trop long d'énumérer ici les services rendus par le caoutchouc à la médecine et à la chirurgie. Nous nous bornerons à représenter quelques-uns des instruments fabriqués par MM. Galante, en indiquant leur emploi dans une courte légende.

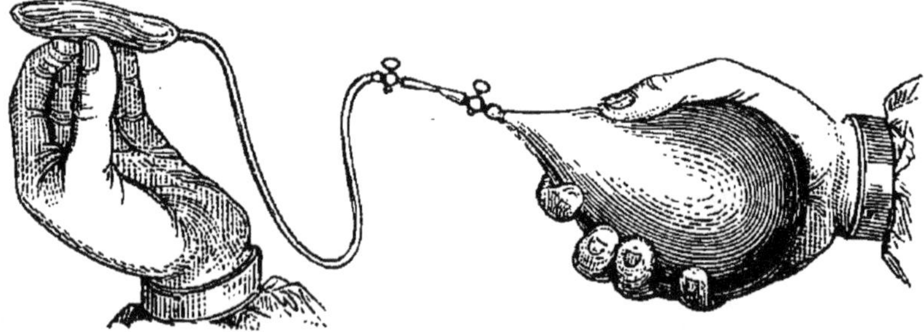

Fig. 9. — Pessaire à réservoir d'air (vide).

Ce pessaire à réservoir d'air se compose de deux pelotes à moitié remplies d'air, avec tubes qui viennent s'attacher sur un robinet.

Avant de s'en servir, il faut faire passer d'un seul côté tout l'air contenu dans les deux pelotes et fermer le robinet.

La pelote vide d'air (pelote-pessaire), roulée sur elle-même et réduite à un très-petit volume, est conduite sans résistance jusqu'au niveau du col de l'utérus; c'est alors qu'on ouvre le robinet et qu'en pressant avec la main sur la pelote remplie d'air (pelote-insufflateur), on dilate aussi peu et autant qu'on le juge nécessaire la pelote précédemment introduite; il ne s'agit plus que de fermer le robinet pour que cette dilatation persiste; la pelote restée à l'extérieur, vide à son tour et réduite au volume de ses parois, se fixe aux vêtements.

Le retrait de la pelote pessaire est aussi simple que son introduction ; il s'opère en ouvrant le robinet ; l'air, chassé de la pelote-pessaire par l'action combinée des intestins et des parois vaginales, reprend sa place dans la pelote-insufflateur, où il est tenu en réserve pour une nouvelle application.

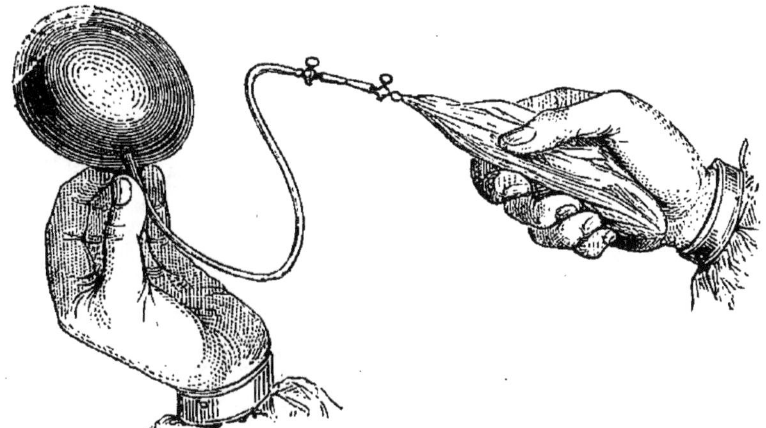

Fig. 10. — Pessaire à réservoir d'air (plein).

Cette manœuvre, dont la description est longue et peut-être difficile à comprendre, est exécutée avec la plus grande facilité et dès la première séance par les malades les moins intelligentes.

Les deux pelotes du pessaire à réservoir d'air peuvent être rendues indépendantes par l'addition d'un second robinet, dont le canon vient s'adapter exactement sur le canon du robinet déjà employé.

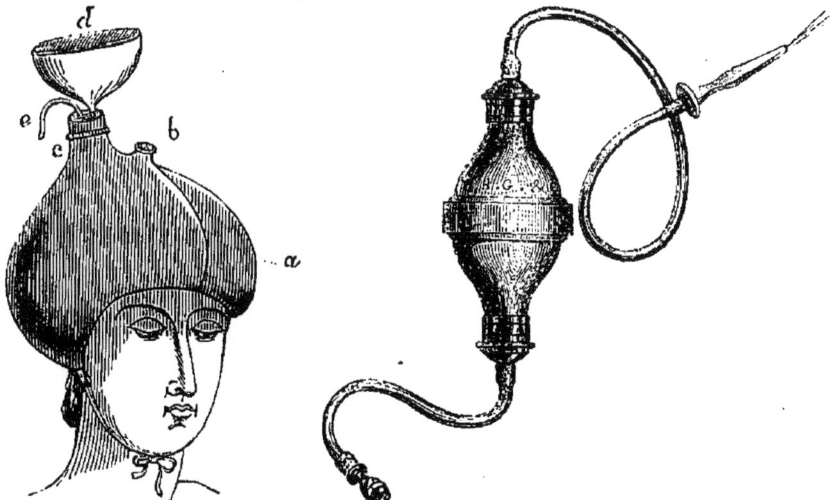

Fig. 11. — Bonnet à glace. Fig. 12. — Clysoir à jet contenu.

Fig. 11. Bonnet à glace, *a* double sac contenant une cavité où doivent être reçues l'eau glacée ou la glace en fragments, *b* ouverture circulaire qui laisse dégager les vapeurs s'échappant du cuir chevelu, *d* réservoir placé au-dessus du niveau de la tête, *e* tube à siphon se rendant dans un réservoir inférieur, *c* ouverture fermée par un bouchon en liége entouré de caoutchouc, laissant passer le tube du réservoir *d* et le tube à écoulement *e*.

Fig. 12. Clysoir à jet contenu, *a* réservoir à double valvule faisant fonction de pompe aspirante et foulante, *b* tube plongeant dans le liquide que l'on veut injecter, *c* tube par lequel le liquide s'élance. Il suffit de comprimer le réservoir *a* pour aspirer et injecter le liquide du même coup.

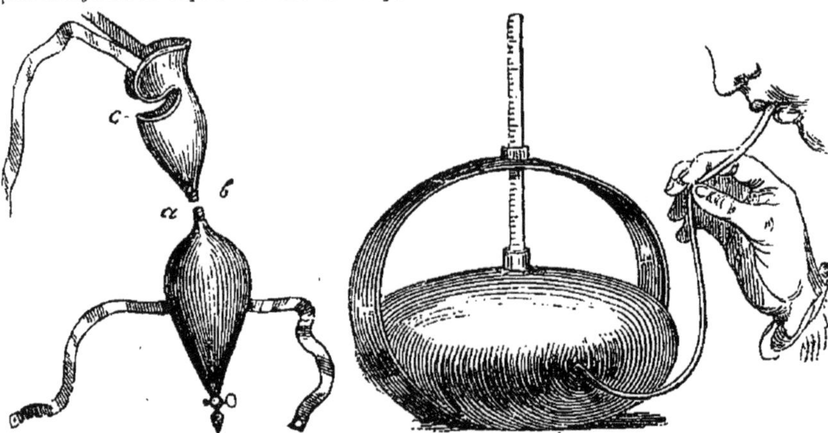

Fig. 13. — Urinal à ceinture. Fig. 14. — Spiromètre de M. Boudin.

Fig. 13. Urinal à ceinture pouvant être porté sans bandage de corps et sans suspensoir, *a* réservoir, *b* vis pour adapter l'urinal au réservoir, *c* urinal, *d* robinet pour vider le réservoir.

Fig. 14. Spiromètre de M. Boudin, destiné à déterminer avec assez d'exactitude le degré de capacité des cellules pulmonaires. C'est un sac en caoutchouc mobile sur une tige graduée; on fait une forte aspiration et on expire tout l'air contenu dans la poitrine par le tube *b* sans reprendre haleine; le sac en caoutchouc *a* s'emplit d'air et la tige *c* indique le volume d'air expiré.

Fig. 15. Cautère à gaz de M. Nélaton, construit par M. Mathieu.

A, réservoir du gaz en caoutchouc.

B, tige du cautère.

C, extrémité du cautère par laquelle s'échappe le gaz enflammé.

D, capuchon protecteur.

E, robinet à modérer l'intensité de la flamme.

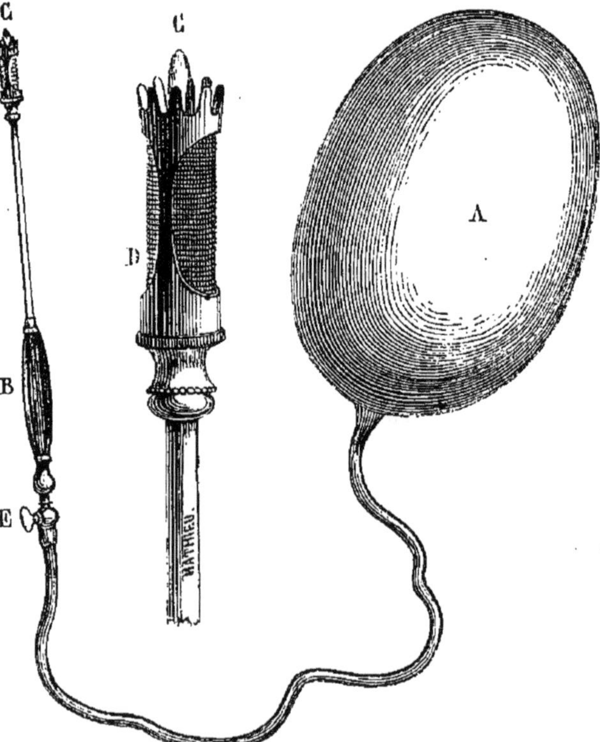

Fig. 15. — Cautère à gaz de M. Nélaton.

Nous ne reviendrons pas sur les applications qui ont été faites du caoutchouc à l'intérieur, dans les maladies de poitrine ; nous en avons déjà précédemment parlé, nous indiquerons brièvement ses usages externes.

Le lait de caoutchouc et la solution de caoutchouc dans le chloroforme ont été employés en topique dans les éruptions cutanées, les brûlures, les érysipèles, etc. ; il se forme alors une couche imperméable à l'air.

Sparadrap au Caoutchouc (Mille).

On divise le caoutchouc et on le met en digestion dans dix fois son poids d'essence de térébenthine ; au bain de sable on ajoute de l'essence de temps en temps : lorsque la matière est dissoute et qu'elle a pris une consistance sirupeuse, on ajoute la masse emplastique de diachylon gommé du Codex fondue, dans les proportions de 20 grammes de solution pour 50 grammes de masse emplastique.

Bandelettes agglutinatives (Kemmerer).

On fond le caoutchouc avec un fer à bouton rougi à blanc ; on obtient une masse molle que l'on comprime sur la toile au moyen d'une lame de verre ; le caoutchouc adhère au tissu et non au verre : on obtient de meilleurs résultats avec les solutions de caoutchouc dans l'essence de térébenthine rectifiée, le sulfure de carbone, la benzine, ou l'essence de pétrole d'Amérique.

Mastic au Caoutchouc (Maissiat).

On chauffe doucement le caoutchouc avec un quinzième de suif ou de cire, on agite sans cesse ; quand la fusion est opérée on y ajoute de la chaux délitée et tamisée, on agite jusqu'à refroidissement ; ce mastic constitue un excellent lut pour fermer les bocaux destinés à conserver les pièces d'anatomie ; on le rend siccatif par l'addition d'une petite quantité de litharge pulvérisée.

CAOUTCHOUC DURCI

Parmi les plus belles applications du caoutchouc il faut placer en première ligne celles qui ont été faites depuis quelques années à la prothèse buccale. Employé depuis longtemps en Amérique, le caoutchouc durci a pris sous les mains habiles de nos dentistes et plus particulièrement sous celles de M. Préterre, toutes les formes possibles, de manière à pouvoir remédier à ces déformations de la bouche, congéniales, pathologiques ou accidentelles, qui rendaient la mastication et la parole impossibles.

M. Préterre est le premier en France qui ait fait servir le caoutchouc durci à la confection des dentiers, et les résultats auxquels il est arrivé peuvent être considérés comme très-remarquables : solidité, légèreté, inaltérabilité, adaptation parfaite, sont obtenues d'une manière aussi complète que possible. Mais les efforts de M. Préterre sont allés plus loin; par un procédé entièrement nouveau, il est parvenu à faire d'une seule pièce et d'un seul jet des dentiers mi-partie souples mi-partie rigides, celle-ci supportant les dents, et la partie souple étant en contact avec les gencives.

Par une modification ingénieuse, M. Préterre a pu faire des maxillaires entiers que les malades ont pu très-bien supporter peu de temps après l'ablation de ces os, et alors que les parties molles étaeint à peine cicatrisées, ce qui est impossible avec des appareils entièrement rigides, de sorte que l'on a pu empêcher ainsi les déformations si considérables qui sont la conséquence nécessaire de ces terribles opérations.

Les moyens mis en usage par M. Préterre pour obtenir du caoutchouc de différents degrés de mollesse sont les suivants :

Pour le caoutchouc dur, 25 à 30 pour 100 de fleurs de soufre, suivant la dureté que l'on veut obtenir, on y ajoute comme matières colorantes 8 à 10 pour 100 de minium et de carmin : pour les caoutchoucs souples, on abaisse la proportion de soufre jusqu'à cinq pour cent, suivant le degré de souplesse que l'on veut obtenir.

Ses obturateurs ont la portion palatine dure et le voile du palais entièrement souple; ces deux portions d'inégale résistance, ne formant qu'un tout sans aucune solution de continuité à leur point de jonction, sont le résultat d'une seule vulcanisation.

La figure que nous donnons ici fera bien comprendre l'importance du résultat obtenu, qui n'avait été produit jusqu'à ce jour que par des combinaisons mécaniques assez complexes, qui compromettent toujours la solidité de l'appareil.

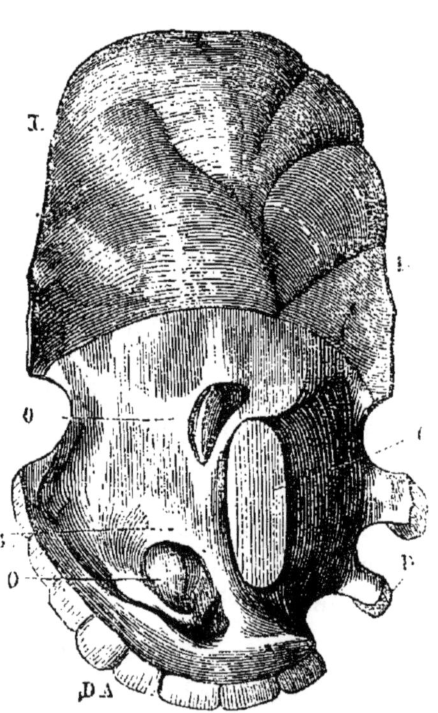

Fig. 16. — Obturateur en caoutchouc, de M. Préterre.

000, Éminences formant des ouvertures multiples.

D A Dents artificielles.

LL Lame de caoutchouc allant s'amincissant de la base au sommet à partir de la ligne mi-circulaire et obtenu dur et souple d'un seul jet.

GUTTA-PERCHA

La gutta-percha, gomme gettania, ou gomme de Sumatra, décrite pour la première fois en 1842 par le docteur William Montgomerie, introduit en Europe par M. J. José d'Almerida, est produite par *l'isonandra gutta*, de la famille des Sapotées ; elle a été étudiée par MM. E. Soubeiran, Arppe, etc. M. Hancock a indiqué les moyens de la vulcaniser comme le caoutchouc ; elle peut servir à fabriquer divers objets de chirurgie, tels que bougies sondes, pessaires, bouts de seins, suspensoirs, serre-bras, urinoirs, bassins, ventouses, etc., etc.; dissoute dans le sulfure de carbone elle a été employée à la confection de certains appareils. Nous avons dit ailleurs comment MM. Manoury et Robiquet l'avaient employée à la confection des caustiques; on en fait aussi des tubes à drainage, méthode de pansement des plaies, proposée par M. Chassaignac, mais on s'en sert surtout pour enduire les fils télégraphiques sous-marins qu'on lictilise, c'est un des meilleurs isolants que l'on connaisse.

Teinture contre les Dartres squameuses humides

(Robert de Strasbourg).

Pr. : Gutta-percha.	5	gram.
Chloroforme.	30	

Faites dissoudre, passez et étendez sur les dartres, à l'aide d'un petit pinceau.

Le produit de la séve de *Ballata*, produit par le *sapota Mulleri* de la famille des Sapotées, a été étudié par M. Serres, pharmacien à Paris. M. le docteur Mallez en a fait des bougies uréthrales, qui se ramollissent et sont préférables à toutes celles connues jusqu'à présent.

COLLODION

Le collodion ou collodium a été découvert par MM. John Parker Meynard et Bigelow; c'est le premier de ces auteurs qui eut l'idée, en 1847, de l'appliquer à la chirurgie. Pour donner une idée de la puissance agglutinative de cette substance, il disait qu'une bandelette imprégnée de collodion appliquée sur la main pouvait supporter un poids de 10 kilogrammes; de plus, cette substance avait l'avantage de résister à l'action de l'eau et des humeurs. Nous devons ajouter que M. Baudin, en 1846, époque à laquelle M. Schoenbein fit connaître la *pyroxiline*, annonça à l'Académie des sciences la solubilité de cette matière dans l'éther, de sorte que l'honneur de la découverte du collodion devrait réellement revenir à cet auteur. M. Malgaigne appliqua le premier en France le collodion à la confection des appareils inamovibles.

Pour préparer le collodion on mélange 3 volumes d'acide azotique à 1,50 de densité avec 5 volumes d'acide sulfurique à 66°; quand le mélange est froid on y plonge du coton cardé sec; l'addition du coton se fait lentement pour éviter l'élévation de température: après quinze minutes de contact on enlève le coton, on le comprime et on lave à grande eau jusqu'à ce que les eaux de lavage ne rougissent plus le tournesol; on fait sécher à la température ordinaire ou à 30° ou 40°, pas au-dessus.

On peut encore obtenir le fulmicoton en traitant 400 grammes de nitrate de potasse pulvérisé et sec par 600 grammes d'acide sulfurique à 66° préalablement bouilli; on mélange dans une capsule et on y plonge 20 grammes de coton cardé; après quatre minutes de contact, on retire ce coton, on le lave à grande eau et on fait sécher à l'air; pour transformer ce fulmicoton ou pyroxiline en collodion, on prend :

Pr.: Fulmicoton	1
Alcool à 85° C.	1
Éther à 56°	16

Laissez en contact en agitant et passez à travers un linge. M. Soubeiran fait remarquer que cette formule ne serait plus bonne si on opérait sur de plus grandes quantités. Le collodion en séchant laisse sur la peau une couche imperméable qui empêche le contact de l'air, et laisse voir les parties qu'il recouvre; on l'emploie seul ou on en enduit des bandelettes; mais le collodion en se desséchant se rétracte et cause de vives douleurs; on a proposé d'y ajouter de 2 à 6 pour 100 d'huile de ricin pour le rendre élastique; voici d'ailleurs une formule qui donne ce résultat.

Collodion élastique (Lemoine).

Pr.: Éther sulfurique rectifié à 60° centés.	1800 gram.
Alcool rectifié à 88°	250
Huile de ricin indigène et récente	200
Glu de houx purifiée	30
Benjoin en larmes blanches	15
Noir d'ivoire lavé	30

Laissez en contact pendant 8 jours, filtrez sur du coton dans un entonnoir fermé, arrosez le coton avec de l'éther jusqu'à ce qu'on obtienne 2,315 grammes de liquide et ajoutez :

Fulmicoton très-soluble	150

Laissez en contact 8 jours en agitant, laissez déposer et décantez.

On a proposé pour remplacer le collodion une solution de gutta-percha dans l'éther. M. Meller a employé pour réunir les bords des plaies une solution de gomme laque dans de l'alcool très-rectifié; cet enduit est très-difficile à enlever lorsqu'il a cessé d'être utile.

La formule suivante donne également un bon produit.

Pr. : Xyloïdine / Alcool rectifié	} ãã	8 gram.
Ether sulfurique rectifié.		125

On introduit la xyloïdine et l'éther dans un flacon à large ouverture; agitez quelques minutes, ajoutez l'alcool et continuez d'agiter jusqu'à homogénéité parfaite (Mialhe).

Collodion (Eymael).

Pr. : Fulmicoton.	300 gram.
Ether sulfurique.	1000
Alcool à 80°.	75

Mettez dans un flacon le coton et la moitié du liquide; laissez déposer vingt-quatre heures après agitation; décantez, ajoutez le reste du liquide; agitez, et quand tout est dissous, mêlez tous les liquides.

On a proposé d'ajouter au collodion diverses substances, telles qu'une solution de caoutchouc, la teinture éthérée de perchlorure de fer (Aran), la glycérine (Cap et Garot), la teinture de cantharides, etc.

Collodion photographique.

Pr. : Fulmicoton.	8 gram.
Alcool rectifié.	50
Ether rectifié.	100
Iodure d'ammoninm.	1.50

Nous avons donné précédemment plusieurs formules de collodions composés.

Nous ne ferons qu'indiquer ici les nombreuses applications du collodion, et nous renverrons, pour plus de détails, à l'excellent ouvrage de M. Guibert, dont nous avons déjà parlé, dans lequel la question est parfaitement résumée [1].

Le collodion est un liquide incolore ou légèrement ambré, transparent, de consistance sirupeuse, d'une odeur forte, éthérée, laissant par évaporation une pellicule transparente si elle est mince, et opaque si elle est épaisse; on y trouve quelquefois des cristaux aciculaires de pyroxyline.

Le collodion a été employé pour réunir les plaies par incision et les

[1] Guibert, *Histoire naturelle et médicale des médicaments nouveaux*, page 220.

coupures (Maynard, Jobert), pour le pansement des plaies superficielles (Goirand d'Aix), pour les ulcères, les érysipèles (Guersant, Luke, J. W. Freer, etc.), les engelures (Wetzlar), les brûlures (Coste), les éruptions varioliques (Quarin-Willemier), les maladies de la peau (Wilson), les gerçures du sein (Simpson), pour provoquer le développement du mamelon (Valtolini), contre les engorgements mammaires (Evans, Spengler), les varices, les varicocèles, les tumeurs diverses (Durand, Alix), pour arrêter les hémorrhagies par piqûres de sangsues (Luke), pour maintenir la hernie ombilicale des enfants (de Mahy), pour traiter l'ongle incarné (Meynier), dans l'ectropion (Williams, Balton, Stœber, Deval, Cunier), pour produire l'occlusion palpébrale (Piorry, Pétrequin, Larrey); on l'a employé dans le traitement des ulcères et des plaies de la cornée, le pannus vasculaire, le trichiasis, le distichiasis, l'ectropion, les hernies récentes de l'iris, etc. M. Bonnafond l'a employé avec succès dans les orchites; ce mode de traitement n'est pas admis par MM. Velpeau, Ricord, Robert et Puche. M. le docteur Gassier, de Marseille, l'a appliqué au traitement des tumeurs hémorrhoïdales, et le docteur Engelmann l'a recommandé contre les *nez rouges*.

Aran employait le collodion ferrugineux dans le traitement externe de l'érysipèle, et M. Mialhe a proposé un collodion caustique (collodion 30, sublimé corrosif 4) pour détruire les nævi materni.

Enfin, MM. Sourisseau et H. Durden ont proposé d'enrober les pilules de collodion, ce qui est une mauvaise chose, puisque la pellicule de collodion desséchée n'est pas attaquée ni même ramollie par les liquides de l'estomac.

SPARADRAPS

Les sparadraps sont des tissus ou des papiers qui ont été enduits d'une composition emplastique; lorsqu'ils sont bien préparés ils sont parfaitement lisses; la matière emplastique doit y être uniformément étendue, de manière qu'ils aient partout la même épaisseur; leur consistance doit être telle que le tissu reste maniable, et qu'il puisse se rouler sans que la couche d'emplâtre se détache, et sans qu'il y ait adhérence entre les parties.

Tous les emplâtres peuvent servir à préparer les sparadraps; on en fait avec l'emplâtre diachylon gommé; c'est le plus employé, avec les emplâtres à vésicatoires, de Vigo, de poix de Bourgogne, d'onguent de la mère, etc., etc. Nous donnerons seulement ici les formules nouvelles des sparadraps.

Pour que la matière emplastique adhère à la surface des toiles, il faut qu'elle soit fondue à une température convenable, de manière à pénétrer en partie le tissu sans le traverser; on remplit parfaitement ce but en enduisant les toiles sur une de leurs faces avec de l'empois d'amidon on lisse les tissus avec un fer chaud pour les rendre plus homogènes et faire disparaître les aspérités ; puis on étend la masse emplastique, soit à l'aide d'un couteau, soit au moyen d'instruments particuliers, nommés *sparadrapiers*. A l'aide de machines spéciales on fait, en Angleterre, des sparadraps sans fin ; en France, les maisons Le Perdriel, Ancelin, etc., font des sparadraps très-bien préparés ; ceux que l'on trouve le plus souvent dans le commerce sont peu adhésifs et s'écaillent facilement.

Les chirurgiens des hôpitaux de Paris estiment le sparadrap employé dans ces établissements, aussi croyons-nous être agréable à nos confrères en donnant la formule suivie à la pharmacie centrale.

Sparadraps des hôpitaux de Paris.

Pr. :	Emplâtre simple du Codex	90 kilos.
	Gomme ammoniaque	4
	Galbanum	4
	Poix blanche	6
	Cire jaune	6
	Térébenthine	6
	Essence de térébenthine	1.500

Faites fondre l'emplâtre simple à une très-douce chaleur avec la cire et la poix blanche; d'autre part, pulvérisez grossièrement la gomme ammoniaque et le galbanum, baignez-les d'eau et chauffez au bain-marie en agitant; lorsque la division est opérée, passez avec légère expression à travers un linge et faites concentrer le liquide au bain-marie ; en consistance de miel épais : reprenez le résidu par l'essence de térébentine, passez et mélangez à la masse emplastique, chauffez jusqu'à vaporisation complète de l'eau; ajoutez alors la térébenthine, agitez. Coulez dans l'eau et roulez en magdaleons.

On rend la masse emplastique plus blanche et plus maniable en y incorporant une petite quantité de carbonate de magnésie.

Le taffetas d'Angleterre est un sparadrap de colle de poisson; on prépare avec la baudruche le baume du Commandeur et l'alcoolé d'arnica additionné de myrrhe, de benjoin et de colle de poisson, un taffetas ransparent qui remplace avantageusement le taffetas d'Angleterre.

Sparadraps de Gutta-percha.

Pr. :	Gutta-percha	Q. V.
	Chloroforme	Q. S.

Pour avoir une solution saturée, on tient la gutta en excès, on applique au pinceau sur les parties malades; conseillé par M. Robert Grave pour recouvrir les altérations squameuses et tuberculeuses de la peau

Les sparadraps à base de plomb peuvent, dit-on, déterminer des accidents saturnins lorsqu'ils recouvrent de grandes surfaces ulcérées, ils ont de plus l'inconvénient de noircir au contact des émanations sulfhydriques. M. N. Guéneau de Mussy préfère le sparadrap à base de zinc, que l'on obtient en remplaçant dans l'emplâtre diachylon gommé, l'emplâtre simple à base de plomb par l'emplâtre à base de zinc, obtenu par un procédé indiqué par M. Barruel, qui consiste à décomposer une solution de sulfate de zinc par une solution de savon blanc de Marseille.

Sparadrap au Stéarate de fer (Braille).

Pr. : Sulfate de fer	500	gram.
Savon de Marseille	1000	

Faites dissoudre séparément dans quantité suffisante d'eau, mêlez les deux solutions, recueillez le précipité blanc verdâtre, faites-le dessécher et fondez à une température de 80° environ : ajoutez-y 40 pour 100 d'essence de lavande; étendez la masse sur de la toile; ce sparadrap n'est pas cassant, il a été employé avec succès par M. Ricord contre les chancres phagénédiques.

Sparadrap de Liston (Calvert).

Pr. : Colle de poisson	31
Eau	62

Laissez en contact deux heures et ajoutez :

Alcool	64
Eau	42

Chauffez au bain-marie, jusqu'à dissolution; on étend cette solution sur un taffetas tendu sur une planche; on se sert d'un pinceau fin et on met successivement plusieurs couches.

Papier à Cautères.

Pr. : Cire blanche	100	gram.
Blanc de baleine	50	
Résine élémi	40	
Térébenthine des Vosges	60	
Essence de citron	2	

Faites fondre à une très-douce température, laissez refroidir un peu, ajoutez l'essence et étendez sur du papier.

Papier chimique (Soubeiran).

On prépare ce papier avec du papier mousseline ou avec du papier joseph très-fin, on l'enduit d'huile siccative et on fait sécher; chaque feuille est ensuite enduite sur une de ses faces d'une couche très-mince d'emplâtre de minium. L'huile siccative s'obtient en chauffant à une douce température de l'huile de lin avec un sachet renfermant de la litharge et avec des oignons ou de l'ail.

Papier chimique (Fayard et Blain).

MM. Fayard et Blain préparent un papier chimique pour lequel ils avaient pris un brevet qui est aujourd'hui expiré; en voici la formule.

Pr.:	Huile de lin	500 gram.
	Ail	50
	Essence de térébenthine	500
	Sel de saturne	60
	Cire jaune	30
	Minium	15

On fait bouillir l'ail avec l'huile; on passe, on ajoute les autres substances, on applique l'emplâtre sur des feuilles de papier de soie à l'aide de pinceaux en blaireau forme queue de morue, et on fait sécher à l'étuve; ce papier est employé contre les douleurs, les brûlures, les cors, etc.

La baudruche, autrefois employée à divers usages en chirurgie, est presque partout remplacé par des lais extrêmement minces en caoutchouc ou en gutta-percha.

Papier huilé pour remplacer le Taffetas Ciré et la Gutta
(Dr M'Ghie, hôpital de Glascow).

Pr.:	Huile de lin	3 litres.
	Acétate de plomb cristallisé, Litharge, ãã	30 gram.
	Cire jaune, Térébenthine, ãã	15

Mêlez et chauffez pendant une heure: étendez sur du papier à l'aide d'une brosse ou d'un pinceau.

Sparadrap stibié (Mialhe).

Pr.:	Poix blanche	40 gram.
	Colophane, Cire jaune, ãã	20
	Térébenthine, Huile d'olives, ãã	5
	Tartre stibié pulvérisé	10

F. S. A. Ce sparadrap, au dixième, est, selon nous, beaucoup trop actif; nous préférons l'emploi du sparadrap de Thapsia, dont nous avons parlé ailleurs.

Au commencement d'escharres de la région sacrée, M. Piorry applique directement sur les endroits enflammés du diachylum en magdaleon, que l'on fait préalablement chauffer pour rendre son application plus facile, et que l'on recouvre à l'instant de poudre de lycopode, qui remplace la toile ou la soie; tissus sur lesquels l'on étend habituellement le diachylum.

CHAPITRE XXII

COSMÉTIQUES

Dentifrices, Odontalgiques, Dépilatoires, Fards, etc., etc.

EMBAUMEMENTS, VACCIN, BOITES DE SECOURS PHARMACIES PORTATIVES, ETC., ETC.

Les divers cosmétiques dont nous allons donner ici les formules pourront être employés en toute sécurité, puisque les substances toxiques en ont été soigneusement éloignées, c'est-à-dire que ce sont là de véritables cosmétiques, et non des *remèdes secrets* déguisés sous ce nom. Nous renverrons pour de plus amples détails à un ouvrage anglais de M. Piesse, que nous publierons incessamment[1]. Quant aux diverses préparations renfermant des poisons, malgré une décision ministérielle, nous persistons à soutenir, en nous appuyant sur le texte même de la loi, que les pharmaciens ont seuls le droit de les préparer, et les médecins celui de les prescrire ; il suffit d'examiner superficiellement la question du commerce et de l'annonce de la parfumerie pour être convaincu qu'à chaque instant on constate les délits suivants : tromperie sur la nature de la marchandise vendue, vente illégale de poisons et exercice illégal de la médecine et de la pharmacie. C'est contre ces délits que nous ne cesserons de demander l'application de la loi ; ne serait-il pas, en effet, bien anormal de voir des commerçants qui n'ont fait aucune étude médicale pouvoir vendre et annoncer sous le nom de cosmétiques, de véritables médicaments auxquels ils attribuent les propriétés thérapeutiques les plus énergiques, tandis qu'un pharmacien, dont les études spéciales sont une garantie de son instruction, duquel on a exigé des études classiques et un diplôme acquis après de grandes dépenses et six années de travaux, ne pourrait se livrer au même commerce sans s'exposer aux justes sévérités de la loi : il y a certainement injustice à laisser se perpétuer un pareil état de choses.

La *cosmétique* est l'art de conserver la beauté ; on a nommé *cosmé-*

[1] *Des parfums et des cosmétiques*, leur composition chimique, leur fabrication, leur emploi, traduit de l'anglais, avec une introduction et des notes, par M. Reveil. Paris, 1864. — Voyez aussi notre mémoire : *Des cosmétiques au point de vue de l'hygiène* (*Annales d'hygiène*, 1862, 2e série, t. XVIII, p. 306).

tiques des préparations qui altèrent la peau au lieu de l'embellir, et qui déterminent souvent des accidents graves.

Nous allons faire connaître la composition des préparations que l'on doit préférer.

Pommade de Raisin pour adoucir la peau (Pierlot).

Pr. : Raisins frais bien mûrs, choisis et mondés.	250	gram.
Huile d'amandes douces.	500	
Cire blanche.	250	
Racine d'orcanette.	20	
Essence de roses.	2	goutt.

Écrasez le raisin, placez-le dans une capsule en porcelaine, avec l'huile d'amandes douces et la cire, faites évaporer toute l'humidité à une douce chaleur, ajoutez l'orcanette, pressez, exprimez, et avant complet refroidissement mêlez l'essence de roses.

Mixtures contre les Engelures (Gaffin).

Pr. : Camphre.	4	gram.
Essence de térébenthine.	30	

Mêlez.

Autre (Devergie).

Pr. : Axonge.	30	gram.
Sous-acétate de plomb liquide.	12	goutt.
Extrait d'opium.	0,20	
Créosote.	10	goutt.

Mêlez.

Pommade contre les Engelures ulcérées.

Pr. : Cire jaune.	16	gram.
Huile de lin.	30	
Teinture de benjoin.	8	
Glycérine.	16	
Essence de lavande.	Q. S.	

Baume contre les Engelures (Lejeune).

Pr. : Camphre.	5	gram.
Teinture de benjoin au 5me	16	

Faites dissoudre le camphre et ajoutez, en ayant soin de triturer exactement :

Pr. : Hydriodate de potasse.	16	gram.

Acétate de plomb liquide. . . . . 32 gram.
Alcool rectifié à 20° avec quantité suffisante d'eau de roses. 64

Prenez également, d'autre part :

Savon animal. 32 gram.
Alcool avec eau de roses. 64

Mixture contre les Engelures (RUSPINI).

Pr. : Borate de soude pulvérisé. . . . . 10 gram.
Glycérine pure. 10
Essence de lavande. . . . . Q. S.

Cérat de savon (Formule anglaise).

Pr. : Litharge pulvérisée. . . . . 450 gram.
Vinaigre blanc. 5000

Faites bouillir à un feu doux jusqu'à dissolution, ajoutez :

Savon médicinal. 500

Évaporez en consistance de pommade, et ajoutez préalablement fondues ensemble :

Cire blanche. 375
Huile d'olives. 600

Très-employé en Angleterre pour panser les plaies et les ulcères.

Lotion du Dr Locock, médecin de S. M. la reine d'Angleterre.

Cette préparation est à base de beurre de muscade saponifié par l'ammoniaque, étendu d'eau de roses et aromatisé à l'esprit de romarin; elle est très-employée par le monde élégant.

Pommade à l'Huile de Castor pour les cheveux

Cette pommade est faite avec l'huile de ricin, de la cire blanche et du blanc de baleine; elle est très-employée en Angleterre ; on l'additionne souvent de cantharides ou de cantharidine, elle est alors très-irritante.

Le lait de roses, très-employé en Angleterre, est préparé avec une émulsion d'amandes douces et amères, dans laquelle on suspend, au moyen d'un mucilage, de l'huile d'amandes, de la cire blanche et du blanc de baleine, on y ajoute de l'eau de roses et de l'alcool à 86°.

La pommade de Dupuytren contre la calvitie est assez irritante.

Pommade de Dupuytren (SOUBEIRAN).

Pr. : Moelle de bœuf.	32	gram.
Baume de Nerval.	32	
Huile rosat.	4	
Extrait alcoolique de cantharides.	0,40	

F. S. A. Cette pommade excite le bulbe chevelu.

Autre (SCHNEIDER).

Pr. : Suc de citron récent.	4	gram.
Extrait de quinquina.	8	
Teinture de cantharides.	4	
Huile de cèdre.	1,50	
— de bergamote.	10	goutt.
Moelle de bœuf.	64	gram.

F. S. A. Avant de l'employer on savonne la tête.

Autre (REVEIL).

Pr. : Moelle de bœuf.	24	gram.
Huile d'amandes.	8	
Sulfate de quinine.	2	
Rhum.	10	
Tannin.	1	
Essence de roses.	3	goutt.

Pommade Philocome.

Pr. : Moelle de bœuf.	24	gram.
Huile d'amandes.	8	
Extrait de quinquina.	2	
Essence de bergamote.	6	goutt.
Baume du Pérou liquide.	20	

Contre la chute des cheveux.

Les cires et autres enduits employés pour lisser et colorer les cheveux et la barbe sont des corps gras, colorés par diverses substances, et pour le noir par du charbon de liége ; les bandolines dont on se sert pour fixer les bandeaux sont des eaux mucilagineuses ou gommeuses, alcoolisées et aromatisées.

Bandoline.

Pr. : Pepins de coings ou semences de psyllium.	15	gram.
Eau de roses.	120	

Faites macérer six heures, passez et ajoutez :

Alcool à 80°..	30	
Essence de roses.	2	goutt.

On peut employer un mucilage de gomme.

Eau pour nettoyer les cheveux.

Pr. : Ecorce de bois de Panama pulvérisé.	100	gram.
Alcool à 70° C.	400	
Essence de bergamote ou autre.	20	goutt.

Mêlez.

Nous engageons le public à se tenir en garde contre les divers liquides vendus pour colorer les cheveux ; ils ont tous pour base les sels de *plomb*, d'*argent*, de *cuivre* ou de *mercure*, toutes substances toxiques qui présentent le plus grand danger.

Les Persans emploient pour teindre leurs cheveux deux poudres végétales, qu'ils appliquent successivement, délayées dans un peu d'eau ; l'une est jaune, c'est le *henné*, *Lawsonia inermis*, de la famille des *Salicariées*, dont les femmes en deuil se servent pour colorer leurs ongles et les paupières ; l'autre est une plante indigofère, d'origine inconnue, qui donne, avec la précédente, une très-belle teinte noire.

Nous avons donné ailleurs des formules de *cold-cream* et d'eaux diverses contre les éphélides.

DENTIFRICES

Le mot dentifrice vient de *dens*, dent, et de *fricare*, frotter ; on devrait donc réserver ce nom aux substances solides ou molles qui servent à nettoyer les dents, soit à l'aide du doigt imprégné de la substance, soit à l'aide de brosses ; mais on étend cette dénomination aux liquides destinés aux soins hygiéniques de la bouche.

Le mauvais état de la bouche d'un grand nombre de personnes, la carie prématurée des dents, doivent être attribués bien souvent au mauvais choix des poudres, opiats, et eaux dentifrices ; nous conseillons donc aux personnes qui font usage de ces poudres de consulter un médecin ou un dentiste ; dans le plus grand nombre des cas, les poudres neutres doivent être préférées, mais il est des circonstances dans lesquelles l'usage d'un dentifrice alcalin sera indispensable, mais toujours on devra repousser les préparations *acides* qui nettoient parfaitement les dents, les blanchissent, colorent les gencives et les lèvres en beau rose, mais qui attaquent l'émail, s'insinuent dans les cavités des gencives, y déterminent des ulcérations, et bientôt le tremblement et la chute des dents.

En France, où les soins hygiéniques de la bouche sont si mal entendus, les préparations dentifrices sont toutes acides ou à peu près ; en Angleterre elles sont neutres ou alcalines.

Eau dentifrice.

Pr. : Alcool de gayac. 50 gram.
— de myrrhe. 10
Sulfate de quinine. 1
Alcoolat de menthe. 140

Eau de Lavande.

Pr. : Lavande (fleurs). . . . . 250 gram.
Alcool à 56°. 1000
Graine du paradis concassée. 50

Laissez macérer huit jours et ajoutez :

Benjoin
Baume du Pérou } āā . . . . 4 gram.
— de tolu

Lorsqu'il y a inflammation des gencives et fétidité de l'haleine, on peut employer avec succès l'eau suivante :

Eau dentitrice tonique.

Pr. : Teinture de quinquina. . . . . 50 gram.
— de cachou. 10
Alcoolat de cochléaria. 30
Hypochlorite de soude. 10
Essence de girofle. 2

Nous ne connaissons rien qui agisse mieux contre la fétidité de l'haleine que l'eau de menthe additionnée pour un verre de 20 gouttes de solution de permanganate de potasse, au dixième seulement; ce mélange ne peut être fait qu'au moment du besoin, car il ne tarde pas à se décomposer.

Les poudres simples le plus souvent employées sont : le charbon végétal porphyrisé, la poudre de quinquina, la magnésie, la craie, l'os de sèche, etc., etc. ; colorées et aromatisées à volonté, on mélange ces diverses poudres en plusieurs proportions.

Poudre Dentifrice (Anglaise).

Pr. : Craie préparée. . . . . 100 gram.
Camphre. 1
Laque carminée. 2

On aromatise à volonté, les essences de menthe et de girofle sont le plus souvent employées, on emploie la craie très-pure.

Autre.

Pr. : Magnésie carbonatée	100	gram.
Camphre	1	
Poudre de riz	6	
Laque carminée	2	

En Angleterre, la poudre la plus employée est composée de *craie précipitée* très-blanche, additionnée de $^1/_8$ de camphre pulvérisé.

Comme élixir pour fortifier les gencives, la teinture de myrrhe et le borax, est un des meilleurs (c'est une teinture de myrrhe à l'eau de Cologne, additionnée de sous-borate de soude, miel rosat et teinture de ratanhia).

Poudre Dentifrice alcaline (Deschamps).

Pr. : Talc de Venise	120	gram.
Bicarbonate de soude	30	
Carmin	0,30	
Essence de menthe	6	goutt.

Autre (Pelletier).

Pr. : Sulfate de quinine	0,20	gram.
Corail rouge porphyrisé	30,00	
Laque commune	0,40	
Essence de menthe	2	gouttes.

Nous passons sous silence à dessein toutes les poudres renfermant des acides ou des sels acides, elles doivent être rejetées.

Poudre Dentifrice (Reveil).

Pr. : Poudre de quinquina rouge Tannin Charbon de bois porphyrisé	ãã	10	gram.

Porphyrisez et ajoutez :

Camphre	1	

Ou

Essence de girofle	5	goutt.

Toutes les poudres délayées dans du miel peuvent être transformées en opiats.

Ciment dentaire (OSTERMAIER).

Pr. : Chaux vive finement pulvérisée. . . . . 13 parties.
Acide phosphorique anhydre. 12

Ce mélange se solidifie dans la dent.

On doit repousser les ciments renfermant du mercure tels que l'amalgame d'argent, qui déterminent souvent des salivations mercurielles; les feuilles d'étain et surtout celles d'or très-minces doivent être préférées.

Ciment obturateur (LALLEMAND).

Pr. : Oxyde de zinc. Q. V.
Chlorure de zinc saturé. . . . . Q. S.

Mêlez exactement; on peut colorer ce mélange à volonté.

Autre (WAGNER).

Pr. : Gutta-percha ramollie dans l'eau chaude. . . . . . . 4 gram.
Poudre de cachou. 2
Tannin. 2
Essence de girofle. . . . . 1 goutt.

On ramollit le mélange à une douce chaleur et on l'introduit dans a dent.

Autre (BOUTON).

Pr : Mastic pulvérisé. . . . . 1 gram.
Collodion. 2

Trempez une boulette de coton dans le mélange et l'introduisez dans la dent.

ODONTALGIQUES. On désigne sous le nom d'Odontalgiques et mieux d'*antiodontalgiques* les substances auxquelles on attribue la propriété de calmer les douleurs des dents; le nombre de ces médicaments est considérable; nous citerons seulement les principaux.

Trésor de la bouche.

Pr. : Alcoolat de cochléaria }
— de vanille } ãã. . . . . 200 gram.
— de menthe }
— de citron } ãã. 100

Mêlez. — Une cuillerée à café dans un verre d'eau pour se rincer la bouche.

Mixture odontalgique (VILLEMSENS).

Pr. : Tannin. . . . . 8 gram.
Alcool à 86°. 120

Teinture de benjoin..	2
Essence de menthe..	8

Dissolvez et filtrez. — Quelques gouttes dans de l'eau pour rincer la bouche.

Les teintures de pyrèthre, de cresson, de cochléaria, le chloroforme, l'éther, le camphre, la créosote, etc., sont employés, soit seuls, soit mélangés entre eux, ou additionnés d'opium.

Paraguay-Roux.

Pr. :	Feuilles et fleurs d'inula bifrons.	10 gram.
	Fleurs de cresson de Para.	40
	Racine de pyrèthre.	20
	Alcool à 86°.	80

Écrasez les feuilles, contusez les racines et faites macérer huit jours; filtrez. — Quelques gouttes dans un verre d'eau pure sur du coton mêlé avec son poids de créosote : il agit mieux.

Mixture odontalgique (Oudet).

Pr. :	Éther acétique Laudanum de Sydenham Essence de girofle	ãã. 10 gram.

Sur du coton dans la dent.

Odontine (Pelletier).

Mélange de magnésie et de beurre de cacao aromatisé avec des essences.

Dépilatoires ou épilatoires. On désigne sous ce nom des substances qui jouissent de la propriété de faire tomber les poils et les cheveux; la chaux, l'orpiment et les sulfures, et surtout le sulfhydrate de chaux, sont le plus souvent employés.

Dépilatoire de Boudet.

Pr. :	Chaux vive pulvérisée.	10 gram.
	Sulfhydrate de soude.	3
	Amidon.	10

On délaye cette poudre avec un peu d'eau; au bout de quelques minutes l'effet est produit.

Dépilatoire Bœttger.

Prenez de la chaux vive, éteignez-la; faites un lait de chaux très-épais et faites-y passer, en agitant, un courant d'hydrogène sulfuré jusqu'à refus; on obtient ainsi une pâte épaisse verdâtre d'une odeur sulfurée très-prononcée que l'on conserve sous l'eau qui la surnage; au moment du besoin, on sépare l'eau et on applique le magma sur la partie que l'on veut épiler; quoique cette préparation agisse très-vite et qu'elle soit peu irritante, nous employons avec succès le mélange suivant :

Pr. : Sulfhydrate de chaux en pâte bien égoutté		20 gram.
Glycérole d'amidon	āā	10
Amidon		
Essence de citron		20 goutt.

Nous passons sous silence tous les autres dépilatoires, ceux dont nous donnons la formule sont grandement suffisants, et nous bannissons ceux qui renferment du sulfure d'arsenic; ils peuvent déterminer des accidents graves.

Fards. Les fards sont des préparations destinées à entretenir la souplesse de la peau et à la blanchir ou à la colorer; on trouvera dans les mémoires de MM. Fiévée, Chevallier et dans le nôtre[1], des renseignements utiles à connaître sur le danger de ces préparations, lesquelles sont à base de plomb ou de bismuth. Un pharmacien de Paris, M. Arrault, a rendu un véritable service en fabriquant des fards de théâtre, desquels les substances toxiques sont bannies, et en publiant les formules des fards qu'il fabrique; les fards rouges colorés au vermillon (bisulfure de mercure) altèrent la peau et la santé, ils doivent être repoussés.

Le fard blanc philoderme en poudre contient de la craie obtenue par précipitation, de l'oxalate de chaux, du silicate d'alumine, de l'oxyde de zinc et du borate de manganèse.

Le fard blanc philoderme liquide est le précédent délayé dans de l'eau de roses.

Et le fard blanc philoderme en pâte est un mélange de philoderme en poudre avec de la paraffine et de l'huile d'amandes douces.

Les fards rouges doivent être colorés avec la carthamine ou rouge végétal et non avec le vermillon.

---

§ I. — EMBAUMEMENTS

Les Égyptiens, pour embaumer les corps, saturaient chaque partie avec de l'asphalte, et entouraient les membres avec des bandelettes agglutinatives, imprégnées de résines et de baumes odorants, après avoir

[1] *Annales d'hygiène publique et de méd. légale*, t. XVIII. Paris, 1862.

enlevé les viscères que l'on remplaçait dans les cavités par des mélanges aromatiques. Chaussier modifia le procédé égyptien et employa le sublimé corrosif. La méthode par injection est uniquement appliquée aujourd'hui; elle consiste à injecter par la carotide, vers la tête et vers les extrémités inférieures, à l'aide d'une forte seringue, des solutions conservatrices de composition variable, telles que le sublimé corrosif, l'acétate d'alumine ou le chlorure d'aluminium (Gannal), ou du chlorure de zinc avec addition d'hyposulfite de soude (Sucquet) ou le liquide Falconi, dont le sulfate de zinc est la base : dans tous les cas l'injection doit être faite avec la plus grande lenteur, et on doit humecter de solution la plaie artérielle et la recouvrir d'un vernis.

Une ordonnance royale du 23 octobre 1846, sur la vente des substances vénéneuses, défend l'emploi des préparations arsénicales pour les embaumements; chaque embaumement doit être déclaré au commissaire de police par la personne qui le pratique, avec remise d'échantillon du liquide employé; la prohibition de l'arsenic pour les embaumements devrait s'étendre à toutes les substances toxiques.

Eau pour la conservation des cadavres (Gannal).

Pr.:	Sel de cuisine	1000 gram.
	Alun	1000
	Nitrate de potasse	500
	Eau	20 litres.

Il vaut mieux employer une solution saturée de sulfate d'alumine.

Liqueur pour conserver les cadavres (Gannal).

Pr.:	Sulfate d'alumine	1000 gram.
	Poudre de noix vomique	100
	Eau	5 litres.

Faire bouillir jusqu'à réduction à un litre et demi, filtrez.

Injection pour embaumements (Sucquet).

Pr.: Solution de chlorure de zinc à 40° Baumé. . . . . . 40 gram.

Pour injecter un cadavre, on l'étend d'un cinquième d'eau; pour les pièces d'anatomie on peut employer l'hyposulfite de soude.

Liquide conservateur (Hopitaux de Paris).

Pr.:	Hyposulfite de soude cristallisé	34000 gram.
	— de zinc à 30°	10000
	Eau	605 litres.

M. Dupré a conseillé d'injecter dans le système sanguin de l'acide carbonique et de l'acide sulfureux, mais ce moyen ne réussit pas.

La solution d'acide phénique au centième conserve parfaitement les cadavres; on peut l'aromatiser à volonté.

Pour la conservation temporaire des cadavres M. Sucquet emploie une solution de sulfite de soude bien neutre ; les liquides alcalins hâtent la putréfaction, et les liqueurs acides attaquent les instruments.

M. Gannal emploie pour conserver les cadavres les injections faites avec une solution aqueuse à parties égales de sulfate neutre d'alumine et de chlorure d'aluminium marquant 34° à l'aréomètre de Baumé.

D'après M. Roux, il faut employer de préférence les sulfates pour l'embaumement des enfants, les acétates ou les sulfates dans celui des adolescents, et les chlorures pour la conservation des cadavres d'adultes.

Poudre pour transporter les cadavres.

Remplir le fond du cercueil et entourer le cadavre avec la poudre suivante.

Pr. :	Tan pulvérisé	1 partie.
	Charbon végétal pulvérisé.	2

M. Falconi a proposé la poudre suivante :

Pr. :	Sciure de bois blanc tamisé.	25 kilos.
	Sulfate de zinc ou proto-sulfate de fer pulvérisé. . .	1
	Essence de lavande.	100 gram.

Mêlez très-exactement.

---

§ II. — BOITES DE SECOURS. — PHARMACIES PORTATIVES.

Aux termes des ordonnances préfectorales les plus récentes, les boîtes à pansements du département de la Seine doivent contenir les objets suivants :

1° Une paire de ciseau de seize centimètres de long à pointes mousses; 2° cinq coussins de paille d'avoine (deux longs pour la cuisse, trois plus courts pour la jambe; 3° deux attelles pour fractures de cuisses; 4° trois attelles pour fractures de jambes; 5° deux attelles pour fractures d'avant-bras ; 6° trois attelles pour fractures de bras; 7° deux pièces de toile pour drap fanon pour cuisse et pour jambe ; 8° une pièce de ruban fil écru, 9° un vase en cuir bouilli; 10° une éponge et son enveloppe en taffetas gommé; 11° étui, épingles, aiguilles et fils; 12° quatre grands flacons contenant dextrine, alcool vulnéraire, alcool camphré ; acétate de plomb liquide; 13° quatre petits flacons à l'émeri contenant éther, ammoniaque, vinaigre des quatre voleurs, alcool de mélisse; 14° bandes;

15° compresses; 16° charpie; 17° sparadrap dans un étui; 18° gobelet d'étain; 19° cuiller en fer étamé; 20° palette pour saignée; 21° agaric de chêne; nous con seillons d'y ajouter, teinture d'arnica, collodion, solution de perchlorure de fer à 30°.

Les boîtes pour noyés et asphyxiés doivent contenir : 1° une paire de ciseaux de 16 centimètres à pointes mousses; 2° un peignoir de laine; 3° un bonnet de laine; 4° un levier en buis; 5° un caléfacteur d'un demi-litre à un litre; 6° deux frottoirs en laine; 7° deux brosses; 8° une bassinoire à eau bouillante; 9° le corps de la machine fumigatoire; 10° son soufflet; 11° un tuyau et une canule fumigatoire; 12° une boîte contenant du tabac à fumer; une seringue à lavement avec canule; 14° une aiguille à dégorger la canule; 15° des plumes pour chatouiller la gorge; 16° une cuiller étamée; 17° un gobelet d'étain; 18° un biberon; 19° une bouteille contenant de l'eau-de-vie camphrée; 20° un flacon d'eau de mélisse spiritueuse; 21° un demi-litre d'alcool; 22° une boîte contenant plusieurs paquets d'émétique de 5 centigrammes; 23° 200 grammes de vinaigre; 24° 100 grammes d'éther sulfurique; 25° 125 grammes d'ammoniaque; 26° 100 grammes de sel gris; 27° bandes, compresses, charpie; 28° un nouet de camphre et de poivre pour conserver les objets de laine; 29° une palette; 30° un briquet. Les modèles fabriqués par M. Arrault sont remarquables par leur simplicité et leur commodité.

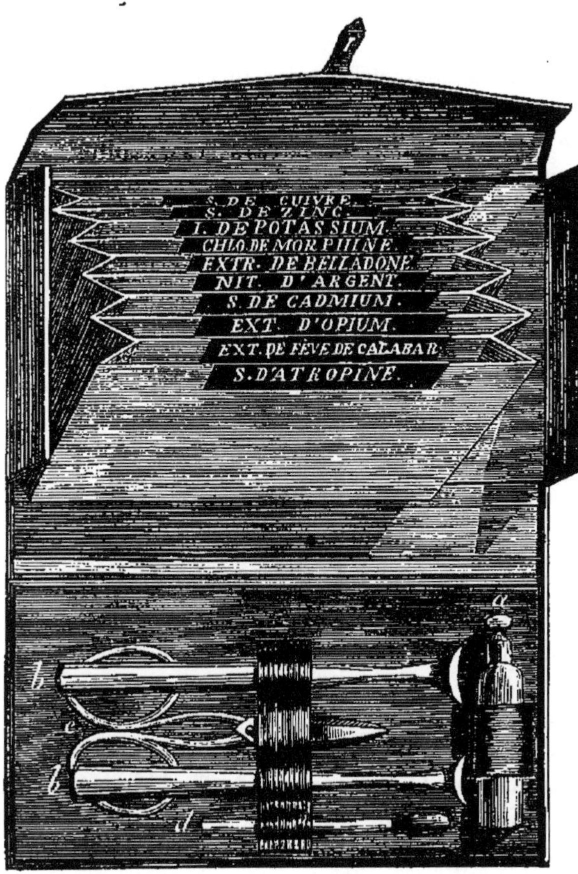

Fig. 17. — Porte-feuille. Trousse de l'oculiste.

Nous demanderions les mêmes additions qu'à la boîte précédente à moins que ces deux boîtes ne dussent être réunies dans le même local.

Les boîtes sont périodiquement visitées par un médecin-directeur ; nous préférerions l'inspection par des pharmaciens, qui en général sont mieux à même de juger de la bonne conservation des médicaments.

Nous en disons de même des boîtes de secours des chemins de fer, qui sont très-incomplètes et dans lesquelles nous avons souvent eu l'occasion de constater la mauvaise conservation des médicaments ; les cantines-ambulances militaires et les pharmacies mobiles de l'armée doivent être citées comme des modèles d'ordre, de propreté, de bonne composition et de bonne qualité des médicaments.

Depuis quelques années les pharmacies portatives ont pris une grande extension ; on en fait de toutes les dimensions et de tous les volumes ; nous ne saurions trop recommander aux pharmaciens, lorsqu'ils livrent ces pharmacies, de se mettre en règle avec l'arrêté ministériel sur la vente des substances toxiques.

On fait aussi de petites trousses-pharmacies composées pour certaines spécialités. Nous donnons ici comme modèle la figure du portefeuille-trousse de l'oculiste renfermant tous les collyres secs gradués avec quelques instruments composé par M. C. Le Perdriel.

VACCIN

La conservation du vaccin a depuis longtemps préoccupé les médecins ; l'expérience a démontré que ce virus, déposé entre deux plaques de verre que l'on enveloppe d'une feuille d'étain, se conservait assez bien ; c'est ainsi que l'Académie de médecine l'expédie à toutes les personnes qui en font la demande. Toutefois le vaccin se conserve mieux dans des tubes capillaires renflés au milieu, que l'on remplit en plaçant l'une des extrémités de ces tubes dans le vaccin, le liquide monte par capillarité et lorsque la petite ampoule est pleine, on bouche les deux bouts du tube à l'aide d'une lampe à alcool en fondant le verre ; mais ces tubes sont très-fragiles, et ils ne peuvent guère supporter de longs voyages.

Nous avons conservé pendant longtemps dans de petits tubes à globules un mélange d'une goutte de vaccin pour deux gouttes de glycérine; mais il faut que celle-ci soit parfaitement pure ; on peut avec ce mélange pratiquer des centaines de vaccinations.

GLACE ARTIFICIELLE

Dans un grand nombre de maladies, et principalement dans celles de l'encéphale, on prescrit de placer de la glace sur la tête ; dans d'autres cas tels que les vomissements nerveux et incoercibles des femmes enceintes, on en fait sucer quelques fragments. Nous avons donné ailleurs la formule des principaux mélanges réfrigérants. On a imaginé plusieurs appareils pour congeler l'eau; un des moins coûteux et qui réussit le mieux a été décrit par M. Filhol [1]. Le petit appareil de M. Carré réussit aussi très-bien pour de petites quantités. Certains mélanges réfrigérants placés dans des vessies peuvent quelquefois remplacer la glace.

Nous donnons ici quelques formules omises ou qui n'ont pu trouver place dans d'autres chapitres.

Cataplasmes en vessie (Ch. de Change).

Dans les panaris, les phlegmons de la main, du poignet ou du pied, on place le topique mou ou liquide dans une vessie de porc largement ouverte, et on attache le pourtour de l'ouverture sur le membre ; l'évaporation se faisant à peine, la matière ne se dessèche pas, on la réchauffe à volonté en immergeant la vessie dans l'eau chaude, ce mode de pansement peut rendre de très-grands services.

Sels de Preston pour flacon.

Pr. : Sesquicarbonate d'ammoniaque.	1800 gram.
Arrosez avec ammoniaque pure (0,880 de densité)	900

Laissez en contact pendant huit jours en vase clos, en ayant le soin de remuer de temps en temps ; laissez le tout dans un endroit très-frais pendant un mois; pulvérisez et mettez dans un flacon pour l'usage.

Pour garnir un flacon on le remplit de sel et on y ajoute q. s. de la liqueur suivante :

Pr. : Essence de lavande	fl	16 gram.
Teinture de musc.	fl	16
Essence de bergamote.	fl	8
— de girofle.	fl	4
— de rose.		10 goutt.
— de cannelle.		5
Ammoniaque liquide à 25°.	fl	1625

Agiter au moment de s'en servir.

Nous rappelons que le signe fl signifie que les substances doivent être mesurées et non pesées.

[1] *Annuaire de thérapeutique*, de Bouchardat, 1847, page 160.

Liqueur de Potasse (Soluté alcalin de Brandisch).

BRANDISCAH'S ALCALINE SOLUTION DES ANGLAIS.

On nous a souvent demandé, surtout de la province, ce que c'était que la liqueur de potasse des Anglais, et des Américains; il existe plusieurs formules de ces solutions. En voici une qui est souvent employée:

Pr.:	Carbonate de potasse d'Amérique.	2358 parties
	Cendres de bois.	786
	Chaux vive.	786
	Eau bouillante.	22710

Faites bouillir l'eau, ajoutez la chaux, puis les cendres et la potasse ; laissez en contact 24 heures et décantez le liquide clair.

Trois cuillerées à thé pour un adulte, deux pour les adolescents, une pour les enfants. — A prendre entre le déjeuner et le dîner et au moment du coucher, dilué dans de la bière nouvelle.

Crayons Dermographiques (Pyrlas).

Pr.:	Axonge.	1 partie.
	Térébenthine.	2
	Cire.	3
	Noir de fumée.	Q. S.

Autres.

Pr.:	Colophane.	5 parties.
	Stéarine.	4
	Cire.	2
	Noir de fumée.	Q. S.

On emploie le minium ou le vermillon pour colorer les crayons en rouge, et l'indigo ou le bleu de Prusse pour les colorer en bleu et le chromate de plomb pour le jaune.

Bâtons aromatiques.

Pr.:	Baume noir du Pérou — de la Mecque	ãã.	18 gram.
	— de tolu Poudre de cannelle — de cascarille	ãã.	72 gram.
	— de girofle.		18
	— de sucre.		72
	— de vanille.		36
	Musc et ambre, ãã		18
	Succin pulvérisé.		144

Laque carminée. 18
Huile essentielle de roses. . . . . Q. S.

On fait une masse que l'on divise en cylindres allongés du poids de 16 grammes; en frottant ces crayons sur un fer chaud, on aromatise les appartements sans répandre de fumée; ces bâtons remplacent les clous fumants et les pastilles du sérail.

Mastic contre la Carie dentaire (BECQUET).

Pr.: Acide arsénieux. . . . . 1 gram.
Morphine. 2
Créosote. Q. S.

Introduire ce mélange dans la dent, recouvrir avec du mastic en larmes; la dent devient insensible. Nous donnons cette formule pour prévenir que son emploi présente les plus grands dangers.

Emplâtre contre les Cors (BAUDOT).

Pr.: Cire blanche. . . . . 4 gram.
Emplâtre de poix du Codex } ãã . . . . 2 gram.
Galbanum }

Faites fondre, passez, et ajoutez :

Acétate de cuivre pulvérisé (verdet). 2
Essence de térébenthine. . . . . 6 goutt.
Créosote. 12

Délayez dans l'emplâtre fondu; on étend la masse sur un morceau de baudruche et on applique sur le cor coupé; cet emplâtre est assez caustique; nous préférons l'emploi du papier chimique, dont nous avons donné la formule.

Vin antidyspeptique (CAFFE).

Pr.: Vin de Malaga. . . . . 500 gram.
Aya-pana. 10
Racine de colombo pulvérisée. 5
Feuilles de belladone. 5

Faites macérer pendant dix jours; à prendre une cuillerée à bouche avant chaque repas.

Huile de Liard (BOUDET).

Pr.: Caoutchouc divisé. . . . . 10 gram.
Huile de colza. 500

Chauffez doucement.—Elle remplace l'huile de pied de bœuf et de mouton pour graisser les machines.

Carton fumigatoire contre l'Asthme (Carrié).

Pr. : Pâte de carton gris. . . . . 120 gram.
Azotate de potasse. 55
Poudre de belladone, de stramonium, de digitale,
— de lobélie enflée, de phellandrie, ãã. . . . 5
— de myrrhe et d'oliban, ãã. 10

Incorporez le tout dans la pâte de carton, divisez en trois plaques de trois lignes d'épaisseur ; faites sécher dans des moules à pâte de jujubes et divisez chacun de ces cartons en douze petits carrés ; on fait brûler ces petits carrés dans les appartements : les différentes cigarettes anti-asthmatiques ont des compositions analogues.

CHIMAPHILA UMBELLATA

Le *chimaphila umbellata*, Nutt., *pyrola umbellata*, L., est connu en Angleterre et dans l'Amérique septentrionale sous le nom de *winter-green* (verdure d'hiver), et de *pippsisewa* (herbe à pisser), employée pour la première fois en 1803 par M. Mitchell, et plus tard par MM. Carter et Sommerville ; cette plante, qui appartient à la famille des Pyrolacées, est très-usitée aujourd'hui en Angleterre et en Amérique.

Les feuilles fraîches exhalent une odeur particulière, leur saveur est astringente et amère, assez agréable ; les racines et les tiges ont un goût piquant, les feuilles hachées et appliquées sur la peau sont rubéfiantes ; la décoction des feuilles est employée comme diurétique et tonique dans les hydropisies avec débilité, dans les affections organiques des voies urinaires, dans la scrofule.

Nous devons à l'obligeance de M. Genest de Servières, pharmacien à Paris, la communication des formules suivantes :

Décoction de Chimaphile (pharmacopée de Londres.)

Pr. : Feuilles de chimaphile. 30
Eau. 800

Faites bouillir jusqu'à réduction à 500 grammes. Dose 30 à 90 grammes, trois ou quatre fois par jour. La pharmacopée de Dublin prescrit 15 grammes de feuilles pour 250 grammes d'eau.

Sirop de Chimaphile (Genest de Servières).

Pr. : Poudre grossière de feuilles de chimaphile. . . . . 200 gram.
Eau bouillante.. 500

Faites une pâte, qu'on introduit dans un appareil à déplacement, lessivez avec Q. S. d'eau bouillante pour obtenir 500 grammes de colature; filtrez au papier, et ajoutez :

Sucre blanc. 900

Faites dissoudre. Eviter de clarifier au blanc d'œuf.

Les tiges et les racines de chimaphila ont un goût piquant.

CHAPITRE XXIII

REMÈDES SECRETS ET SPÉCIALITÉS PHARMACEUTIQUES

Aux termes de la loi, tout médicament non inscrit au *Codex* ou au *Bulletin de l'Académie de médecine*, ou non formulé par un médecin est un remède secret.

M. Truelle a publié un *Répertoire général des spécialités pharmaceutiques*, dans lequel 472 pharmaciens, dont 234 de Paris et 238 de la province sont inscrits ; ils annoncent 2,042 remèdes secrets ou spécialités pharmaceutiques, dont 1,205 par les pharmaciens de Paris, et 837 par ceux de province ; 75 médecins ont attaché leur nom à des spécialités, 59 remèdes annoncés renferment des poisons énergiques, 30 contiennent des produits d'eaux minérales.

Cette statistique ne comprend que les spécialités annoncées, mais on peut, sans craindre d'erreur, en doubler le chiffre.

Nous donnons ici les formules de quelques remèdes secrets ou spécialités pharmaceutiques ayant acquis une certaine vogue ; il faut que les médecins sachent que ces prétendus remèdes merveilleux ne sont composés que de substances journellement mises en usage par la thérapeutique rationnelle, que quelques-uns trompent le médecin et le public par leur nom : ainsi le sirop de lactucarium contient de l'opium ; l'ervalenta et la revalenta sont de la farine de lentille.

En Angleterre et en Amérique, où la pharmacie est libre, les remèdes secrets ont pris une extension prodigieuse, et l'annonce affecte un dévergondage et un cynisme honteux, la même plaie nous menace ; à ce mal nous ne voyons qu'un remède, c'est la contre-annonce, c'est-à-dire la divulgation de la composition de tous les prétendus spécifiques, et la discussion scientifique des formules. Le public et les médecins, éclairés par cette publicité, sauraient du moins à quoi s'en tenir sur la valeur thérapeutique et vénale des remèdes dont ils voudraient faire usage.

Nous reconnaissons cependant que certaines spécialités pharmaceutiques ont rendu de grands services ; mais elles concernent plutôt la forme que le fond : c'est ainsi que les *capsules*, les *granules*, les taffetas, les papiers à pansements, les sparadraps, etc., etc., constituent, à notre avis, un véritable progrès que les pharmaciens ont peut-être eu le tort de ne pas adopter avec assez d'empressement.

Biscuits dépuratifs d'Olivier.

Ces biscuits sont préparés avec de la farine, du lait et du sucre, ils pèsent 16 grammes et contiennent chacun, d'après M. Foy, un centigramme de bichlorure de mercure.

Biscuits vermifuges (SULEAU, CAROZ, ETC.).

Pr. : Calomel à la vapeur. 8

Incorporez dans Q. S. de pâte pour une douzaine de biscuits ordinaires; chaque biscuit contiendra 3 décigrammes de calomel; au lieu de calomel on peut mettre dans chaque biscuit :

Poudre de semen contra. 2

Biscuits purgatifs (SULEAU, CAROZ, ETC.).

Pr. : Résine de scammonée. 10

Incorporez dans Q. S. de pâte pour 50 biscuits; chacun contiendra 2 décigrammes de résine.

Biscuits ferrugineux.

Ces biscuits se préparent comme les précédents; on y met 50 centigrammes de carbonate de fer (safran de Mars apéritif) par biscuit.

Capsules Lehuby.

Ces capsules vendues par M. Le Perdriel sont vides. Elles ont une forme elliptique, de grosseur variable; elles s'ouvrent en deux parties; on sépare ces deux parties, on met dans l'une d'elles le médicament que l'on veut prescrire et on recouvre avec l'autre; on humecte d'un peu d'eau, et on fait prendre; l'enveloppe gélatineuse est soluble dans l'eau tiède.

Capsules de Mothes.

Ces capsules sont formées d'une enveloppe de gélatine, pleines de baume de copahu; aujourd'hui que le brevet Mothes est expiré, on trouve dans le commerce des capsules aussi bien faites et à plus bas prix.

Capsules de Raquin.

Elles contiennent du copahu à demi solifié par la magnésie calcinée; enveloppe formée d'une couche mince de gluten.

Chocolat à la Magnésie de Desbrierres.

Pr.: Chocolat ordinaire. . . . . 44 gram.
Magnésie calcinée. 16

Fondez, incorporez et divisez en deux tablettes. — Chacune peut purger un adulte.

Compresses désinfectantes Le Perdriel.

Les compresse Le Perdriel, pour le pansement des exutoires, sont faites avec du papier fin de soie, replié plusieurs fois, les désinfectantes contiennent au milieu un morceau de tarlatane au charbon.

Le papier désinfectant contient du charbon incorporé dans la pâte.

Dragées de Copahu de Fortin (voy. p. 285).

Pr.: Copahu pur. . . . . 30 gram.
Magnésie calcinée. 1,20

Faites un mélange exact, et après vingt-quatre heures divisez en 72 parties que l'on roule et que l'on recouvre d'un mélange fait avec : 1° une eau de gomme arabique, contenant le tiers de son poids de gomme; 2° de sucre en poudre; on opère dans une bassine ronde chauffée à + 15°, et on fait sécher à +25°.

Dragées au lactate de fer de Gélis et Conté.

Pr.: Lactate de fer. 100 gram.
Mucilage et poudre de guimauve. . . . . Q. S.

F. S. A. 2000 pilules que l'on recouvre de sucre aromatisé à la manière des anis de Flavigny : les pastilles au lactate de fer sont préparées à la goutte.

Dragées de Pougues (V. Garnier).

Pr.: Chlorure de calcium et de magnésium. . . . . . 100 gram.
Chlorure de fer.. 10

Filtrez et décomposez par une solution de carbonate de soude, lavez le précipité, exprimez et mélangez avec

Bicarbonate de soude. 100

Sursaturez le tout d'acide carbonique, et mêlez.

Sel alcalin terreux, ferrugineux précédent. . . . 250
Pâte à pastilles aromatisée à la menthe.. 4750

Divisez en noyaux de 50 centigram., que l'on roule et que l'on dragéifie.

Dragées d'Ergot contre l'Incontinence d'urine, de Grimaud.

Voyez page 466.

Eau odontalgique (O' MEARA, brevet expiré).

Pr. : Vetivert de Lérida.	4	gram.
Racine de pyrèthre.	16	
Girofle anglais.	0,5	
Racine d'iris de Provence.	0,6	
Coriandre et orcanette, āā.	0,6	
Essence de menthe anglaise.	12	goutt.
— de bergamote.	6	
Alcool à 80°.	64	

Concassez et faites macérer huit jours; filtrez. D'après M. Pasquier, breveté le résidu a toujours été brûlé et les cendres ont été employées comme poudre dentifrice, après les avoir aromatisées avec une poudre quelconque.

Par un brevet de perfectionnement, on ajoute à 30 grammes de liqueur, 12 gouttes de créosote, et on a remplacé les essences de menthe et de bergamote par celles d'anis et de citron, et l'orcanette par une plante inerte donnant une coloration verte.

Elixir tonique antiglaireux de Guillé.

Bulletin de thérapeutique.

Pr. : Racine de columbo pulvérisée.	90	gram.
— d'iris de Florence.	60	
— de gentiane.	8	
— de jalap.	1500	
Aloès succotrin	12	
Safran.	60	
Sulfate de quinine.	16	
Tartre stibié (émétique).	2	
Nitrate de potasse	16	
Santal citrin.	30	
Sirop de sucre très-cuit et caramellé.	11000	
Alcool de Montpellier à 28° Cartier.	11000	
Eau distillée.	11000	

On fait macérer les poudres pendant 24 heures dans l'alcool à la température de 20°, on fait dissoudre les sels dans l'eau, on ajoute la solution à la teinture; après 24 heures de contact on ajoute du sirop de sucre, et après 48 heures de contact on filtre.

Plusieurs formules de cet élixir ont été successivement publiées. Nous croyons pouvoir affirmer que la formule suivie est celle de l'eau-de-vie allemande du Codex, avec addition d'une certaine quantité de sucre ou de mélasse; de plus, *on prétend* que la scammonée et le jalap employés sont titrés, c'est-à-dire qu'on en emploie des quantités proportionnelles à leur richesse en résine.

Hélicine Lamarre et Caulier.

Pr. : Pulpe de limaçon. . . . . 500 gram.
Sucre et gomme, ãã. 250

Mêlez, séchez à l'étuve et aromatisez à l'essence de citrons.

Huile de Macassar.

Pr. : Huile de grand soleil (hélianthe). . . . . 90 gram.
Graisse d'oie. 30
Styrax, huile d'œufs, ãã. 8
Beurre de cacao. 3
Essence de thym. 8
— de roses. 1,05
Baume du Pérou. 0,50

Mêlez, faites digérer et fitrez.

Huile de Marrons d'Inde de Génevoix.

Pr. : Poudre de marron d'Inde.. . . . . Q. S.
Ether sulfurique. . . . . Q. S.

Épuisez. D'après l'auteur, 10 kilogrammes de marrons d'Inde fournissent 10 grammes d'huile environ.

Injection Sampso contre les Écoulements.

Pr. : Eau distillée.. . . . . 132 gram.
Pierre divine. 0,60

Injection rafraichissante (CHABLE).

Pr. : Sulfate de zinc } ãã. . . . . 0,75 gram.
Acétate de plomb }
Eau distillée. 125,00

Laissez déposer un jour et filtrez.

Eau virginale, Injection pour Dames (CHABLE).

Pr. : Acétate de plomb } ãã. . . . . 5 gram.
Sulfate de zinc }
Eau distillée. 125

Ajoutez :

Eau de Cologne. 60

Laissez reposer un mois et filtrez. Mettre une cuillerée à soupe sur un verre d'eau, pour injection vaginale, et en lotions.

Injection calmante (CHABLE).

Pr.: Eau distillée	200	gram.
Sulfate de zinc	0,20	
Extrait d'opium ou de belladone	0,20	

Laissez déposer 24 heures et filtrez.

Looch solide de Gallot (brevet expiré).

Pr.: Amandes douces	1000	gram.
— amères	125	
Gomme arabique	2000	
Sucre blanc	2000	
Eau de fleurs d'oranger	250	

F. S. A. une pâte qu'on délaye dans l'eau au moment du besoin.

Lotions contre les affections herpétiques (CHABLE).

Pr.: Eau distillée	190	gram.
Alcool	10	
Bichlorure de mercure	1	gram.

Mêlez, laissez déposer 24 heures et filtrez ; une cuillerée à café dans un verre d'eau, pour lotions et ablutions.

C'est la formule de la liqueur de van Swieten, sauf la proportion d'alcool qui est deux fois plus faible.

Mouches de Milan sparadrapées, de Le Perdriel.

Matière emplastique vésicante étendue sur du taffetas et recouverte de baudruche ou de taffetas ciré.

Médecine du Curé de Deuil.

Pr.: Feuilles de chicorée	15	gram.
Racine de chiendent } ãã.	30	
— de guimauve fraîche, de réglisse fraîche }		
— de patience fraîche	60	
— de rhapontic	15	
Sulfate de soude	15	
Séné	15	

Faites bouillir 20 minutes dans trois litres d'eau, à prendre en trois jours.

Huile iodée de Personne.

Iode, 5 grammes; faire dissoudre dans 1 kilogramme d'huile d'amandes douces; faire passer un courant de vapeur d'eau jusqu'à décoloration; ajouter de nouveau 5 grammes d'iode et continuer le courant de vapeur jusqu'à décoloration complète; il est préférable de n'ajouter cette seconde portion d'iode que par petites portions; décanter et laver avec une solution faible de bicarbonate de soude.

Huile iodée de Berthé.

Pr.: Iode	5	gram.
Huile d'amande	1000	

Chauffez au bain-marie jusqu'à décoloration. — Pour l'huile iodo-phosphorée on ajoute en même temps que l'iode une petite quantité de phosphore.

Pastilles de Digitale (Labelonye).

Pr.: Extrait hydro-alcoolique de digitale	1	gram.
Sucre en poudre	250	
Mucilage de gomme adragante	Q. S.	

Faites 288 tablettes contenant chacune 31 milligrammes, d'extrait hydro-alcoolique de digitale.

Pâte pectorale de Baudry (brevet expiré).

Pr.: Gomme arabique	3000	gram.
Sucre blanc	2000	
Thridace	8	
Sucre en morceaux	30	
Baume de tolu	40	
Eau de fleurs d'oranger	180	
Essence de citrons	4	goutt.
Blanc d'œuf	N° 4.	

Extrait de réglisse préparé par macération avec le bois de réglisse, et rapproché au bain-marie en consistance d'extrait, 40 grammes, F. S. A.

Pâte pectorale de mou de veau (Degénetais). Brevet expiré.

Pr.: Mou de veau coupé	1000	gram.
Eau bouillante	3000	

Lavez et jetez cette eau, faites bouillir ensuite pendant six heures dans un bain-marie d'étain avec

Eau	7000

Passez d'autre part, prenez :

Figues.	500
Dattes.	500
Eau.	3000

Faites bouillir pendant une heure, passez, et ajoutez :

Sirop de pavots blancs.	500
Gomme blanche pure.	3000
Sucre blanc.	1250

Réunissez le tout et chauffez doucement, et ajoutez à la fin,

Eau de fleurs d'oranger.	93,60
Teinture de vanille.	3,82

et quelques blancs d'œufs battus avec l'eau de fleurs d'oranger. Dans un prétendu brevet de perfectionnement, le sirop de pavot blanc a été supprimé ; mais il est probable que cette suppression a été simulée dans le but d'écarter les poursuites et pour assimiler cette pâte à un bonbon. M. Bouchardat croit qu'on n'y met pas de mou de veau.

Les prétendues découvertes protégées autrefois par des brevets ne sont, comme on va le voir, que de pures ruses de charlatanisme.

Pâte pectorale Balsamique (REGNAULT). Brevet expiré.

Pr. : Quatre fleurs.	500	gram.
Gomme arabique.	3000	
Teinture de baume de tolu.	24	
Eau.	1500	
Sucre.	3000	

On opère comme pour les autres pâtes, mais il paraît certain que le brevet ne porte pas toutes les substances qui entrent dans la pâte, car avec cette formule on obtiendrait un produit très-peu coloré ; il est probable qu'on y ajoute des pruneaux, des dattes, des figues, et très-probablement un centigramme d'extrait gommeux d'opium par 30 grammes.

Perles d'éther de Clertan.

L'éther est renfermée dans une enveloppe de gomme sucrée ; introduite dans l'estomac, l'enveloppe se dissout et l'éther est répandu et absorbé rapidement, car il est appréciable dans l'air expulsé par les poumons ; — les perles de chloroforme et d'essence de térébenthine se préparent de la même manière.

Phospholéine de Baud et Garot.

La Phospholéine se prépare en lavant à l'eau alcoolisée au 10me, la moelle allongée fraîche du bœuf ; pour 3 parties, ajoutez sucre, 1 partie ; évaporez au bain-marie, à 35°, et pulvérisez.

Pilules antigoutteuses de Laville.

Pr. : Extrait de baies non mûres et privées de semences de l'alkekenge.	15 gram.
Silicate de soude.	5
Sirop et poudre inerte.	Q. S.

Faites des pilules de 30 centigrammes. L'extrait d'alkekenge s'obtient en mêlant les baies avec un peu d'eau de chaux et en épuisant par l'alcool bouillant ; on évapore ensuite.

Liqueur contre la goutte, de Laville.

Pr. : Vin d'Espagne.	800 gram.
Alcool rectifié.	100
Eau.	85
Principe actif de la coloquinte	2,5
Quinine et cinchonine.	5
Matière colorante.	3
Sels calcaires.	4,5

Telle est l'analyse de cette liqueur faite par M. O. Henry et publiée par M. Laville dans son ouvrage; on voit tout ce qu'elle a de vague et d'incertain, et qu'il est impossible avec ces indications incomplètes de préparer une liqueur analogue à celle que prépare ou que vend M. Laville.

Pilules d'Iodure de fer de Blancard.

Voyez page 35.

Pilules de Bol d'Arménie de Charles-Albert.

D'après le brevet ces pilules sont formées de bol d'Arménie, de magnésie et d'alumine, il n'est pas fait mention du copahu, mais l'odeur de ces pilules indique suffisamment sa présence.

Pois à Cautères Le Perdriel.

Ces pois sont préparés avec une dissolution de caoutchouc dans laquelle on a incorporé diverses poudres, telles que l'iris, la guimauve, etc., etc.

Pommade antiherpétique de Bidot.

C'est la pommade citrine du Codex, coulée dans un mortier en bois, et agitée jusqu'à refroidissement : on y ajoute un tiers d'huile d'olives en plus.

Pommade contre les Dartres, de Chable.

Pommade citrine du Codex, fondue, et lavée à l'eau chaude six fois en six jours ; on la fait fondre avec un peu d'huile d'olives ; pour la conserver on la coule dans des pots, et on la recouvre d'une couche de cire blanche. On recouvre de parchemin, et on trempe dans de la cire à cacheter fondue.

Pommade de Fontaine contre les maladies de la peau.

C'est la pommade citrine du Codex lavée à l'eau de roses, et additionnée d'un peu d'huile d'olives.

Poudre des frères Mahon (O. FIGUIER).

La poudre contre la teigne des frères Mahon est de la cendre de bois blanc ; on peut la préparer de la manière suivante :

Pr. :	Cendres de bois neuf.	100 gram.
	Charbon porphyrisé.	50

On fait varier la quantité de charbon selon l'alcalinité des cendres, et la susceptibilité des malades ; on saupoudre chaque jour la tête du malade avec cette poudre.

Pommade des frères Mahon.

Pr. :	Axonge.	80 gram.
	Soude du commerce.	15
	Chaux éteinte.	10

Mêlez exactement. — Contre la teigne.

Poudre diurétique rafraîchissante (CHABLE).

Pr. :	Sucre de lait.	10 gram.
	Bicarbonate de soude.	0,50
	Nitrate de potasse.	0,50
	Sucre pulvérisé.	40,00
	Essence de citrons.	2 goutt.

Mêlez. — Pour un litre d'eau.

Poudre d'Iroé.

Pr. :	Jalap pulvérisé et laque carminée, āā.	10 gram.
	Crème de tartre.	12
	Sucre.	8
	Rhubarbe pulvérisée.	4

Bol d'Arménie.	14
Cannelle pulvérisée.	8
Iris de Florence pulvérisé.	4

Mêlez et divisez en paquets de 5 grammes.

Poudre de Paterson.

Pr. : Sous-nitrate de bismuth.	10	gram.
Magnésie calcinée.	10	
Sucre.	80	

Mêlez. — A prendre 4 à 10 grammes par jour, en ajoutant Q. S. de mucilage de gomme adragante, de l'essence de menthe, et divisant en 100 pastilles on obtient les *pastilles de Paterson;* 1 à 10 par jour.

Purgatif Leroy.

Pr. : Scammonée d'Alep.	60	gram.
Racine de turbith.	30	
Jalap pulvérisé.	250	

Faites digérer vingt-quatre heures dans

Alcool à 55°.	6000

Passez et ajoutez le sirop suivant :

Séné (folioles).	250

Faire infuser dans

Eau bouillante Q. S. pour obtenir : colature. . . .	1000

Faites fondre

Sucre.	1250

Quassia amara Belin.

Ce sont des feuilles de quassia amara minces coupées régulièrement et pesant 1 gramme chacune

ERVALENTA — REVALENTA — RÉVALESCIÈRE

D'après les prospectus qui accompagnent ces trois farines, elles sont fournies par des plantes tropicales et récoltées par les nègres, comme le prouvent les vignettes des affiches : d'ailleurs elles sont souveraines dans toutes les maladies, ainsi la *Révalescière Dubarry rend la santé, la force, la fraîcheur; elle guérit les constipations les plus rebelles, les hémorrhoïdes, vents, gonflements, flatuosités, dyspepsies, douleurs d'estomac, aigreurs, crampes, palpitations, migraines, affec-*

tions bilieuses et nerveuses, affections du foie, des poumons, des reins, de la vessie, de l'haleine (sic), *les névralgies, les inflammations de l'estomac, gastrites, scrofules, éruptions cutanées, dartres, hydropisies, rhumatismes, goutte, maux de cœur, mal de mer, paralysie, épilepsie, bronchite, consomption, perte de mémoire, idées tristes*, etc., etc., etc.

Qu'un certain public se laisse prendre à de pareils mensonges, passe; mais que des médecins prennent ce prospectus au sérieux et ordonnent la Révalescière, voilà qui doit donner une triste idée de la médecine; que des pharmaciens s'abaissent jusqu'à vendre de pareils produits et se faire complices de telles indignités, voilà qui est inexcusable; heureusement que ces cas sont rares.

En Russie, les produits de Warton et Dubarry ont été interdits. En 1859, les propriétaires de ces farines merveilleuses, poursuivis devant le tribunal de la Seine pour vente de remèdes secrets, furent renvoyés, attendu, dit le jugement, que tout en énumérant les propriétés médicales de leurs produits, ils les offraient au public comme aliment, et non comme remède !!! Comment! une substance que l'on prétend guérir les maladies que nous venons d'énumérer n'est pas un remède? D'ailleurs, les prévenus furent condamnés pour *tromperie sur la nature de la marchandise vendue*.

Les différentes farines dont nous parlons sont vendues environ 8 fr. le kilogr., c'est-à-dire environ seize fois leur valeur réelle; ce sont donc des produits destinés à procurer à leur auteur et aux marchands des bénéfices illicites, il y a véritablement tromperie sur la nature de la marchandise vendue, annonce mensongère; mais n'y a-t-il pas tromperie aussi évidente quant aux propriétés médicales qu'on leur attribue, ainsi que dans les indications de la puissance nutritive? Il y aurait donc lieu d'en interdire la vente sous tout autre nom que celui de farines de haricots et de lentilles.

Revalenta ou Révalescière Dubarry.

Pr. : Farine de lentilles rouges	1000	gram.
— d'orge	500	
Sel marin blanc pulvérisé	100	

Autre formule.

Pr. : Farine de pois	1000	gram.
— de maïs	500	
Sel marin blanc pulvérisé	100	

Ervalenta Warton.

L'Ervalenta est aussi de la farine de lentilles, mêlée à la farine de fèves et à un peu de sucre; d'ailleurs la composition de ces différentes farines a varié à diverses époques.

Rhubarbe Mentel.

Pr.: Rhubarbe de Moscovie pulvérisée. . . . . 1 partie.
Sucre pulvérisé.. 3

Eau ou mucilage Q. S. pour réduire en petits granules comme de la semoule. M. Mentel prépare encore le cousso et la magnésie granulés.

Racahout des Arabes.

Pr.: Cacao torréfié pulvérisé. . . . . 16 gram.
Farine de riz. 48
Fécule de pomme de terre. 48
Sucre pulvérisé. 141
Vanille. 2

Faire une poudre homogène. — Il est à remarquer que dans cette prétendue préparation des Arabes, aucune des substances qui la composent n'est originaire d'Arabie.

Palamoud.

Pr.: Cacao torréfié pulvérisé. . . . . 32 gram.
Farine de riz. 125
Fécule de pomme de terre. 125
Santal rouge pulvérisé. 0,40

Faire une poudre homogène. — On voit que le Racahout est au Palamoud à peu près ce que la Révalescière est à l'Ervalenta.

Wahaha des Indes.

Pr.: Sucre en poudre. . . . . 320 gram.
Cacao mondé et torréfié.. 120
Vanille. 4
Cannelle en poudre.. 15
Ambre gris. 0,30

Pulvérisez et mélangez exactement.

Dictamia.

Pr.: Sucre. . . . . 217 gram.
Fécule. 125
Crème d'épeautre.. 92
Cacao caraque en poudre. 31
— maragnan. 31
Vanille. 1

Mêlez et pulvérisez.

La prétendue *Crème d'épeautre* n'est autre chose que de la farine.

Tous ces mélanges vendus très-chers coûteraient moitié moins s'ils étaient préparés par un pharmacien ou par le public lui-même, car ce ne sont pas des médicaments.

Rob Boyveau-Laffecteur.

Pr. : Salsepareille	2000	gram.
Feuilles de séné	100	
Anis vert, Cannelle } ãã	50	
Rob de sureau	100	
Sucre	4000	
Eau	Q. S.	

Coupez la salsepareille ; placez-les en vase clos avec le séné, épuisez par Q. S. d'eau par digestion à 60° évaporez dans un alambic à feu modéré pour réduire à deux kilogrammes; délayez le rob de sureau; clarifiez et faites fondre le sucre, et versez chaud sur un nouet contenant l'anis et la cannelle.

SAVONS MÉDICAMENTEUX

Depuis quelque temps des personnes étrangères à l'art médical essayent de préconiser, dans diverses maladies de la peau, des savons médicamenteux auxquels ils attribuent des propriétés merveilleuses. Ce n'est pas la première fois qu'un pareil fait se présente : le 15 février 1854, M. Gibert fit à l'Académie de médecine un rapport sur des savons médicamenteux que l'on proposait de substituer aux pommades ; voici quelles étaient les formules proposées [1].

Savon normal.

Pr. : Huile d'olives et de coco, potasse ou soude, ãã . . parties égales.

On enlevait l'excès d'alcali par une solution saturée de sel marin.

Savon Mercuriel.

Pr. : Savon normal	24	parties.
Huile de coco	4	
Cire blanche	2	
Mercure	30	

Savon sulfureux de Baréges.

Pr. : Savon normal	12	parties.
Monosulfure de sodium	1	
Carbonate de soude	1	
Chlorure de sodium	1	

On prépare encore des savons iodés, ferrugineux, au sulfate de qui-

[1] *Bulletin de l'Académie de médecine*, t. XIII, p. 671.

nine. L'Académie repoussa de pareilles prétentions; d'ailleurs de telles préparations, en admettant qu'elles fussent efficaces, constitueraient de véritables médicaments, et elles ne pourraient par conséquent être préparées que par les pharmaciens, sur ordonnance des médecins.

Sels de Pennés pour Bains.

Pr.: Bromure de potassium	1	gram.
Carbonate de chaux	1	
— de soude	300	
Phosphate de soude	8	
Sulfate de soude	8	
— d'alumine	1	
— de fer	3	
Essence d'anis, de romarin, de thym, ãã	1	
Delphine	0,02	

La delphine peut être remplacée par 50 grammes de teinture concentrée de staphisagre.

Sparadraps Le Perdriel.

Les Sparadraps de diachylon gommé, de Vigo, d'onguent de la Mère, de Nuremberg, de poix de Bourgogne, de poix de Bourgogne stibiée, etc. et les Sparadraps vésicants sont bien préparés, et commodes dans leur emploi.

Sirop antiphlogistique de Briant (brevet expiré).

Pr.: Fruits pectoraux	60	gram.
Fleurs pectorales	8	
— de coquelicots	4	
Gomme arabique	90	
Mucilage de racine de guimauve	60	
— de graine de lin	30	
Sucre et eau Q. S. pour 1000 gram. de sirop		

Sirop pectoral incisif de Deharambure.

C'est du sirop de Désessarts.

Sirop pectoral de Lamouroux.

Pr.: Mou de veau	N° 12	
Lichen d'Islande, dattes, jujubes, réglisse, ãã	3000	gram.
Pulmonaire	12000	
Fleurs de mauve, de guimauve et de violette	2000	
— de coquelicot	3000	

Extrait d'opium	24
Sucre	180

F. S. A. un sirop bien cuit.

Sirop de Lactucarium, d'Aubergier.

Voyez pages 496 et 498.

Sirop de Codéine de Berthé.

Voyez page 517.

Sirop astringent (Charle).

Pr.: Citrate de fer ammoniacal	10 gram.
Sirop de sucre	300
Eau	Q. S.

Faites dissoudre et mêlez.

Sirop de Digitale (Labélonye).

Pr.: Extrait hydro-alcoolique de feuilles sèches de digitale	1 gram.
Sirop de sucre	1125

F. S. A. — Chaque 30 grammes de ce sirop contiennent 25 milligrammes d'extrait, équivalant à peu près à 1 décigramme de poudre et à 80 centigrammes de teinture alcoolique à $^1/_8$.

Sirop d'écorce d'oranges de Laroze.

Pr.: Extrait alcoolique de curaçao	130 gram.
Eau distillée	220
Sirop de miel de Provence	720

F. S. A.

Sirop antigoutteux, de Boubée (brevet expiré).

Pr.: Salsepareille	20,000 gram.
Résine de gayac	7,500
Jalap	4,500
Moutarde concassée	4,500
Eau	150,000

Faire bouillir deux heures à l'exception de la moutarde, passer : faire bouillir le marc dans 100,000 d'eau pendant 2 heures : faire une troisième décoction en ajoutant la moutarde, réunir les décoctés, y ajouter 570,000 de sucre blanc et 35,000 de sucre brut; faire cuire à 30° $^1/_4$ Baumé; renfermer chaud dans des bouteilles.

Ce sirop est louche; il a joui d'une grande vogue; c'est une très-mauvaise préparation, faite en dépit des règles de l'art.

Vin de d'Anduran, de la Rochelle

Pr. : Bulbes de colchique	30	gram.
Feuilles de frêne	30	
Vin de Malaga	500	

Faites macérer huit jours et ajoutez :

Teinture d'aconit	8
— de digitale	5

Une à trois cuillerées à café, à jeun ou trois heures après le repas, dans une infusion aromatique, telle que thé, tilleul, menthe, mélisse, ou bourrache.

Vin toni-nutritif de Bugeaud.

Voir page 152.

Vin antilymphatique de Boutigny.

Voir page 155.

Vin fébrifuge de Séguin.

Pr. : Teinture de quinquina jaune	250	gram.
— d'opium	9	
Angusture vraie	10	
Quassia amara	9	
Vin de Malaga	1500	
— blanc de Pouilly	1500	

Formule donnée par Soubeiran.

Vinaigre de Bully

Pr. : Eau	7	litres
Alcool	4	
Essence de bergamote / — de citron } ãã	30	
— de Portugal	12	
— de romarin	25	
— de lavande / — de néroli } ãã	4	
Alcoolat de mélisse	500	

Mêlez et agitez.

Après 24 heures ajoutez :

Infusion de baume de tolu — de styrax — de benjoin — de girolle	ãã.	60

Agitez de nouveau et ajoutez :

Vinaigre blanc, et de préférence vinaigre distillé. . . . . 2 litres.

Filtrez, et au bout de quelques heures ajoutez :

Vinaigre radical. . . . . 90 gram.

CHAPITRE XXV

AÉROTHÉRAPIE

§ I. — HISTORIQUE

Il était réservé à notre époque de mettre au jour des vérités physiques qui devaient donner un élan nouveau aux études ayant pour but les influences de l'air sur la vie et sur la santé de l'homme. Les découverte de Torricelli, de Priestley et de Lavoisier, dévoilant les secrets du poids de l'atmosphère, de sa composition et de son action intime sur notre sang, révélèrent tout un monde d'idées jusqu'alors inconnu.

L'Allemagne, dès les commencements du seizième siècle, s'occupa des effets de l'air comprimé sur les ouvriers de la cloche à plongeurs. Sturmius[1], Halley et plus tard Spaldig attachèrent leurs noms à ces premiers travaux. Hamel en 1820[2], Colladon en 1826[3], confirment les observations de leurs devanciers sur la conservation des fonctions physiologiques dans l'air comprimé.

Ce fut vers cette dernière époque qu'un premier mouvement dont M. le docteur Junod[4] fut l'initiateur, commença à se faire pour marcher à la recherche des effets thérapeutiques des pressions barométriques anormales. Ce praticien, obligé de se limiter à un petit nombre d'essais, riches d'observations physiologiques, mais sans résultats et sans indications précises pour le traitement des maladies, a passé injustement pour n'être que l'importateur en France des grandes ventouses, dont le docteur Arnaud avait fait usage avant lui en Angleterre.

Après M. Junod, l'usage thérapeutique de l'air comprimé a trouvé des convictions plus fortes et beaucoup plus de fermeté pratique dans l'esprit et dans le zèle de deux praticiens recommandables dont la louable constance a fait vivre ce moyen thérapeutique depuis 1835, environ, jusqu'à ce jour. MM. Tabarié et Pravaz, de Lyon, ne méritent pas seulement l'honneur d'en être considérés comme les instigateurs ; à leur

[1] Voy. M. Brizé-Fradin, *Chimie pneumatique*.
[2] *Bibliothèque de Genève*.
[3] *Relation d'une descente en mer dans la cloche des plongeurs*. Paris, 1826.
[4] *Comptes rendus de l'Académie des sciences*, 24 août 1835.

noms se rattache également le mérite d'en avoir démontré les effets salutaires.

Les idées de M. Tabarié peuvent se lire dans les mémoires qu'il a présentés, à différentes dates, à l'Académie des sciences. M. le docteur Bertin[1], écho fidèle des pratiques de M. Tabarié et interprète consciencieux de ses inspirations personnelles, nous a donné un travail intéressant sur cet important sujet. Mais ce sont surtout les travaux de Pravaz de Lyon[2], qui apportèrent à l'éclaircissement de cette question thérapeutique la sagacité d'un grand esprit et l'attention soutenue d'un observateur consciencieux. Digne continuateur des pratiques de son père, M. le docteur Pravaz fils a publié les résultats de ses observations personnelles[3].

En même temps, et en dehors des études thérapeutiques, les importants travaux de M. Triger, relatifs au refoulement des eaux par l'air comprimé, ont donné lieu à des observations remarquables, faites sur des sujets soumis pour plusieurs heures à des pressions de plusieurs atmosphères. A cette période se rattachent : 1° le mémoire de M. Triger lui-même[4], 2° le travail important de MM. les docteurs Pol et Watelle, suivi de l'étude de M. Guérard, à propos de l'exploitation de la mine de Lourches[5]; 3° la relation intéressante de M. le docteur François sur la pose des piles du pont de Kehl[6]; 4° un écrit digne d'éloges de M. le docteur Foley, sur les travaux du pont d'Argenteuil[7].

---

§ II. — DES RAPPORTS DU POIDS DE L'AIR AVEC L'HÉMATOSE, ET DES EFFETS DE L'AIR COMPRIMÉ ET RARÉFIÉ

L'application de l'air comprimé à la thérapeutique a été inspirée par l'idée préconçue que l'augmentation de la pression barométrique favorise l'hématose. Les travaux pleins d'intérêt de M. le docteur Jourdanet ne paraissent pas donner raison à cette pensée. Ce médecin distingué prend

[1] *Étude clinique de l'emploi et des effets de l'air comprimé.* 1855.
[2] *Essai sur l'emploi médical de l'air comprimé*, 1850.
[3] *L'air comprimé dans le traitement des difformités du thorax.* Lyon, 1863.
[4] *Académie des sciences*, 1850.
[5] *Annales d'hygiène publique*, 2e série, t. I, p. 241.
[6] *Annales d'hygiène publique*, 2e série, t. XIV.
[7] *Du travail dans l'air comprimé*, étude médicale, hygiénique et biologique. Paris, 1863, in-8.

pour point de départ de son étude ces deux propositions qui nous paraissent également incontestables :

1° Quelle que soit la complexité des causes qui retiennent les gaz dans le sang, la diminution du poids de l'air est l'occasion d'un effort qui tend à les diminuer au milieu de nos tissus.

2° L'artérialisation du sang, comme l'a si bien démontré M. Magnus, ne consiste pas précisément dans la quantité plus ou moins élevée de l'oxygène absorbé, mais bien dans le juste rapport qui s'établit entre la condensation de ce gaz et la densité à laquelle l'acide carbonique s'élève dans le sang.

Si l'on veut bien réfléchir à l'importance de ces deux propositions, on reconnaîtra forcément qu'une diminution du poids de l'air ne pourrait se réaliser sans résultats pour la vie. Il faudrait, en effet, pour qu'une soustraction gazeuse faite au sang par l'abaissement de la pression barométrique s'opérât sans trouble pour l'hématose, il faudrait, disons-nous, « que l'un et l'autre de ces deux gaz, diminués par cette cause externe « dans des proportions toujours harmoniques, restassent constamment « dans ces mêmes rapports qui garantissent la perfection de l'héma- « tose[1]. »

Or, son expérience proclame un résultat curieux et tout à fait inattendu ; c'est que la compression de l'air augmente ce rapport des gaz du sang au profit de la densité de l'acide carbonique, tandis que les manœuvres qui consistent à décomprimer l'atmosphère l'altèrent au bénéfice de l'oxygène en provoquant la diminution de l'autre gaz dans la circulation.

Il résulterait de ces données que l'hyperoxydation du sang, contrairement à ce qui a été cru jusqu'ici, serait le résultat du passage du plus au moins dans la pression de l'atmosphère. Cette proposition se trouve longuement développée dans diverses publications de notre confrère, et notamment dans son nouveau livre : *Le Mexique et l'Amérique tropicale*[2].

Il est incontestable que le passage des localités les plus inférieures aux plateaux modérément élevés de nos montagnes est une occasion de fortifier par une hématose plus parfaite des sujets auparavant affaiblis.

Mais il n'en est pas moins vrai qu'à force de s'élever dans les airs la vie ne tarderait pas à s'éteindre faute d'aliment respiratoire. M. Jourdanet ne perd pas de vue cette contradiction apparente, et il se livre pour l'expliquer à des considérations qui aboutissent aux propositions suivantes :

[1] *Aérothérapie*, Paris, 1863, p. 70.

[2] Pages 65 et suiv.

1° Que le climat des montagnes peu élevées est corroborant, parce que la densité moyenne de l'acide carbonique de la circulation s'y trouve diminuée;

2° Que les grandes altitudes vers 2,000 mètres produisent un effet contraire, parce que la dépression de l'air y porte atteinte à la densité de l'oxygène, en altérant la force qui unissait ce gaz aux globules.

Cherchant alors à préciser par des chiffres ces effets opposés du poids de l'air sur l'hématose, M. Jourdanet dit :

1° Que l'atmosphère la plus lourde n'est pas la plus favorable à la respiration parfaite;

2° Que l'homme se trouve dans les meilleures conditions de vie entre 75 et 70 centim. de pression barométrique;

3° Que beaucoup de tempéraments entreraient en souffrance par la prolongation du séjour entre 65 et 60;

4° Et que peu de sujets jouiraient du bénéfice d'une hématose satisfaisante au delà de cette dernière limite.

Dans les exceptions à cette conclusion, il faut faire la part des tempéraments, des climats et des variations de l'organisme que le temps et l'habitude peuvent produire. Mais ces exceptions ne sauraient détruire la vérité fondamentale, puisque les altitudes impriment aux peuples qui les habitent des caractères généraux d'une originalité qu'on ne saurait méconnaître.

Ainsi donc, d'après M. le docteur Jourdanet, en partant de n'importe quelle pression barométrique, naturelle ou artificielle, on artérialise le sang par la raréfaction de l'air ambiant, pourvu que cette raréfaction n'amène pas le baromètre au-dessous de 60 centimètres. Notre attention se porte sur les travaux industriels qui s'exécutent en faisant séjourner les ouvriers dans l'air comprimé à plusieurs atmosphères. Ils y accomplissent des tâches pénibles sans le moindre trouble pendant six, huit et dix heures; tandis que presque tous présentent des phénomènes non équivoques d'hyperhémie aussitôt après leur retour à l'air normal. On ne saurait surtout voir, sans en être frappé, que les accidents les plus graves qui accompagnent cette raréfaction atmosphérique relative disparaissent comme par enchantement aussitôt qu'on replonge le malade dans l'air comprimé, fait curieux qui prouve sans réplique que la condensation de l'atmosphère est un remède de l'hyperhémie au lieu d'en être la cause.

Mais lorsque la décompression est trop considérable, la force de tension que l'oxygène du sang parvient à acquérir peut arriver à dépasser la force d'affinité qui l'unit aux globules. A ce degré de raréfaction la densité de ce gaz diminue dans le sang, et la décompression de l'air devient hyposthénisante. S'il y avait dans l'opinion de M. Jourdanet quelque chose d'hypothétique, ce serait l'interprétation du phénomène. Pour ce qui est du fait lui-même, il nous semble irrécusable, et le *mal de montagnes*, décrit par tous les voyageurs qui ont gravi de grandes hauteurs, en est une preuve que personne ne saurait révoquer en doute.

Ces faits sont accompagnés d'un commencement de preuves qui nous font espérer leur confirmation par de nouvelles expériences portant sur l'analyse de l'air respiré sous des pressions diverses. En attendant, M. le docteur Jourdanet en arrive à des conclusions pratiques dont les résultats paraissent lui donner raison. Il applique la raréfaction de l'air au traitement des maladies chroniques, en obéissant à l'ensemble des idées qui précèdent et en s'appuyant sur les souvenirs de vingt années de pratique au pied et sur le plateau de la Cordillère du Mexique. Ses convictions et son expérience le conduisent, en règle générale, à ne demander des effets thérapeutiques qu'aux pressions diverses observées sur les niveaux habités du globe. L'aérothérapie ainsi comprise prend pour point de départ la pression de 76 centimètres barométriques et cherche les bienfaits à réaliser dans une étendue qui reconnaît la pression de 51 centimètres pour l'autre limite extrême. Les pratiques aérothérapiques de M. Jourdanet s'exercent donc au moyen d'un tiers d'atmosphère; mais il est bien entendu que le degré de raréfaction, variable au gré du praticien et déterminé par l'expérience acquise, prend pour bases l'âge, le tempérament, l'impressionnabilité et le genre de souffrance des sujets sur lesquels on opère.

Les appareils dont on fait usage en aérothérapie consistent essentiellement dans un récipient d'une capacité en rapport avec le nombre de personnes qu'on y veut introduire. Une porte pouvant fermer hermétiquement, des ouvertures remplies par des glaces solides pour donner du jour à l'appareil; des soupapes ayant pour but de limiter le degré de pression; un manomètre extérieur pour indiquer celle-ci à l'observateur; un robinet graduant à volonté la sortie de l'air pour diminuer sa pression intérieure; une ouverture communiquant par un tube avec une pompe aspirante ou foulante; cette pompe et le moteur qui la fait agir : tels sont les détails essentiels qui constituent l'ensemble d'un appareil aérothérapique.

En pratique, il convient que cet ensemble ne conserve rien de l'aspect des matières résistantes dont l'appareil est essentiellement composé. Il importe plus qu'on ne pense de calmer la sollicitude et les impressions des malades par une sage combinaison des accessoires extérieurs.

On comprend, du reste, que les plus grands soins doivent être pris pour assurer un air toujours pur aux malades confinés dans un étroit espace. Ce but se trouve pleinement rempli par un courant d'air continuel, qui résulte d'une sage combinaison entre le jeu des pompes et l'ouverture convenablement graduée d'un robinet communiquant avec l'atmosphère du dehors. L'appareil de M. Jourdanet, installé sur ce principe, peut établir un courant régulier de 100 litres par minute; ce qui élève à 5,000 litres environ la somme totale d'air renouvelé pendant chaque séance.

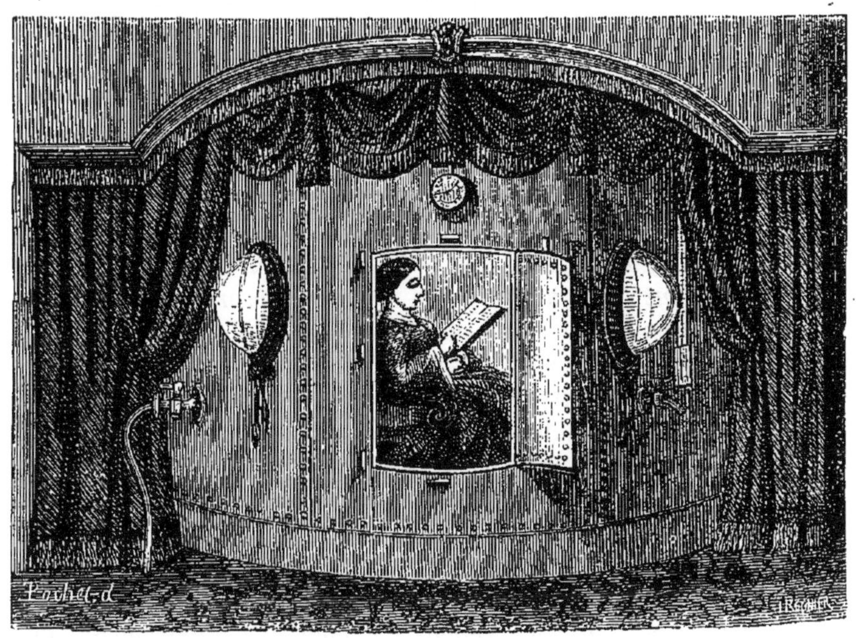

Fig. 17 *bis*. — Installation de l'appareil aérothérapique de M. le Dr Jourdanet.

MM. Tabarié et Pravaz, de Lyon, ont donné connaissance de plusieurs cas remarquables de guérisons par l'air comprimé, dans les débuts prodromiques ou confirmés de la tuberculisation pulmonaire, dans l'asthme, dans la pleurésie chronique, dans l'anémie et la chlorose, dans les constitutions faibles de l'enfance.

M. le docteur Jourdanet pense que les effets toniques de cette médication s'exercent au moyen de la raréfaction relative par le retour à l'air libre et il le prouve, dans son livre sur le Mexique, en termes dignes d'attention [1]. La raréfaction directe de l'air paraît à ce praticien plus propre à conduire à ces résultats d'une manière plus sûre, par des efforts plus susceptibles de mesure. La raréfaction a, en outre, l'avantage de ne faire agir dans ce but que les ressources dont la nature fait

[1] *Le Mexique et l'Amérique tropicale*, climat, hygiène et maladies. Paris, 1864, p. 76.

elle-même usage sans danger. Elle n'introduit pas des quantités anormales d'oxygène; elle ne refoule pas dans les vaisseaux des doses inusitées d'acide carbonique. Son action se limite à rendre plus facile l'accomplissement de deux actes respiratoires essentiels à la vie : la sortie de l'acide carbonique et la stimulation de l'organisme par un oxygène non entravé dans son action, sans que sa densité soit augmentée dans le sang.

A ce premier mode d'agir de l'aérothérapie par l'air raréfié se rattache le traitement de l'*anémie*, de la *chlorose*, des dyspepsies, des constitutions faibles de l'enfance, du rachitisme, des *convalescences* pénibles et prolongées, des *congestions* passives, des *ménorrhées* chez les chlorotiques, des accidents qui accompagnent l'*hydrémie des femmes enceintes*.

Si nous portons maintenant l'attention sur les mouvements que les gaz impriment aux liquides de l'organisme sous l'influence de la raréfaction de l'air, on y verra une puissante action s'exerçant sur le *système absorbant*. C'est à elle que se rattache l'*absorption des épanchements internes*; c'est à elle aussi que les sécrétions anormales des muqueuses puisent l'élément de perturbation qui tarit les *leucorrhées* et certaines *diarrhées passives*. C'est à ce genre d'appel s'exerçant vers la périphérie que les troubles qui suivent la *répercussion* des *fièvres éruptives* doivent le motif principal de leur soulagement. C'est sans doute aussi à cette succion des extrémités absorbantes, des vaisseaux, des organes internes que doit être attribué l'*appétit*, quelquefois subit et considérable, qui suit les séances d'aérothérapie chez des sujets habituellement *dyspeptiques*.

Les affections que nous venons d'énumérer ne demandent qu'un abaissement modéré du baromètre. Quelques-unes même reçoivent des premières manœuvres aérothérapiques une stimulation qui commande la rareté des séances, le soulagement se trouvant alors assuré par les premières tentatives. D'autres sujets ont une idiosyncrasie qui les rend indifférents aux pressions extérieures et qui ont besoin de la continuité du moyen et d'un abaissement d'un quart d'atmosphère, pour éprouver quelque soulagement.

Quant aux malades affectés de symptômes aigus de tubercules pulmonaires, ils ont besoin, en général, de séances prolongées; et l'abaissement barométrique devant arriver à diminuer la densité de l'oxygène du sang, il est nécessaire d'amener le baromètre à 60 et même à 55 centimètres. Les bains d'air raréfié agissent alors comme sédatifs, et cette action continue à être favorisée par la compression relative qui termine la séance en ramenant le malade à l'air normal. Mais quel que soit le pouvoir de l'air fortement raréfié pour soulager par lui-même les phthisiques comme on le voit arriver sur les très-hauts plateaux, il est certain que les transitions barométriques contraires et trop rapprochées détruisent en partie le bien que le temps fixe est susceptible de produire. En un mot, la continuité d'action convient à ce genre de malade et l'aérothérapie artificielle, si efficace pour imiter l'action des montagnes peu élevées pour modifier les anémies, n'imite que d'une manière fort imparfaite, quoique toujours utile, les effets des grandes altitudes sur les tuberculeux.

En somme, le moment est venu de ne plus voir avec indifférence ce sujet jusqu'à ce jour ébauché, auquel un confrère laborieux et distingué applique avec zèle et persévérance un mérite incontestable et le souvenir d'une longue pratique sur les plateaux élevés du Mexique.

CHAPITRE XXVI

HYDROTHÉRAPIE

L'hydrothérapie a pris depuis quelques années un rang tellement important en thérapeutique que nous avons jugé utile d'en faire connaître les principes et les applications. Nous devons à notre ami, M. le docteur Bouland, si compétent dans cette matière, le résumé hydrothérapique que nous publions, nous renverrons pour de plus amples détails aux traités spéciaux.

« L'hydrothérapie a pour base scientifique un fait principe qui peut s'énoncer ainsi : L'emploi de l'eau à une température inférieure à celle du sang affecte la sensibilité, soustrait de l'organisme une partie du calorique normal, ralentit la circulation après l'avoir préalablement augmentée, et provoque des actions réflexes, multiples, variées, complexes. Analyser ce fait principe, étudier ses éléments sous tous leurs points de vue et chercher les lois de leurs relations, tel est l'objet de la science hydriatrique. L'art correspondant s'empare des résultats que cette science présente pour en former une méthode thérapeutique dont il définit le but : Conserver ou rétablir la santé à l'aide des principaux moyens de l'hygiène et des effets physiques et physiologiques soit isolés, soit combinés de deux modificateurs puissants, savoir : l'eau simple à différents degrés[1] *intus* et *extra*, le calorique à titre d'agent calorifique.

L'étude scientifique de l'hydrothérapie comprend :

1° L'analyse des phénomènes que présente l'organisme, lorsqu'il est soumis aux applications extérieures de l'eau élevée à différentes températures, mais ne dépassant pas le degré de chaleur du sang.

2° L'analyse des phénomènes qui résultent de l'usage interne de l'eau administrée aussi à différentes températures dans les mêmes limites.

A. *Application extérieure.* – L'organisme peut être à l'état naturel,

[1] On entend, en général, par hydrothérapie, l'application thérapeutique de l'eau froide. C'est une manière étroite de comprendre cette méthode dont Currie a fait justice depuis longtemps. Il n'est pas plus logique d'employer une température invariable dans tous les états morbides que d'administrer un médicament quelconque toujours à la même dose; les différents degrés de température constituent la posologie hydriatrique.

ou bien la circulation y est activée et la chaleur animale augmentée. Le modificateur, de son côté, peut avoir des températures différentes et agir sur un point déterminé ou sur une large surface. De ces diverses circonstances résultent des effets physiologiques différents que l'expérimentation a fait connaître et qui démontrent que le dynamisme organique est influencé dans ses actes les plus importants. Aussi, pour faire un emploi raisonné de l'hydrothérapie, faut-il étudier séparément son action sur l'innervation (sensitive et motrice), sur la contractilité dans les deux ordres de muscles, sur la circulation, sur la respiration, sur l'urination, sur les autres sécrétions, et sur les grands résultats de l'organisation vivante, savoir : la chaleur animale et l'électricité.

Il est impossible d'entrer ici dans les détails que ce sujet comporte; je me bornerai à rapporter les faits principaux de la question.

Dans l'état normal :

1° L'application locale de l'eau froide sur une petite surface tend à mettre cette dernière en équilibre de température avec le milieu, si son action est suffisamment prolongée, et n'influence pas d'une manière appréciable la chaleur générale, la circulation et la respiration;

2° Si la surface est plus considérable (bain de siége, demi-bain), la circulation, la chaleur animale et la respiration sont différemment influencées, suivant la température du bain, l'état de repos ou de mouvement, et suivant le mode d'enveloppement des parties qui sont hors de l'eau[1];

3° Au-dessous de 36° C. le bain général détermine toujours un abaissement de la chaleur animale et du pouls;

4° Cet abaissement peut être poussé jusqu'à 3°,5 ou 4°; au delà, il détermine des accidents graves;

5° Toutes choses égales d'ailleurs l'abaissement de la chaleur animale et du nombre des pulsations est d'autant plus rapide que la température du liquide est plus près de 0°;

6° Cette diminution de la température du corps et du nombre des pulsations est suivie d'un mouvement vital appelé réaction qui tend à rétablir l'état initial;

7° Si l'application de l'eau froide est prolongée, la réaction s'éteint progressivement : on voit alors la température du corps continuer à

[1] Johnson a trouvé que le pouls perd vingt pulsations après un bain de siége de trente minutes à 18°,2 cent. Ce fait est exact, si le pouls, avant le bain, est élevé par l'exercice musculaire, et si, pendant le bain, le corps n'est pas hermétiquement enveloppé; dans le cas contraire, la perte est nulle ou très-faible, c'est-à-dire trois ou quatre pulsations par minute.

baisser ainsi que le pouls, puis ils se relèvent un peu, tombent de nouveau, et après plusieurs oscillations de moins en moins appréciables, la mort arrive lorsque l'animal a perdu environ la moitié de sa chaleur normale;

8° Ce dernier résultat s'obtient, soit à l'aide d'un courant froid, soit par l'évaporation consécutive à des applications d'eau chaude, l'animal restant exposé à l'air sans être essuyé;

9° Après deux applications générales de même longueur, dix minutes par exemple, mais de température différente, soient 4° et 18° cent., on trouve souvent que l'abaissement de la chaleur et du pouls est à peu près le même. La similitude du résultat ne doit pas faire conclure à l'identité d'action dans les deux cas; dans l'un, la réaction a commencé pendant le bain, et dans l'autre, la soustraction du calorique s'étant faite plus lentement, n'est pas encore arrivée à son maximum à la fin de la séance;

10° Pendant douze ou quinze minutes après l'immersion froide, la chaleur et le pouls continuent à éprouver des oscillations dont les amplitudes sont variables, suivant le sujet et le milieu. Ces phénomènes sont suivis d'une réaction qui peut élever la chaleur animale et le pouls au-dessus du chiffre initial;

11° Cette réaction est d'autant plus prompte et d'autant plus prononcée que l'eau employée est plus froide et que son application est plus courte, plus énergique, que l'atmosphère est plus chaude, et que le sujet est plus jeune, plus vigoureux, plus sanguin [1];

12° Si l'on renouvelle l'immersion, coup sur coup, la réaction devient de moins en moins facile, en raison directe du nombre des immersions;

13° La réaction est favorisée par l'exercice musculaire; l'inaction, même dans un milieu tempéré, peut retarder de plusieurs heures le développement de cette réaction, et, dans certains cas, la rendre insuffisante [2];

14° L'eau froide, à une température et dans un temps donnés, abaisse d'autant plus vite le pouls et la chaleur animale élevés au-dessus du chiffre normal, que cette élévation dure depuis moins longtemps;

[1] Cette réaction a toujours lieu : je l'ai observée six ou huit heures après un bain à 33° cent., et quelquefois plus tard.

[2] Dans une de mes expériences faite à sept heures du matin, et après laquelle je m'étais abstenu de tout exercice, je n'étais pas encore réchauffé à quatre heures du soir; j'avais passé la journée dans mon cabinet, à une température de 15° cent. Dans une autre expérience au contraire, où la température de mon corps avait éprouvé le même abaissement, j'étais complétement réchauffé après une heure de marche, quoique l'air n'eût que 14° cent.

15° La puissance de la réaction varie suivant l'idiosyncrasie individuelle.

B. *Usage interne de l'eau.* — L'eau potable, à 4° ou 5° C., et à la dose de 150 à 200 grammes, fait d'abord pâlir la muqueuse de l'estomac, puis il y a réaction, et avec elle sécrétion abondante de suc gastrique; bientôt elle se mêle avec ce dernier et avec la salive, elle devient trouble et disparaît peu à peu ; une partie seule passe dans l'intestin, le reste est directement absorbé. Ce dernier fait ne peut être mis hors de doute, car il se reproduit quand on ferme le duodénum par une ligature placée au niveau de l'orifice pylorique. A doses élevées, répétées coup sur coup, l'eau, même très-froide, détermine les accidents d'une indigestion grave ; dans tous les cas, il y a pendant quinze à vingt minutes abaissement de la chaleur animale et du nombre des pulsations (de 8 à 11 par minute).

On avait admis, d'après les expériences de Schultz, que, par un régime aqueux abondant, la proportion de l'eau s'élève dans le sang de 5,7 pour 100, mais Nasse et après lui Böckers ont prouvé, par des recherches très-rigoureuses, que cette élévation ne dépasse pas, au maximum, 1 pour 100, et que le plus souvent elle est nulle ; qu'avant et après la diète aqueuse, le sang ne présente aucune différence notable dans sa composition organique.

L'étude des urines donne des résultats un peu plus intéressants. On trouve dans les *Traités de physiologie*, publiés en France, que lorsqu'on introduit dans les voies digestives une grande quantité d'eau, les urines sont non-seulement plus abondantes, mais que la masse des sels augmente aussi, car alors les reins se débarrassent de cette quantité insolite de liquide, et, de plus, le travail inaccoutumé auquel ils se livrent détermine une augmentation dans la somme des matières tenues en dissolution. Ce fait est vrai tant que l'alimentation est suffisante ; dans le cas contraire, l'urée seule augmente d'une manière notable, son poids peut même être double ; quant à celui des autres sels, il reste en général constant.

Tout le monde sait aujourd'hui, depuis les recherches de M. Cl. Bernard, que l'eau ingérée en abondance est transportée aux reins sans passer par la circulation générale, et que ce phénomène est dû à des anastomoses directes, dites par abouchement, entre la veine porte et la veine cave ; à l'aide d'une espèce de reflux, qui a lieu au moment de la contraction des oreillettes, le sang, au lieu de remonter par la veine cave, est refoulé, il descend, entre dans les veines rénales, et donne lieu immédiatement à la formation de l'urine.

Les expériences de Bidder, de Schmidt, de Nasse prouvent que chez le chien et le chat, l'eau à haute dose augmente la sécrétion de la *bile*, qui conserve cependant la proportion normale de ses principes constituants. On a peu étudié l'action de la diète aqueuse sur la sécrétion des glandes salivaires. On a vu cependant que chez un cheval la salive de la parotide devint plus fluide dix minutes après avoir avalé 5000 grammes d'eau avec de l'herbe hachée; elle fut trouvée plus dense lorsque, l'animal ayant été privé de boisson pendant douze heures, on provoqua une sécrétion salivaire abondante par de l'herbe fraîche. Enfin je me borne à mentionner ce fait bien connu, que les boissons abondantes favorisent la transpiration, surtout si la circulation est accélérée soit par la chaleur extérieure, soit par celle de l'eau, soit par l'exercice musculaire.

Du calorique. — On en fait un fréquent usage en hydrothérapie, mais les moyens de le développer diffèrent essentiellement. En France, M. Fleury a propagé l'emploi de l'étuve sèche; en Allemagne, on lui préfère généralement le maillot sec. Ces deux procédés ont chacun leurs avantages et leurs inconvénients; quant au résultat final, il est le même quoi qu'on en ait dit : accélération de la circulation, élévation de la chaleur animale, sécrétion de la sueur [1]. Mais il faut reconnaître que l'étuve sèche réclame une surveillance active, parce que la température peut s'élever considérablement et déterminer alors des accidents graves; le maillot ne présente pas ce danger, on peut abandonner le malade à son ennui, sans lui voir courir d'autre risque que de ne pas transpirer. Pour moi, j'avoue que je partage entièrement l'opinion de M. Fleury sur l'étuve sèche; je l'emploie depuis quinze ans sans avoir eu aucun accident à déplorer.

Cet aperçu rapide suffira pour faire comprendre l'importance des faits qui servent de bases scientifiques à l'hydrothérapie. Jetons maintenant un coup d'œil sur les moyens qu'emploie cette méthode thérapeutique.

[1] Il résulte d'expériences comparatives faites sur l'homme, que dans le maillot sec la transpiration paraît lorsque le pouls s'est élevé de huit à quinze pulsations par minute, et la chaleur animale de 0°,2 à 0°,9. Si Johnson est arrivé à des résultats contradictoires, c'est que les sujets sur lesquels il a expérimenté avaient la circulation activée par la marche au moment où ils ont été enveloppés; il est en effet naturel qu'une heure et demie de repos ait, malgré les couvertures, fait diminuer le nombre des pulsations. Dans l'étuve sèche en 30 ou 40 minutes, le pouls s'élève de quinze à vingt pulsations, lorsqu'on ne dépasse pas 70° cent. Si l'on maintient la température entre 38° et 44° cent., on peut prolonger la séance pendant une heure et demie, sans que l'accélération du pouls dépasse six ou dix pulsations par minute. Il résulte de là que l'étuve est à volonté ou un excitant ou un moyen lent de dépuration.

MOYENS INTERNES.

Boisson. — L'eau froide, à la température de 8° à 10° C. et à doses modérées, 6 à 8 demi-verres dans les vingt-quatre heures, exerce une action tonique, stimulante, sur le tube digestif, qui peut aller jusqu'à provoquer de la diarrhée chez les sujets impressionnables. Dans ce dernier cas, c'est par la température qu'elle agit en déterminant des actions réflexes. A doses élevées de 10 à 15 verres par jour, l'eau froide se comporte comme les altérants, augmente la désassimilation, provoque une sécrétion plus abondante de la bile et de l'urine et par conséquent l'élimination d'une quantité plus considérable de principes immédiats des première et deuxième classes.

L'eau froide, à doses modérées, convient surtout aux malades irritables, névropathiques, à tous ceux auxquels on ne peut administrer les médicaments dits toniques, stimulants, corroborants. A doses élevées, elle trouve son indication chez les pléthoriques, les goutteux, les graveleux; chez les malades qui souffrent du foie, des hémorrhoïdes et chez ceux qui présentent les symptômes d'un embarras dans la circulation de la veine porte, état pathologique très-fréquent dans les affections chroniques. Par contre, les chlorotiques, les anémiques, les sujets lymphatiques, scrofuleux, ceux qui présentent les signes d'une cachexie syphilitique, mercurielle, paludéenne, plombique, etc., supportent mal l'usage interne de l'eau froide. Dans tous ces cas, l'action altérante du modificateur l'emporte sur son action tonique. En dehors de toute indication, les vieillards et les enfants supportent moins bien l'eau à l'intérieur que les adultes.

En général, c'est le matin et surtout à jeun qu'il est préférable de prendre l'eau.

Pendant la diète aqueuse, il faut prescrire certaines précautions :

1° Au début, il faut se borner à 2 ou 3 verres par jour en 4 ou 6 doses, faire de l'exercice entre chaque dose et laisser après chaque repas un intervalle de trois ou quatre heures.

2° Lorsque la tolérance s'est établie, on peut augmenter le nombre des doses et aller jusqu'à 10 ou 15 verres par jour; mais il est rare d'être obligé d'arriver à ce chiffre. En moyenne, 4 à 6 verres par jour suffisent, en laissant entre chaque prise une demi-heure d'intervalle. S'il survient une diarrhée abondante, on l'arrête avec quelques gouttes de laudanum.

3° Enfin, il est très-nécessaire de tenir compte du milieu dans lequel se trouve le malade et de la soustraction du calorique, qui produit le ralentissement de toutes les fonctions, excepté de la sécrétion urinaire. C'est ainsi, par exemple, qu'à Moscou, pendant sept à huit mois de l'année, on a été conduit à supprimer l'usage interne de l'eau froide dans la cure hydrique.

On a beaucoup écrit sur le danger des boissons froides pendant que le corps est en sueur. Les médecins hydropathes ont établi une grande différence entre la sueur produite artificiellement par le calorique et par le maillot sec; dans ce dernier cas on pourrait, selon eux, boire froid impunément. L'observation attentive des faits ne confirme pas cette distinction; elle montre qu'on peut, sans inconvénient, boire froid lorsqu'on a chaud, pourvu qu'on ne se laisse pas refroidir; il suffit donc, après avoir bu, d'exercer les muscles ou de continuer l'action du calorique. Du reste, il faut, avant tout, tenir compte de la disposition du sujet; il en est qui même dans une étuve sèche à 45° et 50° digèrent difficilement un demi-verre d'eau froide. Dans les affections aiguës, l'eau pure à la température de 8° à 12° est la meilleure de toutes les tisanes. Les malades la préfèrent bientôt aux infusions sucrées, dont ils se dégoûtent promptement. L'eau froide diminue la chaleur fébrile, active les sécrétions et les exhalations, dont elle modifie les produits. Jointe aux compresses froides sur le ventre et sur le front, elle constitue un des meilleurs traitements de la fièvre typhoïde, ainsi que je le montrerai plus loin en parlant des observations de M. le docteur Jacquez. Du reste, l'emploi de l'eau froide *intus et extra* est une des traditions les plus anciennes de la thérapeutique des fièvres continues.

Injections. — Tous les praticiens connaissent l'emploi chirurgical des injections détersives tièdes, je crois inutile de m'y arrêter. Je m'occuperai exclusivement de celles qui sont faites avec de l'eau fraîche ou froide. On les pratique en ville avec les irrigateurs de Maisonneuve, d'Aran, ou à l'aide de petites pompes munies d'un ballon qui maintient le jet constant. Ce dernier ne doit pas être en général très-énergique, surtout dans les engorgements du col, dans la leucorrhée, dans le catarrhe vésical; la température de l'eau doit varier de 10 à 18 cent. Les injections vaginales réclament un soin particulier; la canule doit être *droite*, percée de trous latéraux dans un espace de 6 à 7 centimètres; la malade étant allongée, on doit faire pénétrer l'instrument jusqu'au cul-de-sac du vagin en évitant de l'y appuyer; l'eau arrivera lentement, de façon à déterminer un faible courant; quinze ou vingt minutes suffisent ordinairement pour chaque douche. A l'aide de ce moyen, combiné avec les applications externes, on a guéri des engorgements du col, des métrites chroniques, des leucorrhées rebelles. Mais il ne faut pas perdre de vue que le succès dépend du *modus faciendi*; un jet trop énergique, une température trop basse, une canule mal placée, peuvent déterminer des accidents sérieux, ou tout au moins un résultat négatif.

Si l'on veut provoquer un accouchement prématuré, dans le cas d'étroitesse du bassin par exemple, le jet sera unique de 0m,005 environ de diamètre et dirigé exclusivement *sur le col*.

Lavements. — Les lavements froids ont pour effet de combattre la constipation atonique. Dans ce cas la température sera de 8 à 10° C. et on se bornera à introduire dans l'intestin trois quarts de verre d'eau le soir avant de se coucher. Ce moyen suffira le plus souvent ; mais lorsque l'inertie du rectum est très-prononcée, les douches ascendantes de 12° à 8° C. et d'une durée de quinze à vingt minutes deviennent nécessaires; si le malade éprouve des coliques on augmente la température de deux ou trois degrés et on prolonge la séance jusqu'à trente minutes et au delà. Dans l'irritation de la vessie et de l'intestin, il faut répéter souvent les quarts de lavements à la température de 10 à 12° cent. L'eau à la glace n'est utile que dans les hémorrhagies anales.

Enfin les *gargarismes* d'eau froide sont indiqués surtout contre l'angine et l'inflammation simple de la muqueuse buccale.

MOYENS EXTERNES. — DE LA SUDATION.

Sudation. — Le calorique, dans la méthode hydrique, remplit deux indications distinctes : 1° il agit à titre d'excitant, d'irritant cutané pour favoriser la réaction, pour la rendre aussi énergique que possible : il fait alors partie de la médication transpositive, dans laquelle on cherche surtout *l'effet révulsif*. 2° Il agit à titre d'agent sudorifique, produit un effet spoliatif, et appartient à la médication dépurative qui a pour but de favoriser l'élimination de produits excrémentitiels. Dans le premier cas l'application du calorique doit être courte; aussitôt que la sueur paraît il faut se hâter d'appliquer l'eau froide ; la peau rougit très-rapidement; le malade éprouve un sentiment de bien-être ; ses forces semblent augmentées. C'est ici que l'étuve sèche a un avantage incontestable sur l'emmaillottement selon la méthode de Priessnitz; en effet, en élevant la chaleur artificielle à 60° ou 70°, suivant la constitution, l'âge, la maladie du sujet et surtout suivant la température extérieure, la peau s'échauffe rapidement, le pouls s'accélère, et en trente ou quarante minutes au plus la sueur se manifeste sur toutes les parties du corps, tandis que pour déterminer la transpiration par le maillot sec (enveloppement dans les couvertures de laine), deux ou trois heures, et quelquefois plus, sont souvent nécessaires, surtout au début du traitement.

Dans le second cas, au contraire, la calorification doit être faible, la température ne dépassera pas 38° ou 40°, et souvent 36° suffisent; de temps en temps on la laissera s'abaisser de quelques degrés pour éviter la trop grande accélération du pouls; à l'aide de quelques précautions on peut prolonger ce genre de sudation pendant une heure et demie sans éprouver d'autre incommodité qu'un peu d'ennui; la quantité de liquide excrété varie de 1,000 à 2,000 grammes. J'ai constaté, dans plusieurs expériences pendant lesquelles j'évitais de faire boire le sujet, une diminution du poids du corps de plus de 2 kilogrammes. Il est vrai qu'il faut tenir compte de la transpiration pulmonaire, qui est estimée à un tiers environ de la perte totale[1].

D'après les considérations qui précèdent, on voit facilement quelles sont les indications de l'emploi de la sudation. Lorsque la peau est sèche, aride, rugueuse, que ses usages sont altérés ou abolis; quand la régularité de la circulation est troublée, qu'il se fait des congestions viscérales ou des déviations dans l'ordre des produits excrémentitiels, et c'est le cas de presque toutes les affections chroniques, dans tous les états morbides en un mot, où la médecine conseille les révulsifs ou les dépuratifs, l'eau froide sans la sudation est insuffisante, sinon tout à fait inutile. Mais l'énergie même d'un agent prouve qu'il faut le manier avec prudence; aussi rien de plus commun que de constater les effets résultant de l'abus des sudations exagérées ou trop souvent répétées. Les malades deviennent languissants, impressionnables; ils ont des digestions laborieuses, de la constipation, parfois de la diarrhée; l'activité de la nutrition ne tarde pas à se ralentir; on voit alors apparaître différents troubles de l'innervation; des sympathies douloureuses s'éveillent; l'intelligence s'affecte et un profond découragement s'empare de ces malheureuses victimes du *fanatisme hydrosudopathique*. Il est donc très-important, alors même que la méthode sudorifique est le mieux in-

[1] Depuis quelques années, à Paris surtout, on est très-porté à simplifier outre mesure les procédés hydrothérapiques et, en particulier, à méconnaître l'utilité de la sudation. On ne voit plus que la douche générale en pluie et en jet; les autres moyens sont superflus; c'est là une erreur grave, très-préjudiciable aux malades. La douche est un agent commode, énergique, je l'avoue, mais dont on peut se passer à la rigueur. Certains médecins n'en font qu'un usage très-restreint, et obtiennent cependant des résultats remarquables. C'est que les modificateurs hydriques ont une action d'autant plus sûre qu'ils agissent plus lentement; ils font alors ressentir leur influence jusque dans les profondeurs de l'organisme, à l'élément anatomique lui-même; impriment à sa nutrition, à son développement, à sa reproduction une nouvelle impulsion, et rectifient enfin les habitudes vicieuses de la sensibilité et de la motricité.

diquée, de surveiller son action et de la maintenir en rapport constant avec la force de résistance de l'organisme.

Eau appliquée à l'extérieur. — Nous avons vu que toutes les applications extérieures de l'eau froide ont pour effet d'abaisser le chiffre de la chaleur normale et celui des pulsations, de ralentir la circulation capillaire, et d'agir sur les phénomènes de l'innervation. Ces résultats se produisent malgré l'organisme, si je puis m'exprimer ainsi, car il lutte contre le modificateur par une réaction spontanée. L'art de l'hydropathe consiste à utiliser cette lutte au profit du malade ; la spontanéité vitale, suivant les cas pathologiques, doit être nulle ou comprimée, faible et lente ou énergique et prompte : ces effets variés résultent des différentes manières de doser et d'appliquer les agents hydrothérapiques dont les combinaisons constituent des médications distinctes il est vrai, mais qui peuvent cependant se rapporter à deux modes principaux.

Dans le premier, la réaction spontanée est évitée avec soin par l'emploi de températures modérées (de 24 à 30° cent.) ou arrêtée par la continuité de l'application froide (de 0° à 12°). L'eau agit ici comme agent antiphlogistique, réfrigérant sédatif.

Dans le second mode, au contraire, c'est la spontanéité vitale que l'on recherche, et l'eau doit produire un effet excitant.

C'est sous ces deux aspects opposés que le médecin étudiera l'action des agents hydrothérapiques, en prenant pour base les résultats physiologiques exposés plus haut.

1° *De l'eau froide comme agent antiphlogistique, réfrigérant sédatif.* — Les procédés que l'hydriatrie met en œuvre dans la médication antiphlogistique sont : l'enveloppement humide, les frottements avec le drap mouillé, les bains, les lotions et affusions, les immersions, les compresses mouillées. Je vais successivement examiner chacun de ces moyens.

Enveloppement humide. — C'est une des plus belles découvertes de Priessnitz ; il en faisait un très-grand usage dans les maladies fébriles et dans tous les cas d'éréthisme, d'excitation nerveuse. Les effets en varient beaucoup suivant la durée et suivant qu'on le renouvelle plusieurs fois de suite. Pour calmer la fièvre et l'agitation, tant que la peau reste sèche et chaude, il faut le renouveler aussitôt qu'il commence à s'échauffer, de cinq en cinq minutes, puis de dix minutes en dix minutes, et enfin de moins en moins souvent, au fur et à mesure que la calorification se ralentit. Lorsque la peau tend à se couvrir de moiteur, on ne change pas le linge mouillé ; on laisse la sueur s'établir complétement et cesser ou diminuer d'elle-même, ce qui dure quelquefois plusieurs heures. Le malade est alors dégagé, et l'on procède aux ablutions avec de l'eau de 10° à 17°,5 C. A mesure que la fièvre diminue et pour hâter le développement de la transpiration, on a soin d'employer les draps moins mouillés et d'où l'eau est de plus en plus exprimée ; on applique sur le front des compresses froides bien mouillées pour combattre la congestion vers la tête, qui survient lors du retour de la chaleur générale et surtout vers le moment où la transpiration commence à s'établir ; mais alors, pour ne pas déranger celle-ci, on les applique moins mouillées et à de plus longs intervalles. L'enveloppement humide ne peut pas remplacer entièrement les affusions, bien que la sédation qui en résulte soit aussi prononcée; il ne produit pas le même effet perturbateur, et ne ranime pas la vitalité avec la même énergie. Dans la méthode de Priessnitz, l'enveloppement humide est le moyen antiphlogistique et le calmant par excellence; mais ce n'est pas uniquement à titre de réfrigérant qu'il agit, puisque après un certain temps on laisse la chaleur se concentrer autour du corps et favoriser ainsi l'arrivée de la transpiration; cette excitation, du reste, est courte et très-faible, car la diaphorèse doucement établie produit bientôt son effet ordinaire : elle fait tomber le pouls, calme l'agitation et dispose au sommeil ; aussi voit-on les malades éprouver un sentiment de bien-être très-grand et s'endormir paisiblement.

Bains. — C'est surtout aux bains partiels qu'on a recours dans le traitement hydrothérapique des maladies aiguës. Le malade est assis dans une baignoire ayant de l'eau jusqu'aux hanches seulement ; il y reste de cinq à quinze minutes, rarement plus. Pendant toute la durée du bain on pratique des frictions sur les membres inférieurs et surtout sur les parties exposées à l'air ; celles-ci se trouvant ainsi incessamment mouillées et excitées par le frottement, ne peuvent pas se refroidir. De temps en temps il faut avoir soin d'arroser doucement la tête avec l'eau du bain dont la température varie entre 14 et 18° C. A ce degré, la réaction est toujours certaine, et elle n'est pas assez énergique pour nuire à la sédation. Le bain partiel pris immédiatement après l'enveloppement dans le drap mouillé a donné à M. Scoutetten les plus beaux résultats dans la fièvre typhoïde.

Frottement avec le drap mouillé. — Ce moyen peut remplacer le demi-bain et les affusions après le maillot sec ou humide. On peut le rendre aussi réfrigérant et aussi sédatif que l'exige le cas, en versant sur le drap l'eau froide ou fraîche, suivant l'indication, aussitôt qu'il s'est échauffé. Pendant cette opération, on voit souvent le pouls perdre 15 à 22 pulsations à la minute et la chaleur animale s'abaisser de 1°,5 de 2°,8 et même de 3° ou 4° si elle était très-supérieure au chiffre normal. La première impression produite par le drap mouillé est désagréable, beaucoup plus que celle du bain. On comprend, du reste, que cet effet est en rapport avec la température de l'eau.

Lotions, affusions. — Les premières se font surtout pendant le bain partiel, dont elles augmentent l'action en la généralisant; les secondes s'exécutent autrement. Le malade est placé entièrement nu dans une baignoire, et l'on verse sur lui doucement et lentement plusieurs seaux d'eau dégourdie ou froide, suivant le degré d'intensité que l'on veut donner à la réaction. Currie et Giannini en faisaient un fréquent usage: elles constituaient même la base de la méthode de Currie. Elles sont très-utiles dans la prostration des forces; dans la dernière période de la fièvre typhoïde, pour réveiller la vitalité qui s'éteint ou pour calmer la surexcitation nerveuse qui, dans cette affection, s'observe chez quelques malades; elles apaisent la sécheresse de la peau dans la fièvre scarlatine ataxique, favorisent l'éruption exanthématique et fixent, pour ainsi dire, la maladie dans ses limites naturelles.

Les *immersions* répondent aux mêmes indications que les affusions, mais comme elles ne sont pas d'un usage aussi facile, on les remplace ordinairement par ces dernières.

Les *irrigations* ont pour but d'arroser ou de tenir moite une partie du corps. C'est un moyen antiphlogistique puissant et qui produit des effets sédatifs. Le procédé le plus simple et le meilleur consiste à recouvrir la peau ou la plaie d'une compresse pliée en quatre ou cinq doubles que l'on met en communication avec un vase plein d'eau, à l'aide d'une bande de grosse toile peu serrée, qui fait office de siphon. On évite de cette manière les chocs qui se produisent dans les arrosements, même les plus faibles, et d'un autre côté on peut sans aucun embarras prolonger l'opération nuit et jour lorsque cela est nécessaire, dans les brûlures partielles par exemple, dans les plaies d'armes à feu, qui sont presque toujours accompagnées d'une forte contusion, dans les plaies avec déchirement des membranes, des aponévroses, des tendons, etc., etc.; enfin on évite le danger de la réaction qui se produit toujours lorsque les applications froides se font d'une manière intermittente.

Compresses mouillées. — Elles ont une double action: l'une est réfrigérante, antiphlogistique, sédative; l'autre est excitante. Pour obtenir le premier effet il faut renouveler les compresses aussitôt qu'elles commencent à s'échauffer; pour produire le second, au contraire, il est nécessaire de les laisser s'échauffer en ayant soin de les garantir du contact de l'air afin d'éviter l'évaporation du liquide; on les change ordinairement deux ou trois fois par jour, et si l'appareil protecteur s'applique exactement sur les téguments, on trouve encore les compresses très-humides au bout de six et huit heures. Les compresses mouillées, comme agent antiphlogistique, sédatif, trouvent leur emploi rationnel dans le traitement des maladies aiguës.

On voit en résumé que ces divers procédés hydriatriques remplissent une double indication. Les uns, par leur application permanente, sont des agents de réfrigération et ont pour but de maintenir la chaleur animale dans ses limites normales; les autres modifient l'innervation et provoquent une réaction faible, lente et graduelle. La température de l'eau et la durée de son application sont donc les deux points importants de la méthode antiphlogistique et sédative. On se base, pour régler le degré convenable, sur la chaleur du corps du malade.

La chirurgie a de tout temps retiré d'immenses avantages de l'emploi de la réfrigération. Percy affirme qu'il aurait abandonné la chirurgie des armées si on lui eût interdit l'usage de l'eau, et Larrey, en 1811, rappelle, dans un avis adressé par lui à ses coopérateurs de tous grades de la Grande Armée, qu'ils devaient s'abstenir des liqueurs alcooliques dans le pansement des plaies d'armes à feu pour employer de préférence l'eau pure. Aujourd'hui les chirurgiens des hôpitaux civils ont rarement recours à l'eau, à l'exception toutefois de M. Chassaignac, à qui revient l'honneur d'avoir posé les bases du traitement hydrothérapique des ophthalmies aiguës spécifiques ou non.

Quant aux applications médicales, l'expérience a prouvé surabondamment que l'eau, à différentes températures, offre des ressources puissantes et peut opérer des guérisons inespérées dans le rhumatisme et la goutte aiguë, la métrite, la métro-péritonite puerpérale, le typhus, la fièvre typhoïde, les fièvres éruptives (scarlatine, rougeole, variole), les désordres de l'innervation. Les immersions tièdes prolongées arrêtent les convulsions et préviennent leur retour. On peut, grâce à elles, guérir des hystéries convulsives qui avaient résisté pendant plusieurs années aux eaux minérales et aux moyens les plus variés.

Mais c'est surtout dans notre fièvre typhoïde que je ne saurais trop engager les praticiens à user de la réfrigération. M. Jacquez, médecin des épidémies à Lure (Haute-Saône), rapporte que sur 315 malades affectés de fièvre typhoïde et traités par la médication réfrigérante de 1839 à 1846, 19 seulement ont succombé (1 sur 16,5), tandis que sur 349 malades appartenant aux mêmes localités et traités, pendant les mêmes épidémies, par des médications diverses, la mortalité a été de 91, c'est-à-dire d'environ 1 sur 3,9. M. Scoutetten, de son côté, a publié des observations aussi concluantes.

Quant aux dangers du traitement des maladies aiguës par les procédés hydriatriques, ils me paraissent réels, absolus, entre des mains inhabiles, inexpérimentées. Mais est-il un agent actif de la matière médicale auquel on ne puisse faire le même reproche?

2° *De l'eau froide comme agent d'excitation.* — C'est à ce titre surtout que l'eau froide est employée dans le traitement des maladies chroniques apyrétiques. Ici il s'agit de provoquer une réaction prompte, énergique, durable, et pour obtenir ce résultat il faut que l'organisme soit vivement impressionné, que la chaleur, momentanément abaissée, s'élève ensuite au-dessus du chiffre normal, et que le malade favorise par l'exercice cet accroissement des propriétés vitales qui caractérise la réaction. Aussi doit-on toujours régler l'application des moyens hydriatriques sur l'état dynamique de l'organisme. Ce principe fondamental, sur lequel repose toute l'hydrothérapie, acquiert une importance plus grande encore, si c'est possible, lorsqu'il s'agit des médications qui dérivent de l'effet excitant de l'eau froide. Presque tous les procédés que j'ai décrits plus haut peuvent donner ce résultat, lorsque l'eau est très-froide et que son application est courte ; mais il est un autre moyen qui a une puissance particulière : je veux parler de la douche.

La douche présente plusieurs formes dont les actions sont distinctes et qui demandent à être étudiées avec soin.

Douche en poussière. — Son impression est assez désagréable et son effet est légèrement révulsif.

Douche en pluie fine ou grosse. — La première est beaucoup moins excitante que la seconde, et convient surtout chez les sujets irritables qui ont besoin d'être tonifiés. La seconde est le plus généralement employée ; unie à la douche en jet mobile, elle remplit une foule d'indications et constitue le système hydrothérapique de presque tous les établissements de Paris. Suivant son degré d'énergie, sa température et sa durée, elle est excitante ou simplement tonique ; cependant, au début, les malades éprouvent presque toujours le premier effet ; ils sont fatigués, courbaturés même, et présentent quelquefois le soir une légère accélération du pouls et pendant la nuit de l'agitation. La douche en pluie fine, les affusions, les frottements avec le drap mouillé font disparaître rapidement ces troubles légers de la sensibilité qui ne sont pas une contre-indication ; on peut, du reste, les éviter en faisant suivre la douche, qui sera alors très-courte, d'une immersion de trente secondes à une minute.

Douche en cercle. — C'est la douche excitante par excellence ; son action dans les névroses du tube digestif est presque spéciale. On peut en outre, en limitant son action à une zone circonscrite, le bas-ventre et les lombes par exemple, obtenir une révulsion locale qui favorise singulièrement la résolution des hypérémies utérines et péri-utérines ; je l'ai souvent employée contre ces états morbides, et presque toujours avec le plus grand succès.

Je ne mentionne que pour mémoire la *douche en colonne*, qui est remplacée avec avantage par la *douche en jet mobile*. Cette dernière demande, pour être bien administrée, une main habile et prudente ; elle peut être très-nuisible. Chez les sujets à sympathie facile, si le médecin ne peut agir par lui-même, il fera mieux de recourir à d'autres agents hydriques. En général, on ne tient pas assez compte de ce fait ; aussi les mécomptes sont-ils fréquents.

Douche alternative. — Elle n'appartient, pas à proprement parler, à l'hydrothérapie pure : elle agit d'une manière spéciale dans certains cas, les névralgies des gros troncs nerveux, par exemple.

Douche en lame. — C'est un puissant tonique, qui ajoute beaucoup à l'effet du bassin.

En général, les premières douches froides impressionnent vivement : quelquefois il y a une suffocation considérable qui effraye les malades, ou des palpitations violentes ou bien des douleurs intenses à la partie-postérieure de la tête et du cou. On évite ces accidents, qui ne sont pas graves, en commençant le traitement par des douches tempérées ; les malades s'acclimatent ainsi très-rapidement et sans répugnance. D'un autre côté, certains états morbides résistent à l'eau froide et sont même aggravés par son emploi : je citerai les excitations des fonctions du cerveau si communes chez les hommes qui se sont livrés à des excès de travail intellectuel, et chez ceux qui ont beaucoup souffert moralement, excitations auxquelles sont le plus souvent dues les névropathies cérébrales et que l'on voit quelquefois se terminer par un triste suicide. Dans ces cas graves, les douches faibles en pluie de 28° à 20° centigrade déterminent une prompte sédation qui persiste si le malade a la patience de continuer pendant deux ou trois mois un traitement aussi simple.

Bains de siége. — L'hydrothérapie en fait un grand usage dans le traitement des maladies chroniques. Leur action varie suivant la durée du bain et la température de l'eau. Un bain de siége froid et court (7° centigrade et 5 minutes) est un révulsif énergique qui rougit fortement la peau. A la même température, mais prolongé pendant une heure, il augmente la circulation profonde du bassin et abaisse la chaleur animale. Quant à l'action que ce genre de bain détermine sur le système nerveux, elle obéit aux mêmes lois que les autres applications extérieures d'eau froide. Il offre de grandes ressources au praticien et est d'un usage commode.

Les médications qui se rattachent à l'action excitante de l'eau froide sont au nombre de sept : la médication reconstitutive et tonique, la médication excitatrice, la médication révulsive, la médication résolutive ; la médication sudorifique, altérante et dépurative ; la médication antipériodique, la médication prophylactique ou hygiénique. Plusieurs de ces médications peuvent être ou sont nécessairement associées l'une à l'autre, et c'est dans cette association même que se trouve la cause la plus puissante de l'efficacité si remarquable de l'hydrothérapie, dans un grand nombre de cas pathologiques rebelles à tous les agents de la matière médicale et de l'hygiène.

1° *De la médication reconstitutive et tonique.* — C'est surtout au tempérament lymphatique, à la chlorose, à l'anémie qu'elle s'applique plus particulièrement. Je ferai cependant remarquer que si l'hydrothérapie modifie le lymphatisme d'une manière incontestable, ce n'est que par une application longue et suivie, que les eaux de Salins, de Kreuznach et les bains de mer combinés avec les eaux sulfureuses ont une action bien plus profonde, bien plus complète que l'emploi exclusif de l'eau froide. Quant à la chlorose proprement dite, il n'en est pas de même. L'hydrothérapie la guérit complétement, mais pas aussi vite qu'on le dit généralement. Ici l'indication est multiple, il faut agir sur la circulation capillaire, sur la calorification, sur la nutrition en même temps que sur l'innervation ; c'est ce que fait l'hydriatrie avec une grande puissance. J'en dirai autant de l'anémie idiopathique si commune chez les habitants des grandes villes qui vivent dans l'oubli le plus complet des règles les plus simples de l'hygiène ; enfin dans l'anémie symptomatique d'une lésion organique grave et même incurable, les modificateurs hydriatriques peuvent rendre des services signalés : ils apaisent la fièvre, réveillent les fonctions de nutrition et prolongent l'existence, qu'ils rendent supportable.

2° *De la médication excitatrice.* — L'action musculaire se réveille sous l'influence des douches en jet lorsqu'il n'y a pas dans les centres nerveux un obstacle matériel à l'innervation. C'est pour le même motif que dans ces constipations opiniâtres, résultant de l'atonie de l'intestin, les douches ascendantes froides sont un des moyens les plus puissants que je connaisse : on aide beaucoup à leur action en faisant prendre au malade, le soir avant de se coucher, un quart de lavement froid.

Dans la paralysie générale, l'hydrothérapie n'est pas plus heureuse que les autres agents thérapeutiques. Cependant, au début, je l'ai vue enrayer la marche des symptômes ; les malades éprouvent pendant plusieurs mois une amélioration notable; mais après cette halte, l'affection reprend sa marche fatale.

3° *De la médication révulsive.* — La puissance révulsive de l'eau froide se traduit par des congestions superficielles ou profondes, locales ou générales, et par l'augmentation de l'action organique des reins, de l'intestin, de la peau. Les hypérémies utérines, hépatiques, spléniques disparaissent lorsqu'on maintient pendant un temps convenable une grande activité circulatoire dans le tégument externe; M. Fleury a judicieusement comparé cet effet à celui d'une énorme ventouse. Mais il est nécessaire, dans ces cas morbides, de ne pas se borner à une action générale; il faut aussi agir localement et avec précaution au niveau des organes congestionnés. Les douches révulsives ont une influence salutaire sur la menstruation; elles l'augmentent ou la diminuent, suivant qu'on congestionne les membres supérieurs ou les membres inférieurs et le bassin. Dans les métrorrhagies la douche, malgré son effet dérivatif, est souvent impuissante, ce qu'il faut attribuer à l'ébranlement qu'elle détermine quand on veut obtenir une action énergique. Je lui préfère le frottement avec le drap mouillé répété deux ou trois fois par jour, la malade conservant la position horizontale. Par ce moyen j'ai pu arrêter des hémorrhagies persistantes entretenues par une tumeur utérine. On peut sans inconvénient continuer à prendre la douche pendant l'époque; mais lorsque le médecin n'agit pas lui-même, il est plus prudent de s'abstenir, parce que dans ce moment il suffit d'un jet mal dirigé pour amener une suppression ou pour déterminer une perte.

Le traitement hydrothérapique de la congestion utérine chronique est assez complexe : douches générales, locales, bains de siége, irrigations vaginales, etc., et surtout, ainsi que je l'ai déjà dit, douches en cercles limitées au bassin et jet promené simultanément sur les bras.

La révulsion par action organique de la peau est surtout applicable aux phlegmasies catarrhales commençantes, aux névralgies, aux rhumatismes musculaires. Le calorique joue un rôle important dans la curation de ces diverses affections, tantôt sous la forme d'air sec, ou de vapeur, tantôt sous la forme liquide, la douche alternative par exemple.

Je dois encore mentionner ces maladies chroniques du tube digestif si communes chez l'homme, et qui, désignées par les anciens sous le nom de *pléthore abdominale*, reconnaissent pour cause un trouble de la circulation abdominale. Les douches froides, la sudation, les compresses ou les frictions excitantes en triomphent ordinairement.

4° *De la médication résolutive.* — La douche générale en pluie et locale en arrosoir fin d'une durée de 3 à 5 minutes, a une action très-puissante dans l'hydarthrose pour faciliter la résorption et pour empêcher de nouveaux épanchements séreux. Mais il importe de régler l'énergie de la douche locale suivant l'excitabilité de l'articulation; car une douche trop forte réveillerait la douleur et produirait de nouveaux épanchements. Le succès dépend donc du *modus faciendi*.

5° *De la médication sudorifique, altérante et dépurative.* — Les maladies virulentes sont les seules auxquelles la *dépuration* soit logiquement applicable, et il faut avouer que l'hydrothérapie, employée contre elles et poussée même jusqu'à l'exagération, s'est montrée singulièrement impuissante ; telle est par exemple la syphilis. Mais la médication sudorifique comme excitant cutané est indiquée dans un grand nombre d'états chroniques où les usages de la peau sont diminués ou pervertis.

6° *De la médication antipériodique.* — Les effets que l'on obtient par cette médication sont des plus remarquables. Il suffit souvent de deux ou trois douches en pluie et en jet simultanés, administrées le plus près possible de l'accès, pour couper une intermittente simple. Lorsque la fièvre est rebelle et que la cachexie paludéenne est très-prononcée, il faut continuer le traitement pendant un mois au moins après la disparition complète des accès. Je ne saurais trop appeler l'attention des médecins sur cette heureuse et nouvelle application de l'hydrothérapie.

7° *De la médication hygiénique et prophylactique.* — Il suffit de signaler cette médication : tous les praticiens en saisissent l'utilité.

Des méditations hydrothérapiques complexes. — Pour mettre de l'ordre dans l'exposition, j'ai dû examiner séparément chacune des médications qui précèdent, mais au point de vue clinique il est nécessaire d'ajouter que dans le traitement d'un grand nombre d'états chroniques, les actions diverses de l'eau froide doivent être combinées entre elles. Je mentionnerai particulièrement les congestions sanguines chroniques de l'utérus, du foie, de la rate, de la moelle épinière, l'ankylose et les pertes séminales involontaires, dont la ténacité est souvent si désespérante.

Hygiène hydrothérapique. — Ai-je besoin de dire qu'une bonne hygiène est indispensable au succès de tout traitement hydrothérapique? Ce serait répéter une vérité banale. Mais il est un point important sur lequel on ne saurait trop insister ; c'est l'exercice au grand air. Les malades, avant de se soumettre à l'eau froide, doivent marcher pendant un certain temps pour avoir chaud, et après la séance ils doivent faire encore une promenade pour activer la réaction et pour la rendre durable. Lorsque la marche est impossible, on y supplée par des moyens artificiels. La nécessité de la réaction spontanée est absolue ; si on ne peut l'obtenir, il faut cesser le traitement et recourir à d'autres agents. Il en est de même si le malade, par la nature de ses occupations, ne peut pas disposer du temps nécessaire. On ne doit jamais perdre de vue que l'hydrothérapie mal faite peut avoir les conséquences les plus funestes pour la santé et aujourd'hui que l'emploi de l'eau froide se répand dans la pratique de ville, on ne peut trop appeler l'attention des médecins sur les accidents auxquels ils exposent leurs malades en négligeant d'insister sur la nécessité de la réaction. Quant au régime alimentaire, il doit varier suivant les circonstances, mais en général une alimentation substantielle sans *exagération* est nécessaire au plus grand nombre des malades. Le vin ne sera pas proscrit systématiquement, surtout si le traitement se fait à la ville ; mais à la campagne une eau bien fraîche et très-pure sera parfaitement supportée, et dans bien des cas elle modifiera très-avantageusement l'état de l'estomac et favorisera la digestion.

Des accidents et des dangers de l'hydrothérapie. — On a reproché à l'hydrothérapie d'occasionner la folie, d'appauvrir le sang, d'affaiblir la calorification et enfin de développer des affections organiques du cœur. Le premier de ces reproches ne paraît pas fondé ; tous les faits signalés se rapportent à des personnes qui avant le traitement avaient déjà donné des signes de troubles intellectuels. Dans ces circonstances, une médication trop excitante a sans contredit des conséquences graves qu'un médecin expérimenté sait toujours éviter. J'en dirai autant des autres griefs. Il est avéré pour moi qu'un traitement exagéré, inconsidéré, pendant lequel on a abusé de l'eau à l'intérieur, jette l'économie dans un état qui a quelque analogie avec le scorbut : pouls faible, accéléré ; lassitude excessive qui disparaît pendant la marche et reparaît ensuite ; urines pâles, fétides ; aphthes sur les gencives tuméfiées, molles et quelquefois saignantes, sur les tonsilles et le pharynx ; grande agitation ; irritabilité excessive, etc. L'affaiblissement de la calorification se remarque plus fréquemment surtout chez des rhumatissnts, des goutteux, qui dans l'espoir de se guérir font un emploi immodéré des pratiques hydriatriques. Ils deviennent impressionnables au froid à l'excès ; leur peau ne réagit plus : il faut savoir doser l'hydrothérapie et surtout s'arrêter à temps. A l'aide d'une surveillance intelligente on peut mener à bonne fin un traitement hydrique de longue baleine, si on a la précaution de laisser les malades se reposer de temps en temps et si l'on sait faire d'une alimentation réparatrice, des toniques (vin, café même) un emploi méthodique ; j'ajouterai que la température de l'eau ne doit pas rester invariablement au même degré, et qu'on rencontre des cas où l'amélioration obtenue reste stationnaire, disparaît même, tandis que la guérison s'obtient rapidement si on élève de quelques degrés la température du liquide.

Quant aux affections organiques du cœur, non-seulement l'hydrothérapie ne les détermine pas, mais leur existence n'est pas même une contre-indication. J'ai traité avec succès, pour des affections diverses, des malades présentant des insuffisances mitrale et aortique avec ou sans hypertrophie ventriculaire et je n'ai jamais constaté après le traitement une aggravation de la lésion. Mais dans ces circonstances l'application hydriatrique réclame certaines précautions et il faut éviter tout ce qui pourrait déterminer une excitation trop vive de l'organe central de la circulation.

Pour compléter cet aperçu très-sommaire de l'hydrothérapie, je vais indiquer les sources principales auxquelles on pourra puiser pour faire une étude approfondie, de cette méthode thérapeutique. Je me borne à mentionner un très-petit nombre d'ouvrages, parce que la plupart de ceux qui ont été publiés ne renferment rien d'important qui ne se trouve dans les auteurs que je cite.

BIBLIOGRAPHIE

PERCY. — *Dictionnaire des sciences médicales*, art. *Eau*.

LUBANSKI. — *De l'hydrothérapie comme méthode révulsive, et de ses applications contre les congestions chroniques*. Paris, 1854, in-8.

LALESQUE AINÉ. — *Mémoire sur les irrigations d'eau froide dans le traitement de l'éclampsie chez les enfants*. Bordeaux, 1855, in-8.

GILLEBERT-D'HERCOURT. — *Des effets physiologiques déterminés par l'application extérieure de l'eau froide*. Lyon, 1857, in-8.

— *Dictionnaire des eaux minérales et de l'hydrologie médicale*, par Durand-Fardel, Lebret et Lefort. Paris, 1860, t. II, p. 116. art. *Hydrothérapie*, par Gillebert-d'Hercourt.

JACQUEZ. — *Mémoire sur le traitement de la fièvre typhoïde par la réfrigération*. (*Bulletin de la Société de médecine de Besançon*, 1846, n. 2.)

LERSCH. — *Einleitung in die Mineralquellenlehre*. Erlangen, 1855.

Deux volumes ont paru. — Dans le premier, de la page 475 à la page 680 se trouvent résumés d'une manière complète tous les faits qui se rattachent à l'hydrothérapie considérée comme science. — Dans le second volume, l'auteur traite plus particulièrement de la thérapeutique.

PETRI. — *Wissenschaftliche Begründung der Wasserkur*. Coblentz, 1855.

F. JOHNSON — *Risearches into the effects of cold water upon healthy body to illustrate its action in deseases*. London, 1850.

JAMES CURRIE. — *Account of the remarkable effect of a shipwreck on the mariners : with experiments and observations on the influence of immersion in fresh and salt water, hot and cold, on the powers of the living body*. (*Philosoph. transactions*, anno 1792, vol. LXXXII, p. 199.)

Ce mémoire a été analysé dans la *Bibliothèque britannique* (partie *sciences et arts*, vol. Ier, p. 672). La première expérience seule de Currie s'y trouve rapportée en détail, les autres, qui sont très-intéressantes aussi, ne sont que mentionnées en substance.

JAMES CURRIE. — *Medical reports on the effects of water, cold and warm, as a remedy in fever and the other diseases, whether applied to the surface of the body or used internally.* Liverpool, 2e édit., 1804, 2 vol.

Dans cet ouvrage, très-remarquable, l'auteur pose les bases scientifiques de l'hydrothérapie.

FRÖHLICH. — *Gründliche Därstellung des Heilverfahrens in entzündlichen Fiebern überhaupt, und insbesondere im Scharlach, mittelst Anwendung des lauwarmen, kühlen oder kalten Wassers durch Waschungen, Bäder und Uebergiessungen. Nach unzahligen eigenen Erfagrüngen bestätigt.* Vienne, 1824, in-8.

FRÖHLICH, REUSS, PITSCHAFT. — *Ueber die ausserliche Anwendung des kalten Wassers in hitzigen Fiebern.* (Supplément au journal de Hufeland. 22e année, Berlin, 1822.)

Une analyse succincte du mémoire de Fröhlich se trouve dans la *Nouvelle bibliothèque médicale.* 1825, vol. III.

HERBERT-MAYO. *The cold water cure, its use and misuse.* London, 1845, in-12 de 85 pages.

BACHELIER. — *Exposé critique et méthodique de l'hydropathie,* ou traitement des maladies par l'eau froide. Pont-à-Mousson, 1843.

SCOUTETTEN. — *De l'eau sous le rapport hygiénique et médical,* ou de l'hydrothérapie. Strasbourg, 1843, in-8.

MUNDE. — *Hydrothérapeutique,* ou l'Art de prévenir et de guérir les maladies par l'eau, la sueur, le bon air, le régime et le genre de vie. Paris, 1842.

SCHEDEL. — *Examen clinique de l'hydrothérapie.* Paris, 1845, in-8.

FLEURY. — *Traité pratique et raisonné d'hydrothérapie.* Paris, 2e édit.

BALDOU. — *Instruction pratique sur l'hydrothérapie* étudiée au point de vue 1° de l'analyse clinique; 2° de la thérapeutique générale; 3° de la thérapeutique comparée; 4° de ses indications et contre-indications. Paris, 1857.

P. DELMAS. — *Recherches historiques et critiques sur l'emploi de l'eau en chirurgie.* Thèses de Paris, 1859.

— *Clinique de l'établissement hydrothérapique de Longchamps.* Bordeaux, 1861-1862.

AMUSSAT. — *De l'emploi de l'eau en chirurgie,* Thèses de Paris, 1859.

BRICHETEAU. — *Hydrothérapie oculaire* (*Annales de la Société d'hydrologie médicale de Paris,* t. VIII, p. 410.

Ce mémoire très-substantiel contient l'exposé complet de la méthode de M. Chassaignac dans le traitement de l'ophthalmie purulente,

P. BOULAND. — *Sur le traitement du rhumatisme chronique par l'hydrothérapie.* (*Annales de la Société d'hydrologie médicale de Paris,* t. VII.)

JOSSE FILS. — *Mélanges de chirurgie pratique, emploi de l'eau par la méthode des affusions,* etc. Paris, 1835, in-8.

CHAPITRE XXVI

ÉLECTROTHÉRAPIE

§ I. — HISTORIQUE

L'électrothérapie, qui est l'application de l'électricité à la médecine, suivi d'une part les progrès de la physique, de l'autre ceux de l'anatomie et de la physiologie.

Parmi les physiciens qui ont concouru à l'édification de l'électricité médicale, nous citerons Étienne Gray (1730), Dufay et l'Abbé, Nollet, Krüger d'Helmstadt (1743), Halle (1744), Cunéus (1745), Bosé de Wittembourg, Mambray, Nebel (1750), Thomas Lane, etc.

Vint ensuite Galvani, dont l'expérience de 1780 fut le point de départ de la découverte de l'électricité dynamique et par là celui de l'électricité médicale. Tout le monde connaît cette expérience fondamentale et la célèbre et fructueuse discussion entre Volta et le professeur d'anatomie de Bologne, qui dura de longues années, et à laquelle prirent part plusieurs physiciens distingués.

Après Galvani, on a étudié l'action de l'électricité sur l'organisme, et l'on a cherché à donner une base à l'électricité médicale. Des faits physiologiques fondamentaux, quoique peu nombreux, ont été découverts dans ces dernières années. Les expériences et les observations se multiplient chaque jour, mais les conséquences théoriques sont souvent contestées, soit par des observations nouvelles qui mènent à des résultats contraires, soit parce que les expériences elles-mêmes ne paraissent pas complètes.

Sans énumérer tous les travaux souvent fort longs qui, depuis le commencement de ce siècle, ont été publiés sur cette matière, nous indiquerons plus loin les résultats principaux auxquels ils ont conduits, ne pouvant mieux faire que de renvoyer pour de plus amples développements aux traités spéciaux.

Les premières applications du galvanisme sont antérieures à la pile de Volta.

On appliquait sur les parties malades, quelquefois dénudées, des plaques métalliques de nature différente qu'on réunissait par un arc conducteur. On nota l'action sur le système nerveux moteur et sensitif. De Humboldt, en 1797, observa la même action et de plus l'augmentation de la sécrétion des plaies : à la suite de nombreuses expériences, il recommanda l'emploi du galvanisme contre les maladies des yeux et les paralysies. Un peu plus tard il vit, sous l'influence de la pile, s'agiter des poissons auxquels il avait coupé la tête. Janotti, électrisant des cigales mortes, reproduisit le chant particulier à cet animal. Bichat avait commencé des essais sur les cadavres humains. Mais les expériences les plus frappantes qui appelèrent sur l'emploi du galvanisme l'attention des médecins furent celles d'Aldini de Bologne sur des cadavres de suppliciés. A la même époque, Grapengiesser publia un ouvrage sur le galvanisme rempli de nombreuses observations. Il annonça de beaux résultats reconnus depuis inexacts pour la plupart. En 1825, Sarlandière mit en honneur la galvanopuncture, qui fut surtout mise en pratique par Fabré-Palaprat, et expérimentée dans les hôpitaux de Paris.

M. le docteur Remack, de Berlin, a voulu ramener l'emploi des courants continus, et réagir contre l'emploi à peu près exclusif de courants d'induction [1]. Des résultats thérapeutiques nombreux sont consignés dans son ouvrage, surtout pour les paralysies. Quant à ses conclusions elles ont été généralement repoussées.

Dans ces derniers temps, la découverte des courants d'induction par Faraday (1832) a fait entrer l'électricité dans une voie nouvelle. M. Masson, le premier, vulgarisa l'emploi des courants induits dans la thérapeutique. Après lui M. Duchenne, de Boulogne, est celui qui a le plus propagé l'usage de l'électricité; son ouvrage sur l'*électrisation localisée* est un traité complet d'électricité médicale qui renferme l'exposé de tous les travaux importants faits sur cette matière et auxquels l'auteur est venu ajouter de nouveaux faits pathologiques et thérapeutiques [2].

En terminant cet exposé rapide de l'histoire de l'électrothérapie, nous dirons que c'est surtout aux travaux de MM. Matteucci, Nobili, Faraday, Du Bois-Reymond, Claude Bernard, que cette science doit un certain nombre de faits fondamentaux basés sur l'anatomie et la physiologie que nous indiquerons plus loin.

Nous signalerons enfin l'excellent manuel de M. le docteur Tripier [3], auquel nous empruntons une partie des figures de ce chapitre.

[1] *Galvanothérapie*, ou de l'application du courant galvanique constant, trad. par A. Morpain. Paris, 1860.

[2] *De l'électrisation localisée et de son application à la pathologie et à la thérapeutique*. 2e édit., Paris, 1861.

[3] *Manuel d'électrothérapie. Exposé des applications médicales et chirurgicales de l'électricité*. Paris, 1861.

APPAREILS SERVANT A PRODUIRE L'ÉLECTRICITÉ

Des appareils employés dans l'électrothérapie, plusieurs mériteraient une description particulière et détaillée; mais nous croyons qu'il sera facile au lecteur un peu versé dans la physique de comprendre, d'après notre exposé succinct leur maniement. Nous ferons connaître en même temps les faits théoriques sans lesquels on se trouve toujours arrêté, et que tout médecin électrothérapiste ne peut ignorer.

Les appareils servant à produire de l'électricité sont généralement divisés en deux catégories : les machines à frottement et les piles.

Les premiers donnent l'électricité à l'état de tension. Les seconds à l'état de courant.

Sans insister sur les diverses machines à frottement déjà décrites dans tous les traités élémentaires de physique, nous nous contenterons de les énumérer :

La machine de Ramsdem, machine électrique ordinaire, donnant de l'électricité positive ;

La machine de Nairne, imaginée spécialement pour électriser les malades, donne les deux électricités ; dans la machine modifiée, au manchon en verre, difficile à remplacer en cas d'accident, on a susbtitué une roue en verre semblable à celle de la machine précédente ;

La machine de van Marum, modification de la machine de Ramsdem, donnant les deux électricités à la volonté de l'opérateur;

La machine hydro-électrique d'Armstrong, dans laquelle l'électricité est produite par le frottement des gouttelettes d'eau entraînées par de la vapeur ;

L'électrophore, imaginé par Volta à la suite d'expériences faites par Baccaria et Œpinus.

La bouteille de Leyde, que l'on charge avec une des machines précédentes, a été très-employée dans la pratique médicale. On préfère généralement l'électromère de Lane, qui n'est qu'une bouteille de Leyde dans laquelle les deux armatures peuvent être plus ou moins rapprochées. Lorsque la charge de la bouteille sera suffisamment grande, une étincelle jaillira entre les deux boutons en regard; on pourra par conséquent, en les rapprochant plus ou moins, obtenir une charge plus ou moins forte.

---

§ II. — PILES ÉLECTRIQUES

Les piles donnent de l'électricité sous forme de courant. Leur nom vient du premier appareil de ce genre, imaginé par Volta.

Nous allons les énumérer, et nous donnerons quelques détails sur celles qui ont été inventées plus spécialement pour l'emploi médical.

Nous verrons plus loin les principaux faits théoriques qu'il est indispensable de connaître et qui s'appliquent à toutes les piles.

On distingue les piles à courant variable et les piles à courant constant.

Piles à courant variable.

Les plus connues des piles à courant variable, piles à un seul liquide, sont les suivantes :

Piles à colonne de Volta ; — à auge ou de Cruikshank ; — à couronnes de Tasses ; — de Wollaston ; — à hélice ou de Hare ; — d'Young ; — de Muncke ; — de Sturgeon.

Pile de Sturgeon.

Dans tous ces appareils le couple est formé par deux lames, l'une de cuivre, l'autre de zinc, plongeant dans de l'eau acidulée par l'acide sulfurique. Généralement la solution est au 1/8me ; la seule différence à faire entre elles consiste dans la disposition relative et l'étendue des lames. Ainsi, dans la pile en hélice ou de Hare, les lames de zinc ont quelquefois une surface de 5 mètres carrés chacune, et cependant les couples n'occupent pas un grand volume. Cette pile donne un courant d'une intensité très-grande, et ses effets calorifiques sont si considérables qu'on l'appelle quelquefois calorimoteur ou déflagrateur.

Dans les autres piles, celle d'Young par exemple, chaque lame de zinc est placée entre deux lames de cuivre à une petite distance. Comme on le verra plus loin, la résistance intérieure de la pile sera beaucoup plus faible, le courant gagnera en intensité, mais pas en tension. Cinquante couples de la pile d'Young n'occupent pas plus de 25 centimètres carrés. Comme dans celle de Muncke, on les plonge, au moment de s'en servir, dans une même auge renfermant l'eau acidulée. Le pôle négatif correspond toujours au métal attaqué ou au zinc.

Mais si les lames polaires se trouvent soudées à des lames de cuivre, celles-ci prendront par conductibilité l'électricité négative. Les lames de cuivre portent le nom de collecteur.

Les piles à un seul liquide le plus généralement employées sont celles de Grenet et Fonvielle ; au bichromate de potasse, de M. Marié-Davy et Benoist, au deutosulfate de mercure, et celle de M. Gaiffe.

Dans la pile de MM. Grenet et Fonvielle, qui n'est qu'une modification d'une pile imaginée par M. Bunsen, chaque couple est formé d'une lame de zinc, d'une lame de cuivre servant de collecteur, d'un liquide composé d'acide sulfurique concentré et de bichromate de potasse.

Pour empêcher le dépôt d'oxyde de chrome sur le zinc, on a adapté soit une soufflerie faisant pénétrer de l'air, soit un agitateur qu'on fait mouvoir facilement. Cette pile est excellente pour faire rougir des fils métalliques.

Dans la pile de MM. Marié-Davy et Benoist, chaque couple est composé d'une auge en charbon servant de collecteur, dans laquelle on place le sulfate acide de mercure avec un peu d'eau, le tout recouvert d'un plateau de zinc. Le mercure provenant de la réduction du sulfate entretient l'amalgamation du zinc.

La pile de Gaiffe n'est qu'une modification de la précédente ; le zinc peut à volonté être approché ou éloigné du fond de l'auge pour diminuer ou augmenter la résistance intérieure de la pile. Nous mentionnerons encore la pile du prince Bagration. Chaque couple se compose d'une lame de zinc, d'une lame de cuivre plongeant dans de la terre qu'on arrose avec une dissolution de chlorhydrate d'ammoniaque.

La pile d'Alizeau, dans laquelle chaque couple consiste en une assiette de cuivre au fond de laquelle est soudée une rondelle de zinc qu'on recouvre de chlorhydrate d'ammoniaque et de sel marin et d'eau. Ces couples se superposent comme dans la pile à colonne.

Il nous reste à parler des piles ou chaînes galvaniques de Pulverma-

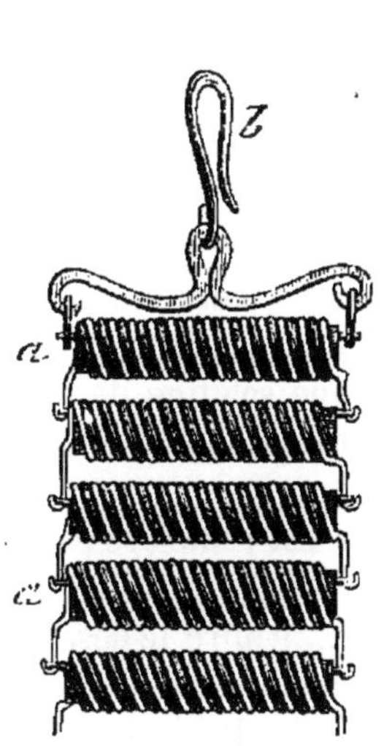

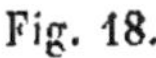
Fig. 18.

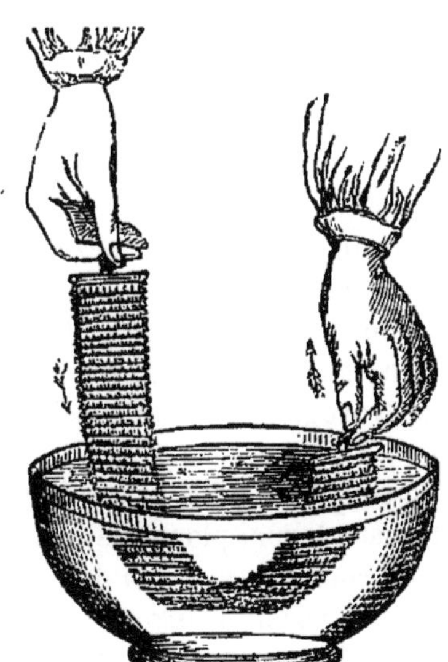
Fig. 19.

Fig. 18. — Pile de Pulvermacher. — *a*, élément de pile. La partie solide de chaque couple consiste en un petit billot de bois sur lequel sont enroulés parallèlement en hélice un fil de zinc et un fil de cuivre.

Fig. 19. — Même pile qu'on plonge dans l'eau vinaigrée pour la mettre en activité.

cher offrant un grand nombre de couples, sous un volume peu considérable. Chaque chaînon se compose d'un petit billot en bois autour duquel sont enroulés parallèlement un fil de zinc et un fil de cuivre. Les deux extrémités du fil de zinc d'un couple sont liées aux chefs correspondants du fil de cuivre du billot précédent. Les couples ou chaînons peuvent s'ajuster entre eux, soit dans le sens de leur longueur, soit dans le sens transversal. La pile est chargée en la mouillant avec de l'eau vinaigrée. Son énergie augmente avec la concentration de la solution. Ces piles sont à forte tension, mais leur énergie diminue rapidement. Elles sont d'un emploi commode, car elles peuvent s'appliquer facilement sur différentes parties du corps.

La pile à gaz de Grove, les piles secondaires, les piles sèches, sont très-arement employées.

Piles à courant constant ou à deux liquides.

Dans la composition des couples formant les piles à courant constant, on a eu surtout pour but de remplir la condition suivante :

Empêcher l'altération du collecteur, soit par la condensation de l'hydrogène polarisé, soit par les dépôts que ce même gaz y produirait par son action réductrice, causes servant à produire des courants de sens contraire au courant principal.

Une autre condition qu'on peut dire secondaire est la suivante : entretenir l'uniformité de l'action chimique en conservant aussi longtemps que possible dans le même état d'une part le métal attaqué, de l'autre le liquide actif. Tout le monde sait que dans un couple de pile à deux liquides, couple de Daniel, de Grove, de Bunsen, les deux liquides sont séparés par un diaphragme poreux ordinaire en terre dégourdie auquel on donne le moins d'épaisseur possible, car il augmente notablement la résistance intérieure de la pile. Le couple le plus constant est celui de Daniell. Le collecteur en cuivre plonge dans une solution de sulfate de cuivre. L'hydrogène produit un dépôt de cuivre qui n'altère pas le collecteur.

Dans le couple de Bunsen le sulfate de cuivre est remplacé par l'acide azotique, dans lequel plonge le collecteur formé d'un cylindre plein en charbon des cornues ; c'est un des plus employés, il offre le désagrément de donner des vapeurs nitreuses incommodantes.

MM. Marié-Davy et Benoist emploient une bouillie de bisulfate de mercure dans laquelle plonge le collecteur en charbon ; le zinc extérieur est placé dans l'eau pure, la petite quantité du sulfate de mercure qui traverse le diaphagme entretient l'amalgamation du zinc, ce couple donne un courant peu intense, mais constant. MM. Marié-Davy et Benoist ont imaginé les piles au sulfate ou au chlorure de plomb très-commodes, donnant des courants d'une grande constance dont l'emploi tend à se généraliser

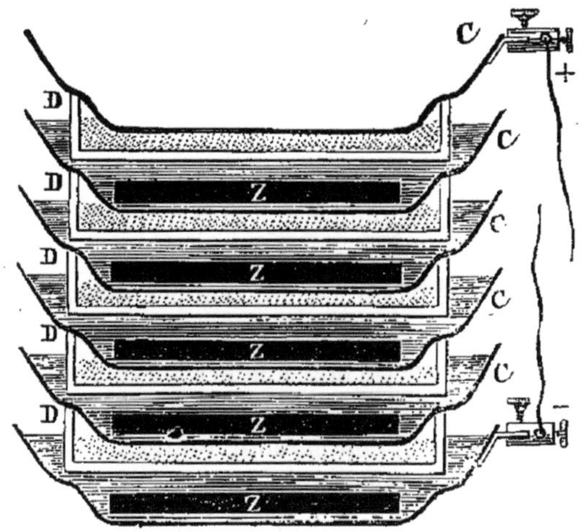

Fig. 20. — Pile au sulfate ou au chlorure de plomb. — Z, rondelles de zinc. — C, assiettes de cuivre étamé. — D, vases poreux contenant le sulfate de plomb. Le vase poreux ne doit pas poser immédiatement sur l'assiette de cuivre ; car alors les gaz provenant de la décomposition de l'eau seraient retenus sous lui et l'appareil cesserait rapidement de fonctionner.

ig. 20. — Pile au sulfate ou au chlorure de plomb.

tous les jours. Chaque couple est ainsi composé : une assiette ou capsule en cuivre étamé, au fond de laquelle on place de l'eau salée et une rondelle de zinc par-dessus un vase plat poreux, dont le fond baigne dans l'eau salée : il est rempli de sulfate de plomb. Ces couples se superposent comme dans la pile à colonne. Le fond de chaque assiette en cuivre repose sur le sulfate de plomb. Le chlorure de plomb fondu peut remplacer avantageusement le sulfate, car il est plus conducteur et se réduit dans toute sa masse, circonstance qui diminue la résistance intérieure.

Le docteur Zeigmondy, de Vienne, emploie principalement, pour obtenir des effets calorifiques, une pile dont les couples ont la disposition suivante : au centre un collecteur en platine formé de six feuilles minces disposées en étoile. A la lame de zinc extérieure sont soudées six autres feuilles du même métal dirigées vers le centre, le vase poreux entre à frottement dans la gaîne formée par les arêtes et la face extérieure du collecteur en platine.

Les faits théoriques suivants, que l'on trouve rarement résumés d'une manière nette dans les ouvrages de physique, serviront de complément à la description succincte des piles.

Un couple électrique est formé par deux corps, tous deux en contact avec un liquide dont l'un au moins est attaqué chimiquement ; dans le cas où tous les deux le seraient, il faut que l'action chimique soit plus énergique sur l'un que sur l'autre.

L'action chimique oriente le mouvement électrique et l'entretient. Cette action ou force est appelée Force *électromotrice*. C'est elle qui accumule la tension positive d'un côté, la tension négative de l'autre, tensions qui sont égales.

Son action est instantanée et continue ; elle est indépendante de l'état électrique d'un des métaux en contact.

La pile ou réunion de plusieurs couples est la somme des forces élémentaires développées dans chacun d'eux.

L'intensité d'un couple peut se calculer d'une manière relative par les chaleurs de combustion : les actions chimiques opérées dans les différents couples sont de véritables combustions.

Les combinaisons opérées produisent un certain nombre de calories qu'on peut calculer. Les décompositions en absorbent une certaine quantité. Si l'on calcule la différence, on a un certain nombre de calories qui représente l'intensité d'un couple. D'après cela, si nous prenons un corps quelconque, l'eau par exemple, un couple dont l'intensité est représentée par un certain nombre de calories ne pourra la décomposer qu'autant que ce nombre sera supérieur à celui de la chaleur de combustion de l'hydrogène. Ainsi un couple de Volta ne décompose pas l'eau ; un couple de Bunsen la décompose.

Tous les corps opposent une résistance au passage de l'électricité. Cette résistance, très-faible pour certains, les métaux par exemple, est très-considérable pour d'autres, l'eau par exemple. La résistance spécifique d'un corps est la résistance qu'oppose un corps d'une longueur d'un mètre, d'un millimètre carré de section. On prend pour unité de résistance celle du cuivre. La résistance au passage de l'électricité diminue quand l'intensité du courant augmente, mais non proportionnellement. Les gaz sont complétement isolants : ils ne deviennent conducteurs qu'à de hautes températures. L'intensité d'un courant dépend de la quantité d'électricité et non de la tension, deux choses qu'il est important de savoir distinguer au point de vue des applications médicales. L'intensité d'un courant est la même dans tous les points d'un circuit, fait qui se vérifie facilement par le galvanomètre, le voltamètre, etc. L'intensité d'un couple électrique est proportionnelle à la force électromotrice, et en raison inverse de la somme des résistances. Cette loi fondamentale a été découverte par Ohm. On établit d'après cet énoncé une formule d'une grande simplicité, conduisant à des conséquences fondamentales pour la formation des piles.

Soit I l'intensité du couple, E la force électromotrice, R la résistance intérieure de la pile, et r celle du circuit interpolaire, on a $I = \frac{E}{R+r}$.

Si le circuit interpolaire est très-court et par suite sa résistance nulle, l'intensité reste la même quel que soit le nombre des couples ou éléments;

si ce circuit est très-grand; l'intensité sera proportionnelle au nombre des éléments.

Les couples d'une pile peuvent être associés par les pôles de nom contraire, en série ou en tension; si on les associe par les pôles du même nom ou en quantité, on forme un couple unique d'une grande surface. Dans ce cas, si le circuit est très-petit, l'intensité augmentera proportionnellement au nombre des couples.

Appareils d'induction.

Les appareils d'induction sont ceux dont on se sert généralement en médecine; des dispositions ingénieuses les ont rendus portatifs, d'un maniement commode, conditions indispensables pour pouvoir les utiliser. Avant de donner leur description succincte nous allons rappeler d'une manière rapide les faits théoriques principaux dont la connaissance aidera beaucoup à comprendre le mécanisme.

Les courants d'induction ont été découverts par M. Faraday en 1832. Si l'on approche rapidement un courant d'un circuit fermé, il se produit aussitôt dans ce circuit un courant appelé courant induit, de sens contraire au courant inducteur et dont la durée est insensible; quand on éloigne le courant inducteur il se manifeste dans le circuit fermé un courant instantané de même sens que le courant inducteur.

Le premier courant d'induction se nomme courant inverse ou négatif; le second, courant direct ou positif. Au lieu d'approcher ou d'éloigner les circuits on enroule autour d'une bobine deux fils métalliques, ordinairement en cuivre recouverts de soie, et l'on fait passer le courant dans l'un d'eux.

En établissant le courant voltaïque et l'interrompant brusquement on produit dans l'autre spirale fermée des courants induits; le premier, qui est inverse, est appelé aussi courant de fermeture; le second, qui est direct, courant de rupture.

Ohm a rattaché l'induction aux phénomènes de tension, et M. Guillemin, après lui, a déduit de ses expériences la proposition suivante :

« Le courant induit est inverse quand le courant inducteur augmente d'intensité; il est direct quand l'intensité du courant inducteur diminue. »

Le même physicien a reconnu que, dans les bobines d'induction, le courant de fermeture se développe moins rapidement et qu'il dure plus longtemps que le courant de rupture. M. Abria a vu de son côté que les courants directs donnaient des effets calorifiques plus intenses que les courants inverses. Les aimants sont capables de produire des courants induits. Ce fait, découvert par M. Faraday, est venu apporter une nouvelle confirmation de la théorie d'Ampère. Laissons un aimant s'orienter librement et plaçons-nous à l'ouest par rapport à lui. Il nous représente un solénoïde dans lequel les courants sont dirigés de l'est à l'ouest, et ils sont ascendants du côté de l'observateur. Puisque cet aimant nous représente un courant électrique, il suffira d'approcher ou d'éloigner ses poles d'un circuit fermé pour y faire naître des courants d'induction.

L'intensité des courants d'induction croît proportionnellement au nombre des éléments agissant du courant inducteur, et en raison directe de la quantité d'électricité qui traverse l'élément. La tension augmente avec la rapidité des mouvements.

Les courants induits dont nous venons de parler sont des courants induits de premier ordre. Par des dispositions particulières on a pu produire de nouveaux courants induits, au moyen des précédents; ils sont appelés courants induits secondaires. Ces derniers peuvent, de la même manière, produire des courants induits tertiaires, etc.

Lorsqu'un courant traverse un circuit en spirale, les spires réagissent les unes sur les autres, il y a induction réfléchie, production d'un courant induit dans le circuit inducteur courant désigné par M. Faraday sous le nom d'*extra-courant*. L'extra-courant a dans l'hélice le même sens que le courant de la pile. On a isolé un extra-courant de rupture et un extra-courant de fermeture qui sont égaux. L'extra-courant est soumis aux mêmes lois que les courants induits. M. Masson a vu que ses effets physiologiques étaient différents, il n'affecte que les points touchés ; la sensation ne s'étend pas loin, l'action physiologique est ainsi localisée, il explique ce fait de la manière suivante : les courants induits se composent de deux courants successifs de sens contraire. L'extra-courant est constitué par un mouvement électrique dirigé dans un seul sens.

L'induction peut être produite par la décharge d'une bouteille de Leyde.

Lorsque l'induction est produite par un courant voltaïque, l'intensité du courant induit est toujours augmentée par la présence, dans l'intérieur de la bobine, de barreaux de fer doux, et en général d'une masse métallique magnétique quelconque, ce fait est facile à comprendre puisque les masses de fer doux sont transformées en aimants temporaires qui agissent dans le même sens que le courant inducteur.

Lorsqu'une enveloppe ou manchon métallique est interposée entre les barreaux de fer doux et la bobine induite ou entre la bobine induite et la bobine inductrice, les courants produits diminuent considérablement d'intensité.

Les appareils d'induction sont désignés sous le nom de volta électriques ou de magnéto-électriques, suivant que l'induction est produite par un courant voltaïque ou un aimant.

M. Duchenne, de Boulogne, désigne du nom de faradisation l'application des courants induits à l'art de guérir, et les appareils par ceux de volta-faradiques et magnéto-faradiques.

Appareils volta-électriques. — Une pièce importante commune à tous ces appareils est l'interrupteur du courant, appelé aussi *réotome* ou *commutateur*. On emploie surtout le réotome de M. Masson et les réotomes automatiques qui sont les plus simples. Dans le premier l'interruption est produite par une roue dentée métallique mise en communication avec le circuit par deux ressorts dont l'un est constamment appuyé contre l'arbre de la roue, et l'autre glisse sur les dents : on peut au moyen d'une manivelle faire mouvoir plus ou moins rapidement cette roue. Dans les réotomes automatiques l'interruption est produite par le courant inducteur lui-même. Lorsque le courant passe, les masses de fer doux placées dans l'intérieur de la bobine agissent comme aimants, et attirent un ressort métallique, le courant est interrompu. Le ressort revient sur lui-même, et ferme le courant. Ce réotome est appelé trembleur.

Les principaux appareils d'induction volta-faradiques sont les suivants :

Appareil Bonijol.
— De M. Duchenne, de Boulogne.
— De Siemens et Halske.
— De Legendre et Morin.
— De Ruhmkorff et Gaiffe.

Les appareils Bonijol ne sont plus employés aujourd'hui.

L'appareil de M. Duchenne donne les courants induits du premier ordre, et l'extra-courant à la volonté de l'opérateur. Il est composé d'une bobine cylindrique reposant sur une caisse rectangulaire portant deux tiroirs : le plus inférieur renferme le couple composé d'une caisse en zinc et d'un collecteur en charbon des cornues qui s'ajuste hermétiquement dans le tiroir : à la partie supérieure du charbon est creusée une rigole que l'on remplit d'acide azotique ; on verse dans la caisse de l'eau salée, le courant produit par ce couple à deux liquides sans diaphragme passe dans le réomètre logé dans le tiroir supérieur, et de là dans le circuit inducteur; l'interruption est produite soit par un trembleur, soit par le réotome de M. Masson. On fait varier l'intensité des courants soit au moyen d'un graduateur consistant en deux manchons cylindriques de cuivre qui enveloppent, l'un l'hélice induite, l'autre les faisceaux de fer doux; soit au moyen du modérateur consistant en un tube de verre rempli d'eau et dans lequel on peut faire enfoncer plus ou moins l'extrémité du fil induit; l'une des modifications principales apportées à cet appareil, réside dans la substitution au couple de zinc et charbon, d'une pile composée de trois ou quatre éléments au deuto-sulfate de mercure. L'extra-courant est recueilli au moyen de deux fils

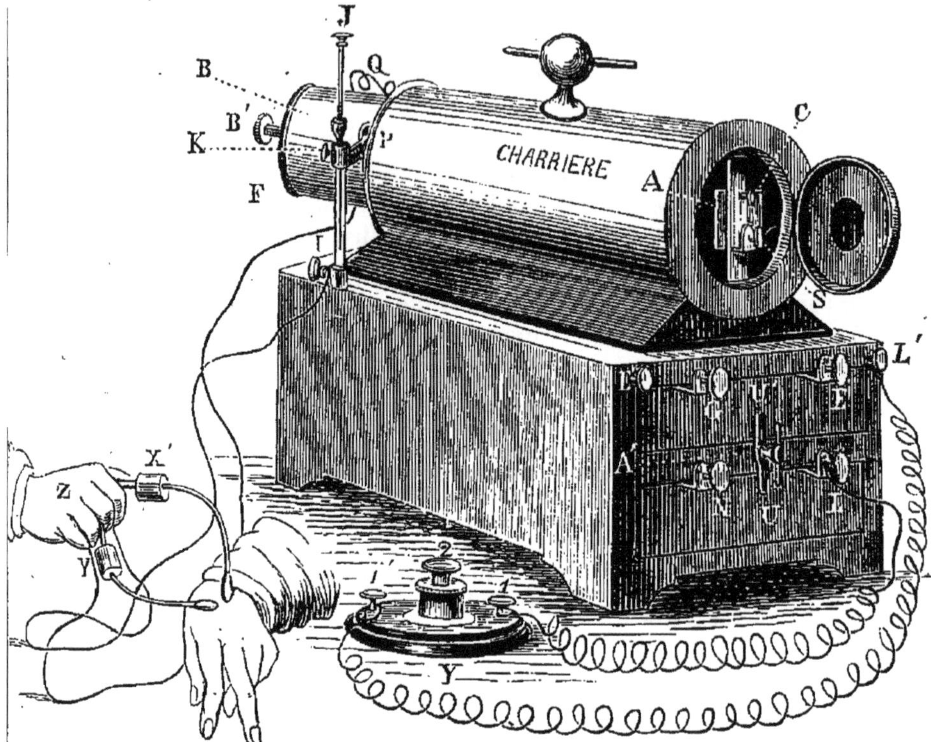

Fig. 21. — Appareil volta-faradique de M. Duchenne. — A, trembleur. — S, vis contre laquelle frappe le trembleur. — C, vis pour arrêter le trembleur. — B, manchon métallique, graduateur. — U, tiroir inférieur refermant la pile. — U', tiroir supérieur renfermant le réomètre et un commutateur. — G, E, L, N, plaques métalliques et boutons à vis auxquels peuvent être fixés les réophores. — Q, P, boutons où aboutissent les extrémités du fil induit. — I, J, graduateur consistant en un tube à eau, avec une tige métallique mobile.

de dérivation aboutissant à deux bornes métaliques où s'attachent les réophores. Pour que l'extra-courant ne traverse pas la pile il faut qu'elle ne soit pas comprise dans l'intérieur du circuit de dérivation.

L'appareil Siemens et Halske est un de ceux qui se prêtent le mieux aux recherches physiologiques délicates.

Il est composé de deux bobines reposant sur une planche en bois : la bobine induite est mobile, évidée à son intérieur de manière à pouvoir y loger plus ou moins profondément la bobine inductrice, qui est fixe. Par cette disposition on comprend que, l'action inductrice restant la même, on pourra faire varier l'intensité des courants induits. Un aimant temporaire distinct de tiges de fer doux placées dans la bobine, fait mouvoir le trembleur.

L'appareil Legendre et Morin, plus portatif que les précédents, d'un prix relativement moins élevé, a été longtemps employé. Il donne l'extra-courant et les courants induits de premier ordre. Les fils des deux bobines sont réunis bout à bout, les interruptions sont produites par un trembleur caché, et comme l'appareil ne porte pas de réomètre on ne peut avoir aucune indication exacte du passage du courant. La partie inférieure de la boîte porte deux couples de Bunsen dont les vapeurs nitreuses agissent sur les autres pièces de l'appareil et les détériorent rapidement.

Appareils de M. Ruhmkorff et de M. Gaiffe. Tous les ouvrages de phy-

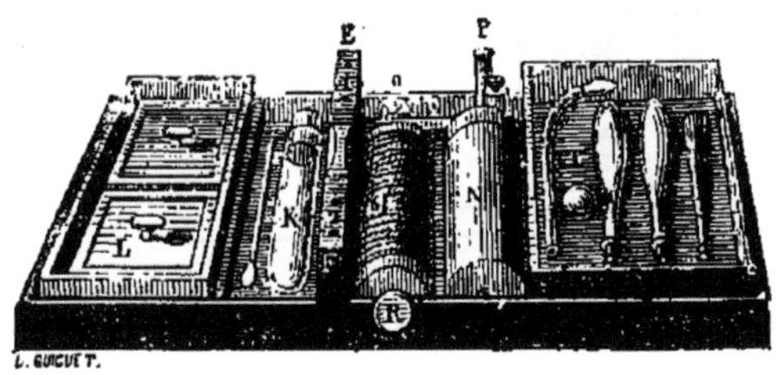

Fig. 22. — Appareil volta-faradique de M. Gaiffe. — L, pile de deux couples au sulfate de mercure. — M, bobine. — O, vis pour régler le trembleur. — Q, ressort du trembleur. — P, tête d'un ressort pour effectuer les interruptions à la main. — R, vis pour tirer le graduateur. — E, pièce portant de petits tubes de cuivre dans lesquels on engage les réophores. — K, tube en verre pour renfermer le sel mercuriel. — N, T, excitateurs.

sique donnent la description de la bobine de Ruhmkorff, qui a été diversement modifiée par plusieurs physiciens, et qui est si remarquable par la puissance de ses effets. Le même physicien a construit récemment un appareil très-commode pour l'usage médical. Il a la dimension d'un volume ordinaire de format in-8. L'appareil de M. Gaiffe est à peu près le même, il a la forme d'un petit in-12. Ils fonctionnent tous deux à l'aide de deux couples au deutosulfate de mercure, formant deux petits godets cylindriques distincts dans l'appareil Ruhmkorff, réunis dans l'appareil Gaiffe, dans une petite auge en gutta-percha à fond de charbon. Le trembleur est visible, on peut régler ses mouvements au moyen d'une vis, on peut le supprimer et produire l'interruption au moyen d'une roue dentée. Dans l'appareil de M. Gaiffe, il existe une seule bobine portant un graduateur cylindrique recouvrant les faisceaux de fil de fer dans l'autre, il y a deux bobines recouvertes extérieurement par les tubes graduateurs.

Les deux appareils de MM. Ruhmkorff et Gaiffe ne sont que des imitations de celui de MM. Benoist et Marié-Davy; en effet le brevet de ces messieurs est du 7 juin 1858, ce n'est que le 4 août, que M. Ruhmkorff a présenté son appareil à l'Académie des sciences; et une réclamation de priorité a été adressée par MM. Benoist et Marié-Davy à cette compa-

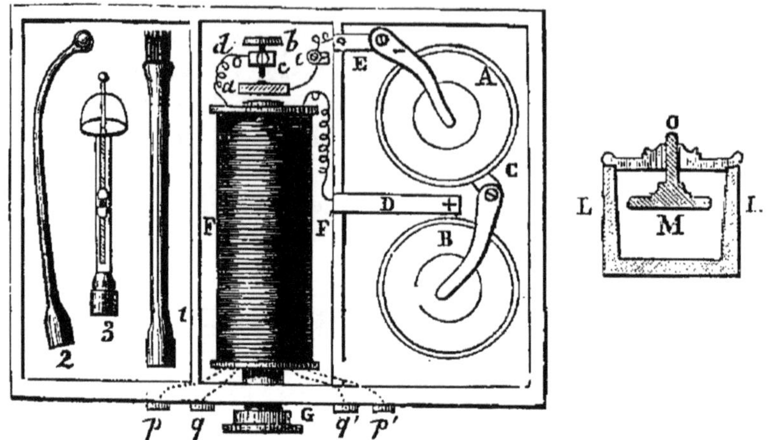

Fig. 25. — Appareil électromédical du docteur Benoist et Marié-Davy: 1° appareil dans sa boîte:

A, B, éléments de pile à un seul liquide au sulfate de mercure. — D, lame métallique communiquant d'un côté avec le pôle positif de l'élement B, de l'autre avec le fil inducteur. — C, lame métallique faisant communiquer les pôles de nom contraire des deux éléments. R, R', lames métalliques mobiles servant à fermer le circuit ou à l'interrompre. — E, lame métallique faisant communiquer le pôle négatif de l'élément A avec le fil inducteur. — F, F', bobine. — G, manchon métallique, graduateur. — p, p', bornes où aboutissent les extrémités du fil induit. — q, q', bouchons communiquant avec le fil inducteur. — a, trembleur. — b, bouchon contre lequel s'appuie le trembleur. — d. e, fil inducteur. — 1, 2, 3, excitateurs divers; (3) excitateur oculaire.

2° coupe verticale d'un élément de pile. — L, L, godet en charbon des cornues. M, zinc amalgamé. — O, tige métallique.

gnie savante [1]; M. Ruhmkorff a répondu que, c'était par erreur qu'on avait présenté la pile au sulfate de mercure comme lui appartenant, mais qu'il revendiquait les dispositions de l'appareil. Enfin, ce n'est que le 5 janvier 1860, six mois après la prise de brevet de MM. Benoist et Marié-Davy, que M. Gaiffe a présenté son appareil au cercle de la Presse scientifique.

On doit à M. Tripier un appareil électromagnétique très-bien conçu, plus compliqué que les précédents, mais qui rendra de grands services dans l'étude comparée des effets physiologiques produits par les différents courants.

[1] *Gazette des Hôpitaux.*

APPAREILS MAGNÉTO-ÉLECTRIQUES

Les premiers appareils de ce genre sont ceux de Pixii, de Clarke et de Saxton, dont la description se trouve dans tous les ouvrages élémentaires de physique. On en a construit différents modèles destinés à l'usage médical, modèles qui, en général, reproduisent les dispositions de celui de Saxton; ils ont pour caractère de donner une succession de courants alternativement opposés. Les appareils français sont construits d'après un autre type.

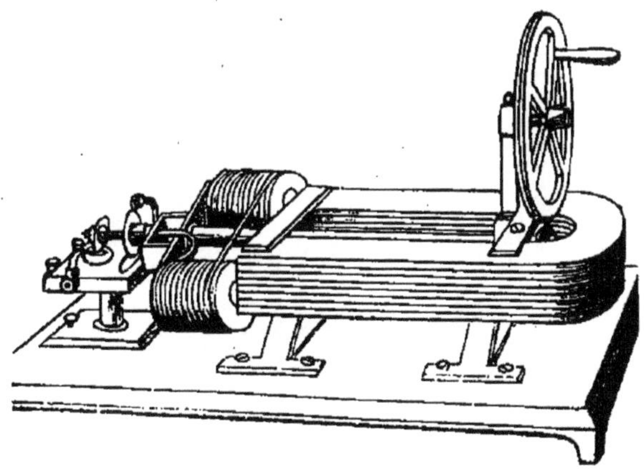

Fig. 24. — Appareil de Saxton. — La manivelle fait dans cet appareil tourner autour de son axe l'armature de fer doux qui porte les bobines.

Nous ne pouvons mieux faire, pour en donner une idée succincte, que d'emprunter textuellement le passage suivant à M. le docteur Tripier[1] : « Un physicien des États-Unis, M. Page, a constaté que lorsqu'une armature de fer doux et un aimant permanent tournent en face l'un de l'autre, les phénomènes d'induction qui se produisent ne sont pas bornés à la polarisation magnétique de l'armature de fer doux. Il se produit en même temps des modifications passagères de l'état magnétique de l'aimant permanent, modifications sous l'influence desquelles des courants induits de directions alternativement contraires se développent dans une hélice qui enveloppe cet aimant. M. Dujardin a construit sur cette donnée un instrument destiné aux usages médicaux dans lequel les bobines recouvrent les extrémités polaires d'un aimant permanent en fer à cheval, tandis que l'armature en fer doux est réduite à une plaque rectangulaire. Cette disposition est aussi celle des appareils de MM. Breton frères et Duchenne, de Boulogne. Dans l'appareil de MM. Breton (fig. 25), une vis de rappel rapproche ou éloigne à volonté l'aimant de l'armature

[1] *Manuel d'électrothérapie*, p. 130.

de fer qui tourne devant ses pôles. Cette vis de rappel agit dans l'appareil de M. Duchenne sur l'armature mobile. Deux cylindres creux en

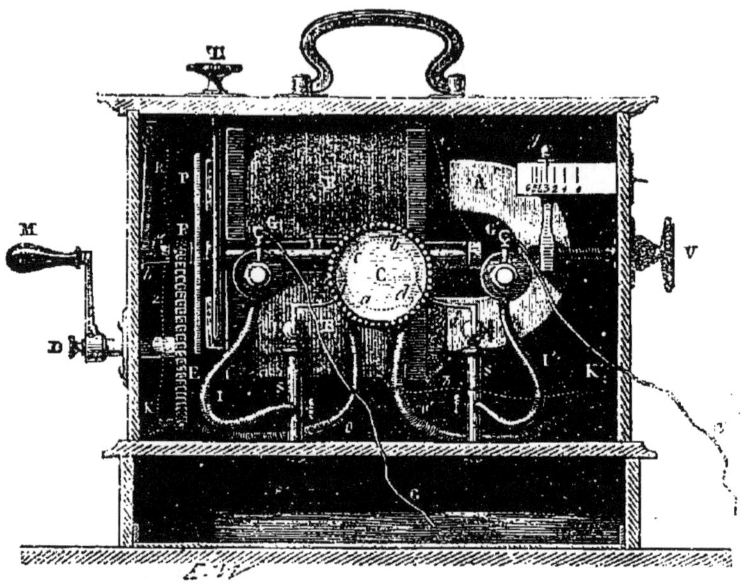

Fig. 25. — Appareil magnéto-faradique de M. Breton. — A, aimant en fer à cheval. — B. B, bobines recouvrant les extrémités polaires de l'aimant. — V, vis pour rapprocher ou éloigner l'aimant de barreau de fer doux P, auquel on imprime un mouvement de rotation avec la manivelle M. — E, chaîne métallique servant à transmettre le mouvement de la manivelle. — *g*, échelle graduée donnant les distances de l'aimant au barreau P. — C, commutateur. — H, tube à eau, graduateur. — G, G' bornes où s'attachent les réophores. — S, S'. colonnes métalliques traversées par les courants. — I, I', I, I', conducteurs flexibles.

cuivre recouvrent encore, dans l'appareil de M. Duchenne, les bobines qui entourent l'aimant. Cette addition permet de diminuer la puissance des courants induits en recouvrant d'une enveloppe conductrice les fils dans lesquels ils se produisent. Mais ces cylindres graduateurs seraient assurément plus efficaces s'ils glissaient entre l'aimant et les bobines au lieu d'être extérieurs à celles-ci.

« Nous aurons vu que dans les appareils volta-faradiques on utilise généralement l'extra-courant direct développé dans l'hélice inductrice par la rupture des circuits voltaïques et les courants induits développés dans un circuit extérieur à fil long et fin.

« M. Duchenne et MM. Breton ont cherché à reproduire quelque chose d'analogue dans leurs appareils magnéto-faradiques. La force inductrice y agit en même temps sur deux bobines superposées, l'une à fils gros et courts, l'autre à fils longs et fins, et développe dans ces bobines des courants de tension et d'intensité différentes entre lesquelles on peut faire un choix.

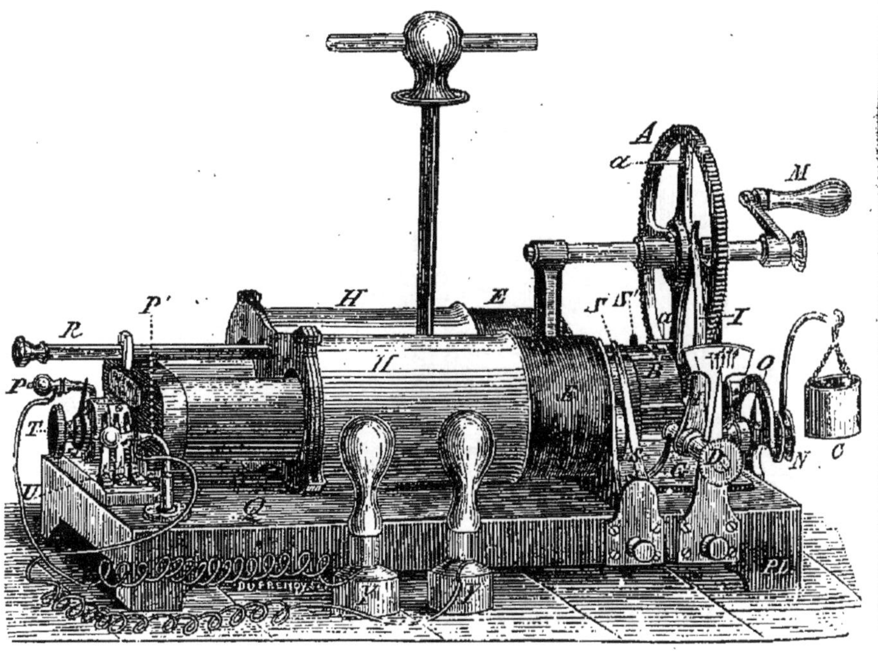

Fig. 26. — Appareil magnéto-faradique de M. Duchenne. — E, E, bobines recouvrant les extrémités de l'aimant permanent. — H, H, manchons graduateurs, qu'on fait mouvoir au moyen de la tige R. — M-A, manivelle et roue faisant mouvoir l'armature de fer doux. — B, commutateur. — G, plaque métallique sur laquelle est porté le commutateur et le barreau tournant et qu'on fait mouvoir avec la vis N, à une distance déterminée par le cercle gradué O. — C, petit seau qu'on charge de poids. — P, vis agissant sur le commutateur et servant à régler les interruptions. — S-S', tiges métalliques glissant sur le commutateur. — P, P', bornes où s'attachent les réophores. — V, V', manipules.

« Enfin M. Gaiffe a eu l'idée de combiner les dispositions des appareils de Saxton et de Page. Il a pu augmenter notablement la puissance de ces instruments sans les donner en plus grand volume. M. Gaiffe a entouré d'hélices conductrices non-seulement les extrémités de l'aimant permanent qui est fixe, mais encore les extrémités de l'armature mobile en fer doux. De nouveaux courants d'induction sont ainsi produits, dont l'action s'ajoute à celle des courants développés dans les spires qui entourent l'aimant.

« L'appareil magnéto-faradique de M. Gaiffe est en somme celui qui réalise le mieux les conditions d'énergie et de commodité qui commande aujourd'hui la préférence des praticiens. »

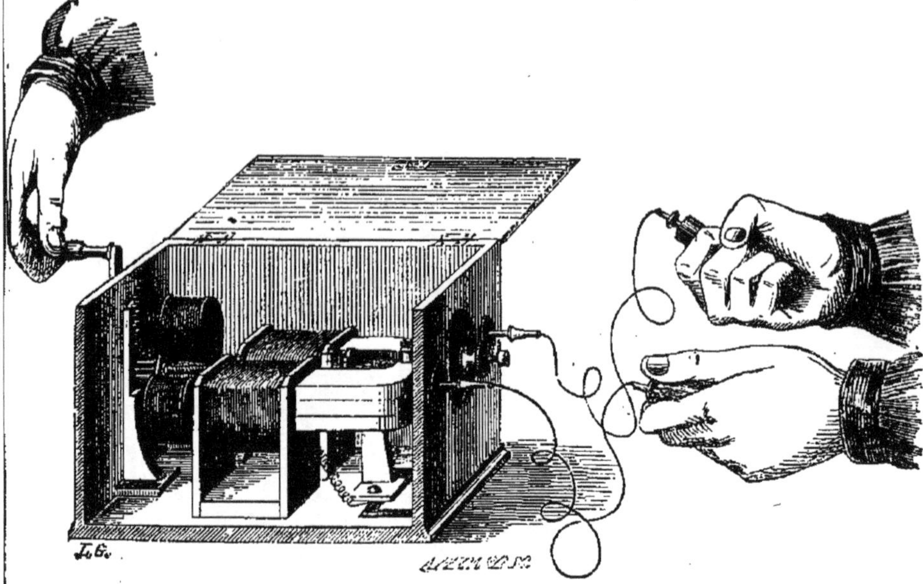

Fig. 27. — Appareil magnéto-faradique de M. Gaiffe.

Parties accessoires des Appareils excitateurs.

Pour faire pénétrer les courants dans l'organisme vivant, on se sert de pièces de formes variées s'attachant à l'extrémité des réophores portées sur des manches isolants.

La forme des excitateurs varie à l'infini ; elle dépend de la manière dont on veut faire agir les courants et de la forme des parties du corps sur lesquelles ils doivent être appliqués.

Les excitateurs le plus fréquemment employés sont les suivants : cylindres creux en cuivre qu'on donne à tenir au patient lorsqu'on veut faire pénétrer le courant par les mains et par une large surface ; excitateurs en forme de plaques minces de forme très-variable (fig. 28), pouvant

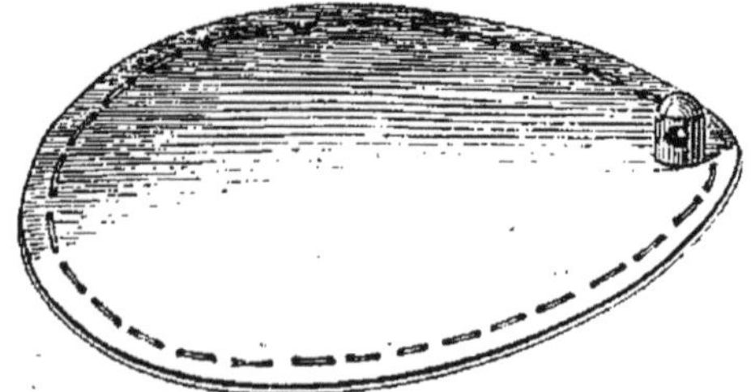

Fig. 28. — Plaque métallique doublée de peau.

se mouler sur les différentes parties du corps, en forme de boutons oli-

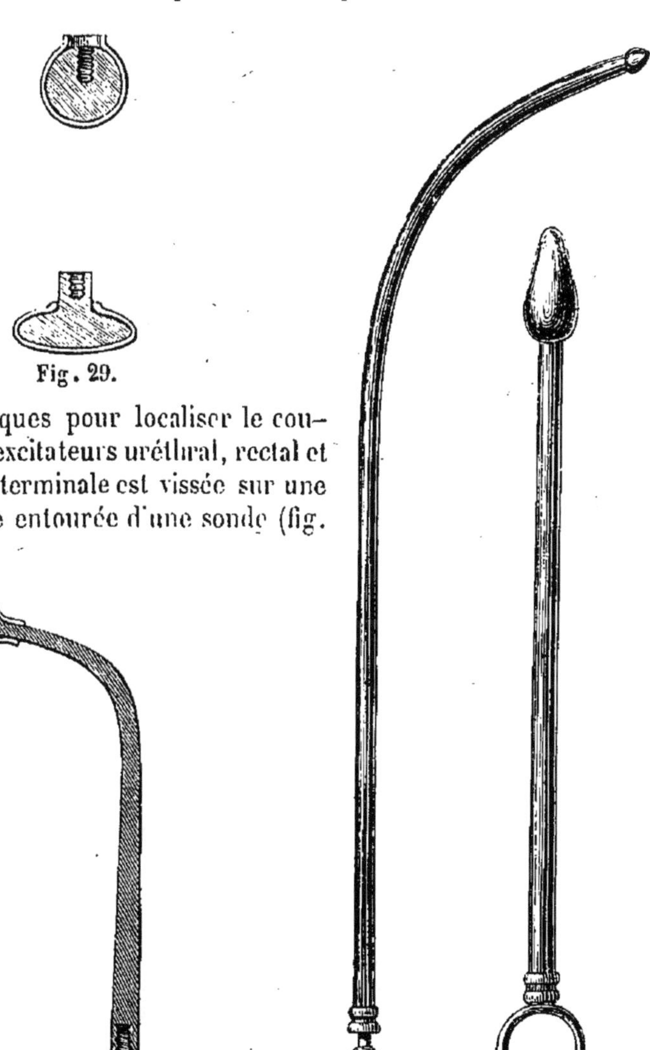

Fig. 29.

vaires ou coniques pour localiser le courant. Dans les excitateurs uréthral, rectal et utérin, l'olive terminale est vissée sur une tige métallique entourée d'une sonde (fig. 31 et 32).

Fig. 30. Fig. 31. Fig. 32.

Fig. 29. — Excitateur sphérique et en forme de bouton.
Fig. 30. — Excitateur olivaire monté sur sa tige.
Fig. 31. — Excitateur uréthral.
Fig. 32. — Excitateur rectal.

Pour exciter soit les parois de la vessie, soit les parois de l'utérus. M. Duchenne se sert d'un excitateur à deux branches isolées contenues dans une enveloppe isolante commune (fig. 33, 34, 35 et 35 *bis*). Lorsqu'on le fait pénétrer dans l'intérieur de l'organe, les deux branches sont appliquées l'une contre l'autre ; on les fait ensuite saillir plus ou moins dans l'intérieur, en agissant sur une vis extérieure.

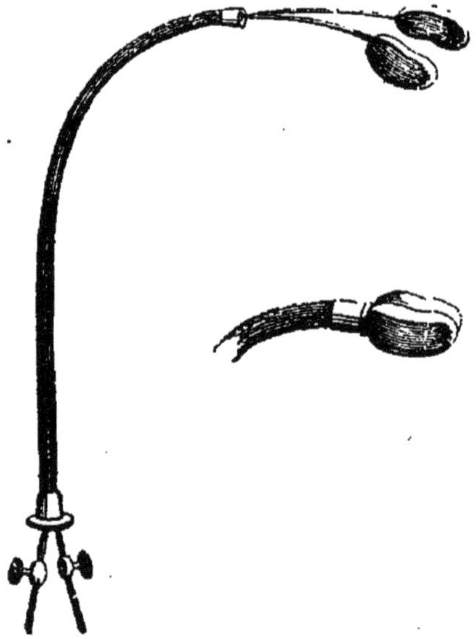

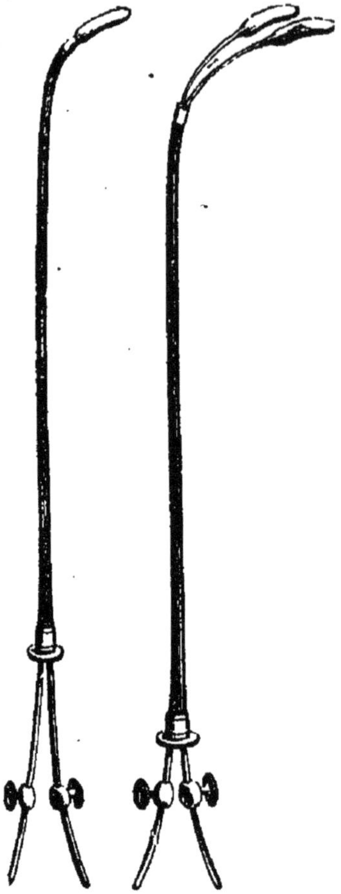

Fig. 33. Fig. 34. Fig. 35. Fig. 35 *bis*.

Fig. 33. — Excitateur vésical de M. Duchenne.
Fig. 34. — Le même, ouvert après son introduction.
Fig. 35 et 35 *bis*. — Excitateur utérin de M. Duchenne.

Le balai métallique est composé d'un certain nombre de fils fixés à l'extrémité commune d'un manche isolant ; on s'en sert pour produire

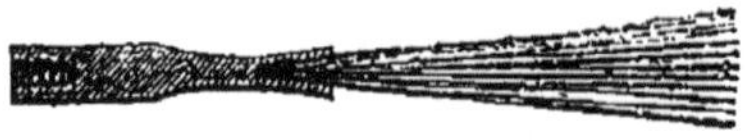

Fig. 36. — Balai métallique.

de la douleur lorsque l'électrisitation est employée comme agent révulsif.

On se sert souvent aussi, pour faire pénétrer les courants, de petites éponges humides qu'on enfonce dans de petits cylindres en cuivre.

L'emploi des différents excitateurs, quant au but qu'on se propose, peut être résumé de la manière suivante. Si on veut éviter de provoquer de la douleur, si on ne cherche pas à produire de révulsion, il faut faire pénétrer les courants à l'aide d'excitateurs humides et à large surface. Si on veut exciter la sensibilité, il faut employer des excitateurs métalliques grêles et secs, et dessécher la peau pour augmenter la résistance au passage. Nous verrons plus loin de nombreux cas particuliers qui tous rentrent dans ce que nous venons de dire.

APPLICATIONS MÉTALLIQUES ET MAGNÉTIQUES ACUPUNCTURE

Applications métalliques.

L'emploi de différents métaux appliqués comme topiques sur différentes parties du corps remonte à Paracelse, qui admettait chez les métaux des vertus métalliques particulières à chacun d'eux.

Perkins se servait de deux fuseaux de métaux différents qu'on promenait à une petite distance de la surface de la peau. Ces procédés sont tombés pour la plupart dans le domaine des charlatans.

Des études sérieuses ont cependant été faites, et il n'est pas permis de douter que ce ne soit dans plusieurs cas un moyen thérapeutique excellent.

En 1848, M. Burq, élève des hôpitaux, fit des essais d'applications métalliques contre différents cas de paralysie par formes hystériques. Il publia de nombreux cas de guérison et continua ses épreuves contre les crampes du choléra en 1849 ; les appareils dont il se servait consistent en plaques et armatures de formes très-variées, qu'on maintient contre les parties malades. Ces appareils sont le plus souvent en laiton, quelquefois en acier et cuivre rouge; il employait également différents alliages. Après une foule d'expériences qui furent faites publiquement dans différents hôpitaux, et qui amenèrent des résultats assez satisfaisants, il est impossible de douter que ce ne soit un moyen thérapeutique excellent. Il n'est pas si facile d'expliquer quel genre d'action se produit. Est-ce l'électricité développée par le contact du métal et de la peau qui agit, ou bien les métaux appliqués ne servent-ils pas à établir une répartition normale des courants physiologiques?

Dans l'état actuel de la science, il est impossible de se prononcer.

Applications magnétiques.

Les données scientifiques sur les applications magnétiques sont également à peu près nulles.

Le fer magnétique oxydulé était employé par les anciens à l'extérieur et à l'intérieur. Vers 1777, la Société royale de médecine désigna une commission chargée d'examiner les résultats thérapeutiques obtenus par l'abbé Lenoble principalement ; un astronome autrichien, Hell, avait vulgarisé beaucoup cette médication par la construction d'armures d'acier aimantées de formes très-diverses, se moulant sur les différentes parties du corps.

De nos jours plusieurs médecins se sont occupés de la question. De ce nombre sont MM. Trousseau et Pidoux, qui, tout en reconnaissant que c'est un moyen curatif infidèle, ont constaté qu'il peut rendre d'utiles services dans le traitement des névralgies et des rhumatismes.

Acupuncture.

On désigne sous ce nom l'introduction volontaire et dans un but thérapeutique d'une ou plusieurs aiguilles métalliques dans les tissus vivants; cette introduction se fait soit à l'aide d'un petit maillet et plus souvent encore en imprimant aux aiguilles, au moyen des doigts, un mouvement de rotation. Ce procédé curatif a été emprunté aux Japonais, qui se servent d'aiguilles d'or ou d'argent de 10 à 15 centimètres de long, qu'ils enfoncent de 2 ou 3 centimètres et qu'ils laissent ainsi 5 minutes environ. Depuis 1863, époque à laquelle ce moyen curatif fut introduit en Europe par Ten-Rhyne, plusieurs médecins éminents l'ont prôné outre mesure : de ce nombre nous citerons Berlioz de Lyon, Bretonneau, Sarlandière, J. Cloquet, Magendie. On se sert le plus souvent d'aiguilles d'acier ou de platine. L'acupuncture est surtout employée pour combattre les névralgies et les rhumatismes locaux.

Les sensations éprouvées par les malades sont très-variables : M. Bretonneau avait remarqué qu'on pouvait impunément implanter ces aiguilles dans le cerveau, la moelle, le cœur, les vaisseaux. MM. Trousseau et Pidoux ont constaté le même fait, mais à la condition de se contenter d'applications peu nombreuses pour éviter la formation autour de l'aiguille d'un noyau inflammatoire.

On ne sait rien de positif sur la manière d'agir de ces aiguilles, et de même que pour les autres applications métalliques, on est réduit à faire des hypothèses, le plus souvent basées sur un très-petit nombre d'observations.

Les aiguilles à acupuncture servent encore à faire pénétrer des courants électriques et à localiser ainsi leur action.

ÉLECTRICITÉ PHYSIOLOGIQUE ET ACTION DE L'ÉLECTRICITÉ SUR LES ÊTRES VIVANTS

De Humboldt, le premier, en 1797, annonça qu'il existait une électricité animale. Nobili, par des expériences positives, démontra chez la grenouille l'existence d'un courant électrique, allant des muscles aux nerfs dans l'intérieur de l'animal, les muscles étant par conséquent négatifs par rapport aux nerfs... M. Matteucci débarrassa des muscles de grenouille de tout nerf visible, et il forma des piles dans lesquelles le courant allait dans l'intérieur de la base des tronçons à leur partie la plus étroite : les mêmes essais furent répétés avec des muscles d'animaux à sang chaud (pigeon, lapin, etc.) ; le courant augmentait d'énergie dans le nombre des tronçons superposés.

M. Du-Bois-Reymond, après de nombreuses recherches, a formulé la loi suivante : le courant musculaire se manifeste toutes les fois qu'on fait communiquer par un réomètre un point de la surface latérale de faisceaux de fibres musculaires avec un point de la section transversale artificielle ou naturelle. La surface latérale est positive par rapport à la section transversale. Le courant musculaire est affaibli toutes les fois qu'on détermine des contractions tétaniques en irritant les nerfs par un moyen quelconque. Le courant musculaire a été attribué soit à l'action de l'air, soit aux liquides exsudés. Les expériences ont été refaites dans différents gaz. M. Du-Bois-Reymond a levé tous les doutes en opérant sur des individus vivants. Il serait beaucoup trop long d'entrer dans le détail des opérations, mais ce physicien a mis hors de doute l'existence du courant musculaire de contraction ayant une origine physiologique. M. Matteucci a émis à ce sujet des vues intéressantes. Pour lui, la respiration musculaire ou acte chimique de désassimilation pendant la contraction engendrerait la force développée et se transformerait en partie en électricité. Dans les muscles séparés de l'animal vivant, les actions chimiques se continuent pendant un temps plus ou moins long, produiraient le courant observé. Le fait suivant vient à l'appui de cette supposition : les muscles provenant d'animaux à sang froid chez lesquels la vie chimique est moins énergique, donnent des courants qui persistent pendant plus longtemps que dans ceux d'animaux à sang chaud.

De même que les muscles, les nerfs séparés de l'animal sont traversés par un courant propre allant du centre à la surface. M. Claude Bernard a découvert chez la grenouille un courant musculo-cutané, la surface longitudinale des muscles étant positive et la surface de la peau négative.

A l'appui de l'existence des courants électriques chez les êtres vivants, on peut citer les poissons électriques : gymnote, torpille, silure, trichiure, tétrodon, qui ont été l'objet de travaux intéressants de la part de MM. Faraday, Matteucci, Geoffroy Saint-Hilaire, Jobert de Lamballe. Ajoutons encore que MM. Becquerel, Donné, Buff ont mis hors de doute l'existence de courants électriques dans les différents organes des végétaux.

Aldini à Bologne et Andrew, médecin à Glasgow, firent sur des suppliciés des expériences restées célèbres. Les contractions et mouvements de toutes sortes qu'ils produisirent par les courants électriques frappèrent d'étonnement tous les assistants, et l'on crut avoir trouvé le moyen de prolonger la vie. Aldini opéra sur des corps morts naturellement et n'obtint aucun résultat.

Ce dernier fait est de la plus haute importance pour l'interprétation théorique et philosophique.

Système nerveux, moteur.

Les contractions ne se produisent que lorsque le courant parcourt les nerfs dans le sens des ramifications.

Les nerfs les plus rapprochés du cerveau sont les premiers qui perdent la propriété d'exciter des contractions.

Ce fait serait anormal d'après M. Claude Bernard et ne s'observerait que sur les nerfs coupés [1].

Dans les expériences faites sur les animaux vivants, on a dû tenir compte de la manière dont on faisait agir les courants dans l'organisme et de la conductibilité des différentes parties traversées. La peau sèche est mauvaise conductrice de l'électricité : si on fait pénétrer les courants par des excitateurs secs à petite surface, la douleur au point du contact est très-vive : elle est à peu près nulle s'ils pénètrent par des surfaces larges et humides. Si l'on interpose dans le circuit métallique une partie d'un être organisé, le courant se dérive dans différentes directions suivant la conductibilité propre aux éléments histologiques.

M. Matteucci a reconnu que la substance nerveuse et la substance cérébrale ne diffèrent pas au point de vue de la conductibilité : le tissu musculaire conduit environ quatre fois mieux.

Les faits les plus positifs relatifs au système nerveux moteur ont été établis par les expériences de MM. Du-Bois-Reymond et Remack. Lorsqu'un nerf moteur est parcouru par un courant faible, il y a contraction au moment de la fermeture ; si le courant à une certaine énergie il y a contraction à la fois à l'établissement et à la rupture. D'après M. Claude Bernard, il est possible de fatiguer un nerf moteur entre deux points sans exciter les autres portions.

[1] *Leçons sur la physiologie et la pathologie du système nerveux*. Paris, 1858, t. I, leçon VIIIe et suiv.

Système nerveux sensitif.

L'étude de l'action de l'électricité sur le système nerveux sensitif présente des difficultés très-grandes. Il n'est en effet possible de juger des modifications apportées que par les réactions motrices. La production de mouvements réflexes, soit généraux soit inconscrits, est inévitable, et leur explication conduit immédiatement à une question que les physiologistes comme les anatomistes ne résoudront jamais. Une douleur plus ou moins vive se manifeste toujours dans l'électrisation des nerfs sensitifs. Elle est d'autant plus vive qu'il y a interruption et que la quantité d'électricité qui circule est plus considérable. Ces manifestations douloureuses sont surtout très-grandes lorsqu'on se sert des appareils d'induction. M. Althaus a été conduit par ses expériences à conclure qu'un courant continu est capable de faire disparaître les sensations de contact et de produire l'anesthésie.

Un courant continu provoque des sensations lumineuses, surtout au moment de la fermeture du circuit. L'électrisation des nerfs auditifs produit des bourdonnements particuliers ; d'une manière générale, on peut dire que toutes les fois qu'un courant continu traverse une partie de la face, on observe à un degré plus ou moins considérable, suivant la direction du courant, des phosphènes ou lueurs, variant en nombre et pour la forme, des bourdonnements, une salivation plus ou moins abondante, des sensations gustatives déjà citées par Sulzer en 1754, en faisant usage de métaux superposés.

M. Matteucci a conclu de ses expériences que dans l'électrisation des centres nerveux les mouvements doivent être rapportés exclusivement à l'excitabilité de la substance blanche.

Certaines expériences ont été faites sur le nerf pneumogastrique et sur les organes principaux. L'excitation par la faradisation des bouts périphériques de ce nerf coupé produit l'arrêt du cœur et des vomissements : l'excitation par le même moyen du bout central accélère, lorsqu'elle est faible, les mouvements respiratoires, elle les diminue et peut les arrêter si elle est énergique.

La faradisation des mêmes nerfs non coupés produit l'arrêt du cœur.

Système musculaire.

La contractilité musculaire indépendante de la faculté incito-motrice des nerfs a été mise hors de doute par les expériences de M. Claude Bernard, sur des animaux empoisonnés par le curare, chez lesquels la sensibilité des nerfs moteurs est complétement abolie [1].

[1] *Leçons sur les substances toxiques*, Paris, 1857,

La contractilité propre des muscles ou contractilité hallérienne est cependant mise encore en doute par plusieurs physiologistes éminents, malgré les preuves apportées à son appui par MM. Longet et Claude Bernard.

Les muscles se contractent au moment de l'installation du courant : la contraction au moment de la rupture ne se produit pas si la faculté incito-motrice des nerfs moteurs est nulle. La contractilité des muscles diminue par le passage prolongé du courant électrique.

L'électrisation transversale excite des contractions plus énergiques que l'électrisation longitudinale. Les contractions ne se produisent pas de la même manière dans les muscles à fibres striées (muscles de la vie de relation et cœur) et les muscles à fibres lisses (muscles de la vie organique). Chez les premiers elles sont brusques, chez les seconds elles sont lentes et prolongées.

M. Duchenne, partant de ce fait que le courant électrique laisse quelquefois insensibles des muscles obéissant à la volonté, distingue l'irritabilité électromusculaire de l'irritabilité physiologique.

Résultats principaux obtenus par l'électrisation sur différents organes.

Le cœur, l'œsophage, l'estomac, les intestins, retirés du corps et soumis à la faradisation, se contractent quelquefois très-violemment. L'étude complète de ces contractions n'a pas encore été faite. La vessie se contracte très-énergiquement sous l'influence électrique. L'utérus entre lentement en contraction. Les courants continus produisent également des modifications sur la circulation, modifications très-peu étudiées.

Nous croyons avoir résumé les faits physiologiques principaux; la plupart ont donné lieu à de nombreuses discussions entre les médecins et les physiciens qui s'en sont occupés.

Dans tous les cas, leur connaissance est indispensable pour faire utilement de l'électrothérapie.

APPLICATIONS THÉRAPEUTIQUES

Des essais nombreux, des observations intéressantes ont été publiés sur l'électricité employée comme moyen thérapeutique, surtout contre les maladies nerveuses; et certains résultats vraiment remarquables obtenus dans ces dernières années méritent d'attirer l'attention des praticiens.

Sans entrer dans aucun développement, nous nous contenterons d'indiquer le mode d'application de l'électricité et, autant que possible, les résultats obtenus.

APPLICATIONS CHIRURGICALES

On a utilisé, au moyen de différents appareils, la propriété que possède un courant électrique suffisamment intense de porter au rouge des fils métalliques. On désigne ces appareils sous le nom de galvano-caustiques, et on en distingue de deux sortes : les cautères simples et les anses métalliques, servant à la fois à cautériser et à diviser les tissus à la manière des écraseurs.

Cautères simples.

Les cautères électriques se composent tous d'un manche isolant en bois sec ou en ivoire traversé par deux tiges de cuivre isolées l'une de l'autre, et qu'on peut mettre en communication avec les électrodes d'une pile ; l'une de ces tiges est taillée en biseau, et on peut, au moyen d'une vis, interrompre ou fermer le circuit. Leur extrémité se termine par des pointes ou fils de platine juxtaposés, de forme plus ou moins allongée, suivant les cas. Une autre disposition consiste à enrouler, autour d'une olive en porcelaine, un fil de platine qu'on porte au rouge.

Anses métalliques.

L'anse ou écraseur électrique est également porté sur un manche isolant, l'anneau métallique est formé par un fil de platine dont les extrémités s'enroulent sur deux petits barillets en ivoire portés sur l'isoloir, disposition qui permet de faire varier facilement son amplitude; ce fil de platine glisse contre les tiges en cuivre et ferme ainsi les circuits.

Ces instruments présentent des avantages incontestables : ils sont légers et faciles à manier et sont par suite plus commodes à introduire dans les tissus vivants. On peut si l'on veut n'échauffer le cautère qu'après son application, et on l'éteint en quelque sorte instantanément.

Dans les cas où l'on se sert de l'écraseur on peut craindre ou bien de fondre le fil, ou bien de ne pas le porter à une température suffisante. M. J. Regnauld a fait à ce sujet de nombreuses expériences, et le premier, il a signalé ces divers inconvénients. En France, on se sert généralement pour faire rougir les cautères, de la pile de Grenet. Six ou huit couples ordinaires de Grove ou de Bunsen peuvent être employés utilement. Fabré-Palaprat, le premier, s'est servi de la cautérisation galvanique, Dans ces derniers temps, la galvanocaustique a été vulgarisée et perfectionnée par MM. Middeldorpff, Broca, de Sirey et Tavignot.

INTRODUCTION DE MÉDICAMENTS DANS L'ORGAMISME ET EXTRACTION DES MÉTAUX

Les courants électriques ont été proposés pour l'introduction de médicaments dans l'organisme et pour l'extraction des métaux qui y sont contenus.

C'est en se basant sur les phénomènes de transport remarquables auxquels donne lieu l'électricité que plusieurs médecins ont prétendu qu'il était possible de faire pénétrer différents corps dans l'organisme. Au commencement de ce siècle, des essais nullement sérieux furent tentés. M. Fabré-Palaprat et plus récemment M. Richardson ont fait de nouvelles expériences : les unes n'ont jamais pu être reproduites, les autres ont été infirmées et cette question est encore pendante.

On peut en dire autant touchant l'extraction des métaux contenus dans l'organisme ; M. Poey et Raspail ont cependant publié différents résultats obtenus. Le premier place le patient dans une baignoire métallique et le fait asseoir sur un banc en bois. L'eau du bain est acidulée très-faiblement, soit par l'acide chlorhydrique, soit par l'acide azotique. La baignoire est mise en communication avec le pôle négatif d'une pile d'une trentaine de couples Bunsen ; le patient tient à la main un excitateur humide.

D'après M. Poey, il y aurait dans ces conditions dépôt du métal sur les parois de la baignoire. D'autres expériences, faites sur les malades dont la peau avait été tachée de nitrate d'argent, n'ont donné aucun résultat.

Coagulation du sang dans les anévrysmes.

Lorsqu'un courant suffisamment énergique passe à travers du sang extrait d'un animal, il y a formation assez rapide d'un caillot au pôle positif; se basant sur ce fait, M. Pétrequin, le premier, est arrivé à coaguler le sang dans les sacs anévrysmaux. On fait pénétrer le courant au moyen d'aiguilles de platine enfoncées dans les tumeurs variqueuses. Pour rendre la douleur moins vive et éviter une inflammation consécutive, on emploie une seule aiguille implantée au centre communiquant avec l'électrode positive : l'électrode négative est appliquée au voisinage de la tumeur.

M. Claude Bernard a reconnu que l'augmentation de température hâtait la coagulation du sang. Pour diminuer la durée de l'opération, on enveloppe la partie malade dans un bain de sable chaud.

Dissolution des calculs.

Les courants électriques, soit continus, soit interrompus, ont été appliqués à la dissolution des calculs urinaires. Les premiers essais furent faits en 1823, par MM. Dumas et Prévost, sur des chiens et puis sur l'homme. Ils ont reconnu qu'il était possible de dissoudre certains calculs, surtout ceux qui sont composés de phosphates alcalins ou d'acide urique. La dissolution est favorisée par l'introduction préalable dans l'intérieur de la vessie d'une solution de nitrate de potasse ; il est nécessaire d'employer des piles assez énergiques. Les divers essais tentés depuis par M. Bonnet de Lyon et Meliker de Vienne, pour dissoudre des calculs d'oxalate de chaux, ont échoué complétement.

Anesthésie électrique.

Nous avons dit qu'il était possible de produire l'anesthésie momentanée d'un organe sous l'influence d'un courant ou d'une succession de secousses d'induction.

M. Édouard Robin explique ce fait en disant que le courant voltaïque facilite la combinaison de l'oxygène du sang, qui perd alors la propriété d'entretenir la sensibilité. Quoi qu'il en soit, MM. Francis, Morel-Lavallée, Fonssagrives, Nélaton, ont utilisé ce moyen d'anesthésie souvent avec succès, dans certaines opérations chirurgicales. Le premier l'a appliqué à l'extraction des dents ; la clef est mise en communication avec le pôle négatif, le patient tient à la main le réophore positif. M. Morel-Lavallée a pu ouvrir des abcès et extraire des tumeurs sans provoquer une douleur très-vive ; il se contentait d'appliquer dans le voisinage deux excitateurs humides.

APPLICATIONS MÉDICALES — PARALYSIES

L'électricité sous toutes les formes a été employée surtout dans les différents cas de paralysie. Ce que nous avons dit précédemment doit en faire comprendre la raison.

Paralysie de la sensibilité générale ou Analgésie.

Cette affection peut être superficielle ou profonde. Le plus souvent elle se trouve combinée avec d'autres paralysies. Elle se montre surtout dans l'hystérie, le rhumatisme, quelquefois à la suite de l'angine couenneuse. M. Duchenne a obtenu de bons résultats de l'électrisation localisée.

Il emploie la faradisation par le balai électrique si l'analgésie est superficielle, la faradisation par les excitateurs humides si elle est profonde.

Paralysie de sensibilité sensorielle.

Cécité ou amaurose.— Mauduyt a employé sans résultat le bain électrique, avec l'électrisation par étincelles tirées du globe de l'œil. De Saussure obtint une guérison complète par des commotions dirigées du globe de l'œil à la nuque. Magendie localisait les courants avec des aiguilles à acupuncture. Purkinge faisait passer un courant continu de la muqueuse buccale au voisinage de l'œil. M. Duchenne conseille l'emploie des courants induits à haute tension pour provoquer l'apparition de phosphènes.

Surdité ou cophose. — Mauduyt a publié des résultats excellents obtenus sur plusieurs sourds par le procédé d'électrisation qu'il employait dans le traitement de la cécité. Sprenger, en Allemagne, annonça un grand nombre de guérisons regardées comme peu dignes de foi. M. Duchenne a obtenu de très-bons résultats par le procédé suivant, surtout dans les surdités hystériques. Agir d'abord avec un courant faible et augmenter graduellement son intensité jusqu'à ce que le malade perçoive une sensation douloureuse. M. Ménière, résumant une note insérée par lui dans l'ouvrage de M. Becquerel, dit « que les courants électromagnétiques n'ont pas d'efficacité réelle dans le traitement de la surdité nerveuse lorsque celle-ci est essentielle et non symptomatique[1]. »

Perte de l'odorat ou anosmie. — Cette paralysie peu importante paraît céder assez facilement à l'électrisation. M. Duchenne emploie le procédé suivant : Placer un excitateur humide derrière la nuque et promener l'autre sur tous les points de la muqueuse nasale.

Perte des sensations tactiles. — Ces sensations sont généralement distinguées aujourd'hui en trois ordres, sensation de contact, sensation de température, sensation musculaire. Les différents moyens d'électrisation donnent de bons résultats dans ces paralysies si fréquentes dans les névroses.

Perte du goût. — Paralysie très-peu étudiée, surtout au point de vue du traitement par l'électrisation.

La paralysie du sens musculaire a surtout été étudiée par M. Duchenne; il a publié plusieurs observations prouvant que l'on peut rétablir le sens musculaire par la faradisation profonde au moyen d'excitateurs humides.

Paralysies de la sensibilité organique.

A cette classe se rapporte l'anesthésie de la vessie, celle des testicules. Dans les premiers cas on a obtenu de bons résultats de la faradisation de la surface vésicale interne. L'anesthésie des testicules, lorsqu'elle n'est pas la conséquence d'abus vénériens, peut, suivant M. Duchenne, être modifié par la faradisation qui, dans tous les cas, doit être appliquée avec beaucoup de prudence.

Paralysies du mouvement.

On en distingue plusieurs sortes, dont les principales sont :

Paralysie par lésions encéphaliques. — La contractilité musculaire

[1] Consulter le *Traité théorique et pratique des maladies de l'oreille*, de M. Bonnefond.

existe toujours et serait même augmentée, d'après certains auteurs, dans les membres atteints de paralysie cérébrale. D'après M. Duchenne et plusieurs autres médecins, le traitement électrique ne doit être appliqué dans ces paralysies que lorsque les accidents encéphaliques ont disparu, et que les membres paralysés ne sont le siége d'aucune contracture; la fadarisation localisée fait bien cesser la contracture, mais momentanément. M. Remack conseille les courants continus.

Paralysies consécutives aux maladies fébriles.— Les maladies suivantes sont celles à la suite desquelles s'observent le plus souvent des paralysies circonscrites : Diphthérie, fièvre typhoïde, dysentéries, variole, etc. On leur donne pour cause soit l'épuisement nerveux, soit une intoxication particulière.

L'emploi d'extra-courants de faible tension après la cessation de la fièvre a presque toujours produit d'excellents résultats.

Paralysies rhumatismales. — On peut distinguer les paralysies faciales, qui s'accompagnent presque toujours d'une plus ou moins grande diminution de la contractilité des muscles, et les paralysies des membres dans lesquelles la contractilité reste intacte, les muscles ne devenant jamais le siége de transformations graisseuses. M. Duchenne a presque toujours retiré d'excellents résultats de la faradisation des muscles inertes. L'aphonie accidentelle rhumatismale, d'après le même auteur, cède toujours à la faradisation du larynx.

Paralysie générale spinale. — Elle a été étudiée principalement par M. Duchenne, qui l'attribue à une lésion anatomique de la moelle, lésion qu'il n'a pu cependant constater; dans tous les cas elle offre généralement une marche chronique ; l'emploi de l'électrisation a été peu étudié dans ce cas. M. Remack a cependant indiqué les courants continus dirigés à travers les troncs nerveux.

Paralysies déterminées par les empoisonnements. — La paralysie saturnine a été la mieux étudiée ; les faits les plus importants qui lui sont relatifs ont été observés par M. Duchenne. Le caractère de cette paralysie est une diminution très-notable de la contractilité électromusculaire des muscles conservant toutefois leur sensibilité générale : la paralysie saturnine envahit surtout les membres supérieurs et commence par les extenseurs. L'électrisation par étincelle a été employée par Sardam en 1764 et mise en pratique depuis par plusieurs médecins. Cette méthode est remplacée aujourd'hui par la faradisation. Le traitement dure quelquefois trois mois et plus. L'abus des alcooliques, le sulfure de carbone peuvent amener des paralysies générales dans lesquelles la contractibilité musculaire reste toujours intacte.

Paralysies par lésions spinales. — Par l'exploration électrique on peut reconnaître et distinguer deux sortes de paraplégies dont les causes affectent la moelle : les premières dans lesquelles l'influence de la moelle sur les parties paralysées est supprimée, les secondes dans lesquelles il y a interruption de rapport des parties paralysées avec le centre encéphalique. On manque d'observations sur les traitements par l'électricité.

Paralysies génito-urinaires. — Elles ont surtout été étudiées par M. Leroy d'Étiolles. On ne s'accorde pas sur leur origine exacte. D'après l'auteur cité, l'affection nerveuse serait subordonnée à l'affection urinaire; d'après le docteur Tripier, ce serait l'inverse. Ce dernier indique l'application dorso-lombaire des courants traumatiques.

Paralysie du mouvement par lésions traumatiques des différentes espèces de nerfs (moteurs, sensitifs, mixtes). — Il serait trop long d'entrer ici dans le détail des belles expériences faites à ce sujet par M. Claude Bernard et par M. Longet. Nous avons d'ailleurs indiqué déjà quelques résultats. La faradisation a été pratiquée avec succès par M. Duchenne; les courants continus dirigés suivant le trajet du nerf sont indiqués par M. Remack comme pouvant apporter des améliorations assez rapides.

Les opinions sont partagées relativement à l'époque de la maladie à laquelle il faut pratiquer l'électrisation. Les uns conseillent d'attendre la guérison de la lésion nerveuse. D'autres, parmi lesquels M. Duchenne, conseillent d'agir le plus tôt possible.

Paralysie par atrophie musculaire graisseuse progressive. — Cette affection a été surtout observée par M. Duchenne, qui l'attribue à une lésion périphérique nerveuse; la contractilité électrique des muscles disparaît à mesure que les fibres s'atrophient et se transforment en tissu graisseux; on observe en même temps un abaissement de température.

M. Duchenne a recommandé la faradisation interne des muscles par des courants rapidement interrompus.

Il conseille surtout de s'attacher aux muscles dont l'atrophie est peu avancée ou nulle. Dans tous les cas la faradisation est le meilleur moyen de prolonger la vie du malade.

Paralysies partielles.

Les paralysies partielles les mieux connues sont les suivantes : la paralysie alterne, ainsi nommée par M. Gubler, décrite pour la première fois par M. Millard, caractérisée par la perte simultanée ou successive du mouvement dans un côté de la face et dans la moitié du corps du côté opposé, paralysie qui affecte la septième paire et en même temps un ou plusieurs nerfs moteurs de l'œil; la paralysie musculaire progressive de la langue, du voile du palais et des lèvres, récemment décrite par M. Duchenne.

La paralysie du diaphragme, se reconnaissant à la dépression des hypochondres et de l'épigastre se produisant pendant l'inspiration : elle peut être d'origine saturnine ou hystérique et avoir pour cause l'atrophie graisseuse. On a obtenu de bons résultats de la faradisation de ce muscle par l'intermédiaire des nerfs phréniques. On agira de même dans le but de produire la respiration artificielle. Il faut agir en même temps sur le plexus brachial et sur la branche externe du spinal. Comme paralysie partielle, nous citerons encore la chute de la paupière supérieure, combattue heureusement par la faradisation du muscle releveur. La paralysie du constricteur de l'iris, qui peut être guérie par le passage à travers la sclérotique de courants d'induction faibles et d'intensité croissante. Enfin l'inertie intestinale, fréquente chez les rhumatisants, les goutteux, les hystériques, cédant quelquefois à la faradisation recto-épigastrique.

Névralgies. — Les névralgies peuvent être superficielles ou profondes. Les premières sont caractérisées par une douleur vive répondant au trajet d'une branche nerveuse. Dans les névralgies profondes ou splanchniques, la douleur est ordinairement sourde et continue.

Tous les procédés d'électrisation dont nous avons parlé se sont montrés efficaces dans le traitement des névralgies. On commence toujours par les moins douloureux, tels que les applications métalliques, pour les névralgies des lombes ou dorso-intercostales. On obtient de très-bons résultats par la faradisation cutanée au moyen du balai électrique. M. Briquet, dans le cas de colique saturnine, a obtenu par ce procédé de très-beaux résultats.

M. Becquerel a recours à la faradisation des nerfs par des courants énergiques rapidement interrompus, dirigés suivant leur ramification. Les excitateurs sont des éponges mouillées appliquées sur divers points de nerfs. M. Becquerel donne à sa méthode le nom de méthode hyposthénisante. L'atrophie musculaire peut se montrer consécutivement à des névralgies anciennes des membres. La faradisation a donné quelquefois de bons résultats.

M. Bonnefin a traité cette dernière question [1].

Affections convulsives. — Ces affections nombreuses, quelquefois très-dissemblables, ont été ramenées à deux formes principales dont elles présentent presque toujours des combinaisons, savoir : la forme *névralgique* et la forme *paralytique*.

M. Roth [2] a distingué la *musculation* irrésistible et la *musculation* désordonnée, dont les phénomènes sont applicables aux affections convulsives en général. Les principales de ces affections sont : l'hystérie,

[1] Thèse de la Faculté de médecine de Paris, 1860.

[2] *Histoire de la musculation irrésistible ou de la chorée.*

l'épilepsie, l'éclampsie, la catalepsie, le tétanos, la chorée, le delirium tremens, qu'on a essayé de combattre, soit par l'électrisation statique, soit par la faradisation généralisée des centres nerveux.

Les affections suivantes ont été combattues par la faradisation localisée, savoir : l'ataxie locomotrice, le tremblement nerveux, l'asthme, la coqueluche, le hoquet, le vomissement nerveux.

Engorgements chroniques de la matrice, ou métrite chronique.

Le caractère anatomique de cette maladie, d'après M. Scanzoni, consiste dans l'hypertrophie du tissu cellulaire et l'atrophie des muscles des parois. Le traitement électrique aurait pour but de provoquer des contractions qui réveilleraient la nutrition des muscles. Voici la manière d'appliquer le traitement : un excitateur olivaire est engagé dans le rectum ; après avoir introduit le spéculum on fait pénétrer un second excitateur jusqu'au col de l'utérus.

Chez les filles vierges, la faradisation s'effectue en appliquant une plaque mouillée sur la région lombaire et le bouton sus-pubien. La séance doit durer au plus cinq minutes; comme les contractions de l'utérus sont très-douloureuses, il faut commencer par des courants faibles.

Les engorgements utérins peuvent être compliqués de versions ou de flexions, et suivant leur direction préalablement constatée, on dirigera les excitateurs de manière à provoquer des contractions qui agissent en même temps pour ramener l'organe malade à sa position normale.

Hypertrophie prostatique.

L'étude anatomique de cette lésion a fait reconnaître qu'elle était, comme la précédente, caractérisée par l'atrophie musculaire et l'hypertrophie du tissu cellulaire. L'engorgement se produit parce que la force destinée à expulser le liquide sécrété dans les glandules n'est plus suffisante. Le traitement électrique est donc ici nettement indiqué. On fait usage de courants d'induction rapidement interrompus. Voici comment on opère : on pratique, si c'est possible, le cathétérisme, et on introduit jusqu'au col de la vessie un excitateur olivaire recouvert d'un conduit isolant; l'autre excitateur, plus gros, est introduit dans le rectum au niveau de la face postéro-inférieure de la prostate, si le cathétérisme n'est pas possible; les deux excitateurs sont introduits dans le rectum, et on agit sur les côtés. Différentes observations ont été publiées dans lesquelles ce procédé thérapeutique s'était montré efficace lorsque tous les autres avaient échoué.

Épanchements séreux et tumeurs lymphatiques.

On a obtenu par la galvanisation la guérison de certains cas d'hydrocèle et d'hydarthrose ; les courants continus sont généralement indiqués. Certains auteurs les font pénétrer par des aiguilles à acupuncture, précaution qui n'est nullement nécessaire et qui a l'inconvénient de pouvoir amener une inflammation.

On cite quelques guérisons d'adénites chroniques (Boulu, Duchenne), de tumeurs lymphatiques.

On a pu, par l'électrisation, obtenir la résorption dans plusieurs cas d'opacité de la cornée (Graëfe, Meyer) ; on fait passer le courant en appliquant un excitateur humide sur les paupières fermées et mettant dans la main un excitateur communiquant au pôle positif.

APPLICATIONS DIVERSES

Les courants électriques, les applications métalliques hâtent le travail de réparation de certains ulcères (Crucel, Spencer, Wels).

La faradisation de la glande mammaire peut faire réapparaître la sécrétion lactée arrêtée à la suite d'une suspension de l'allaitement (Aubert, Becquerel).

Cavalla et Wilkinson recommandent l'électrisation par souffle et par aigrettes dans les ophthalmies.

Divers médecins, entre autres Jalabert et Mauduyt, citent des guérisons nombreuses d'engelures en tirant des étincelles des parties affectées.

La galvanisation et la faradisation ont été tentées contre le rhumatisme : les résultats obtenus ont été très-variables.

On a également essayé, surtout en Angleterre et en Suède, l'emploi de l'électricité contre les fièvres et surtout les fièvres intermittentes.

Herder et après lui bon nombre de médecins ont provoqué l'accouchement prématuré par l'excitation électrique. — Clevaud, Hewghton, Mac-Kensie, etc., l'ont employée pour réveiller les contractions dans l'accouchement et arrêter les hémorrhagies consécutives à l'accouchement dues au défaut de rétraction de l'utérus.

Dans la chute du rectum, MM. Duchenne et Demarquay ont essayé la faradisation sans résultat bien marqué.

CHAPITRE XXVIII

KINÉSITHÉRAPIE OU CINÉSIE

Depuis quelques années, les applications des mouvements du corps humain à l'hygiène et à la thérapeutique ont reçu une grande extension et sont entrées dans une voie scientifique qui peut conduire à de beaux résultats. Grâce aux notes et au concours bienveillant de notre excellent confrère, M. le docteur Dally, nous pouvons donner ici un aperçu de la kinésithérapie ou gymnastique suédoise qui ne tardera pas peut-être à prendre un rang important en thérapeutique; cette étude que nous ne pouvons pas faire ici d'une manière complète pourra être achevée à l'aide des indications bibliographiques que nous devons à l'obligeance de M. le docteur E. Dally.

Un grand nombre de termes ont été employés, à différentes époques, pour désigner l'emploi artificiel que l'on peut faire des mouvements du corps humain, en hygiène ou en thérapeutique. Les principaux de ces termes sont *gymnastique*, *somascétique*, *kinésithérapie*, CINÉSIE. Quand le but de ces mouvements était déterminé en dehors de la médecine, ils prenaient et prennent un nom particulier; c'est l'*athlétique*, la *callisthénie*, l'*agonistique*, l'*acrobatisme*, le *funambulisme*, etc. toutes choses qui, chez les anciens, étaient exclues de la gymnastique.

M. Dally père a proposé de désigner sous le terme de *cinésiologie* la science qui traite des mouvements du corps humain ; il repoussait le terme *kinésithérapie*, comme mal formé, le grec ne possédant pas de cas *instrumental* et le κ se traduisant, en français, non par un *k*, mais par un *c*. Quant à l'art même d'appliquer les mouvements, il le désignait sous le nom de *cinésitechnie*, de κίνησις, *mouvement*, et il appelait *cinèses* les groupes ou formules de mouvements applicables à un cas donné.

Cette terminologie synthétique a l'avantage de comprendre sous une dénomination fort simple et correcte une foule de procédés médicaux, que, de nos jours, aucun lien ne réunit et qui, cependant, ont entre eux d'étroites analogies : tels sont les *frictions*, le *massage*, les *percussions*, les *mouvements artificiels* (la respiration artificielle, par exemple), les *pressions* et *compressions*, les divers modes de *taxis*, les *vibrations* dues aux véhicules (*vectation*), etc. Il est certain que le terme de gymnastique médicale ne convient plus à la série des procédés aujourd'hui mis en œuvre dans le traitement des maladiss par les mouvements. Il prête trop à une confusion qui n'est pas sans inconvénients : certains malades, à qui ce que nous entendons d'ordinaire par gymnastique serait fatal, peuvent retirer un avantage considérable de l'usage des mouvements méthodiques, spontanés ou communiqués ; prescrire en pareil cas la *gymnastique*, c'est tout aussi vague que de prescrire un *médicament pharmaceutique* sans autre désignation. Or, tandis que la gymnastique, proprement dite, doit être enseignée par des hommes agiles et forts, qui peuvent payer d'exemple et dont l'instruction médicale est indifférente, — il n'en est pas ainsi des mouvements appliqués à la cure des maladies ; — ceux-ci devraient être exclusivement appliqués ou commandés par le médecin. C'est pourquoi ils réclament une existence et une dénomination spéciale. Toutefois, la valeur et l'utilité d'un néologisme sont subordonnées à son succès et l'on ne peut dire ce qu'il adviendra des termes *cinésiologie, cinésitechnie*.

M. Neumann (de Berlin), le représentant le plus distingué de l'école dite Suédoise, fondée par Ling, fait usage du terme *heil-gymnastick* (gymnastique de santé), et les Anglais ont adopté l'expression plus significative que grammaticale de *mouvement-cure*.

Telles sont les dénominations qui désignent l'objet de cette étude sommaire. On peut voir que le cadre de cette étude est excessivement vaste, et l'on comprend que nous devons nous restreindre à des indications sommaires sur l'historique et les procédés de cette branche de la thérapeutique.

HISTORIQUE

Si l'on remonte dans l'histoire des peuples, on trouve les éléments de l'art qui nous occupe, dans l'Inde ancienne et chez les Chinois, la pratique de la gymnastique chez les Grecs et chez les Romains. Il faut lire dans l'Introduction aux *œuvres d'Hippocrate* par Littré, la place de la gymnastique dans la médecine grecque avant Hippocrate.

La plupart des indications relatives à l'exercice chez les Grecs se trouvent consignées dans les trois premiers livres du *Traité du Régime* ; elles constituent bien plutôt un traité d'entraînement qu'un traité de gymnastique médicale. Si l'on ajoute à ces documents les différents livres où Galien traite des mouvements ; le livre si important d'Oribaze *des Exercices*, qui contient beaucoup d'extraits d'Antillus, d'Hérodote et de Galien lui-même ; et le *Traité de Gymnastique*, de Philostrate, dont M. Daremberg a récemment donné une traduction, on connaîtra les sources auxquelles Mercuriali, Faber, et après eux tous les historiens de la gymnastique ont puisé leurs informations.

Toutefois, une lacune considérable existait dans l'histoire de la gymnastique. M. N. Dally, dans sa *Cinésiologie* l'a remplie de façon à laisser peu à faire à ses successeurs. Il est même remonté aux premiers jours de la Renaissance, et, exhumant de la poussière des siècles les écrits de Champier (*Rosa Gallica*, 1512), de Gazzi (*Florida Corona*, 1514), de Fusch (*De motu et quiete*, 1565), de Du Choul (*Discours des Bains et Antiques exercitations grecques et romaines*, 1567), de Paré (1575, édit. Malgaigne, ch. xv), de Paullini (*Flagellum salutis*, 1698), il est arrivé par Mercuriali et Cagnati sans oublier Rabelais et Montaigne, à Frederich Hoffmann (*De motu, optima medicina corporis*, 1704), à Borelli et à tous les successeurs de l'école iatro-mécanique. Ainsi est établie l'existence ininterrompue d'une sorte de doctrine médicale, dont la gymnastique suédoise, la kinésithérapie, la kinésiatrie, etc., sont une expression très-scientifique.

La tradition si bien démontrée ne s'arrête pas là. Boissier de Sauvages (1738), Nicolas Andry (1741), Tissot (1780), Fuller analysés et commentés dans l'ouvrage de M. N. Dally, nous conduisent aux écrits plus modernes, et ici commencent les travaux des orthopédistes français qui empruntèrent beaucoup à l'orthopédie d'Andry (1741). Les écrits de Charles Londe, de Foissac, de Clias, d'Amoros, en France; ceux de Basedo, de Guths-Muth, de Jahn, en Allemagne, forment le lien de l'ancienne gymnastique à la gymnastique médicale de l'école suédoise, qui ouvre une ère nouvelle. Nous devons nous borner à ces indications succinctes.

ÉCOLE DE LING

Ling naquit à Lunga (Suède), en 1776. Il mourut en 1839. Ce n'est pas ici le lieu de relater par quelles voies il fut conduit à s'occuper de gymnastique ; le fait est qu'il obtint, après des luttes sans nombre, vers 1814, la fondation d'un institut royal de gymnastique à Stockholm. Cet institut, qui a eu depuis une grande influence sur le peuple et sur l'armée suédoise, n'est qu'accessoirement consacré à la thérapeutique. Il est surtout destiné à former des professeurs pour l'armée et les écoles publiques, et tel était primitivement le but du célèbre gymnaste suédois. Ce ne fut que peu à peu que les études de Ling le conduisirent à la médecine, et nous avons peu de renseignements sur les premiers pas qu'il fit dans cette voie ; car, entièrement livré à la pratique de son art, nous ne possédons guère de Ling que des écrits relatifs à la gymnastique militaire. Les élèves directs de Ling, qui pour la plupart étaient des hommes de mérite, ont heureusement comblé cette lacune, et l'on trouvera plus loin des indications bibliographiques assez étendues.

Il nous suffira de dire ici que la méthode de Ling, appliquée à la médecine, comprenait une exclusion presque complète de ce que nous entendons en France sous le nom de gymnastique. Trois éléments principaux la constituent : 1° les positions ; 2° les mouvements musculaires ; 3° les manipulations.

Positions. — Les positions précèdent et suivent tout mouvement, car l'on distingue la position *initiale* de la *terminale;* on comprend l'infinie variété des positions. Mais à cet égard, les Suédois et les Allemands nous ont peu appris. On consultera encore avec fruit l'article *attitude* de M. Bouvier (*Dict. de Médecine et de Chirurgie pratiques* en 15 vol.) et les écrits de MM. Bourdon, Gerdy, Piorry, Maissiat et Nélaton.

Mouvement simples. — La position initiale d'un mouvement étant déterminée, le chemin qui aboutit à la position terminale peut être franchi, 1° ou par la contraction simple des muscles qui effectuent ce mouvement, 2° ou par cette contraction, *malgré une résistance* qui lui est opposée, 3° ou sans contraction par l'intermédiaire d'une force extérieure au sujet.

1° Contraction simple. — Dans le premier cas nous avons un mouvement musculaire *déterminé*, mais *simple.* Et les mouvements sans résistance extérieure constituent une autre part importante de la cinésie. Ils diffèrent de ceux de la gymnastique : 1° en ce que leur forme est mieux déterminée ; 2° en ce qu'ils sont exécutés lentement avec tension musculaire et action cérébro-motrice plus régulière que cela n'est possible dans les mouvements rapides ou désordonnés des gymnases. MM. Rothstein, Neumann et Schreber ont publié sur ces mouvements des écrits dont voici les titres : Rothstein, *Die gymnastischen freiübungen*, Berlin, 1855. Schrœber, *Aerztliche Zimmer gymnastik*, Leipsig, 1re édition 1855, 5e édition 1858 (traduit en français par le docteur van Oordt sous le titre *Gymnastique de chambre*, Paris, 1855). Neumann, *Haus gymnastik*, Leipsig, 1859.

2° Contraction double Mais si au lieu de laisser le mouvement s'effectuer librement dans la direction déterminée, on lui oppose une résistance dans une direction diamétralement contraire, on a ainsi ce que le disciple le plus ingénieux de Ling, Neumann, a appelé un mouvement *double* (duplicirte-Bewegung), par opposition aux mouvements simples dont il est question ci-dessus. Mais dans le mouvement ainsi pratiqué, il peut arriver de deux choses l'une : pour un même sujet, ou le mouvement sera accompli malgré la résistance, et la position terminale sera atteinte ; ou la résistance vaincra le sujet qui rétrogradera à la position initiale.

Dans le premier cas on a le *mouvement double concentrique* de Neumann, dans le second on a le *mouvement double excentrique.* Le premier est caractérisé par le fait physiologique du rapprochement des insertions musculaires pendant la contraction ; le second par l'éloignement de ces mêmes insertions pendant la durée de la contraction. On a donc ainsi une *contraction concentrique* et une *contraction excentrique*.

Ces données doivent être comprises pour l'intelligence de l'effet théorique de ces mouvements musculaires. Nous ne pouvons entrer dans les détails de ces explications que M. N. Dally a données d'une manière très-étendue, d'après l'école suédoise, dans sa *Cinésiologie* (p. 164). Disons seulement qu'aux *mouvements doubles concentriques* est rattachée la propriété d'augmenter l'absorption locale, et, par suite, la rapidité des transformations regressives; d'où leur emploi dans tous les cas où il y a indication d'activer la résorption, indication qui se trouve dans le plus grand nombre des maladies chroniques.

Aux *mouvements doubles excentriques* est rattachée la propriété d'augmenter la plasticité, ou si l'on veut, les phénomènes de nutrition locale. De telle sorte que tout mouvement simple se composant d'une succession de contractions concentriques et excentriques (par exemple si l'on fléchit l'avant-bras sur le bras, le biceps est en contraction concentrique tandis que le triceps est en contraction excentrique), l'effet général n'est qu'un résultat de l'*exercice*, tandis qu'à l'aide des mouvements doubles les disciples de Ling prétendent isoler sur un groupe musculaire sur une région et sur les viscères de cette région, un effet déterminé à l'avance par la thérapeutique, de *nutrition* ou de *dénutrition*.

Voilà pour l'effet local, indépendant mais conciliable avec certains effets généraux qui tiennent à l'activité empruntée aux fonctions organiques, et à ces organes eux-mêmes, à l'aide des mouvements passifs ou manipulations.

Mouvements passifs et manipulations. — Ce que l'École de Ling a introduit dans la médecine, ce ne sont pas des moyens nouveaux de traitement; on l'a vu, c'est une méthode nouvelle, c'est la précision dans l'emploi des mouvements et surtout une heureuse combinaison de leurs trois formes principales : les *positions*, les *contractions*, les *manipulations*. Un malade étant assis, les deux bras tendus en avant (position), si un aide placé derrière lui saisit les deux poignets et écarte doucement les bras malgré la résistance du malade (mouvement double excentrique), on peut, durant ce mouvement, exécuter, par exemple, une percussion élastique sur la face antérieure du thorax; et le mouvement nécessite un second aide. On aura, de la sorte, réuni les trois formes de mouvements.

On voit que les mouvements improprement appelés passifs peuvent être exécutés isolément ou associés, ce qui est le cas le plus ordinaire, aux deux autres formes de la kinésithérapie. Or, ces mouvements sont à peu près innombrables, et la minutieuse description de leurs formes, dans laquelle sont entrés certains auteurs allemands est complétement inutile, car on ne comprend bien la pratique de ces mouvements qu'après une longue expérience personnelle et cette expérience permet de modifier presque constamment le manuel opératoire de façon à s'adapter à chaque individu.

La forme la plus élémentaire des manipulations est la *pression*. Cette pression peut être exercée sur une surface plus ou moins étendue. Elle peut être faite avec un ou avec plusieurs doigts, avec la main entière, avec les poings fermés, avec des bandages (compressions, etc.) : elle peut être continue ou intermittente ; une succession très-rapide de pressions s'appelle *vibration*. C'est l'une des manipulations les plus efficaces et les plus riches en effets variés.

La friction est évidemment une *pression mobile* et ainsi de toutes les manipulations qui sont des dérivés de la pression. On connaît les innombrables variétés des frictions ; ce que l'on connaît moins, ce sont les innombrables effets de cette cinèse. Nous aurons à cet égard beaucoup emprunter aux anciens.

La *percussion* qui a donné lieu dans le *Dictionnaire* en 60 vol., à un fort remarquable travail de Percy et Laurent, est une pression brusque et réitérée. On la pratique avec le tranchant de la main, avec le bout des doigts ou avec des corps étrangers que les gymnastes suédois proscrivent absolument. (On trouvera dans une thèse intéressante de M. Estradère, Paris, 1863, *Du massage, son historique, ses manipulations*, des renseignements sur les brosses, strigils, roulettes, palettes et verges, des masseurs. Mais les pratiques sont tout à fait étrangères à l'art du mouvement.) La percussion a, en cinésie, un grand nombre d'applications, depuis les délicates percussions sur le crâne, jusqu'aux percussions fortes sur l'épine dorsale et sur les reins, exécutées dans certaines attitudes et durant certains mouvements doubles, ce procédé subit beaucoup de modifications.

D'autres formes de manipulations plus générales sont confondues en France sous le nom de *massage*. M. Estradère, dans sa thèse inaugurale, nous paraît soutenir une mauvaise cause en persistant à défendre l'usage de cette dénomination, sous le couvert de laquelle, il le reconnaît, sont confondus la friction, la pression, la percussion et le mouvement. Les malaxations, les *pétrissages*, les *foulages* sont, à vrai dire, fort analogues; mais on n'obtient, à l'aide de ces manœuvres empiriques, rien qui approche des effets de la véritable gymnastique médicale.

Quant aux *mouvements communiqués* aux sujets passifs, leur étude est très-complète, grâce à Bonnet (de Lyon). On comprend qu'ils consistent en flexions, extensions, abductions, adductions, rotations, etc. Leur usage est entré dans la pratique régulière de la chirurgie, bien que la méthode laisse encore beaucoup à désirer.

Bornons-nous à mentionner l'équitation, la vectation, la trépidation parmi les mouvements imprimés à tout l'organisme par des corps en mouvement.

DE L'USAGE ET DES EFFETS THÉRAPEUTIQUES DES MOUVEMENTS ARTIFICIELS

M. E. Dally, dans une thèse soutenue en 1859 (*Plan d'une thérapeutique par le mouvement fonctionnel*) a cherché à faire entrer dans le cadre de la thérapeutique générale les effets réalisés par les mouvements. C'est là assurément la méthode la plus simple pour classer et contrôler les résultats de la cinésie. Cet auteur passe successivement en revue les fonctions organiques et les fonctions animales, et rattache à *l'exercice artificiel* des fonctions, les résultats thérapeutiques à obtenir. L'idée n'est certes pas neuve, mais dans ce cas particulier elle a l'avantage de faire cesser l'isolement dangereux pour la gymnastique médicale elle-même, dans lequel les disciples de Ling semblent vouloir se développer.

C'est ainsi que M. E. Dally étudie d'abord *l'exercice artificiel des fonctions respiratoires*, et il montre l'usage étendu que l'on peut faire de l'exercice de cette fonction, dans certains cas que la physiologie prévoit et que la médecine détermine.

En sorte que, pour cet auteur, tout problème de thérapeutique doit être posé dans les termes suivants : 1° Un état morbide étant donné, quels sont les mouvements naturels qu'il faut provoquer, pour modifier cet état, ou pour accélérer, s'il y a lieu, cette modification ; 2° parmi les agents capables de provoquer les mouvements naturels (et par mouvements naturels nous entendons ici l'ensemble des actes physiologiques), les mouvements artificiels sont-ils applicables? 3° dans quelles formes convient-il de les appliquer ?

Nous renverrons à la bibliographie, que nous publions plus loin, ceux de nos lecteurs qui voudront s'éclairer sur les effets particuliers des mouvements artificiels. Il est, en effet, presque impossible de résumer les applications d'une méthode qui a envahi presque toutes les classes de la pathologie. Il y a beaucoup à rabattre de l'enthousiasme des disciples de Ling, mais dans quelle mesure y a-t-il lieu d'admettre les résultats qu'ils ont consignés dans leurs écrits, c'est ce que nous ne pouvons encore savoir.

Toutefois il ne paraît pas douteux que les difformités du rachis guérissent presque sûrement par les procédés de la gymnastique suédoise quand elles ne datent pas de trop loin et que les désordres ne sont pas trop étendus; les difformités acquises par des exercices mal répartis ou professionnels cèdent pareillement à l'emploi des mouvements bien déterminés. Le problème consiste, en général, à mettre en état de contraction excentrique les muscles antagonistes de ceux qui déterminent et maintiennent les difformités. Les attitudes prolongées, *sans appareil de contention*, jouent ici un rôle capital. M. E. Dally, qui prépare un travail sur cette question, nous a dit avoir obtenu, en un mois de traitement, chez une jeune fille de seize ans, la guérison d'une scoliose pour laquelle il avait jugé qu'un traitement de six mois serait nécessaire.

Dans d'autres cas, au contraire, qui lui paraissaient moins graves, le traitement a dû être prolongé au delà du terme prévu; dans d'autres cas enfin les résultats étaient incomplets ou nuls sans qu'il pût attribuer les différences à autre chose qu'à une disposition individuelle en vertu de laquelle certains sujets se montrent fort sensibles aux mouvements, tandis que d'autres y sont réfractaires. Ceci, du reste, est commun à tous les procédés de la thérapeutique.

Les affections articulaires chroniques, en l'absence de toute cause active d'irritation, doivent aux manipulations de nombreux succès. Ces succès seraient plus nombreux encore si l'on procédait avec méthode et patience; mais les guérisons un peu bruyantes obtenues par le massage dans le traitement des entorses, ont aveuglé quelques praticiens sur l'innocuité absolue des manœuvres opératoires dans les cas aigus.

Les altérations dues à la goutte articulaire seront avantageusement traitées par les mouvements locaux, associés aux mouvements généraux et au régime. Ces deux conditions sont rigoureusement nécessaires si l'on ne veut s'exposer à provoquer les accès.

Les paralysies ou les atrophies musculaires partielles, quelle qu'en soit la cause, sont évidemment du ressort de la gymnastique médicale. Il en est de même des altérations tendineuses aponévrotiques et musculaires qui sont consécutives aux traumatismes.

Mais si les applications des mouvements artificiels aux maladies de l'appareil locomoteur ne sont pas contestées, il n'en est pas de même à l'égard de celles qui atteignent les régions profondes. Et c'est ici surtout qu'il faut se défier des exagérations systématiques. Toutefois ce que l'on sait de l'influence générale, de l'exercice et ce qui a été exposé plus haut sur l'action locale des mouvements ne permet pas de contester qu'il ne soit possible de modifier les actes physiologiques de l'estomac, du foie, de la rate, des poumons et du cœur, par l'intermédiaire, soit des manipulations directes, soit des grandes fonctions organiques. Utiliser les résultats de l'observation individuelle, faire entrer avec une précision de plus en plus marquée la pratique de la gymnastique médicale dans la pratique générale des médecines, tel est, croyons-nous, le résultat qu'il faut tout d'abord chercher à réaliser.

BIBLIOGRAPHIE

GALIEN, Hygiène (*De sanitate tuenda*), non traduit; et plusieurs petits traités.

Notice du *Cong-fou* des bonzes *Tao-ssée*, Mémoires sur les Chinois, t. IV. *In Cinésiologie*, par M. Dally. Paris, 1857, p. 77.

ORIBASE, *Œuvres, édition Daremberg*, 1851, t. Ier des Exercices de p. 456 à p. 551.

PHILOSTRATE. *De Gymnastica*, primum edidit et interpretatus est Kayser. Heidelberg, 1840. M. Daremberg en a depuis donné une traduction.

MERCURALI. *De Arte gymnastica*. Ce livre a eu de nombreuses éditions de 1569 à 1601.

P. FABER. *Agonosticon sive de Re athletica*. Lyon, 1590 et 1595.

KRAUSE. *Die Gymnastik und Agonistik der Hellenen*. Leipzig, 1841.

O. H. JAEGER. *Die Gymnastik der Hellenen*.

Ici peuvent se placer les écrits de Fuller, de Tissot, d'Andry, et surtout ceux de F. Hoffmann, dont le traité *De motu, optima medicina corporis* fait partie des *Dissertationes physico-medicæ*. La Haye, 1708.

Parmi les travaux modernes il faut citer :

LONDE. *Gymnastique médicale*, 1821.

FOISSAC. Sur la *Gymnastique des anciens*, thèse de concours.

Voici maintenant l'énumération des principaux ouvrages qui ont paru sur la gymnastique médicale depuis l'impulsion donnée par les disciples de Ling. Ling lui-même a peu écrit.

LING. *Traité sur les principes généraux de la gymnastique*. 1834. Achevé en 1840 par MM. Liedbeck et Georgii, traduit en allemand par M. Massmann.

INDEBETOU. *The therapeutic manipulation*. London, 1842. — L'auteur, élève direct de Ling, a, le premier, introduit le système suédois à Londres.

RICHTER. *Die schwedische nationale und medicinische Gymnastik*. Dresde, 1845. — Le professeur Richter a depuis consacré une partie de son important ouvrage, *Organon der physiologischen Therapie*. Leipzig, 1850, à la gymnastique médicale, de p. 185 à 226.

Hg. ROTHSTEIN. *Die Gymnastik nach dem Systeme der Schwedischen Ling*. Berlin, 1847. — Ce livre contient des vues philosophiques et historiques très-élevées sur le rôle de la gymnastique; mais il n'a trait qu'à la gymnastique générale. M. Rothstein est un officier supérieur qui est directeur de l'Institut royal de Berlin pour l'éducation physique de l'armée.

GEORGII. *Kinésithérapie, ou Traitement des maladies selon la méthode de Ling*. Paris, 1847, in-8. — Ce petit volume, fort intéressant, présente la méthode de Ling avec beaucoup de netteté. On peut même lui reprocher un excès de précision et une surabondance d'affirmations que la pratique ne justifie point. M. Georgii est l'un des élèves directs de Ling.

NEUMANN. *Die Heil-Gymnastik* (*la Gymnastique curative*), 1852. — C'est le premier écrit publié par cet éminent médecin à son retour de Stockholm, où il était allé étudier la méthode de Ling.

Das Muskelleben des Menschen in Beziehung auf Heil-Gymnastik und Turnen. Berlin, 1855. (*La vie des muscles de l'homme dans ses rapports avec la gymnastique curative et avec les exercices.*)

Lehrbuch der Leibesuebung des Menschen in Bezug auf Heilorganik, Turnen und Diætik (*Manuel des mouvements du corps humain dans leurs rapports avec la santé, la gymnastique et la diététique*). Berlin, 1856, 2 vol. de 300 pages chacun.

Therapie der chronischen Krankheiten vom heilorganischen Standpunkte (*Thérapie des maladies chroniques au point de vue de la santé organique*). Leipzig, 1857.

Die Athmungskunst des Menschen, etc. Leipzig, 1859. (*De l'art de respirer, au point de vue de l'anatomie, de la physiologie et de la thérapeutique*). — M. Neumann a en outre publié, en collaboration avec M. Rothstein, une revue trimestrielle sous le titre de *Athenæum für rationelle Gymnastik*, dont le premier numéro a paru en juin 1853.

EULENBURG. *Die schwedische Heilgymnastik*. Berlin, 1853.

J. C. WERNER. *Orthopädie*. Berlin, 1852. — *Reform der Orthopädie in 60 Thesen durchgeführt*. Berlin, 1861.—Cette réforme de l'orthopédie repose sur la suppression de tout appareil contentif.

BEHREND. *Bericht über das gymnastisch orthopädische Institut zu Berlin*. (*Comptes rendus annuels de l'établissement dirigé par M. Behrend.*)

M. MELICHER a publié de semblables comptes rendus. — Même remarque pour MM. HAUPT, à Nassau, ULRICH, à Brême, BECKER, à Cassel, ERFURTH, à Felberg (Mecklembourg-Strelitz).

A. L. WERNER de Leipzig, *Medicinische Gymnastik*. 1850.

SCHNELL et KLOSS, avec M. FRIEDRICH de Dresden, représentent l'ancienne école allemande.

Quelques auteurs ont donné des noms particuliers aux systèmes de mouvements qu'ils emploient; tels sont :

HARTWIG. *Die peripatetische Heilmethode oder die Bewegungscur* (*La méthode péripatétique, ou la cure par le mouvement*. Dusseldorf, 1847.

HEIDLER. *Die Erschuetterung als Diagnosticum und als Heilmittel*. (*La vibration répétée comme moyen de diagnostic et de traitement*). Brunswick, 1853.

M. Roth, médecin allemand établi à Londres, a publié un grand nombre d'écrits pour propager la gymnastique suédoise. En voici les titres : *The prevention and cure of many chronic diseases by movements*. London,

1851. 1 vol. grand in-8 de 500 pages. — *Handbook of the movement cure.* London, 1856, grand in-8 de 540 pages. — *A short sketch of the movement cure*, broch., 1860. — Citons encore un ouvrage important, quoique fort obscur et difficile à lire, par Blundell. *Medicina mechanica on the theory and practice of active and passive exercises and manipulations.* London, 1852.

Parmi les publications faites en France, nous citerons l'important ouvrage de M. Dally, qui, malheureusement, offre de nombreuses lacunes et un défaut complet de méthode. *Cinésiologie*, ou science du mouvement dans ses rapports avec l'éducation, l'hygiène et la thérapie. Paris, 1857. — On y trouvera des documents historiques et des vues ingénieuses.

E. Dally. *Plan d'une thérapeutique par le mouvement fonctionnel.* Thèse inaugurale, 1859.

Heiser. *Traité de gymnastique raisonnée au point de vue orthopédique, hygiénique et médical.* Paris, 1854. — M. Heiser est étranger aux progrès de la gymnastique.

Meding. Extrait de la *Gazette hebdomadaire de médecine et de chirurgie* sur *la Gymnastique médicale suédoise.* Paris, 1863, in-8, 61 pages.

Estradère. *Du Massage, son historique, ses manipulations.* Paris, 1863.

Durand-Fardel a inséré dans le supplément ou tome IX du *Dictionnaire de médecine* de Fabre un résumé très-lucide de la *Kinésithérapie* de M. Georgii. (Voy. ce mot.)

CHAPITRE XXIX

HYDROLOGIE MÉDICALE

Depuis quelques années les études d'hydrologie médicale ont pris une extension due, en grande partie, à la création de sociétés et de journaux traitant presque uniquement de questions qui se rapportent à cette branche importante de la thérapeutique. Il en est résulté une tendance scientifique des plus heureuses, et un progrès réel accompli et qui est encore aujourd'hui en voie d'accroissement.

Des ouvrages spéciaux, dus à des médecins et à des chimistes éminents, ont jeté une vive clarté sur les questions de physiologe, de clinique, de thérapeutique et de chimie, relatives à l'étude des eaux minérales; nous citerons les livres de MM. Filhol[1], Rotureau[2], Pétrequin et Socquet[3], Lefort[4], O. Henry père et fils[5], Durand-Fardel, Lebret et Lefort[6], Sales-Girons[7], etc., etc.

[1] Filhol. *Eaux minérales des Pyrénées.*

[2] Rotureau (A.). *Des principales eaux minérales de l'Europe.* — Allemagne et Hongrie. Paris, 1858, 1 vol. in-8. — France; ouvrage suivi de la législation des eaux minérales. Paris, 1859, 1 vol. in-8.

[3] Petrequin et Socquet. *Traité général pratique des eaux minérales de la France et de l'étranger.* Lyon, 1859.

[4] Lefort (J.). *Traité de chimie hydrologique,* comprenant des notions générales d'hydrologie, l'analyse qualitative et quantitative des eaux douces et des eaux minérales. 1 vol. grand in-8 avec figures dans le texte.

[5] *Dictionnaire général des eaux minérales et d'hydrologie médicale,* comprenant la géographie et les stations thermales, la pathologie, la thérapeutique, la chimie analytique, l'histoire naturelle, l'aménagement des sources, l'administration thermale, etc., par MM. Durand-Fardel, inspecteur des sources d'Hauterive à Vichy, E. Le Bret, inspecteur des eaux minérales de Baréges, J. Lefort, pharmacien, avec la collaboration de M. Jules François, ingénieur en chef des mines, pour les applications de la science de l'ingénieur à l'hydrologie médicale. Paris, 1860, 2 forts volumes in-8 de chacun 756 pages.

[6] Henry (Ossian) père et fils. *Traité pratique d'analyse chimique des eaux minérales* potables et économiques, avec leurs principales applications à l'hygiène et à l'industrie. Considérations générales sur leur formation, leur thermalité, leur aménagement, etc. Fabrication des eaux minérales artificielles, etc. 1859, 1 vol. in-8 de 680 p. avec 131 fig. intercalées dans le texte.

[7] *Thérapeutique respiratoire.* Traité des salles de respiration.

Dès sa création, en 1853, la Société d'hydrologie médicale de Paris se préoccupa des divers modes d'administration des eaux minérales; elle chercha les moyens de faire pénétrer dans les voies aériennes les eaux minérales elles-mêmes; de là est née la méthode d'inhalation des liquides *pulvérisés* ou *poudroyés*.

La pulvérisation des liquides médicamenteux comme moyen de traitement dans les maladies de poitrine a subi, dès son origine, toute récente, les épreuves de la critique. Sans croire qu'elle en soit sortie à la satisfaction de tout le monde, nous pensons cependant que cette innovation mérite qu'on lui fasse une place dans la thérapeutique moderne. C'est à ce titre que nous tenons à en faire mention dans cet ouvrage.

La pulvérisation date de 1856. M. le docteur Sales-Girons, médecin inspecteur des eaux de Pierrefonds, près Compiègne, la fit instituer dans cet établissement thermal dans la saison de 1857, dans une chambre qu'il appela *Salle de respiration*.

Dès l'année suivante, sur le conseil qu'en donna M. O. Henry dans son Rapport à l'Académie[1], la plupart des stations d'eaux sulfureuses, propres à des affections pulmonaires, l'adoptèrent à l'instar de Pierrefonds.

Le principe sur lequel M. Sales-Girons fondait ce procédé est des plus rationnels. Jusque-là, en effet, les eaux minérales n'avaient été employées pour les inhalations respiratoires que sous la forme de vapeurs. Or la vapeur ne pouvait contenir que les éléments gazeux; et la plus grande partie des éléments fixes devaient rester dans les vases qui servaient à la vaporisation.

La pulvérisation ne faisant que fragmenter le liquide à la température froide ou tiède, devait donc fournir une poussière humide qui contiendrait les éléments en défaut dans les vapeurs; la pratique, pour répondre à cette théorie, n'avait plus qu'à trouver un instrument qui divisât l'eau assez finement pour la répandre en particules dans l'espace de la salle, où les malades les respireraient avec l'air dans lequel elles seraient comme en suspension.

On sait comment, sur les indications de l'inspecteur, M. de Fublé, propriétaire des eaux de Pierrefonds, en cherchant à reproduire le phénomène de l'eau soufflée qu'on pratique dans certaines industries, trouva le premier appareil qui servit dans les salles de respiration. Cet appareil opère la division voulue en projetant un filet capillaire de liquide, avec la force de trois ou quatre atmosphères, sur un petit disque de la grandeur d'un centime. D'ailleurs, tout corps que l'on opposerait à

[1] *Bulletin de l'Académie impériale de médecine*. Paris, 1857, t. XXII, p. 422.

ce jet servirait à réduire le liquide en poussière. C'est, si on peut le dire, l'éclaboussement perfectionné jusqu'au poudroiement; car la poussière d'eau, ainsi produite, se répand dans l'atmosphère et s'y soutient comme font les poussières les plus ténues, celle de charbon, par exemple. C'est même en cet état de division et de diffusion dans l'espace que l'on respirait l'eau minérale dans les premières salles de respiration. Aujourd'hui les perfectionnements apportés aux appareils de M. Sales-Girons ont modifié notablement cette installation.

La méthode établie dans les stations thermales ne devait pas s'arrêter là de ses applications. Les bienfaits qu'elle y produisait devaient faire songer à en vulgariser l'emploi. Les eaux minérales n'étant ouvertes que trois mois, et en été, il restait à chercher les moyens de l'appliquer à domicile en tout temps et avec tous les liquides qu'il conviendrait au médecin de formuler; en un mot, il fallait faire un instrument pulvérisateur portatif. C'est ce que fit bientôt M. Sales-Girons, et le premier appareil de ce genre fut bientôt simplifié, jusqu'à rendre facile au malade lui-même les inhalations de toutes les solutions médicamenteuses, propres au traitement des diverses lésions de l'organe respiratoire.

Nous ne décrirons pas en détail la composition de cet appareil; qu'il nous suffise d'en donner ici la figure, elle montre assez facilement son jeu et la manière dont on doit en faire usage. Toutefois nous croyons devoir faire remarquer les raisons de la préférence que l'auteur donne à cet appareil, comparativement à ceux qui sont venus après lui et qui fonctionnent sur d'autres principes.

Il y a des appareils pulvérisateurs de plusieurs formes. Nous signalerons celui dont nous donnons la représentation, la pompe foulante de l'air est au dehors et le récipient est en verre. Le vase de verre a eu pour intention l'emploi des substances chimiques, qui, par un séjour plus ou moins prolongé, pourraient détériorer l'instrument ou s'altérer elles-mêmes à son contact.

Il importe de conserver aux liquides employés leur plus grande intégrité de composition, la poussière liquide doit être le moins possible en contact avec l'air. Le meilleur instrument pulvérisant est celui qui opère le plus près de la bouche, et avec le moins de ventilation possible.

La moindre chose altère les eaux sulfureuses dans leur synthèse naturelle; pour les autres liquides, tels que l'eau de goudron, si utilement employés dans les traitements dont il s'agit, tels que les solutions iodées, tanniques, etc., l'observation serait moins urgente, mais il est difficile de n'en pas reconnaître l'opportunité générale. Il est certain qu'un liquide en poussière fine doit être préservé d'un long contact avec l'atmosphère si on veut en respecter la composition médicamenteuse. La pulvérisation a été instituée pour faire mieux que la vaporisation, c'est-à-dire pour faire respirer les médicaments avec le moins d'altération possible. Or la pulvérisation étant déjà une cause d'altération, il est de première recommandation de faire que cette cause ne soit pas multipliée par d'autres.

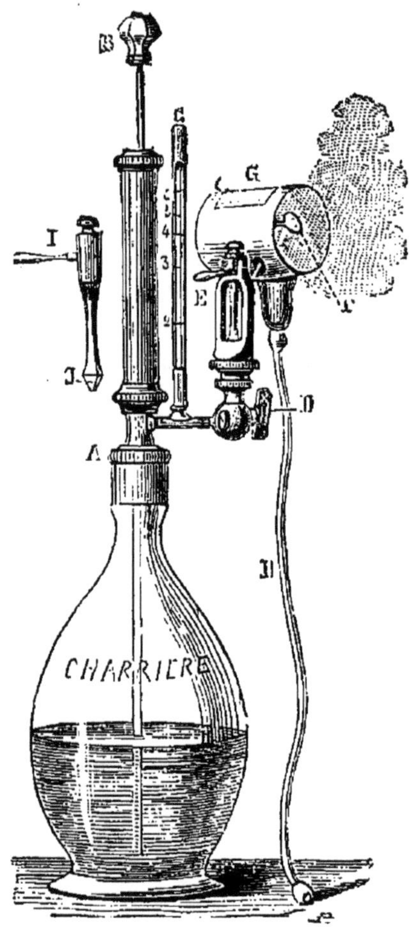

A, Carafe de verre contenant le liquide, qui se visse fortement à la pompe en cuivre A B.

B, Piston de la pompe produisant la compression de l'air.

C, Manomètre indiquant le degré de pression, qui ne doit pas dépasser le chiffre 5.

D, Clef du robinet ouvert dans la direction verticale, l'étoile blanche toujours en haut.

E, Clef du filet d'eau capillaire.

F, Disque en zinc sur lequel se brise le liquide.

G, Tiroir à coulisse du tambour servant à voir la position du disque F.

H, Tube évacuateur.

I, Clef du filet d'eau vue isolément et qu'il faut sortir de l'appareil lorsque la fente J est obstruée, on la nettoie avec la pointe d'une épingle. Il faut, dans ce cas, toujours fermer le robinet D avant de retirer la clef I. Ouvrir le robinet D avant de donner le premier coup de piston B pour chasser l'air.

Fig. 37. — Pulvérisateur Sales-Girons.

Avec l'appareil de M. Sales-Girons, le médicament est pris dans un vase extérieur et introduit dans le corps de l'instrument par une petite pompe aspirante-foulante. A mesure qu'il y est accumulé, l'air intérieur, qui ne change pas, se trouve réuni au volume d'une demie, d'un tiers, d'un quart de son volume primitif, et par le fait produit une pression de 2, 3, 4 atmosphères. Sous cette pression, le liquide sort par un canal capillaire, et à la distance de quelques centimètres le jet rencontre un petit disque sur lequel il s'éclabousse en partie, et fournit une poussière de la plus grande ténuité dans une sorte de boisseau sur les bords duquel le malade applique les lèvres et la respire avec la plus gra facilité.

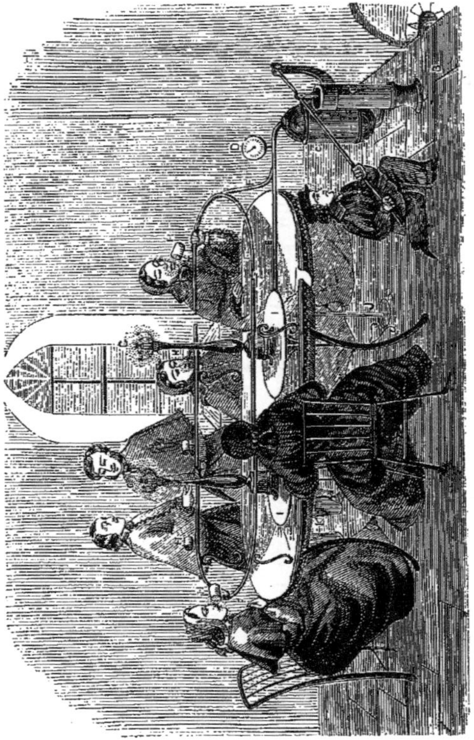

Fig. 38. — Salle de respiration, à l'eau minérale pulvérisée, en activité.

Cette salle peut contenir de 20 à 30 personnes à la fois et rangées, assises ou debout, autour d'une table qui supporte deux sortes de pulvérisateurs. — Les *pulvérisateurs généraux c c*, au nombre de 5 ou 6, ont pour effet de remplir d'eau en poussière tout l'espace de la chambre. — Les pulvérisateurs individuels H H ont pour effet de poudroyer l'eau sur les lèvres et dans la bouche du malade. — Ces derniers pulvérisateurs sont l'objet du dernier perfectionnement apporté par M. Sales-Girons à son procédé. — Il est des salles de respiration où sont adaptés sur la même ligne

Dans le principe, la méthode n'eut en vue que la cure des affecl respiratoires ; nous verrons comment par la suite la pulvérisation d s'appliquer avantageusement au traitement topique de la surface du c

Par rapport aux affections respiratoires M. Sales-Girons les divisa en chroniques et aiguës. Pour les premières il indiqua les substances qui, solubles dans l'eau, avaient été jusque-là recommandées avec profit. L'eau de goudron fut par lui placée en première ligne, à raison des facilités qu'offre sa composition vulgaire; la propriété qu'a le goudron de désoxygéner sensiblement l'air respiré fut une des premières raisons, car, selon lui, les lésions bronchiques ou pulmonaires n'ont pas d'ennemi plus immédiat que l'oxygène de l'air.

Après l'eau de goudron viennent les diverses solutions d'iode, de chlore, de tannin et autres, au choix du praticien.

Les solutions de perchlorure de fer sont spécialement indiquées dans les cas d'hémoptysie.

Les infusions émollientes et sédatives peuvent aussi être administrées selon les indications; ainsi M. Sales-Girons cite un cas dans lequel M. Blache ordonnait à propos, contre la toux persistante, l'infusion de belladone.

On voit que grâce aux appareils pulvérisateurs portatifs, la médecine se trouve en mesure d'administrer par la respiration un grand nombre des médicaments dont l'emploi était réduit aux usages de la voie digestive.

Relativement aux affections aiguës des organes de la respiration, une pratique qui permet d'employer les médicaments que nous venons de désigner doit être d'un grand secours; et pour ne parler que de la plus grave d'entre elles, l'angine diphthéritique et le croup, on peut prévoir de quelle utilité doit être un procédé au moyen duquel on peut porter, quasi naturellement, sur les surfaces les plus intéressées, les substances propres à y prévenir d'abord et à y combattre ensuite les productions morbides qui font le principal danger de la lésion.

Le journal *la Revue médicale* a publié une série d'observations faites à la Clinique de l'hôpital Sainte-Eugénie, par M. le docteur Barthez, sur des enfants atteints de croup à divers degrés. La solution de tannin pulvérisée a été employée dans ces cas, comme dans ceux publiés par M. le docteur Moynier.

Enfin tous les liquides qu'on faisait prendre avantageusement autrefois par l'estomac en vue du traitement des maladies de poitrine, peuvent être désormais, concurremment ou sans préjudice de cette voie, administrés par les organes bronchiques.

L'*hydrofère* n'est que l'appareil au moyen duquel l'eau pulvérisée sert à faire des bains généraux, et dans ce mode nouveau de balnéation l'avantage n'est pas seulement dans l'énorme économie du liquide (trois ou quatre litres suffisent pour donner un bain de 45 minutes), il est bien plus encore dans le fait de l'absorption cutanée, que ce mode d'administration nouvelle favorise d'une manière notable, tandis que ce fait est et reste douteux dans les bains ordinaires. C'est pourtant un des points les plus intéressants de l'hydrologie médicale que celui de l'absorption cutanée.

Les lésions spécifiques de l'arrière-gorge, du voile du palais et des fosses nasales ont aussi été l'objet des observations cliniques de M. Demarquay. Dans ces cas il a employé les solutions contenant le sublimé et la liqueur de Van Swieten.

Les appareils appelés les douches pharyngiennes, dont l'objet est de modifier par un jet continu d'eau minérale pulvérisée les muqueuses plus ou moins affectées d'angine granuleuse. Le grand nombre de ces douches données durant la dernière saison thermale à Luchon, au mont Dore et à Pierrefonds peut lui seul indiquer l'importance de cette innovation.

Le dernier perfectionnement de la méthode, selon M. Sales-Girons, consisterait dans la douche hydrothérapique dont il a donné connaissance tout récemment à la Société d'hydrologie. Cette douche administre l'eau froide et a pour but de remplacer avec profit ce que l'on désigne sous le nom de bain de cercle. L'auteur prétend que l'impression de l'eau froide pulvérisée a quelque chose de physiologique qu'on ne peut obtenir des autres modes hydrothérapiques. Du reste l'économie de cette douche nouvelle sera utilisée pour faire plus facilement que jamais cette médication à domicile. Avec quatre litres d'eau on peut s'administrer soi-même une douche générale de une à deux minutes par ce moyen.

Nous ne terminerons pas cette note sans parler de l'application de la pulvérisation au traitement des fièvres marémateuses. Selon M. Sales-Girons il serait assez rationnel d'attaquer les fièvres par la respiration. Comme on est d'accord que la cause morbide s'introduit dans l'organisme par les poumons, ce serait par la même voie qu'il faudrait la prévenir et la combattre. Déjà M. le docteur Ancelon, médecin en chef de l'hôpital de Dieuze, a administré avec succès la solution pulvérisée de quinquina et de sulfate de quinine qu'il a fait respirer à ses malades. Nous attendons des essais confirmatifs.

On pense généralement que l'eau de mer pulvérisée et respirée par des sujets lymphatiques ou scrofuleux pourrait être d'un bon effet; c'est en cette vue que les plages de la mer telles que Royan, Arcachon, Fécamp, etc., se sont approprié la pulvérisation.

L'appareil pulvérisateur des liquides construit par M. Charrière n'est pas le seul que l'on connaisse, nous citerons encore ceux de MM. Mathieu et Thilman, et celui de M. Lüer, qui pulvérisent parfaitement les liquides et dans lesquels la force de projection est plus grande, ce qui les rend très-précieux dans les affections de la gorge.

L'appareil de M. Lüer présente les avantages suivants : 1° le liquide à pulvériser est tout à fait à l'abri du contact de l'air ; 2° la poussière est animée d'une grande force de projection; 3° l'appareil consomme peu de liquide : avec 50 grammes de liquide, l'appareil marche six minutes, soit une demi-heure avec 250 grammes; 4° il coûte moins cher que les autres.

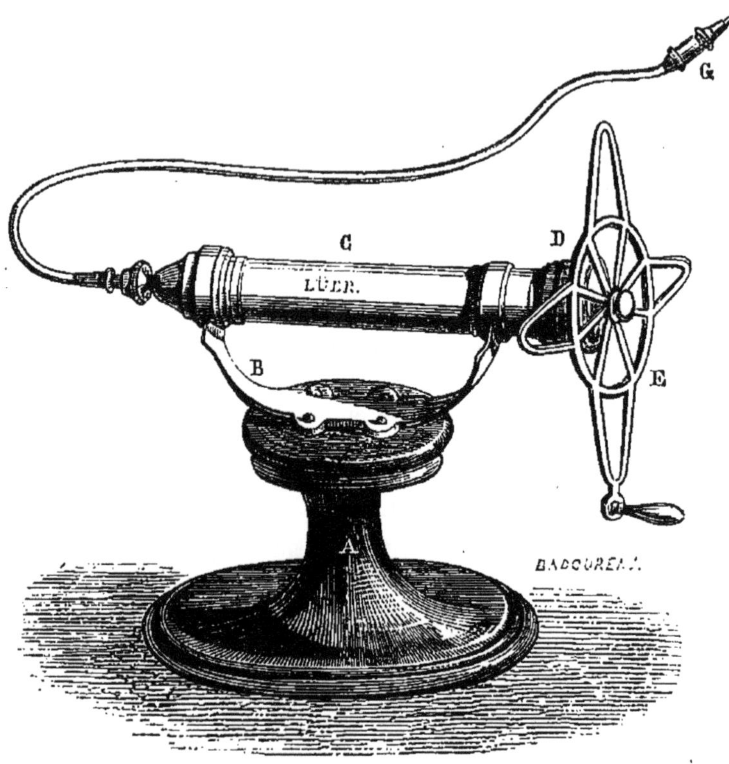

Fig. 39. — Pulvérisateur Lüer. — L'appareil, monté sur son pied en bois et venant de fonctionner; le piston a chassé tout le liquide.

Cet appareil est établi sur un pied de bois A, et au moyen d'une armature B, on maintient horizontalement un corps de seringue C.

Dans ce corps de seringue, on fait jouer un piston. Ce piston est tiré et poussé par une vis, qui marche dans une contre-vis pratiquée dans la pièce D, qui ferme la seringue par le côté opposé à son tube injecteur. Cette vis est terminée par une manivelle E qui la fait tourner. Cette manivelle présente quatre projections pour donner des points d'appui à la main; suivant que l'on tourne ou détourne cette manivelle, le piston est poussé ou tiré. La seringue est terminée par un tube, finissant par un embout G, percé d'un très-petit trou, par lequel le liquide est forcé de passer par suite de la pression exercée par le piston poussé par la vis, de là pulvérisation du liquide.

Nous avons nous-même utilisé avec succès le petit appareil de M. Lüer pour le traitement des maladies des yeux, d'après la méthode de MM. Chassaignac, Demarquay et M. Bricheteau, et dans le lavage des plaies scrofuleuses, des brûlures, des ulcères, etc., nous avons obtenu d'excellents résultats en employant l'eau sulfurée, iodo-bromurée de Nabias (Gazost); les bons effets produits par cette méthode d'application des eaux minérales, qui n'exige pas plus de deux ou trois décilitres de liquide à chaque opération, mérite toute l'attention de nos confrères; elle est surtout précieuse, en ce qu'elle permet de poursuivre le traitement pendant l'hiver, époque à laquelle la plupart des établissements d'eaux minérales sont inhabitables.

Dès que la méthode d'administration des liquides pulvérisés fut connue, deux objections furent faites; on disait que les eaux sulfurées présentant une grande surface à l'air par leur extrême division, devaient être très-altérées; on ajoutait que les poudres solides ne pénétrant pas dans les voies

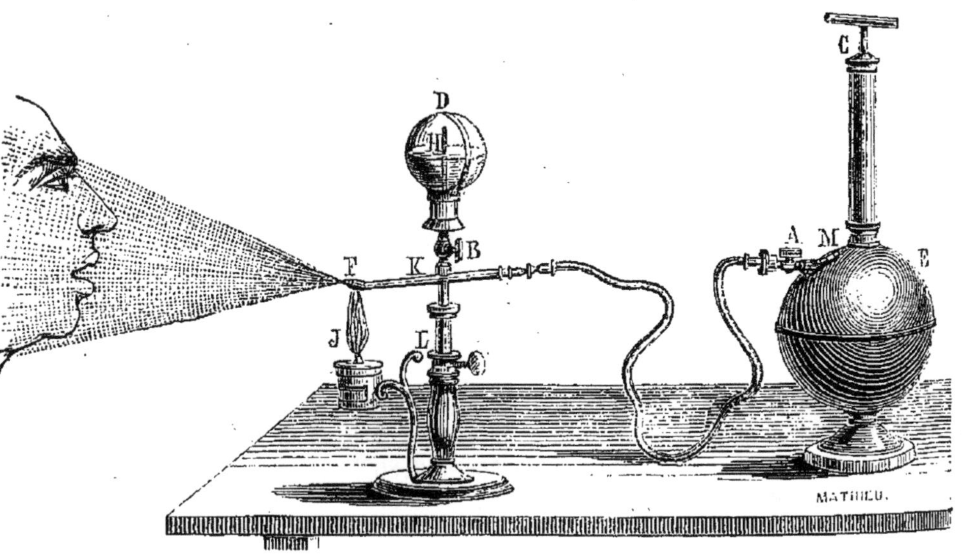

Fig. 40. — Pulvérisateur de M. Mathieu.

E, récipient. — C, pompe. — D, ballon contenant l'eau à pulvériser. — A, robinet du récipient laissant échapper l'eau comprimée. — B, robinet du ballon laissant couler lentement le liquide. — F, orifice par où s'échappe le liquide pulvérisé. — K, tube à dégagement de l'air et de l'eau. — J, lampe à alcool pour chauffer le liquide — L, vis pour poser la tige du ballon que l'on peut abaisser ou élever à volonté. — H, liquide à pulvériser.

aériennes, les liquides poudroyés ne devaient pas y pénétrer davantage : on peut voir dans le rapport présenté par M. Poggiale à l'Académie de médecine [1] et dans celui que nous avons lu à la Société d'hydrologie, que ces craintes étaient exagérées, les expériences nombreuses consignées dans ces deux documents prouvent que la pénétration des liquides poudroyés dans les bronches a lieu ; et que la désulfuration des eaux sulfurées est presque nulle pour les sodiques, et faible pour les calciques.

[1] *Bulletin de l'Acad. impériale de méd.* Paris, 1862, t. XXVII, p. 267.

M. Lambron a modifié l'appareil de M. Charrière de manière à faciliter les douches pharyngiennes, mais avec les appareils Mathieu et Lüer cette modification est inutile ; les dessins de ces deux appareils que nous donnons feront mieux comprendre qu'une description leur disposition et leur fonctionnement.

EAUX MÈRES.

Les eaux mères, ou *Mutterlauge* des Allemands, sont les résidus de la cristallisation des salines où l'on exploite le chlorure de sodium; très-employées en Allemagne, elles sont aujourd'hui assez répandues en France, depuis surtout qu'à Salins on a fait évaporer ces eaux de manière à obtenir des sels solides d'un transport plus facile : la dose des eaux mères pour un bain est de 1 à 30 litres, et celle des sels de 500 grammes à 2 kilogrammes.

Nous voudrions voir nos confrères, autant par raison et par économie que par patriotisme, préférer nos eaux mères et nos sels à ceux des salines étrangères, d'autant plus que l'analyse démontre que les éléments constituants de ces eaux et de ces sels sont les mêmes, et que leur proportion varie très-peu, comme on peut le voir par le tableau suivant.

Analyse des principales Eaux mères des Salines

	SALINS (JURA).		KREUZNACH.	NAUHEIM.	MONT MOROT (LONS-LE-SAULNIER).
Chlorure de sodium.	157.980—	168.0400	7.8567	72.1151	183.30
— de magnésium. .	31.750—	60.9084	5.0052	209.0303	64.50
— de potassium. .	31.090—	»	2.2525	»	21.10
Sulfate de magnésie.	19.890—	»	»	»	40.60
— de potasse.. . .	10.140—	65.5856	»	»	7.60
— de soude. . . .	4.170—	22.0600	»	»	48.00
— de chaux. . . .	»	»	»	3.7600	5.50
Brômure de potassium.	2.700—	2.8420	»	6.7584	»
— de magnésium. .	»	»	2.0000	»	»
— de sodium.. . .	»	»	8.7000	»	»
Iodure de sodium.. .	»	Traces.	»	»	»
Peroxyde de fer. . .	»	Traces.	»	»	»
Chlorure de calcium.	»	»	205.4300	2434.8596	»
— de fer.	»	»	»	traces	»
— de manganèse. .	»	»	»	»	»
— d'alumine.. . .	»	»	»	»	»
	(DUMAS, FAVRE, PELOUZE).	(REVEIL, 1862).	(OZANN).	Pour 7680 d'eaux mères. (BROMEIS).	(BRACONNOT).

Les eaux mères de Salies (Basses-Pyrénées) ont la composition suivante:

Sulfates { de magnésie, de soude, de chaux, }	Traces.
Chlorures { de magnésium. de sodium. de calcium.	
Iodure de sodium.	0.038
Brômure de magnésium.	0.037
Sesquioxyde de fer.	Traces.
Matières organiques, silice.	*Id.*

(O. Henri fils et Reveil).

Analyse comparée des Sels d'Eaux mères.

	SALINS (JURA).	NAUHEIM.
Chlorure de sodium.	433.3286	140.8509
— de magnésium.	142.5268	318.8000
— de calcium.	»	315.15029
Sulfate de potasse.	19.7020	»
— de soude.	224.1605	»
— de chaux.	»	8.9856
Brômure de potassium.	6.6752	»
— de magnésium.	»	0.9984
Iodure de sodium.	Traces.	»
Matières organiques.	0.0800	»
— minérales insolubles. Oxyde de fer, silice. Carbonate de chaux. — de magnésie.	0.2000	18.6624
Eau par différence.	173.3269	»
Chlorures de fer, de manganèse, d'aluminium.	»	Traces.
	(Reveil, 1862).	Pour 7680 de sels d'eaux mères. (Bromeis).

On voit d'après ce qui précède que l'analogie de composition des diverses eaux mères et des sels d'eaux mères est des plus grandes, et qu'on peut sans inconvénient les employer les uns pour les autres; il est donc inutile d'aller chercher très-loin et de payer très-cher ce que l'on a chez soi à meilleur marché.

Il y a dans le commerce des eaux minérales une tendance fâcheuse, que nous voulons signaler; les propriétaires d'eaux minérales cherchent aujourd'hui à donner à leurs produits des formes pharmaceutiques, telles que sirops, pastilles, pilules, pommades, tablettes. A notre avis, ces produits ne ressemblent en rien aux eaux minérales et n'en possèdent pas les propriétés, pas plus que les eaux artificielles ne représentent les eaux naturelles; aussi les repousserons-nous d'une manière absolue, lorsqu'on aura la prétention de vouloir imiter les eaux naturelles, mais nous les admettrons volontiers sous la dénomination de *solutions salines*.

Gazo-injecteur Fordos pour donner des douches ou des injections soit d'acide carbonique pur, soit d'acide carbonique chargé de vapeurs de chloroforme ou de tout autre liquide volatil.

En traitant des anesthésiques nous avons parlé [1] des injections d'acide carbonique dans le traitement de certaines affections de l'utérus; la figure et la description de l'appareil injecteur de M. Fordos que nous donnons ici, feront mieux comprendre l'importance et le fonctionnement de cet instrument. Toutes les expériences des observateurs faites avec l'acide carbonique démontrent que ce gaz doit être considéré comme un

La *fig*. 1 représente le gazo-injecteur; la *fig*. 2 représente une coupe perpendiculaire du tube en étain.

L'appareil gazo-injecteur (*fig*. 1) se compose : 1° d'une carafe; 2° d'un tube en étain; 3° d'un tube en caoutchouc terminé par une canule.

La carafe (*fig*. 1, A), semblable aux siphons à eau gazeuse, est en verre épais et de la capacité d'un litre.

Le tube en étain (*fig*. 1, B) est ajusté sur le goulot de la carafe et fait l'office de bouchon. Il a la forme d'un étui et porte dans son intérieur une couche de fragments de marbre au fond (*fig*. 2, M), et par-dessus une couche plus épaisse de morceaux d'éponge (*fig*. 2, DD); il est percé de trous à la partie inférieure pour livrer passage au gaz; il est fermé à la partie supérieure par un couvercle vissé (*fig*. 1, C), que l'on peut enlever à volonté. A la partie latérale, immédiatement au-dessous du couvercle, est soudé un petit tube en étain, sur lequel on adapte un tube en caoutchouc pour diriger le gaz sur la partie malade. Le tube en caoutchouc porte à son extrémité une canule de 15 à 20 centimètres de long, terminée en olive et n'ayant qu'une ouverture à l'extrémité.

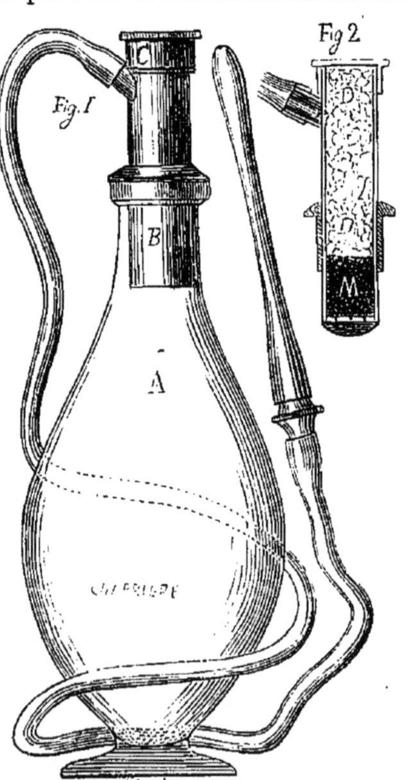

Fig. 41. — Appareil gazo-injecteur.

[1] Page 535.

puissant anesthésique, dont les médecins pourront tirer un bon parti dans un grand nombre de cas ; elles prouvent aussi que ce gaz est doué de propriété médicales : car les expérimentateurs n'ont pas obtenu des effets anesthésiques seulement, dans l'application de l'acide carbonique ; ils ont vu aussi certaines affections s'améliorer ou même guérir sous l'influence de ce traitement.

Cependant l'application de l'acide carbonique sous forme de douches ou d'injections ne paraît pas s'être beaucoup répandue jusqu'à présent ; il faut, je crois, en chercher la cause dans les difficultés que l'on rencontre à manier ce gaz. Les appareils dont on se sert pour produire l'acide carbonique sont compliqués, fragiles et difficiles à transporter. Celui de M. Fordos est si facile à manier, qu'il paraît appelé à rendre quelques services en médecine. Avec cet appareil, la production de l'acide carbonique et l'emploi médical de ce gaz ne présentent aucune difficulté ; il est d'ailleurs construit de manière que l'on peut, non-seulement, obtenir de l'acide carbonique ou de l'hydrogène pur, mais encore charger ces gaz de vapeurs anesthésiques ou médicamenteuses (*chloroforme, éther, amylène, créosote,* etc.).

DOUCHES ET INJECTIONS D'ACIDE CARBONIQUE.

Lorsque l'on veut faire marcher l'appareil pour administrer des douches ou des injections d'acide carbonique, on enlève le tube en étain et l'on introduit dans la carafe des *cristaux* d'acide tartrique, de manière qu'ils soient placés au fond du vase ; on ajoute par-dessus du bicarbonate de soude en poudre, et puis, enfin, une suffisante quantité d'eau. Voici les doses que M. Fordos emploie habituellement.

30 grammes d'acide tartrique en *cristaux,* gros comme des noisettes ;

38 grammes de bicarbonate de soude en poudre ;

1/4 de litre ou un grand verre d'eau.

On laisse marcher la réaction pendant 15 à 20 minutes sans agiter la carafe ; on agite alors de temps en temps si le dégagement du gaz se ralentit. L'acide carbonique se forme par la réaction de l'acide tartrique sur le bicarbonate de soude, et, comme ces deux corps sont employés à l'état solide, le gaz ne se produit qu'au fur et à mesure de leur dissolution dans l'eau. L'acide carbonique traverse le tube en étain, où il rencontre les fragments de marbre et les morceaux d'éponge qui le tamisent et le débarrassent des particules salines ou acides entraînées mécaniquement.

On introduit d'abord les *cristaux* d'acide tartrique de manière qu'ils soient placés au fond de la carafe ; l'acide carbonique qui se produit à leur surface soulève et agite le bicarbonate de soude, ce qui facilite la dissolution de ce corps et sa décomposition. On obtient ainsi un dégagement de gaz régulier et abondant. Si l'on opère différemment, si, par exemple, on commence par introduire dans la carafe le bicarbonate de soude, celui-ci se tasse au fond du vase; il est plus difficilement attaqué par l'acide tartrique, et l'on n'obtient un dégagement convenable de gaz que pendant 7 à 8 minutes; le dégagement se ralentit alors, et, pour l'activer, il est nécessaire d'agiter l'appareil.

Si l'on veut donner une injection vaginale, on doit avoir la précaution d'introduire la canule dans le vagin avant de charger l'appareil.

DOUCHES ET INJECTIONS D'ACIDE CARBONIQUE CHARGÉ DE VAPEURS DE CHLOROFORME OU DE TOUT AUTRE LIQUIDE VOLATIL.

En faisant la description de l'appareil, j'ai dit que le tube en étain renfermait deux couches, l'une de fragments de marbre et l'autre de morceaux d'éponge. Si l'appareil ne servait qu'à donner des douches ou des injections d'acide carbonique, il suffirait de remplir le tube de fragments de marbre pour purifier ce gaz. La couche de morceaux d'éponge a une autre destination, ainsi qu'on le verra plus loin.

M. Hardy (de Dublin) a employé, avec succès, les vapeurs de chloroforme pour produire l'anesthésie locale, et, pour les administrer, il a imaginé un petit appareil très-ingénieux.

Les expériences de M. Hardy ont été répétées par MM. Paul Dubois, Figuier, Aran, Jules Roux, etc.

Dans l'appareil de M. Hardy, le chloroforme est entraîné par un courant d'air, dont la présence ne peut qu'être nuisible. J'ai pensé qu'il serait préférable de substituer à l'air le gaz acide carbonique, et que par l'emploi simultané de deux composés doués de propriétés anesthésiques, le chloroforme et l'acide carbonique, on produirait l'anesthésie plus promptement et plus sûrement. L'anesthésie est produite plus promptement qu'avec l'acide carbonique seul et présente plus de durée.

Pour obtenir l'acide carbonique chargé de vapeurs de chloroforme, on verse 5 à 6 grammes de ce liquide sur les éponges, contenues dans le tube en étain, avant d'introduire dans l'appareil les substances qui doivent produire l'acide carbonique. Ce gaz, en traversant les éponges, se charge de chloroforme et l'entraîne avec lui.

FIN

TABLE ALPHABÉTIQUE DES AUTEURS

A

B

C

G

H

M

N

O

Q

R

S

T

U

V

FIN DE LA TABLE ALPHABÉTIQUE DES AUTEURS

TABLE ALPHABÉTIQUE DES MATIÈRES

B

C

D

E

F

G

H

I

J

K

L

Q

R

T

U

V

FIN DE LA TABLE ALPHABÉTIQUE DES MATIÈRES.

TABLE DES CHAPITRES

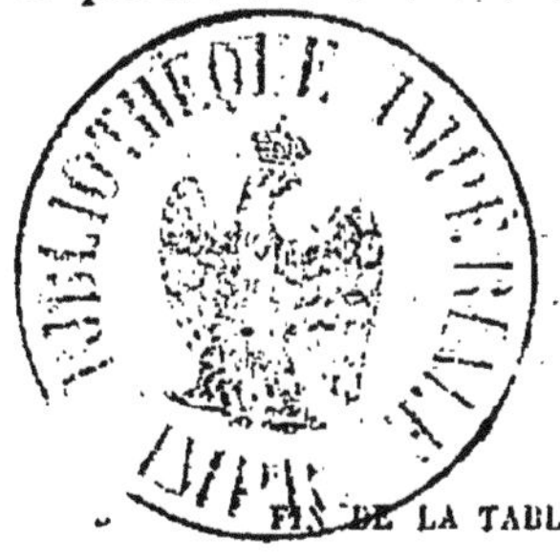

FIN DE LA TABLE DES CHAPITRES.

PARIS. — IMP. SIMON RAÇON ET COMP., RUE D'ERFURTH, 1

www.ingramcontent.com/pod-product-compliance
Ingram Content Group UK Ltd.
Pitfield, Milton Keynes, MK11 3LW, UK
UKHW022315190726
13856UKWH00001B/30